Christian Hick
Astrid Hick (Hrsg.)

Intensivkurs Physiologie

5., vollständig überarbeitete und
aktualisierte Auflage
unter Mitarbeit von Jan Hartmann
und Friedrich Jockenhövel

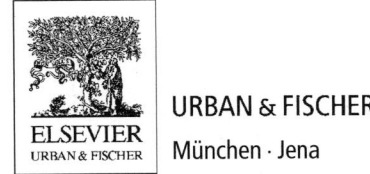

URBAN & FISCHER
München · Jena

Zuschriften und Kritik an Elsevier GmbH, Urban & Fischer Verlag, Lektorat Medizinstudium, Sabine Hennhöfer, Karlstr. 45, 80333 München.
e-mail: Medizinstudium@elsevier.de

Wichtiger Hinweis für den Benutzer
Die Erkenntnisse in der Medizin unterliegen laufendem Wandel durch Forschung und klinische Erfahrungen. Herausgeber und Autoren dieses Werkes haben große Sorgfalt darauf verwendet, dass die in diesem Werk gemachten therapeutischen Angaben (insbesondere hinsichtlich Indikation, Dosierung und unerwünschten Wirkungen) dem derzeitigen Wissensstand entsprechen. Das entbindet den Nutzer dieses Werkes aber nicht von der Verpflichtung, anhand der Beipackzettel zu verschreibender Präparate zu überprüfen, ob die dort gemachten Angaben von denen in diesem Buch abweichen und seine Verordnung in eigener Verantwortung zu treffen.
Wie allgemein üblich wurden Warenzeichen bzw. Namen (z. B. bei Pharmapräparaten) nicht besonders gekennzeichnet.

Bibliografische Information Der Deutschen Bibliothek
Die Deutsche Bibliothek verzeichnet diese Publikation in der Deutschen Nationalbibliografie; detaillierte bibliografische Daten sind im Internet unter http://dnb.ddb.de abrufbar.

Alle Rechte vorbehalten
1. Auflage 1995
5. Auflage 2006
© Elsevier GmbH, München
Der Urban & Fischer Verlag ist ein Imprint der Elsevier GmbH.

Für Copyright in Bezug auf das verwendete Bildmaterial siehe Abbildungsnachweis.

Das Werk einschließlich aller seiner Teile ist urheberrechtlich geschützt. Jede Verwertung außerhalb der engen Grenzen des Urheberrechtsgesetzes ist ohne Zustimmung des Verlages unzulässig und strafbar. Das gilt insbesondere für Vervielfältigungen, Übersetzungen, Mikroverfilmungen und die Einspeicherung und Verarbeitung in elektronischen Systemen.

Um den Textfluss nicht zu stören, wurde bei Patienten und Berufsbezeichnungen die grammatikalisch maskuline Form gewählt. Selbstverständlich sind in diesen Fällen immer Frauen und Männer gemeint.

Planung: Dr. med. Dorothea Hennessen
Lektorat: Sabine Hennhöfer
Redaktion: Dr. med. Daniela Kandels
Herstellung: Cornelia Reiter
Satz: Mitterweger & Partner, Plankstadt
Druck und Bindung: MKT Print d. d., Ljubljana
Fotos/Zeichnungen: Henriette Rintelen
Titelfotografie: Gerda Raichle
Covergestaltung: SpieszDesign Büro für Gestaltung, Neu-Ulm
Gedruckt auf Eurobulk 90 g Bilderdruck matt

ISBN-13: 978-3-437-41892-1

Aktuelle Informationen finden Sie im Internet unter www.elsevier.com und www.elsevier.de

Vorwort zur 5. Auflage

Liebe Medizinstudentin, lieber Medizinstudent,

uns freut es sehr, daß das Kurzlehrbuch Physiologie Ihnen bei der Erarbeitung des Stoffes und der Vorbereitung von mündlichen und schriftlichen Prüfungen offensichtlich eine große Hilfe ist, so daß nach drei Jahren eine weitere Neuauflage erforderlich wurde.

Die neue Auflage hat, wie wir denken, einen großen Entwicklungsschritt gemacht. Als *Intensivkurs Physiologie* erfüllt der Verlag den von Ihnen am häufigsten geäußerten Wunsch: einen mehrfarbigen Druck.

Dabei haben wir besonderen Wert darauf gelegt, nicht einfach möglichst viel Farbe und Buntheit ins Buch zu bringen, sondern die Kolorierung von Text und Abbildungen nach didaktischen Kriterien vorzunehmen. Die Farbigkeit soll Ihnen die Orientierung im Stoff und dadurch das Lernen erleichtern.

Unser Ziel ist es, das *klinisch wichtige* und das *prüfungsrelevante* Grundwissen in Physiologie möglichst effektiv zu vermitteln. Intensiviert wurden in der Neuauflage daher die Hinweise auf klinische Zusammenhänge. Die didaktische Aufbereitung des Textes wurde weiter optimiert.

Die Gliederung orientiert sich weiterhin streng am Gegenstandskatalog, ohne allerdings sklavisch der didaktisch und oft auch inhaltlich wenig sachgerechten Feingliederung des GK zu folgen. Wir haben auch wieder geprüft, ob sich die Fragen des *Instituts für medizinische und pharmazeutische Prüfungsfragen (IMPP)* mit unserem Buch beantworten lassen und wo erforderlich, inhaltliche Ergänzungen vorgenommen. Berücksichtigt sind hierbei die Examina der letzten 10 Jahre.

Der neue *Intensivkurs Physiologie* ist aber mehr als ein reines Prüfungskompendium. Unter Verzicht auf wissenschaftlichen Ballast und Fußnotenwissen wird eine knappe, aber dennoch erklärende, lehrbuchartige Darstellung des physiologischen Basiswissens geboten. Außer als „Lernbuch" für schriftliche oder mündliche Prüfungen kann der *Intensivkurs* daher auch als studienbegleitender Basistext zur medizinisch relevanten menschlichen Physiologie genutzt werden.

Das bewährte Konzept einer möglichst benutzerfreundlichen und eingängigen Aufbereitung des Lernstoffs haben wir beibehalten:

- Die Gliederung des Textes in *übersichtliche Abschnitte* erleichtert Orientierung und Wissensaufnahme.
- Jedem Kapitel sind die wichtigsten *Lernziele* vorangestellt, die auf Stoff hinweisen, der als besonders prüfungsrelevant gelten kann.
- Textpassagen, die für die Beantwortung der IMPP-Fragen besonders wichtig sind, werden durch einen blauen Strich am Rand des Textes kenntlich gemacht.
- Kurze *Merktexte* helfen beim Einprägen physiologisch wichtiger Sachverhalte.
- *Klinische Hinweise* zeigen die Praxisrelevanz physiologischen Wissens.
- Ein *ausführlicher Index* ermöglicht den raschen Zugriff auf die gesuchten Informationen.

Die vorliegende Neuauflage wurde durch die große Zahl Ihrer Zuschriften und Kritiken wesentlich gefördert. Wir möchten daher an dieser Stelle allen Leserinnen und Lesern für Ihre Vorschläge, Ergänzungen und Korrekturhinweise ganz herzlich danken und Sie bitten, uns auch in Zukunft Ihre Anregungen mitzuteilen! Dies kann auf konventionellem Weg, aber auch über E-mail erfolgen: *christian.hick@uni-koeln.de*.

Wir hoffen, daß mit unserem Buch das medizinische Basisfach Physiologie etwas von seiner „Schwere" verliert und daß insbesondere die Probleme der parallelen Vorbereitung auf IMPP-Fragen (Detailwissen) und mündliche Prüfungen (Verständniswissen) gelindert werden.

Köln, März 2006

Herausgeber und Autoren

Abbildungsverzeichnis

1.7	Schmidt, Lang, Thews: Physiologie des Menschen mit Pathophysiologie, 29. Aufl. Springer Medizin Verlag Heidelberg 2005.	4.8	Deetjen, Speckmann, Hescheler: Physiologie, 4. Aufl. Elsevier Urban & Fischer, München, Jena 2005
1.8	Schmidt, Lang, Thews: Physiologie des Menschen mit Pathophysiologie, 29. Aufl. Springer Medizin Verlag Heidelberg 2005.	4.9	Deetjen, Speckmann, Hescheler: Physiologie, 4. Aufl. Elsevier Urban & Fischer, München, Jena 2005
2.3	Deetjen, Speckmann, Hescheler: Physiologie, 4. Aufl. Elsevier Urban & Fischer, München, Jena 2005	4.14	Deetjen, Speckmann, Hescheler: Physiologie, 4. Aufl. Elsevier Urban & Fischer, München, Jena 2005
2.8	Deetjen, Speckmann, Hescheler: Physiologie, 4. Aufl. Elsevier Urban & Fischer, München, Jena 2005	5.16	Deetjen, Speckmann, Hescheler: Physiologie, 4. Aufl. Elsevier Urban & Fischer, München, Jena 2005
3.9	Deetjen, Speckmann, Hescheler: Physiologie, 4. Aufl. Elsevier Urban & Fischer, München, Jena 2005	9.7	Deetjen, Speckmann, Hescheler: Physiologie, 4. Aufl. Elsevier Urban & Fischer, München, Jena 2005
3.11	Deetjen, Speckmann, Hescheler: Physiologie, 4. Aufl. Elsevier Urban & Fischer, München, Jena 2005	10.6	Deetjen, Speckmann, Hescheler: Physiologie, 4. Aufl. Elsevier Urban & Fischer, München, Jena 2005
4.2	Schmidt, Lang, Thews: Physiologie des Menschen mit Pathophysiologie, 29. Aufl. Springer Medizin Verlag Heidelberg 2005.	13.6	Burke, RE et al. Physiological Types of Histochemical Profiles in Motor Units of the Cat Gastrocnemius. J Physiol 1973; 234:723-48.
4.3	Deetjen, Speckmann, Hescheler: Physiologie, 4. Aufl. Elsevier Urban & Fischer, München, Jena 2005	17.12	Schmidt, Lang, Thews: Physiologie des Menschen mit Pathophysiologie, 29. Aufl. Springer Medizin Verlag Heidelberg 2005.

Inhaltsverzeichnis

1 Allgemeine Physiologie und Zellphysiologie
- 1.1 **Physiologische Maßeinheiten** 1
- 1.2 **Osmose** 2
- 1.3 **Stofftransport** 3
  - 1.3.1 Stofftransport in Gasen und Flüssigkeiten 3
  - 1.3.2 Stofftransport durch Membranen 3
  - 1.3.3 Stofftransport in Zellen 7
  - 1.3.4 Informationsübermittlung 9
- 1.4 **Zellorganisation** 9
  - 1.4.1 Funktionelle Kompartimentierung 9
  - 1.4.2 Histokompatibilitäts-Antigene 9
  - 1.4.3 Intrazelluläre Botenstoffe 10
- 1.5 **Elektrische Phänomene an der Zelle** 12
- 1.6 **Energetik** 12
- 1.7 **Regelung und Steuerung** 12

2 Blut und Immunsystem
- 2.1 **Blut** 15
- 2.2 **Erythrozyten** 16
  - 2.2.1 Erythrozytenbildung und Regulation 17
  - 2.2.2 Anämien 17
  - 2.2.3 Osmotische Phänomene 18
  - 2.2.4 Blutkörperchensenkungsgeschwindigkeit 18
- 2.3 **Blutplasma** 19
  - 2.3.1 Niedermolekulare Bestandteile 19
  - 2.3.2 Plasmaproteine 19
  - 2.3.3 Elektrophorese 20
  - 2.3.4 Pathophysiologie 20
- 2.4 **Hämostase und Fibrinolyse** 21
  - 2.4.1 Thrombozyten 21
  - 2.4.2 Hämostase 22
  - 2.4.3 Fibrinolyse 27
- 2.5 **Abwehrsysteme und zelluläre Identität** 27
  - 2.5.1 Unspezifisches Abwehrsystem 28
  - 2.5.2 Zytokine 31
  - 2.5.3 Spezifisches Abwehrsystem 32
  - 2.5.4 Blutgruppen 36
  - 2.5.5 Pathophysiologie 38

3 Herz
- 3.1 **Elektrophysiologie des Herzens** 42
  - 3.1.1 Ruhe- und Aktionspotential der Herzmuskelzelle 42
  - 3.1.2 Erregungsbildungs- und Erregungsleitungssystem 45
  - 3.1.3 Elektromechanische Koppelung 48
- 3.2 **Elektrokardiogramm** 49
  - 3.2.1 Nomenklatur und Normwerte des EKG 50
  - 3.2.2 Die Entstehung des EKG 51
  - 3.2.3 Vektorkardiographie 53
  - 3.2.4 Ableitungsformen des EKG 53
  - 3.2.5 Lagetypen des Herzens 55
  - 3.2.6 Das pathologische EKG 56
  - 3.2.7 Künstliche Schrittmacher 59
  - 3.2.8 Blockbildungen 59
- 3.3 **Herzmechanik** 60
  - 3.3.1 Phasen der Herztätigkeit 60
  - 3.3.2 Äußere Zeichen der Herztätigkeit 61
  - 3.3.3 Herzdynamik 62
  - 3.3.4 Herzarbeit 64
- 3.4 **Ernährung des Herzens** 65
  - 3.4.1 Koronardurchblutung 65
  - 3.4.2 Energieumsatz 66
- 3.5 **Steuerung der Herztätigkeit** 66
  - 3.5.1 Frank-Starling-Mechanismus 67
  - 3.5.2 Herznerven 68
- 3.6 **Pathophysiologie** 70

4 Blutkreislauf
- 4.1 **Allgemeine Grundlagen** 74
  - 4.1.1 Funktionelle Abschnitte des Gefäßsystems 74
  - 4.1.2 Hämodynamik und Gefäßeigenschaften 76
- 4.2 **Hochdrucksystem** 81
  - 4.2.1 Charakteristika des arteriellen Gefäßbettes 81
  - 4.2.2 Systemarterieller Druck 83
  - 4.2.3 Blutdruckregulation 85
  - 4.2.4 Pathophysiologie 90
- 4.3 **Niederdrucksystem** 91
  - 4.3.1 Eigenschaften und Funktion 91
  - 4.3.2 Pathophysiologie der Venenklappeninsuffizienz 94
- 4.4 **Gewebsdurchblutung** 94
  - 4.4.1 Mikrozirkulation 94
  - 4.4.2 Regulation der regionalen Durchblutung 98
- 4.5 **Organkreisläufe** 100
  - 4.5.1 Lunge 100
  - 4.5.2 Gehirnkreislauf 101
  - 4.5.3 Haut 101
  - 4.5.4 Skelettmuskel 101
  - 4.5.5 Splanchnikusgebiet 102
- 4.6 **Fetaler und plazentarer Kreislauf** 102
  - 4.6.1 Organisation 102
  - 4.6.2 Umstellungen nach der Geburt 103

5 Atmung

- **5.1 Nicht-respiratorische Lungenfunktionen** ... 106
- **5.2 Physikalische Grundlagen** ... 107
- **5.3 Atemmechanik** ... 108
  - 5.3.1 Lungenvolumina und Statik des Atemapparates ... 108
  - 5.3.2 Dynamik des Atemapparates ... 111
  - 5.3.3 Künstliche Beatmung ... 114
- **5.4 Lungenperfusion** ... 114
- **5.5 Gasaustausch** ... 114
  - 5.5.1 Ventilation ... 114
  - 5.5.2 Diffusion ... 116
  - 5.5.3 Perfusion und Verteilung ... 117
  - 5.5.4 Pathophysiologie: Ventilationsstörungen ... 119
- **5.6 Atemgastransport im Blut** ... 120
  - 5.6.1 Grundlagen ... 120
  - 5.6.2 Sauerstofftransport im Blut ... 121
  - 5.6.3 CO_2-Transport im Blut ... 124
- **5.7 Atmungsregulation** ... 125
  - 5.7.1 Atemzentren und Atemreize ... 125
  - 5.7.2 Normale und pathologische Atmungsformen ... 127
- **5.8 Atmung unter speziellen Bedingungen** ... 128
  - 5.8.1 Höhenphysiologie ... 128
  - 5.8.2 Tauchphysiologie ... 129
- **5.9 Gewebsatmung** ... 130
  - 5.9.1 O_2-Verbrauch ... 130
  - 5.9.2 Gasaustausch im Gewebe ... 130
  - 5.9.3 Störungen der Gewebsatmung ... 131
- **5.10 Säure-Basen-Gleichgewicht und Pufferung** ... 133
  - 5.10.1 H^+-Ionen und Pufferung ... 133
  - 5.10.2 Säure-Basen-Haushalt ... 134

6 Arbeits- und Leistungsphysiologie

- **6.1 Umstellungsreaktionen bei gesteigerter Muskeltätigkeit** ... 137
  - 6.1.1 Muskelstoffwechsel ... 137
  - 6.1.2 Herz und Kreislauf ... 138
  - 6.1.3 Atmung ... 139
  - 6.1.4 Stoffwechsel ... 140
- **6.2 Leistungsdiagnostik und Grenzen der Leistungsfähigkeit** ... 140
  - 6.2.1 Leistungsdiagnostik ... 140
  - 6.2.2 Grenzen der Leistungsfähigkeit ... 141
- **6.3 Ermüdung und Erholung** ... 141
- **6.4 Training** ... 142

7 Ernährung, Verdauungstrakt, Leber

- **7.1 Ernährung** ... 146
  - 7.1.1 Nahrungsmittel ... 146
  - 7.1.2 Inadäquate Ernährung ... 150
  - 7.1.3 Parenterale Ernährung ... 150
- **7.2 Motorik des Magen-Darm-Traktes** ... 151
  - 7.2.1 Grundtypen gastrointestinaler Motilität ... 151
  - 7.2.2 Kauen und Schlucken ... 151
  - 7.2.3 Magenmotorik ... 152
  - 7.2.4 Erbrechen ... 152
  - 7.2.5 Dünn- und Dickdarm; Defäkation ... 153
  - 7.2.6 Pathophysiologie: Ileus ... 154
- **7.3 Sekretion** ... 154
  - 7.3.1 Grundlagen der gastrointestinalen Sekretion ... 154
  - 7.3.2 Speicheldrüsen ... 155
  - 7.3.3 Magen ... 156
  - 7.3.4 Pankreas ... 159
  - 7.3.5 Leber und Galle ... 160
  - 7.3.6 Dünn- und Dickdarmsekrete, Darmflora, Stuhl ... 161
  - 7.3.7 Pathophysiologie: Gallensteine ... 162
- **7.4 Aufschluss der Nahrung** ... 162
  - 7.4.1 Kohlenhydrate ... 162
  - 7.4.2 Proteine ... 163
  - 7.4.3 Lipide ... 163
- **7.5 Nahrungsresorption** ... 163
  - 7.5.1 Grundlagen des gastrointestinalen Transports ... 163
  - 7.5.2 Monosaccharide ... 164
  - 7.5.3 Aminosäuren und Oligopeptide ... 164
  - 7.5.4 Lipide ... 164
  - 7.5.5 Wasser und Elektrolyte ... 166
- **7.6 Integrative Steuerung der Magen-Darm-Funktion** ... 167
  - 7.6.1 Nervale Steuerung ... 167
  - 7.6.2 Humorale Steuerung ... 167

8 Energie- und Wärmehaushalt

- **8.1 Energiehaushalt** ... 169
  - 8.1.1 Energieumsatz der Zelle ... 169
  - 8.1.2 Energieumsatz des Organismus ... 169
  - 8.1.3 Ermittlung des Energieumsatzes ... 170
  - 8.1.4 Kalorimetrie ... 171
- **8.2 Wärmehaushalt** ... 172
  - 8.2.1 Körpertemperatur ... 172
  - 8.2.2 Wärmebildung ... 173
  - 8.2.3 Wärmeabgabe ... 173
  - 8.2.4 Temperaturregulation ... 174
  - 8.2.5 Akklimatisation ... 176

9 Wasser- und Elektrolythaushalt, Nierenfunktion

- **9.1 Wasser- und Elektrolythaushalt** ... 177
  - 9.1.1 Wasserbestand und Verteilungsräume ... 177
  - 9.1.2 Regulation der Wasseraufnahme und -ausscheidung ... 178
  - 9.1.3 Störung des Wasserhaushalts und Gegenregulationsmaßnahmen ... 179
  - 9.1.4 Elektrolythaushalt ... 180
- **9.2 Niere** ... 181
  - 9.2.1 Bau und Funktion ... 181
  - 9.2.2 Durchblutung der Niere ... 182
  - 9.2.3 Glomeruläre Filtration ... 183
  - 9.2.4 Tubulärer Transport ... 185
  - 9.2.5 Renale Ausscheidung von Säuren und Basen ... 197
  - 9.2.6 Beurteilung der Nierenfunktion ... 199

10 Hormonale Regulation

10.1	**Grundlagen und Allgemeines**	204
10.1.1	Einteilung der Hormone	204
10.1.2	Hormonrezeptoren und Zellantwort	204
10.1.3	Hormonabbau	206
10.1.4	Regelkreise	206
10.2	**Hypothalamus und Hypophyse**	206
10.2.1	Hypothalamisch-hypophysäres System	206
10.2.2	Hypophysenvorderlappen (Adenohypophyse)	208
10.2.3	Hypophysenhinterlappen (Neurohypophyse)	213
10.3	**Schilddrüse**	215
10.3.1	Wirkungen der Schilddrüsenhormone	215
10.3.2	Regulation der Schilddrüsenfunktion	216
10.3.3	Synthese und Transport der Schilddrüsenhormone	216
10.4	**Nebenniere**	216
10.4.1	Nebennierenrinde	217
10.4.2	Nebennierenmark	220
10.5	**Calcium-Haushalt**	220
10.6	**Endokrines Pankreas**	222
10.6.1	Insulin	222
10.6.2	Glucagon	225
10.6.3	Somatostatin	225
10.7	**Sonstige Hormone**	226
10.7.1	APUD-Zell-System	226
10.7.2	Histamin, Serotonin	226
10.7.3	Erythropoetin	226
10.7.4	Atrionatriuretisches Peptid (ANP) und Brain-natriuretisches Peptid (BNP)	226
10.7.5	Prostaglandine	227
10.7.6	Hormone der Fettgewebszellen	228
10.7.7	Melatonin	228

11 Sexualentwicklung, Reproduktionsphysiologie und Physiologie des Alterns

11.1	**Weibliche Sexualhormone**	229
11.2	**Menstruationszyklus**	230
11.2.1	Zeitlicher Ablauf	230
11.2.2	Schleimhautveränderungen	230
11.2.3	Kontrazeption	232
11.3	**Hodenfunktion**	232
11.3.1	Testosteronwirkung	232
11.3.2	Testosteronproduktion und -regulation	234
11.3.3	Spermienproduktion	234
11.4	**Kohabitation**	234
11.4.1	Genitalreflexe bei der Frau	234
11.4.2	Genitalreflexe beim Mann	235
11.5	**Schwangerschaft**	235
11.5.1	Choriongonadotropin	235
11.5.2	Humanes plazentares Lactogen (hPL)	236
11.5.3	Plazentahormone	236
11.6	**Lactation**	237
11.7	**Sexuelle Differenzierung**	237
11.7.1	Differenzierung der Gonadenanlage	237
11.7.2	Differenzierung des somatischen Geschlechts	238
11.7.3	Differenzierung der äußeren Genitalien und des Sinus urogenitalis	238
11.8	**Alter**	238
11.8.1	Demographie	238
11.8.2	Ursachen des Alterns	239
11.8.3	Organveränderungen	240

12 Funktionsprinzipien des Nervensystems

12.1	**Ruhemembranpotential**	244
12.1.1	Ionenkonzentrationen und Transportmechanismen	244
12.1.2	Das Ruhepotential als Gleichgewichtspotential	245
12.1.3	Nernst-Gleichung	245
12.2	**Signalübertragung in Zellen**	245
12.2.1	Passive elektrische Eigenschaften	246
12.2.2	Aktionspotential	247
12.2.3	Fortleitung des Aktionspotentials	248
12.2.4	Elektrische Reizung	249
12.3	**Signalübertragung zwischen Zellen**	250
12.3.1	Struktur der Synapsen	250
12.3.2	Transmitterfreisetzung	250
12.3.3	Transmitterwirkung	251
12.3.4	Erregungsübertragung an der motorischen Endplatte	252
12.3.5	Postsynaptische Potentiale	253
12.3.6	Wirkmechanismen der Transmittersubstanzen	254
12.3.7	Synaptische Plastizität	255
12.3.8	Elektrische Synapsen	255
12.4	**Signalverarbeitung im Nervensystem**	255
12.4.1	Elementarmechanismen	255
12.4.2	Erregungsvorgänge in kleinen neuronalen Netzen	256
12.5	**Funktionsprinzipien sensorischer Systeme**	257
12.5.1	Sensoren	257
12.5.2	Transduktion und Signalweiterleitung	258
12.5.3	Adaptation	259
12.5.4	Empfindung und Wahrnehmung	259

13 Muskelphysiologie

13.1	**Quergestreifte Muskulatur**	263
13.1.1	Feinbau der Skelettmuskelfasern	263
13.1.2	Erregungs-Kontraktions-Koppelung	266
13.1.3	Kontraktionsmechanismus	267
13.1.4	Muskelmechanik	269
13.1.5	Typen und Trophik der Skelettmuskulatur	273
13.1.6	Grundzüge der Pathophysiologie am Skelettmuskel	274
13.2	**Glatte Muskulatur**	275
13.2.1	Feinbau der glatten Muskulatur	275
13.2.2	Kontraktionsauslösung	276
13.2.3	Kontraktionsablauf	277

14 Vegetatives Nervensystem

14.1 Morphologische Grundlagen 279
14.1.1 Zentraler Anteil von Sympathikus und Parasympathikus 279
14.1.2 Peripherer Anteil von Sympathikus und Parasympathikus 281
14.2 Signalübertragung 282
14.2.1 Prä- und postganglionäre Transmitter 282
14.2.2 Rezeptortypen 282
14.2.3 Zelluläre Mechanismen der Rezeptorwirkung........... 285
14.2.4 Kontrolle der Transmitterfreisetzung 286
14.2.5 Abbau der Transmittersubstanzen .. 286
14.2.6 Nebennierenmark.............. 286
14.3 Funktionelle Organisation 287
14.3.1 Vegetative Reflexe............. 287
14.3.2 Vegetative Steuerung der Organfunktionen 288
14.3.3 Pathophysiologie: Vegetative Folgen der Querschnittslähmung 290

15 Motorik

15.1 Spinale Motorik................ 292
15.1.1 Muskelspindeln 292
15.1.2 Andere Sensoren 293
15.1.3 Motoneurone 294
15.1.4 Reflexe...................... 295
15.1.5 Pathophysiologie: Querschnittslähmung..................... 299
15.2 Hirnstamm-Motorik............. 299
15.2.1 Funktionelle Anatomie 299
15.2.2 Motorische Funktionen des Hirnstamms 300
15.2.3 Pathophysiologie................ 301
15.3 Basalganglien.................. 301
15.3.1 Funktionsschleifen 303
15.3.2 Transmittersysteme der Basalganglien 303
15.3.3 Pathophysiologie................ 304
15.4 Kleinhirn..................... 305
15.4.1 Funktionelle Anatomie 305
15.4.2 Aufgaben des Kleinhirns 308
15.4.3 Pathophysiologie................ 308
15.5 Motorischer Kortex 309
15.5.1 Areale des Motorkortex.......... 309
15.5.2 Somatotopische Organisation 310
15.5.3 Multiple Repräsentation 310
15.5.4 Efferente Verbindungen 310
15.5.5 Pathophysiologie: Halbseitenlähmung..................... 311

16 Somatoviszerale Sensibilität

16.1 Tastsinn..................... 313
16.1.1 Drucksensoren................ 313
16.1.2 Berührungssensoren 314
16.1.3 Vibrationssensoren 314
16.1.4 Tastpunkte und Empfindungsschwellen 315
16.2 Temperatursinn 315
16.2.1 Temperatursensoren 315
16.2.2 Funktionelle Organisation........ 317
16.3 Tiefensensibilität 317
16.4 Viszerale Sensorik 318
16.5 Nozizeption 318
16.5.1 Nozizeptoren 318
16.5.2 Adaptation und Schmerzverstärkung 318
16.5.3 Schmerzqualitäten 319
16.5.4 Spezielle Schmerzformen 319
16.5.5 Störungen der Schmerzempfindung . 320
16.5.6 Schmerzausschaltung 321
16.6 Sensorische Informationsverarbeitung.................. 321
16.6.1 Reizweiterleitung 321
16.6.2 Sensorische Bahnen im Rückenmark.................. 321
16.6.3 Hinterstrang- und Vorderseitenstrangsystem.................. 322
16.6.4 Efferente Modifikation der Sensorik 323

17 Visuelles System

17.1 Dioptrischer Apparat........... 326
17.1.1 Anatomische Grundlagen 326
17.1.2 Das Auge als optisches System 326
17.1.3 Akkommodation............... 327
17.1.4 Abbildungsfehler............... 328
17.1.5 Pupille 330
17.1.6 Augeninnendruck 331
17.1.7 Tränenflüssigkeit............... 332
17.1.8 Augenspiegelung............... 332
17.1.9 Okulomotorik................. 332
17.2 Signalverarbeitung in der Retina .. 333
17.2.1 Photosensoren der Retina 333
17.2.2 Reiztransduktion an den Photosensoren..................... 335
17.2.3 Neuronale Verarbeitungsprozesse .. 336
17.3 Sehbahn 338
17.4 Informationsverarbeitung im visuellen System 340
17.4.1 Corpus geniculatum laterale 340
17.4.2 Visueller Kortex 340
17.5 Sehschärfe (Visus) 341
17.6 Farbensehen 342
17.7 Räumliches Sehen 342
17.8 Entwicklung des Lichtsinnes 343

18 Vestibuläres und auditorisches System

18.1 Vestibuläres System............ 346
18.1.1 Aufbau und Funktion des Vestibularapparats 346
18.1.2 Informationsverarbeitung im vestibulären System 348
18.1.3 Funktionsprüfungen des vestibulären Systems 348
18.1.4 Pathophysiologie............... 349
18.2 Auditorisches System........... 350
18.2.1 Aufbau des Gehörorgans........ 350
18.2.2 Schallleitung.................. 351
18.2.3 Cochlea-Funktion.............. 351
18.2.4 Informationsverarbeitung im auditorischen System 352
18.2.5 Psychophysik des Hörens 353

18.2.6	Hörprüfungen	355
18.2.7	Pathophysiologie	356
18.3	**Stimme und Sprache**	**357**
18.3.1	Phonationsorgane	357
18.3.2	Phonation und Artikulation	357
18.3.3	Pathophysiologie	358

19 Chemische Sinne: Geruch und Geschmack

19.1	**Geschmackssinn**	**359**
19.1.1	Geschmackssensoren	360
19.1.2	Geschmacksbahn	360
19.2	**Geruchssinn**	**361**
19.2.1	Geruchssensoren	361
19.2.2	Riechbahn	361

20 Integrative Leistungen des Zentralnervensystems

20.1	**Organisation des Cortex cerebri**	**366**
20.1.1	Funktionelle Einteilung	366
20.1.2	Zytoarchitektonische Einteilung	367
20.1.3	Bauelemente kortikaler Schaltkreise	367
20.1.4	Eingänge und Ausgänge des Kortex	369
20.2	**Elektrophysiologie des Kortex**	**370**
20.2.1	Aktionspotentiale	370
20.2.2	Entstehung und Ableitung elektrischer Potentiale	370
20.3	**Hirnstoffwechsel und Hirndurchblutung**	**372**
20.4	**Lernen und Gedächtnis**	**373**
20.4.1	Lerntheorien	373
20.4.2	Gedächtnistheorien	374
20.4.3	Gedächtnisstörungen	375
20.4.4	Neuronale Grundlagen	376
20.5	**Wachen und Schlafen**	**377**
20.5.1	Zirkadiane Rhythmen	377
20.5.2	Schlafen	377
20.6	**Bewusstsein**	**379**
20.7	**Sprachregionen**	**380**
20.8	**Triebverhalten, Motivation und Emotion**	**381**
20.8.1	Hunger und Durst	381
20.8.2	Limbisches System	382
20.8.3	Hypothalamische Verhaltensprogramme	383
20.8.4	Monoaminerge Systeme	383

Register ... 385

1 Allgemeine Physiologie und Zellphysiologie

C. Hick, J. Hartmann

1.1	Physiologische Maßeinheiten	1	1.3.4	Informationsübermittlung	9
1.2	Osmose	2	1.4	Zellorganisation	9
1.3	Stofftransport	3	1.4.1	Funktionelle Kompartimentierung	9
1.3.1	Stofftransport in Gasen und Flüssigkeiten	3	1.4.2	Histokompatibilitäts-Antigene	9
1.3.2	Stofftransport durch Membranen	3	1.4.3	Intrazelluläre Botenstoffe	10
	Passiver Transport	3		Die cAMP-Kaskade	10
	Aktiver Transport	5		Die IP$_3$-Kaskade	10
				NO als Signalstoff	12
1.3.3	Stofftransport in Zellen	7	1.5	Elektrische Phänomene an der Zelle	12
	Mitochondriale ATP-Synthetase	7			
	Intrazellulärer Transport in Vesikeln	7	1.6	Energetik	12
	Zytoskelett	8			
	Axonaler Transport	8	1.7	Regelung und Steuerung	12

Lernziel!
- physikalische Grundlagen physiologischer Prozesse
- Stofftransport im Körper
- Zellorganisation, -kommunikation und Signalkaskaden.

Die physiologischen Funktionen des Organismus werden in den Kapiteln 2 bis 20 im Zusammenhang der verschiedenen Organsysteme besprochen. Wichtige Grundphänomene wie Osmose (☞ Kap. 1.2), aktiver und passiver Stofftransport an Membranen (☞ Kap. 1.3) oder die Grundlagen von Zellorganisation und Zellidentität (Histokompatibilität, ☞ Kap. 1.4) sind jedoch für alle Organsysteme identisch. Das gilt auch für die Mechanismen der Informationsübermittlung (☞ Kap. 1.3.4 und 1.4.3) und allgemeine Regel- und Steuerungsprinzipien (☞ Kap. 1.7). Diese elementaren physiologischen Mechanismen und Funktionen sollen deshalb im folgenden Kapitel nach einem kurzen Überblick zu physiologisch wichtigen Maßeinheiten (☞ Kap. 1.1) zusammenfassend besprochen werden.
Erregungsvorgänge an Zellen (Ruhemembranpotential und Aktionspotential) werden im Kapitel 12 dargestellt.

1.1 Physiologische Maßeinheiten

Die Physiologie beschreibt Austauschvorgänge zwischen Zellen und Zellverbänden in einer quantitativen Sprache. Praktisch wichtig sind die folgenden Maßeinheiten:

Druck = Kraft pro Fläche ($Pa = N/m^2$)

Einheit des Drucks ist das **Pascal (Pa),** die Kraft wird in **Newton (N),** die Fläche in Quadratmetern (m^2) angegeben. Als ältere Druckeinheiten werden in der Physiologie noch **mmHg** (Quecksilber) und **cmH$_2$O** verwendet. Dabei gilt:

1 cmH$_2$O = 0,098 kPa
1 mmHg = 0,133 kPa

Arbeit (= Energie = Wärmemenge) = Kraft mal Weg ($J = N \times m$)

Die Einheit von Energie, Arbeit oder Wärmemenge – diese drei Ausdrücke sind im physikalischen Sinne äquivalent – ist das **Joule (J).** Für die Umrechnung aus der älteren Energieeinheit Kalorie (cal) gilt:

1 cal = 4,185 J

1 Allgemeine Physiologie und Zellphysiologie

> **Merke!**
> Von praktischer Bedeutung ist in der Physiologie, dass das Produkt aus Druck (N/m^2) und Volumen (m^3) ebenfalls Arbeit ($N \times m$) ergibt **(Druck-Volumen-Arbeit).** Dies ermöglicht z. B. die Berechnung der Herzarbeit (☞ Kap. 3.3.4).

> **Klinik!**
> Ein plötzlicher **Blutdruckanstieg** führt zu einem raschen Anstieg der Druck-Volumen-Arbeit des Herzens. Um diese Mehrarbeit leisten zu können, ist das Herz auf eine Steigerung der Energieversorgung durch Sauerstoff angewiesen. Diese gesteigerte Sauerstoffzufuhr wird über eine Erhöhung der Koronardurchblutung sichergestellt. Ist dies z. B. bei arteriosklerotisch verengten Koronararterien nicht möglich, entsteht ein Sauerstoffmangel im Myokardgewebe, der beim Patienten einen Angina-pectoris-Schmerz in der Brust auslösen kann.

Leistung = Arbeit pro Zeit (W = J/s)

Einheit der Leistung ist das **Watt (W),** das einem Joule Arbeit (J) pro Sekunde (s) entspricht (☞ Kap. 8, Energie- und Wärmehaushalt).

Stoffmenge

Die Stoffmenge einer Substanz wird in **Mol** (Symbol: mol) angegeben. Dabei gilt:

$$1 \text{ mol} = 6{,}022 \times 10^{23} \text{ Teilchen}$$

Will man bei den Angaben der Stoffmenge die Wertigkeit der Substanz berücksichtigen, empfiehlt sich die Angabe in **Val:**

$$1 \text{ val} = 1 \text{ mol} \cdot \text{Wertigkeit}$$

Beispiel: 1 val zweiwertiger Ca^{2+}-Ionen entspricht 0,5 mol Ca^{2+}.

Konzentration

Die Konzentration einer Substanz kann auf drei verschiedene Weisen ausgedrückt werden:
- Die **Massenkonzentration** gibt die Masse eines Stoffes pro **Volumeneinheit** an. So beträgt z. B. die Massenkonzentration von Hämoglobin im Blut beim Mann 15–16 g/100 ml.
- Die **Stoffmengenkonzentration,** auch als **molare Konzentration** bezeichnet, gibt die Stoffmenge pro **Volumen einer Lösung** an. Die Stoffmengenkonzentration von K^+-Ionen im Blutplasma z. B. liegt bei 5 mmol/l.
- Die **molale Konzentration** gibt die Stoffmenge **pro Masseneinheit eines Lösungsmittels** an. Molale Konzentrationsangaben beziehen sich also nicht auf die gesamte Lösung, sondern auf die Masse des Lösungsmittels. Außerdem sind sie – im Gegensatz zu volumenbezogenen molaren Konzentrationsangaben – von Temperaturschwankungen und den hieraus resultierenden Volumenschwankungen unabhängig. Deshalb werden vor allem die Konzentrationen osmotisch wirksamer Substanzen (☞ Kap. 1.2) besser in molalen und nicht in molaren Einheiten angegeben. Blutserum z. B. hat eine Osmolalität von ca. 280–295 mosm/kg H_2O (☞ Kap. 2.3.1).

In physiologischen Flüssigkeiten wie dem Blutplasma machen die gelösten Bestandteile (vor allem Salze und Eiweiße) bis zu etwa 7 % des Gesamtvolumens der Lösung aus. Molare Konzentrationsangaben, die sich auf dieses Volumen der **Gesamtlösung** beziehen, können daher die Anzahl der tatsächlich in einer definierten Stoffmenge gelösten und damit für eine chemische Reaktion zur Verfügung stehenden Teilchen einer Substanz nicht exakt angeben. Daher sind molale Konzentrationsangaben, die sich auf die Masse des **Lösungsmittels** beziehen, für physiologische Flüssigkeiten im Allgemeinen präziser.

> **Merke!**
> - **Osmolarität:** osmotisch wirksame Stoffmenge pro Liter Lösung (osm/l)
> - **Osmolalität:** osmotisch wirksame Stoffmenge pro Kilogramm Lösungsmittel (osm/kg).

1.2 Osmose

Definition der Osmose

Die Diffusion von Lösungsmittel durch eine **semipermeable Membran** wird als Osmose bezeichnet. Semipermeable, d. h. **halb-durchlässige** Membranen, sind Membranen, die nur für das Lösungsmittel, nicht aber für die in ihm gelösten Substanzen durchlässig sind. Wird beispielsweise eine Zuckerlösung von einer Wasserlösung durch eine semipermeable Membran getrennt, strömen die Wassermoleküle entlang dem Konzentrationsgefälle in die Zuckerlösung ein. Die größeren Zuckermoleküle werden dagegen an der semipermeablen Membran zurückgehalten. Durch diesen Wasserzustrom steigt das Volumen der Zuckerlösung an (☞ Abb. 1.1).

Definition des osmotischen Drucks

Auf der anderen Seite üben die nicht-diffusiblen Glucosemoleküle einen Druck auf die semipermeable Membran aus, der als **osmotischer Druck** bezeichnet wird. Dieser osmotische Druck hängt nur von der **Anzahl** der gelösten Teilchen ab, nicht von ihrer chemischen Beschaffenheit. Ist die Anzahl (n) der Teilchen bekannt, kann der an einer semipermeablen Membran entstehende osmotische Druck (P_{osm}) nach van't Hoff analog zur **allgemeinen Gasgleichung** (☞ Kap. 5.2) berechnet werden:

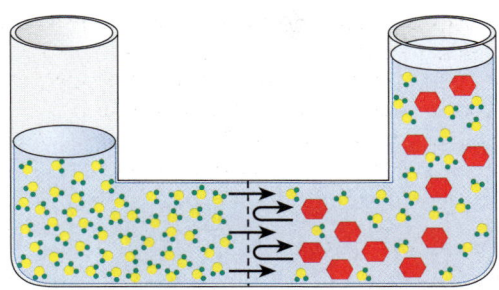

Abb. 1.1 Osmose. Die Wassermoleküle wandern ihrem Konzentrationsgefälle folgend auch gegen das Gravitationsgefälle über die semipermeable Membran in die Glucoselösung ein. Die größeren Glucosemoleküle (⬢) können die Membran nicht passieren.

$$P_{osm} = \frac{n}{V} \cdot R \cdot T$$

Der osmotische Druck (P_{osm}) steigt also
1. proportional zur Anzahl n der in einem Volumen V gelösten Teilchen und
2. proportional zur Temperatur T.

R ist die allgemeine Gaskonstante.

Osmolarität und Osmolalität

Wird die osmotisch wirksame Stoffmengenkonzentration der gelösten Teilchen als Molarität, also in mol/l Lösung ausgedrückt, erhält man die **Osmolarität** als Maß der osmotischen Aktivität. Wird die Teilchenzahl als Molalität ausgedrückt, also auf die Masse des Lösungsmittels bezogen, erhält man die **Osmolalität** der Lösung. Osmolarität und Osmolalität sind direkt proportional zu dem durch die Lösung an semipermeablen Membranen entstehenden osmotischen Druck. Lösungen, die den gleichen osmotischen Druck wie das Plasma aufweisen, werden als **isotone Lösungen** bezeichnet.

Der osmotische Druck von Plasma oder physiologischer Kochsalzlösung beträgt 745 kPa (☞ Kap. 2.3.1). Im strengen Sinne semipermeabel ist eine Membran nur, wenn sie für bestimmte gelöste Teile völlig undurchlässig ist. Trifft dies nicht ganz zu, muss die van't-Hoff-Gleichung durch einen **Reflexionskoeffizienten σ** ergänzt werden.

$$P_{osm} = \frac{n}{V} \cdot R \cdot T \cdot \sigma$$

Der Reflexionskoeffizient liegt zwischen 0 (Membran völlig durchlässig, auch für die gelösten Teile) und 1 (Membran völlig undurchlässig für die gelösten Teile). In manchen Fällen reißt der osmotische Lösungsmittelstrom auch kleinere gelöste Teile (z. B. Elektrolyte) mit sich und transportiert sie durch die semipermeable Membran. Durch diesen **Solvent-drag-Effekt** werden beispielsweise im proximalen Nierentubulus Na$^+$-Ionen aus dem Primärharn rückresorbiert (☞ Kap. 9.2.4).

> **Klinik!**
> Lösungen, die in den Blutkreislauf infundiert werden, müssen zum Plasma isoton sein, damit keine Flüssigkeitsverschiebungen zwischen dem Intravasalraum und dem umgebenden Gewebe auftreten. In bestimmten Fällen kann es jedoch erwünscht sein, Flüssigkeit aus dem Gewebe zu mobilisieren und in den Blutkreislauf zu überführen (z. B. bei starken Blutverlusten). Hierzu verwendet man **Plasmaexpander**, die einen höheren kolloidosmotischen Druck haben als das Plasma und so Flüssigkeit in die Gefäße „saugen".

1.3 Stofftransport

1.3.1 Stofftransport in Gasen und Flüssigkeiten

In Gasen und Flüssigkeiten können sich die Teilchen frei bewegen. Der Stoffaustausch folgt hierbei zwei Kräften:
- **Konzentrationsunterschiede** sind die treibende Kraft beim Stofftransport durch **Diffusion.**
- **Temperatur-** oder **Druckdifferenzen** sind die treibende Kraft der **Konvektion**, d. h. des Stoffaustauschs durch Strömung eines Gases oder einer Flüssigkeit.

1.3.2 Stofftransport durch Membranen

Membranen stellen für den freien Stofftransport ein Hindernis dar. Sie bestehen aus einer 4–5 nm dicken **Lipiddoppelschicht**. Die **hydrophoben Fettsäurereste** bilden im Inneren der Membran eine lipophile „Ölphase". Die **hydrophilen Kopfgruppen der Lipide** sind auf der Innenseite der Membran dem Zellinneren und auf der Außenseite der Membran der Umgebung der Zelle zugewandt. In die Lipiddoppelschicht eingelassen sind Membranproteine, die als **Ionenkanäle** dienen können (☞ Abb. 1.2).

> **Merke!**
> Je größer der Gehalt an ungesättigten Fettsäuren, desto flexibler ist die Membran.

Passiver Transport

Einfache Diffusion

Frei durch die Plasmamembran diffundieren können gelöste Gase und kleine lipophile Substanzen (z. B. Harnstoff). Die Diffusion folgt den Gesetzmäßigkeiten des **Fick-Diffusionsgesetzes.** Danach ist die pro Zeiteinheit durch Diffusion transportierte Stoffmenge J [mol/s] **direkt proportional** zur Diffusionsfläche A [m^2] und zur Konzentrationsdifferenz über der Mem-

1 Allgemeine Physiologie und Zellphysiologie

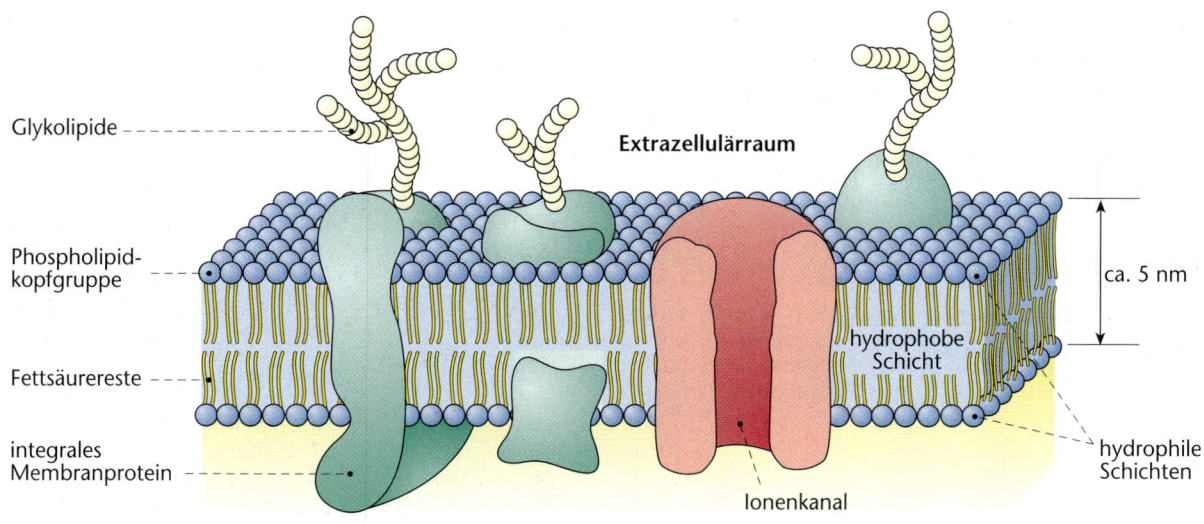

Abb. 1.2 Aufbau einer Plasmamembran.

bran Δc [mol/m³]. Zur Dicke der Membran d [m] ist der Diffusionsfluss **umgekehrt proportional**:

$$J = -D \cdot \frac{A}{d} \cdot c$$

Dabei ist D der Diffusionskoeffizient, der von der diffundierenden Substanz, dem Lösungsmittel und der Temperatur abhängig ist.

> **Klinik!**
> Bei bestimmten Lungenerkrankungen (z. B. Lungenfibrosen) kommt es zu einer **Verdickung der Alveolarmembran.** Dadurch wird nach der obigen Gleichung die Sauerstoffdiffusion über diese Membran behindert, da die Dicke der Diffusionsmembran zugenommen hat. Laborchemisch ist die Sauerstoffsättigung des arteriellen Blutes vermindert, klinisch leidet der Patient unter Atemnot (☞ Kap. 5.9.3).

Der Diffusionskoeffizient (D) und die Dicke der Membran (d) werden oft zur **Permeabilität (P)** für eine Substanz an einer bestimmten Membran zusammengefasst. Die Permeabilität P [m/s] gibt an, wie rasch eine bestimmte Substanz eine Membran passieren kann (☞ Abb. 1.3).

Vor allem **geladene Substanzen** können wegen ihrer elektrischen Ladung auch bei geringer Größe eine Lipiddoppelmembran kaum passieren (z. B. Na⁺- oder K⁺-Ionen). Sie sind für die Diffusion auf **Ionenkanäle** angewiesen, die von **Membranproteinen** gebildet werden (☞ Abb. 1.5a). Die treibende Kraft für den Ionentransport sind **elektrochemische Potentialdifferenzen** oder Konzentrationsgradienten über der Membran. Die Ionenkanäle haben einen Durchmesser von weniger als 1 nm und sind durch die in ihrer Wand enthaltenen Molekülstrukturen relativ spezifisch für bestimmte Ionen. So lassen sich Kalium-, Natrium- und Calciumkanäle unterscheiden. Zur physiologischen Bedeutung der Ionenkanäle ☞ Kapitel 12.1.1.

Einfache Diffusionsvorgänge, die keine Transportproteine benötigen und direkt durch die Membran oder durch Ionenkanäle ablaufen, folgen einer **linearen Transportcharakteristik**: Mit zunehmender Konzentration des zu transportierenden Moleküls steigt auch die Transportrate linear an (☞ Abb. 1.4a).

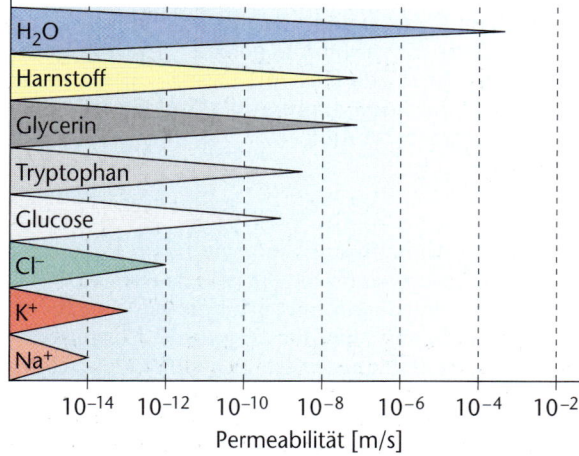

Abb. 1.3 Permeabilität einer typischen Lipiddoppelmembran. Die Membrandurchlässigkeit ist für H₂O am größten und für Na⁺ und K⁺ am niedrigsten.

Erleichterte Diffusion

Von erleichterter Diffusion spricht man, wenn die Membran für den diffundierenden Stoff spezielle **Carrier-Proteine** enthält. Im Gegensatz zu Ionenkanälen, die jeweils eine bestimmte Ionengruppe passieren lassen, transportieren Carrier-Proteine kleine Moleküle wie Glucose. Die treibende Kraft des Stofftransportes ist hierbei wie bei der einfachen Diffusion ein Konzentrationsgradient. Der Organismus muss also keine Transportenergie aufwenden. Durch die erforderlichen Carrier-Proteine ist die erleichterte Diffusion jedoch **substanzspezifisch** – wie ein aktiver Transport (☞ unten).

Erfolgt die erleichterte Diffusion nur in einer Richtung, spricht man von einem **Uniport.** Typisches Beispiel für einen solchen Uniport sind die Glucose-Transportproteine (GLUTs, ☞ Kap. 10.6.1), durch die Glucose in die Zellen gelangt.

Da die erleichterte Diffusion auf nur in begrenzter Zahl zur Verfügung stehende Transportproteine angewiesen ist, weist sie eine **Sättigungscharakteristik** nach der **Michaelis-Menten-Kinetik** auf: Mit zunehmender extrazellulärer Konzentration [c] des zu transportierenden Stoffes nähert sich die Transportrate J_A einem nicht überschreitbaren Maximalwert J_{max} (☞ Abb. 1.4, Kurve b):

$$J_A = \frac{(J_{max} \cdot [c])}{(K_m + [c])}$$

Die Michaelis-Konstante K_m gibt die **Affinität** des zu transportierenden Stoffes zu seinem Carrier wieder: Sie bezeichnet die extrazelluläre Konzentration des Stoffes, bei der die Hälfte der Maximalgeschwindigkeit J_{max} des Transportvorgangs erreicht ist.

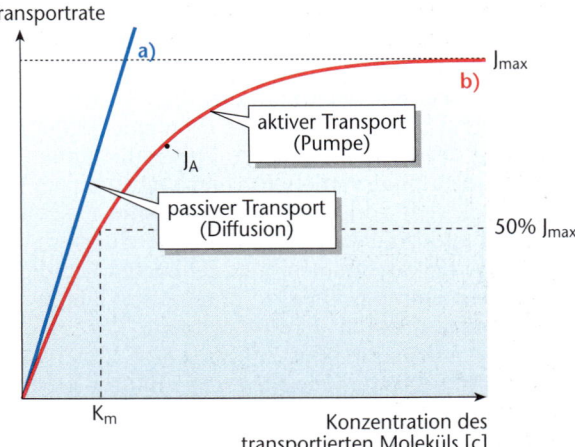

Abb. 1.4 Abhängigkeit der Transportrate von der Konzentration des zu transportierenden Moleküls. **a:** Lineare Transportcharakteristik bei freier Diffusion durch die Membran oder durch Membrankanäle. **b:** Sättigungscharakteristik bei erleichterter Diffusion über Carrier oder bei aktiven Transportvorgängen durch Pumpen. Gestrichelt ist die Ableitung der Michaelis-Menten-Konstante K_m gezeigt.

Merke!
Ein hoher K_m-Wert bedeutet eine geringe Affinität!

Aktiver Transport

Stoffe, für die kein elektrisches oder chemisches Konzentrationsgefälle über die Membran besteht, oder die entgegen einem bestehenden Konzentrationsgefälle transportiert werden müssen, sind auf aktive, Energie verbrauchende Transportvorgänge angewiesen. Hierbei unterscheidet man einen **primär** aktiven Transport von einem **sekundär** und einem **tertiär** aktiven Transport. Diese aktiven Transportformen unterscheiden sich von einfachen passiven Diffusionsprozessen durch drei Charakteristika.

- **Strukturspezifität:** Jedes Transportsystem ist auf bestimmte Substanzen spezialisiert und kann nur diese transportieren.
- **Hemmbarkeit:** Stoffe mit ähnlicher Struktur wie die zu transportierenden Substanzen können die Transportproteine besetzen und so den Stofftransport blockieren.
- **Sättigung:** Wegen der begrenzten Zahl der Transportproteine gibt es für die Transportrate einen Maximalwert.

Primär aktiver Transport

In den Zellen liegt die Konzentration von K^+-Ionen mit 155 mmol/l deutlich über der extrazellulären Kaliumkonzentration von 5 mmol/l. Umgekehrt ist extrazellulär die Konzentration von Na^+-Ionen mit 145 mmol/l größer als ihre intrazelluläre Konzentration von 12 mmol/l (☞ Tab. 1.1). Die Konzentrationsunterschiede würden sich ohne aktive Gegenmaßnahmen durch Diffusion und Osmose in kurzer Zeit ausgleichen. Die Aufrechterhaltung der Konzentrationsdifferenzen ist jedoch für die Funktion der Zellen unverzichtbar. Deshalb ist ein aktiver und Energie verbrauchender Ionentransport über die Zellmembran erforderlich, der diese Konzentrationsunterschiede stabilisiert.

Der wichtigste aktive Transportprozess ist die **Na^+-K^+-Pumpe.** Dieses spezialisierte Membranprotein ist in allen Plasmamembranen zu finden und reicht

Tab. 1.1	Intra- und extrazelluläre Ionenkonzentrationen	
	intrazelluläre Konzentration [mmol/l]	extrazelluläre Konzentration [mmol/l]
Na^+	12	145
K^+	155	5
Ca^{2+}	10^{-5}–10^{-4}	2,5
Cl^-	4	120
HCO_3	8	27
große Anionen	155	5

durch die Lipiddoppelschicht hindurch. Biochemisch ist die Na$^+$-K$^+$-Pumpe eine **ATPase,** d. h. ein Enzym, das unter Energieverbrauch ATP in ADP und Phosphat spaltet. Diese ATPase ist an der Innenseite der Zellmembran lokalisiert. Durch die ATP-Spaltung werden auf der Innenseite der Na$^+$-K$^+$-Pumpe Bindungsstellen für drei Na$^+$-Ionen aktiviert. Diese drei Na$^+$-Ionen werden entgegen dem Na$^+$-Konzentrationsgradienten aus der Zelle heraus transportiert. Im Gegenzug gelangen zwei K$^+$-Ionen, ebenfalls gegen ihren Konzentrationsgradienten, ins Innere der Zelle. Pro gespaltenem ATP-Molekül werden also drei positive Ladungen aus der Zelle entfernt, während nur zwei positive Ladungen in die Zelle gelangen (☞ Abb. 1.5b).

Die Na$^+$-K$^+$-Pumpe ist daher **elektrogen,** d. h. sie baut durch ihre Pumparbeit nicht nur einen Konzentrationsgradienten, sondern auch einen elektrischen Gradienten über der Zellmembran auf. Der Energieaufwand für die Na$^+$-K$^+$-Pumpe ist beträchtlich. Er beträgt ein Drittel des gesamten Energieumsatzes der Zelle. Neben der Na$^+$-K$^+$-Pumpe sind noch zwei weitere aktive Pumpmechanismen physiologisch von Bedeutung:

- **Protonen-Pumpen** (H$^+$-K$^+$-ATPasen) transportieren unter ATP-Verbrauch H$^+$-Ionen über eine Membran. Sie sind z. B. die Protonenlieferanten für die Bildung der Salzsäure des Magens (☞ Kap. 7.3.3).
- **Calcium-Pumpen** (Ca^{2+}-ATPasen) können hohe Calcium-Konzentrationsdifferenzen aufbauen. Sie finden sich z. B. im sarkoplasmatischen Retikulum (dem Calciumspeicher der Zelle) oder in der Zellmembran von Herzmuskelzellen (☞ Kap. 3.1.3).

> **Klinik!**
> Diese primär aktiven Transporter sind Ansatzpunkte für verschiedene Medikamente:
> - Durch **Herzglykoside** (Digitalis) wird die Na$^+$-K$^+$-ATPase blockiert. Über Zwischenschritte (☞ Kap. 3.1.3) kommt es zu einem intrazellulären Calcium-Anstieg und einer kräftigeren Herzaktion.
> - **Protonenpumpeninhibitoren (PPI)** blockieren die H$^+$-K$^+$-ATPase, was zu einer verminderten Magensäureproduktion führt und die Abheilung von Magengeschwüren begünstigt (☞ Kap. 7.3.3).

Sekundär aktiver Transport

Der durch die Na$^+$-K$^+$-Pumpe unter Energieverbrauch aktiv aufgebaute elektrochemische Natrium-Konzentrationsgradient dient als Motor für weitere Transportmechanismen. Diese Transportmechanismen, die keine eigene Energiezufuhr benötigen und also ohne ATP-Spaltung auskommen, werden als sekundär aktive Transportmechanismen bezeichnet. Man unterscheidet:

- **Antiport-Mechanismen** (= Countertransporte): Das wichtigste Antiport-System ist der Ca^{2+}-Na$^+$-Antiport der Zellmembranen. Dabei liefern drei einströmende Na$^+$-Ionen die Energie für den Auswärtstransport eines Ca^{2+}-Ions (☞ Abb. 1.5c). Auf diese Weise wird die hohe Konzentrationsdifferenz für Ca^{2+}-Ionen über der Zellmembran (innen 10^{-5} mmol/l, außen 2,5 mmol/l) aufrechterhalten.
- **Symport-Mechanismen** (= Cotransporte): Ein Na$^+$-Ion strömt entlang seinem elektrochemischen Konzentrationsgradienten in die Zelle ein und liefert hierdurch die Energie für den Transport eines weiteren Moleküls, das dann auch gegen seinen eigenen Konzentrationsgradienten in die Zelle transportiert werden kann. Der **Na$^+$-Glucose-Symport** der Darmschleimhaut ist der bekannteste dieser sekundär aktiven Symport-Transportmechanismen (☞ Abb. 1.5d und Kap. 7.5.2). Auch die Aminosäuren werden über solche Symport-Mechanismen im Verbund mit Na$^+$-Ionen in die Darmschleimhaut aufgenommen (☞ Kap. 7.5.3).

Tertiär aktiver Transport

Ein tertiär aktiver Transport ist ein Transportvorgang, der seine Energie von einem sekundär aktiven Transportprozess erhält. So wird ein H$^+$-Dipeptid-Cotransporter im Dünndarm, der H$^+$-Ionen und Di- oder Tripeptide aus dem Darmraum aufnimmt, von einem sekundär aktiven Na$^+$-H$^+$-Antiport angetrieben, der H$^+$-Ionen ins Darmlumen sezerniert. Der hierdurch entstehende, ins Zellinnere gerichtete H$^+$-Gradient ist die treibende Kraft dieses tertiär aktiven H$^+$-Dipeptid-Transportsystems. Der sekundär aktive Na$^+$-H$^+$-Antiport wiederum wird von einer an der Blutseite der Darmzelle gelegenen primär aktiven Na$^+$-K$^+$-ATPase angetrieben.

Endozytose und Exozytose

Stoffe, die nicht durch die Plasmamembran diffundieren können und für die keine Transportproteine existieren, können durch **Endozytose** in die Zelle aufgenommen werden. Hierbei handelt es sich z. B. um Cholesterin oder um bestimmte Proteine. Bei der Endozytose stülpt sich zuerst die Plasmamembran ein. Diese Einstülpung vertieft sich und es entsteht ein **Vesikel,** das sich von der Plasmamembran abschnürt und die endozytotisch aufgenommene Substanz mit einer aus der Plasmamembran gebildeten Lipiddoppelschicht umhüllt. Oft sind bestimmte Gebiete der Zellmembran durch Rezeptorproteine für eine in die Zelle aufzunehmende Substanz (z. B. für Insulin, ☞ Kap. 10.6.1) oder für Antigene besonders sensibel. Die Bindung der Substanz an das Rezeptorprotein löst dann den Vorgang der Endozytose aus.

Über den umgekehrten Vorgang der **Exozytose** werden Stoffe aus der Zelle entfernt. Hierbei kann es sich z. B. um Hormone oder um Enzyme handeln. Die Vesikelmembran verschmilzt mit der Zellmembran und entlässt so die im Vesikel gespeicherten Substanzen in den Extrazellulärraum.

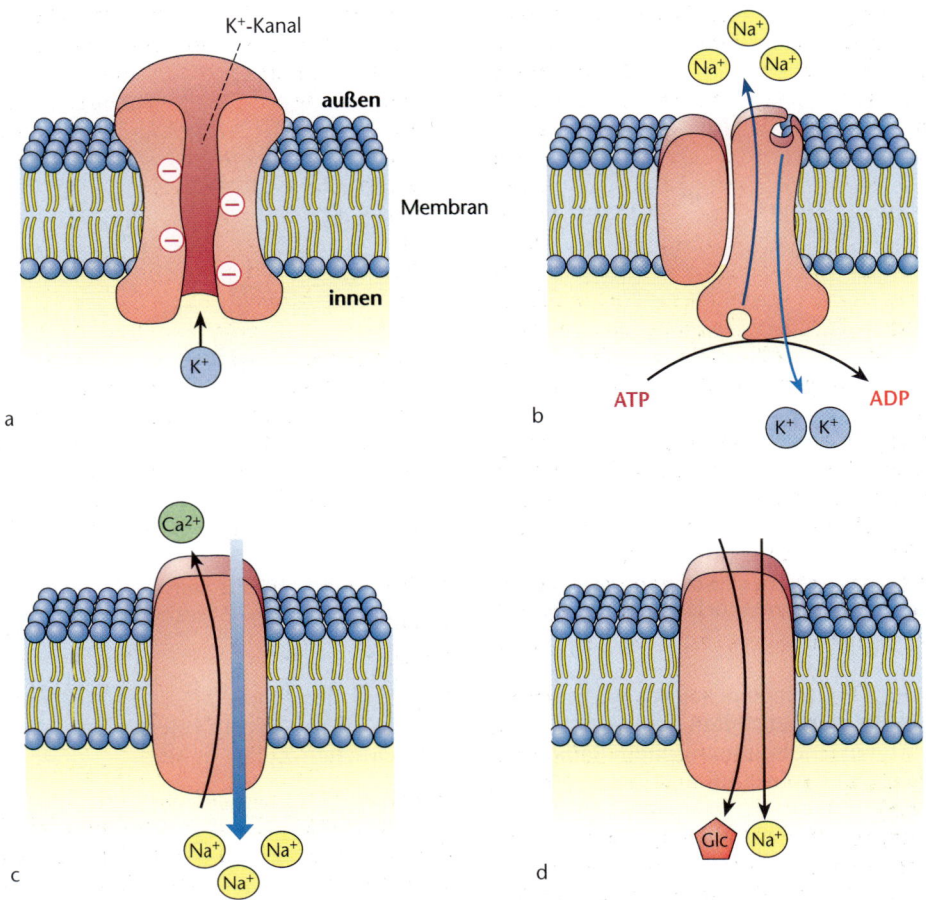

Abb. 1.5 Transportmechanismen an Membranen. **a:** Passiver Transport von K⁺ durch Diffusion über Ionenkanäle. **b:** Primär aktiver Transport über eine Na⁺-K⁺-Pumpe. **c:** Sekundär aktiver Ca²⁺-Na⁺-Antiport. **d:** Sekundär aktiver Na⁺-Glucose-Symport.

1.3.3 Stofftransport in Zellen

Auch innerhalb der Zellen finden aktive Transportvorgänge statt. Diese werden analog zu den Transportvorgängen an der äußeren Zellmembran auch an den inneren Membranen des Zytosols beobachtet. Außerdem werden in der Zelle Syntheseprodukte in Form von **Vesikeln** transportiert. Für diesen Transport sind kontraktile Vorgänge im Zytoskelett von Bedeutung.

Mitochondriale ATP-Synthetase

Ein besonders interessanter Transportmechanismus auf Membranebene findet sich in den **Mitochondrien.** Die an der inneren Mitochondrienmembran lokalisierten Enzyme der Atmungskette transportieren H⁺-Ionen vom mitochondrialen Matrixraum in den Spalt zwischen innerer und äußerer Mitochondrienmembran und bauen so einen **Protonengradienten** über der inneren Mitochondrienmembran auf. Dieser Protonengradient treibt eine in der inneren Mitochondrienmembran lokalisierte **ATP-Synthetase** an: Der Energie freisetzende Rückstrom der Ionen in die mitochondriale Matrix ermöglicht so die Synthese von ATP aus ADP. Diese protonengetriebene ATP-Synthetase der Mitochondrien kann als **rückwärts laufende Protonenpumpe** aufgefasst werden (☞ Abb. 1.6).

> **Klinik!**
> Bei einer **Blausäurevergiftung** (z. B. durch Kaliumcyanid) werden Enzyme der Atmungskette inaktiviert, was zu einer Blockade des Sauerstoff- und Elektronentransfers führt: Es kommt zur inneren Erstickung. Da das Gewebe den Sauerstoff nicht mehr aufnehmen kann, weist das venöse Blut einen dem arteriellen Blut vergleichbar hohen O₂-Gehalt auf. Dies erklärt die typische Rotfärbung der Haut.

Intrazellulärer Transport in Vesikeln

Intrazelluläre Transportvorgänge können auch über Vesikel erfolgen. Die Wände dieser Vesikel bestehen aus **Lipiddoppelschichten,** die einen ähnlichen Aufbau wie die Zellmembran haben. Beispielsweise er-

1 Allgemeine Physiologie und Zellphysiologie

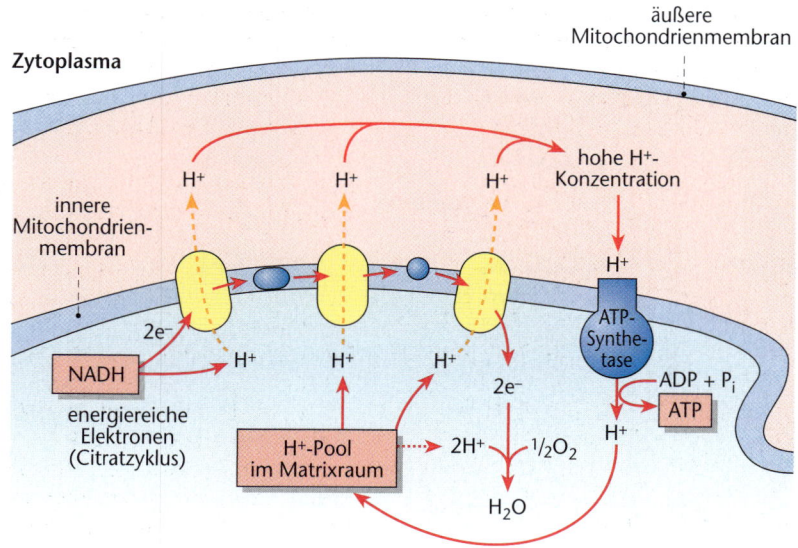

Abb. 1.6 ATP-Gewinnung in den Mitochondrien: Die energiereichen Elektronen aus dem Citratzyklus bauen einen H$^+$-Gradienten über der inneren Mitochondrienmembran auf. Hierdurch wird die ATP-Synthetase angetrieben. [1]

halten die an den Ribosomen des rauen endoplasmatischen Retikulums synthetisierten Proteine eine solche Lipidhülle vom endoplasmatischen Retikulum. Die entstehenden Vesikel schnüren sich vom endoplasmatischen Retikulum ab, gelangen zum Golgi-Komplex und verschmelzen mit den Zisternen des Golgi-Apparates. Hier können noch Modifikationen, z. B. Glykosylierungen, am neu synthetisierten Protein vorgenommen werden. Wird die Zelle zur Proteinsekretion stimuliert, schnüren sich vom Golgi-Apparat Sekretvesikel ab, die zur Plamamembran wandern und die Proteine über eine Exozytose in den Extrazellulärraum abgeben.

Zytoskelett

Die Transportvesikel bewegen sich durch die Zelle, indem sie an den **Mikrotubuli** des Zytoskeletts entlanggleiten. Außer den Mikrotubuli enthält das Zytoskelett auch **Mikrofilamente**, die überwiegend aus dem Protein **F-Aktin** bestehen, das sich auch in den Aktinfilamenten von Muskelzellen findet. Mikrofilamente und Mikrotubuli sind im Zytosol von **Dynein-** und **Myosin-Molekülen** umgeben. Myosin kommt – in Faserform – auch in Muskelzellen vor (☞ Kap. 13.1.1). Unter ATP-Einsatz sind Energie verbrauchende Verschiebungen im Zytoskelett möglich, die für Transportvorgänge, aber auch für Formänderungen der Zellen oder für Zilienschläge verantwortlich sind. Der grundlegende Mechanismus dieser Verschiebungen beruht hierbei analog zu den Vorgängen in der Muskelzelle auf einer **Wechselwirkung von Aktin und Myosin** (☞ Kap. 13.1 und 13.2) bzw. beim Zilienschlag auf **Dynein-Dynein-Wechselwirkungen.** Da Aktin und Myosin in der Muskelzelle in geordneter Faserform und nicht als lockere, zytosolische Proteinaggregate vorkommen, ist die Kraftentwicklung der Muskelfaser effektiver und gerichteter als die Aktin-Myosin-Interaktionen im Zytoskelett der normalen Zellen es sind.

> **Klinik!**
> Die zur Therapie der **Gicht** eingesetzte Substanz **Colchicin** hemmt die Bewegung der Mikrotubuli. Ihre klinische Wirkung beim Gichtanfall erklärt sich dadurch, dass durch diese Hemmung der Mikrotubuli die Phagozytosefähigkeit der Makrophagen (☞ Kap. 2.5.1) im entzündeten Gelenk gehemmt wird. Die Phagozytose der Harnsäurekristalle in der Gelenkflüssigkeit ist Auslöser der schmerzhaften Entzündungsreaktionen im Gelenk.
> Auch viele in der **Krebstherapie** eingesetzte **Chemotherapeutika** hemmen die Bewegungen des Zytoskeletts. Krebszellen teilen sich schneller als normale Zellen und sind daher auf rasche Umbauvorgänge im Zytoskelett angewiesen. Wenn diese Umbauvorgänge gehemmt werden, sind die sich schnell teilenden Krebszellen besonders stark betroffen. Allerdings werden auch körpereigene Zellen, die eine hohe Teilungsrate haben, mitgeschädigt, vor allem Haarzellen, Zellen der Darm- und Mundschleimhaut, Knochenmarkzellen (Immunsuppression) und Keimzellen.

Axonaler Transport

Am deutlichsten sind intrazelluläre Transportvorgänge in den bis über 1 m langen Zellfortsätzen von Nervenzellen, den Axonen, zu beobachten. Der **schnelle axonale Transport** schreitet mit einer Geschwindigkeit von etwa 12 mm/Stunde vom Zellkörper in Richtung Peripherie voran. Der **schnelle retrograde axo-**

nale Transport bewegt sich mit etwa der Hälfte dieser Geschwindigkeit von der Peripherie zum Zellkörper hin. Die schnellen axonalen Transporte bedienen sich als Transportmedium der Vesikel und Organellen der Zelle (z. B. der Mitochondrien) und verbrauchen Energie (ATP).

Klinik!
Durch die retrograden axonalen Transportmechanismen gelangen z. B. **Herpes-** oder **Poliomyelitisviren** von ihrer peripheren Infektionsstelle in die Zellkörper der Nervenzellen. Auch das **Tetanustoxin** wird von den peripheren Axonen im Wundgebiet aufgenommen und retrograd in die Nervenzellkörper transportiert. Das **Tollwut-Virus** gelangt über retrograden Transport in das ZNS und breitet sich anschließend durch anterograden Transport in die Organe (Speicheldrüse, Niere etc.) aus.

Neben diesen beiden schnellen axonalen Transportmechanismen gibt es auch noch **langsame axonale Transporte** von nur 1–5 mm pro Tag. Tubulin und Aktin bewegen sich mit dieser Geschwindigkeit; sie können verschiedene Enzyme und Proteine mitnehmen. Die Geschwindigkeit des langsamen axonalen Transportes entspricht der Regenerationsgeschwindigkeit eines geschädigten Nervs.

1.3.4 Informationsübermittlung

Information kann zwischen Zellen auf verschiedenen Wegen übertragen werden:
- durch direkte Kommunikation über **Gap junctions:** Durch diese Poren in den Zellmembranen sind die Einzelzellen zu einem funktionellen Synzytium verbunden. Bei pH-Abfall oder Ca^{++}-Anstieg (z. B. bei Zellschädigung oder Sauerstoffmangel) sinkt die Offen-Wahrscheinlichkeit der Gap junctions. Die geschädigte Zelle wird so von ihrer Umgebung isoliert und ein Ausbreiten der Schädigung verhindert.
- durch Kommunikation über **Nervenfasern** (☞ Kap. 12, 14, 15, 16 und 20).
- durch die Bildung von Botenstoffen, den **Hormonen.** Die physiologischen Funktionen der einzelnen Hormone werden im Detail in Kapitel 10 besprochen.

1.4 Zellorganisation

1.4.1 Funktionelle Kompartimentierung

Der **Innenraum der Zelle** enthält verschiedene Organellen, deren Arbeitsgebiete durch Membranstrukturen getrennt sind; man spricht von **funktioneller Kompartimentierung.** Physiologisch wichtig sind:

- **endoplasmatisches Retikulum** (in der Muskelzelle: sarkoplasmatisches Retikulum): Ort der Calciumspeicherung (☞ Kap. 3.1.3 und 13.1.1)
- **Mitochondrien:** aerobe Energiegewinnung durch die Enzyme der Atmungskette („Kraftwerke der Zelle")
- **Ribosomen:** Proteinsynthese nach den Anweisungen der im Zellkern produzierten mRNA (messenger RNA)
- **Golgi-Apparat:** Glykosylierung der Proteine und Bereitstellung von Lipidmembranen für die Sekretvesikeln
- **Lysosomen:** bauen über Protonenpumpen ein saures Milieu auf, das den sauren Hydrolasen ein optimales Aktivitätsniveau zum Abbau der phagozytierten Proteine garantiert
- **Peroxisomen:** oxidieren phagozytierte Substanzen mithilfe von Peroxiden (aus molekularem Sauerstoff gewonnen) und machen sie so unschädlich. Zur Entgiftung dieser für die körpereigenen Zellstrukturen toxischen Peroxide dient das Enzym **Katalase,** das Peroxide zu Wasser umwandeln kann.

1.4.2 Histokompatibilitäts-Antigene

Die **Zelloberfläche** enthält die sog. **Histokompatibilitäts-Antigene** (MHC-Antigene). Dies sind auf der äußeren Oberfläche der Zellmembranen angesiedelte Moleküle, die durch einen speziellen Genkomplex kodiert werden **(Major histocompatibility complex, MHC).** Dieser Genkomplex zeichnet sich durch eine große Vielfalt (Polymorphismus) der beteiligten Gene aus. Durch diese Vielfalt haben die MHC-Antigene, die in drei Klassen eingeteilt werden (MHC-I, -II und -III), bei jedem Individuum eine unterschiedliche Struktur. Genetisch verwandte Individuen stimmen in mehr MHC-Eigenschaften (MHC-Loci) überein als genetisch nicht verwandte. MHC-Antigene können daher zur Überprüfung von Verwandtschaftsbeziehungen eingesetzt werden.

Klinik!
Eine entscheidende Voraussetzung für den Erfolg von **Transplantationen** ist eine möglichst große Übereinstimmung der Histokompatibilitäts-Antigene der Klasse I **(Transplantationsantigene),** die auf allen kernhaltigen Zellen des Organismus und auf Thrombozyten vorkommen.

Histokompatibilitäts-Antigene der Klasse II finden sich als dimere, integrale Membranproteine vorwiegend auf den Membranoberflächen von Phagozyten und B-Lymphozyten. Sie steuern u.a. die Interaktion der Antigen präsentierenden Makrophagen mit den T-Helfer-Lymphozyten (☞ Kap. 2.5).

1 Allgemeine Physiologie und Zellphysiologie

1.4.3 Intrazelluläre Botenstoffe

Innerhalb der Zelle werden Informationen über Botenstoffe übertragen: **Second messenger.** Zwei grundlegende Mechanismen der Informationsübertragung durch Peptidhormone sind
- die **cAMP-Kaskade** (cAMP = zyklisches Adenosinmonophosphat) und
- die **IP$_3$-Kaskade** (IP$_3$ = Inositoltriphosphat).

Die cAMP-Kaskade

Peptidhormone (z. B. Adrenalin) sind **hydrophil** und können die Plasmamembran nicht direkt durchdringen. Sie wirken deshalb auf **membranständige Hormonrezeptoren**, die spezifisch für die einzelnen Hormone sind. Durch die Bindung des Hormons an seinen Rezeptor wird eine Kette von biochemischen Prozessen ausgelöst. Im Einzelnen unterscheidet man in der cAMP-Kaskade die folgenden fünf Schritte (☞ Abb. 1.7):

1. Durch die Bindung des Hormons an seinen Rezeptor **ändert** dieser seine **Konformation.**
2. Hierdurch wird ein an der Innenseite der Zellmembran lokalisiertes **G-Protein** aktiviert. Diese Aktivierung besteht darin, dass ein an das G-Protein gebundenes Molekül GDP (Guanosindiphosphat) durch seine energiereichere Triphosphatform GTP ersetzt wird.
3. Das durch GTP aktivierte G-Protein reagiert mit einer ebenfalls an der Innenseite der Membran lokalisierten **Adenylatcyclase** (AC). Adenylatcyclasen bilden **cAMP** aus ATP.
4. Dieses cAMP dient als zweiter Botenstoff (**Second messenger**) und bindet sich an die im Zytosol gelegene **Proteinkinase A** (P-A) und aktiviert sie dadurch. cAMP vermittelt also im Zellinneren die Wirkung eines Hormons, das selbst nicht die Zellmembran durchdringen kann.
5. Der **aktive Komplex aus cAMP und Proteinkinase A** ist das eigentliche ausführende Enzym der cAMP-Kaskade: Er phosphoryliert Proteine, welche dann die jeweils spezifischen Hormonwirkungen in der Zelle vermitteln (im Falle des Adrenalins z. B. die Freisetzung von Glucose durch Glykogenolyse).

Der Second messenger cAMP wird durch die Spaltung der Phosphodiesterbindung deaktiviert, wobei einfaches 5'-AMP entsteht. Das hierfür verantwortliche Protein, die **Phosphodiesterase**, wird durch Theophyllin und Koffein gehemmt. Die „Zellaktivierung" durch Theophyllin oder Koffein lässt sich also auf einen durch diese Substanzen bewirkten Anstieg des intrazellulären cAMP-Spiegels zurückführen.

Die cAMP-Kaskade läuft bei den unterschiedlichsten hydrophilen Peptidhormonen (☞ Kap. 10.1.1) in gleicher Weise ab. Die G-Proteine können dabei in zwei Varianten vorkommen:

- **Stimulierende G-Proteine (G$_S$-Proteine)** aktivieren die Adenylatcyclase und steigern damit die Hormonwirkung.
- **Hemmende G-Proteine (G$_i$-Proteine)** bremsen die Adenylatcyclase und die Hormonwirkung (☞ Tab. 1.2).

> **Klinik!**
>
> Das **Choleratoxin** verhindert die hydrolytische Inaktivierung des GTP-aktivierten stimulierenden G-Proteins, indem es eine Untereinheit dieses G-Proteins ribosyliert. Hieraus resultiert eine **Daueraktivierung der Adenylatcyclase**, was zu einer Öffnung von Chloridkanälen in den luminalen Membranen des Ileums führt. Der pathologische Chloridausstrom zieht Wasser mit sich und bewirkt so den enormen Wasserverlust von mehreren Litern pro Tag **(sekretorische Diarrhö).**
>
> Das **Pertussistoxin** blockiert in ähnlicher Weise ein hemmendes G-Protein. Auch hierdurch wird zuviel cAMP gebildet: Eine pathologisch vermehrte Sekretion von NaCl und H$_2$O im Trachealepithel ist die Folge.

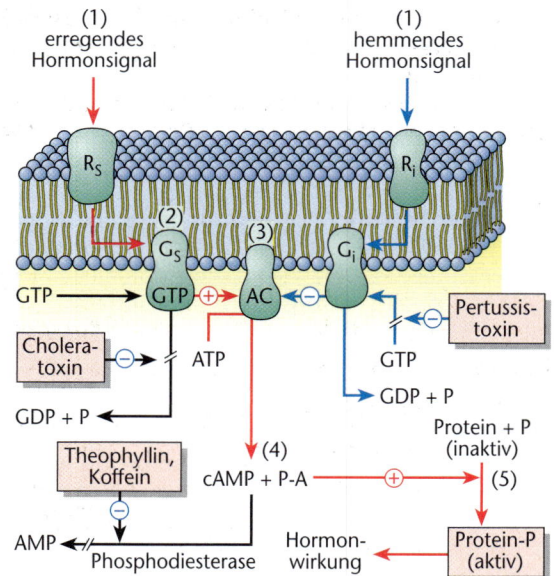

Abb. 1.7 Die cAMP-Kaskade. R$_S$ = stimulierender Rezeptor (z. B. β$_1$-Rezeptoren), R$_i$ = inhibierende Rezeptoren (z. B. α$_2$-Rezeptoren), G$_S$ = stimulierendes G-Protein, AC = Adenylatcyclase, P-A = Proteinkinase A, P = Phosphat. [2]

Die IP$_3$-Kaskade

Ein zweiter intrazellulärer Botenstoff, der von vielen Hormonen (z. B. Adrenalin am α$_1$-Rezeptor, Dopamin am D$_2$-Rezeptor, Acetylcholin an muskarinergen M-Rezeptoren) zur Signalübermittlung benutzt wird, ist das **Inositoltriphosphat (IP$_3$)**. Auch hier läuft die Übermittlung der Hormonwirkung in Stufen ab (☞ Abb. 1.8):

1. Das Hormon bindet sich an den Hormonrezeptor, der daraufhin seine **Konformation ändert.**

1.4 Zellorganisation

Tab. 1.2 cAMP-vermittelte Wirkungen (Auswahl)

	Botenstoff	Rezeptor
über stimulierende G_s-Proteine	Adenosin	A_{2A}, A_{2b}
	Adiuretin (= Vasopressin)	V_2
	Adrenalin/Noradrenalin	β_1, β_2
	Dopamin	D_1, D_5
	Histamin	H_2
	Serotonin	$5-HT_4$, $5-HT_7$
	Calcitonin, FSH, Glucagon, Sekretin, VIP, TRH und TSH	vers.
über inhibitorische G_i-Proteine	Acetylcholin	M_2, M_4
	Adenosin	A_1, A_3
	Adrenalin/Noradrenalin	α_2
	Dopamin	D_2, D_3, D_4
	GABA	$GABA_B$
	Glutamat	$mGLU_{2-4}$ und $mGLU_{6-8}$
	Serotonin	$5-HT_1$
	Angiotensin II, Melatonin, Neuropeptid γ, Opioide, Somatostatin u.a.	vers.

2. Hierdurch wird ein **G-Protein** an der Innenseite der Plasmamembran durch Bindung von GTP aktiviert.
3. Dieses aktivierte G-Protein aktiviert seinerseits das ebenfalls an der Innenseite der Plasmamembran lokalisierte Enzym **Phospholipase C**.
4. Die Phospholipase C spaltet das in den Plasmamembranen enthaltene Phosphatidylinositphosphat in **IP$_3$** und **Diacylglycerin** (DG).
5. IP$_3$ setzt **Ca^{2+}** aus dem endoplasmatischen Retikulum frei und aktiviert hierdurch eine **Proteinkinase**.
6. DG aktiviert eine in der Plasmamembran liegende **C-Kinase**.
7. Die aktivierte Proteinkinase (durch IP$_3$) und die aktivierte C-Kinase (durch DG) bilden die letzte Stufe der Kaskade und **phosphorylieren Funktionsproteine,** welche die spezifische Hormonantwort auslösen.

Im Gegensatz zur cAMP-Kaskade gibt es in der IP$_3$-Kaskade **keine hemmenden G-Proteine** (☞ Tab. 1.3).

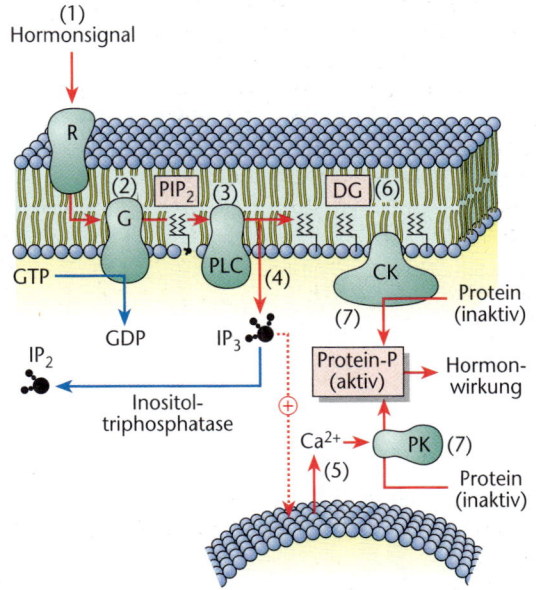

Abb. 1.8 Die IP$_3$-Kaskade. R = Rezeptor, G = G-Protein, PLC = Phospholipase C, IP$_3$ = Inositoltriphosphat, CK = C-Kinase, DG = Diacylglycerin, PIP$_2$ = Phosphatidylinositphosphat, PK = Proteinkinase, PLC = Phospholipase C. [2]

Tab. 1.3 IP$_3$-vermittelte Wirkungen (Auswahl)

	Botenstoff	Rezeptor
über stimulierende G_q-Proteine	Acetylcholin	M_1, $M3$
	Adiuretin (= Vasopressin)	V_1
	Adrenalin / Noradrenalin	α_1
	Glutamat	$mGLU_1$, $mGLU_5$
	Histamin	H_1
	Serotonin	$5-HT_2$
	Bradykinin, CCK, Endothelin, Gastrin, Oxytocin, TRH und TSH	vers.

NO als Signalstoff

Auch das kurzlebige Radikal **Stickstoffmonoxid (NO)** mit einer Halbwertszeit von wenigen Sekunden dient der Signalübertragung zwischen Zellen. In Gefäßendothelzellen und in einigen Neuronen können bestimmte Reize (Ca^{2+}-Anstieg, Schubspannung im Endothel durch vorbeifließendes Blut) eine Anregung der **NO-Synthase** auslösen (vermittelt über den Ca^{2+}-Calmodulin-Komplex). Dadurch wird Arginin zu Citrullin umgewandelt und es entsteht ein NO-Molekül. Das NO kann aus der Endothelzelle herausdiffundieren. Im Gefäßlumen bewirkt es eine **Hemmung der Thrombozytenaggregation**. Im Zytosol von benachbarten glatten Gefäßmuskelzellen aktiviert es eine lösliche Guanylatcyclase, die GTP zu cGMP umbaut. Hierdurch wird eine Proteinkinase G aktiviert, wodurch die intrazelluläre Ca^{2+}-Konzentration abfällt. Es resultiert eine **Vasodilatation** (☞ Abb. 1.9), die besonders für die metabolische Kontrolle der Durchblutung wichtig ist (☞ Kap. 4.4.2).

Klinik!
Die bei **Angina pectoris** oder **Herzinfarkt** zur Senkung der arteriellen Pumplast des Herzens verwendeten Nitrate (z. B. Nitroglycerin) bewirken über die Freisetzung von NO eine Vasodilatation. Durch die geringere Pumplast reduziert sich der Sauerstoffverbrauch des Herzens (☞ Kap. 3.4.2).

Merke!
Nicht über cAMP- oder IP_3-Kaskade wirkt das Hormon **Insulin**. Die Bindung an den Insulinrezeptor löst unmittelbar – ohne zwischengeschalteten Second messenger – die Aktivierung einer Proteinkinase aus. Lipophile Hormone **(Steroidhormone** und **Thyroxin)** passieren die Zellmembranen und binden sich an spezifische intrazelluläre Hormonrezeptoren, sind also ebenfalls nicht auf die Secondmessenger-Systeme angewiesen (☞ Kap. 10.1.2).

1.5 Elektrische Phänomene an der Zelle

Die Phänomene des **Membranruhepotentials** und des **Erregungsablaufs** an Zellen werden zusammenhängend in Kapitel 12.1 und 12.2 besprochen, die speziellen Veränderungen des Ruhe- und Aktionspotentials am Herzmuskel in Kapitel 3.1.1.

1.6 Energetik

Die Prinzipien aerober und anaerober Energiegewinnung, von Energiespeicherung und Energieverbrauch werden in Kapitel 6 „Arbeits- und Leistungsphysiologie" und in Kapitel 8 „Energie- und Wärmehaushalt" im Zusammenhang dargestellt.

1.7 Regelung und Steuerung

Auf physiologischer Ebene ist der Organismus in allen Bereichen bemüht, einen Gleichgewichtszustand als Basis für ungestörte, „normale" Organfunktionen zu gewährleisten. Die Physiologie versucht solche dynamischen Strukturen, die ein ebenso dynamisches Gleichgewicht anstreben, als **Regelkreise** zu beschreiben. Der Begriff Regelkreis erweitert den starren Reflexbegriff der klassischen Physiologie. Regelkreise unterscheiden sich von linearen Reflexen in zwei Punkten:
- Das Ergebnis der Reizung **wirkt** auf den Reiz **zurück.**
- Der **Informationsfluss** vom Reizergebnis auf den Reiz ist **kontinuierlich** und kein einmaliges Ereignis.

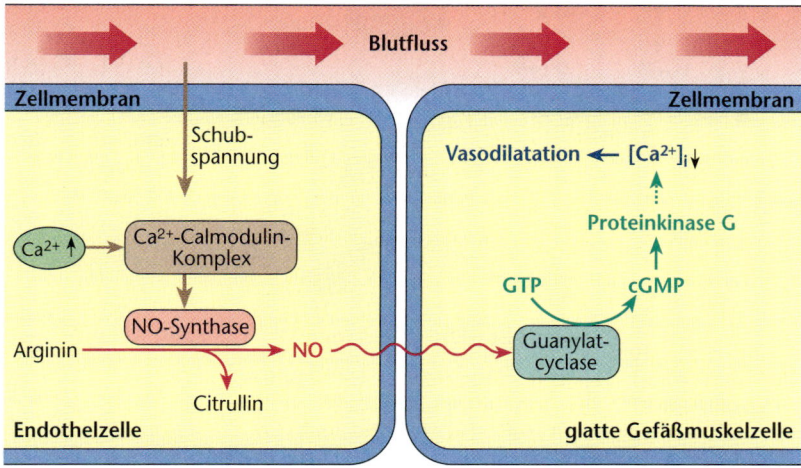

Abb. 1.9 NO als Signalstoff.

In Regelkreisen kann das Reizergebnis auf zweierlei Weise auf den Reiz zurückwirken:
- Das Ergebnis der Reizung hemmt das Auftreten weiterer Reize: **negative Rückkopplung**. Beispiel: Blutdruckanstieg führt über die Aktivierung des Pressosensorenreflexes reflektorisch zur Gefäßerweiterung und damit zur Reduktion des erhöhten Blutdrucks.
- Das Ergebnis der Reizung fördert das Auftreten weiterer Reize: **positive Rückkopplung**. Beispiel: Steigerung der LH-Freisetzung durch Östradiol kurz vor der Ovulation (LH steigert physiologischerweise die Östradiol-Freisetzung; ☞ Kap. 11.2).

Durch diese eingebauten **Rückkopplungsschleifen** unterscheiden sich Regelkreise von einfachen **Steuerungssystemen**, bei denen der Zielwert fest vorgegeben wird (Beispiel: Frontalvorlesung mit Abschlussklausur). Regelkreise können daher erheblich flexibler auf Außeneinflüsse reagieren als starre Steuerungssysteme (Beispiel: Seminar mit „Feedback" der Teilnehmer).

Ein besonders gut erforschter Regelkreis ist der **Pressosensorenreflex** (☞ Kap. 4.2.3). An ihm lassen sich die einzelnen Komponenten eines Regelkreises veranschaulichen:
- Die **Regelgröße** ist der mittlere arterielle Blutdruck.
- Das **Regelziel**, die **Führungsgröße** oder der **Sollwert der Regelgröße** ist die Höhe des optimalen, situationsgerechten Blutdruckwertes.
- Die **Regelstrecke** ist das Hochdrucksystem des Blutkreislaufs.
- Der **Regler** liegt in den medullären Kreislaufarealen des ZNS, in denen alle Informationen zur Blutdrucksteuerung zusammenlaufen. Dies sind Informationen aus
- den **Fühlern**, d. h. den Pressorezeptoren in der A. carotis und der Aorta. Diese Rezeptoren liefern dem medullären Kreislaufregler den
- **Istwert**, d. h. die aktuelle Entladungsfrequenz der Pressosensoren.
- **Störgrößen** des Blutdruckwertes, die durch den Regelkreis ausgeglichen werden müssen, entstehen z. B. durch Änderungen der Körperlage: Blutdruckabfall beim Aufstehen durch „Versacken" des Blutes in den Gefäßen der unteren Körperhälfte.
- **Stellglieder** des Pressosensorenreflexes sind diejenigen Organe, die in der Lage sind, die Regelgröße Blutdruck zu modifizieren, d. h. das Herz und die Widerstandsgefäße des großen Kreislaufs.
- **Stellgrößen** sind diejenigen physiologischen Parameter, welche die Aktivität der Stellglieder unmittelbar beeinflussen, also in diesem Beispiel die Entladungsfrequenzen der sympathischen und parasympathischen Innervation des Herzens und der Widerstandsgefäße.

Der Regelkreis des Pressosensorenreflexes hält den Blutdruck auf einem konstanten Niveau. Man spricht von einem **Halteregler**. Kann der Sollwert beliebig verstellt werden und folgt der Regelkreis diesen Sollwertverstellungen und stabilisiert sie, arbeitet der Regelkreis als **Folgeregler** (Servoregler).

Das Beispiel der Blutdruckregulation zeigt aber auch, dass selbst dieses relativ komplexe Regelkreismodell zur Blutdruckregulation noch nicht alle Einflussgrößen adäquat berücksichtigt. So spielen neben den über den Pressorezeptorenreflex vermittelten kurzfristigen Regulationsmechanismen auch weitere mittel- und langfristige Einflussgrößen, zentrale Kontrollmechanismen und äußere Umgebungsfaktoren eine wichtige Rolle (☞ Kap. 4.2.3).

2 Blut und Immunsystem

A. Hick, C. Hick, J. Hartmann

2.1	Blut	15	2.4.3	Fibrinolyse	27
				Inhibitoren der Fibrinolyse	27
2.2	Erythrozyten	16	2.5	Abwehrsysteme und zelluläre Identität	27
2.2.1	Erythrozytenbildung und Regulation	17	2.5.1	Unspezifisches Abwehrsystem	28
2.2.2	Anämien	17		Leukozyten	28
2.2.3	Osmotische Phänomene	18		Granulozyten	28
2.2.4	Blutkörperchensenkungsgeschwindigkeit	18		Lymphozyten	29
2.3	Blutplasma	19		Monozyten	29
2.3.1	Niedermolekulare Bestandteile	19		Komplementsystem	30
	Kolloidosmotischer Druck	19		Lysozym und C-reaktives Protein	31
2.3.2	Plasmaproteine	19	2.5.2	Zytokine	31
2.3.3	Elektrophorese	20	2.5.3	Spezifisches Abwehrsystem	32
2.3.4	Pathophysiologie	20		Antikörper und Antigene	32
2.4	Hämostase und Fibrinolyse	21		Impfung und Immuntoleranz	33
2.4.1	Thrombozyten	21		T-Lymphozyten	33
2.4.2	Hämostase	22		B-Lymphozyten	34
	Ablauf der Blutgerinnung	22		NK-Lymphozyten (Natural killer cells)	34
	Blutungs- und Gerinnungstests	25		Immunglobuline	35
	Physiologische Gerinnungshemmung	26	2.5.4	Blutgruppen	36
	Therapeutische Gerinnungshemmung	26		AB0-System	36
	Gerinnungshemmung in vitro	27		Rhesus-System	37
				Bluttransfusion	38
			2.5.5	Pathophysiologie	38
				Überempfindlichkeitsreaktion (Allergie)	38
				Autoimmunerkrankungen	39

Lernziel!
- Aufbau und Zusammensetzung des Blutes
- Prinzipien von Blutgerinnung und Fibrinolyse
- verschiedene Komponenten des Immunsystems und ihre Funktionen.

2.1 Blut

Blut ist eine Suspension von **Erythrozyten, Leukozyten** und **Thrombozyten** in einer eiweiß- und elektrolythaltigen Lösung, dem **Blutplasma.** Von Fibrin befreites, ungerinnbares Plasma wird auch als **Serum** bezeichnet.
Beim Erwachsenen beträgt der Anteil des Blutes am Körpergewicht etwa **6–8 %**, entsprechend einem Blutvolumen von **4–6 l**.

Aufgaben des Blutes

Blut stellt in erster Linie ein **Transportmedium** für Atemgase (O_2 und CO_2), Wasser, Nährstoffe sowie für Stoffwechselprodukte und Wärme dar. Es sichert die **Homöostase,** d. h. das Gleichgewicht des inneren Milieus. Wesentliche Aufgaben des **Abwehrsystems** sind an das Blut gebunden. Blut hat die Fähigkeit, seinem Verlust bei Gewebsverletzungen durch den Verschluss kleinerer verletzter Gefäße und durch die **Blutgerinnung** entgegenzuwirken.

Berechnung

Die Bestimmung der Volumina von Blut und Plasma erfolgt durch die **Indikatorverdünnungsmethode.** Prinzip ist die Injektion einer Testsubstanz, von der Volumen und Konzentration bekannt sind. Bestimmt man die Konzentration dieser Substanz nach der Verdünnung durch das Blutplasma, lässt sich daraus anhand folgender Formel das Blutvolumen berechnen, das der Verdünnung zu Grunde liegt:

$$M_{inj} = M_{pla}$$
$$\downarrow$$
$$V_{inj} \cdot K_{inj} = V_{pla} \cdot K_{pla}$$
$$\downarrow$$
$$V_{pla} = (V_{inj} \cdot K_{inj}) / K_{pla}$$

M_{inj} = injizierte Farbstoffmenge
M_{pla} = im Plasma verteilte Farbstoffmenge
V_{inj} = Lösungsvolumen des Farbstoffes vor der Injektion
V_{pla} = Lösungsvolumen des Farbstoffes im Plasma
K_{inj} = Konzentration des Farbstoffes im Injektionsvolumen
K_{pla} = Konzentration des Farbstoffes im Plasma

Zur Bestimmung des Plasmavolumens nach oben angeführter Formel hat sich der **Farbstoff Evans Blue** bewährt, der sich im Plasma an kleinmolekulare Eiweißkörper bindet. Er verteilt sich gleichmäßig im Plasmaraum, tritt nicht in andere Körperkompartimente (☞ Kap. 9.1.1) wie etwa das interstitielle Gewebe über und wird nicht zu rasch über die Nieren ausgeschieden.

2.2 Erythrozyten

Erythrozyten stellen mit ca. 99 Volumenprozent den größten Anteil der einzelnen Zellfraktionen am Gesamtzellvolumen des Blutes. Damit entspricht allein ihr Volumenanteil praktisch dem **Hämatokritwert,** dem Volumenanteil **aller** Zellen am Gesamtblutvolumen (☞ Tab. 2.1). Bei Neugeborenen ist der Hämatokrit höher als bei Erwachsenen, bei Kleinkindern niedriger. Einen **physiologischen Anstieg** des Hämatokrits beobachtet man:
- bei längerem **Höhenaufenthalt** durch die kompensatorisch gesteigerte Erythropoese (☞ Kap. 5.8.1)
- während **körperlicher Arbeit** aufgrund des Flüssigkeitsverlusts.

Morphologie

Erythrozyten sind flache, runde, bikonkave Scheiben mit einem mittleren Durchmesser von 7,5 µm und einer Randdicke von 2 µm. Die Durchmesser der einzelnen Erythrozyten folgen beim Gesunden einer Normalverteilung **(Price-Jones-Kurve)** mit dem Mittelwert von 7,5 µm.

Erythrozyten lassen sich durch Einwirkung äußerer Kräfte leicht verformen, so dass sie auch Kapillargefäße passieren können, deren Durchmesser kleiner als 7,5 µm ist.

- Ist der Erythrozytendurchmesser auf **über 8 µm** vergrößert, spricht man von einer **Makrozytose.** Sie tritt z. B. beim **Vitamin-B$_{12}$-Mangel (perniziöse Anämie)** auf.
- Sinkt der mittlere Erythrozytendurchmesser **unter 6 µm,** handelt es sich um eine **Mikrozytose,** wie sie z. B. bei **Eisenmangelanämie** zu beobachten ist (☞ Abb. 2.1).

Reife Erythrozyten haben weder Zellkern noch Mitochondrien oder endoplasmatisches Retikulum. Der ATP-Bedarf wird mit Glucose über die **anaerobe Glykolyse** gedeckt.

Hauptaufgabe der Erythrozyten ist der **Atemgastransport.** Vor allem Sauerstoff wird fast ausschließlich mit Hilfe des im Inneren der Erythrozyten lokalisierten Hämoglobins transportiert, wohingegen der größte Anteil des CO_2 als HCO_3^- physikalisch im Plasma gelöst vorliegt (☞ Kap. 5.6.2 und 5.6.3).

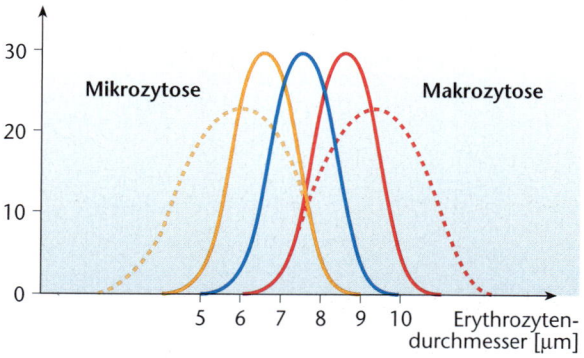

Abb. 2.1 Price-Jones-Kurve. Normalverteilung (blau), Makrozytose (rot) und Mikrozytose (gelb). Häufig finden sich bei pathologischen Veränderungen breitbasige Kurven (gestrichelt). Die einzelnen Erythrozytendurchmesser streuen dann breiter um den Mittelwert.

Bestimmung der wichtigsten Erythrozytenparameter

Die **Erythrozytenzahl** beträgt beim Mann im Mittel 4,6–6,2, bei der Frau 4,0–5,4 Millionen pro mm^3 (= µl). 90 % des Trockengewichts entfallen auf das Hämoglobin; dessen Normwert beträgt beim Mann 15,1 g/100 ml, bei der Frau 13,5 g/100 ml (= „g-%"). Erythrozyten können mit dem Mikroskop in Zählkammern oder durch vollautomatisierte Systeme

Tab. 2.1 Anteil der einzelnen Zellfraktionen am Gesamtblutvolumen		
Blut	**Blutplasma 55 Vol.-%**	
	Blutzellen 45 Vol.-%	Erythrozyten ca. 44 Vol.-%
		Leukozyten ca. 0,5 Vol.-%
		Thrombozyten ca. 0,5 Vol.-%

2.2 Erythrozyten

Tab. 2.2 Normbereiche wichtiger Blutbestandteile in Abhängigkeit von Geschlecht und Alter

	1. Woche	3 Monate	2–12 Jahre	beim Mann	bei der Frau
Hb-Konzentration (g/100 ml Blut)	15–25	10–15	10–16,6	14–18	12–16
Erythrozyten (10^6 pro µl Blut)	5,5–6,0	3,5–4,5	4,0–5,5	4,6–6,2	4,0–5,4
Thrombozyten (pro µl Blut)	100 000–400 000	100 000–500 000		150 000–300 000	
Leukozyten (pro µl Blut)	3 000–20 000	3 000–15 000	3 000–12 500	4 000–9 000	

(elektronische Bildanalyse) ausgezählt werden. Diese Geräte bestimmen aus dem Grad der durch die Zellen verursachten Lichtstreuung in Suspensionsmedien oder aus Leitfähigkeitsänderungen die Erythrozytenzahl.

Die Ermittlung der **Hämoglobinkonzentration** (☞ Tab. 2.2) bedient sich der Spektralphotometrie **(Extinktionsmessung).** Diese physikalische Methode macht sich die Eigenschaft des Hämoglobins zu Nutze, Licht bestimmter Wellenlänge zu absorbieren.

Merke!
- **Erythrozytendurchmesser:** 7,5 µm
- **Erythrozytenzahl:**
  - 4,0–5,4 10^6/µl (♀)
  - 4,6–6,2 10^6/µl (♂)
- **Hb-Konzentration:**
  - 12–16 g/100 ml (♀)
  - 14–18 g/100 ml (♂)

2.2.1 Erythrozytenbildung und Regulation

Merke!
Täglich werden etwa 2×10^{11} Erythrozyten neu gebildet.

Bildung der Erythrozyten

Die Erythrozyten reifen im Knochenmark aus den Stammzellen, den **Hämozytoblasten,** innerhalb von sechs bis neun Tagen heran. Zunächst entwickeln sich aus **Präerythroblasten** die Eisen aufnehmenden **Erythroblasten.** Aus diesen entstehen **Normoblasten,** die bereits Hämoglobin enthalten, ihren Kern abstoßen und sich zu Erythrozyten entwickeln. Als **Retikulozyten** bezeichnet man im peripheren Blut nachweisbare, noch nicht vollständig ausgereifte Erythrozyten, die noch lichtmikroskopisch sichtbare RNA-Reste enthalten, die sog. **Substantia granulofilamentosa.**

Die **mittlere Lebensdauer** der Erythrozyten beträgt rund **120 Tage.** Der **Abbau** von gealterten Erythrozyten erfolgt durch Makrophagen in Leber, Milz und Knochenmark.

Regulation der Erythrozytenbildung

Für die Regulation der Erythrozytenbildung entscheidend ist eine **Änderung des Sauerstoffpartialdrucks** in der Nierenrinde (☞ Kap. 10.7.3). Bei Höhenaufenthalt, aber auch bei pathologischen Zuständen (Anämien, Lungenerkrankungen), ist vermehrt **Erythropoetin (EPO)** im Plasma nachweisbar. EPO ist ein hauptsächlich in den Nieren gebildetes Glykoprotein-Hormon, das die Erythropoese steigert. In geringem Umfang wird EPO jedoch auch von anderen Geweben wie z.B. der Leber synthetisiert.

Klinik!
Finden sich im peripheren Blut vermehrt Retikulozyten (normal 0,5–1 % der roten Blutzellen), ist dies ein Indikator für eine gesteigerte Erythropoese.

Merke!
- **Zeichen einer gesteigerten Erythrozytenbildung:** Retikulozyten ↑, Erythropoetin ↑
- **mittlere Lebensdauer der Erythrozyten:** 120 Tage.

2.2.2 Anämien

Definitionen

Als **Anämie** bezeichnet man das Absinken der Hb-Konzentration auf unter **14 g/100 ml** beim Mann oder unter **12 g/100 ml** bei der Frau. Zur Einteilung verschiedener Anämieformen sind folgende Maßzahlen gebräuchlich:
- **mittleres korpuskuläres Hämoglobin (MCH, Färbekoeffizient):** Hämoglobinmasse in einem einzelnen Erythrozyten

$$MCH\ (pg) = \frac{\text{Hämoglobinkonz. (g/100 ml)} \cdot 10}{\text{Erythrozytenzahl } (10^6/mm^3)}$$

Normwert: 28–32 pg (Pikogramm, 10^{-12} g)
- **mittlere korpuskuläre Hämoglobinkonzentration (MCHC):** intraerythrozytäre Hämoglobinkonzentration

MCHC (g/100 ml)

$$= \frac{\text{Hämoglobinkonz. (g/100 ml)} \cdot 100}{\text{Hämatokrit (\%)}}$$

Normwert: 30–35 g/100 ml Erythrozyten
- **mittleres korpuskuläres Volumen (MCV):** Volumen des Einzelerythrozyten MCV (μm^3)

$$= \frac{\text{Hämatokrit (\%)} \cdot 10}{\text{Erythrozytenzahl } (10^6/mm^3)}$$

Normwert: 87–95 μm^3 (= Femtoliter, fl)

Formen von Anämien
- **normochrome Anämien:** MCH normal; z. B. bei akutem Blutverlust
- **hypochrome Anämien:** MCH < 26 pg; z. B. bei Eisenmangelanämie
- **hyperchrome Anämien:** MCH > 36 pg; z. B. bei Vitamin-B_{12}- und Folsäuremangel
- **mikrozytäre Anämien:** MCV < 87 μm^3; z. B. bei Eisenmangel, Thalassämien
- **makrozytäre Anämien:** MCV > 95 μm^3; z. B. bei Vitamin-B_{12}- oder Folsäuremangel.

Auch eine Hämolyse, d. h. eine Auflösung der Erythrozyten kann zu einer Anämie führen: **hämolytische Anämie**. Eine Vielzahl von Ursachen können zur Hämolyse führen, z. B.:
- Vergiftungen
- Transfusion von blutgruppenunverträglichem Blut (☞ Kap. 2.5.4)
- Infektionskrankheiten (Malaria)
- Verbrennungskrankheit
- mechanische Schädigungen von Erythrozyten (z. B. an künstlichen Herzklappen).

Die Zerstörung der Erythrozyten hat einen **erhöhten Hämoglobinabbau** zur Folge. Dadurch steigt die Plasmakonzentration des Hämoglobinabbauproduktes **Bilirubin** an. Dieses Bilirubin liegt im Plasma zunächst in „freier", d. h. nicht in der Leber glucuronierter Form vor.

> **Merke!**
> - **Blutverlust:** normochrome Anämie
> - **Eisenmangel:** mikrozytäre, hypochrome Anämie
> - **Vitamin-B_{12}- oder Folsäuremangel:** makrozytäre, hyperchrome Anämie.

2.2.3 Osmotische Phänomene

Der **osmotische Druck** im Inneren des Erythrozyten entspricht dem der Plasmaflüssigkeit. Der **kolloidosmotische Druck** der intraerythrozytären Eiweißmoleküle (darunter vor allem des Hämoglobins) ist jedoch höher als der des Blutplasmas. Diese Druckdifferenz wird durch einen **aktiven Auswärtstransport** von Elektrolyten an der Erythrozytenmembran ausgeglichen. Durch Blockade dieser Membranpumpen (etwa mit Stoffwechselgiften) oder bei Hämoglobinopathien strömt Wasser, dem kolloidosmotischen Druckgefälle folgend, in den Erythrozyten ein. Dies führt zu einem kugelförmigen Anschwellen des Erythrozyten (**Sphärozyt**) und schließlich zum Platzen der Zelle.

Auf der anderen Seite führt eine **erhöhte Osmolarität der extrazellulären Flüssigkeit** zum Wasserverlust und zur Schrumpfung der Zellen: **Stechapfelform**.

> **Merke!**
> - **Hämoglobinopathien**
>   → Erythrozytenschwellung: Sphärozyten
> - **erhöhte Plasmaosmolarität** → Erythrozytenschrumpfung: Stechapfelform.

Bestimmung der osmotischen Resistenz

Die osmotische Resistenz von Erythrozyten kann in Suspensionsmedien ermittelt werden, in denen man schrittweise den osmotischen Druck ändert. In der Praxis benutzt man NaCl-Lösungen, deren Konzentration stufenweise verringert wird. Die **minimale osmotische Resistenz** bezeichnet den **Beginn der Hämolyse** durch Wassereinstrom und anschließendes Platzen der Zelle und liegt bei normalen Erythrozyten bei etwa 0,5 g NaCl/dl. Die **vollständige Hämolyse** aller Erythrozyten (**maximale osmotische Resistenz**) tritt bei ca. 0,25 g/dl ein.

> **Klinik!**
> Bei der sog. **Kugelzellanämie,** einer meist autosomal dominant erblichen Anämieform, ist die osmotische Resistenz der kugelförmigen Erythrozyten (= Sphärozyten) verringert. Die Sphärozyten bleiben aufgrund ihrer kugeligen Form in den engen Maschen der Milzsinus hängen. Es resultiert eine Milzvergrößerung und eine verkürzte Erythrozytenüberlebenszeit.

Patienten mit der autosomal dominant vererbten **Sichelzellanämie** leiden unter rezidivierenden Gefäßverschlüssen im Bereich der Mikrozirkulation mit Gewebezerstörung in den betroffenen Gebieten und starken Schmerzattacken. Ursache ist ein anomales Hämoglobinmolekül (HbS), bei dem an Position 6 der β-Kette Glutaminsäure durch Valin ersetzt ist. Dadurch kommt es in sauerstoffarmen peripheren Gefäßgebieten zu einer Polymerisation des HbS-Moleküls mit Ausbildung der typischen Sichelform der Erythrozyten.

2.2.4 Blutkörperchensenkungsgeschwindigkeit

Eine häufig angewandte Routineuntersuchung ist die sog. Blutkörperchensenkungsgeschwindigkeit (**BSG** oder **BKS**) nach **Westergren**. Sie nutzt die Eigenschaft von Erythrozyten aus, aufgrund ihres höheren spezifischen Gewichts gegenüber dem Plasma im ungerinnbar gemachten Blut abzusinken.

Durchführung

Man mischt 0,4 ml Natriumcitratlösung (zur Gerinnungshemmung) mit 1,6 ml Venenblut und zieht sie in 200 mm lange Glasröhrchen auf. Nach einer Stunde hat sich dann das Blut in zwei Phasen getrennt: Über den abgesunkenen Blutkörperchen steht eine bis zu 10 mm lange Plasmasäule. Nach 2 Stunden ist die Plasmasäule etwa 20 mm lang.

Klinik!

Eine **erhöhte Blutkörperchensenkungsgeschwindigkeit**, d. h. eine längere Plasmasäule nach 1 bzw. 2 Stunden, kann ein wichtiger Hinweis auf entzündliche Prozesse, Gewebezerfall oder Tumoren sein. Verursacht wird diese Senkungsbeschleunigung durch die sog. **Agglomerine.** Dies sind Plasmaproteine, die zu einer vermehrten Haufenbildung und damit zu einem schnelleren Absinken der Erythrozyten führen. Auch ein **verminderter Hämatokrit** führt zu erhöhten BSG-Werten.

Merke!

Mögliche Ursachen einer erhöhten BSG:
- Entzündung
- Tumor
- Anämie

2.3 Blutplasma

2.3.1 Niedermolekulare Bestandteile

Blutplasma besteht zu ca. 90 % aus Wasser und zu etwa 10 % aus festen Bestandteilen, d. h. Proteinen, Elektrolyten, Kohlenhydraten, Lipiden, Vitaminen und Enzymen (☞ Tab. 2.3).
Ein Maß für die Konzentration gelöster Stoffe in einer Flüssigkeit ist ihr **osmotischer Druck** (☞ Kap. 1.2). Er verhält sich bei gegebener Temperatur proportional zur molalen Konzentration der gelösten Substanzen. Blutplasma hat einen osmotischen Druck von **280–295 mosmol/kg.** Dies entspricht der osmotischen Wirksamkeit einer 1/3-molalen Lösung bzw. der osmotischen Wirksamkeit der **klassischen 0,9 %igen isotonen Kochsalzlösung.**

Kolloidosmotischer Druck

Als **kolloidosmotischen (onkotischen) Druck (KOD)** bezeichnet man den von den **Plasmaproteinen** erzeugten osmotischen Druck. Er entsteht dadurch, dass große Eiweißmoleküle das Bestreben haben, sich mit Wasser zu umgeben **(Hydrathülle).** Daher bestimmt die Teilchenzahl die Höhe des kolloidosmotischen Drucks. Albumine stellen mit etwa 60 % den größten Anteil an den Plasmaproteinen und erzeugen etwa 80 % des kolloidosmotischen Drucks.

Tab. 2.3 Mittlere Konzentration wichtiger Plasmabestandteile

	g/l	mval/l
Elektrolyte: Kationen		
• Natrium	3,28	143
• Kalium	0,18	4,5
• Calcium	0,10	5
• Magnesium	0,02	2
insgesamt		155
Elektrolyte: Anionen		
• Bicarbonat	0,61	25
• Chlorid	3,65	104
• Sulfat	0,02	1
• Phosphat	0,04	2
• organische Säuren		6
• Eiweiß	65–80	16
insgesamt		155
Nichtelektrolyte		
• Glucose	0,9	5,0
• Harnstoff	0,3	5,1
• Kreatinin	0,009	0,08

Der KOD beträgt etwa 25 mmHg und macht damit weniger als 1 % des gesamten osmotischen Drucks des Plasmas aus. Dennoch ist er zusammen mit dem hydrostatischen Druck entscheidend für den **Flüssigkeitsaustausch** in den Kapillaren und für die Wasserverteilung zwischen Plasma und Interstitium. Im Unterschied zu kleinmolekularen Stoffen können die Plasmaeiweißkörper nämlich wegen ihrer Molekülgröße die Kapillarwände nur gegen einen großen Widerstand passieren. Dadurch entsteht ein **kolloidosmotisches Druckgefälle** zwischen Plasma und Interstitium von etwa 25 mmHg (KOD im Interstitium etwa 0 mmHg, ☞ Kap. 4.4.1).

Merke!

- **osmotischer Druck im Plasma:** 280–295 mosmol/kg
- **kolloidosmotischer Druck:** 25 mmHg (Plasma), 0 mm Hg (Interstitium).

2.3.2 Plasmaproteine

Plasmaproteine sind ein Gemisch aus zahlreichen Eiweißkörpern, deren Molekulargewichte zwischen 44.000 und 1.300.000 liegen. Der gesamte Eiweißgehalt beträgt **65–80 g/l Plasma.** Die Plasmaeiweißkörper erfüllen verschiedene Funktionen.

Nährfunktion

Die etwa 200 g Protein, die im Plasma gelöst sind, bilden einen schnell verfügbaren **Energiespeicher.**

Trägerfunktion

Der Transport zahlreicher **kleinmolekularer Stoffe** (Nährstoffe, Vitamine, Spurenelemente, Stoffwechselprodukte, Ausscheidungsprodukte, Hormone, Enzyme) findet mit Hilfe spezifischer Plasmaproteine statt. Die Bindung lipophiler, wasserunlöslicher Stoffe an lipophile Anteile von Proteinen ermöglicht ihre Lösung im Plasma.
Transportmolekül des Hämoglobins im Plasma ist das **Haptoglobin**. Fe^{3+}-Ionen werden im Plasma an **Transferrin** gebunden transportiert.

Klinik!
Bei gesteigerter Hämolyse wird das frei werdende Hämoglobin an Haptoglobin gebunden und dem Abbau zugeführt. Dadurch sinkt die Konzentration an freiem Haptoglobin im Plasma, was sich laborchemisch bestimmen lässt. Der Nachweis einer Verminderung des freien Haptoglobins dient daher als Hinweis auf das Vorliegen einer Hämolyse.

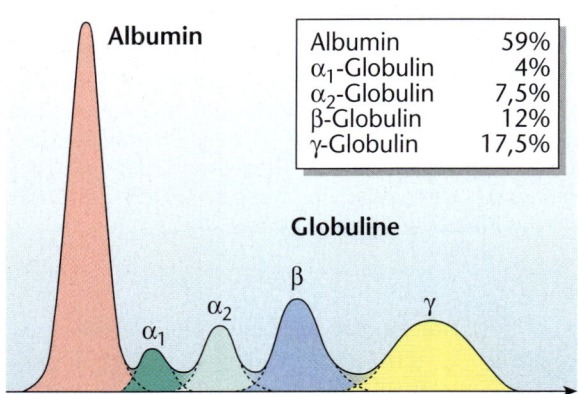

Abb. 2.2 Elektrophoresekurve.

Auch **Medikamente** finden sich häufig an Trägerproteine (meist Albumin) gebunden. **Kationen** gehen unspezifische Bindungen mit Plasmaproteinen ein. So sind etwa zwei Drittel des Calciums an Proteine gebunden und damit physiologisch unwirksam.

Klinik!
Sinkt das freie Calcium zu stark ab, kommt es zu einer **erhöhten neuromuskulären Reizbarkeit** mit Muskelkrämpfen. Ein solcher Abfall des freien Calciums kann zum Beispiel durch eine **Alkalose** ausgelöst werden. Bei einer Alkalose ist die H^+-Konzentration im Plasma vermindert (☞Kap. 5.10.2). Dadurch werden Bindungsstellen an den Plasmaproteinen frei, die von Calcium-Ionen besetzt werden, so dass sich der Anteil an physiologisch unwirksamem, proteingebundenem Calcium erhöht.

Pufferfunktion

Eiweiße binden pH-abhängig H^+- und OH^--Ionen und tragen damit zu einem konstanten pH-Wert bei (☞ Kap. 5.10.1).
Weitere Aufgaben der Plasmaproteine sind
- die Erzeugung des kolloidosmotischen Drucks (☞ Kap. 2.3.1)
- der Schutz vor Blutverlusten (☞ Kap. 2.4)
- die Abwehrfunktion (☞ Kap. 2.5)
- die indirekte Steigerung des Plasmavolumens im Dienste der Wärmeakklimatisation.

2.3.3 Elektrophorese

Eine Auftrennung (Fraktionierung) der Plasmaproteine ist routinemäßig mit der **Eiweißelektrophorese** möglich. Elektrophorese ist die Wanderung elektrisch geladener, in einer Flüssigkeit gelöster Teilchen in einem elektrischen Feld. Eiweißmoleküle tragen wegen ihrer Amino- ($-NH_2$) und Carboxylgruppen (-COOH) abhängig vom pH-Wert der Umgebung elektrische Ladungen. Sie lassen sich daher nach Anlage eines elektrischen Feldes auf einem Papierstreifen in verschiedene Fraktionen auftrennen (☞ Abb. 2.2). Eine noch genauere Differenzierung der Proteine ist mit der sog. **Immunelektrophorese** möglich. Diese nutzt antikörperhaltige Sera zur Auftrennung von elektrophoretisch einheitlich erscheinenden, jedoch aus antigenetisch verschiedenen Eiweißkörpern zusammengesetzte Fraktionen. Einen Überblick der Plasmaproteine nach elektrophoretischer und immunelektrophoretischer Auftrennung mit den Funktionen der einzelnen Bestandteile gibt Tabelle 2.4.

Merke!
- Eiweißgehalt im Plasma: 65–80 g/l
- Ca^{2+} im Plasma: zu zwei Dritteln proteingebunden (inaktiv)
- Haptoglobin transportiert Hämoglobin
- Transferrin transportiert Fe^{3+}-Ionen.

2.3.4 Pathophysiologie

Nimmt die Proteinkonzentration im Plasma ab, etwa durch Albuminmangel bei Mangelernährung oder schwerem Leberschaden, strömt Wasser in den umgebenden Gewebsraum ein; es entsteht ein **interstitielles Ödem**. Will man zum Ausgleich einer Hypovolämie bei akutem Blutverlust **Plasmaersatzlösungen** infundieren, muss deshalb darauf geachtet werden, dass diese den gleichen osmotischen und kolloidosmotischen Druck aufweisen wie das Plasma. Sonst würde die substituierte Flüssigkeit nicht im Gefäßbett bleiben, sondern gleich ins Interstitium entweichen. Man verwendet als Plasmaersatzlösungen **Polysaccharide** (Hydroxyethylstärke, Dextran) und **Polypeptide** (Gelatine).

2.4 Hämostase und Fibrinolyse

Tab. 2.4 Eiweißfraktionen des Blutes nach elektrophoretischer und immunelektrophoretischer Auftrennung

elektrophoretisch fraktionierte Proteine	Anteil am Gesamteiweiß (%)	immunelektrophoretisch fraktionierte Proteine	g/l	Funktion
Albumin	55–65	Präalbumin	0,3	Thyroxinbindung
		Albumin	40,0	kolloidosmotischer Druck, Trägerfunktion (Ca^{2+}, freie Fettsäuren, Bilirubin), Reserveeiweiß
α1-Globuline	2,5–4	saures α1-Glykoprotein	0,8	Gewebeabbauprodukt?
		α1-Lipoprotein	3,5	Lipidtransport (Phospholipide), „High density lipoproteins"
α2-Globuline	5–10	Coeruloplasmin	0,3	Kupfertransport
		α2-Makroglobulin	2,5	Proteinaseinhibitor
		α2-Haptoglobin	1,0	Hämoglobintransport
		Antithrombin III	0,3	Thrombinhemmung
β-Globuline	8–12	Transferrin	3,0	Eisentransport
		β-Lipoprotein	5,5	Lipidtransport (Cholesterin), „Low density lipoproteins"
		Fibrinogen	3,0	Blutgerinnung
γ-Globuline (Antikörper)	15–20	IgG	12	Immunglobuline
		IgA	2,4	
		IgM	1,2	
		IgE	0,0003	

Klinik!

Bei vielen Erkrankungen sind bestimmte Plasmaproteine vermehrt **(Hyperproteinämie).** Oft zeigen sich bei akuten oder chronischen Entzündungen oder malignen Erkrankungen charakteristische Veränderungen in der Elektrophorese: Entzündungen gehen z. B. häufig mit einer **Vermehrung der α₂-Globulinfraktion („Entzündungsparameter")** einher.
Zu einem Abfall der Plasmaproteinspiegel **(Hypoproteinämie)** mit der Folge von Ödemen kommt es bei
- chronischen Hungerzuständen (☞ Kap. 7.1.2)
- schweren Leberschädigungen (reduzierte Proteinsynthese in der Leber)
- chronischen Nierenerkrankungen (vermehrte Albuminausscheidung bei Schädigung des Glomerulumfilters, ☞ Kap. 9.2.3)

2.4 Hämostase und Fibrinolyse

2.4.1 Thrombozyten

Morphologie

Die Thrombozyten sind die kleinsten korpuskulären Bestandteile des Blutes. Sie entstehen unter dem Einfluss des renalen Glykoproteinhormons **Thrombopoetin** aus den **Megakaryozyten** des Knochenmarks.

Thrombozyten sind flache, unregelmäßig rund geformte, **kernlose** Zellbruchstücke mit einem Durchmesser von etwa 1–4 μm und einer Dicke von 0,5–0,75 μm.
Ihre Verweildauer im Blut („Lebensdauer") liegt bei etwa zehn Tagen; ihr Abbau erfolgt in Leber, Lunge und Milz. Hauptaufgabe der Thrombozyten ist die Mitwirkung bei der Blutgerinnung (☞ Kap. 2.4.2).
- Bei einer **Erniedrigung** der Blutplättchen unter 100.000 pro μl spricht man von einer **Thrombozytopenie,** die zu einer erhöhten Blutungsneigung führen kann. Diese zeigt sich klinisch in punktförmigen Blutungen aus den Kapillaren **(Petechien).**
- Auch eine krankhafte **Vermehrung** der Thrombozyten (z. B. im Rahmen einer **Essentiellen Thrombozythämie)** kann durch deren gestörte Funktion zu Problemen bei der Hämostase führen.

Klinik!

Bei der **idiopathischen thrombozytopenischen Purpura (ITP),** die häufig bei jungen Kindern auftritt, kommt es meist ein bis drei Wochen nach einem viralen Infekt zu einer Thrombopenie. Diese beruht in einem Großteil der Fälle auf einer **Autoimmunreaktion gegen Thrombozyten.** Symptome sind petechiale Blutungen, Nasenbluten und eine verlängerte Blutungszeit. Die Krankheit klingt in über 90 % der Fälle innerhalb von zwei bis sechs Wochen spontan ab. Bei Thrombozytenzahlen unter 30.000/μl (stärkere Blutungsgefahr) können Medikamente gegeben werden, welche die Autoimmunreaktion unterdrücken oder modifizieren: Corticoide, Immunsuppressiva oder Immunglobuline.

2.4.2 Hämostase

Ablauf der Blutgerinnung

Nach einer Verletzung und der damit einhergehenden Eröffnung von kleinen Blutgefäßen kommt es physiologischerweise zu dem im Folgenden skizzierten charakteristischen Ablauf der Blutgerinnung in **drei Schritten**:
- **Gefäßkontraktion (1)** und **Thrombozytenaggregation (2)** führen nach 1–3 Minuten zu einer vorläufigen Blutstillung: **primäre Hämostase**.
- Die **Fibrinbildung (3)** bewirkt nach 6–9 Minuten die endgültige Blutstillung: **sekundäre Hämostase**.

Eine besondere klinische Bedeutung erhält die Hämostase dadurch, dass bei vielen Erkrankungen (z. B. Herzinfarkt, Schlaganfall) **pathologisch veränderte Gerinnungsprozesse** eine zentrale Rolle spielen. Dabei bilden sich Thrombozytenaggregate, die wichtige Gefäße verschließen. Die daraus folgende Minderdurchblutung der betroffenen Gewebe führt zum Zelluntergang und damit zu Funktionsstörungen in den betroffenen Organen.

Gefäßkontraktion

Kleinere Gefäße haben die Fähigkeit, sich nach Verletzungen zu kontrahieren, so dass der Blutfluss zum Erliegen kommt. Hierbei führt schon die **Endothelläsion** selbst zur **Vasokonstriktion**. Zusätzlich werden Serotonin und Thromboxan A$_2$ aus den Thrombozyten freigesetzt. Beide Substanzen wirken ebenfalls vasokonstriktorisch.

Thrombozytenaggregation

Thrombozyten haben die Eigenschaft, an den zerstörten Endothelien verletzter Gefäßwände hängen zu bleiben: **Thrombozytenadhäsion**. Die Adhäsion wird über zwei Mechanismen vermittelt:
- Thrombozyten binden mit dem auf ihrer Oberfläche gelegenen **GP-Ia/IIa-Glykoproteinrezeptorkomplex** direkt an das durch die Verletzung freigelegte Kollagen.
- Der **von-Willebrand-Faktor (vWF)**, der subendothelial, in den Blutplättchen selbst und im Plasma an Faktor VIII gebunden vorkommt, bildet eine Brücke zwischen den durch die Verletzung freigelegten Kollagenfasern und dem **GP-Ib-Glykoproteinrezeptorkomplex** auf der Thrombozytenoberfläche.

Durch die Anlagerung an das Kollagen werden Stoffwechselvorgänge in den Thrombozyten stimuliert: **Thrombozytenaktivierung**. Dabei werden aus den α-Granula der aktivierten Thrombozyten Substanzen freigesetzt, die über vier Teilwirkungen die primäre Hämostase fördern:

- **Vasokonstriktion:** Serotonin, Thromboxan A$_2$,
- **Wachstumsstimulation:** PDFG (Platelet derived growth factor), FGF (Fibroblast growth factor)
- **Thrombozytenadhäsion** (an der Gefäßwand): von-Willebrand-Faktor, Fibronektin
- **Thrombozytenaggregation** (untereinander): ADP, Fibrinogen, Gerinnungsfaktoren V und VIII, Thrombospondin.

Auch Leukozyten und Makrophagen sezernieren einen **Plättchen aktivierenden Faktor (PAF),** der in Entzündungsgebieten die Thrombozytenaggregation fördert.

Als Folge der Thrombozytenaktivierung kontrahieren sich die in den Thrombozyten liegenden Mikrofilamente des Zytoskeletts (☞ Kap. 1.3.3). Die in Ruhe linsenförmigen Thrombozyten ziehen sich dabei zu einer **sphärischen Form** zusammen und bilden Zellausläufer (**Pseudopodien**) aus. Dadurch wird ihre Adhäsions- und Vernetzungsfähigkeit verstärkt.

> **Klinik!**
>
> Die häufigste angeborene Gerinnungsstörung (Häufigkeit 1 %) ist das autosomal dominant vererbte **von-Willebrand-Jürgens-Syndrom,** bei dem der von-Willebrand-Faktor (vWF) vermindert ist. Typisch sind **petechiale Schleimhautblutungen** durch **Störung der Thrombozytenadhäsionsfähigkeit**. Da der vWF außerdem das Trägerprotein für den Faktor VIII darstellt, ist zusätzlich oft auch die **Aktivität des Faktors VIII vermindert** (hämophiler Blutungstyp, ☞ unten). Die Gabe von **Thrombozytenaggregationshemmern** (z. B. Acetylsalicylsäure) ist bei diesen Patienten **kontraindiziert!**

Die Thrombozytenaktivierung aktiviert auch einen **GP-IIb/IIIa-Rezeptor** auf der Thrombozytenmembran, der Fibrinmoleküle binden kann. Diese sorgen als Brücken zwischen den Thrombozyten für den Zusammenhalt des neu gebildeten Thrombus (☞ Abb. 2.3)

Das aus den α-Granula der Thrombozyten frei werdende **Thrombospondin** stabilisiert die Fibrinogenbrücken zwischen den Blutplättchen.

> **Merke!**
>
> Die erste Phase der Blutstillung (**primäre Hämostase**) dauert etwa 1–3 Minuten und führt zur Bildung eines **Thrombozytenthrombus (weißer Thrombus)**.

> **Klinik!**
>
> **GP-IIb/IIIa-Rezeptorantagonisten** wie der monoklonale Antikörper Abciximab (ReoPro®) greifen an der gemeinsamen Endstrecke der Thrombenbildung an, d. h. der Bindung von Fibrinogen an den GP-IIb/IIIa-Rezeptor. Thrombotische Komplikationen bei Patienten mit schwerer Koronarsklerose und Angina pectoris können so reduziert werden.

2.4 Hämostase und Fibrinolyse

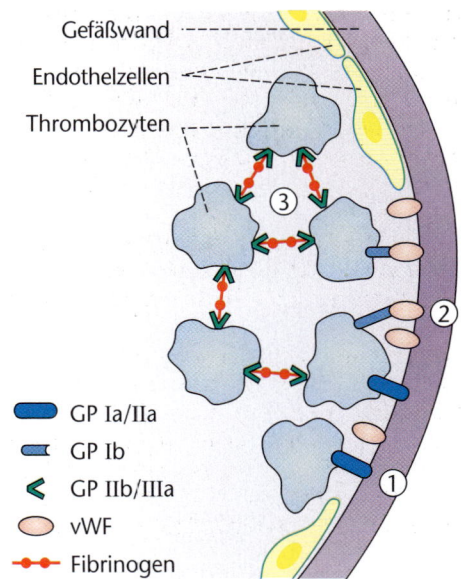

Abb. 2.3 Thrombozytenaggregation. (1) Thrombozyten binden mit GP-Ia/IIa-Rezeptoren an frei liegendes Kollagen in der Gefäßwand. (2) von-Willebrand-Faktor (vWF) bildet Brücken zwischen Kollagen und den GP-Ib-Rezeptoren der Thrombozyten. (3) Thrombozyten vernetzen sich untereinander über Fibrinogen-Brücken, die sich zwischen ihren GP-IIb/IIIa-Rezeptoren bilden. [3]

Bei den **Gerinnungsfaktoren** handelt es sich im Allgemeinen um proteolytische Enzyme, die im Plasma in **inaktiver Form** vorliegen. Mit Ausnahme des Calciums werden sie in der Leber gebildet (☞ Abb. 2.4 und Tab. 2.5).
Die zur Fibrinbildung führende sekundäre Hämostase lässt sich in drei Phasen einteilen:
1. **Aktivierungsphase:** Bildung von Thrombin aus Prothrombin
2. **Koagulationsphase:** Bildung von löslichen Fibrinmonomeren aus Fibrinogen
3. **Retraktionsphase:** Stabilisierung und Kontraktion des Thrombus durch Fibronektin und Thrombosthenin.

Aktivierungsphase

Die Aktivierung der sekundären Hämostase kann über das **extrinsische** oder über das **intrinsische System** ausgelöst werden. Gemeinsame Endstrecke beider Systeme ist der sog. **Prothrombinaktivator**, ein Enzymkomplex aus den Gerinnungsfaktoren Xa und Va in Verbindung mit Phospholipoproteinen (aus Gewebezellen oder Thrombozyten) und ionisiertem Calcium. Dieser Prothrombinaktivator-Komplex wird auch als **Thrombokinase** bezeichnet.
- **extrinsisches System:** Auslöser sind Substanzen aus der verletzten Gefäßwand, die den **Faktor VII** aktivieren. Dieser Aktivierung folgt eine Kaskade von weiteren Enzymaktivierungen, die letztendlich über den Prothrombinaktivator zur Thrombin- und Fibrinbildung führen. Das extrinsische System arbeitet **schnell** und kann Fibrinogen **innerhalb von Sekunden** zu Fibrin umwandeln.

Merke!
Die Aktivierung von Thrombozyten ist durch folgende Substanzen möglich:
- Kollagen
- ADP
- Calcium
- Adrenalin
- Serotonin
- PAF
- Thrombin.

Blutgerinnung: Fibrinbildung

Um eine Blutung endgültig und dauerhaft zum Stillstand zu bringen, muss es neben der Gefäßkontraktion und der Thrombozytenaggregation noch zur Gerinnung des Blutes kommen: **sekundäre Hämostase.** Der hierbei entstehende Thrombus enthält ein Netzwerk aus Fibrinfäden, das auch Erythrozyten einschließt: **roter Thrombus.** Das mechanisch stabile Fibrinnetzwerk entsteht durch die Bildung von festem **Fibrin** aus seinem flüssigen Vorläufer, dem **Fibrinogen.** Durch diese Umwandlung geht das Blut aus einem flüssigen in einen gallertartigen Zustand über. Die Fibrinbildung steht am Ende einer Kaskade von Reaktionen, an denen die Gerinnungsfaktoren beteiligt sind **(Gerinnungskaskade).**

Tab. 2.5	Gerinnungsfaktoren
Faktor I	Fibrinogen
Faktor II	Prothrombin
Faktor III	Thrombokinase bzw. Thromboplastin mit Faktor V und X
Faktor IV	Calcium
Faktor V	Proakzelerin
Faktor VI	= aktivierter Faktor V
Faktor VII	Prokonvertin
Faktor VIII	antihämophiles Globulin*
Faktor IX	Christmas-Faktor**
Faktor X	Stuart-Prower-Faktor
Faktor XI	Plasma thromboplastin antecedent, PTA
Faktor XII	Hageman-Faktor
Faktor XIII	Fibrin stabilisierender Faktor

* vermindert bei Hämophilie A; ** vermindert bei Hämophilie B

2 Blut und Immunsystem

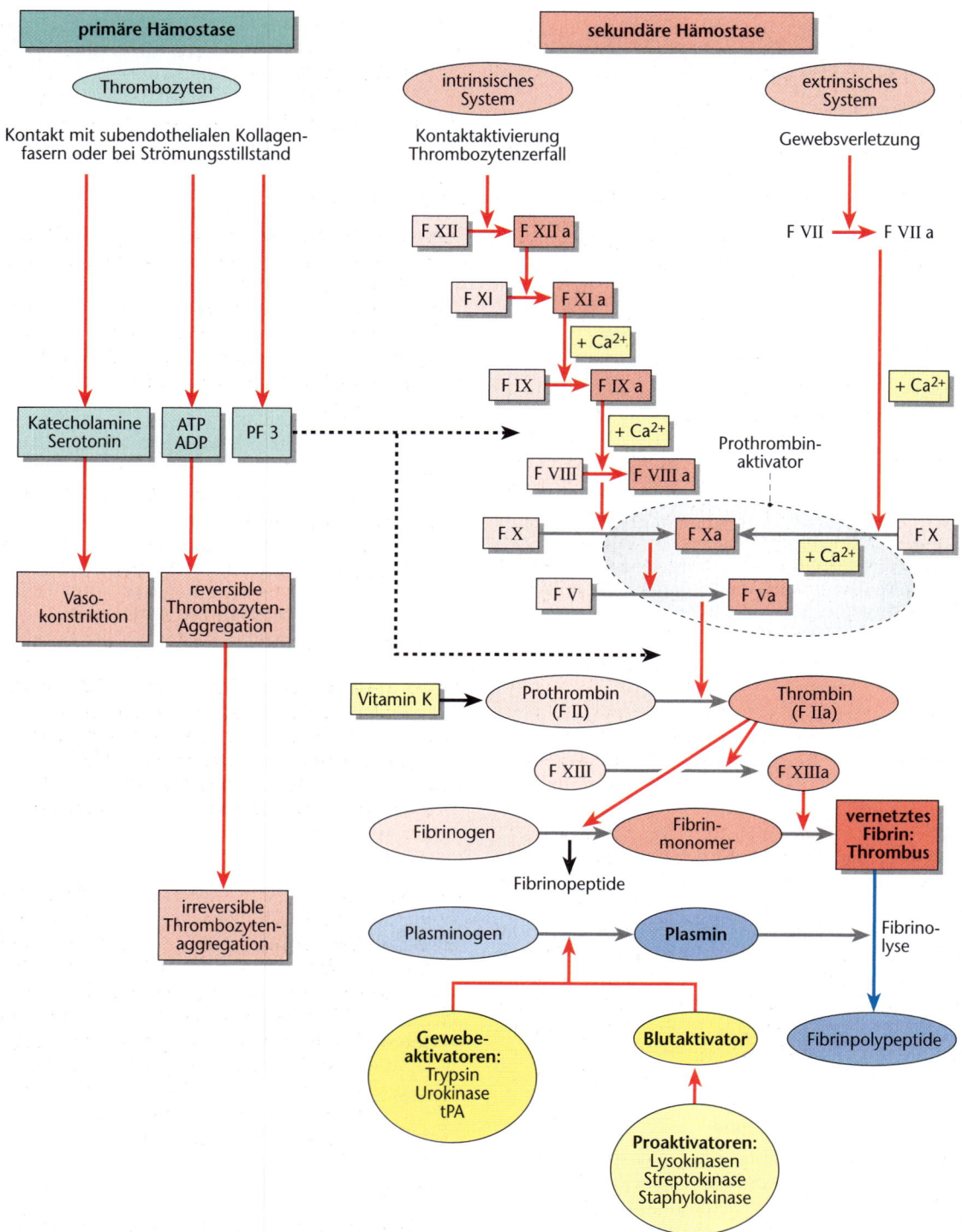

Abb. 2.4 Schema der Blutgerinnung und Fibrinolyse. Die Gerinnungsfaktoren werden mit römischen Zahlen bezeichnet. Der Index „a" bezeichnet die aktivierte Form des Gerinnungsfaktors.

- **intrinsisches System:** Auslöser ist der Kontakt von Blut mit Oberflächen unphysiologischer Gefäßwände (z. B. durch Verletzungen freigelegte Kollagenfasern). In vitro genügt auch der Kontakt mit Fremdkörpern, z. B. mit einer Glasoberfläche. Am Beginn der Gerinnungskaskade (die ihren Anfang im Blut selbst hat → intrinsisch), steht **Faktor XII**. Auch hier folgt wieder eine Enzymkaskade, die in den Prothrombinaktivator mündet. Das intrinsische System ist **langsamer** als das extrinsische System und braucht **mehrere Minuten** bis zur vollständigen Aktivierung.

2.4 Hämostase und Fibrinolyse

> **Klinik!**
> Die **Bluterkrankheit (Hämophilie)** ist die zweithäufigste Gerinnungsstörung (Häufigkeit bei Männern 1 : 10.000).
> - **Hämophilie A** (85 % der Fälle): Fehlen oder Inaktivität des Gerinnungsfaktors VIII
> - **Hämophilie B:** Fehlen oder Inaktivität des Gerinnungsfaktors IX.
>
> Beide Hämophilien werden **X-chromosomal rezessiv** vererbt, d. h. das defekte Gen, das für die Faktoren VIII oder IX kodiert, wird mit dem X-Chromosom weitergegeben. Bei Männern führt das kranke X-Chromosom zur manifesten Erkrankung **(Bluter)**, während Frauen als **Konduktorinnen** das fehlerhafte X-Chromosom an ihre Söhne weitergeben, selbst aber bis auf eine etwas stärkere Blutungsneigung klinisch unauffällig bleiben. Ihr zweites X-Chromosom produziert meist ausreichend Faktor VIII oder IX, um eine suffiziente Gerinnungsfunktion sicherzustellen. **Leitsymptome** der Hämophilie sind
> - großflächige Blutungen
> - Einblutungen in Muskeln und Gelenke (v.a. Kniegelenk) mit sekundären Gelenkschädigungen (Arthrosen).

Der über das intrinsische oder das extrinsische System gebildete Prothrombinaktivator-Komplex fördert die **Umwandlung von Prothrombin zu Thrombin.** Thrombin aktiviert dann den **Faktor XIII** zu Faktor XIIIa. **Thrombin** leitet die **irreversible Thrombozytenaggregation** ein: Es führt zur Phosphorylierung intrathrombozytärer Proteine und zur Freisetzung von Calcium. Dadurch wird die **Cyclooxygenase** aktiviert, die Arachidonsäure in **Endoperoxide** und **Thromboxan A_2** umwandelt. Es resultiert die irreversible Aggregation mit Strukturauflösung der Blutplättchen. Thromboxan ist chemisch den **Prostaglandinen** verwandt und überdies ein potenter **Vasokonstriktor**. Durch die Strukturauflösung der Thrombozyten wird ein thrombozytäres Lipoprotein, der **Plättchenfaktor 3 (PF 3)** freigesetzt, der im Rahmen des intrinsischen Systems der Gerinnung (☞ Abb. 2.4) zusammen mit den Gerinnungsfaktoren IXa und VIIIa die Aktivierung von Faktor X fördert.

> **Klinik!**
> **Acetylsalicylsäure** führt zu einer **irreversiblen Inaktivierung der Cyclooxygenase** in den Thrombozyten. Dieses Wirkprinzip wird zur Reduktion thrombotischer Komplikationen z. B. bei der Herzinfarktprophylaxe mit niedrig dosierter Acetylsalizylsäure (100 mg/Tag) therapeutisch genutzt.

Koagulationsphase

Thrombin spaltet aus dem Fibrinogen die vasokonstriktorisch wirkenden **Fibrinopeptide A** und **B** ab. Übrig bleiben **Fibrinmonomere,** die zunächst nur durch nicht-kovalente Bindungen (Wasserstoffbrückenbindungen) zusammengehalten werden. Unter dem Einfluss von **Faktor XIIIa** werden dann diese noch **löslichen** Fibrinmonomere durch Ausbildung von kovalenten Bindungen zwischen Lysyl- und Glutaminylresten zu **unlöslichem, vernetztem Fibrin** verbunden.

Retraktionsphase

Die Verbindung zwischen Thrombozyten, Fibrin und dem umgebenden Wundgewebe wird durch das Protein **Fibronektin** stabilisiert.
Thrombosthenin, ein in Thrombozyten enthaltenes myosinähnliches Protein, zieht das entstandene Fibrinnetz zusammen und führt dadurch zur Annäherung der Wundränder und zur Erleichterung der Reparationsvorgänge.

> **Merke!**
> - **extrinsisches System:** Faktor VII → schnelle Aktivierung (Sekunden)
> - **intrinsisches System:** Faktoren XII, XI, IX, VIII → langsame Aktivierung (Minuten).

Blutungs- und Gerinnungstests

Thrombozytär bedingte Störungen sind durch kleine, über größere Gebiete verteilte, punktförmige Einblutungen in die Haut **(Petechien)** gekennzeichnet.
Gerinnungsstörungen äußern sich klinisch durch Nachbluten, größere Blutergüsse und Gelenkblutungen, z. B. nach Verletzungen oder Prellungen.

Blutungszeit

Die Blutungszeit erfasst Veränderungen der primären Hämostase, die durch Störungen der **Thrombozytenadhäsion und -aggregation** verursacht sind. Die Blutungszeit ist die Zeit, die verstreicht, bis eine Blutung steht – beispielsweise nach einem Stich in die Fingerbeere – und liegt beim Gesunden zwischen **1 und 3 Minuten**. Bei der Untersuchung muss vorsichtig mit Fließpapier das äußere Blut abgesaugt werden, damit nicht ein äußeres Gerinnsel die Blutung zum Stehen bringt. Eine **verlängerte Blutungszeit** wird meist durch eine **Thrombozytopenie** verursacht.

Gerinnungszeit

Die Gerinnungszeit ist die Zeit zwischen Blutentnahme und der Gerinnung des Blutes in einem Glasröhrchen bei 37 °C. Sie beträgt normalerweise **5 bis 7 Minuten.** Mit der Gerinnungszeit wird das **intrinsische System** überprüft. Bei einem **Mangel an Gerinnungsfaktoren** (z. B. Faktor VIII bei der Hämophilie A) ist sie pathologisch verlängert.

Thromboplastinzeit

Die Thromboplastinzeit (= Prothrombinzeit) wird durch den **Quick-Test** bestimmt. Der Quick-Test umgeht das intrinsische System, indem Blut, das zunächst durch Na$^+$-Citratzusatz (nicht Ca^{2+}-Citrat!) ungerinnbar gemacht wurde, später bei 37 °C mit Gewebsthromboplastin und Calcium im Überschuss zusammengebracht wird. Besteht ein Mangel an Faktoren des **extrinsischen Systems** (Faktor VII) oder eine Störung der gemeinsamen Endstrecke ab Faktor X, ist die Thromboplastinzeit verlängert.

In der Klinik findet sich eine verlängerte Thromboplastinzeit unter Therapie mit Cumarinen (☞ unten), nicht jedoch bei Hämophilie A oder B. Der Normwert beträgt etwa **13 Sekunden.** Die Thromboplastinzeit wird auf Standardplasma bezogen. Ist die Thromboplastinzeit verlängert, wird das Standardplasma so lange verdünnt, bis es die gleiche Zeit zur Gerinnung benötigt wie das zu untersuchende Plasma. Das Maß der Verdünnung (z. B. 80 %) wird dann als **Quick-Wert** angegeben. Mit steigender Thromboplastinzeit, d. h. mit langsamerer Gerinnung nimmt also der Quick-Wert ab. Werte bis 70 % gelten als normal.

Da die Quick-Wert-Bestimmung zwischen verschiedenen Labors stark schwanken kann, wurde versucht, mit einem international standardisierten Reagens eine bessere Vergleichbarkeit zu erreichen. Der hierauf beruhende **INR-Wert** (International normalized ratio) liegt bei Gesunden um 1. Eine **verlangsamte** Gerinnung ist durch **höhere** INR-Werte gekennzeichnet. Bei INR-Werten > 7 (= Quick-Wert < 10 %) besteht die Gefahr von Spontanblutungen.

Partielle Thromboplastinzeit

Ein Test, mit dem man das **intrinsische System** und die gemeinsame Endstrecke ab Faktor X prüfen kann, ist die partielle Thromboplastinzeit **(PTT).** Mit Hilfe von partiellem Thromboplastin, dem sog. **Plättchenfaktor 3,** wird Citratblut unter Zusatz von Calcium zur Gerinnung gebracht. Dabei lassen sich Mängel der Gerinnungsfaktoren I, II, V und VIII bis XII feststellen, also auch eine Hämophilie A oder B. Der Normwert beträgt 40–50 s.

Thrombinzeit

Die **Thrombinzeit (TT)** misst die Gerinnung nach Zugabe einer Testthrombinlösung zu Citratplasma. Diese Untersuchung wird eingesetzt, um einen **Fibrinogenmangel** zu diagnostizieren, z. B. bei einer Fibrinolysetherapie mit Streptokinase (☞ unten). Normwert: 17–24 s.

> **Merke!**
> - **Quick-Test:** testet das schnelle extrinsische System (Faktor VII); **normal** bei Hämophilie A oder B
> - **PTT-Zeit:** prüft das langsamere intrinsische System (Faktoren XII, XI, IX, VIII; **verlängert** bei Hämophilie A oder B.

Physiologische Gerinnungshemmung

Antithrombin III

Antithrombin III (AT-III) ist der wichtigste **physiologische Inhibitor der Blutgerinnung.** Es hemmt die Wirkung von Thrombin (IIa) und der Faktoren IXa, Xa, XIa und XIIa, indem es sich mit den Faktoren zu **Enzym-Inhibitor-Komplexen** verbindet. Die Affinität von Antithrombin III zu Thrombin wird durch **Heparin,** das sich auf der Oberfläche von Endothelzellen befindet, um den Faktor 1000 gesteigert. Es resultiert eine deutliche Beschleunigung der gerinnungshemmenden Aktivität von Antithrombin III, was durch eine zusätzliche Gabe von Heparin (☞ unten) therapeutisch genutzt werden kann.

Thrombomodulin und Protein C

Das auf der Endothelmembran gelegene Rezeptorprotein **Thrombomodulin** bindet Thrombin und verlangsamt so den Gerinnungsprozess. Der hierdurch entstehende **Thrombomodulin-Thrombin-Komplex** aktiviert dann das im Plasma vorkommende **Protein C,** das seinerseits hemmend auf die Gerinnungsfaktoren V und VIII wirkt. Im Komplex mit einem weiteren Plasmaprotein, dem als Cofaktor wirkenden **Protein S,** wird seine gerinnungshemmende Wirkung verstärkt. Außerdem fördert Protein C die Freisetzung des **Gewebsplasminogenaktivators tPA** (☞ Kap. 2.4.3).

Andere körpereigene gerinnungshemmende Stoffe sind α_2-**Makroglobulin,** α_1-**Antitrypsin** und der **C1-Inaktivator.**

> **Klinik!**
> Eine erhöhte Gerinnungsneigung des Blutes mit der Folge von Thrombosen und Embolien kann durch **erbliche Defekte im Gerinnungssystem** begünstigt werden.
> Eine Mutation des für den **Faktor V** kodierenden Gens führt zu einer modifizierten Form dieses Faktors (Faktor V „Leiden"), der sich durch aktiviertes Protein C (APC) nicht mehr inaktivieren lässt. Diese Mutation tritt mit einer Häufigkeit von 3–6 % in der Bevölkerung auf!
> Auch ein **Protein-S-** oder **Protein-C-Mangel** (Häufigkeit je 0,1–0,5 %) oder ein **Antithrombin-III-Mangel** (Häufigkeit 0,02–0,05 %) erhöhen die Thromboseneigung **(Thrombophilie).**

Therapeutische Gerinnungshemmung

Heparin

Heparin ist eine Mischung von Polyschwefelsäureestern eines Glykosaminoglykans und kommt physiologischerweise z. B. in der Leber vor. Therapeutisch wird es eingesetzt, um die **Aktivierung von Faktor X zu hemmen.** Zusammen mit Antithrombin III

hemmt es außerdem die Bildung und Wirkung von Thrombin. Daneben ist Heparin ein **Aktivator der Fibrinolyse.**
Die Wirkung von Heparin erfolgt rasch. Ebenso schnell kann sie mit **Protaminsulfat antagonisiert** werden. Heparin hemmt die Gerinnung auch außerhalb des Organismus (in vitro).

Cumarin-Derivate

Außer Heparin werden zur langfristigen **Antikoagulation** (= gerinnungshemmenden Therapie) **Cumarin-Derivate** eingesetzt. Sie **hemmen** die Aktivität von **Vitamin K.** Vitamin K ist für die Produktion der Gerinnungs-Faktoren VII, IX, X und II in der Leber notwendig. Fibrinogen (Faktor I) wird Vitamin-K-unabhängig in der Leber gebildet.
Die therapeutische Wirkung der Cumarine ist erst nach Tagen nachweisbar. Sie hält lange an und kann mit Hilfe des **Quick-Tests** kontrolliert werden. Falls notwendig, lässt sich durch Gabe von Vitamin K die Cumarin-Wirkung (langsam) wieder antagonisieren. Cumarine hemmen die Gerinnung ausschließlich in vivo.

> **Klinik!**
> Eine **therapeutische Gerinnungshemmung** mit Cumarin-Präparaten (Marcumar®) wird zur Prophylaxe von Thrombosen und Embolien eingesetzt. Je nach Grunderkrankung liegt der therapeutisch angestrebte Bereich einer Cumarin-Therapie bei INR-Werten zwischen 2,0 und 3,0 (tiefe Venenthrombosen) oder zwischen 3,0 und 4,5 (akuter Herzinfarkt, Vorhofflimmern).

Gerinnungshemmung in vitro

Eine Hemmung der Gerinnung **in vitro** erfolgt am einfachsten durch die Inaktivierung von Calcium (Faktor IV). Natriumcitrat, Natriumoxalat oder der Chelatbildner EDTA binden Calcium und verhindern so den Gerinnungsprozess.

> **Merke!**
> - **Heparin:** Faktor X ↓ → Thrombin ↓
> - **Cumarine:** Vitamin K ↓ → Faktoren II, VII, IX, X ↓ (Merkregel „1972").

2.4.3 Fibrinolyse

Im intakten Organismus herrscht ein Gleichgewicht zwischen der Fibrinbildung aus Fibrinogen und der Fibrinolyse: **dynamisches Gerinnungsgleichgewicht.** Dadurch wird z. B. nach lokalen Gerinnungsvorgängen eine überschießende Gerinnung verhindert (☞ Abb. 2.4).
Das Prinzip der Fibrinolyse ist die **Spaltung von Fibrin** mit Hilfe des proteolytischen Enzyms **Plasmin.** Dazu wird das Plasmaglobulin **Plasminogen** – ähnlich wie Prothrombin – durch Gewebe- und Blutfaktoren aktiviert und in Plasmin umgewandelt. Plasmin ist in der Lage, Fibrin aufzulösen und die weitere Thrombinwirkung zu hemmen. Plasmin kann darüber hinaus Fibrinogen, Prothrombin sowie die Faktoren V, VIII, IX, XI und XII spalten.

Aktivierung der Fibrinolyse

Wichtigster **Gewebsaktivator** der Fibrinolyse ist das **tPA (Tissue plasminogen activator),** das aus Endothelzellen freigesetzt wird und Plasminogen direkt in Plasmin umwandelt.
Die Fibrinolyse durch **Blutaktivatoren** beginnt mit dem **Faktor XIIa.** Er setzt aus Präkallikrein **Kallikrein** frei. Kallikrein überführt Pro-Urokinase in **Urokinase,** die dann Plasminogen zu fibrinolytisch wirksamem Plasmin umwandelt.
Therapeutisch genutzt wird der Fibrinolyseaktivator **Streptokinase,** ein Enzym aus hämolytischen Streptokokken.

> **Klinik!**
> Mit Streptokinase oder gentechnisch hergestelltem rekombinanten tPA (= rtPA) kann versucht werden, entstandene Thrombosen (z. B. in Beinvenen, Lungenarterien oder Koronargefäßen) aufzulösen. Solche Thrombosen entstehen bei Stase, Endothelschädigung und erhöhter Blutgerinnbarkeit (**Virchow-Trias**).

Inhibitoren der Fibrinolyse

Gehemmt wird die Fibrinolyse **in vivo** vor allem durch das α_2-**Antiplasmin,** welches die Plasminwirkung beeinflusst. **Therapeutisch** kann die Fibrinolyse mit synthetischen Proteasehemmstoffen, z. B. ε-**Aminocapronsäure,** verlangsamt werden.

2.5 Abwehrsysteme und zelluläre Identität

Zur Abwehr schädigender Fremdstoffe, wie z. B. Krankheitserreger, steht dem Körper ein ganzes Arsenal an Mechanismen zur Verfügung. Zunächst werden die **unspezifischen** von den **spezifischen** Abwehrsystemen unterschieden:
- Die unspezifische Abwehr dient der **allgemeinen** Verteidigung gegen die verschiedensten Fremdstoffe.
- Die spezifische Abwehr dagegen erkennt **selektiv** die Oberflächenstruktur von Fremdstoffen und kann dadurch **spezifischer** reagieren. Sie verfügt über ein **immunologisches Gedächtnis**.

2.5.1 Unspezifisches Abwehrsystem

- **Hauptträger der zellulären** unspezifischen Abwehr sind die **Granulozyten,** eine Untergruppe der Leukozyten.
- **Humorale** Bestandteile des unspezifischen Abwehrsystems sind das **Komplementsystem, Lysozym, C-reaktives Protein** und **Interferone.**

Leukozyten

Morphologie

Leukozyten sind kernhaltige Zellen, von denen sich zwischen 4.000 und 10.000 pro µl im Blut finden. Steigt ihre Zahl auf über 10.000 pro µl, spricht man von **Leukozytose,** fällt sie unter 4.000, von **Leukopenie.** Bei den Leukozyten lassen sich verschiedene Zelltypen unterscheiden (☞ Tab. 2.6).

Leukozyten stammen wie Erythrozyten und Thrombozyten von **pluripotenten hämopoetischen Stammzellen des Knochenmarks** ab. Lymphozyten scheren relativ früh aus dem „Stammbaum" aus und entwickeln sich in den **sekundären lymphatischen Organen** (☞ unten) weiter.

Im Gefäßbett haften die Leukozyten bevorzugt am Endothel und bilden dort einen randständigen Zellpool: **Margination.** Sie sind stets bereit, in „bedrohte" Gewebsgebiete auszuwandern: **Migration.** Aufgrund ihrer amöboiden Beweglichkeit können sie die Wände von Blutgefäßen durchwandern: **Diapedese.** Leukozyten werden durch Bakterientoxine und Antigen-Antikörper-Komplexe angelockt: **Chemotaxis.** Sie können Fremdkörper durch Aufnahme in das Zellinnere (mit anschließender intrazellulärer Auflösung) unschädlich machen: **Phagozytose.** Der größte Teil der Leukozyten (über 50 %) hält sich im extravasalen interstitiellen Raum auf, über 30 % der Lymphozyten finden sich im Knochenmark.

Klinik!

Die unkontrollierte Vermehrung von Vorläuferzellen der Leukozyten führt zur **Leukämie** (wörtlich: weißes Blut, „Blutkrebs"). Unter diesem Begriff werden sehr viele, ganz unterschiedliche Erkrankungen zusammengefasst. Gemeinsames Symptom ist, dass die normale Blutbildung gestört ist, weil die sich ungebremst vermehrenden Zellgruppen („Klone") andere blutbildende Zellen im Knochenmark verdrängen. Typische Symptome sind daher **Anämie** (Mangel an Erythrozyten) und **Infektanfälligkeit** (Mangel an **funktionstüchtigen** Leukozyten).

Granulozyten

Morphologie

Die Granulozyten stellen etwa zwei Drittel der Leukozyten. In ihnen lassen sich mit Färbemethoden verschiedene Granula darstellen, daher der Name. Dabei überwiegen die Granulozyten mit neutrophilen Granula (**neutrophile Granulozyten**) vor den Granulozyten mit eosinophilen oder basophilen Granula (**eosinophile** bzw. **basophile Granulozyten**). Die Zelldurchmesser liegen zwischen 10 und 17 µm, die **Verweildauer** im peripheren Blut beträgt etwa **zwei Tage.**

Neutrophile Granulozyten

50–70 % der Leukozyten sind neutrophil. Sie sind die wichtigste Säule im unspezifischen Abwehrsystem des Blutes. Neutrophile können mit Antikörpern markierte (opsonisierte) Antigene phagozytieren. Zur Auflösung der phagozytierten Fremdkörper bilden sie lysosomale Enzyme (Myeloperoxidase, Lysozym, Elastasen, Hydrolasen).

Außerdem besitzen sie die Eigenschaft, auch in sauerstoffarmem Gewebe mittels Glykolyse Energie zu gewinnen, um dort überleben zu können. Dies ermöglicht ihnen, ihre Abwehraufgabe auch in entzündeter, schlecht durchbluteter Umgebung (Eiter!) wahrzunehmen. Die aus ihnen freigesetzten Stoffe wie **Leukotriene, Thromboxane** und **Prostaglandine** steuern die Entzündungsreaktionen. Sie sind starke **Schmerzinduktoren** und wirken auch bei der **Regulation der Gefäßweite** und -**permeabilität** sowie der **Blutgerinnung** mit. Im peripheren Blut halten sich die Neutrophilen nur sieben bis zehn Stunden auf. Etwa 50 % nehmen nicht an der Zirkulation teil, sondern haften an Endothelwänden, insbesondere der Lunge und der Milz. Diese Population ist, wenn notwendig, rasch mobilisierbar.

Angelockt werden Neutrophile durch **chemotaktisch wirksame Interleukine** (z. B. IL-8, ☞ Kap. 2.5.2) und Fragmente des **Komplementsystems** (C5a, ☞ unten). Auf ihrer Zelloberfläche tragen sie Chemokin-Rezeptoren (z. B. für IL-8).

Ausgereifte Neutrophile zeigen einen segmentierten Kern: **Segmentkernige.** Junge Neutrophile sind dagegen durch einen stabförmigen Kern gekennzeichnet: **Stabkernige.** Deshalb findet man bei akuten Infektionen, die zu einer gesteigerten Ausschüttung von (jüngeren) Neutrophilen aus dem Knochenmark führen, im Blut vermehrt solche Stabkernigen.

Tab. 2.6 Prozentuale Verteilung der Leukozytensubpopulationen bei gesunden Erwachsenen (= Differentialblutbild)

	% der Leukozyten
neutrophile Granulozyten • Stabkernige • Segmentkernige	 • 2–5 • 50–70
eosinophile Granulozyten	2–4
basophile Granulozyten	0–1
Lymphozyten	20–40
Monozyten	2–6

Klinik!

Unter einer **Linksverschiebung** des Differentialblutbildes versteht man das vermehrte Auftreten von nicht ausgereiften Neutrophilen (Stabkernige, Jugendliche, Myelozyten) im peripheren Blut. Sie ist meist **Zeichen einer Infektion.** Beim zusätzlichen Auftreten von neutrophilen Stammzellen (Promyelozyten und Myeloblasten) ist an eine myeloproliferative Erkrankung (Leukämie) zu denken.

Eosinophile Granulozyten

Eosinophile machen 2–4 % der Blutleukozyten aus. In ihrem Zytoplasma finden sich rötliche, kugelige Granula, die **Peroxidasen, Katalasen** und **Proteasen** enthalten. Die Anzahl der Eosinophilen im Blut unterliegt einer deutlichen **zirkadianen Schwankung,** die negativ mit dem Glucocorticoid-Spiegel im Blut korreliert (☞ Kap. 10.4.1). Auch die eosinophilen Granulozyten sind zur Phagozytose befähigt.

Klinik!

Einen Anstieg von Eosinophilen sieht man bei **allergischen Reaktionen,** bei Befall des Organismus mit **Parasiten** (z. B. Würmern) sowie bei **Autoimmunerkrankungen** (z. B. der Periarteriitis nodosa).

Basophile Granulozyten

Ungefähr 1 % der Blutleukozyten sind basophil. Ihre Granula enthalten **Heparin** und **Histamin.** Sie spielen eine Rolle bei der Serumlipolyse sowie bei **allergischen Reaktionen.** An Rezeptoren auf ihrer Oberfläche können sich **IgE-Antikörper** heften, die bei Kontakt mit einem Antigen eine Ausschüttung der basophilen Granula auslösen. Die **Freisetzung des Histamins** führt dann zu Hautrötungen, Quaddelbildung und Gefäßerweiterungen sowie zu einer Engstellung der Bronchien (Bronchospastik, asthmoide Reaktion).

Merke!

Inhaltsstoffe der Granulozyten:
- **Neutrophile:** Leukotriene, Thromboxane, Prostaglandine
- **Eosinophile:** Peroxidasen, Katalasen, Proteasen
- **Basophile:** Heparin, Histamin

Lymphozyten

Zwischen 25 und 40 % der Leukozyten sind Lymphozyten. Sie sind die **Träger der spezifischen Abwehr** (☞ Kap. 2.5.3). Ihren Ursprungsort haben die Lymphozyten wie die anderen Blutzellen im Knochenmark, ihre Reifung (**Lymphozytenprägung**) erfahren sie in den **sekundären lymphatischen Organen** (Lymphknoten, Tonsillen, Peyer-Plaques, Appendix, Milz, Thymus) und auch im **Knochenmark** selbst. Nach Oberflächenstruktur und Funktion werden die Lymphozyten in T- oder B-Lymphozyten unterteilt:
- **B-Lymphozyten** produzieren Antikörper.
- **T-Lymphozyten** dienen der Steuerung dieser Antikörpersynthese sowie der direkten zellulären Immunabwehr.

Monozyten

Die ungranulierten Monozyten stellen etwa 4–8 % der Leukozyten. Sie sind mit 12–20 µm größer als die Neutrophilen. Ihre Hauptaufgabe ist die **Phagozytose,** weshalb sie viele **unspezifische Esterasen** enthalten. Monozyten im interstitiellen Gewebe sowie in Lymphknoten, Alveolarwänden, Leber, Milz und Knochenmark werden als **Histiozyten** oder **Makrophagen** bezeichnet. Der Überbegriff für Monozyten, Histiozyten und Makrophagen ist das **monozytäre Phagozytosesystem.** Die von aktivierten Monozyten gebildeten Stoffe wie Leukotriene, Interleukin-1 (Il-1) und Interferone steuern Entzündungen und spezifische Abwehrfunktionen. Das von den Makrophagen sezernierte Il-1 bindet sich an die Il-1-Rezeptoren von T-Lymphozyten und stimuliert diese zur Ausschüttung von Interleukin-2 (☞ Kap. 2.5.2).

Antigenpräsentation

T-Zellen erkennen bestimmte virale oder bakterielle Antigene erst, nachdem diese von Makrophagen verarbeitet und ihnen „präsentiert" werden. Deshalb werden die Makrophagen auch als **Antigen präsentierende Zellen (APC)** bezeichnet. Die Makrophagen nehmen das Antigen über Phagozytose auf. In intrazellulären Lysosomen wird das aufgenommene Antigen in verschiedene antigen wirksame Peptidfragmente von weniger als 30 Aminosäuren zerlegt. Diese Peptidfragmente gelangen dann zusammen mit **Histokompatibilitätsantigenen (MHC-Antigene,** ☞ Kap. 1.4.2) an die Zelloberfläche der Makrophagen (☞ Abb. 2.5).

Die Kombination von bakteriellem oder viralem Peptidfragment mit einem **MHC-Molekül der Klasse II** führt zur Aktivierung von **T-Helfer-Zellen** (T_H-Zellen, ☞ unten). Auf diese Weise wird eine Blockierung der T_H-Zellen durch im Blut zirkulierende freie Antigene vermieden und ihre Abwehrwirkung auf die Elimination infizierter Körperzellen konzentriert.

T-Killer-Zellen (T_C-Zellen, ☞ unten) erkennen vorwiegend Antigene, die in Verbindung mit **MHC-Molekülen der Klasse I** präsentiert werden.

Die Phagozytose von Antigen-Antikörper-Komplexen wird dadurch gefördert, dass Makrophagen auch über F_C-**Rezeptoren** (☞ Kap. 2.5.3) auf ihrer Zellmembran verfügen. An diese Rezeptoren kann die F_C-Komponente von Antikörpern binden, was die Aufnahme des Antigen-Antikörper-Komplexes erleichtert.

2 Blut und Immunsystem

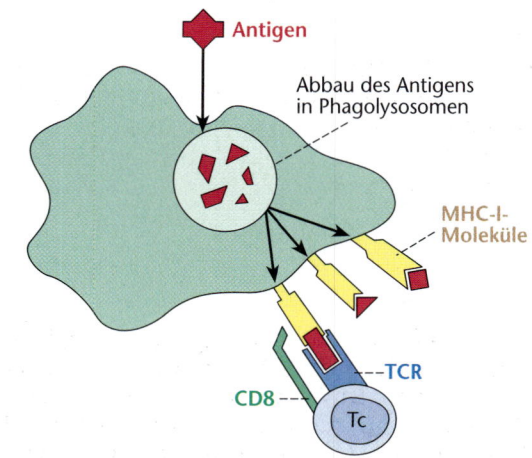

Abb. 2.5 Verarbeitung und Präsentation von Antigenen durch Makrophagen: Das phagozytierte Antigen wird in der Zelle in Peptidfragmente zerlegt, die sich an MHC-I-Moleküle der Zelloberfläche binden. Eine zytotoxische T-Zelle (TC) bindet sich mit ihrem T-Zell-Rezeptor (TCR) und ihrem CD8-Rezeptor an den Komplex aus MHC-I-Molekül und antigenem Peptidfragment. [4]

Falls Fremdstoffe nicht schnell abgebaut werden können (z. B. anorganische Materialien), werden sie von einem **Histiozytenwall** in Form eines **Granuloms** umgeben und vom Organismus abgekapselt.
Teil des Antigen präsentierenden Makrophagensystems sind die in der Epidermis lokalisierten dendritischen **Langerhans-Zellen.** Die Langerhans-Zellen, die viele Klasse-II-MHC-Moleküle exprimieren, verarbeiten über die Haut eindringende Antigene und wandern dann entlang der Lymphwege in die regionalen Lymphknoten. Dort nehmen sie intensiven Kontakt mit T-Helfer-Zellen auf.

Merke!
- **Aktivierung T-Helfer-Zellen:** Antigenfragment + Klasse-II-MHC-Molekül
- **Aktivierung T-Killer-Zellen:** Antigenfragment + Klasse-I-MHC-Molekül.

Komplementsystem

Als Komplement wurde von Paul Ehrlich (1854–1915) ursprünglich eine Aktivität im Serum bezeichnet, welche die bakteriolytische Wirkung spezifischer Antikörper verstärkt. Das heute bekannte Komplementsystem ist ein äußerst **komplexes Kaskadensystem,** dessen zentraler Bestandteil von **neun Plasmaproteinen** gebildet wird: **C1–C9.** Die im Verlauf der Kaskadenreaktionen entstehenden Spaltprodukte dieser Proteine werden mit kleinen Buchstaben näher bezeichnet, z. B. C3a (kleineres Fragment), C3b (größeres Fragment). Die Komplementfaktoren werden von Leberzellen, Darmepithelien und Makrophagen gebildet.

Aufgaben des Komplementsystems
- **Unterscheidung zwischen „Selbst" und „Nicht-Selbst":** Der zentrale Komplementfaktor C3b, der in einer Konzentration von 1–2 mg/ml im Plasma zirkuliert, bindet sich selektiv an fremde Zelloberflächen oder Immunkomplexe, während körpereigene Zellen vor der Ablagerung von C3b geschützt sind.
- **Opsonisierung,** d. h. die Bindung von Komplement an Oberflächen von Fremdzellen (z. B. Bakterien): Durch die Opsonisierung mit Komplement können körperfremde Zellen leichter von Makrophagen aufgenommen werden, da Makrophagen über Komplementrezeptoren verfügen.
- **Chemotaxis von Leukozyten:** Fragmente des Komplementsystems, besonders die Faktoren C3a und C5a, üben auf neutrophile Granulozyten und Makrophagen eine „anziehende" Wirkung aus und beschleunigen dadurch die Immunabwehr.
- **Aktivierung von Leukozyten:** Leukozyten, die über Rezeptoren für Komplementfragmente verfügen, werden durch die Bindung dieser Fragmente aktiviert.
- **Lyse der Zielzellen:** Am Ende der Komplementkaskade wird ein „Loch" in die Membran der Zielzelle eingebaut, was eine Auflösung (Lyse) der Zellen bewirkt.

Aktivierung

Das Komplementsystem kann auf drei Wegen aktiviert werden:
- Der **klassische Aktivierungsweg** wird durch die Bindung von **C1q** an **Antigen-Antikörper-Komplexe** ausgelöst.
- Der **Lektin-Aktivierungsweg** entspricht dem klassischen Aktivierungsweg, allerdings bindet **C1q** hier **direkt** an bestimmte Mikroorganismen wie Mykoplasmen und Retroviren.
- Der **alternative Aktivierungsweg** ist durch die Bindung von im Plasma zirkulierenden **C3b** an die **Oberfläche von Mikroorganismen** charakterisiert.

Alle drei Aktivierungswege bilden eine **C3-Konvertase,** die C3 zu C3b, dem zentralen Faktor des Komplementsystems, umwandelt. Dabei wird auch C3a, ein Entzündungsmediator, freigesetzt. (☞ Abb. 2.6). C3b stößt dann die Bildung des **Membrane attack complex (MAC)** an, der aus einer Zusammenlagerung der Faktoren C5–C9 entsteht. Dieser lytische Komplex formt eine **künstliche Pore** in der Zellmembran der Zielzellen (☞ Abb. 2.7). Über diese Pore wird auf osmotischem Weg eine Auflösung der Zielzelle erreicht.

„Nebenwirkungen"

Das Komplementsystem ist vor allem zur **Abwehr von bakteriellen Infekten** unverzichtbar. Erbliche Defizite an Komplementfaktoren führen zu immer wiederkehrenden, schweren, bakteriellen Infektionen, wäh-

2.5 Abwehrsysteme und zelluläre Identität

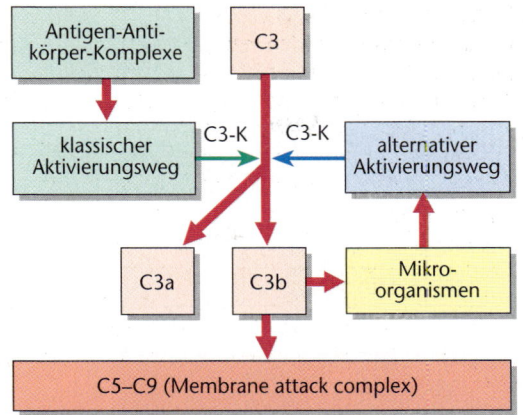

Abb. 2.6 Klassische und alternative Aktivierung des Komplementsystems: Auf beiden Wegen wird eine C3-Konvertase (C3-K) gebildet, die C3 zu C3b umwandelt und die Schlussreaktionen mit Bildung des Membrane attack complex (MAC) aus C5–C9 auslöst. [4]

Merke!
Aufgaben des Komplementsystems:
- Unterscheidung zwischen Selbst und Nicht-Selbst
- Opsonisierung
- Chemotaxis
- Leukozytenaktivierung
- Zelllyse: C5–C9.

Lysozym und C-reaktives Protein

In den Granula von Granulozyten und Makrophagen, in den Schleimhäuten des Nasen-Rachen-Raums und des Darms sowie im Konjunktivalsekret ist **Lysozym** zu finden, ein mukolytisch wirksames Enzym. Es hemmt Wachstum und Vermehrung von Bakterien und Viren. **C-reaktives Protein (CRP)** findet sich bei bakteriellen Infektionen vermehrt im Plasma. Es fördert die Opsonisierung und die Phagozytose von Bakterien. Das CRP gehört mit den sog. Antiproteasen (u.a. α_1-Antitrypsin, α_1-Antichymotrypsin, α_2-Makroglobulin) zu den **Akute-Phase-Proteinen,** die in der Leber synthetisiert werden. Bei akuten Entzündungen stimuliert Interleukin-6 die Synthese der Akute-Phase-Proteine, die dadurch in höheren Konzentrationen im Plasma nachweisbar sind.

Ein weiterer antimikrobieller Mechanismus, der insbesondere in den Phagolysosomen eine Rolle spielt, ist die Bildung von **Sauerstoffradikalen.** Diese greifen bakterielle Lipide an und können so deren Membranen zersetzen.

rend virale Infekte bei Komplementmangel nicht gehäuft auftreten. Die Aktivierung von Komplement ist jedoch auch mit unerwünschten Wirkungen verbunden: So sind die Fragmente C3a und C5a, die sog. **Anaphylatoxine,** potente Stimulatoren von Entzündungsreaktionen, die bei übermäßiger Produktion den Körper schädigen können. Bei bakterieller Sepsis („Blutvergiftung") stimulieren die Faktoren C3a und C5a die Ausschüttung von **vasoaktiven Substanzen** aus Mastzellen und Basophilen (u.a. Histamin). Dies führt zu einer **Erhöhung der Gefäßpermeabilität** (Volumenverlust ins Interstitium) und zu einer **Vasodilatation,** was einen kritischen Blutdruckabfall zur Folge hat (☞ Kap. 4.2.4).

2.5.2 Zytokine

Unter dem Begriff Zytokine werden Stoffe zusammengefasst, deren Aufgabe es ist, die an der Immunabwehr beteiligten Zellen durch **Signalübermittlung**

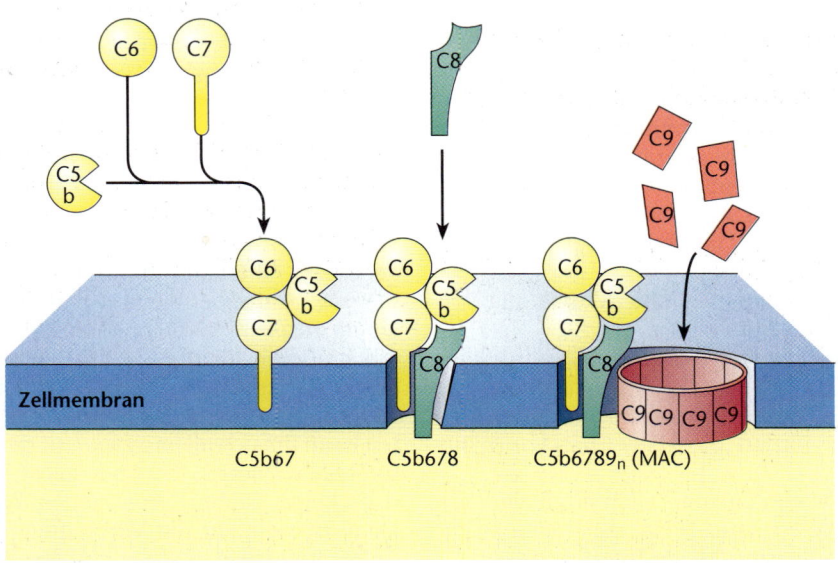

Abb. 2.7 Der Membrane attack complex (MAC) des Komplementsystems: Durch Einbau einer „Pore" in die Zellmembran wird die Auflösung der Zielzelle eingeleitet. [4]

Tab. 2.7 Zytokine im Überblick

	Abkürzung	Beispiel
Interleukine	IL	IL-1, IL-2 etc., z. Zt. bis IL-18
Interferone	IFN	IFNα, IFNβ, IFNγ
Tumor-Nekrose-Faktoren	TNF	TNFα, TNFβ
Wachstumsfaktoren	GF	NGF, EGF, IGF-1 u. a.
Kolonien stimulierende Faktoren	CSF	M-CSF, G-CSF, Erythropoetin
Chemokine		MCP-1, MIP-1α, IL-8, u. a.

NGF = Nerve growth factor; EGF = Epidermal growth factor; IGF = Insuline-like growth factor; M-CSF = Macrophage colony stimulating factor; G-CSF = Granulozyte colony stimulating factor; MCP-1 = Macrophage chemotactic protein; MIP-1α = Macrophage inflammatory protein 1α

zu koordinieren und die Immunantwort den Bedürfnissen des Organismus anzupassen. Zytokine sind Proteine, Glykoproteine oder Peptide. Es lassen sich **sechs Gruppen** unterscheiden (☞ Tab. 2.7). Zytokine binden an membranständige Rezeptoren, die für die einzelnen Substanzen spezifisch sind. Die Rezeptorbindung aktiviert **intrazelluläre Signalproteine** (STATs = Signal transducers and activators of transcription), die an die DNS des Zellkerns binden und dort die genetische Transkription modifizieren. Das Netz der verschiedenen Zytokinwirkungen, die sich zudem gegenseitig beeinflussen, ist außerordentlich kompliziert. Die wichtigsten Einzelwirkungen auf dem Gebiet des Immunsystems sind im Folgenden zusammengefasst (zur Unterscheidung der einzelnen Lymphozytenpopulationen ☞ Kap. 2.5.3):

- **IL-1** wird von **Makrophagen** und **B-Lymphozyten** gebildet. Es stimuliert die meisten Leukozytenarten (B-Zellen, T-Helfer-Zellen, NK-Zellen [Natural killer cells], neutrophile Granulozyten, Makrophagen), steigert die Endotheldurchlässigkeit und fördert die Adhäsion von Leukozyten am Endothel.
- **IL-2** wird von **T-Zellen** gebildet und fördert hauptsächlich die T-Zell-Bildung und -Differenzierung. Daneben aktiviert es auch die B-Zellen (Umwandlung in Plasmazellen) sowie Makrophagen und NK-Zellen. **Glucocorticoide** hemmen die IL-2-Synthese und wirken so immunsuppressiv, was z. B. bei Autoimmunerkrankungen (☞ Kap. 2.5.5) therapeutisch genutzt werden kann.
- **IL-6** stimuliert der Akute-Phase-Proteine (☞ Kap. 2.5.1) und fördert die Differenzierung von B-Zellen zu Plasmazellen.
- **IL-8** dient der Chemotaxis und Aktivierung von Neutrophilen und Monozyten.
- **IL-10** und **IL-12** regulieren die Produktion anderer Zytokine: IL-10 bremst die Zytokinproduktion und hemmt die Antigenpräsentation durch Makrophagen; IL-12 fördert die IFNγ-Freisetzung aus NK-Zellen.
- **IFNα** und **IFNβ** werden von Zellen produziert, die mit **Viren** befallen sind: IFNα von Leukozyten, IFNβ von Fibroblasten. Beide Interferone wirken antiviral und **schützen benachbarte Zellen** vor einer Infektion.
- **IFNγ** wird von **aktivierten T-Zellen** und **NK-Zellen** produziert. Es fördert vor allem die Antigenpräsentation durch Makrophagen und aktiviert NK-Zellen.
- **TNFα** und **TNFβ** werden von **Makrophagen** und **Lymphozyten** gebildet. Sie aktivieren Makrophagen, Neutrophile und NK-Zellen. Außerdem können sie bei exzessiver Produktion zu Abmagerung mit Kräfteverfall (Kachexie) und Fieber führen.
- **Chemokine** kontrollieren die chemotaktische Bewegung von Leukozyten.

2.5.3 Spezifisches Abwehrsystem

Grundlage des spezifischen Abwehrsystems ist, im Unterschied zum unspezifischen Abwehrsystem, das **Erkennen** oder **Wiedererkennen spezieller Oberflächenstrukturen von Fremdkörpern**. Es dient zur Abwehr von Krankheitserregern und zur Erkennung und Zerstörung körperfremder sowie „entarteter" körpereigener Zellen. Träger der spezifischen Immunabwehr sind die **T-** und die **B-Lymphozyten.** Bevor auf die physiologischen Funktionen dieser Lymphozyten eingegangen werden kann, sollen zunächst die grundlegenden Begriffe von Antikörper und Antigen sowie die immunologischen Abläufe bei Impfung und Immuntoleranz besprochen werden.

Antikörper und Antigene

Basis der spezifischen Immunreaktion ist die Bildung von **Antikörpern,** d. h. von Eiweißkörpern, die sich gegen die Oberflächenstrukturen von Fremdstoffen, die sog. Antigene, richten. **Antigene** bestehen aus einem unspezifischen, hochmolekularen Trägermolekül und dem für die Spezifität entscheidenden Teil **(Determinante).** Die vom Trägermolekül getrennte Determinante wird als **Hapten** bezeichnet. Ein Hapten kann für sich alleine zwar mit dem passenden Antikörper reagieren, löst aber selbst keine Immunität, d. h. keine Bildung von neuen Antikörpern, aus. Dazu ist vielmehr die Verbindung von Hapten und Trägermolekül, d. h. ein komplettes Antigen, erforderlich.

Die Bildung eines Antigen-Antikörper-Komplexes gehorcht dem **Massenwirkungsgesetz** (vgl. Lehrbücher der Chemie) und ist prinzipiell reversibel. Die spezifische Bindung von Antigen und Antikörper erfolgt über **hydrophobe Wechselwirkungen** und die Ausbildung von **Wasserstoffbrückenbindungen.** Der Teil eines Antigens, der sich mit einem Antikörper verbindet wird als **Epitop** bezeichnet, der korrespondierende Teil des Antikörpers, der sich an das Antigen bindet als **Paratop**.

Bei erneutem Kontakt mit einem bekannten Antigen reagiert das Immunsystem stärker und rascher als beim Primärkontakt. Diese verstärkte Zweitreaktion beruht auf der Wiedererkennung der Antigene durch das Immunsystem: **immunologisches Gedächtnis.** Immunität kann also durch Kontakt mit Antigenen erworben werden. Deshalb werden die meisten sog. Kinderkrankheiten im Leben nur einmal durchgemacht. Bei einem zweiten Kontakt mit dem Krankheitserreger verhindert das immunologische Gedächtnis eine Zweitinfektion.

Als **immun** wird ein Organismus bezeichnet, der in der Lage ist, mit einem Antigen ohne pathologische Reaktion fertig zu werden (☞ Abb. 2.8).

Impfung und Immuntoleranz

Aktive Immunisierung

Die aktive Immunisierung (Impfung) beruht auf dem Prinzip der **erworbenen Immunität.** Bei Impfungen werden dem Organismus geringe, unschädliche Mengen eines Antigens oder Antigen produzierender Organismen zugeführt. Die Antigene sind so verändert, dass sie den Organismus nicht mehr schädigen können (es werden z. B. in ihrer Virulenz abgeschwächte Mikroorganismen verwendet). Damit wird eine **Primärreaktion** hervorgerufen, die idealerweise **keine Krankheitssymptomatik** verursacht, aber zur Bildung von **Gedächtniszellen** führt. Beim erneuten Kontakt mit demselben Antigen kommt es dann sehr viel schneller zu humoralen und zellgebundenen Abwehrreaktionen, die eine Erkrankung verhindern.

Passive Immunisierung

Im Unterschied zur aktiven Immunisierung ist die Grundlage der sog. passiven Immunisierung die Gabe von Antikörper enthaltenden **Antiseren** gegen das jeweilige Antigen.

Immuntoleranz

Als Immuntoleranz bezeichnet man das Ausbleiben der Antikörperproduktion und der Immunabwehr nach Zufuhr eines Antigens, das bei anderen Menschen durchaus eine Immunreaktion hervorruft. Verständlicherweise kann eine solche Immuntoleranz gefährlich werden, denn der Organismus ist dadurch möglicherweise schädigenden Einflüssen schutzlos ausgesetzt (höhere Infektanfälligkeit). Dennoch wird eine Immuntoleranz manchmal therapeutisch erzeugt, um z. B. nach einer Organtransplantation eine Abstoßungsreaktion des Körpers gegen das körperfremde Gewebe-Eiweiß zu unterdrücken (**Immunsupression**).

> **Merke!**
> - **aktive Immunisierung:** Gabe von Antigenen → Organismus bildet Antikörper.
> - **passive Immunisierung:** Gabe von Antikörpern.

T-Lymphozyten

T-Lymphozyten sind die Träger der **zellulären Immunität.** Diese Zellen reagieren bei Kontakt und Erkennen eines Antigens mit Zellteilung und Vermehrung, der sog. **klonalen Expansion** (Klon = Zellgruppe aus genetisch identischen Zellen). Alle aus dieser Teilung hervorgegangenen Zellen tragen auf ihrer Oberfläche den gleichen Antigenrezeptor, der das zellständige Äquivalent eines Antikörpermoleküls ist.

Ziel einer solchen Zellvermehrung ist die Eliminierung des Antigens. Einige dieser T-Lymphozyten persistieren im Körper und stehen bei erneutem Kontakt mit dem Antigen noch Jahre später als **Gedächtniszellen** für die schnellere und effektivere **sekundäre Immunantwort** zur Verfügung.

T-Lymphozyten werden unter dem Einfluss von Wachstumsfaktoren im **Thymus** immunologisch geprägt.

Nach ihrer Funktion können **drei Gruppen** von T-Zellen unterschieden werden:

T-Killer-Zellen (zytotoxische T-Zellen)

Zytotoxische T-Zellen (T_C-Zellen) erkennen körperfremde Antigene, die ihnen von Makrophagen in Verbindung mit MHC-I-Molekülen präsentiert werden (☞ Kap. 2.5.1). Die wichtigste Aufgabe von T_C-Zellen ist die **Elimination von viral infizierten Zellen.** Die Killer-Wirkung wird dabei über verschiedene Mechanismen vermittelt:
- Freisetzung von **lytischen Enzymen** aus Zellgranula: So perforiert das funktionell und strukturell

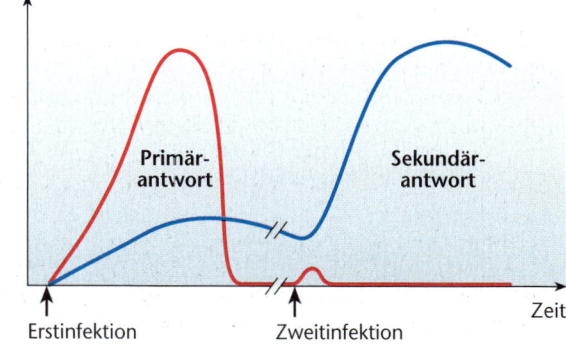

Abb. 2.8 Primär- und Sekundärantwort. [3]

dem Komplementfaktor 9 (☞ Kap. 2.5.1) verwandte Enzym Perforin die Zellmembran der Zielzellen.
- rezeptorvermittelte Aktivierung eines **Selbstzerstörungsprogramms** in der Zielzelle (Apoptose)
- Freisetzung von **zytotoxischen Zytokinen** (z. B. TNFβ).

T-Helfer-Zellen

Es lassen sich zwei Funktionen von T-Helfer-Zellen abgrenzen:
- Sie stimulieren **B-Zellen** und fördern die Differenzierung von B-Zellen zu Plasmazellen; dadruch steigt die **Antikörperproduktion**.
- Sie helfen den **Makrophagen** bei der Zerstörung intrazellulärer Krankheitserreger. Dabei binden sich die T-Helfer-Zellen an die antigenen Peptide, die von Makrophagen in Verbindung mit MHC-II-Antigenen präsentiert werden (☞ Kap. 2.5.1). Die T-Helfer-Zellen setzen dann Zytokine frei, welche T-Killer-Zellen, NK-Zellen (☞ unten), Makrophagen oder Granulozyten aktivieren können. Dabei scheint die Auswahl der aktivierten Zellgruppen von der Art des zu bekämpfenden Antigens abhängig zu sein.

T-Suppressor-Zellen

T-Suppressor-Lymphozyten sind in der Lage, die Immunantwort gegen ein spezielles Antigen zu unterdrücken, z. B. durch die Freisetzung von Il-10 (☞ Kap. 2.5.2). Es resultiert eine **Immuntoleranz** durch Hemmung der Aktivität von T- und B-Zellen. Dadurch kann eine überschießende Immunantwort verhindert werden.

Oberflächeneigenschaften der T-Lymphozyten

Mittels spezieller monoklonaler Antikörper lassen sich die T-Lymphozyten hinsichtlich ihrer Oberflächenbeschaffenheit in zwei große Gruppen einteilen: die **CD4+**- und die **CD8+-Lymphozyten**. Die Verteilung der oben aufgeführten funktionellen Klassen der T-Lymphozyten auf die beiden Oberflächen-Typen CD4+ und CD8+ zeigt Tabelle 2.8.

Klinik!

Die durch das **HI-Virus** verursachte Erkrankung ist u.a. durch eine **virusinduzierte Zerstörung der CD4+-T-Helferzellen** gekennzeichnet. Dadurch sinkt der Quotient T-Helfer- zu T-Suppressorzellen von normalerweise 2 auf unter 1,2 ab. Folge ist eine vermehrte Infektneigung. Die Patienten sind gehäuft vor allem von parasitären, viralen und Pilz-Infektionen betroffen.

B-Lymphozyten

Auch die B-Lymphozyten, die für die **humorale spezifische Abwehr** verantwortlich sind, reagieren auf Antigenkontakt mit Vermehrung durch Zellteilung in Form der **klonalen Expansion**. Im Unterschied zu den T-Lymphozyten wandelt sich ein Teil der antigenstimulierten B-Lymphozyten jedoch nach der Stimulation zu **Plasmazellen** um, die für die **Produktion von Antikörpern** verantwortlich sind. Unter normalen Bedingungen zirkulieren Plasmazellen nicht im Blut, sondern sind gewebsständig. Die von den Plasmazellen produzierten Antikörper zeigen die gleiche immunologische Beschaffenheit wie die zellständigen Antigen-Rezeptoren der T- und B-Lymphozyten, liegen jedoch zellunabhängig in Form von **Immunglobulinen** im Plasma vor.

Immunglobuline, die nur gegen ein bestimmtes Epitop eines Antigens gerichtet sind und von einem identischen Klon von B-Zellen abstammen, bezeichnet man als **monoklonale Antikörper**. Die immunologische Prägung der B-Lymphozyten erfolgt in den lymphatischen Anteilen des Knochenmarks.

Auch bei den B-Lymphozyten wandelt sich ein Teil der stimulierten Zellen nach Antigenkontakt in **Gedächtniszellen** um.

Klinik!

Das **Hodgkin-Lymphom** ist ein bösartiges, monoklonales B-Zell-Lymphom, das zunächst lokal auf die Lymphknoten beschränkt ist, sich aber später zu einer systemischen Krankheit mit extralymphatischem Befall entwickelt. Neben der Lymphknotenschwellung ist die sog. **B-Symptomatik** typisch: Fieber, Nachtschweiß und Gewichtsverlust.

NK-Lymphozyten (Natural killer cells)

Eine dritte Population von Lymphozyten (10–15 %) verfügt weder über die Oberflächenmerkmale von B- noch von T-Lymphozyten **(Null-Zellen)**. Diese Lymphozyten werden als Natural killer cells oder NK-Zellen bezeichnet. Sie sind in der Lage, bestimmte Tu-

Tab. 2.8 T4- und T8-Lymphozyten		
Bezeichnung		**Funktion**
T4	T-Helfer-Zellen	Förderung des Wachstums von B-Lymphozyten, Stimulierung von Makrophagen und anderen Lymphozyten
T8	T-Killer-Zellen	direkte Zerstörung von Zellen mit „fremden" Oberflächenstrukturen
	T-Suppressor-Zellen	Hemmung der Aktivität von T- und B-Lymphozyten

morzellarten in vitro **ohne vorherige Aktivierung** aufzulösen. Eine Stimulierung mit **IL-2** verstärkt diese Killer-Wirkung. NK-Zellen greifen vorwiegend **Tumorzellen** oder mit **Viren** infizierte Zellen an. Körpereigene Zellen werden durch **Killer cell inhibitory receptors (KIR)** auf der Zelloberfläche vor der Auflösung durch NK-Zellen geschützt.

Immunglobuline

Antikörper sind chemisch gesehen Immunglobuline (Ig) und finden sich in der Serumelektrophorese in der γ-**Globulinfraktion (γ-Globuline)**. Sie bilden die **Grundlage der humoralen Immunität,** die sich im Rahmen der passiven Immunisierung deshalb auch zellfrei übertragen lässt.
Die Bindung eines Antikörpers an ein Antigen führt zur Aktivierung des Komplementsystems und zum Anlocken von Phagozyten und lymphozytären Killerzellen sowie schließlich zur Vernichtung des Antigens. Bereits die Bindung eines Antikörpers z. B. an einen Giftstoff kann das Antigen unschädlich machen.

Aufbau der Immunglobuline

Antikörper sind **Glykoproteine** mit einem Molekulargewicht zwischen 150.000 und 1.000.000 Dalton. Sie bestehen in ihrer einfachsten Form aus vier Ketten: zwei schweren (heavy, **H-Ketten**) und zwei leichten (light, **L-Ketten**; ☞ Abb. 2.9).
Jede Kette besteht aus verschiedenen, durch Disulfidbrücken verbundenen **Domänen.** Am N-terminalen Ende der beiden Schenkel des Y-förmigen Immunglobulinmoleküls bilden je eine H- und L-Kette die beiden **variablen Regionen** des Immunglobulins. Zwischen diesen beiden Schenkeln mit ihren variablen Endstücken werden die Antigene gebunden. Bei chemischer Abspaltung dieser beiden Molekül-Schenkel erhält man die **Antigen bindenden Fragmente (Fab).** Der „Stiel" des Antikörper-Moleküls wird auch als **Fc-Fragment** bezeichnet (c = crystallizable). Das Fc-Fragment am C-terminalen Ende ist die Bindungsstelle für Makrophagen, Komplement oder Lymphozyten.

Immunglobulinklassen

Die fünf Immunglobulinklassen der Antikörper unterscheiden sich in ihrer Aminosäuresequenz und ihrem Kohlenhydratanteil, speziell in den konstanten Regionen ihrer schweren Ketten (C_H-Regionen) sowie in ihrer räumlichen Konfiguration. Einen Überblick dieser Immunglobulinklassen, ihres Vorkommens und ihrer Funktion gibt die Tabelle 2.9.

> **Klinik!**
>
> B-Zellen können maligne entarten. Dabei vermehrt sich ein B-Zell-Klon unkontrolliert und produziert massenhaft das für ihn spezifische Gammaglobulin: **monoklonale Gammopathie.** Diese Erkrankung wird als **Plasmozytom** oder **multiples Myelom** bezeichnet. In der Elektrophorese wird das Plasmozytom durch eine abnorm hohe Zacke im Bereich der γ-Bande auffällig. Die klinischen Symptome beruhen vor allem auf der **Erhöhung des Bluteiweißgehaltes** (Bluteindickung, Nierenschädigung) und der **Verdrängung der normalen Blutbildung** im Knochenmark (Anämie, Infektanfälligkeit, Knochenschmerzen, Frakturen).

Genetische Basis der Antikörpervielfalt

Jede Plasmazelle produziert jeweils **nur einen** bestimmten Antikörper. Die Vielfalt der dem Organismus zur Verfügung stehenden Antikörper beruht auf einer ausgeprägten genetischen Flexibilität der für die variablen Anteile der schweren und leichten Ketten (V_L und V_H) kodierenden Gensequenzen. Diese genetische Variabilität der V_L- und V_H-Regionen wird durch fünf Mechanismen erreicht:
1. multiple Gene ($V_1 - V_n$) für jeweils eine Domäne der V-Region
2. somatische Hyper-Mutationen in den V-Genen
3. Rekombination von Gensegmenten der V-Gene (V-, J- und D-Segmente)
4. Genumwandlung (Gene conversion) der V-Gene, d. h. die Einfügung von Gensequenzen aus benachbarten Pseudo-Genen (= DNA-Regionen, die kein Protein kodieren)
5. Einfügen neuer Nukleotide in die V-Gene bei der DNA-Aufspaltung.

Durch die Kombination dieser Mechanismen können **mehr als 10^8 verschiedene Antikörper** mit unterschiedlicher Bindungsspezifität produziert werden, so dass Antigene mit den unterschiedlichsten Oberflächenstrukturen erkannt und gebunden werden können.

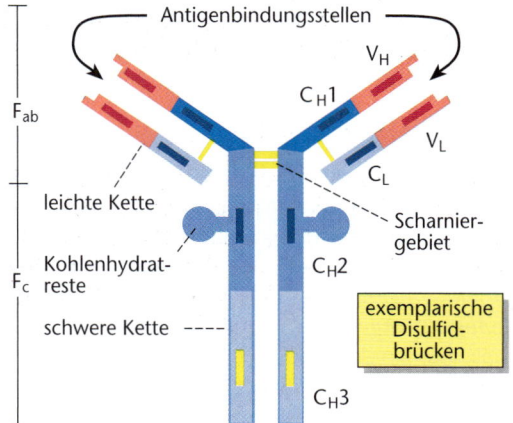

Abb. 2.9 Grundstruktur eines Immunglobulinmoleküls (IgG)
V_L = variabler Anteil der leichten Ketten
V_H = variabler Anteil der schweren Ketten
C_L = konstanter Anteil der leichten Ketten
C_{H1-3} = konstante Anteile der schweren Ketten.

2 Blut und Immunsystem

Tab. 2.9 Immunglobuline: Untergruppen, Eigenschaften und Funktion

Immunglobulin-klasse	Molekular-gewicht [Dalton]	chemische Struktur	Funktion	Komplement-aktivierung	Plazenta-gängigkeit
IgG	150 000	Monomer	Opsonisierung, späte Abwehrphase, überwiegendes Ig im Plasma, Rhesusantikörper	klassisch, alternativ	+
IgM	800 000	Pentamer	Agglutination, Neutralisation, frühe Abwehrphase, Antikörper des AB0-Systems*	klassisch, alternativ	–
IgA	160 000 oder 320 000	Monomer im Plasma, Dimer in Sekreten	Neutralisation, lokale Abwehr an Schleimhäuten	alternativ	–
IgE	170 000	Monomer	Bindung an Mastzellen und Basophile, allergische Reaktionen, Abwehr von Wurm- und Parasitenerkrankungen	keine	–
IgD	160 000	Monomer	Oberflächenrezeptor von B-Lymphozyten	keine	–

* Ig im Plasma und auf der Oberfläche von B-Lymphozyten

Klonale Selektion

B-Zellen exprimieren den von ihnen produzierbaren Antikörper auf der Zelloberfläche als **Antigenrezeptor** (membranständiges Immunglobulin). Bindet ein passendes Antigen (z. B. ein bestimmtes Bakterium) an diesen Antigenrezeptor, wird die B-Zelle zur Reifung und Proliferation angeregt. Es bildet sich ein Klon von Zellen, der über diese Aktivierung durch ein passendes Antigen ausgewählt wurde: **klonale Selektion.** Die hierbei entstehenden Plasmazellen sezernieren genau diesen, durch das Antigen selektierten Antikörper. Sie stellen dem Organismus dadurch denjenigen Antikörper in großen Mengen zur Verfügung, der zur Bekämpfung des spezifischen Bakterienantigens besonders geeignet ist.

Merke!
- **IgM-Antikörper:** frühe Abwehrphase, Plasmahalbwertszeit 5 Tage
- **IgG-Antikörper:** späte Abwehrphase, Plasmahalbwertszeit 24 Tage.

2.5.4 Blutgruppen

Im menschlichen Blut weisen die Erythrozyten Antigen- und das Plasma Antikörper-Eigenschaften auf, die genetisch determiniert sind. Grundlage der Antigeneigenschaften sind die Kohlenhydratanteile von Glykolipiden oder Glykoproteinen auf der Zellmembran der Erythrozyten, die sich schon in den frühesten Embryonalstadien nachweisen lassen.
Die Antikörpereigenschaften des Plasmas werden durch Immunglobuline (**Agglutinine**) vermittelt, die zur γ-Globulinfraktion gehören. Bei Kontakt mit fremden Erythrozyten kommt es aufgrund dieser im Plasma vorliegenden Immunglobuline zu einer Antigen-Antikörper-Reaktion, bei der sich durch Brückenbildung Komplexe aus fremden Erythrozyten und den Plasma-Agglutininen bilden. Diese Komplexbildung wird als **Agglutination** bezeichnet, die verantwortlichen Immunglobuline auch als **Isohämagglutinine**.
Der Grund, warum der Körper im Laufe der ersten Säuglingsmonate Antikörper gegen Antigene auf Fremderythrozyten bildet, mit denen er noch gar nicht in Berührung gekommen ist, ist nicht sicher bekannt. Vermutlich sind bestimmte Darmbakterien mit Oberflächeneigenschaften, die den Erythenoberflächen ähneln, für die Bildung der Isohämagglutinine verantwortlich.

AB0-System

Antigene des AB0-Systems finden sich auf den Oberflächen von fast allen Körperzellen, so auch auf den Erythrozyten. Aus der Kombination der beiden verschiedenen Antigene A und B resultieren **vier verschiedene Blutgruppen: A, B, AB und 0.** „0" bedeutet, dass die Erythrozyten weder „A" noch „B"-Antigene an der Oberfläche tragen. 0-Erythrozyten besitzen lediglich die **Oberflächeneigenschaft „H"**, die allen Blutzellen gemeinsam ist.
Die den beiden Antigenen zugeordneten **Antikörper** werden als **Anti-A** und **Anti-B** bezeichnet. Antikörper gegen das H-Antigen sind ohne klinische Bedeutung. Die AB-Antikörper gehören der **IgM-Antikörperklasse** an.

2.5 Abwehrsysteme und zelluläre Identität

Tab. 2.10 AB0-Blutgruppen

Blutgruppe (= Antigene)	Genotyp	Antikörper	Anteil der Bevölkerung (%)
A	0A oder AA	Anti-B	45
B	0B oder BB	Anti-A	10
AB	AB	keine	5
0 (keine)	00	Anti-A und Anti-B	40

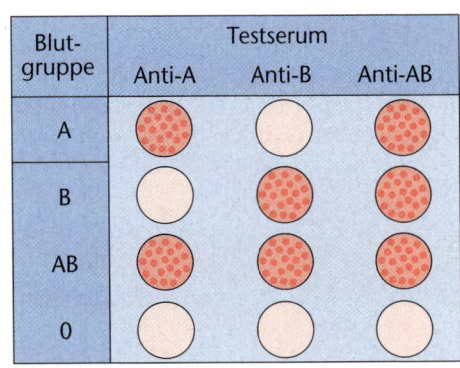

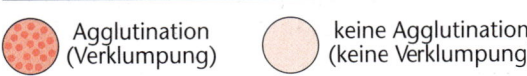

Abb. 2.10 Blutgruppenbestimmung im AB0-System. Die gepunkteten Felder stehen für Hämagglutination, d.h. eine Antigen-Antikörper-Reaktion.

Die in Tabelle 2.10 angegebene prozentuale Verteilung der Blutgruppen ist innerhalb der Erdbevölkerung nicht einheitlich; die oben angeführten Zahlen gelten für Mitteleuropa.

Vererbung von Blutgruppeneigenschaften

Die Blutgruppeneigenschaften des Organismus sind **genetisch determiniert.** Dabei kann jedes der beiden Allele eines Chromosomensatzes für A-Antigene, für B-Antigene oder für keines der beiden Antigene kodieren. Beim Zusammentreffen der Allele aus dem mütterlichen bzw. väterlichen Chromosomensatz ist A oder B gegenüber dem fehlenden Antigen (0) **dominant.** Deshalb kann der Phänotyp Blutgruppe 0 nur auftreten, wenn weder das mütterliche noch das väterliche Allel im Chromosomensatz für das A- oder B-Antigen kodiert. Umgekehrt resultiert aus der genetischen Kombination von A und 0 der Phänotyp Blutgruppe A, während aus dem Zusammentreffen von B und 0 die Blutgruppe B entsteht. Die Allele A und B sind **kodominant,** d.h. ihre Kombination führt zur Blutgruppe AB, welche die Oberflächeneigenschaften beider Antigene (A und B) aufweist.

Blutgruppentestung

Getestet werden die Blutgruppen mittels Testseren, die entweder Anti-A, Anti-B oder beide Antikörper beinhalten. Auf einer Testunterlage, ähnlich einem Objektträger, werden jeweils ein Tropfen des zu untersuchenden Blutes mit je einem Tropfen Anti-A-, Anti-B- und Anti-AB-Serum zusammengebracht. Nach Vermischen (z.B. mit einem Glasstab) und Schwenken des Trägers kann das Ergebnis einige Minuten später abgelesen werden (☞ Abb. 2.10).

Rhesus-System

Eine weitere Antigen-Eigenschaft der Erythrozyten zeigt sich im sog. Rhesus-System. Den Namen hat dieses System vom Versuch, bei Kaninchen Antikörper gegen das Blut von Rhesus-Affen zu erzeugen. Das auf diese Weise gewonnene Kaninchenserum bewirkt bei den Erythrozyten von etwa 85 % der europäischen Bevölkerung eine Hämagglutination, d.h. diese Erythrozyten reagieren Rhesus-positiv (Rh+). Die Rhesus-Eigenschaft der Erythrozytenoberfläche setzt sich aus einer Reihe ganz unterschiedlicher Antigene zusammen. Im Einzelnen lassen sich **sechs Antigene** unterscheiden, die mit großen und kleinen Buchstaben als **C, D, E, c, d und e** bezeichnet werden. Die größte antigene Wirksamkeit hat das D-Antigen. Erythrozyten mit dem **Antigen D** sind **Rh-positiv,** solche mit dem **Antigen d** sind **rh-negativ.** Die Eigenschaft Rh-positiv ist gegenüber rh-negativ dominant.

Im Unterschied zum AB0-System sind Antikörper gegen körperfremde Rhesusantigene nicht schon seit Geburt vorhanden, sondern werden erst **nach Exposition** mit den entsprechenden Antigenen **gebildet.** Praktisch bedeutet dies, dass eine rh-negative Person erst nach Kontakt mit Rh-positivem Blut Anti-D-Antikörper bildet. Deshalb kommt es auch nicht gleich beim ersten Kontakt mit Blut einer anderen Rh-Gruppe zu einer Transfusionsreaktion, sondern erst bei weiteren Übertragungen, nachdem der Organismus die entsprechenden Antikörper gebildet hat.

Rhesusinkompatibilität

Außer bei Bluttransfusionen kann das Problem der Rhesusinkompatibilität auch bei **rh-negativen Müttern** auftreten, die ein **Rh-positives Kind** austragen. Da im Allgemeinen geringe Mengen des kindlichen, Rh-positiven Blutes während der Schwangerschaft und beim Geburtsvorgang in den mütterlichen Kreislauf gelangen, regen sie dort die Bildung von Anti-D-Antikörpern an. Diese können bei der nächsten Schwangerschaft mit einem Rh-positiven Feten aufgrund ihrer Struktur (Anti-D-Antikörper sind kleine IgG-Moleküle) die Plazenta in Richtung des Kindes passieren. Die Folge ist eine Auflösung der kindlichen Erythrozyten durch die Anti-D-Antikörper der Mutter mit nachfolgender Anämie und Ikterus bis hin zum Absterben der Frucht: **Morbus haemolyticus neonatorum.** Man versucht deshalb prophylaktisch, die Antikörperbildung rh-negativer Mütter nach der Geburt

2 Blut und Immunsystem

Rh-positiver Kinder mittels Gabe von **Anti-D-Globulinen** zu unterdrücken. Diese fangen die Rh-positiven kindlichen Erythrozyten im mütterlichen Kreislauf ab und zerstören sie, bevor diese Erythrozyten im mütterlichen Organismus zur Bildung von Antikörpern und entsprechenden Gedächtnis-B-Lymphozyten führen können.

> **Merke!**
> - **AB0-System:** IgM-Antikörper; nicht plazentagängig
> - **Rhesus-System:** IgG-Antikörper; plazentagängig.

Bluttransfusion

Für eine Bluttransfusion werden heute fast ausschließlich AB0- und Rhesus-kompatible Präparate benutzt. Bezüglich des Rhesus-Systems wird hauptsächlich das D-Antigen berücksichtigt, bei Frauen im gebärfähigen Alter oder bei Personen, die wiederholt Transfusionen benötigen, sollten auch die Rhesus-Untergruppen übereinstimmen, um Sensibilisierungen vorzubeugen.

Praktisch führt man zunächst die Blutgruppenbestimmung im AB0-System mit Patientenerythrozyten und Testseren nach der oben angeführten Methode durch, dann die Gegenprobe mit Patientenserum und Testerythrozyten. Zusätzlich werden spezielle Testerythrozyten zur Bestimmung irregulärer Antikörper eingesetzt. Danach erfolgt die sog. **Kreuzprobe:** Man testet Spendererythrozyten mit Empfängerserum (**Major-Test**) sowie Spenderserum mit Empfängererythrozyten (**Minor-Test**). Zur Bestimmung inkompletter und irregulärer Antikörper wird den Ansätzen noch Rinderalbuminlösung als „Supplement" zugesetzt, welches im Falle des Vorhandenseins solcher Antikörper zur Agglutination führt.

> **Klinik!**
> Eine Transfusion mit gruppenungleichem Blut kann einen lebensbedrohlichen Transfusionszwischenfall, also eine Agglutination der Erythrozyten im Empfängerorganismus und eine Hämolyse zur Folge haben. Ein solcher **Transfusionszwischenfall** beginnt mit Fieber und Schüttelfrost und kann zu Nierenversagen, Kreislaufschock und Tod führen.

> **Merke!**
> - **Major-Test:** Spendererythrozyten mit Empfängerserum
>   (Eselsbrücke: Spendererythrozyten sind „wichtiger", daher „Major")
> - **Minor-Test:** Spenderserum mit Empfängererythrozyten.

2.5.5 Pathophysiologie

Überempfindlichkeitsreaktion (Allergie)

Als Überempfindlichkeitsreaktionen werden **überschießende Antigen-Antikörper-Reaktionen** bezeichnet. Sie sind Ausdruck einer gesteigerten Reaktionsbereitschaft (**Allergie**) des Organismus. Dabei werden drei Typen von **Sofortreaktionen** unterschieden:
- **Typ I:** anaphylaktische Hypersensibilität
- **Typ II:** zytotoxische Hypersensibilität
- **Typ III:** Hypersensibilität durch Immunkomplexbildung.

Der **Typ IV** der Überempfindlichkeitsreaktionen bezeichnet die **Überempfindlichkeit vom verzögerten Typ.**

Anaphylaktische Hypersensibilität

Ursache dieser Typ-I-Reaktion ist die **Reaktion von Antigenen mit IgE-Antikörpern,** die auf den Zellmembranen von basophilen Granulozyten und Mastzellen verankert sind. Dadurch kommt es u.a. zur Freisetzung von Heparin und Histamin. Diese Substanzen führen zu erhöhter Kapillarpermeabilität, Gefäßerweiterungen, vermehrter Durchblutung von Haut und Schleimhäuten, Quaddelbildungen auf der Haut und Bronchospasmen. Im Extremfall kann ein **anaphylaktischer Schock** resultieren (☞ Kap. 4.2.4). Auslöser dieser Art der Überempfindlichkeitsreaktion können Medikamente sein. Auch der Heuschnupfen und das allergische Asthma bronchiale beruhen auf einer Typ-I-Allergie.

Zytotoxische Hypersensibilität

Unter zytotoxischer Hypersensibilität versteht man die Reaktionen, die entstehen, wenn zellständige Antigene und freie Antikörper miteinander reagieren, Komplement aktivieren und so zur Zellauflösung führen. Die oben beschriebene **Transfusionsreaktion** gehört zu dieser Gruppe, aber auch der **Morbus haemolyticus neonatorum** beruht auf der zytotoxischen Hypersensibilität.

Hypersensibilität durch Immunkomplexbildung

Hier finden sich **Ablagerungen von Antigen-Antikörper-Komplexen** in Kapillarwänden, die wiederum zur Komplementaktivierung und Zell- und Gefäßschädigungen führen können. Sie entsteht insbesondere bei Antigen-Überschuss, z. B. bei der **Serumkrankheit** nach Verabreichung von Fremdeiweiß in Impfseren.

Überempfindlichkeit vom verzögerten Typ: Typ IV

Diese **Spätreaktion** unterscheidet sich von den oben genannten Formen dadurch, dass sie an spezifisch sensibilisierte **T-Lymphozyten** gebunden ist und daher erst etwa **48 Stunden nach Antigenapplikation** ihren Höhepunkt erreicht. Als Beispiel genannt seien die **Kontaktallergien** gegen bestimmte Metalle (Chromat), die **Tuberkulin-Hautreaktion,** aber auch die **Abstoßungsreaktionen gegen Transplantate.**

Autoimmunerkrankungen

Normalerweise bildet ein Organismus gegen seine eigenen Strukturen keine Antikörper. Entscheidende Merkmale der „Selbst-Erkenntnis" sind dabei die genetisch festgelegten **Histokompatibilitätsantigene (MHC-Antigene,** ☞ Kap. 1.4.2), welche die Körperzellen jedes Organismus individuell charakterisieren. Es gibt jedoch Erkrankungen, die durch einen **Zusammenbruch der Immuntoleranz des Körpers gegen das eigene Gewebe** gekennzeichnet sind. Dieser Zusammenbruch kann z. B. dadurch verursacht werden, dass körpereigene Zellen nach einer Infektion mit Viren oder Bakterien eine veränderte Oberflächenstruktur aufweisen oder bislang verborgene Proteinstrukturen der Zellwand „demaskiert" und dadurch vom Immunsystem als unbekanntes, fremdes Antigen angegriffen werden. Auch die Verbindung eines an sich nicht antigen wirksamen, körperfremden Haptens (z. B. Arzneimittels) mit einem Wirtsprotein kann zu einem vollständigen, körperfremden Antigen führen. Schließlich kann eine **mangelhafte Funktion der T-Suppressor-Zellen** die Ursache einer Autoimmunerkrankung sein, da die T-Suppressorzellen eine durch Autoantigene induzierte Bildung von Autoantikörpern durch die B-Lymphozyten normalerweise unterdrücken.

> **Klinik!**
> Folge einer solchen Fehlfunktion der T-Suppressor-Zellen kann eine Autoaggression mit Schädigungen und Zerstörungen körpereigener Zellen sein, die fälschlich als fremde Antigene erkannt werden.
> - So entsteht z. B. der **Diabetes mellitus Typ I** durch eine über Autoantikörper ausgelöste Zerstörung der Inselzellen des Pankreas.
> - Beim **Morbus Basedow** werden Autoantikörper gegen den TSH-Rezeptor der Schilddrüsenzellen produziert, die diesen aktivieren; die Folge ist eine Schilddrüsenüberfunktion.
> - Bei der **Myasthenia gravis** sind Autoantikörper gegen die Acetylcholin-Rezeptoren der Muskelzellen gerichtet; es kommt zu zunehmender Muskelschwäche und Lähmungen.
> - Auch eine Reihe von Erkrankungen aus dem **rheumatischen Formenkreis** beruht auf autoimmunologischen Mechanismen.
> - Solche Autoimmunerkrankungen können deshalb durch **immunsupprimierende Medikamente** behandelt werden.

3 Herz

C. Hick, J. Hartmann

3.1	Elektrophysiologie des Herzens	42
3.1.1	Ruhe- und Aktionspotential der Herzmuskelzelle	42
	Ruhepotential	42
	Aktionspotential	42
	Refraktärphase	43
	Besonderheiten des Aktionspotentials in den einzelnen Herzregionen	44
3.1.2	Erregungsbildungs- und Erregungsleitungssystem	45
	Schrittmacherzellen	45
	Einfluss veränderter Plasmaelektrolyte	45
	Kardioplege Lösungen	46
	Normale und ektope Erregungsbildung	46
	Erregungsleitungssystem	46
3.1.3	Elektromechanische Koppelung	48
	Nicht-Tetanisierbarkeit des Herzmuskels	48
	Mechanismus der elektromechanischen Koppelung	48
	Beeinflussung der Kontraktionskraft des Herzmuskels	49
3.2	Elektrokardiogramm	49
3.2.1	Nomenklatur und Normwerte des EKG	50
3.2.2	Die Entstehung des EKG	51
	Vektortheorie des EKG	51
	Vektorielle Interpretation der EKG-Registrierung	52
3.2.3	Vektorkardiographie	53
3.2.4	Ableitungsformen des EKG	53
	Ableitung nach Einthoven	53
	Ableitung nach Goldberger	54
	Ableitung nach Wilson	54
	Ableitung nach Nehb	54
3.2.5	Lagetypen des Herzens	55
3.2.6	Das pathologische EKG	56
	Veränderungen der ST-Strecke	56
	Extrasystolen	57
	Vorhofflattern und Vorhofflimmern	57
	Kammerflattern und Kammerflimmern	58
	Defibrillation	58
3.2.7	Künstliche Schrittmacher	59
3.2.8	Blockbildungen	59
3.3	Herzmechanik	60
3.3.1	Phasen der Herztätigkeit	60
	Ventilebenenmechanismus	60
3.3.2	Äußere Zeichen der Herztätigkeit	61
	Herztöne	62
	Herzgeräusche	62
	Karotispuls	62
3.3.3	Herzdynamik	62
	Schlagvolumen und Herzzeitvolumen	62
	Druck-Volumen-Diagramm des Herzmuskels	63
3.3.4	Herzarbeit	64
3.4	Ernährung des Herzens	65
3.4.1	Koronardurchblutung	65
	Regulation der Koronardurchblutung	65
	Koronarreserve	66
	Hypoxie und Ischämie	66
3.4.2	Energieumsatz	66
	Sauerstoffverbrauch	66
	Substratumsatz	66
3.5	Steuerung der Herztätigkeit	66
3.5.1	Frank-Starling-Mechanismus	67
	Akute Volumenbelastung	67
	Akute Druckbelastung	67
3.5.2	Herznerven	68
	Einfluss des Sympathikus	68
	Einfluss des Parasympathikus	69
	Kardiale Reflexe	69
3.6	Pathophysiologie	70
	Herzinsuffizienz	70
	Klappenfehler	71

Lernziel!
- Grundlagen der Herzerregung und Herzmechanik
- Theorie und praktischer Nutzen des EKG
- Beeinflussung der Herzaktivität durch äußere und vegetative Einflüsse.

3 Herz

Das Herz gilt zwar nicht mehr als Sitz der Seele, ist aber dafür umso mehr ein zentrales physiologisches Organ. Die elektrischen Vorgänge im Herzmuskel (Ruhe- und Aktionspotential) haben herzspezifische Besonderheiten und werden deshalb im Zusammenhang mit der **Herzphysiologie** in ☞ Kapitel 3.1.1 besprochen (zur allgemeinen Darstellung elektrischer Phänomene an Zellen ☞ Kap. 12.1).

Die Ausbreitung der **elektrischen Herzerregung** (☞ Kap. 3.1.2) und die hierauf beruhenden physiologischen Grundlagen des **Elektrokardiogramms** (☞ Kap. 3.2) sind, auch wegen ihrer klinischen Bedeutung, ein Schwerpunkt dieses Kapitels. Durch die **elektromechanische Koppelung** (☞ Kap. 3.1.3) werden die elektrischen Reizvorgänge in Herzmuskelaktionen umgesetzt. Die **Mechanik** dieser Herzaktionen (☞ Kap. 3.3.1) bildet die Basis für das Verständnis der klinisch durch Auskultation wahrnehmbaren Herztöne und Herzgeräusche (☞ Kap. 3.3.2). Die Beziehungen zwischen Pumpdruck und Schlagvolumen (☞ Kap. 3.3.3) erlauben es, die **Herzarbeit** abzuschätzen (☞ Kap. 3.3.4) und geben ein besseres Verständnis der für diese Arbeit erforderlichen Durchblutungsregulationen im Koronarkreislauf (☞ Kap. 3.4.1). Gesteuert wird die Herzfunktion vom vegetativen Nervensystem und einer Reihe kardialer Reflexe (☞ Kap. 3.5.2).

Einen Ausblick auf die Klinik der Inneren Medizin gibt die Pathophysiologie des Herzens mit einer knappen Darstellung der physiologischen Veränderungen bei Herzinsuffizienz und Klappenfehlern (☞ Kap. 3.6).

3.1 Elektrophysiologie des Herzens

3.1.1 Ruhe- und Aktionspotential der Herzmuskelzelle

Ruhepotential

Grundlage der Erregbarkeit von Herzmuskelzellen ist die Fähigkeit, ein elektrisches Potential über der Zellmembran aufzubauen. Dieses Potential entsteht aufgrund der selektiven Durchlässigkeit (Permeabilität) der Herzmuskelzellmembran für die einzelnen Ionenarten und liegt im Ruhezustand bei ca. −90 mV (intrazellulär/extrazellulär). Verantwortlich für dieses negative Ruhepotential ist ein intrazellulärer Überschuss an negativen Ionen (Anionen), die überwiegend als membranständige, nicht diffundible Elemente vorliegen. Die passiven Diffusionsvorgänge von löslichen Na^+- und K^+-Ionen entlang dieses Konzentrationsgefälles werden zur Aufrechterhaltung des Ruhepotentials durch Energie verbrauchende Ionenpumpen (Na^+-K^+-ATPase) ausgeglichen (Überblick zu Ruhepotential und Aktionspotential in ☞ Kap. 12.1 und 12.2).

Diese Na^+-K^+-Pumpen der Herzmuskelzelle transportieren pro gespaltenem ATP-Molekül drei Na^+-Ionen nach außen und zwei K^+-Ionen nach innen, so dass ein **positiver Netto-Auswärtsstrom** entsteht (☞ Kap. 1.3.2). Weil auf diese Weise eine Netto-Verschiebung von elektrischen Ladungen über die Membran stattfindet, spricht man auch von **elektrogenen Pumpen**. Eine Verschiebung des Ruhepotentials zu positiveren intrazellulären Werten bezeichnet man als **Depolarisation,** die Rückkehr in Richtung des negativen intrazellulären Ausgangswertes von −90 mV als **Repolarisation.**

> **Merke!**
> Die **R**epolarisation führt zum **R**uhepotential zurück.

Das Ruhepotential lässt sich, wie an der Nervenzellmembran, aus den Konzentrationen der Ionen und den entsprechenden Permeabilitäten der Membran nach der **Nernst-Gleichung** berechnen (☞ Kap. 12.1.3).

Aktionspotential

Der Zeitverlauf und die Form des Aktionspotentials sind bei den verschiedenen erregbaren Strukturen des Herzmuskels (Schrittmacherzellen, Vorhofmyokard, Purkinje-Fasern und Kammermyokard) jeweils unterschiedlich. Die wesentlichen Abläufe sind aber identisch, so dass zunächst am Beispiel einer Herzmuskelzelle des Kammermyokards die Entstehung des Aktionspotentials mit den dafür verantwortlichen Ionenströmen dargestellt wird. Besonderheiten der einzelnen Zellgruppen und das Phänomen der spontanen Depolarisation in Schrittmacherzellen werden im Anschluss besprochen.

Zeitverlauf des Aktionspotentials

Es lassen sich **fünf Phasen** abgrenzen: Das Aktionspotential der Herzmuskelzelle beginnt mit einer **raschen Depolarisationsphase** (Phase 0, Aufstrich) von 1–2 ms, wobei ausgehend vom negativen Ruhepotential von −90 mV ein positives Spitzenpotential von +30 mV erreicht wird (initiale Spitze). Charakteristisch für die Herzmuskelzellen ist dann das nach einer **geringen frühen Repolarisation** (Phase 1) folgende positive Plateau-Potential (Phase 2). Die endgültige **Repolarisation** (Phase 3) führt dann zurück zum **Ruhepotential** (Phase 4; ☞ Abb. 3.1).

Durch die ausgedehnte Plateauphase beträgt die Dauer des Aktionspotentials der Herzmuskelzelle zwischen 200 und 400 ms und ist damit mehr als 100-mal länger als ein Aktionspotential an Skelettmuskel- und Nervenzellen.

Mit zunehmender Erregungsfrequenz nimmt jedoch die Dauer des Aktionspotentials der Herzmuskelzelle ab.

3.1 Elektrophysiologie des Herzens

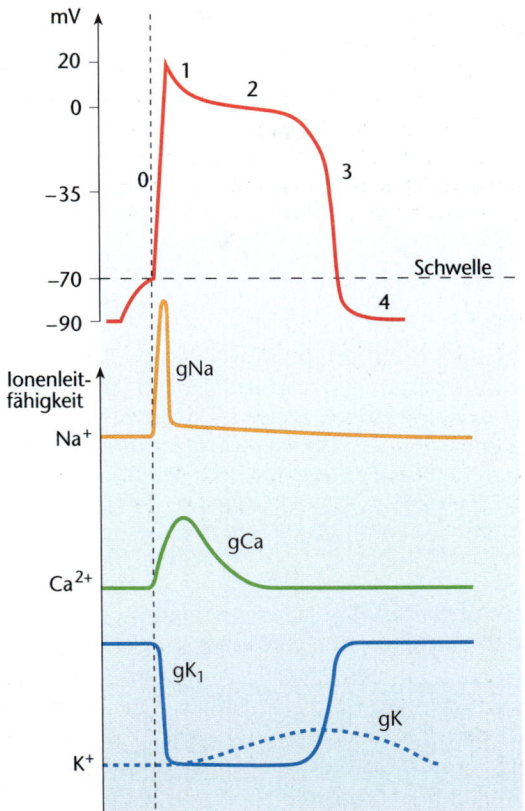

Abb. 3.1 Das Aktionspotential der Herzmuskelzelle und Ionenleitfähigkeit der Membran von Herzmuskelzellen während des Aktionspotentials.
Phase 0 rascher Aufstrich
Phase 1 frühe Repolarisation
Phase 2 Plateau
Phase 3 endgültige Repolarisation
Phase 4 Ruhepotential.

Ionenströme während des Aktionspotentials

Während des Aktionspotentials treten Ionenströme durch die Zellmembran hindurch auf, die für die Ladungsverschiebungen in Depolarisation und Repolarisation verantwortlich sind (☞ Abb. 3.1).

Depolarisation

Zu Beginn des Aktionspotentials erhöht sich durch die Öffnung **schneller Na$^+$-Kanäle** die Durchlässigkeit der Zellmembran für Na$^+$-Ionen sprungartig. Dem Konzentrationsgefälle folgend strömen die Na$^+$-Ionen von außen in die Zelle ein. Diese **erhöhte Na$^+$-Leitfähigkeit** ist für die rasche Depolarisation (Phase 0, Aufstrich) verantwortlich. Mit zunehmender Depolarisation stellt sich bezüglich der Na$^+$-Ionen schnell ein neues Gleichgewicht ein, der Na$^+$-Einstrom verlangsamt sich. Durch diese **Inaktivierung des Na$^+$-Systems** würden sich die Potentialverhältnisse an der Herzmuskelzelle, wie beim Skelettmuskel, durch Repolarisation rasch wieder in Richtung Ruhepotential verschieben.

Die leichte Repolarisation in Phase 1 wird durch die **vorübergehend erhöhte Leitfähigkeit für K$^+$-Ionen** (g$_{TO}$, transient-outward-K$^+$-Kanal) erklärt.
Als Besonderheit der Herzmuskelzelle folgt dem initialen schnellen Na$^+$-Einstrom jedoch ein ebenfalls depolarisierender, **langsamer Einstrom von Ca^{2+}-Ionen** ins Zytosol. Dieser langsame Ca^{2+}-Ionen-Einstrom ist für die charakteristische positive Plateau-Phase des Aktionspotentials (Phase 2) von Herzmuskelzellen verantwortlich. Er wird durch die Öffnung von **L-Typ-Ca^{2+}-Kanälen** hervorgerufen.
Ebenfalls depolarisierend wirkt die zugleich mit der Inaktivierung des Na$^+$-Systems auftretende und durch die Depolarisation selbst verursachte **Abnahme der K$^+$-Leitfähigkeit** an den primären K$^+$-Kanälen (iK$_1$-Kanäle, „Inward rectifier"), wodurch der repolarisierende K$^+$-Ionen-Ausstrom gebremst wird.

Repolarisation

Die Repolarisation (Phase 3) beruht auf einer **Abnahme der Ca^{2+}-Leitfähigkeit** mit einer Verlangsamung des Einstroms positiver Ca^{2+}-Ionen und einem **Wiederansteigen der K$^+$-Leitfähigkeit**. Durch Öffnung einer weiteren Population von K$^+$-Kanälen (i$_K$-Kanälen, „Delayed rectifier") kommt es zu einem verstärkten Abfließen von K$^+$-Ionen entlang des Konzentrationsgradienten in den Extrazellulärraum.
Diese **erhöhte K$^+$-Leitfähigkeit** bleibt auch einige Zeit nach Beendigung des Aktionspotentials bestehen. Bei rasch aufeinander folgenden Erregungen kommt es deshalb durch die noch erhöhte K$^+$-Leitfähigkeit zu einem rascheren K$^+$-Ausstrom, d. h. zu einer schnelleren Repolarisation. Dieser ionale Mechanismus erklärt die Beobachtung, dass rasch hintereinander ausgelöste Aktionspotentiale von kürzerer Dauer sind als solche von normaler Frequenz. Das Phänomen wird auch als **Frequenzabhängigkeit der Aktionspotentialdauer** bezeichnet.

> **Merke!**
> **Phase 0** (Aufstrich):
> • Erhöhung der Na$^+$-Leitfähigkeit
> **Phase 1** (frühe Repolarisation):
> • Abfall der Na$^+$-Leitfähigkeit
> • vorübergehende K$^+$-Leitfähigkeit (g$_{TO}$)
> **Phase 2** (Plateau):
> • langsamer Ca^{2+}-Ionen Einstrom
> • reduzierte K$^+$-Leitfähigkeit (g$_{K1}$)
> **Phase 3** (endgültige Repolarisation):
> • Abnahme der Ca^{2+}-Leitfähigkeit
> • Anstieg der K$^+$-Leitfähigkeit (g$_K$).

Refraktärphase

Absolute Refraktärphase

Ein Aktionspotential kann nur entstehen, wenn die Herzmuskelzelle in der Lage ist, die Leitfähigkeit ihrer Zellmembran für Na$^+$ (schneller Einstrom) und

3 Herz

Ca^{2+} (langsamer Einstrom) zu verändern. Bei vollständiger Depolarisation der Zelle ist dies nicht mehr möglich. Ist die Herzmuskelzelle depolarisiert und liegt also ein intrazellulär positives Potential über der Zellmembran vor, so kann durch keinen auch noch so starken Reiz ein Aktionspotential ausgelöst werden.

Diese Phase, die mit der Plateauphase des Aktionspotentials zusammenfällt, ist die absolute Refraktärphase der Herzmuskelzelle, die durch eine vollständige Inaktivierung des schnellen Na$^+$-Systems gekennzeichnet ist.

Relative Refraktärphase

Bei zunehmender Repolarisation (Phase 3) bildet sich etwa im mittleren Drittel der Repolarisationsphase die Inaktivierung des schnellen Na$^+$-Systems wieder zurück, so dass es ab einem Membranpotential von ca. –40 mV gelingt, mit entsprechend starken Reizen einen Na$^+$-Einstrom und damit ein Aktionspotential auszulösen. Dies ist die der Herzmuskelzelle. Aktionspotentiale, die in dieser relativen Refraktärphase entstehen, zeigen aber aufgrund der noch unvollständigen Aktivierung des Na$^+$-Systems einen trägeren Anstieg, eine geringere Amplitude und kürzere Dauer.

Dauer der Refraktärphase

Die Dauer der Refraktärphase ist also mit der Dauer des Aktionspotentials, insbesondere mit der **Dauer der Plateauphase** eng verknüpft. Medikamente, die die Aktionspotentialdauer verlängern (z. B. bestimmte Antiarrhythmika), führen deswegen auch zu einer Verlängerung der Refraktärzeit. Die Refraktärphase schützt die Herzmuskelzelle vor zu rascher Wiedererregung. („Das Herz erschlafft im Schutze seines Plateaus.")

Vulnerable Phase

Als vulnerable Phase wird die Zeit des Erregungsgeschehens bezeichnet, in der Teile des Herzens noch **absolut** refraktär, andere Teile aber nur noch **relativ** refraktär, d. h. grundsätzlich schon wieder erregbar sind: **inhomogene Erregbarkeit.** Diese vulnerable Phase des Myokards liegt im Repolarisationsbereich zwischen absoluter und relativer Refraktärphase (im Bereich der ansteigenden Flanke der T-Welle im EKG, ☞ Kap. 3.2) und dauert etwa 20–40 ms. Die Bedeutung der vulnerablen Phase liegt darin, dass Erregungen, die in dieser Zeit einfallen, Aktionspotentiale von kürzerer Dauer auslösen, die aufgrund ihres trägen Anstiegs auch langsamer fortgeleitet werden. Solche „geschwächten" Aktionspotentiale treffen leichter immer wieder auf erregbares Myokard, so dass im Myokard „kreisende Erregungen" entstehen können **(Re-entry-Mechanismus).** Diese können schwere Herzrhythmusstörungen wie Kammerflimmern (☞ Kap. 3.2.6) auslösen.

Merke!

Ein in der relativen Refraktärzeit ausgelöstes Aktionspotenial ist durch folgende Eigenschaften gekennzeichnet:
- stärkerer Reiz nötig
- langsamerer Aufstrich
- niedrigere Amplitude
- verkürzte Dauer.

Klinik!

Ein **Elektrounfall** ist besonders dann gefährlich, wenn der Zeitpunkt des Stromeintritts in den Körper mit der vulnerablen Phase im EKG zusammenfällt, die etwa 1/10 der Dauer der Herzaktion ausmacht. Zu diesem Zeitpunkt ist die Wahrscheinlichkeit der Auslösung von kreisenden Erregungen und Kammerflimmern besonders hoch.

Besonderheiten des Aktionspotentials in den einzelnen Herzregionen

In den verschiedenen Regionen des Herzens ist das Aktionspotential unterschiedlich lang. Die Unterschiede bestehen vor allem in der Dauer der Plateauphase, d. h. in der Länge der Refraktärzeit. Wie aus ☞ Abbildung 3.2 ersichtlich, dauert bei **Purkinje-Fa-**

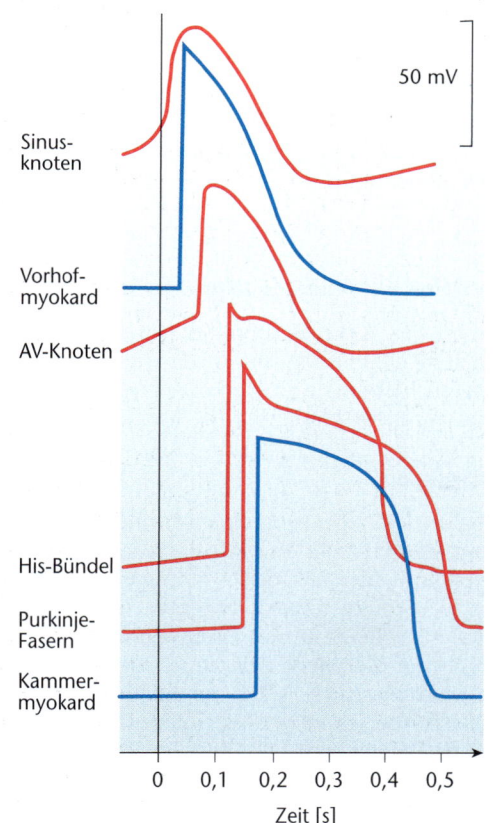

Abb. 3.2 Aktionspotentialformen in verschiedenen Herzregionen.

sern die Plateauphase und damit die Refraktärität am längsten. Im **Kammermyokard** hält sie länger an als im **Vorhofmyokard.** Der physiologische Sinn dieser abgestuften Refraktärität ist ein Schutz des Kammermyokards vor zu raschen Erregungsfrequenzen der Vorhöfe. Hierbei wirken insbesondere die Purkinje-Fasern als **Frequenzfilter,** da Erregungswellen oberhalb einer bestimmten Frequenz auf refraktäre Fasern treffen und deshalb nicht an das Kammermyokard weitergegeben werden.

3.1.2 Erregungsbildungs- und Erregungsleitungssystem

Schrittmacherzellen

Normale Herzmuskelzellen bedürfen, wie Skelettmuskelzellen, zur Auslösung des Aktionspotentials eines Impulses von außen, der die Zellmembran zum **Schwellenpotential** depolarisiert. Damit wird der Anstoß zur raschen Depolarisation auf der Basis des schnellen Na^+-Systems gegeben. Als Besonderheit verfügt das Herzmuskelgewebe aber zusätzlich über spezielle Zellen, die durch Veränderungen ihrer Membranpermeabilität in der Lage sind, sich selbst bis zum Aktionspotential zu depolarisieren und damit ein Aktionspotential auszulösen. Diese Zellen werden als **Schrittmacherzellen** bezeichnet und sind für die regelmäßige, **autorhythmische** Herztätigkeit verantwortlich.

Prinzipiell können alle Herzmuskelzellen sich selbst depolarisieren und damit Schrittmacherfunktion übernehmen. Die Schrittmacherzellen weisen allerdings einige Besonderheiten auf, die sie in besonderem Maße zur Selbsterregung befähigen. Anders als Zellen des Arbeitsmyokards fehlt den Schrittmacherzellen die primäre K^+-Leitfähigkeit (g_{K1}) und es gibt eine gewisse Hintergrundleitfähigkeit für Natrium. Dadurch kann **kein stabiles Ruhemembranpotential** aufrechterhalten werden. Man spricht vielmehr von einem **maximalen diastolischen Potential (MDP).**

In Schrittmacherzellen findet man zusätzlich sog. „**Funny channels**", unspezifische Kationen-Kanäle, die sich bei stark polarisiertem Membranpotential öffnen und so einen **langsamen Na^+-Einstrom** zulassen. Dadurch wird die Zelle langsam in Richtung des Schwellenpotentials für Ca^{2+} depolarisiert, das bei etwa –40 mV liegt. Die Steilheit dieser **spontanen diastolischen Depolarisation** und damit die Zeitdauer bis zum Schwellenpotential sowie die daraus resultierende **Schrittmacherfrequenz** sind jedoch je nach Zelltyp unterschiedlich (☞ Abb. 3.2).

Dem langsamen Na^+-Einstrom folgt ein **schneller Ca^{2+}-Einstrom**, der für den Aufstrich des Aktionpotentials verantwortlich ist. Die Repolarisation erfolgt durch den Wiederanstieg der K^+-Permeabilität (g_K). Ist die Zelle ausreichend repolarisiert, werden die K^+-Kanäle wieder geschlossen. Dies begünstigt die erneute spontane diastolische Depolarisation durch die o.g. Mechanismen (☞ Abb. 3.3).

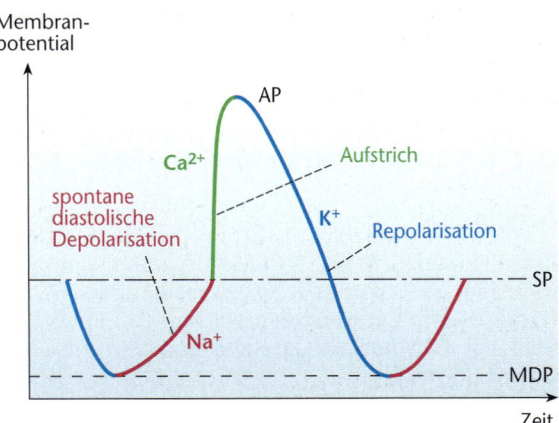

Abb. 3.3 Schematische Darstellung eines Aktionspotentials (AP) einer Schrittmacherzelle. Farblich hervorgehoben sind die Ionen, deren Ein- (Na^+ und Ca^{2+}) bzw. Ausstrom (K^+) für die einzelnen Phasen verantwortlich ist. SP = Schwellenpotential; MDP = maximales diastolisches Potential.

Klinik!

Schädigungen der Zellmembran (z. B. durch toxische oder medikamentöse Einflüsse), die zu einer Erhöhung der Na^+-Permeabilität führen, können auch Zellen des Arbeitsmyokards zur spontanen diastolischen Depolarisation befähigen und damit zur Entstehung von ektopen Schrittmacherzentren beitragen.

Merke!

Der Aufstrich im **Arbeitsmyokard** wird durch den schnellen **Na^+-Einstrom** bestimmt. In **Schrittmacherzellen** hingegen ist ein schneller **Ca^{2+}-Einstrom** entscheidend!

Einfluss veränderter Plasmaelektrolyte

Veränderungen des Ionenmilieus im Blut können die elektrischen Phänomene an der Herzmuskelzellmembran erheblich beeinflussen.

Hyperkaliämie

Eine Erhöhung der extrazellulären K^+-Konzentration auf **4–8 mmol/l** bewirkt eine Verminderung des Ruhepotentials durch Einstrom von K^+-Ionen in die Zelle und eine Erhöhung der K^+-Leitfähigkeit. Hieraus ergibt sich eine geringe Depolarisation der Herzmuskelzellen. Damit liegt das Ruhepotential näher am Schwellenpotential, so dass die **Erregbarkeit** und die **Leitungsgeschwindigkeit** im Herzmuskelgewebe **ansteigen.** Dadurch wird zwar die Aktivität langsamer ektoper Zentren (außerhalb der eigentlichen Schrittmachergebiete) unterdrückt, es besteht aber auch die Gefahr zusätzlicher orthotoper – also z. B. vom Sinusknoten ausgehender – Erregungen.

Steigt der K⁺-Spiegel **über 8 mmol/l**, werden die Herzmuskelzellen zunehmend stärker depolarisiert; die Erregbarkeit und die Fortleitung der Erregung nehmen ab. Schließlich erlischt auch die Spontanaktivität des Sinusknotens in einer **Dauerdepolarisation**. Die Folge ist ein **elektrischer Herzstillstand**.

Hypokaliämie

Eine Erniedrigung des K⁺-Spiegels **unter 4 mmol/l** begünstigt die spontane Erregungsbildung. Hierbei werden häufig **Extrasystolen** (☞ Kap. 3.2.6) als Ausdruck der Aktivität ektoper Schrittmacherzentren beobachtet.

Kardioplege Lösungen

Diese Mechanismen werden in der Kardiochirurgie zur vorübergehenden Stilllegung des Herzens im Rahmen eines operativen Eingriffs genutzt. Die dabei verwendeten kardioplegen Lösungen sind reich (ca. 30 mmom/l) an K⁺- und relativ arm an Na⁺-Ionen. Durch die hohe K⁺-Konzentration entsteht eine **Dauerdepolarisation mit Inaktivierung des Na⁺-Systems**. Zusätzlich stehen dem schnellen Na⁺-System durch den geringen Gehalt an Na⁺-Ionen nicht genügend Ladungsträger zur Verfügung. Durch beide Mechanismen wird der für die Initiierung des Aktionspotentials erforderliche schnelle Na⁺-Einwärtsstrom verhindert. Der daraus resultierende **elektrische Herzstillstand** ist nach entsprechendem Wechsel des Ionenmilieus rasch reversibel.

Normale und ektope Erregungsbildung

Eine Besonderheit des Herzmuskels ist die Tatsache, dass die Zellgrenzen zwischen den Myokardfasern kein Hindernis für die Erregungsfortleitung darstellen (Gap junctions). Das Myokard stellt ein **funktionelles Synzytium** dar. Deshalb antwortet der Herzmuskel unabhängig vom Reizort bei einem überschwelligen Reiz mit einer Erregung aller Fasern (**„Alles oder nichts"-Prinzip**).

Primärer Schrittmacher

Unter physiologischen Bedingungen sind ausschließlich **Schrittmacherzellen des Sinusknotens** Ursprung der elektrischen Herzaktionen, da in diesen die spontane diastolische Depolarisation am schnellsten abläuft und die von ihnen ausgehenden Impulse die übrigen Zellen des Herzmuskels auf dem Weg der Fortleitung synchronisiert erregen, bevor deren langsamere diastolische Depolarisation das Schwellenpotential erreicht hat. Diese Zellen des Sinusknotens sind also der **aktuelle** Schrittmacher, während die anderen Herzmuskelzellen, sofern sie über eine spontane diastolische Depolarisation verfügen, als **potentielle** Schrittmacher anzusprechen sind. Die resultierende Herzfrequenz bei führendem Sinusrhythmus liegt in Ruhe bei **60–80 Schlägen pro Minute**.

Bei Jugendlichen und vagotonen Personen kann es bei Inspiration zu einer Zunahme und bei Exspiration zu einer Abnahme der Frequenz des Sinusrhythmus kommen. Dieses Phänomen wird als **respiratorische Sinusarrhythmie** bezeichnet. Die Ursache ist der inspiratorisch vermehrte Einstrom von venösem Blut in die rechte Herzhälfte. Um diesen gesteigerten Zufluss abzutransportieren, erhöht das Herz reflektorisch seine Schlagfrequenz.

Sekundärer Schrittmacher

Bei Erkrankungen des Sinusknotens übernimmt in der Regel zunächst der **AV-Knoten** als sekundärer Schrittmacher die Funktion des aktuellen Schrittmachers, wobei die Schrittmacherfrequenz mit **45–60 Schlägen pro Minute** wegen der langsameren diastolischen Depolarisation bis zum Schwellenpotential entsprechend niedriger liegt.

> **Klinik!**
>
> Beim sog. **Sinusknoten-Syndrom** („Sick sinus syndrome") kann es zu Sinusbradykardien, sinuatrialer Blockierung oder Sinusknotenstillstand, teilweise aber auch zu vorübergehenden Tachykardien, kommen. Die Patienten beklagen dementsprechend mangelnde Belastbarkeit, Schwindel oder Ohnmacht und gegebenenfalls Herzrasen. In schweren Fällen hilft nur eine Schrittmacher-Therapie.

Tertiärer Schrittmacher

Fällt auch der AV-Knoten aus, übernehmen tertiäre Schrittmacher aus dem **Ventrikelmyokard** die elektrische Herzerregung. Die nur noch sehr flache spontane diastolische Depolarisation im Ventrikelmyokard ist für die mit **25–45 Schlägen pro Minute** noch niedrigere Frequenz dieses Kammerersatzrhythmus verantwortlich.

Die durch die Bradykardie des **Kammerersatzrhythmus** eingeschränkte Pumpleistung kann in gewissen Grenzen dadurch wieder ausgeglichen werden, dass sich durch die bradykardiebedingte längere diastolische Füllungszeit das Schlagvolumen erhöht.

> **Merke!**
>
> - Sinusrhythmus: 60–80 Schläge/min
> - AV-Knotenrhythmus: 45–60 Schläge/min
> - Kammerersatzrhythmus: 25–45 Schläge/min.

Erregungsleitungssystem

Erregungsausbreitung

Von den Schrittmacherzentren des Herzens breitet sich die zunächst lokale Erregung in Form einer Depolarisationswelle über das gesamte Myokard aus. Grundsätzlich leiten alle Herzmuskelzellen eine ankommende Erregung weiter.

Geschwindigkeit der Erregungsausbreitung

Die Leitungsgeschwindigkeiten im spezifischen Erregungsleitungssystem sind jedoch wesentlich höher als im gewöhnlichen Ventrikelmyokard. Während die höchste Leitungsgeschwindigkeit mit 2,5–5 m/s an den Purkinje-Fasern gemessen werden kann, beträgt die Leitungsgeschwindigkeit im Arbeitsmyokard nur 0,5–2 m/s. Die geringste Leitungsgeschwindigkeit findet sich im AV-Knoten mit 0,05 m/s (☞ Tab. 3.1). Durch diese geringe Überleitungsgeschwindigkeit zwischen Vorhof und Kammern wird im Normalfall verhindert, dass sich tachykarde Vorhofaktionen ohne Verzögerung rasch auf die Kammern übertragen. Auch im physiologischen Bereich kommt dieser Verzögerung eine große Bedeutung zu, da sie gewährleistet, dass die Kammern erst nach vollständiger Füllung durch die Vorhofkontraktion erregt werden. Wäre dies nicht der Fall würde die Koordination und damit die Pumpfunktion des Herzens erheblich gestört.

Die Geschwindigkeit der Erregungsleitung hängt von der Höhe des Ruhepotentials der Myokardzelle ab. Eine **Abnahme des Ruhepotentials**, z. B. durch Erhöhung der extrazellulären K$^+$-Ionenkonzentration (Verminderung des Kaliumgradienten K^+_i/K^+_e), führt aufgrund des reduzierten schnellen Na$^+$-Einstroms zu einer **Abnahme der Leitungsgeschwindigkeit**. Eine Zunahme des Ruhepotentials, z. B. bei niedrigen extrazellulären K$^+$-Ionen-Konzentrationen, führt zu einer entsprechenden Steigerung der Leitungsgeschwindigkeit.

Wege der Erregungsausbreitung

Wegen der unterschiedlichen Leitungsgeschwindigkeiten von Erregungsleitungssystem und Herzmuskelgewebe kann am gesunden Herzen, ausgehend vom Sinusknoten, ein **charakteristischer Ablauf** der Erregungsausbreitung beobachtet werden:

- Die Erregung nimmt ihren **Ursprung im Sinusknoten,** der von einer Ansammlung spontan depolarisierender Herzmuskelzellen im rechten Vorhof an der Einmündungsstelle der Vena cava superior gebildet wird.
- Vom Sinusknoten greift die Erregungswelle auf die **Arbeitsmuskulatur beider Vorhöfe** über. Eine

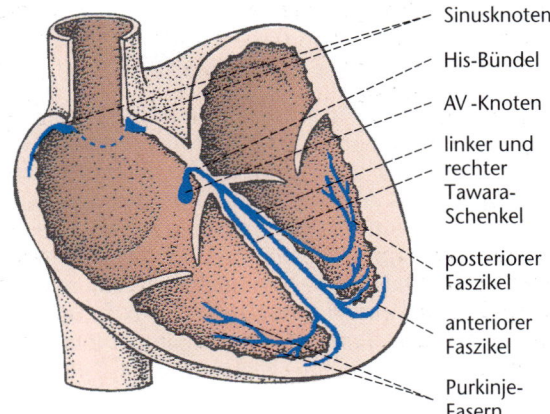

Abb. 3.4 Erregungsbildungs- und Erregungsleitungssystem des Herzens.

deutliche Verlangsamung erfährt die Erregung in den **Zellen des AV-Knotens.** Sauerstoffmangel oder ein erhöhter vagaler Tonus können die Überleitungsgeschwindigkeit am AV-Knoten weiter drosseln.

- Vom AV-Knoten aus erreicht die Erregungsfront über das **His-Bündel,** das sich in einen rechten und einen linken Schenkel aufteilt und in die **Purkinje-Fasern** mündet, die **Arbeitsmuskulatur der Herzkammern.** Am linken Schenkel des Erregungsleitungssystems lässt sich ein vorderer (anteriorer) von einem hinteren (posterioren) Schenkel unterscheiden (☞ Abb. 3.4).

Im Herzmuskelgewebe verläuft die Erregungswelle von den inneren, subendokardialen Muskelbereichen zu den äußeren, subepikardialen Muskelschichten, d. h. **die Depolarisation schreitet von innen nach außen fort.** Diese Richtung der Erregungsausbreitung erklärt sich aus dem anatomischen Verlauf des Erregungsleitungssystems, das vorwiegend in den inneren, subendokardialen Bereichen des Herzmuskels gelegen ist.

Erregungsrückbildung

Etwa 150 ms nach der Erregung (Depolarisation) der Vorhöfe beginnt die Erregungsrückbildung (Repolarisation) auf Vorhofebene. Die Repolarisation der Vorhöfe fällt zeitlich mit der Depolarisation der Ventrikel zusammen. Die Erregungsrückbildung der Ventrikel folgt 200 ms nach der Erregungswelle. Hierbei verläuft die **Erregungsrückbildung von außen nach innen,** also entgegengesetzt der Erregungsausbreitungswelle: Das äußere, nahe dem Epikard gelegene Herzmuskelgewebe wird vor den inneren, subendokardialen Herzmuskelzellen repolarisiert. Der Stromfluss der Repolarisationswelle beträgt lediglich 1 % des entsprechenden Flusses der Depolarisation und ist messtechnisch entsprechend schwerer nachzuweisen.

Tab. 3.1 Leitungsgeschwindigkeiten im Erregungsleitungssystem des Herzens

Verlauf der Erregung	Leitungsgeschwindigkeit
Sinusknoten	–
Vorhofmyokard	0,8–1 m/s
AV-Knoten	0,05 m/s
Kammerschenkel	2,5 m/s
Kammermyokard (von innen nach außen)	0,5–2 m/s

3.1.3 Elektromechanische Koppelung

Nicht-Tetanisierbarkeit des Herzmuskels

Hauptsächlicher Unterschied zwischen Skelettmuskel und Myokard ist die etwa 100-mal längere Aktionspotentialdauer im Myokard. Das bedeutet, dass im Myokard das Aktionspotential mit der mechanischen Kontraktion des Herzmuskels zeitlich zusammenfällt. Das Ende des Aktionspotentials fällt in die Erschlaffungsphase der Muskulatur. Deshalb kann der Herzmuskel eine rasche Folge von Aktionspotentialen (tetanische Reizung) – im Gegensatz zum Skelettmuskel – nicht mit einer Steigerung der Kontraktionskraft durch Superposition von Einzelkontraktionen (Tetanus) beantworten (☞ Kap. 13.1.4). Da das Herzmuskelgewebe ein **funktionelles Synzytium** darstellt, ist auch eine Rekrutierung zusätzlicher motorischer Einheiten – wie im Skelettmuskel – zur Steigerung der Kontraktionskraft nicht möglich. Veränderungen der Kontraktionskraft des Herzens werden deshalb indirekt über eine **Verlängerung der Aktionspotentialdauer** gesteuert. Zum Verständnis dieses Vorgangs müssen zunächst die zugrunde liegenden Phänomene der elektromechanischen Koppelung im Myokard besprochen werden (☞ Abb. 3.5).

Mechanismus der elektromechanischen Koppelung

Transversales und longitudinales System

Analog zur Skelettmuskulatur (☞ Kap. 13.1.1) dient im Herzmuskel das **transversale Tubulus-System** (T-System) der Weiterleitung der elektrischen Erregung von der Zelloberfläche ins Zellinnere. Entsprechend der größeren Bedeutung der elektrischen Erregungsvorgänge am Herzen ist das T-System im Myokard deutlicher entwickelt als im Skelettmuskel und durch zusätzliche Verbindungen in Längsrichtung verstärkt. Das als Ca^{2+}-Speicher dienende **longitudinale System** des sarkoplasmatischen Retikulums ist dagegen im Myokard schwächer entwickelt als im Skelettmuskel. Wird das Herzmuskelgewebe elektrisch erregt, strömt nach der initialen Aktivierung des schnellen Na^+-Systems (Phase 1 des Aktionspotentials) eine relativ geringe Menge von Ca^{2+}-Ionen über das transversale System und Dihydropyridin-empfindliche Ca^{2+}-Kanäle (☞ Kap. 13.1.2) in die Herzmuskelzelle ein (Phase 2 des Aktionspotentials). Die maximale Kontraktionsamplitude des Herzmuskels fällt mit dieser Plateauphase (Phase 2) des Aktionspotentials zusammen. Von außen gelangt hierbei jedoch nur etwa ein Fünftel der zu einer Kontraktionsauslösung am Myokard erforderlichen Menge an Ca^{2+}-Ionen in die Zelle. Der Hauptteil der zur Kontraktionsauslösung benötigten Ca^{2+}-Ionen wird über eine Aktivierung von Ca^{2+}-Kanälen vom Ryanodin-Rezeptor-Typ (☞ Kap. 13.1.2) aus den **intrazellulären**

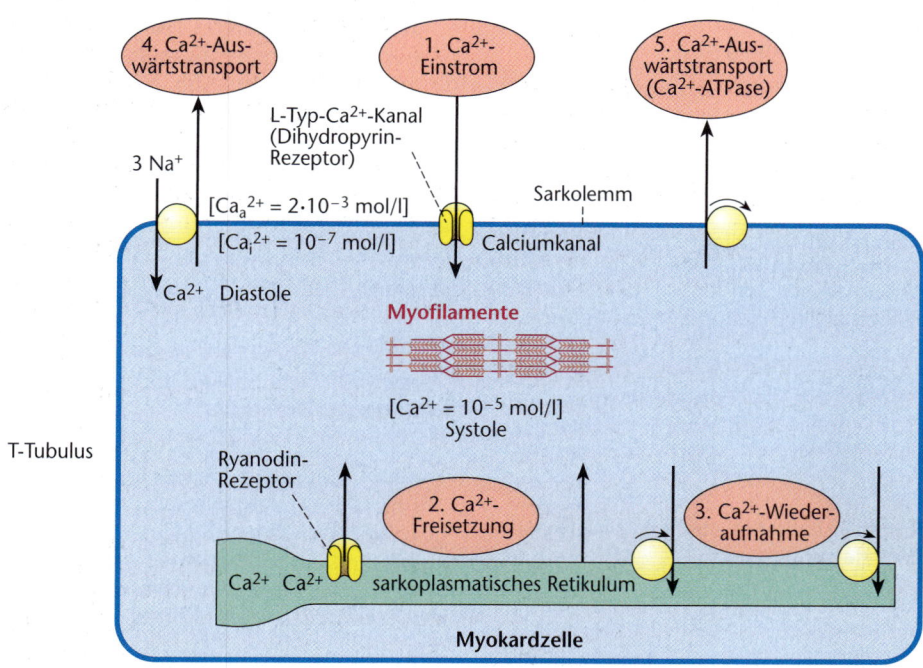

Abb. 3.5 Ionale Mechanismen der elektromechanischen Koppelung am Herzmuskel.
1. Ca^{2+}-Einstrom während des Aktionspotentials
2. Ca^{2+}-Freisetzung aus dem sarkoplasmatischen Retikulum
3. Ca^{2+}-Wiederaufnahme in das sarkoplasmatische Retikulum
4. Ca^{2+}-Auswärtstransport in der Diastole über den Na^+/Ca^{2+}-Austausch
5. Ca^{2+}-Auswärtstransport über die Ca^{2+}-Pumpe.

Ca^{2+}-Speichern des sarkoplasmatischen Retikulums freigesetzt. Der initiale Ca^{2+}-Einstrom aus dem Extrazellulärraum dient hierbei lediglich als auslösender Stimulus zur Öffnung dieser Kanäle: **Trigger-Effekt des Aktionspotentials.** Für die Auslösung einer Kontraktion wird nur ein geringer Anteil des im sarkoplasmatischen Retikulum gespeicherten Ca^{2+} benötigt, so dass zur Steigerung der Kontraktionskraft dort weiterhin eine beträchtliche **kontraktile Reserve** an Ca^{2+}-Ionen zur Verfügung steht.

Calcium-Wiederaufnahme

In der Folge werden die aus dem sarkoplasmatischen Retikulum ausgeschütteten Ca^{2+}-Ionen sowie die während des Aktionspotentials in die Zelle geströmten Ca^{2+}-Ionen durch eine ATP-abhängige Ionenpumpe (Ca^{2+}-ATPase) wieder in das sarkoplasmatische Retikulum aufgenommen und die Kontraktion dadurch beendet. Diese Ca^{2+}-ATPase wird über das Regulatorprotein **Phospholamban** gesteuert: Die Phosphorylierung von Phospholamban durch cAMP-abhängige Proteinkinasen **steigert** die Aktivität der Ca^{2+}-ATPase und damit die Wiederaufnahme von Ca^{2+} in das sarkoplasmatische Retikulum. So erklärt sich, dass Adrenalin (Aktivierung von α_1-Rezeptoren) über eine Steigerung des intrazellulären cAMP-Spiegels (☞ Kap. 1.4.3, cAMP-Kaskade) die Relaxationsgeschwindigkeit des Herzmuskels steigert (schnellere Ca^{2+}-Wiederaufnahme).

Die Aufnahme der mit dem Aktionspotential eingeströmten Ca^{2+}-Ionen in das sarkoplasmatische Retikulum erhöht den intrazellulären Ca^{2+}-Vorrat für weitere Kontraktionen: **Auffülleffekt des Aktionspotentials.**

Zusätzlich wird Ca^{2+} über eine **Na^+-Ca^{2+}-Pumpe** während der Diastole auch aus der Herzmuskelzelle entfernt. Für ein ausströmendes Ca^{2+}-Ion werden drei Na^+-Ionen in die Zelle transportiert. Jede Verringerung des Na^+-Gradienten über der Zellmembran verlangsamt diese Na^+-Ca^{2+}-Pumpe und führt durch den verlangsamten Ca^{2+}-Abtransport zu einer Erhöhung der intrazellulären Ca^{2+}-Konzentration. Zu einer solchen Verringerung des Na^+-Gradienten kommt es beispielsweise durch die Blockierung der Na^+-K^+-ATPase mit Digitalisglykosiden: Die intrazelluläre Na^+-Konzentration steigt, das den Na^+-Einstrom unterstützende Konzentrationsgefälle über der Zellmembran vermindert sich. So wird durch diese Blockade der Na^+-K^+-ATPase auch die Arbeit der Na^+-Ca^{2+}-ATPase behindert und die intrazelluläre Ca^{2+}-Konzentration steigt an.

Durch diese Transportvorgänge schwankt die intrazelluläre Ca^{2+}-Konzentration in der Herzmuskelzelle zwischen 10^{-7} mol/l in der Diastole und 10^{-5} mol/l in der Systole (die extrazelluläre Ca^{2+}-Konzentration liegt bei $2 \cdot 10^{-3}$ mol/l).

> **Klinik!**
>
> Der **malignen Hyperthermie** liegt ein erblich gestörter Ca^{2+}-Transport durch die Membranen der intrazellulären Ca^{2+}-Speicher zugrunde. Meist treten die Probleme erst im Rahmen einer Narkose mit Halothan oder anderen Inhalationsanästhetika auf. Die intrazelluläre Ca^{2+}-Konzentration steigt stark an. Die Muskelaktivität ist erhöht. Die Körpertemperatur der Patienten steigt auf bedrohliche Werte, und es kann zur Rhabdomyolyse kommen. Die Narkose muss sofort abgebrochen werden. Die Therapie erfolgt symptomatisch und wird durch die Gabe von Dantrolen ergänzt. Dieses hemmt die pathologisch gesteigerte Ca^{2+}-Freisetzung aus sarkolemmalen Speichern.

Beeinflussung der Kontraktionskraft des Herzmuskels

Die Folge eines intrazellulären Ca^{2+}-Anstiegs ist eine unmittelbare Steigerung der myokardialen Kontraktionskraft. Diese Steigerung der Kontraktionskraft des Herzens bezeichnet man auch als **positiv inotropen Effekt** (☞ Kap. 3.5.2).

Ein solcher Anstieg der intrazellulären Ca^{2+}-Konzentration mit nachfolgender Steigerung der Kontraktionskraft wird außerdem durch eine **Verlängerung der Aktionspotentialdauer** mit der Folge eines länger anhaltenden, langsamen Ca^{2+}-Einstroms sowie durch eine Erhöhung der Anzahl von Erregungen pro Zeiteinheit **(Frequenzinotropie)** erreicht.

Wird der Ca^{2+}-Einstrom während des Aktionspotentials blockiert, z. B. durch bestimmte Ca^{2+}-Kanal-Antagonisten wie Verapamil, geht die Kontraktionskraft des Herzens aufgrund der fehlenden Auffüllung der intrazellulären Ca^{2+}-Speicher zurück **(negativ inotroper Effekt).** Im Extremfall kann bei vollständigem extrazellulärem Ca^{2+}-Entzug die Kontraktion des Herzmuskels wegen der hierdurch auch intrazellulär gegen Null abfallenden Ca^{2+}-Konzentration völlig zum Erliegen kommen. Hierbei wird zwar noch ein (von Na^+-Ionen getragenes) Aktionspotential und dementsprechend auch ein EKG registriert, diesem folgt jedoch keine muskuläre Kontraktion mehr: Man spricht von **elektromechanischer Entkoppelung.**

3.2 Elektrokardiogramm

Die elektrischen Ströme, welche bei der Erregungsbildung und der Erregungsrückbildung im Herzen entstehen, lassen sich mit geeigneten Apparaturen von der Körperoberfläche ableiten und sichtbar machen. Die Aufzeichnung dieser elektrischen Phänomene des Herzmuskels wird als **Elektrokardiogramm** bezeichnet. Im Normalfall wird das Elektrokardiogramm nach verschiedenen Standards von der Körperoberfläche abgeleitet **(Oberflächen-EKG)** und liefert dadurch ein globales Bild der Depolarisations-

und Repolarisationsvorgänge des Herzens. Bei speziellen Fragestellungen ist es jedoch auch möglich, mit intrakardialen Sonden selektiv die elektrischen Ströme bestimmter Herzregionen, z. B. die der Vorhöfe, aufzuzeichnen (**intrakardiales EKG**).

3.2.1 Nomenklatur und Normwerte des EKG

Das EKG ist Ausdruck der vom Herzen ausgehenden und die Körperoberfläche erreichenden elektrischen Phänomene. Dabei wird die Änderung der elektrischen Potentiale mittels Elektroden zwischen zwei verschiedenen Punkten des Körpers abgeleitet. Je nach Lage der zur Aufzeichnung verwendeten Elektroden kann die Form der EKG-Kurve variieren. Um die Nomenklatur des EKGs zu erklären, wird daher zunächst auf eine „Standard"-Ableitung zwischen rechtem Arm und linkem Bein Bezug genommen (Ableitung II nach Einthoven, ☞ Abb. 3.6), bevor andere Ableitungsmöglichkeiten mit ihrer unterschiedlichen Gestalt und Aussagekraft besprochen werden (☞ Kap. 3.2.4).

Wellen und Zacken

In dieser typischen EKG-Ableitung finden sich zunächst Ausschläge nach oben oder unten, die als Zacken bzw. Wellen angesprochen werden. Diese Ausschläge sind die summarische Wiedergabe der Erregungsbildung bzw. -rückbildung im Herzen.
So spiegelt die **P-Welle** die Erregungsausbreitung über beide Vorhöfe wider. Der Komplex aus Q-Zacke, R-Zacke und S-Zacke (**= QRS-Komplex**) ist Ausdruck der Erregungsausbreitung in beiden Ventrikeln. Die **T-Welle** kennzeichnet die Erregungsrückbildung in den Ventrikeln. Eine nicht immer zu beobachtende **U-Welle** wird ebenfalls mit der Erregungsrückbildung in Verbindung gebracht.
Die Spannung der Amplitude des QRS-Komplexes liegt in Ableitung II nach Einthoven zwischen 1 und 2 mV.

Strecken und Intervalle

Der zwischen zwei Zacken oder Wellen gelegene Abschnitt der EKG-Kurve wird als **Strecke** oder **Segment** bezeichnet und nach den beiden begrenzenden Ausschlägen benannt. Diese Strecken sind Ausdruck einer weitgehend zur Ruhe gekommenen elektrischen Aktivität des Herzmuskels; die **PQ-Strecke** wird während der vollständigen Erregung der Vorhöfe, die **ST-Strecke** während der vollständigen Erregung der Ventrikel aufgezeichnet.
Zu unterscheiden von der Strecke zwischen zwei Zacken ist das Intervall, das sich z. B. als **PQ-Intervall** vom Beginn der P-Welle, d. h. vom Beginn der Vorhoferregung bis zum Beginn der Q-Zacken (also bis zum Beginn der Kammererregung) erstreckt. Dieses PQ-Intervall ist demnach ein Maß für die **Überleitungszeit** der Erregung vom Vorhof auf die Kammer. Daneben wird noch ein **QT-Intervall** (Beginn Q-Zacke bis Ende T-Welle) abgegrenzt, das vor allem durch pharmakologische Einflüsse verändert werden kann (Verlängerung z. B. durch Antiarrhythmika). Das QT-Intervall ist ein Maß für die **Zeit der Erregungsbildung und -rückbildung im Ventrikel**. Das QT-Intervall wird mit zunehmender Herzfrequenz kürzer.
Die **Herzfrequenz** kann aus dem EKG durch die Bestimmung der Dauer des **RR-Intervalls**, also des Abstands zweier R-Zacken voneinander, ermittelt werden. Liegt das RR-Intervall beispielsweise bei 1 s, beträgt die Herzfrequenz 60 Schläge/min. Für die Dauer der einzelnen Zacken, Wellen, Strecken oder Intervalle im EKG gelten beim Gesunden die im Folgenden angegebenen Normwerte. Verlängerungen oder Verkürzungen dieser Zeiten weisen auf Störungen des elektrischen Erregungsablaufes in den betreffenden Herzregionen hin.

> **Merke!**
> **Normwerte im EKG:**
> - **P-Welle:** 0,06–0,11 s
> - **PQ-Intervall:** 0,12–0,20 s
> - **Q-Zacke:** < 0,04 s
> - **QRS-Dauer:** 0,06–0,10 s
> - **S-Zacke:** < 0,04 s
> - **QT-Intervall:** frequenzabhängig zwischen 0,2 und 0,5 s.

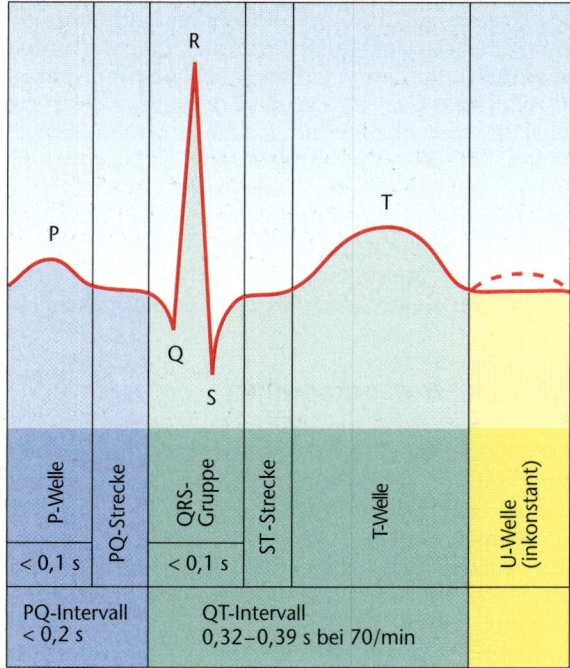

Abb. 3.6 Normalform des EKG, Ableitung II nach Einthoven.

3.2.2 Die Entstehung des EKG

Vektortheorie des EKG

Die Entstehung der an der Körperoberfläche aufgezeichneten EKG-Ableitung aus den Erregungsvorgängen an den einzelnen Herzmuskelfasern wird am besten durch die Vektortheorie des EKG erklärt. Diese Theorie geht davon aus, dass bei der elektrischen Stimulation einer Herzmuskelzelle mit fortschreitender Erregung ein immer größerer Abschnitt der äußeren Zellwand dieser Zelle von der positiven Ruheladung zu einer negativen Ladung umgepolt wird.

Während die Erregungsfront über eine Herzmuskelzelle hinwegläuft, trägt diese Zelle an ihrer Außenseite sowohl negative Ladungen im Bereich der erregten Zellmembranabschnitte als auch positive Ladungen in noch nicht oder nicht mehr erregten Zellmembranbereichen.

Depolarisationsvektor

Die Herzmuskelzelle ist also Träger zweier elektrisch entgegengesetzter Ladungen und kann demnach als **Dipol** aufgefasst werden. In einem solchen Dipol findet ein gerichteter, d. h. **vektorieller Ladungsaustausch** in Richtung des Dipolvektors statt. Die Richtung des Dipolvektors zeigt dabei definitionsgemäß **vom erregten zum unerregten Bezirk,** d. h. von Minus nach Plus. Wird die elektrische Aktivität eines solchen durch die Erregung einer Herzmuskelzelle entstehenden Dipols mit einem Galvanometer aufgezeichnet, entsteht ein positiver Ausschlag am Registriergerät, so lange die Erregungswelle auf die positive Registrierelektrode zuläuft, d. h. so lange der Dipolvektor in Richtung der positiven Registrierelektrode zeigt. Aufgezeichnet wird dabei der **Depolarisationsvektor** (☞ Abb. 3.7).

Repolarisationsvektor

Sind alle Zellbereiche erregt, setzt die Erregungsrückbildung (**Repolarisation**) ein. Dabei werden – im Gegensatz zur Erregungsrückbildung am **ganzen** Herzen (!) – die bei der Depolarisation zuerst erregten Membranbezirke als Erste wieder repolarisiert, d. h. die Außenseite der Zellmembran in diesen Bezirken kehrt in den elektropositiven Ruhezustand zurück. Dementsprechend ist die Richtung des Repolarisationsvektors dem Depolarisationsvektor entgegengesetzt. Das Registriergerät zeichnet einen **negativen Ausschlag** auf (☞ Abb. 3.7).

Integralvektor

Die im Oberflächen-EKG registrierten Ausschläge setzen sich aus den summierten Vektoren der einzelnen Herzmuskelfasern zusammen. Dabei summieren sich die Einzelvektoren nach Stärke und Richtung zu einem Integralvektor. Die Größe des im EKG registrierten Ausschlags hängt dabei zum einen von der **Stärke** der im Integralvektor summierten Einzelvek-

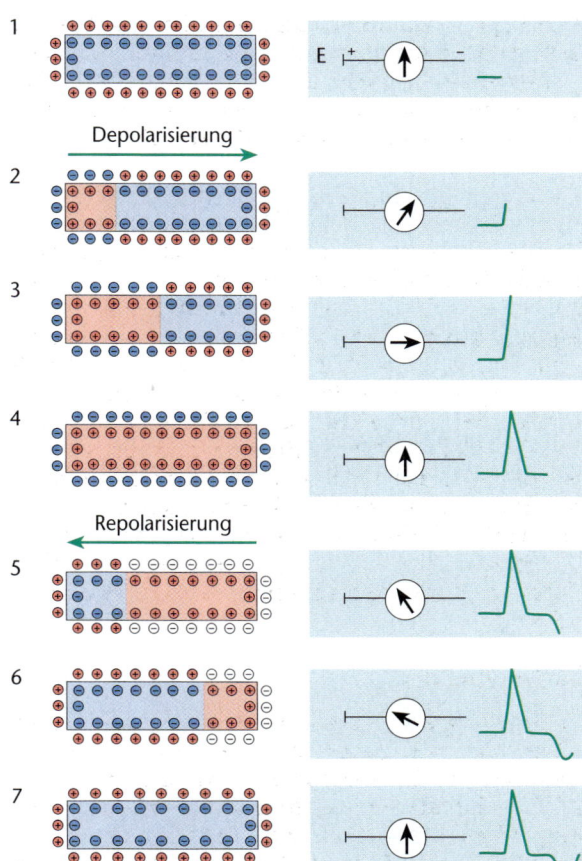

Abb. 3.7 Depolarisierung und Repolarisierung einer Herzmuskelfaser.
1: Die gesamte äußere Zellwand weist eine positive Ruheladung auf; die Elektrode E registriert eine Nulllinie.
2–4: Die äußere Zellmembran wird fortschreitend depolarisiert (negativiert). Dieser von links nach rechts fortschreitende Dipol produziert ein auf die Elektrode zulaufendes elektrisches Feld, das zu einem positiven Elektrodenausschlag führt: Der Dipolvektor zeigt in Richtung der Registrierelektrode.
5–7: Die einsetzende Repolarisation (Positivierung der äußeren Zellwand) ist am zuerst erregten Myokardbezirk auch zuerst beendet. Dadurch entsteht eine relative Negativierung an der Elektrodenseite, die zu einer negativen Elektrodenregistrierung führt: Der Dipolvektor zeigt von der Registrierelektrode weg.

toren, aber auch von der **Richtung** des Integralvektors im Verhältnis zur Ableitungsrichtung der EKG-Elektroden ab.
Dabei gilt für den Integralvektor analog zu den in Abbildung 3.7 dargestellten Verhältnissen an der einzelnen Faser:
- Stimmt die Ableitungsrichtung mit der Richtung des Integralvektors überein, sind die registrierten Ausschläge positiv.
- Steht der Integralvektor senkrecht zur Ableitungsrichtung, sind die registrierten Ausschläge gleich Null.

- Ist die Ableitungsrichtung der Richtung des Integralvektors entgegengesetzt, sind die registrierten Ausschläge negativ.

Vektorielle Interpretation der EKG-Registrierung

Die verschiedenen Wellen, Zacken und Strecken im EKG erklären sich demnach aus der wechselnden Stärke und Richtung des Integralvektors im Verlauf der elektrischen Herzaktion (☞ Abb. 3.8).

P-Welle

Während der **Erregung der Vorhöfe** laufen die Erregungen im Herzen vorwiegend von oben nach unten, d.h. von der Herzbasis zur Herzspitze: Es resultiert ein herzspitzenwärts gerichteter Integralvektor. Die Richtung dieses Integralvektors stimmt mit der Ableitungsrichtung der Standardableitung (Einthoven II, ☞ Kap. 3.2.4) überein, bei welcher der rechte Arm die negative und das linke Bein die positive Elektrode darstellen. Folglich wird in dieser Ableitung ein positiver Ausschlag sichtbar: die P-Welle.

P_Q-Strecke

Nach vollständiger Erregung beider Vorhöfe, während die Erregungsfront im AV-Knoten verzögert wird, lässt sich an der Körperoberfäche keine elektrische Herzaktivität nachweisen, im EKG zeigt sich eine isoelektrische Linie: die PQ-Strecke.

Q-Zacke

Die Erregung des Ventrikelmyokards beginnt an der linken Wand des Kammerseptums, wobei der Integralvektor kurzzeitig nach oben, in Richtung Herzbasis zeigt, also gegen die Ableitungsrichtung der Ableitung II nach Einthoven. Es resultiert ein negativer EKG-Ausschlag: die Q-Zacke.

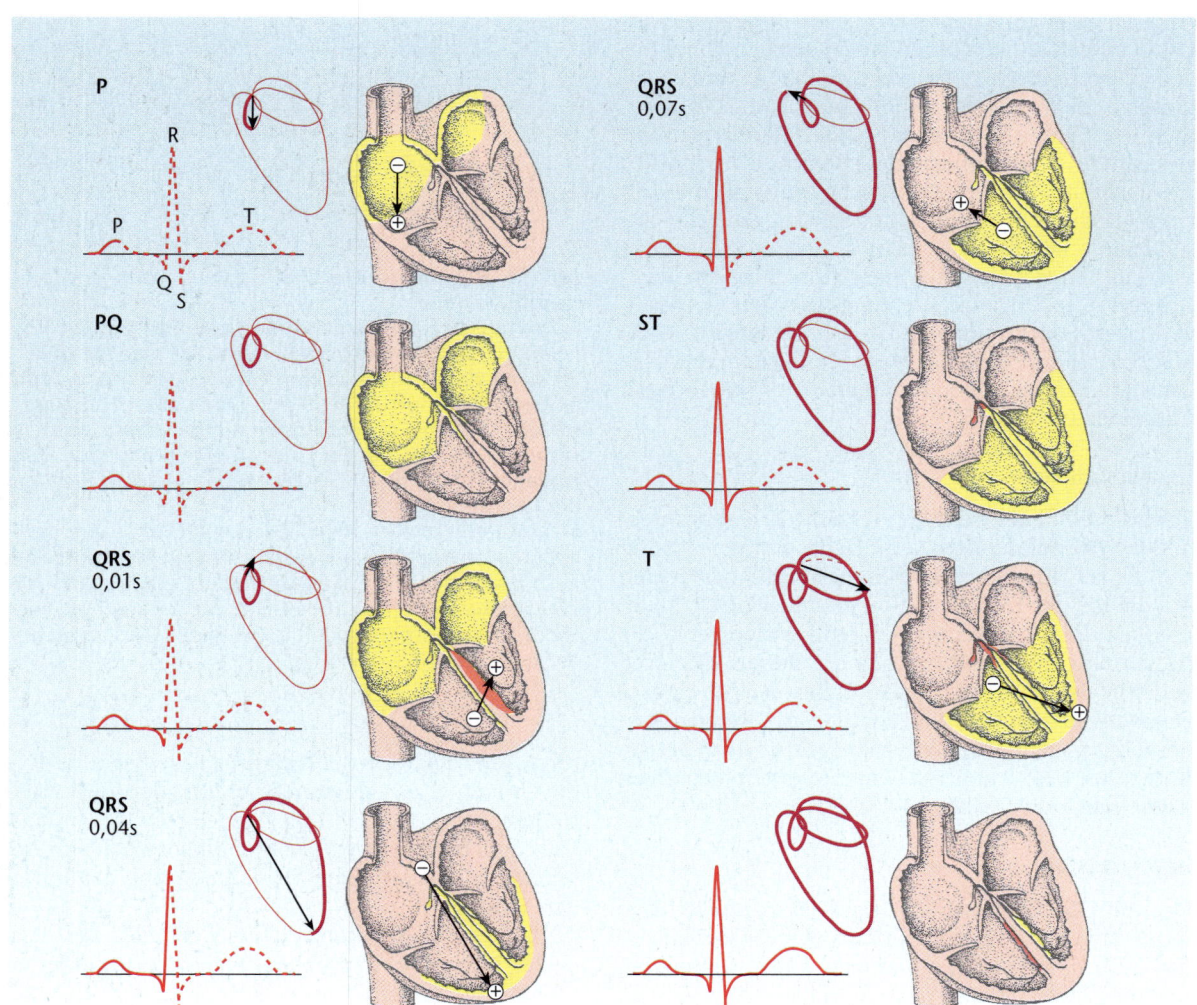

Abb. 3.8 Richtung und Stärke des Integralvektors und die korrespondierende EKG-Ableitung (II nach Einthoven) bzw. Vektorschleifen bei der elektrischen Herzaktion.

R-Zacke

Anschließend wird die große Masse des Ventrikelmyokards von oben nach unten erregt, der Integralvektor weist in Richtung Herzspitze. Die registrierte R-Zacke ist wegen der großen Menge gleichsinnig erregten Myokards die größte Zacke im Oberflächen-EKG.

S-Zacke

Zuletzt wird ein kleiner Bezirk an der Basis des linken Ventrikels erregt, der Integralvektor zeigt dorsal nach rechts. Die Projektion dieses Integralvektors auf die Ableitungsrichtung ergibt die negative S-Zacke.

ST-Strecke

Die im EKG folgende, im Normalfall isoelektrische ST-Strecke ist Ausdruck der vollständigen und gleichmäßigen Erregung des Ventrikelmyokards.

T-Welle

Die anschließende Repolarisation des Ventrikelmyokards ist für die T-Welle verantwortlich. Der Integralvektor der Repolarisation ist nach links unten gerichtet. Die Repolarisation schreitet von den zuerst repolarisierten subepikardialen zu den später repolarisierten subendokardialen Muskelschichten voran und ist also der Ausbreitungsrichtung der Depolarisation entgegengesetzt. Dadurch erklärt sich, dass die T-Welle ebenfalls einen positiven Ausschlag hat und nicht, wie bei gleicher Re- und Depolarisationsrichtung zu erwarten wäre, einen im Vergleich zur R-Zacke gegensinnigen Ausschlag aufweist. Die größere Breite der T-Welle im Vergleich zur R-Zacke erklärt sich durch die im Vergleich zur Depolarisation langsamere Geschwindigkeit der Repolarisation.

Alle im Oberflächen-EKG registrierten elektrischen Herzaktionen spiegeln aufgrund der deutlich größeren Muskelmasse in erster Linie die Verhältnisse im **linken Ventrikel** wider.

> **Merke!**
> **Konkordanz der T-Welle:** Im Normalfall zeigt die T-Welle in die gleiche Richtung wie die R-Zacke.

3.2.3 Vektorkardiographie

Neben der normalen EKG-Registrierung gelingt es, durch zwei Paare von Ableitungselektroden mit Hilfe eines Oszillographen, den zeitlichen Verlauf des Integralvektors während der elektrischen Herzaktion in Form einer sog. **Vektorschleife** am Bildschirm sichtbar zu machen. Dabei beschreibt die Spitze des Integralvektors entsprechend der im Verlauf von De- und Repolarisation wechselnden Richtung des Integralvektors eine aus verschiedenen kreisförmigen Abschnitten zusammengesetzte Kurve. Die einzelnen Abschnitte lassen sich, wie aus Abbildung 3.8. ersichtlich, den im normalen Oberflächen-EKG registrierten Wellen und Zacken zuordnen. Das Oberflächen-EKG ist die Projektion dieser Vektorschleife auf eine bestimmte Ableitungsrichtung.

3.2.4 Ableitungsformen des EKG

Wegen der aufwändigen Ableitungstechnik wird das Vektorkardiogramm in der klinischen Praxis kaum verwendet. Um dennoch eine möglichst vollständige Information über die elektrische Aktivität des Herzens zu erhalten, werden Ableitungen in verschiedener Ableitungsrichtung eingesetzt, so dass möglichst alle Herzregionen im EKG „abgebildet" werden können.

So unterscheidet man Ableitungen, die Informationen über den Erregungsablauf in der Frontalebene widerspiegeln (Einthoven- und Goldberger-Ableitungen) von Ableitungen, die die elektrische Aktivität in der Horizontalebene registrieren (Brustwandableitungen nach Wilson, Ableitungen nach Nehb).

Ableitung nach Einthoven

Bei den **bipolaren Extremitätenableitungen nach Einthoven** werden drei verschiedene EKG-Ableitungen (I, II und III) zwischen an den Extremitäten befestigten Elektroden registriert. Arme und Beine können dabei als verlängerte Elektroden aufgefasst werden, so dass sich die eigentlichen Ableitungsrichtungen in Form des sog. **Einthoven-Dreiecks** auf die Brustwand projizieren lassen (☞ Abb. 3.9).

- **Ableitung I** liegt zwischen rechtem und linkem Arm (Horizontale des Einthoven-Dreiecks).
- **Ableitung II** liegt zwischen rechtem Arm und linkem Fuß.

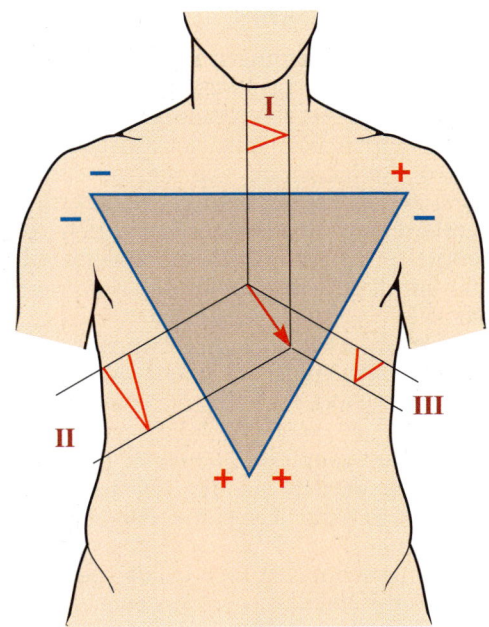

Abb. 3.9 Das Einthoven-Dreieck. [3]

3 Herz

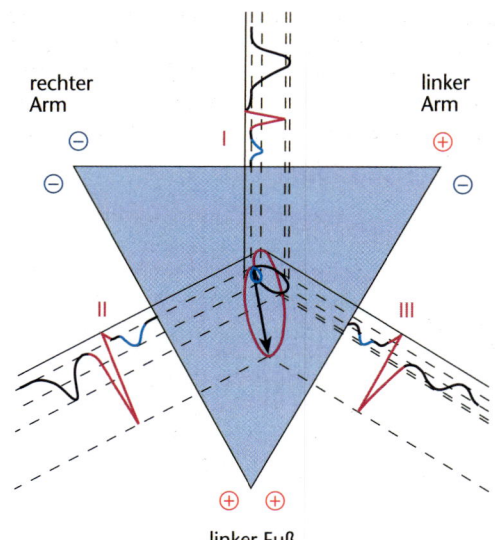

Abb. 3.10 Projektion der Vektorschleife in der Frontalebene und Darstellung des Zusammenhangs mit den Einthoven-Ableitungen.

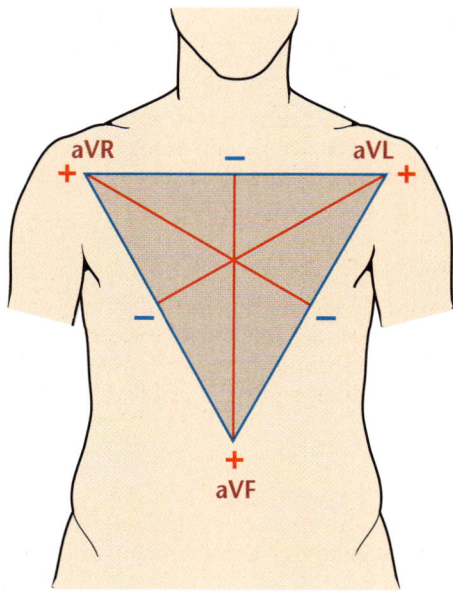

Abb. 3.11 EKG-Ableitungen in der Frontalebene nach Goldberger. [3]

- **Ableitung III** liegt zwischen linkem Arm und linkem Fuß.

Ableitung I und II registrieren durch ihre Richtung vorwiegend elektrische Phänomene aus dem Bereich der Vorderwand des linken Ventrikels, Ableitung III registriert die Erregungen aus der Hinterwand des linken Ventrikels.

Die Ausschläge in den verschiedenen Einthoven-Ableitungen entsprechen der Projektion des momentanen Integralvektors auf die Achse, die von den jeweils zwei Elektroden aufgespannt wird (☞ Abb. 3.10).

Ableitung nach Goldberger

Die **Extremitätenableitungen nach Goldberger,** die ebenfalls die elektrische Frontalebene des Herzens abbilden, verwenden eine **unipolare** Registriertechnik. Dabei werden die Ableitungen zwischen einer indifferenten Nullelektrode, die durch Zusammenschaltung zweier Extremitäten geschaffen wird, und einer „**differenten**" **Elektrode** an der dritten Extremität registriert. Dadurch werden die Potentialschwankungen an dieser Extremität für sich registriert (☞ Abb. 3.11).

- Die Ableitung **aVR** (aV = „augmented voltage") registriert die Potentiale am rechten Arm.
- Die Ableitung **aVL** registriert die Potentiale am linken Arm.
- Durch Befestigung der differenten Elektrode am linken Fuß werden mit der Ableitung **aVF** die dort registrierbaren Erregungsphänomene aufgezeichnet.

Die Ableitungsrichtungen nach Goldberger ergänzen die Einthoven-Ableitungen, so dass eine vollständige Erfassung der elektrischen Herzaktionen in der **Frontalebene** möglich wird.

Ableitung nach Wilson

Die **unipolaren Brustwandableitungen nach Wilson** erfassen die Veränderungen des Integralvektors in der Horizontalebene (☞ Abb. 3.12).
Als **Nullelektrode** dient eine Sammelelektrode, die durch den Zusammenschluss der drei Extremitätenableitungen entsteht. Die Anordnung der Ableitungen V_1–V_6 auf der vorderen Brustwand ist aus Tabelle 3.2 zu ersehen. Die Ableitungen V_1–V_4 erfassen die Vorderwand, die Ableitungen V_5 und V_6 die Seitenwand des linken Ventrikels. Zusätzlich zu diesen Standardableitungen geben die weiter dorsal gelegenen Ableitungen V_7–V_9 Informationen über den Hinterwandbereich des linken Ventrikels.

Ableitung nach Nehb

Zur Beurteilung der Verhältnisse an der Herzhinterwand sind die **bipolaren Ableitungen nach Nehb** besonders geeignet (☞ Abb. 3.13).

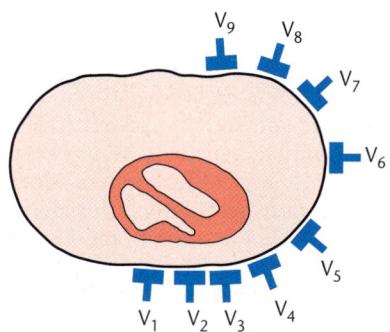

Abb. 3.12 Unipolare Brustwandableitungen nach Wilson erfassen den Integralvektor in der Horizontalebene.

3.2 Elektrokardiogramm

Tab. 3.2 Position der Brustwandableitungen nach Wilson (V_1–V_6) sowie der erweiterten Wilson-Ableitungen V_7–V_9 auf der Thoraxwand

V_1	ICR rechter Sternalrand
V_2	ICR linker Sternalrand
V_3	zwischen V_2 und V_4
V_4	5. ICR, linke Medioklavikularlinie
V_5	5. ICR, vordere Axillarlinie
V_6	5. ICR, mittlere Axillarlinie
V_7	5. ICR, hintere Axillarlinie
V_8	5. ICR, Skapularlinie
V_9	5. ICR, Paravertebrallinie

tungstechniken. Die **dorsale Ableitung D** registriert im Vergleich zu den Ableitungen nach Einthoven, Goldberger und Wilson zusätzliche Impulse aus dem Bereich der Herzhinterwand. Sie ist somit für die (oft schwierige) Diagnose eines Hinterwandinfarkts besonders hilfreich.

> **Merke!**
> **Einthoven:** Vorderwand (I, II)
> Hinterwand (III)
> **Goldberger:** Vorderwand
> **Wilson:** Vorderwand (V_1–V_4)
> Seitenwand (V_5–V_6)
> Hinterwand (V_7–V_9)
> **Nehb:** Vorderwand (A, I)
> Hinterwand (D).

Die Verschaltung der Ableitungen nach Nehb entspricht derjenigen der Einthoven-Ableitungen. Die drei Elektroden werden am Sternalansatz der 2. rechten Rippe über dem Herzspitzenstoß und in Höhe des Herzspitzenstoßes in der hinteren Axillarlinie befestigt. Die **Ableitung A (anterior)** spiegelt die elektrischen Aktionen der Herzvorderwand und die **Ableitung I (inferior)** die der zwerchfellnahen Herzabschnitte wider. Diese Ableitungen überschneiden sich somit mit den Registriergebieten anderer Ablei-

3.2.5 Lagetypen des Herzens

Aus den Standardableitungen lässt sich zunächst anhand von Richtung und Größe der R-Zacke die Richtung der **elektrischen Herzachse**, d. h. der **Lagetyp** des Herzens, bestimmen. Die elektrische Herzachse entspricht der Projektion des Integralvektors auf die Frontalebene und ist abhängig von der Verteilung der Muskelmasse im Herzen. Häufig stimmt die elektrische mit der anatomischen Herzachse überein.
Die praktische Bestimmung des Lagetyps orientiert sich am einfachsten am sog. **Cabrera-Kreis**, der eine Projektion der Einthoven- und Goldberger-Ableitung auf die Brustwand darstellt (☞ Abb. 3.14).
In den Extremitätenableitungen I, II, III, aVR, aVL und aVF werden zunächst die beiden Ableitungen mit der **höchsten R-Zacke** ermittelt und auf dem Cabrera-Kreis aufgesucht. Die Richtung des Integralvektors, und damit die elektrische Herzachse, liegt zwi-

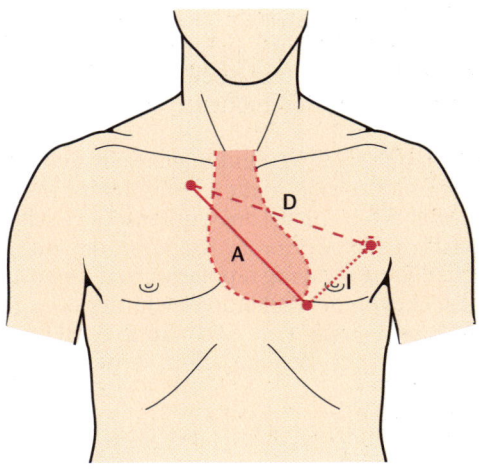

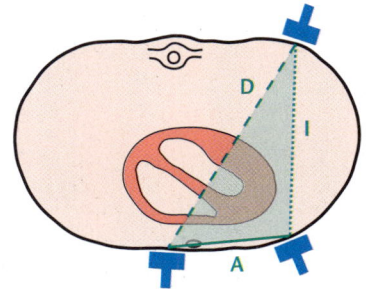

Abb. 3.13 Das „kleine Herzdreieck" nach Nehb: Projektion auf die Brustwand und Schnitt in der Horizontalebene.

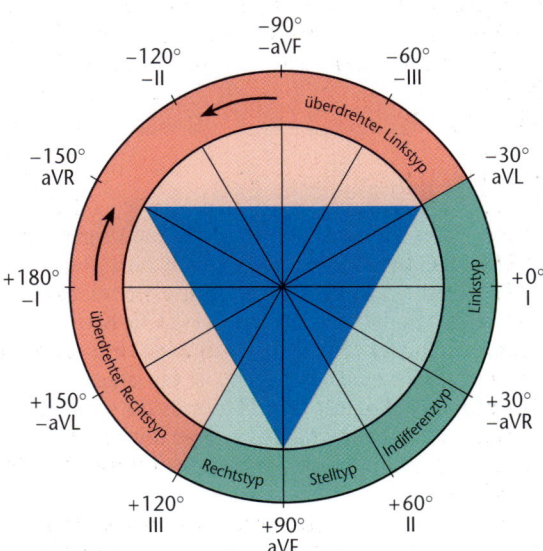

Abb. 3.14 Der Cabrera-Kreis. Eingezeichnet sind Ableitungsrichtungen und Lagetypen.

Tab. 3.3 Lagetypen des Herzens	
Bezeichnung	Integralvektor im Cabrera-Kreis
überdrehter Rechtstyp	≥ +120°
Rechtstyp	+120° bis +90°
Steiltyp	+90° bis +60°
Indifferenztyp	+60° bis +30°
Linkstyp	+30° bis −30°
überdrehter Linkstyp	≤ −30°

schen den im Cabrera-Kreis eingezeichneten Ableitungsrichtungen dieser beiden Ableitungen. Finden sich die höchsten R-Zacken z. B. in den Ableitungen II und aVF, verläuft der Integralvektor zwischen diesen beiden Ableitungsrichtungen, also zwischen +60° und +90° im Cabrera-Kreis. Es handelt sich daher definitionsgemäß um einen Steiltyp (☞ Tab. 3.3).
Der Lagetyp ist von den Atembewegungen abhängig: Bei der Inspiration tritt das Zwerchfell tiefer, hierdurch stellen sich das Herz und die Herzachse steiler. Diese **inspiratorische Versteilerung** der Herzachse lässt sich im EKG beobachten, etwa als atemabhängiger Übergang von einem Indifferenztyp zu einem Steiltyp.

Klinik!
Klinische Bedeutung hat vor allem eine **Veränderung des Lagetyps.** So tritt im Rahmen einer Lungenembolie (akute Rechtsherzbelastung) oder auch bei chronischer Belastung des rechten Herzens (z. B. durch chronische Lungenerkrankungen) eine Rechtsverschiebung des Lagetyps, etwa von einem Linkstyp zu einem Steil- oder Rechtstyp auf. Auch die akute Blockierung eines Tawara-Schenkels führt zu einer Änderung des Lagetyps im EKG.

3.2.6 Das pathologische EKG

Bei den verschiedensten Herzerkrankungen, aber auch bei Herzgesunden, finden sich eine Reihe von Abweichungen von der in Abbildung 3.6 wiedergegebenen typischen Normalform der EKG-Kurve. Eine Veränderung der Erregungsvorgänge am Herzen, wie sie im EKG registriert wird, ist ein empfindlicher Parameter der Abläufe am Herzmuskel. Dabei lässt sich aus der Lage der Ableitungen, in denen diese Veränderungen beobachtet werden, schon ein Rückschluss auf die Lokalisation der Störung ziehen (z. B. Vorderwand, Hinterwand, Seitenwand des Herzmuskels). Im Folgenden werden die grundlegenden pathologischen Veränderungen besprochen, die mittels EKG nachweisbar sind.

Veränderungen der ST-Strecke

ST-Hebung

Die wohl wichtigste EKG-Veränderung ist die ST-Hebung. Sie deutet in den meisten Fällen auf eine akute Minderdurchblutung des Herzens hin, in der Regel verursacht durch den thrombotischen Verschluss eines Herzkranzgefäßes im Rahmen eines **Myokardinfarkts.** Den für einen Herzinfarkt typischen Verlauf der ST-Hebung zeigt Abbildung 3.15a. Die ST-Hebung lässt sich durch eine aufgrund von Sauerstoffmangel hervorgerufene **Schädigung der Außenwand** des linken Ventrikels erklären. Die durch die Depolarisation ausgelöste Erregung ist im Bereich der geschädigten Zellen von kürzerer Dauer. Die geschädigten Zellen kehren schneller zur positiven Ruheladung ihrer äußeren Zellmembran zurück. Es resultiert ein zusätzlicher Vektor von den noch erregten negativen Innenschichten des Herzmuskels in Richtung der geschädigten, elektropositiven Außenschichten. Anstelle der isoelektrischen ST-Strecke als Ausdruck einer gleichmäßigen Ventrikelerregung kommt es zu einer positiven „Ausbeulung" der ST-Strecke durch diese verfrühte Erregungsrückbildung.

ST-Senkung

Die ST-Senkung ist dagegen Ausdruck einer **Minderdurchblutung** der besonders empfindlichen **Innenschichten** des Herzmuskels (☞ Abb. 3.15b). Eine solche Minderdurchblutung äußert sich klinisch als **Angina-pectoris-Anfall** und ist ein erstes Anzeichen für einen kritisch eingeschränkten Blutfluss in den Koronargefäßen.
Die Entstehung der ST-Senkung erklärt sich aus den spiegelbildlichen vektoriellen Veränderungen im Vergleich zur ST-Hebung des Außenschichtschadens. Ein zusätzlicher Vektor in Richtung der durch die Zellschädigung vorzeitig repolarisierten Innenschichten, also ein von der Ableitungselektrode weg gerichteter Vektor, bewirkt eine Absenkung der ST-Strecke in den negativen Bereich. Eine Absenkung unter

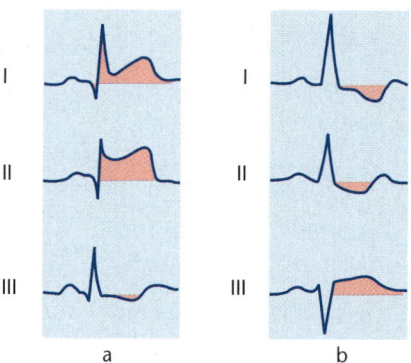

Abb. 3.15 Veränderungen der ST-Strecke in den Ableitungen I, II und III nach Einthoven. **a:** Frischer Vorderwandinfarkt. **b:** Innenschichtschädigung bei Angina-pectoris-Anfall.

–0,1 mV gilt in den Extremitätenableitungen als signifikant.

> **Merke!**
> - **ST-Senkung:** Innenschichtschaden, Angina pectoris
> - **ST-Hebung:** Außenschichtschaden, Herzinfarkt.

Extrasystolen

Die während eines normalen Herzrhythmus einfallenden zusätzlichen Schläge werden als Extrasystolen bezeichnet. Je nach dem Ursprung dieser zusätzlichen Erregungen können supraventrikuläre (Ursprung oberhalb der Bifurkation des His-Bündels) von ventrikulären Extrasystolen (Ursprung unterhalb der Bifurkation des His-Bündels) unterschieden werden.
In beiden Fällen gehen die Extrasystolen von einem **ektopen Erregungsbildungszentrum** aus. Solche ektopen Zentren können durch Sympathikusaktivierung, Hypoxie, toxische oder medikamentöse Schädigungen und Elektrolytstörungen (z. B. Hypokaliämie) aktiviert werden.
- **Supraventrikuläre Extrasystolen** sind an dem im Wesentlichen unveränderten QRS-Komplex zu erkennen (☞ Abb. 3.16c). Die Form der P-Welle ist vom Entstehungsort im Vorhof abhängig, kann aber bei Ursprung in der Nähe des Sinusknotens vollkommen normal aussehen.
- **Ventrikuläre Extrasystolen** zeichnen sich dagegen durch einen charakteristisch verbreiterten QRS-Komplex aus, der Ausdruck der verzögerten und nicht über das normale Erregungsleitungssystem verlaufenden Erregungsausbreitung ist (☞ Abb. 3.16a und b). Eine P-Welle fehlt.

Postextrasystolische Pause

Nach einer **ventrikulären Extrasystole** findet sich oft eine **vollständige kompensatorische Pause:** Die vom Sinusknoten ausgehende normale Herzerregung trifft aufgrund der vorausgegangenen Extrasystole auf refraktäres Ventrikelmyokard, so dass es zu keiner regulären Kammererregung kommt. Erst der folgende Impuls des Sinusknotens führt wieder zu einer normalen Kammererregung. Im EKG beträgt der Abstand zwischen dem letzten normalen QRS-Komplex vor der Extrasystole und dem ersten normalen QRS-Komplex nach der Extrasystole genau zwei RR-Intervalle.
Insbesondere bei einem bradykarden Grundrhythmus kann es zu interponierten ventrikulären Extrasystolen kommen. Die zusätzliche Herzaktion ist dabei bereits abgeschlossen, wenn die nächste reguläre, vom Sinusknoten ausgehende Erregung erfolgt. Somit wird das RR-Intervall des Grundrhythmus beibehalten. Die Extrasystole ist lediglich dazwischengeschoben (interponiert).
Bei **supraventrikulären Extrasystolen** ist die postextrasystolische Pause dagegen oft **nicht vollständig kompensierend,** der Abstand von prä- und postextrasystolischer Normalaktion ist kleiner als zwei RR-Intervalle. Meist entspricht der Abstand von Extrasystole zur nächsten Normalaktion gerade dem der Extrasystole vorausgehenden RR-Intervall.

Prognostische Einschätzung von Extrasystolen

Die prognostische Einschätzung von Extrasystolen richtet sich nach ihrer Häufigkeit und vor allem nach der auslösenden Ursache (z. B. koronare Herzerkrankung). Auch bei Gesunden sind sporadische Extrasystolen häufig zu beobachten. Sie treten besonders bei niederfrequentem, vagotonem Grundrhythmus auf, da dieser es langsamer depolarisierenden ektopen Zentren ermöglicht, in den Vordergrund zu treten.

Vorhofflattern und Vorhofflimmern

Von **Vorhofflattern** spricht man bei rascher elektrischer Erregung des Vorhofmyokards mit einer Frequenz von **220–350 Schlägen pro Minute.** Im EKG treten anstelle der P-Wellen regelmäßige, sägezahnartige Flatterwellen auf.
Als **Vorhofflimmern** bezeichnet man eine weitere Frequenzerhöhung der Vorhofaktionen auf **über 350 Aktionen pro Minute** (☞ Abb. 3.17).
Beim Vorhofflattern und Vorhofflimmern werden nicht alle Impulse auf die Kammer übergeleitet. Während beim Vorhofflattern oft regelmäßig jeder zweite und dritte Schlag über den AV-Knoten zu den Kammern weitergeleitet wird (partielle AV-Blockierung 2:1, 3:1), besteht beim Vorhofflimmern eine unregelmäßige Überleitung zum Kammermyokard (absolute Arrhythmie) mit Ventrikelfrequenzen zwischen 40 (Bradyarrhythmia absoluta) und 180 (Tachyarrhythmia absoluta) Schlägen/min.
Vorhofflattern und Vorhofflimmern sind in jedem Fall pathologische Rhythmusstörungen und bedürfen der Behandlung. Da aber in der Regel die Kammerfrequenz durch den Frequenzfilter des AV-Knotens noch im physiologischen Bereich liegt, sind sie nicht unmittelbar lebensbedrohlich.

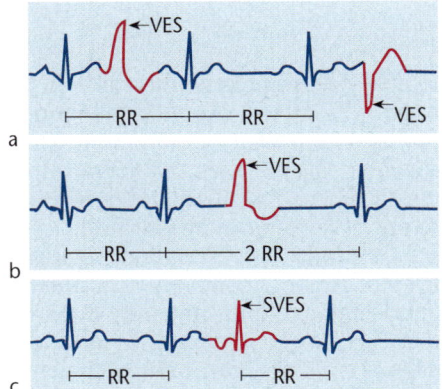

Abb. 3.16 Extrasystolen. **a:** Interponierte ventrikuläre Extrasystole (VES). **b:** Ventrikuläre Extrasystole (VES) mit voll kompensierender Pause. **c:** Supraventrikuläre Extrasystole (SVES) mit unvollständig kompensierender Pause.

3 Herz

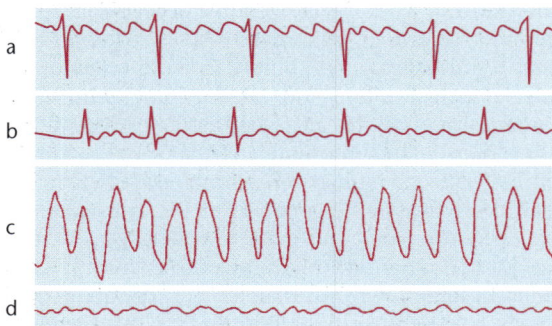

Abb. 3.17 Tachykarde Herzrhythmusstörungen. **a:** Vorhofflattern mit 3 : 1-Überleitung. **b:** Vorhofflimmern. **c:** Kammerflattern. **d:** Kammerflimmern.

Pathogenese

Zwei mögliche Mechanismen zur Pathogenese werden diskutiert:
- Zum einen kann eine **gesteigerte Automatie auf Vorhofebene** vorliegen, bei der ein oder mehrere ektope Zentren im Vorhofmyokard einen hochfrequenten Vorhofrhythmus erzeugen.
- Zum anderen kann ein **Re-entry-Mechanismus,** bei dem auf Vorhofebene rasch kreisende Erregungen auftreten, für das Vorhofflattern verantwortlich sein.

Damit ein Re-entry-Phänomen, also der Wiedereintritt einer Erregungswelle in bereits kurz zuvor erregtes Myokard auftreten kann, muss die **Refraktärzeit** in den entsprechenden Myokardarealen **pathologisch verkürzt** sein. Dies kann z. B. bei toxischen Schädigungen (Alkohol, Hypoxie) der Fall sein. Außerdem müssen unterschiedliche Refraktäritätszustände in verschiedenen Myokardarealen vorliegen. Den meisten Fällen von Vorhofflattern und Vorhofflimmern liegt ein solcher Re-entry-Mechanismus als Ursache zugrunde. Dies zeigt sich daran, dass es durch eine therapeutische, hochfrequente elektrische Stimulation der Vorhöfe über einen Herzkatheter („Atrial-overdriving") meist gelingt, solche Rhythmusstörungen zu durchbrechen. Durch die elektrische Stimulation wird eine **Synchronisierung** von Erregungen und Refraktärzeiten im Vorhofmyokard erreicht, so dass dem Re-entry-Mechanismus die Grundlage entzogen wird.

Klinik!

Die Gefahr des Vorhofflimmerns besteht in der Ausbildung von **Thromben.** Diese können **Embolien** in Gefäßen des großen Kreislaufs verursachen. Besonders häufig und kritisch sind Embolien von Hirngefäßen (Schlaganfall) oder von Darmgefäßen (Mesenterialinfarkt). Um dem vorzubeugen, werden Patienten mit Vorhofflimmern mit gerinnungshemmenden Mitteln behandelt.

Kammerflattern und Kammerflimmern

Von **Kammerflattern** spricht man bei elektrischen Aktionen des Ventrikelmyokards mit einer Frequenz von **180–250 Schlägen pro Minute.** Im unteren Frequenzbereich bestehen fließende Übergänge zur **Kammertachykardie** als einer raschen Folge ventrikulärer Extrasystolen.

Nach oben kann das Kammerflattern in **Kammerflimmern** mit Frequenzen zwischen **250–400 Aktionen pro Minute** degenerieren. Bei den hohen Frequenzen des Kammerflimmerns kommt die Pumpfunktion des Herzens zum Erliegen, da die zur Verfügung stehende Zeit für die mechanische Herzaktion zu kurz ist. Man spricht von einem **hyperdynamen Herzstillstand.** Auch beim Kammerflattern ist die Pumpleistung aufgrund der verkürzten diastolischen Füllungszeit erheblich eingeschränkt.

Im Gegensatz zum Vorhofflattern und -flimmern handelt es sich also hier um **akut lebensbedrohliche Rhythmusstörungen.**

Pathogenese

Kammerflattern und Kammerflimmern können in seltenen Fällen durch zusätzliche pathologische Veränderungen, die eine direkte 1 : 1-Überleitung bewirken, aus Vorhofflattern und Vorhofflimmern hervorgehen. In den meisten Fällen entstehen sie aber direkt im Ventrikelmyokard, entweder durch **Re-entry-Mechanismen** oder durch eine **gesteigerte ektope Automatie** des Ventrikels. Als Ursache liegt in den meisten Fällen eine koronare Herzerkrankung oder eine Kardiomyopathie zugrunde.

Klinik!

Die Ursache von Herzrhythmusstörungen ist in den meisten Fällen Sauerstoffmangel durch arteriosklerotische Verengung der Herzkranzgefäße: **koronare Herzerkrankung.** Weniger häufig sind primäre Erkrankungen des Herzmuskels (Kardiomyopathien) für Rhythmusstörungen verantwortlich.

Defibrillation

Die Therapie des Kammerflimmerns besteht in der kurzfristigen (2–30 ms) **Applikation von Gleichstrom** auf die Thoraxwand mittels zweier großflächiger Elektroden. Die eingesetzte Energie wird stufenweise von 200 über nochmals 200 auf 360 Joule gesteigert. Hierdurch werden alle Myokardzellen zum Zeitpunkt der Defibrillation synchron depolarisiert. Dies führt zu einer Homogenisierung etwa unterschiedlicher Refraktärzeiten und zu einer Unterbrechung kreisender Erregungen, die meist Ursache des Kammerflimmerns sind. Als Folge setzt nach der synchronisierten Depolarisation in vielen Fällen wieder ein regelmäßiger elektrischer Eigenrhythmus des Herzens ein.

3.2.7 Künstliche Schrittmacher

Fällt der Sinusknoten als physiologischer Herzschrittmacher aus, kann dies durch die Anwendung eines künstlichen elektrischen Schrittmachers am Herzen kompensiert werden.

Hierbei unterscheidet man den **externen** Schrittmacher, der in Form von Klebeelektroden im Notfall zum Einsatz kommt, von dem permanenten **implantierbaren** Schrittmacher, bei dem eine Sonde im Herzen mit einem subkutan implantierten Schrittmacheraggregat verbunden ist.

Alle Schrittmacher arbeiten im Normalfall **bedarfsgesteuert,** d. h. sie geben nur dann einen Schrittmacherimpuls ab, wenn kein hinreichend schneller Eigenrhythmus des Herzens vorliegt. Zur Erfassung der Frequenz einer evtl. noch vorhandenen spontanen Herzaktion **(Detektion)** messen die Schrittmacher den Abstand zweier registrierter Zacken und berechnen daraus die Herzfrequenz.

Mittlerweile gibt es eine Fülle verschiedener Schrittmachertypen, die nicht nur wie in den ersten Generationen einen konstanten ventrikulären Eigenrhythmus erzeugen **(Kammerschrittmacher),** sondern über getrennte Vorhof- und Kammerelektroden auch die physiologische Abfolge von Vorhof- und Kammererregung imitieren können: **sequentielle Schrittmacher.** Sogar die physiologische Herzfrequenzsteigerung unter Belastung kann nachgebildet werden, wobei implantierte Biosensoren z. B. die Erhöhung der Bluttemperatur unter körperlicher Belastung zur Steuerung des Schrittmachersystems verwenden: **belastungsadaptierte Schrittmacher.**

3.2.8 Blockbildungen

SA-Block

Die Erregungsleitung im Herzen kann bei Herzerkrankungen auf verschiedenen Ebenen blockiert sein. Ist der Austritt der Erregung aus dem Gewebe des Sinusknotens blockiert, spricht man von einem **sinuatrialen Block** (SA-Block). Im EKG ist ein solcher Block am vollständigen Ausfall einer EKG-Aktion zu erkennen.

AV-Block

Häufiger ist die Überleitung der Erregungswege von den Vorhöfen auf die Kammer blockiert: **atrioventrikulärer Block** (AV-Block).

Hierbei können drei Schweregrade unterschieden werden (☞ Abb. 3.18):

- Beim **AV-Block I. Grades** ist lediglich die Überleitungszeit zum Ventrikel verlängert. Definitionsgemäß besteht ein AV-Block I. Grades bei einer Verlängerung der PQ-Zeit auf mehr als 0,20 Sekunden.
- Beim **AV-Block II. Grades** kommt es bereits zu einem echten Ausfall der Kammererregung, da nicht mehr jede Vorhoferregung auf die Kammern übergeleitet wird. Es werden zwei Typen unterschieden:
  - **Typ Mobitz 1** (alte Bezeichnung: Typ Wenckebach): Hier beobachtet man im EKG-Verlauf eine zunehmende Verlängerung der PQ-Zeit (Ermüdung der AV-Überleitung) bis schließlich im Sinne eines AV-Blockes eine Kammererregung völlig ausfällt, bevor dieselbe Sequenz, die auch als **Wenckebach-Periodik** bezeichnet wird, von vorne beginnt.
  - **Typ Mobitz 2:** Hier fallen die Kammererregungen unmittelbar und ohne vorangehende Verlängerung der PQ-Zeiten aus. Ursache ist eine pathologische Verlängerung der absoluten Refraktärzeit im AV-Überleitungssystem. Zumeist findet sich ein fixes Verhältnis zwischen Vorhoferregung und noch übergeleiteter Kammererregung: Bei einer 2 : 1-Blockierung etwa folgt nur jeder zweiten P-Zacke ein Kammerkomplex, bei einer 3 : 1-Blockierung wird nur jede 3. Vorhofaktion übergeleitet.
- Lebensgefährlich ist vor allem der **AV-Block III. Grades** (kompletter AV-Block). Hierbei ist die Überleitung vom Vorhof auf die Ventrikel vollständig blockiert. Als Folge kommt es zu einem ventrikulären Eigenrhythmus, der jedoch aufgrund der deutlich langsameren Automatie der ventrikulären „tertiären" Schrittmacherzentren (geringe Steilheit der diastolischen Depolarisation) nur eine erheblich langsamere Schlagfrequenz zwischen 20 und 40 Schlägen pro Minute realisieren kann. Oft tritt der AV-Block III. Grades vor allem im Rahmen einer koronaren Herzerkrankung plötzlich auf. Dem Einsetzen des ventrikulären Eigenrhythmus nach vollständiger AV-Blockierung geht hierbei eine gewisse Zeit des totalen Herzstillstands voraus, klinisch kommt es zum Bewusstseinsverlust **(Adam-Stokes-Anfall).** Im EKG ist der totale AV-Block an unabhängig vom QRS-Komplex auftretenden P-Wellen zu erkennen, die durch die QRS-Komplexe hindurchwandern: **AV-Dissoziation.**

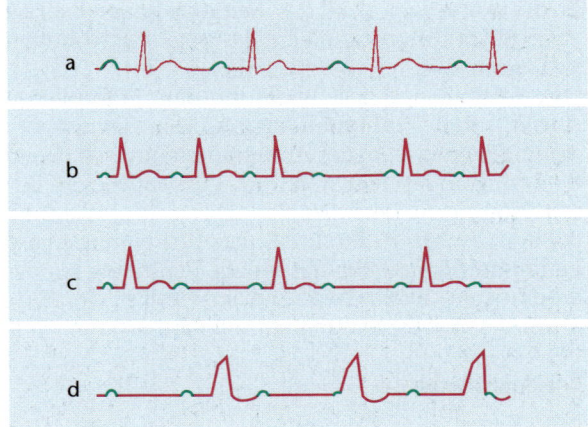

Abb. 3.18 Schweregrade des atroventrikulären Blocks. **a:** AV-Block I°; Überleitungszeit > 0,20 Sekunden. **b:** AV-Block II° Typ Mobitz 1 (= Wenckebach); zunehmende Verlängerung der PQ-Zeit. **c:** AV-Block II° Typ Mobitz 2; konstante 2 : 1-Überleitung. **d:** AV-Block III° (kompletter AV-Block).

3.3 Herzmechanik

3.3.1 Phasen der Herztätigkeit

Die elektrische Herzerregung löst am Myokard eine mechanische Kontraktion des Herzmuskels aus (**Systole**), der eine Erschlaffungsphase der Muskulatur (**Diastole**) folgt. Die Systole treibt das Blut durch die **Semilunarklappen** (Taschenklappen) von Aorta und Pulmonalarterie in Herz- bzw. Lungenkreislauf. In der Diastole strömt das Blut durch die **Atrioventrikularklappen** (AV-Klappen) vom linken Vorhof durch die Mitralklappe, vom rechten durch die Trikuspidalklappe in die beiden Ventrikel ein. Die Herzklappen haben hierbei eine Ventilwirkung, d. h. ihre Öffnungs- und Verschlussbewegungen garantieren den gerichteten Blutfluss im Kreislaufsystem. Ihre Öffnung wird allein durch den Blutfluss und nicht etwa durch die Papillarmuskeln bewirkt.

Bei der mechanischen Herzaktion unterscheidet man in der Systole eine Anspannungsphase von einer Austreibungsphase, die Diastole wird in Entspannungs- und Füllungsphase unterteilt.

Anspannungsphase

In der Anspannungsphase zu Beginn der Kammersystole steigt der intraventrikuläre Druck steil an und führt zum **passiven Verschluss der AV-Klappen**. Bei noch geschlossenen Aorten- und Pulmonalklappen kontrahiert sich die Ventrikelmuskulatur **isovolumetrisch** um einen inkompressiblen Inhalt.

Austreibungsphase

Sobald der intraventrikuläre Druck im linken Ventrikel den diastolischen Aortendruck von etwa 80 mmHg übertrifft, öffnen sich die Taschenklappen und die Austreibungsphase beginnt. Unter normalen Ruhebedingungen wirft der Ventrikel mit der Systole knapp die Hälfte seines diastolischen Inhalts (etwa 130 ml) in die Aorta aus, d. h. das **Schlagvolumen** beträgt etwa 60 ml. Zurück bleibt das sog. **Restvolumen** von 70 ml.

Die Austreibungsphase endet mit dem **Schluss von Aorten- und Pulmonalklappen.** Der Schluss der Aortenklappen ist in der Aortendruckkurve an einem kurzzeitigen, raschen Abfall des Aortendruckes, der sog. **Inzisur** zu erkennen (☞ Abb. 3.19). Während der systolischen Kontraktion der Austreibungsphase nimmt die Wanddicke des linken Ventrikels zu, dadurch sinkt nach dem Laplace-Gesetz (☞ Kap. 4.1.2) die Wandspannung im Myokard ab.

Entspannungsphase

Die Diastole beginnt mit einer **isovolumetrischen** Entspannungsphase, in der wie in der Anspannungsphase alle vier Klappen des Herzens geschlossen sind. Der Druck im Ventrikel geht gegen Null und fällt unter den Vorhofdruck. Dadurch öffnen sich druckpassiv die AV-Klappen, Blut strömt aus den Vorhöfen in die Kammern ein.

Füllungsphase

Damit hat die Füllungsphase des Ventrikels begonnen. Der zunächst rasche Bluteinstrom verlangsamt sich. Die der P-Welle folgende **Kontraktion des Vorhofs** führt nochmals zu einer Steigerung des Blutflusses in den Ventrikel und einem Anstieg des enddiastolischen Ventrikeldruckes; man spricht vom „**Atrial booster effect**". Insgesamt ist die Vorhofkontraktion in Ruhe nur für 8 % der Ventrikelfüllung verantwortlich, bei hoher Herzfrequenz, etwa unter körperlicher Belastung, liegt jedoch der Beitrag der Vorhöfe zur Ventrikelfüllung deutlich höher.

Unter Ruhebedingungen dauert die diastolische Füllungsphase etwa doppelt so lange wie die systolische Austreibungsphase. Die Öffnungszeit der AV-Klappen ist deswegen länger als die Öffnungszeit der Taschenklappen.

> **Merke!**
> - **Anspannungsphase:** alle Klappen geschlossen, Druckanstieg im Ventrikel
> - **Austreibungsphase:** Semilunarklappen offen
> - **Entspannungsphase:** alle Klappen geschlossen, Druckabfall im Ventrikel
> - **Füllungsphase:** AV-Klappen offen.

Ventilebenenmechanismus

Durch die systolische Ventrikelkontraktion wird nicht nur arterielles Blut in die großen Arterien ausgeworfen, sondern auch venöses Blut in die beiden Vorhöfe „eingesaugt". Verantwortlich hierfür ist eine **Dehnung der Vorhöfe durch die Ventrikelkontraktion.**

Die Ventilebene des Herzens, d. h. die Grenzfläche zwischen Vorhöfen und Ventrikeln, verschiebt sich mit zunehmender systolischer Verkürzung der Ventrikel in Richtung Herzspitze. Hierdurch nimmt der Vorhofdruck während der Austreibungsphase zunächst ab und erreicht seinen tiefsten Wert. Während der Ventrikel sich systolisch maximal entleert, werden die Vorhöfe aus den zuleitenden Gefäßen (V. cava und Vv. pulmonales) passiv aufgefüllt.

Mit Beginn der diastolischen Ventrikelerschlaffung und der zunehmenden Wiederausdehnung des Ventrikels in Richtung Herzbasis verschiebt sich die Ventilebene des Herzens wieder in Richtung Herzbasis. Durch diese erneute Längsverschiebung der Ventilebene in entgegengesetzter Richtung gelangt das während der Systole in den Vorhöfen angesammelte Blut in die Ventrikel. Der Ventilebenenmechanismus leistet insbesondere bei hohen Herzfrequenzen einen erheblichen Beitrag zur diastolischen Ventrikelfüllung.

3.3 Herzmechanik

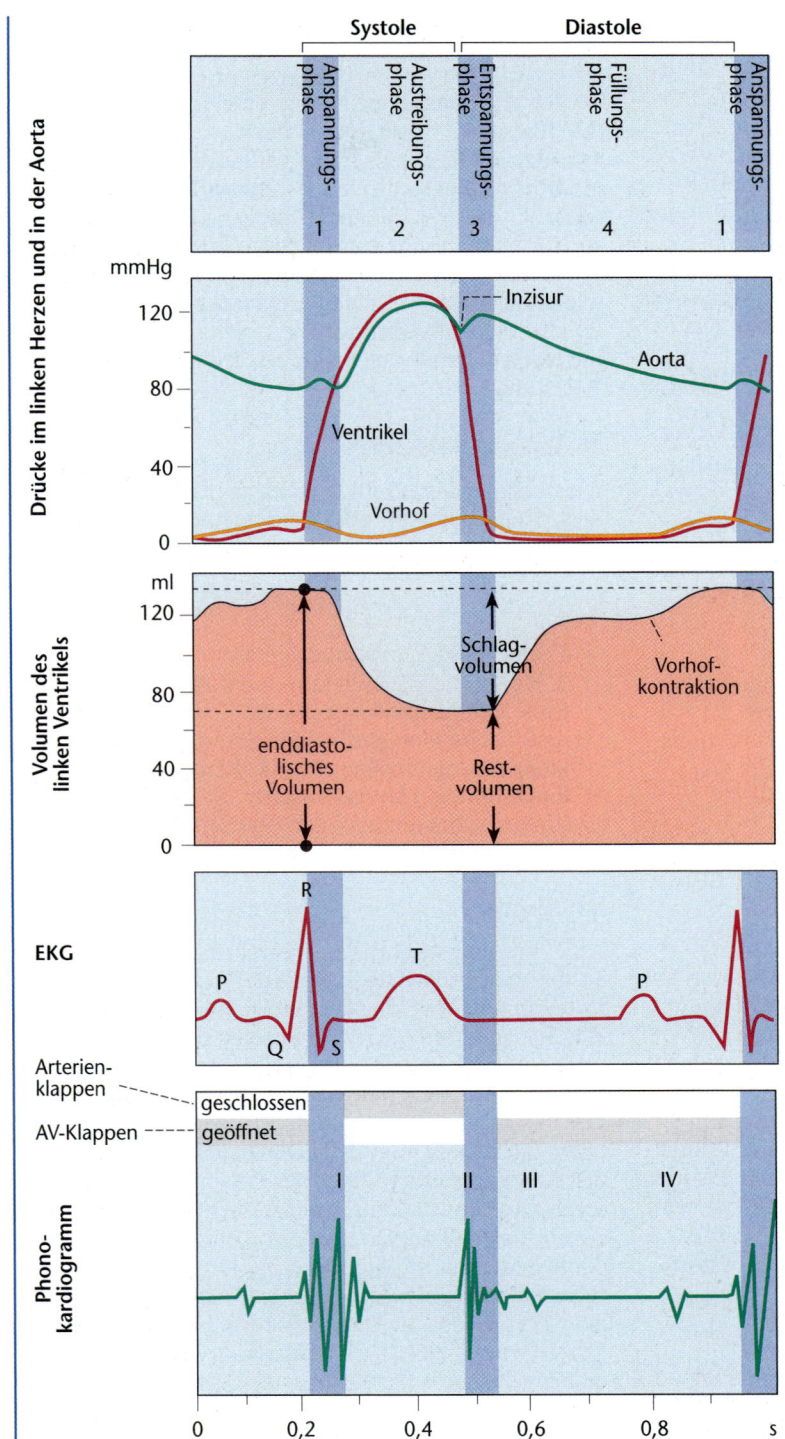

Abb. 3.19 Zeitverlauf von Druck und Volumen in Vorhöfen, Kammern und herznahen Gefäßen. Bezug zu EKG, Klappenfunktion und Herztönen. I–IV = I.–IV. Herzton.

3.3.2 Äußere Zeichen der Herztätigkeit

Die während des Herzzyklus auftretenden Blut- und Klappenbewegungen können mit geeigneten Hilfsmitteln an der Körperoberfläche wahrgenommen und diagnostisch ausgewertet werden. Mit bloßen Händen ist in vielen Fällen im 5. Interkostalraum links in der Medioklavikularlinie der sog. **Herzspitzenstoß** tastbar, dem weniger der Anstoß der Herzspitze an die Brustwand als vielmehr die mechanische Herzaktion insgesamt zugrunde liegt.

Herztöne

Durch Abhorchen des Herzens mittels eines Stethoskops **(Auskultation)** können im Allgemeinen zwei Herztöne wahrgenommen werden:
- Der **I. Herzton** fällt in die Anspannungsphase des Herzens und wird durch die rasche Kontraktion des Ventrikels um einen inkompressiblen Inhalt hervorgerufen **(Anspannungston).**
- Der **II. Herzton** beruht auf dem Schließgeräusch der Taschenklappen von Aorta und A. pulmonalis **(Klappenton)** und markiert das Ende der Austreibungsphase.

Die besten **Auskultationsstellen** für den I. Herzton liegen im 5. ICR links medioklavikulär (linkes Herz) sowie im 4. ICR rechts parasternal (rechtes Herz). Für den II. Herzton sind die besten Auskultationsstellen in Richtung des Blutflusses verschoben, für den Aortenklappenschluss im 2. ICR rechts parasternal, für den Pulmonalklappenschluss im 2. ICR links parasternal.

> **Merke!**
> **Auskultationspunkte** für die verschiedenen Herzklappen:
> - Aortenklappe: 2. ICR re.
> - Pulmonalklappe: 2. ICR li.
> - Trikuspidalklappe: 4. ICR re.
> - Mitralklappe: 5. ICR li.#
>
> Merkhilfe: **A**nna **Pul**mann **tri**nkt **Mi**lch um 22:45.

Phonokardiographie

Zeichnet man die Herztöne mit einem Mikrofon auf (Phonokardiographie), gelingt eine feinere Differenzierung. Neben der Aufteilung des I. Herztons in Vorsegment (V), Hauptsegment (H) und Nachsegment (N) kann auch eine Spaltung des II. Herztons in eine erste Komponente (Schluss der Aortenklappen) und eine zweite Komponente (Schluss der Pulmonalklappen) registriert werden. Ausgelöst durch das Einströmen des Blutes in der frühen Füllungsphase wird ein **III. Herzton** registriert, gelegentlich findet sich als Ausdruck der Vorhofkontraktion ein **IV. Herzton.**

Herzgeräusche

Im Gegensatz zu den **Herztönen,** die normale Schallereignisse am gesunden Herzen darstellen, weisen die **Herzgeräusche** in der Regel auf **pathologische** Veränderungen, insbesondere an den Herzklappen hin. Durch Engstellungen **(Stenosen)** oder Undichtigkeiten **(Insuffizienzen)** der Herzklappen entstehen höherfrequente Strömungsgeräusche, die durch Turbulenzen des Blutstroms hervorgerufen werden und als systolische oder diastolische Geräusche zwischen den Herztönen auskultiert werden können.

Systolische Geräusche

Systolische Geräusche beruhen meist auf einer Stenose der Arterienklappen oder einer Insuffizienz der AV-Klappen. Zusätzlich können systolische Geräusche im Rahmen eines Ventrikelseptumdefektes oder bei Anämie auftreten. Selten sind systolische Geräusche als „akzidentelle systolische Geräusche" nicht-pathologische Normvarianten bei gesunden, vorwiegend schlanken, „vagotonen" Personen. Diese akzidentellen systolischen Geräusche sind jedoch im Unterschied zu pathologischen Systolika nicht immer nachweisbar und verschwinden oft unter körperlicher Belastung.

Diastolische Geräusche

Diastolische Geräusche werden durch Insuffizienzen der Arterienklappen oder Stenosen der AV-Klappen verursacht.

> **Merke!**
> - **1. Herzton:** Anspannungsphase
> - **2. Herzton:** Schließgeräusch der Arterienklappen, Ende der Austreibungsphase
> - **systolische Herzgeräusche:** Stenose der Arterienklappen, Insuffizienz der AV-Klappen
> - **diastolische Herzgeräusche:** Stenose der AV-Klappen, Insuffizienz der Arterienklappen.

Karotispuls

Auch die Registrierung der durch die Herzaktionen ausgelösten **Pulswelle** in der Arteria carotis liefert Informationen über die mechanischen Herzaktionen. Wie in Abbildung 3.19 dargestellt, steigt der Druck in der A. carotis in der Austreibungsphase zunächst steil an. Im abfallenden Schenkel kommt es durch das Zuschlagen der Aortenklappen zu einem kurzzeitigen, scharfen Druckabfall **(Inzisur).** Diese Inzisur der Karotispulskurve folgt der entsprechenden Inzisur der Aortendruckkurve mit zeitlicher Verzögerung, die der Laufzeit der Pulswelle von der Aorta bis zur A. carotis entspricht. Diese Verzögerung kann als **zentrale Pulswellenlaufzeit** aus dem Abstand zwischen dem Beginn des zweiten Herztons (= Inzisur in der Aortendruckkurve durch Schluss der Aortenklappen) und der Inzisur in der Karotispulskurve ermittelt werden.

3.3.3 Herzdynamik

Schlagvolumen und Herzzeitvolumen

Mit jeder Systole wird knapp die Hälfte der diastolischen Ventrikelfüllung aus dem Herzen ausgeworfen (Schlagvolumen). Die vom Herzen pro Minute geförderte Blutmenge, das sog. **Herzzeitvolumen,** errechnet sich aus diesem **Schlagvolumen** multipliziert mit der **Herzfrequenz.** Beträgt das Schlagvolumen beispielsweise 60 ml und liegt die Herzfrequenz bei 60 Schlägen pro Minute (Ruhebedingungen), resultiert ein Herzzeitvolumen (**Herzminutenvolumen, „Cardiac output"**) von 3600 ml/min. Unter maximaler körperlicher Belastung kann das Herzzeitvolumen auf bis zu 30 l/min ansteigen.

Bestimmung des Herzzeitvolumens

Die Bestimmung des Herzzeitvolumens stützt sich auf das **Fick'sche Prinzip**, eine Indikatorverdünnungsmethode. Als Indikator dient in diesem Fall der physiologisch im Blut vorkommende Sauerstoff. In seiner allgemeinen Form besagt das Fick'sche Prinzip, dass die Flussrate $\dot{Q}$ [ml/min] in einem System proportional der Aufnahme oder Abgabe einer Indikatorsubstanz $\dot{X}$ [ml/min] an einer Stelle des Systems und umgekehrt proportional der Konzentrationsdifferenz $C_1 - C_2$ [ml/ml] für den Indikator vor und hinter dieser Stelle ist. D.h.

$$\dot{Q} \, [\text{ml/min}] = \frac{\dot{X}[\text{ml/min}]}{C_1[\text{ml/ml}] - C_2[\text{ml/ml}]}$$

Zur Ermittlung des Herzzeitvolumens wird die Aufnahme des Indikators Sauerstoff ins Lungengewebe aus dem unterschiedlichen Sauerstoffgehalt der Ausatmungsluft im Vergleich zur Umgebungsluft mit einem Spirometer bestimmt. Die Konzentrationsdifferenz des Sauerstoffs vor und hinter der Lunge wird durch zwei Blutproben, zum einen aus der Pulmonalarterie (zentralvenöses Blut) und zum anderen aus einer peripheren Arterie, bestimmt. Die Entnahme zentralvenösen Mischbluts aus der A. pulmonalis mit einem Katheter (Rechtsherzkatheter) ist unumgänglich, weil die Sauerstoffkonzentrationen im peripher-venösen Blut aufgrund der unterschiedlichen O_2-Ausschöpfung der verschiedenen Organe zu variabel sind. Liegt beispielsweise die Sauerstoffaufnahme der Lunge bei 220 ml/min, der zentralvenöse O_2-Gehalt bei 14 % (= 0,14 ml O_2/ml Blut) und der arterielle O_2-Gehalt bei 18 % (= 0,18 ml O_2/ml Blut) resultiert nach der Fick'schen Formel ein Herzzeitvolumen von

$$\frac{220 \text{ ml/min}}{0,18 - 0,14 \, [\text{ml/ml}]} = 5500 \text{ ml/min}$$

Druck-Volumen-Diagramm des Herzmuskels

Kontraktionsformen des Herzmuskels

Wie ein normaler Skelettmuskel hat der Herzmuskel die Fähigkeit zur Verkürzung bei gleich bleibender Belastung (**isotonische Kontraktion**) sowie zur aktiven Kraftentwicklung bei gleich bleibender Muskellänge (isometrische Kontraktion). Aufgrund der kugelförmigen Gestalt des Herzmuskels spricht man anstelle einer isometrischen Kontraktion von einer **isovolumetrischen** Kontraktion.
Bei der Kontraktion des Herzmuskels in vivo finden sich typischerweise beide Kontraktionsformen: Die Systole beginnt mit einer Phase der isovolumetrischen

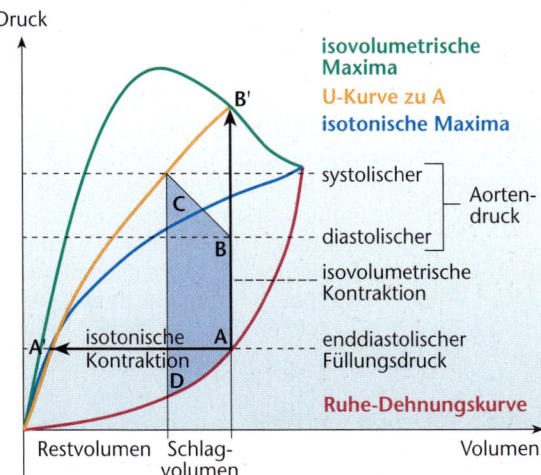

Abb. 3.20 Druck-Volumen-Diagramm des Herzens: Ruhe-Dehnungskurve, Kurve der isotonischen Maxima, Kurve der isovolumetrischen Maxima, Arbeitsdiagramm des Herzens.

Anspannung bei geschlossenen Herzklappen. Übersteigt der durch diese Anspannung entwickelte Innendruck des Herzens den Druck der Flüssigkeitssäule in den Arterien, öffnen sich die Klappen. Eine isotonische Kontraktion mit entsprechender Verkürzung der Muskelfasern und Abnahme des Blutvolumens in den Herzkammern schließt sich an. Dieser Kontraktionsablauf (isovolumetrische → isotonische Kontraktion) wird in Analogie zu Experimenten am Skelettmuskel wenig anschaulich auch als **Unterstützungskontraktion** bezeichnet.
Am isolierten Herzmuskel lassen sich die beiden Kontraktionsarten in Form eines Druck-Volumen-Diagramms verdeutlichen (☞ Abb. 3.20).

Ruhe-Dehnungskurve

In Ruhe, d.h. ohne aktive Kontraktion und bei rein passiver Dehnung des Herzmuskels durch ansteigende Volumenbelastung, wird die sog. Ruhe-Dehnungskurve registriert. Der Verlauf der Ruhe-Dehnungskurve macht deutlich, dass die Dehnbarkeit des Herzens mit zunehmender Volumenbelastung abnimmt. Dementsprechend steigt der intraventrikuläre Druck in den Kammern umso steiler an, je mehr der Herzmuskel durch die Volumenbelastung bereits vorgedehnt ist.

Kurve der isovolumetrischen und isotonischen Maxima

Ausgehend von jedem Punkt dieser Ruhe-Dehnungskurve, d.h. von verschiedenen Graden der Vordehnung des Herzmuskels, können experimentell rein isotonische bzw. rein isovolumetrische Kontraktionen ausgelöst werden und die Kurve der maximalen Druckanstiege (Kurve der isovolumetrischen Maxima), bzw. der maximal ausgeworfenen Volumen

(Kurve der isotonischen Maxima) bestimmt werden. Aus diesen beiden Kurven wird ersichtlich, dass der maximal erreichbare Druck sowie das maximal auswerfbare Volumen von der **Ausgangsfüllung des Ventrikels** abhängen. Bei mittlerer Ventrikelfüllung (☞ Abb. 3.20: Senkrechte auf Punkt D der Ruhedehnungskurve) kann der höchste Druck entwickelt werden, bei weiterer Füllung des Ventrikels (Senkrechte auf Punkt A) sinkt der maximal erreichbare Ventrikeldruck wieder ab. Ähnliches gilt für das maximal förderbare Volumen, das bei zunehmender Ventrikelfüllung nur zu einem gewissen Grad zunimmt, bei weiterer Füllung aber wieder abnimmt.

Myosin- und Aktin-Anordung

Die Ursache für die Abhängigkeit der Kontraktionsleistung des Herzens von der Ventrikelfüllung und damit von der Dehnung der Myokardfasern, ist in der histologischen **Anordnung der Myofibrillen** (Myosin und Aktin) im Sarkomer zu suchen. Grundlage der Kontraktion ist die ATP-abhängige Aktivierung von Querbrücken zwischen Myosin- und Aktinfilamenten, die auf eine **optimale Überlappung von Myosin- und Aktinfilamenten** angewiesen ist (☞ Kap. 13.1.4). Diese Überlappung ist bei mittlerer Vordehnung am besten. Bei übermäßiger Dehnung der Myofibrillen wird die Überlappung von Myosin- und Aktinfilamenten und damit die Kontraktionsfähigkeit zunehmend reduziert. Bei zu geringer Dehnung kommt es zu einem Übereinanderschieben der Aktinfilamente in der Mitte des Sarkomers und zu einer Behinderung der Querbrückenbildung, was ebenfalls zu einer reduzierten Kontraktionskraft führt.

Arbeitsdiagramm des Herzens

Grundlage für das Verständnis der Herzdynamik in vivo ist das Arbeitsdiagramm des Herzens, das als **Parallelogramm** zwischen den Punkten A, B, C und D in Abbildung 3.20 dargestellt ist:
- Die mechanische Herzaktion beginnt an einem je nach Vordehnung verschiedenen Punkt auf der Ruhedehnungskurve, z. B. an Punkt A. Der an Punkt A der Ruhedehnungskurve herrschende Druck entspricht dem Füllungsdruck des linken Ventrikels am Ende der Diastole (enddiastolischer Füllungsdruck).
- Ausgehend von Punkt A folgt in der Ventrikelsystole zunächst der isovolumetrische Druckanstieg der Anspannungsphase in Richtung B.
- Bei Erreichen des diastolischen Aortendruckes an Punkt B öffnet sich die Aortenklappe. Es beginnt die Austreibungsphase, bei der sich unter In-vivo-Bedingungen Druck und Volumen zugleich verändern: **auxotonische Kontraktion.**
- An Punkt C ist der systolische Aortendruck und damit das Ende der Austreibungsphase erreicht. Wird diese Strecke BC auf die X-Achse (Volumen) projiziert, lässt sich dort das systolisch geförderte Schlagvolumen ablesen.

In C beginnt die isovolumetrische Entspannungsphase, die bis zur Öffnung der Mitralklappe in Punkt D anhält. Es schließt sich die Füllungsphase (Strecke DA) bis zum Wiedererreichen des enddiastolischen Füllungsdrucks in Punkt A an.

Preload und Afterload

Nachlast des Herzens (Afterload)

Aus dem Arbeitsdiagramm des Herzens wird deutlich, dass unter In-vivo-Bedingungen weder die Kurve der isovolumetrischen noch die der isotonischen Maxima erreicht wird. Ursache hierfür ist die Beeinflussung der Pumpfunktion des Herzens durch den diastolischen Aortendruck, die sog. Nachbelastung: **Afterload.** Je höher die Nachbelastung, d. h. je höher der diastolische Aortendruck, desto geringer ist das vom Herzen geförderte Schlagvolumen. Bei maximaler Nachbelastung resultiert folglich eine rein isovolumetrische Kontraktion (Punkt B′ in Abb. 3.20). Bei fehlender Nachbelastung käme es zum entgegengesetzten Extrem einer rein isotonischen Kontraktion ohne Druckanstieg im Ventrikel (Punkt A′ in Abb. 3.20). Unter den physiologischen Bedingungen einer Unterstützungskontraktion mit mittlerem Afterload liegen die erreichbaren Maxima je nach Höhe des Afterloads aber auf einer Kurve, die diese beiden Extrempunkte A′ und B′ verbindet, der sog. Kurve der Unterstützungsmaxima (= U-Kurve). Diese U-Kurve bezieht sich jeweils nur auf einen, definierten enddiastolischen Füllungszustand des Herzens (z. B. U-Kurve zu Punkt A in Abb. 3.20).

Vorlast des Herzens (Preload)

Je nach Höhe des enddiastolischen Füllungsdrucks verschiebt sich das Arbeitsdiagramm auf der Ruhe-Dehnungs-Kurve nach rechts oder links, entsprechend ändert sich die Gestalt der zugehörigen U-Kurve, so dass jedem Punkt auf der Ruhe-Dehnungs-Kurve nicht nur ein charakteristisches Arbeitsdiagramm, sondern auch eine eigene U-Kurve zugeordnet werden kann (☞ Kap. 3.5.1). Der enddiastolische Füllungsdruck im linken Ventrikel wird auch als Vorbelastung oder **Preload** bezeichnet (= Belastung vor der Ventrikelkontraktion).

3.3.4 Herzarbeit

Definitionen

Die vom Herzen geleistete Arbeit setzt sich aus zwei Komponenten zusammen:
- **Druck-Volumen-Arbeit ($P \cdot V$)** : erbracht durch die Bewegung des Blutvolumens gegen einen Strömungswiderstand
- **Beschleunigungsarbeit:** beschleunigt die Blutmasse (m) auf die Auswurfsgeschwindigkeit (v).

Die Beschleunigungsarbeit berechnet sich nach der Formel der kinetischen Energie:

$$W = \frac{1}{2} mv^2$$

Die Beschleunigungsarbeit beträgt unter Ruhebedingungen nur 1 % der Druck-Volumen-Arbeit. Mit zunehmender Auswurfleistung des Herzens oder der Abnahme der Aortenelastizität im Alter (Wegfall des Windkesseleffektes, ☞ Kap. 4.2.1), kann jedoch die Beschleunigungsarbeit aufgrund der größeren zu beschleunigenden Blutmenge fast den Betrag der Druck-Volumen-Arbeit erreichen.

Wie aus Tabelle 3.4 ersichtlich, liegt die gesamte Herzarbeit in der Größenordnung von einem Newtonmeter (Nm). Geht man von einer Systole pro 1 Sekunde (s) aus, errechnet sich eine Herzleistung von ca. 1 Watt (1 Watt = 1 Nm/s), die bei Belastung bis auf 5 Watt ansteigen kann.

Da der Druck im rechten Ventrikel nur 15 % des Drucks im linken Ventrikel ausmacht, das von beiden Ventrikeln geförderte Blutvolumen jedoch identisch ist, beträgt die Herzarbeit des rechten Ventrikels nur 15 % der Herzarbeit des linken Ventrikels.

Tab. 3.4 Komponenten der Herzarbeit

	Druck-Volumen-Arbeit (P · V)	Beschleunigungs-Arbeit (1/2 mv^2)
linker Ventrikel	0,94 Nm	0,01 Nm
rechter Ventrikel	0,19 Nm	0,01 Nm
gesamte Herzarbeit	1,15 Nm	

3.4 Ernährung des Herzens

3.4.1 Koronardurchblutung

Unmittelbar oberhalb der Aortenklappe gehen die beiden Koronararterien aus der Aorta ab.
- Die **rechte Koronararterie** versorgt das rechte Herz sowie die Hinterwand beider Ventrikel.
- Die **linke Koronararterie** versorgt das Septum und die Vorderwand des linken Ventrikels.

Die besondere Bedeutung des Blutflusses in den Koronararterien liegt in der Tatsache, dass eine adäquate Sauerstoffversorgung des Herzmuskels Voraussetzung für eine hinreichende Pumpfunktion ist. Sinkt die Koronardurchblutung unter einen Grenzwert ab (z. B. im Schock), kommt es rasch zu einem Circulus vitiosus, bei dem eine reduzierte Koronardurchblutung zu einer absinkenden Pumpleistung mit weiter abnehmender Koronardurchblutung und schließlich vollständigem Pumpversagen führt.

Regulation der Koronardurchblutung

Die Koronardurchblutung macht unter Ruhebedingungen etwa **5 % des Herzminutenvolumens** aus. Die **Sauerstoffausschöpfung** des Herzens aus dem Koronarblut ist schon in Ruhe erheblich größer als in anderen Organen. Von 20 ml O_2/dl Blut entnimmt das Herz etwa 14 ml/dl. Bei vermehrtem O_2-Bedarf, etwa unter körperlicher Belastung, kann daher die O_2-Ausschöpfung kaum noch gesteigert werden. Der vermehrte Sauerstoffbedarf wird fast ausschließlich durch eine **Steigerung der Koronardurchblutung** gedeckt, die bei starker körperlicher Belastung auf das 4- bis 5fache der Ruhedurchblutung gesteigert werden kann.

Die Koronardurchblutung wird im Wesentlichen von vier Faktoren beeinflusst:

Metabolische Veränderungen im Herzmuskel

Der stärkste Stimulus für eine Vasodilatation der Koronararterien ist **Sauerstoffmangel.** Die Erweiterung der Koronararterien wird in diesem Fall durch die Vermittlung von **Adenosin**, einem potenten Vasodilatator, ausgelöst. Adenosin entsteht als Endprodukt der ATP-Spaltung: Mit zunehmendem Verbrauch von ATP steigt (bei fehlender Resynthese aufgrund von Sauerstoffmangel) der Adenosinspiegel im Myokard mit nachfolgender Vasodilatation der Koronarien.

Perfusionsdruck in den Koronarien

Bei Druckbereichen über 150 und unter 60 mmHg ist der Blutfluss in den Koronarien zusätzlich vom Perfusionsdruck abhängig. Bei einem Abfall des Perfusionsdruckes **unter 60 mmHg** nimmt die Koronardurchblutung ab, mit der Folge einer Sauerstoff-Minderversorgung des Myokards. Zwischen 60 und 150 mmHg verfügen die Koronargefäße über eine Autoregulation, die unabhängig vom Perfusionsdruck eine im Wesentlichen konstante Durchblutung garantiert.

Systolische Kompression der Koronarien

Im Rahmen der Systole des Herzens werden die Koronararterien durch die Kontraktion der Herzmuskulatur – besonders im Bereich des linken Ventrikels – komprimiert. Die systolische Kontraktion ist auch dafür verantwortlich, dass der Blutfluss zu den inneren, subendokardialen Muskelschichten während der Systole fast zum Erliegen kommt. Diese Muskelschichten sind für ihre Durchblutung deshalb besonders auf die Diastole angewiesen.

> **Klinik!**
> Verkürzt sich die Diastolendauer, wie beispielsweise bei körperlicher Belastung, wird sich bei **vorgeschädigten Koronarien** (z. B. Arteriosklerose) eine Minderversorgung zuerst in diesen subendokardialen Bereichen bemerkbar machen. Dies kann an einer im Belastungs-EKG auftretenden ST-Strecken-Senkung erkannt werden, die im Ruhe-EKG, ohne Belastung, noch nicht sichtbar sein muss.

Einfluss des autonomen Nervensystems

Obwohl die lokalen metabolischen Einflüsse auf die Koronardurchblutung bei weitem überwiegen, kann es durch **Aktivierung des Sympathikus** über die Stimulation von β_2-Rezeptoren zur Erweiterung der Koronarien kommen. In bestimmten Fällen ist jedoch auch über eine Aktivierung von β_1-Rezeptoren eine sympathikusinduzierte Vasokonstriktion im Koronarbett möglich. Dies dürfte insbesondere das Vorkommen von plötzlichen Engstellungen der Koronararterien **(Koronarspasmen)** im Rahmen einer Sympathikusaktivierung erklären.

Koronarreserve

Die Sauerstoffversorgung des Herzens ist ausreichend, wenn das Sauerstoffangebot dem Sauerstoffbedarf des Herzens entspricht. Ein Maß für die Güte der Koronardurchblutung ist das Verhältnis des arteriellen O_2-Gehalts (20 Vol%) zur Sauerstoffausschöpfung durch das Myokard (14 Vol%), das in Ruhe demnach $20/14 \approx 1,4$ beträgt. Sinkt der Quotient unter 1,2, ist die Koronardurchblutung kritisch eingeschränkt. Ein zusätzliches Maß zur Beurteilung der Koronardurchblutung ist die Koronarreserve, d. h. das Verhältnis zwischen maximalem O_2-Angebot bei maximaler Koronardurchblutung und dem aktuellen O_2-Verbrauch des Herzens. Unter Ruhebedingungen liegt die Koronarreserve beim gesunden Herzen zwischen 4 und 5, d. h. das maximal mögliche Angebot ist 4- bis 5-mal höher als der tatsächliche Verbrauch.

Hypoxie und Ischämie

Ein Durchblutungsstillstand in den Koronarien, wie er beispielsweise im Rahmen eines Myokardinfarkts oder durch einen Koronarspasmus entstehen kann, führt durch die Ischämie mit nachfolgendem Sauerstoffmangel zu einer zunehmenden Verminderung der Kontraktionskraft und zur Dilatation des Herzmuskels. Der **mechanische Herzstillstand** tritt **nach 6–10 Minuten** ein. Hält die vollständige Ischämie länger als **30 Minuten** an **(Wiederbelebungszeit)**, treten irreversible Veränderungen der Herzmuskelzellen (Nekrosen) auf. Im Rahmen eines Infarktgeschehens auf dem Boden einer schon länger bestehenden koronaren Herzkrankheit (KHK) verfügt der Herzmuskel jedoch im Allgemeinen über **Kollateralkreisläufe**, die zu einer Verlängerung der Überlebenszeit des minderdurchbluteten Myokards auf mehrere Stunden führen können.

> **Merke!**
>
> **Koronarreserve:** Die Koronardurchblutung ist bei Belastung um den Faktor 4–5 steigerbar; eingeschränkt bei Arteriosklerose.

3.4.2 Energieumsatz

Sauerstoffverbrauch

Der Sauerstoffverbrauch des Herzens errechnet sich aus der Differenz des Sauerstoffgehaltes im arteriellen und im koronarvenösen Blut multipliziert mit der Koronardurchblutung. Dabei ergibt sich, dass das Herz bei einem Gewichtsanteil von 0,5 % des Körpergewichts in Ruhe 10 % des Sauerstoffverbrauchs benötigt. Bei körperlicher Arbeit kann dieser Sauerstoffverbrauch auf das 4fache ansteigen. Insbesondere unter **Druckbelastung** (z. B. durch arteriellen Hypertonus) steigt der Sauerstoffbedarf des Herzens deutlich an. Insgesamt ist der Wirkungsgrad des Herzens bei Druckbelastung geringer als bei Volumenbelastung. Aus diesem Grund führt der Einsatz von Nitroglycerin bei einem Angina-pectoris-Anfall, d. h. einer akuten koronaren Minderdurchblutung, oft zur Symptomlinderung: Nitroglycerin senkt den arteriellen Blutdruck und vermindert so den Sauerstoffverbrauch des Herzens. Die direkte vasodilatierende Wirkung von Nitroglycerin auf die Koronarien ist dagegen klinisch weniger wichtig.

Substratumsatz

Charakteristisch für den Nährstoffverbrauch des Herzmuskels ist die Tatsache, dass sowohl ein hoher Anteil von freien Fettsäuren als auch (im Unterschied zur Skelettmuskulatur) **Milchsäure** (Lactat) **zur Energiegewinnung** genutzt werden kann. Das Herz kann dadurch die im Rahmen einer starken körperlichen Belastung durch anaerobe Glykolyse in der Muskulatur entstehende Milchsäure abbauen und trägt so zur Konstanthaltung des pH-Wertes im Blut unter Belastung bei.

3.5 Steuerung der Herztätigkeit

Die Kontraktion des Herzmuskels wird im Wesentlichen von vier Randbedingungen beeinflusst:
- dem Widerstand in der Auswurfbahn der Ventrikel, entsprechend dem diastolischen Aortendruck: **Afterload**
- dem enddiastolischen Füllungszustand des Ventrikels: **Preload**
- Änderungen der **Herzfrequenz**
- Veränderungen der Kontraktilität des Herzmuskels: **positive/negative Inotropie.**

Auf Änderungen von Preload und Afterload reagiert das Herz über den **Frank-Starling-Mechanismus** ohne Beteiligung der Herznerven. Frequenz- und Kontraktilitätssteigerung des Herzmuskels werden über den sympathischen Anteil des Herznervensystems vermittelt.

3.5.1 Frank-Starling-Mechanismus

Akute Volumenbelastung

Auf vermehrte Volumenbelastung der Ventrikel (**Preload** ↑) reagiert das Herz innerhalb eines gewissen Bereichs automatisch, indem es das **Schlagvolumen erhöht**. Diese Reaktion wird auch als **Frank-Starling-Mechanismus** bezeichnet. Grundlage dieser Steigerung des Schlagvolumens ist die durch die Dehnung **gesteigerte Ca^{2+}-Empfindlichkeit** der kontraktilen Proteine, die eine verbesserte Kontraktilität zur Folge hat. Zusätzlich wird durch die Dehnung der Sarkomere die **effektive Überlappung der Myofibrillen** erhöht, was ebenfalls die Kontraktilität steigert.

Der Frank-Starling-Mechanismus kann im **Druck-Volumen-Diagramm** des Herzmuskels anschaulich gemacht werden.

Neben dem normalen Arbeitsdiagramm (A, B, C, D) ist in Abbildung 3.21 ein Arbeitsdiagramm bei erhöhter Vorlast (A', B', C', D') dargestellt. Durch eine größere enddiastolische Ventrikelfüllung (bis A') resultiert bei gleich bleibendem systolischem und diastolischem Aortendruck ein größeres Schlagvolumen (SV'). Allerdings ist auch das Restvolumen im Ventrikel (D') größer als bei geringerem Preload (D). Dem geänderten Ausgangspunkt (A') des Arbeitsdiagrammes entspricht bei identischer Kurve der isovolumetrischen und isotonischen Maxima eine neue Kurve der Unterstützungsmaxima (U').

Unter physiologischen Bedingungen ist der Frank-Starling-Mechanismus z. B. für die Bewältigung eines vermehrten venösen Rückflusses in die rechte Herzhälfte verantwortlich, wie er etwa bei Beinhochlagerung auftritt. Die Feinabstimmung der Schlagvolumina des rechten und linken Ventrikels wird ebenfalls über den Frank-Starling-Mechanismus vermittelt. Der Frank-Starling-Mechanismus bleibt auch bei einer Steigerung der Kontraktilität des Herzens unter Sympathikuseinfluss wirksam.

Akute Druckbelastung

Bei einer plötzlichen Druckbelastung des linken Ventrikels (**Afterload** ↑) – z. B. durch Engstellung der peripheren Blutgefäße – nimmt das ausgeworfene Schlagvolumen zunächst ab (☞ Abb. 3.22, Arbeitsdiagramm $A_Ü$, $B_Ü$, $C_Ü$, $D_Ü$).

Als Folge hiervon verbleibt jedoch am Ende der Systole ein größeres Restvolumen im linken Ventrikel. Da der rechte Ventrikel von der Erhöhung des Afterloads in der Aorta nicht betroffen ist, wirft er ein konstantes Schlagvolumen in die Lungenstrombahn aus. Dementsprechend bleibt der venöse Zustrom zum linken Ventrikel unabhängig von der Afterload-Erhöhung auf Normalniveau. Zusammen mit dem erhöhten Restvolumen resultiert eine stärkere diastolische Füllung des linken Ventrikels (☞ Abb. 3.22, bis Punkt A' auf der Ruhedehnungskurve), d. h. das erhöhte Afterload hat zu einem erhöhten Preload geführt. Hier greift jetzt der Frank-Starling-Mechanismus, indem durch die Rechtsverschiebung des Arbeitsdiagramms das ursprüngliche Schlagvolumen nun gegen den höheren Aortendruck ausgeworfen werden kann (☞ Abb. 3.22, Arbeitsdiagramm A', B', C', D').

> **Merke!**
> **Frank-Starling-Mechanismus:**
> - Feinabstimmung des Schlagvolumens von rechtem und linkem Ventrikel
> - Anpassung an akute Druck- und Volumenbelastungen.

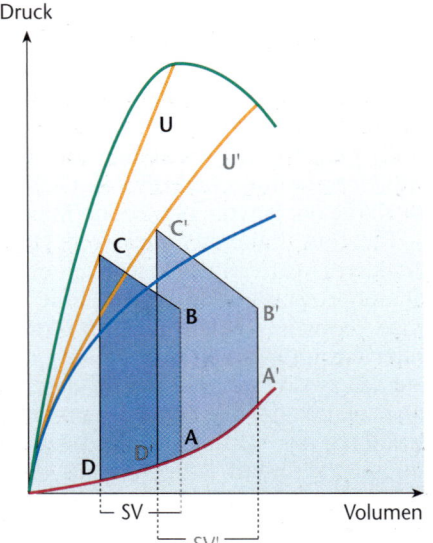

Abb. 3.21 Erhöhte Volumenbelastung: Der Frank-Starling-Mechanismus.

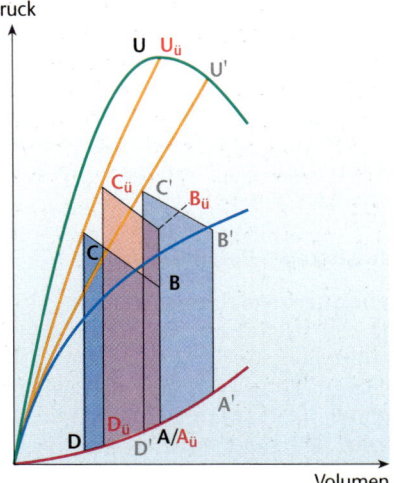

Abb. 3.22 Erhöhte Druckbelastung; indirekte Anpassung über den Frank-Starling-Mechanismus. Ausgangsdiagramm ABCD. Nach Erhöhung des diastolischen Aortendruckes von B auf $B_Ü$ wird unter sonst unveränderten Bedingungen ein kleineres Schlagvolumen ausgeworfen ($D_Ü A_Ü$). Die vermehrte enddiastolische Füllung A' führt bei nach wie vor erhöhtem diastolischen Aortendruck B' zum Auswurf des ursprünglichen Schlagvolumens (A'D' = AD).

3.5.2 Herznerven

Die Herzfunktion unterliegt einer **efferenten** nervalen Kontrolle vorwiegend durch das **sympathische**, in geringerem Maße auch durch das **parasympathische Nervensystem**. Daneben steuern **afferente** Impulse aus dem Bereich von Herzvorhöfen und Herzkammern eine Reihe **kardialer Reflexe,** die am Ende dieses Abschnitts zusammenfassend besprochen werden sollen.

Einfluss des Sympathikus

Fasern des sympathischen Nervensystems erreichen als Nn. cardiaci **alle Bereiche** des Herzmuskels. Ihre präganglionären Neurone befinden sich in den Seitenhörnern der oberen thorakalen Segmente des Rückenmarks.
Die Aktivierung der sympathischen Efferenzen hat folgende Wirkungen:
- Steigerung der Herzfrequenz (positiv chronotrope Wirkung)
- Beschleunigung der atrioventrikulären Überleitung (positiv dromotrope Wirkung)
- Zunahme der systolischen Kontraktionskraft (positiv inotrope Wirkung).

Daneben steigert der Sympathikus auch die **Durchblutung der Koronargefäße** des Herzens. Alle diese Sympathikuswirkungen werden über die **β_1-Rezeptoren** des Herzens vermittelt. Dabei bindet sich **Noradrenalin** an den β_1-Rezeptor und aktiviert über ein stimulierendes G-Protein die Adenylatcyclase (☞ Kap. 1.4.3). Das hierdurch vermehrt gebildete cAMP aktiviert die Proteinkinase A, welche die Ca^{2+}-Kanäle der Zellmembran phosphoryliert. Diese Phosphorylierung erhöht die Offenwahrscheinlichkeit der Ca^{2+}-Kanäle, so dass als Noradrenalinwirkung **vermehrt Ca^{2+} in die Herzmuskelzelle einströmen** kann.
Neben dem aus der direkten sympathischen Innervation freigesetzten Noradrenalin wirken auch die im Blut zirkulierenden **Katecholamine** (80 % Adrenalin, 20 % Noradrenalin) des **Nebennierenmarks** an diesen Rezeptoren und tragen so zur sympathischen Versorgung des Herzens bei.

Positiv chronotrope Wirkung

Die **Herzfrequenzsteigerung** stellt unter körperlicher Belastung den wichtigsten Faktor für die Steigerung des Herzzeitvolumens dar (☞ Kap. 6.1.2). Mit zunehmender Herzfrequenz verkürzt sich dabei die Dauer der einzelnen Herzaktionen vor allem auf Kosten der Diastole: Bei einer Ruhefrequenz von 70 Schlägen/min beträgt die Diastolendauer zwei Drittel der Dauer einer Herzaktion, bei einer Tachykardie von 150 Schlägen/min nimmt die Diastolendauer auf weniger als die Hälfte der Dauer einer Herzaktion ab. Die Dauer der Systole bleibt mit etwa 0,25 Sekunden unabhängig von der Herzfrequenz weitgehend konstant. Insgesamt nimmt die „Nettoarbeitszeit" des Ventrikels, die sich aus der Addition der Systolendauern pro Zeiteinheit errechnet, zu.
Der Sympathikus wirkt positiv chronotrop, weil unter seinem Einfluss die diastolische Depolarisation steiler verläuft und so das Schwellenpotenial im Sinusknoten schneller erreicht wird (☞ Kap. 3.1.2). Dieser Effekt des Sympathikus erstreckt sich allerdings nicht nur auf die Zellen des Sinusknotens, sondern in geringerem Maße auch auf alle übrigen Myokardzellen. So wird unter dem Einfluss des Sympathikus auch die diastolische **Depolarisation ektoper Zentren** beschleunigt und dadurch das Auftreten von **Extrasystolen** begünstigt.

Positiv dromotrope Wirkung

Die **raschere Überleitung am AV-Knoten** (positiv dromotrope Wirkung) erklärt sich durch die schnellere Depolarisation, d. h. einen rascheren Aktionspotentialaufstrich in den Zellen des AV-Knotens unter dem Einfluss des Sympathikus. Wichtig hierbei ist, dass die Fasern des AV-Knotens im Ruhezustand ein relativ geringes diastolisches Membranpotential aufweisen (nur −50 mV im Vergleich zu −70 mV im Vorhofmyokard) und die Aufstrichgeschwindigkeit des Aktionspotentials normalerweise ebenfalls gering ist (☞ Abb. 3.2). Die Auslösung des Aktionspotentials wird bei diesen langsam reagierenden Zellen des AV-Knotens vorwiegend über den langsamen Ca^{2+}-Einstrom induziert. Das schnelle Na^+-System ist im AV-Knoten (wie im Sinusknoten) nur schwach ausgeprägt. Der Sympathikus erhöht die Ca^{2+}-Leitfähigkeit der Membran, was einen rascheren Aufstieg des von Ca^{2+}-Ionen getragenen Aktionspotentials im AV-Knoten und damit eine raschere Überleitung ermöglicht.

Positiv inotrope Wirkung

Der **kontraktilitätssteigernde Einfluss** des Sympathikus (positive Inotropie) beruht ebenfalls auf einer Erhöhung der Ca^{2+}-Leitfähigkeit der Herzmuskelzellmembranen. Ein verstärkter langsamer Ca^{2+}-Einstrom führt zu einer **Verbesserung der elektromechanischen Koppelung** und dadurch zu einer Steigerung der systolischen Kraftentwicklung. Im Arbeitsdiagramm des Herzens äußert sich dies als eine Verschiebung der Kurve der isovolumetrischen Maxima nach oben, in Richtung höherer Druckwerte. Die korrespondierenden U-Kurven verlagern sich ebenfalls in diese Richtung. Als Resultat ist der linke Ventrikel in der Lage, entweder einen höheren Druck aufzubauen oder ein größeres Schlagvolumen auszuwerfen, **ohne** auf den Frank-Starling-Mechanismus zurückgreifen zu müssen, d. h. ohne die enddiastolische Ventrikelfüllung zu verändern. Wird ein größeres Schlagvolumen gefördert, steigt die Auswurffraktion des linken Ventrikels, d. h. das Schlagvolumen vergrößert sich auf Kosten des Restvolumens, das endsystolische Volumen nimmt also ab.

3.5 Steuerung der Herztätigkeit

Diese **Auswurffraktion (Ejection fraction),** die mittels Herzkatheter bestimmt werden kann, ist ein wichtiges Maß nicht nur für den inotropen Status, sondern für die Kontraktilität des Herzmuskels überhaupt. Bei Gesunden liegt die Auswurffraktion zwischen 0,5 und 0,7, d. h. zwischen 50 und 70 % der enddiastolischen Ventrikelfüllung werden in der Systole ausgeworfen. Auch die **maximale Druckanstiegsgeschwindigkeit** des linken Ventrikels in der isovolumetrischen Anspannungsphase (dP/dt_{max}) kann als Maß für die Kontraktilität dienen. Die maximale Druckanstiegsgeschwindigkeit im Ventrikel wird während der isovolumetrischen Anspannungsphase erreicht.

Zusammengefasst steigert der Sympathikus das Herzzeitvolumen als Produkt aus Schlagfrequenz und Schlagvolumen und versetzt den Organismus hierdurch in die Lage, auf gesteigerte Leistungsanforderungen angemessen zu reagieren.

> **Klinik!**
>
> Therapeutisch werden sog. **β-Sympathomimetika** wie Dopamin, Dobutamin oder Adrenalin zur Steigerung einer unzureichenden Herzleistung vor allem in der Notfallmedizin eingesetzt. Problematisch hierbei ist, dass alle diese positiv inotropen Substanzen zugleich den Sauerstoffverbrauch des Myokards erhöhen, was bei koronaren Durchblutungsstörungen mit ohnehin eingeschränkter myokardialer Sauerstoffversorgung eine unerwünschte Wirkung darstellt.
>
> Umgekehrt können durch **β-Sympatholytika (Betablocker,** ☞ Tab. 14.2) die $β_1$-Rezeptoren des Herzmuskels blockiert werden. Dies wird zur Behandlung von Tachykardien oder Bluthochdruck ausgenutzt. Auch Extrasystolen lassen sich durch Betablockade mit Reduktion des Sympathikotonus am Herzen oft wirkungsvoll unterdrücken.

Einfluss des Parasympathikus

Der Parasympathikus versorgt mit den präganglionären Fasern der Rr. cardiaci des N. vagus vor allem die Vorhöfe, den Sinus- und den AV-Knoten. Dabei beeinflusst der rechte Herzvagus über den Sinusknoten die Herzfrequenz, der linke über den AV-Knoten vorwiegend die atrioventrikuläre Überleitung. Im Gegensatz zum Sympathikus innerviert der Parasympathikus **nicht** die Herzkammern.

Negativ chronotrope und dromotrope Wirkung

Die Wirkungsweise des Parasympathikus ist negativ chronotrop und dromotrop. Auf die Inotropie hat er wegen der fehlenden Versorgung der Herzkammern kaum Einfluss.

Der Einfluss des Vagus auf die Erregungsbildung und Erregungsleitung im Herzen ist **spiegelbildlich zum Sympathikus:**

- Im **Sinusknoten** nimmt unter dem Einfluss des N. vagus die Steilheit der diastolischen Depolarisationen ab, das Schwellenpotential wird damit später ausgelöst, die Frequenz der ausgelösten Aktionspotentiale sinkt ab: **negative Chronotropie.**
- Am **AV-Knoten** flacht der Vagus die Aufstrichphase des Aktionspotentials weiter ab, die Überleitungsgeschwindigkeit verlangsamt sich: **negative Dromotropie.** Im Extremfall wird das Schwellenpotential gar nicht mehr erreicht und die Überleitung dadurch vollständig blockiert: **totaler AV-Block.**

Diese Wirkungen des Vagus beruhen auf einer **Erhöhung der Membranleitfähigkeit für K^+-Ionen.** Eine spezielle Population von K^+-Kanälen ($g_{K_{ACh}}$) wird durch Acetylcholin geöffnet. Dadurch wird das Membranpotential in Richtung des K^+-Ruhepotentials verschoben, d. h. weiter negativiert: Die Auslösung von Aktionspotentialen wird erschwert.

Insgesamt überwiegt im Vergleich zum Sympathikus der Einfluss des Vagus auf die Ruhefrequenz des Herzens. Dies zeigt sich daran, dass bei einer Blockade von Sympathikus **und** Parasympathikus, z. B. durch Ganglienblocker, mit dem Wegfall der dominierenden frequenzsenkenden Vaguswirkung eine Tachykardie auftritt.

> **Merke!**
>
> - **Sympathikus:** positiv chronotrop, dromotrop und inotrop
> - **Parasympathikus:** negativ chronotrop und dromotrop; **kein** direkter Einfluss auf die Inotropie.

Kardiale Reflexe

A- und B-Sensoren-vermittelte Reflexe

Die Herzaktion unterliegt auch einer reflektorischen Steuerung, die von Sensorafferenzen aus Vorhöfen und Kammermyokard ihren Ausgang nimmt.

Diese Sensoren lassen sich in zwei Typen unterteilen:
- **A-Sensoren** sind Spannungssensoren und „feuern" bei Änderungen der **aktiven** Muskelspannung der Herzmuskulatur.
- **B-Sensoren** erfassen als Dehnungssensoren **passive** Dehnungsänderungen im Myokard.

Über diese Sensoren werden drei kardiale Reflexe vermittelt, die vom **Pressosensoren-Reflex** (Rezeptoren in Karotissinus und Aortenbogen, ☞ Kap. 4.2.3) zu unterscheiden sind:
- **Vorhofdehnungsreflex:** Bei einer Dehnung der Vorhöfe (Erregung von B-Rezeptoren) wird der Sympathikus gehemmt und der Parasympathikus aktiviert. Außerdem wird vom Vorhofmyokard das atriale natriuretische Peptid (Atriopeptin, ANP) freigesetzt, das als ein vom Herzen produziertes Hormon angesehen werden kann (☞ Kap. 10.7.4). ANP fördert die Ausscheidung von Wasser und NaCl über die Nieren und reduziert somit das intravasale Volumen, das ursprünglich für die Dehnung der Vorhöfe verantwortlich war.

- **Gauer-Henry-Reflex:** Umgekehrt nimmt bei einer verminderten Dehnung des Vorhofs die Sekretion von Adiuretin (ADH) zu. Dies führt zu einer vermehrten Wasserretention durch die Nieren (☞ Kap. 9.1.2) und zur Auffüllung eines reduzierten Intravasalvolumens.
- **Bainbridge-Reflex:** Eine rasche Dehnung des rechten Vorhofes (z. B. durch einen Ballonkatheter) führt neben der Freisetzung von ANF in vielen Fällen auch zu einer Tachykardie. Ursache hierfür ist möglicherweise die Aktivierung von A-Sensoren. Diskutiert wird auch die direkte Dehnung des Schrittmachergewebes.

Chemosensoren-vermittelte Reflexe

Daneben existieren auch Chemosensoren, die vor allem auf im Rahmen einer Ischämiereaktion des Herzens freigesetzte Substanzen reagieren (u. a. Bradykinin, Lactat, Prostaglandine).
- **Bezold-Jarisch-Reflex:** Eine Reizung von Chemosensoren im Ventrikelmyokard (z. B. durch Ischämie) führt zu Bradykardie und Hypotonie. Dieser Reflex ist möglicherweise für die im Rahmen einer ischämischen Angina-pectoris-Attacke oft zu beobachtende Bradykardie verantwortlich.

Von diesen Chemosensoren nehmen auch subendokardial verlaufende **marklose Schmerzafferenzen** ihren Ausgang. Sie erreichen zusammen mit den sympathischen Fasern das Rückenmark. Die Information über eine Mangeldurchblutung des Herzens wird von dort in die Zentren der Schmerzwahrnehmung im ZNS weitergeleitet, wo sie als typischer **Angina-pectoris-Schmerz** empfunden wird.

3.6 Pathophysiologie

Im Rahmen der grundlegenden Pathophysiologie des Herzens soll die veränderte Hämodynamik bei **Herzinsuffizienz** und **Klappenfehlern** kurz dargestellt werden.

Herzinsuffizienz

Bei Herzinsuffizienz, d. h. bei einem **Pumpversagen des Herzens,** sinkt das vom linken Ventrikel ausgestoßene Herzzeitvolumen. Vor dem rechten Ventrikel staut sich das venöse Blut, der zentralvenöse Druck steigt an. Steht das verminderte Herzzeitvolumen des Herzens im Vordergrund, spricht man von **Vorwärtsversagen (Linksherzinsuffizienz),** ist der erhöhte zentralvenöse Druck dominierend, von **Rückwärtsversagen** des Herzens **(Rechtsherzinsuffizienz).** Meist sind jedoch beide Komponenten an der Herzinsuffizienz beteiligt. Ein anfänglich allein bestehendes Vorwärtsversagen führt über einen Rückstau des Blutes durch den linken Vorhof in Lungenvenen und Alveolen zu einem Lungenödem. In der Folge staut sich das Blut auch in die Lungenarterie zurück, was einen erhöhten pulmonalarteriellen Druck und damit eine erhöhte Belastung des rechten Ventrikels zur Folge hat. Bei einer Überlastung des rechten Ventrikels wird auch dieser insuffizient und es stellt sich das Bild einer **global dekompensierten Rechts- und Linksherzinsuffizienz** ein (Lungenödem + periphere Ödeme).

Ursachen einer Herzinsuffizienz können Rhythmusstörungen (z. B. kompletter AV-Block), die koronare Herzerkrankung (KHK) oder ein diffuser Herzmuskelschaden durch Entzündungen oder toxische Reize (Kardiomyopathie) sein.

Die Pumpschwäche des Myokards kann auf drei Weisen **kompensiert** werden:
- **Anstieg der Herzgröße:** Über den Frank-Starling-Mechanismus kann bei gleicher Kontraktilität ein erhöhtes Herzzeitvolumen ausgeworfen werden. **Akut** entwickelt sich zunächst eine **Dilatation;** bei länger bestehender **chronischer** Herzinsuffizienz (z. B. im Rahmen eines Klappenfehlers) kommt es auch zur **Hypertrophie** der Herzmuskulatur.
- **Verstärkung der sympathischen Stimulation:** Durch Erhöhung von Kontraktilität und Schlagfrequenz kann die reduzierte Herzleistung ausgeglichen werden.
- **Erhöhung der Blutspiegel von Renin und Angiotensin** (☞ Kap. 10.4.1): Hierdurch wird versucht, trotz verminderten Schlagvolumens durch Konstriktion der peripheren Blutgefäße einen ausreichenden Blutdruck aufrechtzuerhalten. Nachteilig an diesem Kompensationsversuch ist, dass hierdurch die Wandspannung des linken Ventrikels (und damit der Sauerstoffverbrauch) mit dem Blutdruck ansteigen.

> **Klinik!**
> Um zu verhindern, dass durch Angiotensin der Blutdruck und damit auch der Sauerstoffbedarf des Herzens steigt und die Herzfunktion des insuffizienten Herzens weiter leidet, kann es sinnvoll sein, die Angiotensin-Bildung durch sog. Angiotensin-Converting-Enzym-Hemmer **(ACE-Hemmer)** zu blockieren. Gerade bei schwerer Herzinsuffizienz führt dies letztlich zur Verbesserung der Pumpleistung. Weiterhin kommen in der Therapie der Herzinsuffizienz **Herzglykoside** (Digitalis) wegen ihres positiv inotropen Effekts zum Einsatz. **Diuretika** (Thiazide und Aldosteronantagonisten) reduzieren die Flüssigkeitsmenge und senken so vor allem die Vorlast. **Betarezeptorenblocker** waren wegen ihrer negativ inotropen Wirkung lange Zeit kontraindiziert. Es hat sich aber gezeigt, dass Patienten mit Herzinsuffizienz von bestimmten Betarezeptorenblockern (z. B. Carvedilol) profitieren. Dies geht vermutlich auf die Abschirmung vor der schädlichen Katecholaminwirkung zurück. Außerdem wird einer weiteren Downregulation der Rezeptoren entgegengewirkt.

Klappenfehler

Am Beispiel von **Aortenklappenstenose** (Verengung der Aortenklappe) und **Aortenklappeninsuffizienz** (mangelnde Schlussfähigkeit der Aortenklappe) sollen die hämodynamischen Auswirkungen von Klappenfehlern auf die Herzfunktion besprochen werden.

Aortenklappenstenose

Bei der Aortenklappenstenose kommt es durch die Engstellung der Ausflussbahn im Bereich der stenosierten Klappe zu einer erhöhten Druckbelastung des linken Ventrikels. Dieser beantwortet eine solche Druckbelastung mit einer konzentrischen Dickenzunahme des Myokards, d.h. mit einer **konzentrischen Hypertrophie** (erhöhte Muskelmasse bei gleich bleibendem Ventrikelvolumen). Durch diese Dickenzunahme der Ventrikelwand kann ohne Steigerung der Kontraktilität vom Herzmuskel ein höherer Druck erbracht werden (nach dem Laplace-Gesetz ist der erreichbare Druck proportional der Wanddicke, ☞ Kap. 4.1.2). Mit zunehmender Wanddicke, d.h. zunehmender Hypertrophie der Myokardfasern, wird jedoch die Blutversorgung des Myokards immer kritischer, da diese für die angewachsene Muskelmasse nicht mehr ausreicht. Deshalb kann es bei starker Linksherzhypertrophie im Rahmen einer Aortenstenose auch bei völlig freien Koronargefäßen zu Angina-pectoris-Anfällen als Zeichen einer relativen Minderdurchblutung kommen.

> **Klinik!**
>
> Leitsymptom der **Aortenklappenstenose** ist ein spindelförmiges, raues systolisches Herzgeräusch, das auch fortgeleitet über den Karotiden hörbar ist. Klinische Symptome treten erst bei höheren Stenosegraden auf: Schwindel, Synkopen, Atemnot bei Belastung, Angina pectoris und niedriger Blutdruck (Pulsus tardus et parvus, ☞ Kap. 4.2.1).

Aortenklappeninsuffizienz

Bei der Aortenklappeninsuffizienz fließt durch die schlecht schließende Aortenklappe ein Teil des vom linken Ventrikel ausgeworfenen Blutes wieder in den Ventrikel zurück. Dies führt zu einer Volumenbelastung, da das zurückgeschwappte Blut in der Systole nicht vollständig wieder ausgeworfen werden kann. Das enddiastolisch im Ventrikel verbleibende Volumen steigt immer weiter an. Der linke Ventrikel beantwortet diese wachsende Volumenbelastung mit einer **exzentrischen Hypertrophie** (erhöhte Muskelmasse + größeres Ventrikelvolumen). Auf diese Weise kann der Ventrikel bei einer gleichen prozentualen Verkürzung der Myokardfasern ein höheres Schlagvolumen auswerfen und damit die erhöhte Volumenbelastung kompensieren. Bei chronischer Volumenbelastung kann das Schlagvolumen bis auf das Dreifache des Normalwertes gesteigert werden.

> **Klinik!**
>
> Leitsymptome der **Aortenklappeninsuffizienz** sind eine große Blutdruckamplitude und ein Pulsus celer et magnus (☞ Kap. 4.2.1, „Wasserhammerpuls").

4 Blutkreislauf

C. Hick, J. Hartmann

4.1	**Allgemeine Grundlagen**	74	**4.4**	**Gewebsdurchblutung** ... 94
4.1.1	Funktionelle Abschnitte des Gefäßsystems	74	4.4.1	Mikrozirkulation ... 94
	Verteilung des Blutvolumens	75		Aufbau der terminalen Strombahn ... 94
4.1.2	Hämodynamik und Gefäßeigenschaften	76		Struktur der Kapillarwand ... 94
	Einfluss der Blutviskosität auf den Blutfluss	78		Blut-Hirn-Schranke ... 95
	Gefäßeigenschaften des Kreislaufsystems	78		Stoff- und Flüssigkeitsaustausch zwischen Kapillaren und Interstitium ... 95
				Lymphatisches System ... 97
4.2	**Hochdrucksystem**	81	4.4.2	Regulation der regionalen Durchblutung ... 98
4.2.1	Charakteristika des arteriellen Gefäßbettes	81		Myogene Autoregulation ... 98
	Windkesselfunktion der Aorta	83		Nervale Kontrolle ... 98
4.2.2	Systemarterieller Druck	83		Humorale Kontrolle ... 98
	Systolischer, diastolischer und mittlerer Blutdruck	83		Metabolische Kontrolle ... 99
	Blutdruckrhythmik	84		Langzeitregulation der regionalen Durchblutung ... 99
4.2.3	Blutdruckregulation	85	**4.5**	**Organkreisläufe** ... 100
	Kurzfristige Regulationsmechanismen	85	4.5.1	Lunge ... 100
	Mittelfristige Regulationsmechanismen	87		Druck und Strömung in den Lungengefäßen ... 100
	Langfristige Regulationsmechanismen	87		Funktionelle Besonderheiten ... 100
	Zentrale Kontrolle des Blutdrucks	88		Kontrolle der Lungendurchblutung ... 101
	Äußere Einflüsse auf den Blutdruck	88	4.5.2	Gehirnkreislauf ... 101
4.2.4	Pathophysiologie	90	4.5.3	Haut ... 101
	Hypertonie	90	4.5.4	Skelettmuskel ... 101
	Hypotonie	91	4.5.5	Splanchnikusgebiet ... 102
	Kreislaufschock	91	**4.6**	**Fetaler und plazentarer Kreislauf** ... 102
4.3	**Niederdrucksystem**	91	4.6.1	Organisation ... 102
4.3.1	Eigenschaften und Funktion	91		Plazentakreislauf ... 102
	Druckverhältnisse im Venensystem	91		Fetaler Kreislauf ... 102
	Venöser Rückstrom und zentraler Venendruck	92	4.6.2	Umstellungen nach der Geburt ... 103
	Schwerkraft und Venendruck	92		
	Steuerung des venösen Rückstroms	92		
4.3.2	Pathophysiologie der Venenklappeninsuffizienz	94		

Lernziel!
- Aufbau, Funktion und Regulation des Kreislaufs
- Eigenschaften von Hoch- und Niederdrucksystem
- Prinzipien der Organ- und Gewebedurchblutung.

Aufgabe des Blutkreislaufs ist es, Sauerstoff und Nährstoffe zu den Organen hin und Abbauprodukte des Stoffwechsels von ihnen weg zu transportieren. Im Hinblick auf diese Funktion lässt sich das Gefäßsystem in verschiedene funktionelle Abschnitte aufteilen (☞ Kap. 4.1.1). Grundlage für das Verständnis des Kreislaufgeschehens sind Kenntnisse über die Beziehungen von Stromstärke und Gefäßwiderstand und den Einfluss von Blutviskosität und Gefäßeigenschaften auf die Organdurchblutung. Bei der Darstellung dieser physikalischen Grundlagen der Hämodynamik (☞ Kap. 4.1.2) kann – auch im Hinblick auf die Anforderungen der schriftlichen Prüfung – auf Formeln nicht ganz verzichtet werden. Es empfiehlt sich zunächst vor allem auf die Erklärungen im Text zu achten und bei einer zweiten Lektüre zu versuchen, die Zusammenhänge an den Formeln selbst nachzuvollziehen. Die Physiologie des Hochdrucksystems (☞ Kap. 4.2) beschreibt Pulsformen im arteriellen Gefäßbett, arterielle Blutdruckwerte und Messverfahren sowie Regulationsmechanismen des Blutdrucks. Die Darstellung von Hypertonie, Hypotonie und Kreislaufschock (☞ Kap. 4.2.4) geben pathophysiologische Ausblicke auf die klinische Praxis. Die Druckverhältnisse im Niederdrucksystem (☞ Kap. 4.3.1) sind zum Verständnis kardialer und venöser Erkrankungen (☞ Kap. 4.3.2) wichtig. Der Stoff- und Flüssigkeitsaustausch des über die Arterien in die Kapillaren gelangten Blutes und die bedarfsgerechte Regulation dieser kapillaren Durchblutung sind Themen des Kapitels 4.4. Abschließend werden die Besonderheiten der einzelnen Organkreisläufe sowie des fetalen und plazentaren Kreislaufs besprochen.

4.1 Allgemeine Grundlagen

4.1.1 Funktionelle Abschnitte des Gefäßsystems

Das Kreislaufsystem wird in den großen Körperkreislauf und den kleinen Lungenkreislauf eingeteilt. Der Körperkreislauf wird über den linken Ventrikel versorgt, der Lungenkreislauf über den rechten Ventrikel. Im arteriellen Schenkel des Körperkreislaufs, dem **Hochdrucksystem,** herrschen vorwiegend hohe Drücke um 100 mmHg. Im venösen Schenkel des Körperkreislaufs und im Lungenkreislauf, dem **Niederdrucksystem,** werden dagegen niedrigere Drücke von 5–25 mmHg gemessen (☞ Abb. 4.1). Die anatomischen Abschnitte der am Kreislauf beteiligten Gefäße (Arterien, Arteriolen, Kapillaren, Venolen, Venen) können nach ihrer **Funktion** in **sechs Gefäßklassen** eingeteilt werden.

Windkesselgefäße

Zu dieser Gruppe gehören **große Arterien mit hohem Anteil elastischer Fasern,** wie die Aorta und die Aa. pulmonales. Da ihre Wandstrukturen über eine größere Elastizität verfügen, puffern sie die vom Herzen in der Systole ausgeworfene Blutwelle ab. Auf diese Weise werden Druck- und Strömungsspitzen gekappt. Solcherart „geglättet" wird die Blutwelle an die periphere Zirkulation weitergegeben (☞ Kap. 4.2.1).

Widerstandsgefäße

Dieser Gefäßgruppe gehören die **terminalen Arterienäste** und die **Arteriolen** an. Der Widerstand dieser muskelstarken Gefäße, die dem Kapillarnetz vorgeschaltet sind, reduziert den arteriellen Druck des Blutes vor dem Übertritt in das Kapillarsystem auf Werte um 35 mmHg (☞ Abb. 4.1).
Auch die **postkapillären Venolen und Venen** wirken als Widerstandsgefäße und bauen durch ihre Engstellung einen geringen Druck von etwa 10 mmHg auf. Das Verhältnis dieser beiden durch die prä- und postkapillären Widerstandsgefäße aufgebauten Drücke beeinflusst den hydrostatischen Druck in den zwischengeschalteten Kapillaren und damit den Übertritt von Plasmaflüssigkeit aus den Kapillaren ins Gewebe (☞ Kap. 4.4.1). Widerstandsgefäße sind durch einen hohen Strömungswiderstand bei geringer Blutfüllung (→ geringe Kapazität) gekennzeichnet.
Quantitativ betrachtet beträgt der Anteil der terminalen Arterien und Arteriolen am Gesamtwiderstand des Kreislaufsystems (TPR = Total peripheral resistance) etwa 50 % (Anteil von Aorta und großen Arterien: ca. 20 %). Die Kapillaren beteiligen sich mit 25 %, Venolen mit 4 % und die übrigen Venen mit 3 % am Gesamtwiderstand.
Der größte Strömungswiderstand tritt also im unmittelbar präkapillären Bereich der Strombahn in den terminalen Arteriolen auf. Insgesamt beträgt der TPR bei körperlicher Ruhe etwa 20 mmHg $\cdot$ l^{-1} $\cdot$ min. Die Durchblutungsmenge der einzelnen Organsysteme wird über die unterschiedlichen Widerstände der Organkreisläufe auf der Ebene der Widerstandsgefäße reguliert. Zusammen mit dem Herzzeitvolumen bestimmt der TPR die Höhe des Blutdrucks (☞ Kap. 4.2.3).

Sphinktergefäße

Sphinktergefäße sind Blutgefäße, die über einen **Verschlussmechanismus** aus **ringförmig angeordneten glatten Muskelzellen** verfügen. Durch Öffnen oder Schließen von Sphinktergefäßen im terminalen Bereich der präkapillären Arteriolen wird die Zahl der durchbluteten Kapillaren, d. h. die **Größe der kapillären Austauschfläche** reguliert.

Austauschgefäße

In diesen Gefäßen, die morphologisch mit den **Kapillaren** identisch sind, vollzieht sich der **Gas- und Stoffaustausch** zwischen Blut und Gewebe durch Diffusion und Filtration. Die Austauschgefäße verfügen über keine Muskulatur, ihre Gefäßweite folgt passiv den Druckänderungen der umgebenden Gefäßstrecken (prä- und postkapilläre Widerstands- und Sphinktergefäße).

Kapazitätsgefäße

Hierunter werden die als **Blutdepot** dienenden **Venen** funktionell zusammengefasst. Unter Normalbedingungen können die Venen insbesondere in Leber, Splanchnikusgebiet und im subpapillären Plexus der Haut eine große Blutmenge (etwa 1000 ml) speichern und dem Kreislauf bei Bedarf durch Kontraktion der

4.1 Allgemeine Grundlagen

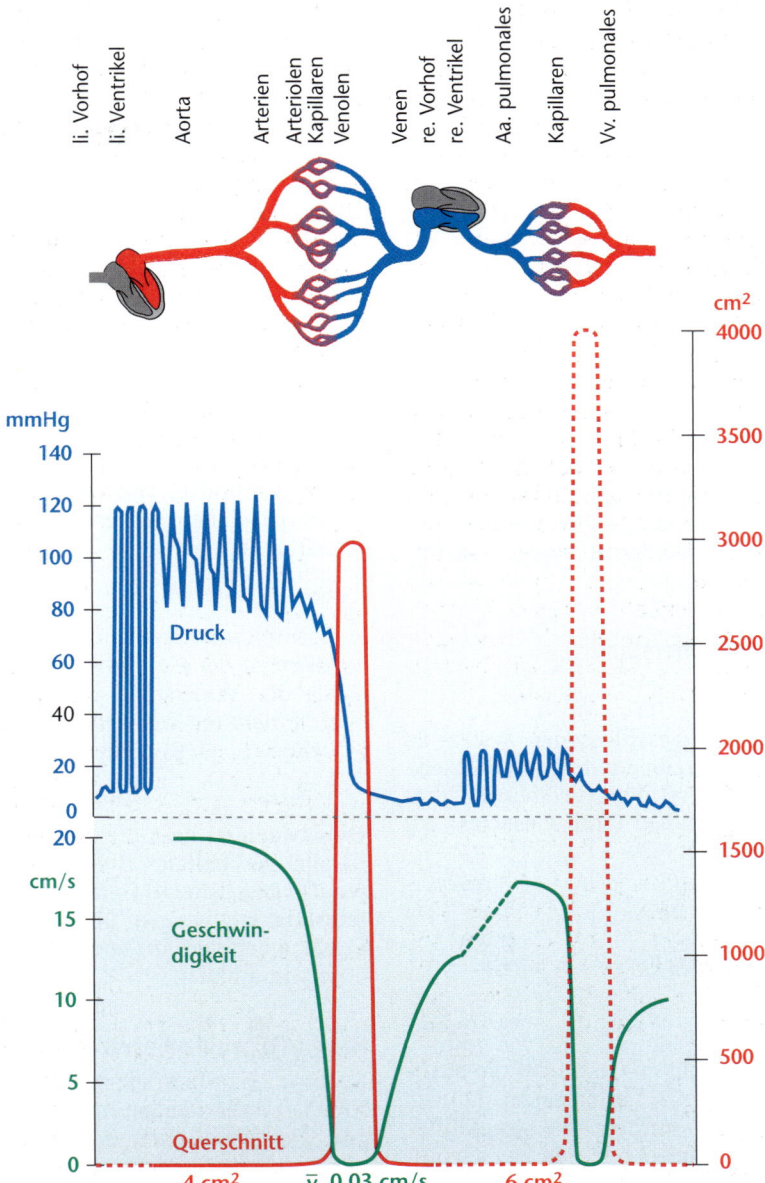

Abb. 4.1 Blutdruck, Strömungsgeschwindigkeit und Gefäßquerschnitt im Körperkreislauf.

glatten Venenmuskulatur akut zur Verfügung stellen. Charakteristisch für die Kapazitätsgefäße ist, wie der Name schon sagt, eine **hohe Kapazität bei niedrigen Strömungswiderständen**.

Shunt-Gefäße

Als Shunt bezeichnet man einen **Kurzschluss,** in diesem Fall **zwischen arteriellem und venösem System.** Diese „Kurzschlussgefäße" erlauben eine direkte Überleitung des Blutes aus dem arteriellen in den venösen Schenkel unter **Umgehung des Kapillarbettes,** was unter bestimmten Bedingungen, z. B. bei Überversorgung des Kapillarbettes oder zur Verminderung der Wärmeabgabe im Bereich der Hautkapillaren bei kalter Umgebung, physiologisch sinnvoll ist.

Merke!
Der stärkste Strömungswiderstand besteht im präkapillären Bereich (Anteil: 50 %).

Verteilung des Blutvolumens

Die unterschiedlichen Eigenschaften der verschiedenen Abschnitte des Gefäßsystems führen zu einer charakteristischen Verteilung des Blutvolumens. Die Anteile der einzelnen Strombahnabschnitte am Gesamtblutvolumen von ca. 5 l eines 75 kg schweren Erwachsenen zeigt Tabelle 4.1.

4 Blutkreislauf

Tab. 4.1 Verteilung des Blutvolumens im Gefäßbett	
Gefäßbereich	**Anteil am Blut-Volumen [%]**
Herz	7
Lungenkreislauf	9
Körperkreislauf • Arterien • Arteriolen und Kapillaren • Venen, Venolen und venöse Sinus	84 • 13 • 7 • 64

4.1.2 Hämodynamik und Gefäßeigenschaften

Im folgenden Kapitel sollen die wesentlichen physikalischen Grundlagen von Blutkreislauf und Gefäßsystem besprochen werden, bevor die einzelnen Abschnitte von Hoch- und Niederdrucksystem dargestellt werden.

Stromstärke und Gefäßwiderstand

Stromstärke

Die Stromstärke in einem geschlossenen System ist direkt proportional der treibenden Druckdifferenz und umgekehrt proportional dem Strömungswiderstand. Diese Beziehung des **Ohm-Gesetzes** gilt auch für den Blutkreislauf:

$$\dot{V} = \frac{\Delta P}{R} \qquad [1]$$

$\dot{V}$ = Stromstärke („Stromzeitvolumen") in ml/sek
ΔP = Druckdifferenz
R = Strömungswiderstand

Hierbei ist wichtig zu beachten, dass nicht die **absolute Höhe** des in einem Gefäß herrschenden Drucks die Stromstärke bestimmt, sondern die **Druckdifferenz** zwischen Anfangs- und Endpunkt der Gefäßstrecke.
Die Stromstärke ist außerdem abhängig vom Querschnitt des Gefäßes (Q) und der Strömungsgeschwindigkeit ($\bar{v}$) des Blutes:

$$\dot{V} = Q \cdot \bar{v} \qquad [2]$$

Merke!
Je größer der Querschnitt des Gefäßes oder je größer die Strömungsgeschwindigkeit des Blutes, desto größer die Stromstärke.

Nach dem **Kontinuitätsgesetz** ist nun aber in einem System verbundener Röhren – wie dem Blutgefäßsystem – die Stromstärke (als Produkt aus Strömungsgeschwindigkeit und Querschnitt) in jedem Abschnitt des Systems konstant.
Dies bedeutet, dass bei einer Abnahme des Querschnitts eines Blutgefäßes die Strömungsgeschwindigkeit zwangsläufig ansteigen muss. In engeren Gefäßen muss daher bei gleichem Druck das Blut schneller fließen als in weitlumigen Gefäßen. Umgekehrt ist die Strömungsgeschwindigkeit im Kapillarsystem, wo der Gesamtquerschnitt der Blutbahn sein Maximum erreicht, maximal verlangsamt.

Gefäßwiderstand

Den **Strömungswiderstand (R)** in einem Gefäß erhält man durch Umformung der Gleichung [1]:

$$R = \frac{\Delta P}{\dot{V}} \qquad [3]$$

Für die Berechnung des **Gesamtwiderstands** in einem System aus mehreren Gefäßen gelten die beiden Kirchhoff-Gesetze:

- **1. Kirchhoff-Gesetz:** Bei **hintereinander** geschalteten Gefäßen addieren sich deren Einzelwiderstände R_n.

$$R_{gesamt} = R_1 + R_2 [...] + R_n \qquad [4]$$

- **2. Kirchhoff-Gesetz:** Bei **parallel** geschalteten Gefäßen ist der Gesamtwiderstand erheblich kleiner als der Widerstand des einzelnen Gefäßes, da sich nicht die Widerstände, sondern die Leitfähigkeiten (L = 1/R) addieren.

$$1/R_{gesamt} = L_1 + L_2 [...] + L_n \qquad [5]$$

Dies bedeutet, dass die **Leitfähigkeit** eines Systems parallel geschalteter Blutgefäße mit jedem weiteren parallel geschalteten Gefäß zunimmt (da jedes Gefäß, selbst das englumigste, über eine zumindest minimale Leitfähigkeit verfügt) und der Gesamtwiderstand dadurch abnimmt.

Hagen-Poiseuille-Gesetz

In Wirklichkeit strömt menschliches Blut nicht entsprechend den idealen Bedingungen des Ohm-Gesetzes. Das Ohm-Gesetz bedarf einer Erweiterung, bei der die besonderen Strömungseigenschaften der **viskösen Blutflüssigkeit** berücksichtigt werden müssen. Unter Normalbedingungen strömt Blut in einem Gefäß in Form von konzentrischen, laminaren Schichten: **laminare Strömung**. Die Schichten nahe der Gefäßwand stömen wegen des stärkeren Reibungswiderstandes mit der Wand am langsamsten (☞ Abb. 4.2a). Die höchste Strömungsgeschwindigkeit findet sich in der Gefäßmitte, im axialen Bereich. Diese Strömungsform bringt es mit sich, dass der Gefäßdurchmesser für die Strömungsgeschwindigkeit eine entscheidende Rolle spielt: Bei kleinen Gefäßen sind fast alle konzentrischen Strömungszylinder von Reibungsverlusten mit der Gefäßwand betroffen; dicklumige Gefäße bieten mehr Raum für den schnellen axialen Strom. Integriert man die Strömungsgeschwindigkeiten aller konzentrischen Blutzylinder unter Berücksichtigung ihres Volumens, erhält man das **Hagen-Poiseuille-Gesetz,** das die Abhängigkeit der Strömungsgeschwindigkeit ($\dot{V}$) von Gefäßradius (r), Gefäßlänge

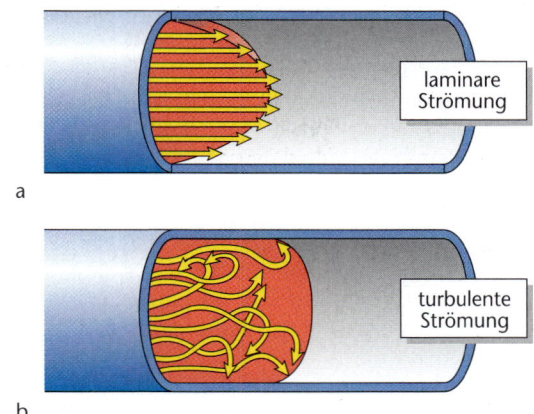

Abb. 4.2 Laminare und turbulente Strömung. [2]

(l) Druckdifferenz (ΔP) und Blutviskosität (η) widerspiegelt:

$$\dot{V} = \frac{\pi \cdot r^4}{8 \cdot \eta \cdot l} \cdot \Delta P \qquad [6]$$

Im Vergleich zum Ohm-Gesetz (Gleichung [1]) fällt auf, dass der Faktor l/R durch den Komplex

$$\frac{\pi \cdot r^4}{8 \cdot \eta \cdot l}$$

ersetzt ist. Das heißt, für den Gefäßwiderstand R gilt durch einfache Umkehrung:

$$R = \frac{8 \cdot \eta \cdot l}{\pi \cdot r^4} \qquad [7]$$

Es wird deutlich, dass sich der **Gefäßwiderstand (R) umgekehrt proportional** zur **4. Potenz** des **Radius (r^4)** verhält, d.h. mit anderen Worten: Eine Zunahme des Radius um den Faktor 2 führt zu einer Abnahme des Gefäßwiderstandes R um den Faktor $2^4 = 16$. Über eine Änderung des Gefäßdurchmessers lässt sich also außerordentlich wirkungsvoll der Gefäßwiderstand und damit die Durchblutung einer Gefäßregion steuern.

Die **Stromstärke** $\dot{V}$ [ml/min] ist nach [2] wiederum **direkt proportional** zur 4. Potenz des Gefäßradius, d.h. eine Zunahme des Gefäßradius um den Faktor 2 führt zu einer 16fach höheren Stromstärke.

Andererseits führen schon geringe Einengungen des Gefäßdurchmessers zu einer spürbar reduzierten Durchblutung. Ist zum Beispiel der Gefäßradius einer 5 mm starken Arterie um nur 0,5 mm auf 4,5 mm, also auf 90 % des Ausgangsdurchmessers eingeschränkt, geht diese Reduktion nach dem Hagen-Poiseuille-Gesetz mit der 4. Potenz in die Berechnung der Stromstärke ein. Die Durchblutung beträgt in diesem Fall nur noch $0,9^4 = 0,65 = 65 \%$ des Ausgangswertes.

Klinik!

Durch radiologische Untersuchungen mit jodhaltigem Kontrastmittel können die **Koronargefäße des Herzens** dargestellt werden. Wird hierbei z. B. eine 90 %-ige Stenose des Ramus interventricularis anterior (RIVA) der linken Herzkranzarterie gesehen, bedeutet das eine Einschränkung des Blutflusses durch die verbleibenden 10 % des Restlumens auf lediglich $0,1^4 = 0,01 \%$ des normalen Blutflusses. Durch die Aufdehnung des Gefäßes mit einem Ballonkatheter (Koronarangioplastie) kann in vielen Fällen eine ausreichende Erweiterung der Engstelle erreicht werden.

Das Hagen-Poiseuille-Gesetz beschreibt die Strömung im Blutkreislauf ebenfalls unter gewissen Einschränkungen. Es gilt lediglich für
- starre Röhren
- laminare Strömung
- homogene Flüssigkeiten
- benetzbare Gefäßwände
- konstante Strömung.

Diese Voraussetzungen sind bei dem aus elastischen Röhren bestehenden menschlichen Gefäßsystem mit nicht immer laminarem Strömungsverlauf von inhomogenen Flüssigkeiten unter rhythmisch mit dem Herzschlag wechselnden Strömungsstärken nicht erfüllt. Dennoch kann das Hagen-Poiseuille-Gesetz als eine gute und klinisch ausreichende Näherung angesehen werden.

Turbulente Blutströmung

Während im Normalfall das Blut im Gefäßsystem – wie vom Hagen-Poiseuille-Gesetz vorausgesetzt – in Form von konzentrischen, unterschiedlich schnellen Blutzylindern **laminar** strömt, kann es unter bestimmten Bedingungen zu einer **Wirbelbildung im Blutfluss** kommen, bei der sich die Flüssigkeit nicht mehr streng parallel zur Gefäßwand, sondern auch quer zu dieser bewegt (☞ Abb. 4.2b).

Zu dieser **turbulenten Strömung** kommt es vorwiegend in großen Gefäßen, bei hohen Strömungsgeschwindigkeiten, hoher Massendichte und niedriger Viskosität des Blutes. Zur Abschätzung der potentiellen Turbulenz einer Strömung dient die dimensionslose **Reynold-Zahl,** die alle diese Einflüsse auf die Strömung berücksichtigt:

$$Re = \frac{r \cdot \bar{v} \cdot p}{\eta} \qquad [8]$$

r = Gefäßradius [m]
$\bar{v}$ = mittlere Strömungsgeschwindigkeit [m/sek]
p = Massendichte des Blutes [kg/m³]
η = Blutviskosität [Pa/sek]

Liegt die Reynold-Zahl über 200, werden einzelne lokale Turbulenzen an Gefäßabgängen beobachtet, bei Werten über 2000 geht eine laminare Strömung vollständig in turbulente Strömung über.

4 Blutkreislauf

Die Bedeutung der turbulenten Strömung liegt darin, dass durch die entstehenden Wirbel der **innere Reibungswiderstand der Blutsäule** beträchtlich zunimmt. Die Stromstärke nimmt daher nicht mehr linear mit der Druckdifferenz (Ohm-Gesetz [1]), sondern lediglich noch mit der Quadratwurzel der Druckdifferenz zu, d. h. für eine **Verdoppelung der Stromstärke** ist eine **Vervierfachung der Druckdifferenz** erforderlich, was mit einer entsprechend erhöhten **Pumpbelastung** des Herzens einhergeht.

Unter Normalbedingungen tritt turbulente Strömung jedoch lediglich in den proximalen Abschnitten von Aorta und A. pulmonalis auf (große Lumina).

Klinik!
Bei **Absinken der Blutviskosität** (☞ Gleichung [3]), z. B. im Rahmen einer Anämie, wird der **kritische Reynold-Wert von 1000** in praktisch allen großen Arterien und auch im Bereich der Herzklappen überschritten. Die dort entstehenden Turbulenzen können als Strömungsgeräusche über den Arterien und im Bereich des Herzens hörbar werden: **systolisches Herzgeräusch bei Anämie.**

Einfluss der Blutviskosität auf den Blutfluss

Viskosität

Wie aus den Betrachtungen zum Hagen-Poiseuille-Gesetz deutlich wurde, ist auch die Viskosität für das Strömungsverhalten des Blutes von Bedeutung: Mit steigender Viskosität nimmt der Strömungswiderstand zu. Die **Viskosität (η)** ist eine temperaturabhängige Materialkonstante, die ein Maß für die innere Reibung darstellt, welche in einer laminar strömenden Flüssigkeit zwischen benachbarten strömenden Schichten auftritt. Die Viskosität ist definiert als Quotient aus Schubspannung τ und Schergrad γ:

$$\eta = \frac{\tau}{\gamma}$$

Die **Schubspannung** ist die Kraft (F), die pro Flächeneinheit (A) nötig ist, um Flüssigkeitsschichten gegeneinander zu verschieben: F/A. Der **Schergrad** ist das Geschwindigkeitsgefälle, das sich zwischen einer ruhenden Flüssigkeitsschicht und den durch die Schubspannung in Bewegung versetzten Flüssigkeitsschichten ausbildet. Diese Viskositätsformel gilt nur für sog. **Newton'sche Flüssigkeiten** (z. B. Wasser oder Plasma), deren Viskosität lediglich von der Temperatur abhängt. Blut ist jedoch eine **inhomogene Nicht-Newton'sche Flüssigkeit,** deren Viskosität bei langsamen Strömungsgeschwindigkeiten stark zunimmt.

Relative Blutviskosität

Die Viskosität wird oft in **relativen Einheiten** im Vergleich zu Wasser (Viskosität = 1) angegeben. Die relative Viskosität von Blut liegt bei 3–5, die von Plasma bei 1,9–2,3. Daran wird deutlich, dass die Erythrozyten für die höhere Viskosität von Blut im Vergleich zu Plasma verantwortlich sind:

- **Sinkt die Erythrozytenzahl,** z. B. bei Anämie oder im Rahmen eines therapeutischen Aderlasses, bei dem lediglich der reine Flüssigkeitsverlust ersetzt wird, vermindert sich daher auch die Blutviskosität entsprechend.
- Umgekehrt führt ein **Anstieg der Erythrozytenzahl** (z. B. bei Wassermangel oder übermäßiger Erythrozytenbildung) zu einem Anstieg der Viskosität, die bei einem Hämatokrit von 65 den relativen Wert von 10 im Vergleich zu Wasser erreichen kann.

Klinik!
Bei einem langen Flug kommt es durch Flüssigkeitsverlust zum **Anstieg der Blutviskosität.** Dies kann die Entstehung von **Thrombosen** begünstigen. Wenn man sich in großen Höhen mit geringem Sauerstoffdruck aufhält, schüttet der Körper **Erythropoetin (EPO)** aus. Dadurch steigt die Erythrozytenkonzentration und somit die Sauerstofftransportkapazität. Allerdings steigt auch die Blutviskosität, so dass es insbesondere bei Missbrauch dieses Mechanismus (EPO-Doping) zu Komplikationen kommen kann.

Blutviskosität in der Mikrozirkulation

Im Bereich der Mikrozirkulation verändert sich die Blutviskosität im Vergleich zu größeren Gefäßen: Sinkt der Gefäßdurchmesser unter 1 mm, so nimmt die Blutviskosität um etwa 50 % ab: **Fåhraeus-Lindqvist-Effekt.** Dieser Effekt beruht darauf, dass der geringe Gefäßdurchmesser eine schlangenförmige Anordnung der Erythrozyten in der Gefäßmitte erzwingt. Auf diese Weise gleitet ein Erythrozytenzylinder in einem Plasmamantel. Die internen Reibungswiderstände der Erythrozyten untereinander fallen weg, wodurch die Viskosität abnimmt.

Unter normalen Bedingungen wird der Fåhraeus-Lindqvist-Effekt im Kapillarbett aber mehr als ausgeglichen durch den **starken Anstieg der Blutviskosität bei Verlangsamung der Strömungsgeschwindigkeit.** Da die Strömungsgeschwindigkeit insbesondere in kleinen Gefäßen sehr langsam ist (oft unter 1 mm/s, ☞ Abb. 4.1), kommt es dort zu einer reversiblen Zusammenlagerung der strömenden Erythrozyten (Rouleaux- oder **Geldrollenphänomen),** welche die erhöhte Viskosität bei langsamer Strömungsgeschwindigkeit verursacht.

Gefäßeigenschaften des Kreislaufsystems

Transmuraler Druck

Die Gefäße des Kreislaufsystems sind durch die Pumpleistung des Herzens Druckbelastungen ausgesetzt, auf die sie je nach Elastizität ihrer Wandstrukturen unterschiedlich reagieren können.

4.1 Allgemeine Grundlagen

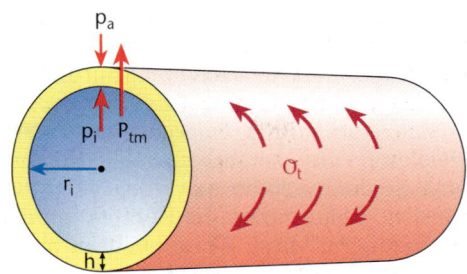

Abb. 4.3 Einflussfaktoren auf den transmuralen Druck (Erläuterungen im Text). [3]

Ist der Blutdruck im Inneren des Gefäßes (P_i) größer als der Umgebungsdruck des Gewebes (P_a), wird das Gefäß gedehnt. Die Druckdifferenz zwischen innen und außen ($P_i - P_a$) wird als der **transmurale Druck** (P_{tm}) bezeichnet. Je höher der transmurale Druck, desto stärker wird das Gefäß geweitet (☞ Abb. 4.3).

Laplace-Gesetz

Der transmurale Druck (P_{tm}) erzeugt so im Gefäß eine tangentiale Wandspannung (σ_t), die umso geringer ausfällt, je kleiner der Innenradius des Gefäßes (r_i) oder je dicker die Gefäßwand (h) ist. Diese Beziehung wird durch das **Laplace-Gesetz** beschrieben:

$$\sigma_t = P_t \frac{r_i}{h} \qquad [9]$$

So wird verständlich, dass auch kleine Gefäße dem Blutdruck widerstehen können, ohne dass die tangentiale Wandspannung das Gefäß zerreißt, da der geringe Gefäßdurchmesser und die im Verhältnis dazu relativ dicke Gefäßwand die durch den transmuralen Druck erzeugte Wandspannung niedrig halten.

Compliance

Auf die Druckbelastung des Blutdrucks reagieren Arterien und Venen unterschiedlich. Aufgrund ihrer muskulären, weniger elastischen Wandstruktur sind Arterien durch den gleichen Druck etwa 6- bis 10-mal weniger dehnbar als Venen. Als Maß für die **Dehnbarkeit (C = Compliance)** eines Gefäßes gilt die durch eine Drucksteigerung ausgelöste Volumenzunahme:

$$C = \frac{\Delta V}{\Delta P} \qquad [10]$$

Je größer also die Volumenzunahme (ΔV) und je kleiner die dafür erforderliche Druckerhöhung (ΔP), desto höher ist die Volumendehnbarkeit, d.h. die Compliance des betreffenden Gefäßabschnittes. Die **Volumendehnbarkeit** des Venensystems (= kapazitives System) ist 200-mal größer als die des arteriellen Systems. Würden beispielsweise 500 ml Flüssigkeit infundiert, erhielte das arterielle System hiervon – gleiche Druckänderung ΔP in beiden Systemen vorausgesetzt – nur den 200. Teil, d. h. in diesem Fall 2,5 ml.

Der Kehrwert der Compliance ist der **Volumenelastizitätskoeffizient E′** ($\Delta P/\Delta V$). Der Volumenelastizitätskoeffizient ist folglich im venösen System erheblich kleiner als im arteriellen System.

Volumen-Druck-Kurven

Die in Gleichung [4] wiedergegebene Compliance-Beziehung zwischen Volumen und Druckänderung im Gefäßsystem lässt sich grafisch in Form von Volumen-Druck-Kurven darstellen (☞ Abb. 4.4).

- **Im arteriellen System** besteht eine **steile** Volumen-Druck-Beziehung: Geringe Volumenänderungen erzeugen große Druckänderungen, d. h. die Compliance ist niedrig. Bei einem arteriellen Blutvolumen von beispielsweise 750 ml ist der Blutdruck mit 100 mmHg noch normal, bei 500 ml fällt er bereits auf 0 mmHg ab.
- **Im venösen System** verläuft die Druck-Volumen-Beziehung **flach**. Selbst große Volumenzunahmen führen nur zu einem geringen Anstieg des venösen Drucks, die Compliance ist hoch.

Eine **sympathische Stimulation** mit nachfolgender Kontraktion der arteriellen Gefäßwände verschiebt die Volumen-Druck-Beziehung im arteriellen System nach links. Der gleiche Blutdruck kann bereits mit einem geringeren Blutvolumen aufgebaut werden. Im venösen System führt die Sympathikus-induzierte Vasokonstriktion ebenfalls zu einer Linksverschiebung der Volumen-Druck-Kurve: Bei gleich bleibendem venösem Druck wird im venösen System gespeichertes Blutvolumen an die Zirkulation abgegeben.

> **Klinik!**
>
> Diese Mechanismen sind bei einem **akuten Blutverlust** von entscheidender Bedeutung. Trotz des reduzierten Blutvolumens kann so für eine gewisse Zeit ein ausreichender Blutdruck aufrechterhalten werden.

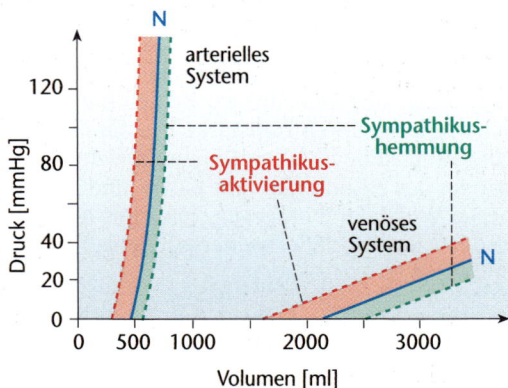

Abb. 4.4 Volumen-Druck-Kurven im arteriellen und im venösen Gefäßsystem. Die gestrichelten Kurven verdeutlichen den Einfluss von sympathischer Stimulation oder Hemmung. Die Linie N markiert die normale Volumen-Druck-Beziehung im arteriellen und venösen System.

4 Blutkreislauf

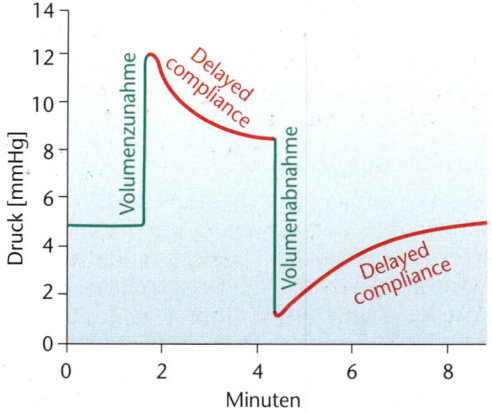

Abb. 4.5 „Stress-Relaxation" in einem venösen Blutgefäß. Effekte von plötzlicher Volumenzunahme und Volumenabnahme auf den Druckverlauf im Gefäßbett.

Stress-Relaxation („Delayed compliance")

Mit diesen beiden Begriffen wird das in Abbildung 4.5 wiedergegebene Phänomen beschrieben: Nach Injektion eines zusätzlichen Blutvolumens in ein abgeschlossenes venöses Gefäß reagiert dieses zunächst mit einer dem Volumenzuwachs entsprechenden sofortigen Drucksteigerung. Im weiteren Zeitverlauf passen sich die Aktin- und Myosin-Filamente der glatten Venenmuskulatur der zusätzlichen Dehnung an und reduzieren durch ein allmähliches Auseinandergleiten die Wandspannung und damit den Druck im Gefäß. Diese hier an einem venösen Blutgefäß beobachtete und als Stress-Relaxation oder „Delayed compliance" bezeichnete gleitende Anpassungsfähigkeit ist ein generelles Charakteristikum glatter Muskelfasern (☞ Kap. 13.2.3).

Druck-Stromstärke-Kurven

Die elastische Dehnbarkeit der Gefäßwände führt dazu, dass bei einer Druckerhöhung im Gefäßsystem auch der Gefäßdurchmesser zunimmt. Dadurch steigt die Stromstärke bei einer Druckerhöhung erheblich stärker an, als nach dem für starre Röhren geltenden Hagen-Poiseuille-Gesetz (Gleichung [2]) allein zu erwarten wäre, das eine lineare Beziehung zwischen Druckerhöhung und Stromstärke beschreibt. Reagieren die Blutgefäße auf eine Lumenaufweitung durch Zunahme des Blutdrucks rein passiv und setzen ihr keinerlei Widerstand entgegen, resultiert die am Beispiel der Lungengefäße wiedergegebene Kurve a in Abbildung 4.6.

Autoregulation der Durchblutung

In manchen Gefäßregionen ist jedoch eine solche passive, der Blutdruckzunahme folgende Steigerung der Stromstärke nicht wünschenswert. So sind beispielsweise die Nieren oder das Gehirn auf eine von Blutdruckschwankungen möglichst unabhängige Durchblutung angewiesen. Dies wird durch eine Autoregulation der betreffenden Gefäßabschnitte erreicht. So reagiert die glatte Muskulatur von Nieren- und Hirnarterien auf Druckerhöhung mit einer reflektorischen Kontraktion und wirkt so der druckpassiven Lumenvergrößerung entgegen: **Bayliss-Effekt**. Diese Reaktion wird über Calcium-Kanäle vermittelt, die durch Zugkräfte aktiviert werden. Je größer der Druckanstieg, desto stärker die Kontraktion der Gefäßmuskulatur. Auf diese Weise bleibt in einem bestimmten Druckbereich (zwischen etwa 120 und 200 mmHg) die Stromstärke im Gefäß relativ konstant (☞ Abb. 4.6, Kurve b).

Dieses autoregulative Verhalten der glatten Gefäßmuskulatur auf der Grundlage eines autonomen, „basalen" Gefäßtonus ist von der vegetativen Innervation unabhängig und bleibt auch nach Durchtrennung der entsprechenden vasomotorischen Nerven erhalten. Erst durch die Gabe von Papaverin (im Rahmen physiologischer Untersuchungen) wird durch Lähmung der glatten Gefäßmuskulatur auch dieser basale Gefäßtonus und mit ihm die Autoregulation der Blutgefäße aufgehoben.

> **Merke!**
> **Bayliss-Effekt:**
> Blutdruckanstieg → erhöhte Wanddehnung
> → Öffnung von Zug-aktivierten Calcium-Kanälen
> → Kontraktion der glatten Gefäßmuskulatur
> (Mechanismus zur Blutdruck-Autoregulation).

Aus Abbildung 4.6 wird auch deutlich, dass die Druck-Stromstärke-Beziehungen von druckpassiven und autoregulativen Gefäßen Sonderfälle des Verhaltens eines starren Rohres (☞ Abb. 4.6 c) sind, die sich als Parabelkurven beschreiben lassen. Bei druckpassiven Gefäßen ist der Druckdifferenz ΔP aus der Ha-

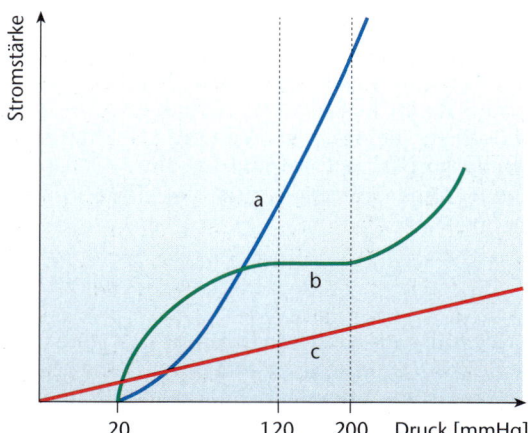

Abb. 4.6 Druck-Stromstärke-Beziehung verschiedener Gefäßtypen. **a:** Rein druckpassives Gefäßverhalten: z. B. Lungengefäße. **b:** Aktive Gegenregulation des Gefäßes aufgrund des Bayliss-Effektes: z. B. Niere, Hirngefäße. **c:** Idealisierte Druck-Stromstärke-Beziehungen in einem starren Rohr (Hagen-Poiseuille-Gesetz).

gen-Poiseuille-Gleichung ein Exponent größer 1 hinzuzufügen (nach links offene Parabel, ☞ Abb. 4.6 a), während der Exponent der Druckdifferenz bei autoregulativen Gefäßen kleiner 1 ist (nach rechts offene Parabel, ☞ Abb. 4.6 b).

Kritischer Verschlussdruck

Wie in Abbildung 4.6 ebenfalls zu sehen ist, verlaufen die Druck-Stromstärke-Kurven nicht durch den Nullpunkt; vielmehr geht bereits bei etwa 20 mmHg der Blutfluss auf Null zurück (**kritischer Verschlussdruck**). Ursache hierfür ist ein **Kollaps der Arteriolen,** der dann eintritt, wenn der Blutdruck im Gefäßinnern kleiner wird als der Umgebungsdruck des Gewebes.

4.2 Hochdrucksystem

Das Hochdrucksystem besteht aus dem **arteriellen Schenkel des Körperkreislaufs.** Die Arterien der Lunge sind einem geringeren Druck ausgesetzt und werden deshalb, wie die Venen, dem Niederdrucksystem zugeordnet.
Der Strömungswiderstand im Hochdrucksystem liegt etwa zehnmal höher als im Niederdrucksystem.

4.2.1 Charakteristika des arteriellen Gefäßbettes

Der rhythmische Auswurf von Blut durch den linken Ventrikel in der Austreibungsphase führt zu zwei Pulsphänomenen im Gefäßbett:
- dem **Strompuls,** der den zeitlichen Verlauf der **Blutströmung** wiedergibt
- dem **Druckpuls,** der durch die entsprechenden rhythmischen Veränderungen des **Blutdrucks** hervorgerufen wird.

Strompuls

Der Strompuls ist durch einen raschen, steilen Anstieg mit einer kurzen Phase negativen Rückflusses in den linken Ventrikel (vor Schluss der Aortenklappen) gekennzeichnet. Die Spitzengeschwindigkeit des Blutflusses in der herznahen Aorta liegt über 100 cm/s, so dass dort aufgrund der hohen Strömungsgeschwindigkeit eine sehr hohe Reynolds-Zahl (☞ Kap. 4.1.2., Gleichung [3]) erreicht wird und eine turbulente Blutströmung entsteht.
In Richtung Peripherie nimmt die Strömungsgeschwindigkeit (und damit die Amplitude des Strompulses) immer weiter ab, im Bereich der Kapillaren liegt sie bei 0,03 cm/s.

Druckpuls

Während der Strompuls also in Richtung Peripherie stark abnimmt, steigt der Druckpuls mit zunehmender Entfernung vom Herzen an. In der Aorta tritt das Maximum des Druckpulses aufgrund der Massenträgheit des Blutes später auf als das Maximum des Strompulses. Die Amplitude des Druckpulses fällt langsamer ab als die des Strompulses.
In herznahen Gefäßen (Aorta, A. carotis) verursacht der plötzliche Schluss der Aortenklappe endsystolisch einen zusätzlichen kurzen, scharfen Druckabfall, der in der Druckpuls-Kurve als sog. **Inzisur** sichtbar ist. Diese Inzisur ist in herzfernen Gefäßen (z. B. der A. femoralis) aufgrund der elastischen Dämpfungen des Gefäßbettes nicht mehr nachweisbar.
Dafür treten im peripheren Gefäßbett, insbesondere im Bereich der präkapillären Sphinkteren durch den rasch ansteigenden Gefäßwiderstand Reflexionen der Blutdruckwelle auf, die die orthograde Blutdruckwelle überlagern und dadurch die Blutdruckwelle in den peripheren Gefäßen überhöhen. Diese reflektierten Blutdruckwellen werden unter starker Dämpfung von den Aortenklappen erneut reflektiert und sind für eine zweite, schwache, auf die systolische Druckpulswelle folgende **dikrote Welle** in den peripheren Gefäßen verantwortlich (☞ Abb. 4.7). Der Druckpuls sinkt im Gegensatz zum Strompuls (der sogar negative Werte erreicht) nicht auf Null ab. Ursache hierfür sind
- die Gleichrichterwirkung der Aortenklappen
- die elastischen Eigenschaften des Gefäßbettes
- der periphere Widerstand.

> **Merke!**
> - Der **Strompuls** nimmt zur Peripherie hin ab.
> - Der **Druckpuls** nimmt zur Peripherie hin zu.

Pulswellengeschwindigkeit (PWG)

Die Pulswellengeschwindigkeit (PWG) ist als die **Ausbreitungsgeschwindigkeit der Pulswelle** definiert. Sie ist erheblich größer als die in der Strompulskurve (☞ Abb. 4.7) aufgetragene Strömungsgeschwindigkeit des Blutes.
Die Pulswellengeschwindigkeit ist umso größer, je starrer oder je dicker die Gefäßwand und je kleiner der Gefäßradius ist. In der Aorta beträgt die PWG bei 4–6 m/s (zum Vergleich: Strömungsgeschwindigkeit in der Aorta: 1 m/s). In dünnlumigeren Gefäßen, z. B. in der A. radialis, ist die PWG höher und liegt zwischen 8 und 12 m/s. Die PWG nimmt mit höherem Alter (starrere Gefäßwände aufgrund von Arteriosklerose) und mit zunehmendem Blutdruck zu.

Volumenelastizitätsmodul

Die Pulswellengeschwindigkeit gibt also einen Hinweis auf die Elastizität des Gefäßbettes: Eine hohe Pulswellengeschwindigkeit steht dabei für eine geringe Gefäßelastizität. Diese Gefäßelastizität wird durch das sog. **Volumenelastizitätsmodul K** beschrieben, in das neben der Pulswellengeschwindigkeit (c) noch die Massendichte (p) der Flüssigkeit [g/ml] eingeht:

$$K = p \,[g/ml] \cdot c^2 \,[m/sek] \qquad [11]$$

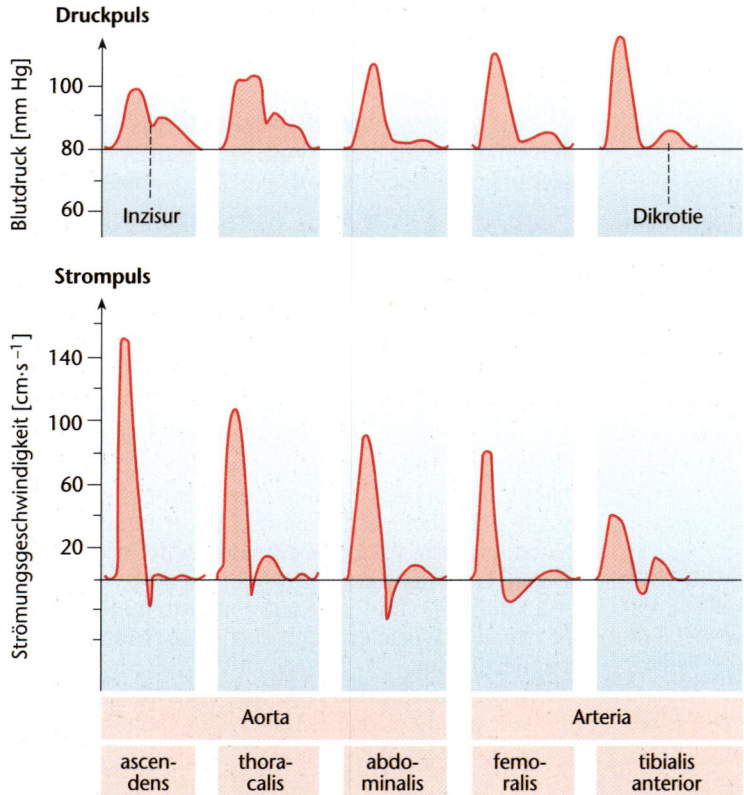

Abb. 4.7 Druck- und Strompuls in Aorta und Beinarterien.

Beträgt beispielsweise die Blutdichte 1 g/ml und die Pulswellengeschwindigkeit in der Aorta 7 m/s, errechnet sich ein Volumenelastizitätsmodul K von:

$$K = \frac{1\,000\,\text{kg}}{\text{m}^3} \cdot \left(7\,\frac{\text{m}}{\text{sek}}\right)^2 = 49\,000\,\frac{\text{kg}}{\text{m} \cdot \text{sek}^2}$$

= 49 000 Pascal (= 369 mmHg)

Merke!
Anstieg der Pulswellengeschwindigkeit (PWG) bei:
- dünnlumigen Gefäßen
- wandstarken Gefäßen
- sklerotischen Gefäßen (Alter)
- zunehmendem Blutdruck.

Druckpulskurve

Über die Erfassung von Druckänderungen (**Sphygmogramm**) oder von Volumenänderungen (**Plethysmogramm**) kann eine Druckpulskurve aufgezeichnet werden, deren Form wichtige Hinweise gibt auf:
- das Schlagvolumen des Herzens
- die Elastizität der Gefäße
- die Höhe des peripheren Widerstands.

Bei arteriosklerotisch veränderten Gefäßen oder bei Aortenklappeninsuffizienz (hohes Schlagvolumen) sind das systolische Druckmaximum und die Geschwindigkeit des systolischen Druckanstiegs in der Pulskurve deutlich erhöht. Bei niedrigen Schlagvolumina (z. B. durch Herzinsuffizienz oder Aortenklappenstenose) sind das erreichbare Druckmaximum und die Druckanstiegsgeschwindigkeit stark erniedrigt.

Pulsqualitäten

Diese Veränderungen der Pulswelle lassen sich (bei großer Erfahrung) qualitativ bei der klinischen Palpation des Radialispulses wahrnehmen. So steht die gefühlte „Größe" des Pulses (**Pulsus magnus** oder **Pulsus parvus**) für ein erhöhtes oder erniedrigtes Schlagvolumen, die „Steilheit" des Pulses (**Pulsus celer** oder **Pulsus tardus**) für die Geschwindigkeit des Druckanstiegs bzw. Druckabfalls.
Palpatorisch einfacher differenzierbar ist die Pulsfrequenz (**Pulsus frequens** oder **Pulsus rarus**) und der Pulsrhythmus (**Pulsus regularis** oder **irregularis**).

Klinik!
Eine **Aorteninsuffizienz** ist typischerweise durch einen **Pulsus magnus** (durch die Insuffizienz erhöhtes Schlagvolumen) **et celer** (rasche Druckanstiegsgeschwindigkeit) gekennzeichnet.

Ein **Pulsus irregularis** kann Ausdruck einer **respiratorischen Arrhythmie** sein, d. h. der physiologischen

4.2 Hochdrucksystem

Zunahme der Herzfrequenz bei Inspiration (erhöhter Blutrückfluss zum Herzen); er kann aber auch auf **Rhythmusstörungen** des Herzens (Extrasystolen) hinweisen.

Windkesselfunktion der Aorta

Die großen elastischen Gefäße, insbesondere die Aorta, glätten den vom Herzen diskontinuierlich in der Systole geförderten Blutstrom zu einem gleichmäßigeren, kontinuierlich in Systole und Diastole fließenden Strom. Die elastischen Gefäßwände der Aorta dehnen sich unter dem systolisch von der linken Kammer ausgeworfenen Blutvolumen und wandeln dadurch die kinetische Energie der bewegten Blutsäule in potentielle Energie ihrer elastischen Wandstrukturen um. Fällt nun der Druck in der Systole allmählich ab, wird durch Entspannung dieser elastischen Strukturen das im Druckmaximum gespeicherte Blutvolumen wieder in die Zirkulation abgegeben und die gespeicherte potentielle Energie in kinetische Energie zurückverwandelt. Der Verlauf der Druckkurve wird durch diesen sog. **Windkesseleffekt** der Aorta geglättet.

Vorteil dieser gleichmäßigeren Blutströmung ist eine **reduzierte Herzarbeit,** da auch in der Diastole die Blutsäule im Gefäßsystem kontinuierlich in Richtung Peripherie in Bewegung bleibt, so dass das Herz nicht mit jeder Systole die Blutsäule aus dem Stillstand heraus beschleunigen muss. Je geringer die Elastizität der Aorta, desto geringer die Speicherungsmöglichkeit der Aortenwand für die systolischen Druckspitzen und desto geringer der Windkesseleffekt. Da die Elastizität der Aorta, d. h. ihre Dehnbarkeit (Compliance), mit dem Alter abnimmt, kann der Windkesseleffekt zunehmend weniger wirksam werden; die vom Herzen zu erbringende Pumpleistung nimmt auf diese Weise mit dem Alter zu.

4.2.2 Systemarterieller Druck

Systolischer, diastolischer und mittlerer Blutdruck

In der Klinik sind zwei Kennwerte der Druckpulskurve besonders wichtig:
- **systolischer Blutdruck:** systolisches Maximum der Druckpulskurve
- **diastolischer Blutdruck:** diastolisches Minimum der Druckpulskurve.

Die Druckdifferenz zwischen systolischem und diastolischemBlutdruck ist die **Blutdruckamplitude.** Der systolische Blutdruck liegt bei Gesunden unter 140 mmHg, der diastolische unter 90 mmHg **(Normotonie).** Der **mittlere arterielle Blutdruck** ist der über den zeitlichen Verlauf von Systole und Diastole gemittelte arterielle Blutdruck. Da die Diastole länger dauert als die Systole, ist er **nicht** der einfache Mittelwert von systolischem und diastolischem Blutdruck; vielmehr liegt er näher in Richtung des diastolischen Druckwertes (☞ Abb. 4.8).

In zentralen Arterien ergibt sich der mittlere arterielle Druck näherungsweise aus dem diastolischen Blutdruck plus der halben Blutdruckamplitude. Bei peripheren Gefäßen entspricht er dem diastolischen Blutdruck plus einem Drittel der Blutdruckamplitude. Bei einem systolischen Druck von 120 mmHg und einem diastolischen Druck von 80 mmHg ergäbe sich so in den zentralen Gefäßen ein arterieller Mitteldruck von 80 + 0,5 × 40 = 100 mmHg. Durch die Reflexion der Pulswelle in der Peripherie (☞ oben) nimmt der systolische Blutdruck (auch im Liegen!) mit zunehmender Entfernung vom Herzen zu und liegt z. B. in der A. dorsalis pedis um 40 mmHg über dem systolischen Druck in der Aorta ascendens. Parallel hierzu nehmen allerdings der diastolische Blutdruck und der mittlere Blutdruck in Richtung Peripherie ab, so dass periphere Gefäße durch eine höhere Blutdruckamplitude gekennzeichnet sind.

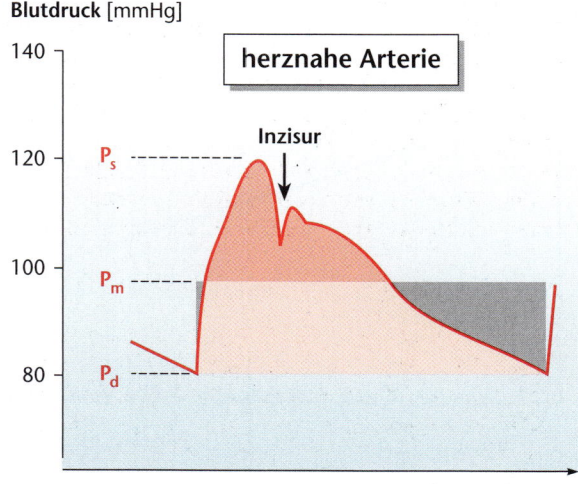
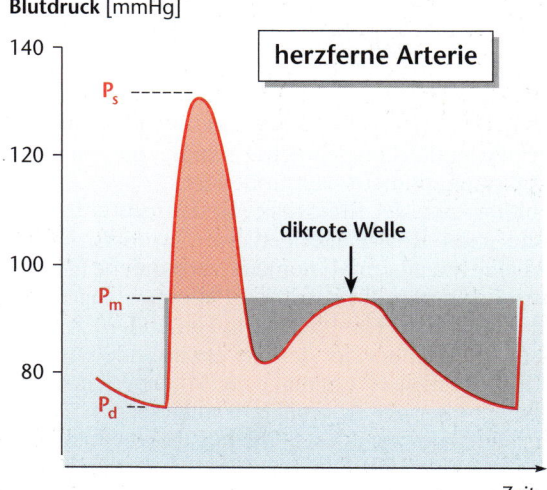

Abb. 4.8 Systolischer (P_s), mittlerer (P_m) und diastolischer (P_d) Blutdruck. [3]

4 Blutkreislauf

Hinter den als „Druckreduzierer" anzusehenden terminalen Arteriolen fällt der Blutdruck auf einer kurzen Strecke dann auf etwa 30–35 mmHg ab, der Blutfluss wird zunehmend kontinuierlicher. Die Unterschiede zwischen systolischen und diastolischen Drücken sind im Bereich der nachfolgenden terminalen Zirkulation aufgehoben.

> **Merke!**
> Je peripherer die Arterien, desto höher sind systolischer Blutdruck und Blutdruckamplitude.

Blutdruckrhythmik

Die Blutdruckwerte unterliegen regelmäßigen Schwankungen. Während die Druckpulswellen mit ihrer Abfolge von Systole und Diastole als **Blutdruckschwankungen I. Ordnung** angesehen werden, kommt es durch die Atmung zu **Blutdruckschwankungen II. Ordnung:** Während der Inspiration dehnen sich mit dem Brustkorb auch die Gefäße der Lunge. Dadurch sinkt inspiratorisch der Zufluss aus den Lungenvenen zum linken Herzen, das auf den geringeren Zufluss mit einer Verminderung des Schlagvolumens (☞ Kap. 3.5.1, Frank-Starling-Mechanismus) reagiert. Ein niedrigeres Schlagvolumen führt aber auch zu einem niedrigeren Blutdruck. Die Blutdruckschwankungen II. Ordnung sind demnach durch einen geringeren inspiratorischen und einen höheren exspiratorischen Blutdruck gekennzeichnet.

Blutdruckschwankungen III. Ordnung, die sog. **Mayer-Wellen,** entstehen durch Schwankungen des peripheren Gefäßtonus. Sie haben eine Periodik von etwa 10 Sekunden.

Daneben folgt der Blutdruck einer **endogenen zirkadianen Rhythmik,** die sich durch eine 24-h-Blutdruckmessung erfassen lässt. Maximalwerte werden um 15 Uhr, Minimalwerte um 3 Uhr gemessen.

Bestimmung des Blutdrucks

Die Höhe des Blutdrucks kann auf direktem oder auf indirektem Wege bestimmt werden. Die in der Intensivmedizin oft angewandte **direkte, blutige Blutdruckmessung** erlaubt eine kontinuierliche Überwachung des Verlaufs der Blutdruckkurve über eine z. B. in die A. radialis eingebrachte Kanüle, die mit einem Membranmanometer verbunden ist.

Unblutig kann der Blutdruck mit der **indirekten Methode nach Riva-Rocci** gemessen werden. Hierbei wird eine mit einem Manometer verbundene Gummimanschette am Oberarm des Patienten angebracht und mittels einer Handpumpe auf einen Druck aufgeblasen, der sicher über dem zu erwartenden arteriellen Blutdruck des Patienten liegt. Mit einem in der Ellenbeuge über der A. brachialis aufgesetzten Stethoskop sind dann zunächst keine Pulstöne mehr auskultierbar. Senkt man den Manschettendruck langsam ab, werden beim Erreichen des systolischen Blutdrucks in der Ellenbeuge mit jedem Pulsschlag die sog. **Korotkow-Geräusche** hörbar. Diese pulssynchronen Geräuschphänomene beruhen vermutlich auf systolischen Turbulenzphänomenen in der unvollständig verschlossenen A. brachialis. Bei weiterer Senkung des Manschettendrucks können die Korotkow-Geräusche vorübergehend leiser werden **(auskultatorische Lücke),** bevor sie wieder die ursprüngliche Lautstärke erreichen. Erst wenn der Manschettendruck dem diastolischen Blutdruck entspricht, sind die Korotkow-Geräusche nur noch sehr gedämpft wahrnehmbar und verschwinden dann rasch und endgültig. Die Korotkow-Geräusche treten also auf, wenn der Manschettendruck den systolischen Blutdruck unterschreitet, sie verschwinden, wenn der diastolische Blutdruck erreicht wird.

Neben dieser auskultatorischen Blutdruckmessung kann mit der Blutdruckmanschette der systolische Blutdruck auch durch bloße Palpation des Radialispulses bestimmt werden. Der systolische Blutdruck entspricht dann dem Manschettendruck, bei dem der Radialispuls gerade eben wieder tastbar wird (☞ Abb. 4.9).

Bei der indirekten Blutdruckmessung nach Riva-Rocci ist zu beachten, dass die Manschette in Herzhöhe angebracht sein muss, damit eine hydrostatische Beeinflussung der Messergebnisse ausgeschlossen ist. Außerdem ist für jeden Armumfang eine passende Manschette zu verwenden: Die Breite der Manschette

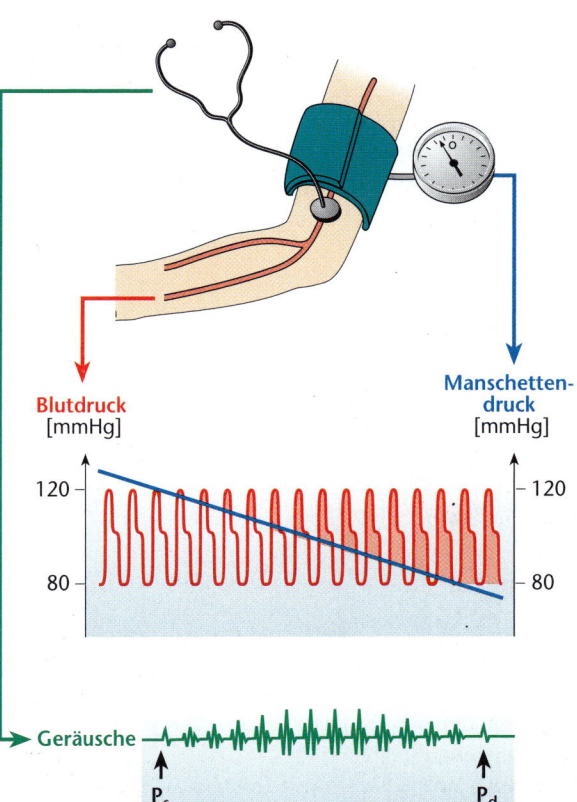

Abb. 4.9 Unblutige Blutdruckmessung nach Riva-Rocci und Korotkow. [3]

sollte die Hälfte des Armumfangs betragen. Zu schmale Manschetten erfordern relativ höhere Manschettendrücke, um die Arterien zu komprimieren, deshalb wird der Blutdruck zu hoch bestimmt. Zu breite Manschetten führen umgekehrt zu falsch niedrigen Blutdruckwerten.

Klinik!

Die erste Blutdruckmessung sollte immer an beiden Armen erfolgen, um Seitendifferenzen zu erkennen. Diese können z. B. bei einem proximalen Verschluss der Arteria subclavia (**Subclavian-Steal-Syndrom**) auftreten. Auch Blutdruckdifferenzen zwischen den oberen und den unteren Extremitäten können diagnostisch aufschlussreich sein. Bei einer **Aortenisthmusstenose** ist der Blutdruck in den Armen deutlich erhöht gegenüber dem Druck in den Beinen.

4.2.3 Blutdruckregulation

Der Blutdruck hängt von folgenden Faktoren ab:
- Höhe des totalen peripheren Widerstands
- Herzzeitvolumen.

Über eine Veränderung dieser beiden Parameter steuern die **Kreislaufzentren in der Medulla oblongata** die Regelgröße des arteriellen Blutdrucks. Nehmen der totale periphere Widerstand und das Herzzeitvolumen ab, sinkt der Blutdruck, während er bei entsprechenden Zunahmen ansteigt. Die Anpassung des Blutdrucks an die Anforderungen des Organismus vollzieht sich über kurz-, mittel- und langfristige Regulationsmechanismen.

Kurzfristige Regulationsmechanismen

Die kurzfristigen Mechanismen zur Blutdruckregulation wirken **innerhalb von Sekunden.** Im Einzelnen lassen sich folgende nervale und hormonale Mechanismen abgrenzen:
- Pressosensorenreflex
- Reflexe kardialer Dehnungssensoren
- Chemosensorenreflexe
- Ischämie-Reaktion des ZNS
- Adrenalin- und Noradrenalin-Wirkungen.

Pressosensorenreflex

Dehnungssensoren im Aortenbogen und in der A. carotis (Karotissinus) melden den arteriellen Blutdruck an die Kreislaufzentren in Medulla oblongata und Rhombenzephalon. Die afferenten Impulse laufen dabei über den **N. vagus** (vom Aortenbogen) und über den **N. glossopharyngeus** (vom Karotissinus, ☞ Abb. 4.10).
Die Kreislaufzentren reagieren auf eine **Blutdrucksteigerung** mit einer **Hemmung des Sympathikus** und einer **Aktivierung des Parasympathikus**. Im Gefäßbett erfolgt eine **Abnahme des totalen peripheren Widerstandes** durch Weitung der arteriellen Wider-

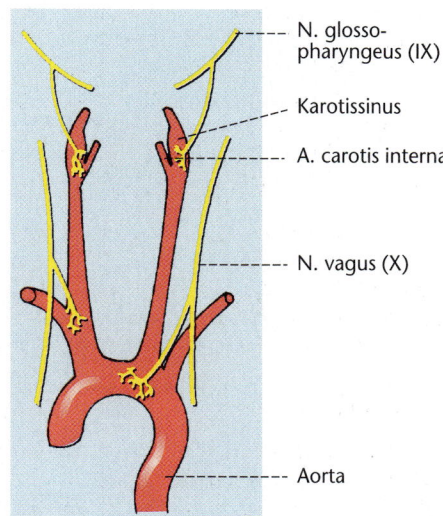

Abb. 4.10 Pressosensorische Areale in Karotissinus und Aortenbogen.

standsgefäße und eine Kapazitätszunahme des venösen Systems. Dadurch fließt weniger Blut zum Herzen zurück (zentraler Venendruck sinkt) und das **Schlagvolumen** des Herzens **nimmt ab**. Diese beiden Veränderungen führen zusammen mit einer **Abnahme von Herzfrequenz und Kontraktionskraft** des Herzmuskels zu einer Senkung des arteriellen Blutdrucks. Die hemmenden Einflüsse der arteriellen Pressosensoren sind bereits bei normalen Blutdruckwerten wirksam, so dass ihnen auch in physiologischen Druckbereichen eine Rolle als „Blutdruckzügler" zufällt.

Klinik!

Die Massage der Pressosensoren stellt einen **Vagus-Reiz** dar. Dies kann man sich therapeutisch bei bestimmten tachykarden Rhythmusstörungen zunutze machen, weil dadurch die Herzfrequenz gedrosselt wird. Man muss aber sehr vorsichtig vorgehen und stets nur einseitig massieren, da es sonst zu einem Kreislaufkollaps kommen kann.

Die Pressosensoren reagieren nicht nur auf die Höhe des Blutdrucks, sondern auch auf die Geschwindigkeit des Druckanstiegs (= Differentialquotient des Druckes nach der Zeit), sind also **Proportional-Differential-Fühler** (☞ Kap. 12.5.1). Ihre Impulsrate wird deshalb nicht nur vom mittleren arteriellen Blutdruck, sondern auch von der arteriellen **Blutdruckamplitude** und der **Herzfrequenz** beeinflusst. Für die langfristige Blutdruckregulation spielen Pressosensoren allerdings keine Rolle, da sie sich innerhalb von ein bis zwei Tagen an praktisch jedes Blutdruckniveau adaptieren. Bleibt der Blutdruck also längere Zeit auf unphysiologisch hohem Niveau, nehmen die zunächst starken Blutdruck senkenden Impulse der Pressosensoren im Verlauf mehr und mehr ab, bis sie nach einigen Tagen wieder ihr Normalniveau

4 Blutkreislauf

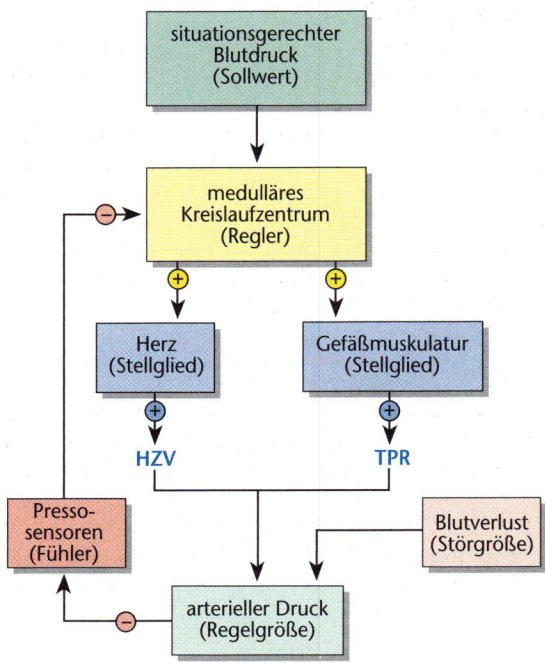

Abb. 4.11 Blutdruckregulation über den Pressosensorenreflex. HZV = Herzzeitvolumen; TPR = peripherer Gesamtwiderstand.

erreicht haben und jetzt der Aufrechterhaltung des neuen, höheren Blutdruckwertes bei akuten Blutdruckschwankungen dienen.

Der Pressosensorenreflex lässt sich auch in der Sprache der Regeltechniker beschreiben. Die Pressosensoren sind hierbei die Fühler, der arterielle Druck ist die Regelgröße, die über eine Beeinflussung von peripherem Widerstand und Herzzeitvolumen (als Stellgrößen) geregelt wird (☞ Abb. 4.11 und Kap. 1.7).

> **Merke!**
> **Aktivierung der Pressosensoren:**
> - Hemmung des Sympathikus
> - Aktivierung des Parasympathikus

Reflexe kardialer Dehnungs- und Spannungssensoren

Auch in den Vorhöfen und Kammern des Herzens finden sich Spannungssensoren (A-Sensoren) und Dehnungssensoren (B-Sensoren). Die von ihnen ausgehenden Reflexbögen **(Vorhofdehnungsreflex, Gauer-Henry-Reflex, Bainbridge-Reflex)** sind im Einzelnen in Kapitel 3.4.2 besprochen.

B-Sensoren reagieren, ähnlich wie der Pressosensoren-Reflex von Aortenbogen und Karotissinus, auf eine Blutdrucksteigerung mit Hemmung von sympathischen und Erregung von parasympathischen Zentren und wirken auf diese Weise blutdrucksenkend. Die Aktivierung von A-Sensoren hat den umgekehrten Effekt.

Chemosensorenreflexe

Den Drucksensoren benachbart finden sich im **Glomus aorticum** und im **Glomus caroticum** auch Chemosensoren, die Veränderungen des **O_2-Partialdrucks** und Zunahmen des **CO_2-Partialdrucks** oder der **H^+-Konzentration** an Atem- aber auch an Kreislaufzentren der Medulla oblongata melden. Fällt der O_2-Partialdruck in diesen stark vaskularisierten Glomus-Organen unter einen kritischen Wert ab oder steigen CO_2-Partialdruck bzw. H^+-Ionen-Konzentration an, lösen die Chemosensoren als Antwort auf diese Minderversorgung über die Kreislaufzentren der Medulla oblongata eine **Blutdrucksteigerung** aus. Da eine solche Minderversorgung im Allgemeinen erst bei Blutdruckabfällen unter 80 mmHg auftritt, sind die Chemosensoren der Glomus-Organe vor allem für die kurzfristige Blutdruckregulation in niedrigen Blutdruckbereichen wichtig. Wichtiger als die Blutdrucksteigerung durch Glomus aorticum und caroticum ist aber im physiologischen Bereich die **Stimulation der Atmung** (☞ Kap. 5.7.1).

Ischämie-Reaktion des ZNS

Unter normalen Bedingungen wird der Blutdruck vorwiegend über die peripheren Druck- und Chemosensoren reguliert. Leiden die Neurone der Kreislaufzentren in Medulla oblongata und Rhombenzephalon jedoch selbst direkt unter Ischämie, d. h. unter unzureichender Durchblutung, aktivieren diese Neurone unmittelbar den Sympathikus und führen zu einer **starken Erhöhung des Blutdrucks.** Hauptreiz für diese direkte Ischämie-Reaktion des ZNS ist ein **Anstieg der lokalen CO_2-Konzentration** im Bereich der Kreislaufzentren. Die Ischämie-Reaktion des ZNS ist einer der kräftigsten Stimuli der sympathischen Vasokonstriktion, der arterielle Blutdruck kann hierbei auf über 250 mmHg ansteigen. Eine Ischämie der Kreislaufzentren tritt jedoch erst bei Blutdruckwerten unter 60 mmHg auf, so dass diese Ischämie-Reaktion vorwiegend für die Notfall-Kontrolle des Blutdrucks bei sehr niedrigen Blutdruckwerten eine Rolle spielt.

> **Klinik!**
> Klinisch wichtig ist, dass auch ein **gesteigerter Hirndruck** (z. B. durch einen Hirntumor oder ein Hirnödem) eine entsprechende Minderdurchblutung des Gehirns und dadurch eine Ischämie-Reaktion des ZNS mit krisenhaften Blutdruckanstiegen auslösen kann.

Wirkungen von Adrenalin und Noradrenalin

Für die Blutdruckregulation ist im Wesentlichen der **sympathische Anteil** des autonomen Nervensystems von Bedeutung, der über Vasokonstriktion und die Zunahme von Herzfrequenz und Herzkraft den Blutdruck zu steigern vermag. Der **parasympathische Anteil** kann dagegen nur über eine Verlangsamung der Herzfrequenz wirksam werden. Der Einfluss auf die

4.2 Hochdrucksystem

Blutgefäße ist gegenüber dem Sympathikus von untergeordneter Bedeutung.

Die **sympathischen vasokonstriktorischen Fasern** sind dagegen die eigentlichen „ausführenden Organe" der kurzfristigen Blutdruckregulation. Sie bilden den efferenten Schenkel der oben geschilderten Reflexbögen. Ausgehend von den vasomotorischen Kreislaufzentren im Hirnstamm bewirkt ihr Überträgerstoff **Noradrenalin** über eine Interaktion mit α-adrenergen Rezeptoren in den Gefäßwänden eine Engstellung der arteriellen Widerstandsgefäße und einen Blutdruckanstieg. Die sympathikusinduzierte Zunahme des Herzzeitvolumens wirkt in gleicher Richtung.

Die vom Hirnstamm ausgehenden sympathischen Fasern innervieren auch das Nebennierenmark, wo neben Noradrenalin überwiegend Adrenalin freigesetzt wird. Da **Adrenalin** auch eine deutliche Wirkung auf vasodilatatorische β-Rezeptoren hat, kann es durch Adrenalin auch zu einer über β-Rezeptoren vermittelten lokalen Vasodilatation – vor allem in den Skelettmuskelgefäßen – kommen. Insgesamt überwiegt aber, insbesondere bei hohen Adrenalinkonzentrationen, die vasokonstriktorische Adrenalinwirkung auf die α-Rezeptoren (☞ Kap. 14.2.2).

Mittelfristige Regulationsmechanismen

Mittelfristige Blutdruck-Regulationsmechanismen, die im Verlauf von Minuten oder Stunden wirksam werden, sind:
- transkapilläre Volumenverschiebungen
- Stress-Relaxation der Blutgefäße (Delayed compliance)
- Renin-Angiotensin-System.

Transkapilläre Volumenverschiebungen

Eine über einen mittleren Zeitraum anhaltende Steigerung des arteriellen Blutdrucks führt zu einer Erhöhung des Filtrationsdrucks im Kapillarsystem. Dadurch wird vermehrt Plasmaflüssigkeit in den interstitiellen Raum filtriert. Über diese transkapillären Volumenverschiebungen nimmt das intravasale Volumen ab und der venöse Rückfluss zum Herzen sinkt ebenfalls. Hierdurch reduziert sich das Schlagvolumen des Herzens und dadurch auch der arterielle Blutdruck.

Stress-Relaxation

Die Stress-Relaxation der Gefäßwandmuskulatur ermöglicht es dem Gefäßbett, mittelfristige Erhöhungen des intravasalen Volumens ohne dauerhaften Blutdruckanstieg zu verkraften. Dies beruht auf der besonderen Eigenschaft der glatten Gefäßmuskulatur, die auf einen (Volumen-)Dehnungsreiz zwar initial mit einem Druckanstieg reagiert, sich im Verlauf aber dann durch Dehnung der Muskelstrukturen dem größeren Volumen anpasst (Delayed compliance, ☞ Kap. 4.1.2), wobei der ursprüngliche Ausgangsdruck im Gefäßsystem langsam wieder erreicht wird (☞ Abb. 4.5).

Renin-Angiotensin-System

Jedes **Absinken der Nierendurchblutung** (z. B. im Rahmen eines Blutdruckabfalls) löst eine **Reninfreisetzung** aus (☞ Abb. 10.4, Kap. 10.4.1). Renin wandelt das in der Leber gebildete Angiotensinogen in Angiotensin I um, welches durch das Angiotensin-Converting-Enzym (ACE) zu Angiotensin II umgeformt wird. **Angiotensin II** ist eine der am stärksten vasokonstriktorisch wirksamen Substanzen und führt über Erhöhung des totalen peripheren Widerstands zu einem deutlichen Blutdruckanstieg.

> **Klinik!**
>
> Da eine Minderdurchblutung der Niere nicht nur auf einem generellen Blutdruckabfall, sondern auch auf einer Verengung der Nierenarterien beruhen kann (z. B. durch Arteriosklerose), hat der Blutdruck steigernde Renin-Angiotensin-Mechanismus in diesen Fällen einen im gesamten Körper pathologisch erhöhten Blutdruck zur Folge: **renaler Hochdruck.**

Langfristige Regulationsmechanismen

Die langfristige Blutdruckregulation ist eine Aufgabe der **Niere**. Während bei den kurz- und mittelfristigen Regulationsmechanismen vasomotorische Anpassungen im Vordergrund stehen, werden langfristige Blutdruckänderungen über eine **Anpassung des Flüssigkeitshaushaltes** gesteuert:
- **Akute** Flüssigkeitszufuhr wird durch kurzfristige reflektorische Gegenregulationen (☞ oben) zumeist unmittelbar ausgeglichen.
- **Chronische** Zunahmen des Extrazellulärvolumens können jedoch nicht mehr ausgeglichen werden und führen zu Blutdrucksteigerungen.

Schon eine chronische Zunahme des Extrazellulärvolumens um 2–3 % kann dabei eine 50 %ige Blutdrucksteigerung zur Folge haben. Umgekehrt reagiert die Niere auf einen Anstieg des Blutdrucks mit einer deutlichen Steigerung der renalen Flüssigkeitsausscheidung. Diese langfristigen Blutdruckregulationsmechanismen der Nieren werden über zwei Mechanismen vermittelt:
- Adiuretin (ADH)-System
- Aldosteron-System.

ADH-System

Im ADH-System bewirkt eine Zunahme des intravasalen Volumens eine Hemmung der ADH-Ausschüttung der Neurohypophyse **(Gauer-Henry-Reflex)** und führt so zu einer vermehrten Flüssigkeitsausscheidung durch die Niere. Dies wirkt dem Blutdruck steigernden Effekt von Flüssigkeitsbelastungen entgegen.

Adiuretin (antidiuretisches Hormon, ADH; alter Name: Vasopressin) wirkt in höheren Dosen auch **vasokonstriktorisch** auf die arteriellen Widerstandsgefäße. Die verringerte ADH-Ausschüttung bei Volumenbelastung oder die erhöhte ADH-Ausschüttung bei Volumenmangel regulieren also auch über die Beeinflussung des peripheren Widerstandes den arteriellen Blutdruck.

> **Klinik!**
> Beim Krankheitsbild des **Diabetes insipidus** ist das ADH-System gestört. Es kommt zu einer massiven Diurese, die entweder durch krankhaft reduzierte Produktion bzw. Sekretion von ADH (z. B. durch Tumor oder Trauma) verursacht sein kann (→ **Diabetes insipidus centralis**) oder auf einem gestörten Ansprechen der Niere auf ADH (Rezeptorinsuffizienz) beruht (→ **Diabetes insipidus renalis**).

Aldosteron-System

Aldosteron, dessen Freisetzung von Angiotensin II stimuliert wird, steigert durch vermehrten Einbau epithelialer Na^+-Kanäle (ENaC) die tubuläre Na^+-Rückresorption und sekundär dadurch auch die Wasserresorption, wodurch sich der Flüssigkeitsbestand des Körpers erhöht. Dies führt langfristig zu einer Blutdruckerhöhung. Die durch eine Minderdurchblutung der Nieren ausgelöste Reninfreisetzung erhöht also mittelfristig durch Angiotensin II (Vasokonstriktion) und langfristig durch Aldosteron (Wasserretention) den arteriellen Blutdruck. Daneben steigert Aldosteron auch die Empfindlichkeit der glatten Gefäßmuskulatur auf vasokonstriktorische Reize.

> **Klinik!**
> Störungen des Aldosteron-Systems können zu erheblichen Entgleisungen des Wasser- und Elektrolythaushaltes führen:
> - Ein primärer **Hyperaldosteronismus** durch ein NNR-Adenom **(Conn-Syndrom)** führt zu Hypernatriämie, Hypokaliämie, Hypertonie und metabolischer Alkalose mit entsprechenden Symptomen wie Obstipation, Tetanie und Rhythmusstörungen.
> - Ein **Hypoaldosteronismus** kommt im Rahmen angeborener Enzymdefekte vor. Er kann aber auch im Rahmen einer NNR-Insuffizienz **(Morbus Addison)** auftreten und führt zu Hyponatriämie, Hyperkaliämie und Hypovolämie.

Das **atriale natriuretische Peptid (ANP)** wird in den Vorhöfen gebildet und ausgeschüttet, wenn diese durch ein erhöhtes Blutvolumen gedehnt werden. An der Niere führt es zur verminderten Na^+-Rückresorption, steigert aber gleichzeitig die Nierendurchblutung, so dass das Blutvolumen effektiv reduziert wird.

Zentrale Kontrolle des Blutdrucks

Das Kreislaufsystem wird auf drei Ebenen vom ZNS kontrolliert:

Medulläre Kreislaufzentren

Als medulläre Kreislaufzentren werden die in der Formatio reticularis von Medulla oblongata und dem unteren Drittel der Pons gelegenen Neuronenverbände zusammengefasst. Hier lassen sich verschiedene Funktionsgebiete abgrenzen:
- Ein **Vasomotoren-Zentrum** steuert die Aktivität der vasokonstriktorischen Sympathikusfasern und steigert über sympathische Efferenzen zusätzlich die Herzfrequenz.
- Daneben existiert in unmittelbarer Nachbarschaft auch ein **Vasodilatator-Zentrum**, das mit dem vasokonstriktorisch wirkenden Vasomotoren-Zentrum über Rückkoppelungskreise verbunden ist.
- Parasympathisch hemmende Effekte auf die Herzfrequenz werden über ein **kardioinhibitorisches Zentrum** im Nucleus ambiguus vermittelt, das die Aktivität des Herzvagus beeinflusst.

Diese medullären Kreislaufzentren können unter Ruhebedingungen ohne Einschaltung anderer ZNS-Strukturen bereits eine Kreislaufhomöostase aufrechterhalten.

Hypothalamus

Die zweite, nächsthöhere Kontrollinstanz der Kreislaufregulation ist der Hypothalamus.
- Die **postero-lateralen** Anteile des Hypothalamus **(ergotrope Zonen)** steigern Blutdruck, Herzfrequenz und Herzzeitvolumen.
- Die Reizung anteriorer Hypothalamusabschnitte **(trophotrope Zonen)** hat dagegen überwiegend hemmende Einflüsse auf das Kreislaufsystem: Blutdruck und Herzfrequenz nehmen ab.

Kortex

In dritter Instanz steuert schließlich auch der Kortex das Kreislaufgeschehen. Je nach Reizort ist die Richtung der Blutdruckbeeinflussung unterschiedlich. Bei Reizung des **Motorkortex** z. B. steigt der Blutdruck durch periphere Vasokonstriktion. Gleichzeitig kommt es aber in den innervierten Skelettmuskelarealen zu einer lokalen Weitstellung der Blutgefäße, um die Versorgung des Muskels während der erwarteten Kontraktion sicherzustellen. Die Aktivierung motorischer Bewegungsmuster durch den Motorkortex ist also auf diese Weise von vegetativen Blutdruck-Reaktionen begleitet.

Die Gesamtheit dieser Aktivierungsmechanismen des Organismus wird auch als **Erwartungs-** oder **Startreaktion** bezeichnet.

Äußere Einflüsse auf den Blutdruck

Die Steuerungsmechanismen der Kreislaufregulation dienen der Anpassung des Blutdrucks im Körper an die wechselnden Anforderungen der Umgebung. Im Einzelnen kommt es als Antwort auf äußere Einflüsse zu den im Folgenden beschriebenen Kreislaufreaktionen.

Orthostase

Beim Übergang vom Liegen zum Stehen (Orthostase) versacken aufgrund der durch die Schwerkraft bedingten hydrostatischen Druckveränderungen im Gefäßbett innerhalb weniger Sekunden etwa **400–600 ml Blut** in den Kapazitätsgefäßen der Beine. Als Folge nehmen der venöse Rückstrom zum Herzen und damit auch der zentrale Venendruck und das Schlagvolumen des Herzens ab (☞ Abb. 4.12). Dadurch sinkt kurzfristig der arterielle Blutdruck. Dies löst jedoch über eine verminderte Erregung der Pressorezeptoren in Aorta und Karotiden eine Gegenregulation aus, durch die der Blutdruck wieder ansteigt:

- Arterielle Widerstands- und venöse Kapazitätsgefäße kontrahieren sich.
- Die Herzfrequenz steigt.
- Das Nebennierenmark schüttet vermehrt Katecholamine aus (☞ Kap. 14.2.6).

Zusätzlich fördert der Blutdruckabfall über eine Minderperfusion der Nierenarterien die Renin-Ausscheidung. Diese Aktivierung des Renin-Angiotensin-Aldosteron-Systems wirkt ebenfalls Blutdruck steigernd. Die Gehirndurchblutung wird normalerweise auch beim orthostatischen Blutdruckabfall durch lokale Autoregulation der Gehirngefäße konstant gehalten. Bei entsprechender Disposition kann es jedoch, besonders bei niedrigem Ausgangsblutdruck, durch eine nicht voll kompensierte Orthostase-Reaktion zu einem kritischen Abfall der Gehirndurchblutung mit einer **orthostatischen Synkope** (Ohnmacht) kommen. Durch prophylaktische Betätigung der Muskelpumpe der Beinmuskulatur (Zehenstand) oder durch Stützstrümpfe kann u.U. einer drohenden orthostatischen Synkope durch Erhöhung des venösen Rückstroms aus den unteren Extremitäten vorgebeugt werden.

> **Merke!**
>
> **Orthostase-Reaktion:** Auslöser ist ein verminderter venöser Rückstrom zum Herzen.

> **Klinik!**
>
> Die klinische Prüfung der Orthostase-Reaktion erfolgt durch den **Schellong-Test.** Blutdruck und Herzfrequenz werden in gleichmäßigen Abständen im Liegen, im Stehen und erneut im Liegen gemessen. Ein zu starkes Absinken des Blutdruckes im Stehen deutet auf eine fehlende Kompensation im Sinne einer **orthostatischen Hypotonie** hin. Auch beim **Morbus Parkinson** kommen solche orthostatischen Dysregulationen vor.

Volumenbelastung

Eine **akute** Volumenbelastung, z. B. durch intravenöse Infusion von 500 ml Flüssigkeit, führt zu einem Anstieg von zentralem Venendruck und Herzschlagvolumen. Auch das intravenöse Flüssigkeitsvolumen nimmt zu. Eine solche akute Flüssigkeitsbelastung wird über eine gesteigerte renale Flüssigkeitsausscheidung, die überwiegend durch eine Hemmung der ADH-Ausschüttung vermittelt wird, rasch ausgeglichen.

Ein **chronisch** erhöhtes extrazelluläres Volumen führt jedoch zum arteriellen Hypertonus, der deshalb in der Regel zunächst gut auf die Behandlung mit entwässernden Medikamenten (Diuretika) anspricht.

Muskelarbeit

Bei Muskelarbeit wird das Herzzeitvolumen von den anderen Organkreisläufen auf die Skelettmuskulatur umverteilt. Während sich die peripheren Widerstandsgefäße des Körpers durch die Sympathikusaktivierung unter der Muskelarbeit kontrahieren, dilatieren sich die Gefäße der Arbeitsmuskulatur, vorwiegend unter dem Einfluss lokaler metabolischer Mechanismen. Insgesamt überwiegt die Vasodilatation der arbeitenden Muskulatur gegenüber der Vasokonstriktion in ruhenden Muskelgebieten sowie in Splanchnikus- und Nierengefäßen, deshalb sinkt während der Muskelarbeit der totale periphere Widerstand. Da jedoch das Herzzeitvolumen in Abhängigkeit von der körperlichen Belastung ansteigt, nimmt der arterielle Blutdruck unter Belastung trotz-

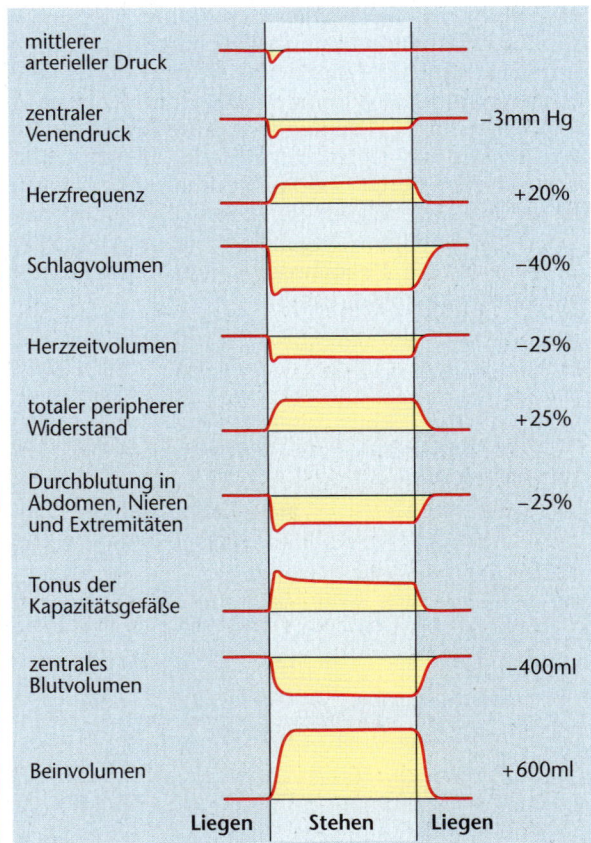

Abb. 4.12 Veränderung der Kreislaufparameter beim Übergang vom Liegen zum Stehen (Orthostase-Reaktion).

dem zu. Dabei steigt der systolische Druck stärker an als der diastolische.
Die **Gehirndurchblutung** bleibt unter körperlicher Belastung konstant, die **Koronardurchblutung** steigt in Abhängigkeit von der Belastungsintensität. Die **Hautdurchblutung** reagiert unterschiedlich:
- Bei **leichter** Arbeit wird sie zugunsten der Muskulatur gedrosselt.
- Bei **schwerer** Arbeit steigt sie wieder an, um eine Abfuhr der durch die Arbeit produzierten Wärme zu ermöglichen.
- Bei **maximaler** Arbeit fällt die Hautdurchblutung später jedoch wieder ab.

Hitze- und Kältebelastung

Wärmebelastung (z. B. Sauna) führt zum Absinken des diastolischen Blutdrucks. Verantwortlich hierfür ist vor allem ein Anstieg der Hautdurchblutung mit Dilatation der Kapazitätsgefäße der Haut. Reflektorisch steigen Herzfrequenz und Schlagvolumen des Herzens an. Der systolische Blutdruck kann dadurch meist konstant gehalten werden. Orthostatische Regulationsstörungen treten jedoch bei Wärmebelastung deutlich häufiger auf.
Bei **Kältebelastung** (Eiswasser) kommt es zu einer Vasokonstriktion der Gefäße. Eine zu erwartende Blutdrucksteigerung wird durch die reflektorische Abnahme von Herzfrequenz und Schlagvolumen vermieden. Bei extremen Kältereizen kann es dennoch zu kurzfristigen Blutdruckspitzen kommen.

Blutverlust

Blutverlust führt über das Absinken des venösen Rückstroms zum Herzen zur Verminderung des Herzschlagvolumens. Bis zu 15 ml Blutverlust pro kg Körpergewicht werden im Allgemeinen ohne Blutdruckabfall toleriert, danach sinkt der Blutdruck rasch ab. Zur **Aufrechterhaltung** eines trotz des Blutverlustes hinreichenden Herzzeitvolumens stehen dem Organismus drei Mechanismen zur Verfügung:
- **Vasokonstriktion:** Betroffen sind hiervon die **arteriellen Widerstandsgefäße** im Bereich von Haut, Viszera und Nieren, nicht aber der Hirn- oder der Koronarkreislauf. Auch die **venösen Kapazitätsgefäße** kontrahieren sich und erhöhen so den venösen Rückstrom zum Herzen.
- **Erhöhung der Herzfrequenz:** Bei durch den Blutverlust absinkendem Schlagvolumen kann durch die Steigerung der Schlagfrequenz das Herzzeitvolumen in Grenzen konstant gehalten werden.
- **Flüssigkeitsverschiebungen aus dem Interstitium:** Durch den Blutverlust sinkt der Druck im venösen Gefäßsystem und damit auch im Kapillarbett. Dadurch tritt vermehrt Flüssigkeit aus dem Interstitium durch die Kapillarwände ins Gefäßbett ein (☞ Kap. 4.4.1). Bereits 20 Minuten nach einem Blutverlust von 500 ml sind auf diese Weise praktisch 100 % der Plasmaverluste durch interstitielle Flüssigkeit ersetzt.

> **Klinik!**
>
> Ein postoperativer **Anstieg der Pulsfrequenz** kann auf einen verborgenen **Blutverlust** hinweisen. Dieser Anstieg der Pulsfrequenz geht dem Abfall des Hämoglobinwertes voraus (!). Der Hämoglobinwert als relatives Konzentrationsmaß ist erst dann vermindert, wenn einströmende interstitielle Flüssigkeit den Blutverlust zu kompensieren versucht.

4.2.4 Pathophysiologie

Hypertonie

Arterielle Blutdruckwerte **über 140 mmHg systolisch** und/oder **über 90 mmHg diastolisch** werden per Definition der Britischen Bluthochdruck-Gesellschaft (BHS) als **arterieller Hypertonus** bezeichnet (☞ Tab. 4.2).
Ein arterieller Hypertonus kann sowohl durch Erhöhung des Herzzeitvolumens **(Minutenvolumenhochdruck)** als auch durch Anstieg des totalen peripheren Widerstands entstehen **(Widerstandshochdruck)**.
In der Praxis bleibt die Genese von über 90 % der Hypertonieformen jedoch unklar: **primäre** oder **essentielle Hypertonie**. Nur bei 10 % der Hypertonien, den sog. **sekundären Hypertonien,** findet sich eine auslösende Ursache. Die häufigste Form der sekundären Hypertonie ist die **renale Hypertonie.** Hierbei ist die Nierendurchblutung entweder durch eine Nierenarterienstenose oder durch eine Erkrankung des Nierengewebes selbst vermindert. Dies führt zu einer erhöhten Renin-Ausschüttung mit Aktivierung des Renin-Angiotensin-Aldosteron-Systems, die den Blutdruckanstieg durch Vasokonstriktion (Angiotensin II) mit Na^+- und Wasser-Retention (Aldosteron) verursacht. Eine seltene Ursache für eine sekundäre Hypertonie ist das **Phäochromozytom,** ein Katecholamin-produzierender Tumor.

Tab. 4.2 Klassifikation der Hypertonie nach BHS Guidelines, 2004

Kategorie	Blutdruck (in mmHg)	
	systolisch	diastolisch
optimal	< 120	< 80
normal	< 130	< 85
hochnormal	130–139	85–89
Grenzwerthypertonie	140–149	90–94
Hypertonie Grad 1 (leicht)	140–159	90–99
Hypertonie Grad 2 (mittelschwer)	160–179	100–109
Hypertonie Grad 3 (schwer)	≥ 180	≥ 110

Der erhöhte arterielle Blutdruck belastet bei allen Hypertonieformen das Gefäßsystem und fördert die degenerativen Gefäßveränderungen im Rahmen der **Arteriosklerose**. Eine Behandlung ist durch Reduktion des extrazellulären Volumens (kochsalzarme Kost und Diuretika), Calcium-Antagonisten und ACE-Hemmer sowie durch Dämpfung des sympathischen Nervensystems über β-adrenerge-Rezeptorenblocker möglich.

> **Merke!**
> - **Blutdruck normal:** RR < 140 mmHg systolisch und < 90 mmHg diastolisch.
> - **Hypertonus:** RR ≥ 140 mmHg systolisch und/oder ≥ 90 mmHg diastolisch.

Hypotonie

Blutdruckwerte **unter 100 mmHg systolisch** werden als Hypotonus bezeichnet. Ein isolierter Hypotonus hat jedoch in den meisten Fällen **keinen Krankheitswert**. Schädliche Auswirkungen zeigen sich erst in einem noch niedrigeren Blutdruckbereich **unter 70 mmHg**, bei dem die Autoregulation der Hirngefäße eine adäquate Durchblutung des Gehirns nicht mehr aufrechterhalten kann. Dann ist, vor allem bei orthostatischer Belastung, mit Synkopen zu rechnen. In diesen Fällen kann bei schwerer Symptomatik u.U. eine Behandlung mit Sympathomimetika induziert sein.
Neben dieser **primären Hypotonie**, die relativ häufig und harmlos ist, sind die **sekundären Hypotonien**, bei denen endokrine, kardiovaskuläre oder infektiös-toxische Einflüsse den niedrigen Blutdruck bedingen, zwar seltener, wiegen aber schwerer.

Kreislaufschock

Definition

Im Gegensatz zum Alltagsgebrauch hat der Begriff „Kreislaufschock" in der Physiologie eine fest umschriebene Bedeutung: **Schock** ist definiert als **akutes Missverhältnis zwischen Sauerstoffangebot und Sauerstoffbedarf in einem lebenswichtigen Organsystem**. Ursache eines solchen Kreislaufschocks ist zumeist eine unzureichende Durchblutung des Organsystems. Typische **Schockorgane**, die auf entsprechenden Sauerstoffmangel besonders empfindlich reagieren, sind **Niere** und **Lunge**.

Formen

Nach der Ursache dieser Minderdurchblutung lassen sich die folgenden Schockformen abgrenzen:
- **hypovolämischer Schock:** durch zu geringes intravasales Blutvolumen; z. B. akuter Blutverlust
- **kardiogener Schock:** durch unzureichende Pumpleistung des Herzens; z. B. akuter Herzinfarkt
- **neurogener Schock:** durch Tonusverlust der arteriellen Widerstandsgefäße und der venösen Kapazitätsgefäße mit kritischem Blutdruckabfall; z. B. zu hoch aufgestiegene Spinalanästhesie mit Lähmung des Vasomotorenzentrums in der Medulla oblongata
- **septischer Schock:** generalisierte Vasodilatation durch bakterielle Toxine und Blutdruckabfall (Aktivierung des Komplementsystems, ☞ Kap. 2.5.1); z. B. Infektion mit gramnegativen Keimen („Blutvergiftung")
- **anaphylaktischer Schock:** allergische Reaktion des Körpers auf Umwelt-Fremdstoffe. Die hierbei freigesetzten Substanzen (Histamin, Serotonin, Bradykinin) führen über eine generalisierte Vasodilatation ebenfalls zu einem Blutdruckabfall; z. B. allergische Reaktion mit Schock bei Medikamentenunverträglichkeit.

4.3 Niederdrucksystem

4.3.1 Eigenschaften und Funktion

Druckverhältnisse im Venensystem

Das Niederdrucksystem besteht aus
- Venensystem
- Lungengefäßsystem
- rechtem Herzen
- linkem Herzen während der Diastole.

Hier liegt der Druck deutlich niedriger als im arteriellen Schenkel: Unmittelbar hinter dem Kapillarbett beträgt er 15–20 mmHg, in kleinen Venen 12–15 mmHg, in großen extrathorakalen Venen 5–6 mmHg, im rechten Vorhof dann nur noch 2–4 mmHg. Der Druck im rechten Vorhof wird auch als **zentraler Venendruck** bezeichnet. Er schwankt atem- und pulssynchron und kann negative Werte annehmen. Da jedoch auch im Thorax selbst negative Druckwerte zwischen −3 und −5 mmHg herrschen, bleibt der effektive, transmurale venöse Füllungsdruck des rechten Vorhofs physiologischerweise stets positiv.

Venenpulskurve

Die periodischen Druck- und Volumenschwankungen der herznahen Venen können als **Venenpuls** sichtbar gemacht werden.
Die Wellen der Venenpulskurve stehen in fester zeitlicher Beziehung zu den z. B. über ein EKG registrierten Herzaktionen (☞ Abb. 4.13).
Der ersten positiven **a-Welle** liegt die Vorhofkontraktion zugrunde, die zweite positive **c-Welle** bildet sich während der Anspannungsphase des Ventrikels durch die Vorwölbung der Trikuspidalklappe in den rechten Vorhof. Der Abfall des Venendrucks auf das Tief der negativen **x-Welle** entsteht während der Austreibungszeit durch die Verschiebung der Ventilebene des Herzens in Richtung Herzspitze, wodurch eine Sogwirkung auf die herznahen Venen ausgeübt wird. Da zu Beginn der Entspannungsphase die

4 Blutkreislauf

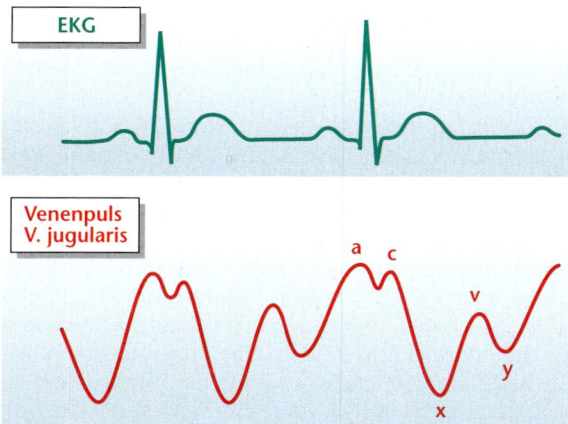

Abb. 4.13 Venendruckkurve und ihre Beziehung zur Herzaktion. a, c, x, v und y bezeichnen die einzelnen Wellen der Venendruckkurve.

Atrioventrikularklappen zunächst geschlossen bleiben, steigt der venöse Druck vor der Trikuspidalklappe wieder an (positive **v-Welle**). Die anschließende Öffnung der Trikuspidalklappe führt zu einem Bluteinstrom in den rechten Ventrikel mit darauf folgendem Druckabfall im venösen System (negative **y-Welle**).

Venöser Rückstrom und zentraler Venendruck

Ohne regelmäßige Herztätigkeit liegt der Druck im Gefäßsystem bei etwa 6 mmHg, man spricht vom **mittleren Füllungsdruck** oder statischen Blutdruck. Dieser mittlere Füllungsdruck ist ein Maß für den Füllungszustand des Gefäßsystems. Der zentrale Venendruck (ZVD) im rechten Vorhof beträgt unter Normalbedingungen nur 2–4 mmHg. Dieser Druckgradient zwischen mittlerem Füllungsdruck und ZVD ist die treibende Kraft für den venösen Rückstrom zum rechten Herzen. Sinkt der ZVD, nimmt der Druckgradient zu – und damit der venöse Rückstrom zum Herzen. Dieser vermehrte Rückstrom gleicht dann nach wenigen Herzschlägen den initial erniedrigten zentralen Venendruck aus.
Die Größe des venösen Rückstroms beeinflusst über den Frank-Starling-Mechanismus (☞ Kap. 3.5.1) unmittelbar das Schlagvolumen des rechten Ventrikels und damit letztlich auch die Pumpleistung des linken Ventrikels.

Klinik!
Bei Pumpversagen des rechten Ventrikels (**Rechtsherzinsuffizienz**) kann das über den venösen Rückstrom anflutende Blut nicht vollständig in den Lungenkreislauf weitergeleitet werden. Als Folge steigt der zentrale Venendruck auf pathologisch erhöhte Werte (> 10 mmHg) an. Die Halsvenen werden besonders deutlich sichtbar, das Blut staut sich in der Leber, Ödeme werden begünstigt.

Schwerkraft und Venendruck

Die **Drücke im Venensystem** werden durch die Erdgravitation beeinflusst. Bei einem ruhig stehenden Menschen werden die venösen Drücke in Herzhöhe durch die Pumpleistung des Herzens auf 0 mmHg gehalten. Durch das Gewicht der Blutsäule entstehen aber im übrigen Gefäßbett zusätzliche **hydrostatische Drücke**, so dass der venöse Druck in den Fußvenen bereits 90 mmHg beträgt. Oberhalb des Herzniveaus werden durch den Einfluss des hydrostatischen Drucks negative Druckwerte gemessen, im Sinus sagittalis beispielsweise –10 mmHg.

Die **hydrostatische Indifferenzebene** ist dabei der Punkt im Gefäßsystem, bei dem sich der Gefäßdruck bei Lagewechsel nicht ändert. Sie liegt 5–10 cm unterhalb des Zwerchfells. Der arterielle Druck in Höhe der hydrostatischen Indifferenzebene liegt bei 11 mmHg, der venöse Druck bei 5 mmHg. In allen Gefäßgebieten oberhalb dieses hydrostatischen Indifferenzpunktes ist der Druck im Stehen niedriger als im Liegen.

Auch die **Arteriendrücke** werden durch den hydrostatischen Druck im Gefäßbett beeinflusst. So liegt beispielsweise im Stehen der mittlere arterielle Druck in der A. dorsalis pedis etwa 120 mmHg höher als in einer Hirnarterie. Der Unterschied zwischen venösem und arteriellem Druck (die arteriovenöse Druckdifferenz) als treibende Kraft des Blutflusses bleibt jedoch unabhängig von den hydrostatischen Druckveränderungen erhalten, da diese auf beide Schenkel des Gefäßsystems gleichermaßen einwirken. Die effektiven Drücke im arteriellen und im venösen System eines stehenden Menschen zeigt Abbildung 4.14.

Merke!
- venöser Druck in den Fußvenen: + 90 mmHg
- venöser Druck im Sinus sagittalis: –10 mmHg

Steuerung des venösen Rückstroms

Aufgrund der Schwerkraft und der hierdurch beim stehenden Menschen resultierenden hohen hydrostatischen Drücke unterhalb des Herzniveaus ist eine aktive Förderung des venösen Rückstroms zum Herzen erforderlich. Hierfür verfügt der Organismus über drei Mechanismen:
- die Muskel-Venen-Pumpe
- die Saug-Druck-Pumpeneffekte der Atmung
- den Ventilebenenmechanismus des Herzens.

Muskel-Venen-Pumpe

Die Venen, besonders die der unteren Extremitäten, verfügen über im Lumen gelegene Ventilmechanismen, die **Venenklappen**, die einen Blutstrom **nur in Herzrichtung** zulassen. Hierauf beruht die Muskel-Venen-Pumpe, bei der die in den Venen stehende Blutsäule durch Anspannung der umgebenden Muskulatur der unteren Extremität in Richtung Herz ge-

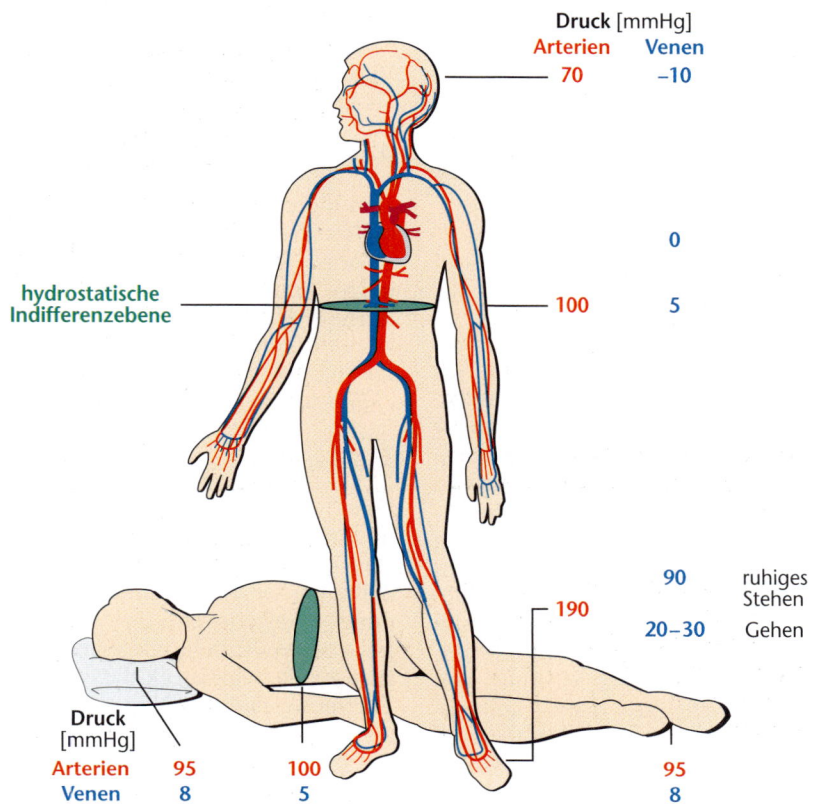

Abb. 4.14 Einfluss des hydrostatischen Drucks auf venöse und arterielle Druckwerte im Stehen. [3]

pumpt wird. Durch die Ventilwirkung der Venenklappen wird ein Rückfluss des venösen Blutes nach Entspannung der Muskulatur vermieden. Daher setzt ein geregelter venöser Blutfluss gegen den hydrostatischen Druck der Schwerkraft in Richtung Herz die Funktionstüchtigkeit der Venenklappen voraus.

Saug-Druck-Pumpeneffekte der Atmung

Auch die **Atemexkursionen des Thorax** fördern den venösen Rückstrom zum Herzen. Mit jeder Inspiration saugt der abnehmende intrathorakale Druck, der sich auf die großen intrathorakalen Venen überträgt, Blut aus der Peripherie in die herznahen Venengebiete. Durch die Senkung des Zwerchfells bei der Inspiration erhöht sich zusätzlich der intraabdominelle Druck, wodurch die intraabdominell gelegenen Venenabschnitte komprimiert werden und sich in Richtung der thorakalen Venen entleeren. Ein Rückfluss des venösen Blutes aus dem Bauchraum in den Bereich der Beingefäße wird durch die Venenklappen verhindert.

Bei der Inspiration erhöht sich also der venöse Rückfluss zum rechten Herzen, das Schlagvolumen des rechten Ventrikels steigt deshalb an. Die Lungengefäße jedoch werden bei der Inspiration gedehnt, der venöse Rückfluss zum Vorhof des linken Herzens nimmt daher inspiratorisch ab, entsprechend sinkt das Schlagvolumen des linken Ventrikels. Die Inspiration hat also auf die Schlagvolumina des rechten und des linken Ventrikels entgegengesetzte Wirkungen.

Beim **Valsalva-Versuch** werden die **Effekte der Exspiration** auf den Kreislauf besonders deutlich. Nach zunächst tiefer Inspiration (Steigerung des venösen Rückflusses und des rechtsventrikulären Schlagvolumens) spannt der Proband bei geschlossenen Atemwegen die Exspirations- und Bauchmuskeln maximal an, wie bei forcierter Exspiration. Da die Atemluft durch die verschlossenen Atemwege nicht entweichen kann, steigt der intrathorakale Druck noch stärker an als bei einem normalen Exspirationsvorgang. Dadurch kommt der venöse Rückstrom zum Herzen praktisch vollständig zum Erliegen. Der zentrale Venendruck kann bis auf 100 mmHg ansteigen, das Schlagvolumen des rechten Herzens sinkt ab. Durch den hohen intrathorakalen Druck werden jedoch die Lungengefäße stärker in die linke Herzhälfte ausgepresst, so dass das Schlagvolumen des linken Ventrikels zunächst stark ansteigt, was eine entsprechende Erhöhung des arteriellen Blutdrucks zur Folge hat. Nach kurzer Zeit sinkt aber der arterielle Druck aufgrund des fehlenden Zustroms von Blut aus dem rechten Ventrikel in Lungengefäße und linke Herzhälfte wieder ab. Bei entsprechend disponierten Personen kann dieser Blutdruckabfall eine Synkope (Ohnmacht) auslösen.

4 Blutkreislauf

Ventilebenenmechanismus des Herzens

Schließlich fördert auch der Ventilebenenmechanismus des Herzens den venösen Rückstrom. Durch eine **Verschiebung der Ventilebene** in Richtung Herzspitze während der Austreibungszeit der Ventrikel wird venöses Blut aus den herznahen Venen in die Herzvorhöfe gesaugt (☞ Kap. 3.3.1).

4.3.2 Pathophysiologie der Venenklappeninsuffizienz

Die Effizienz des venösen Rückstroms zum Herzen beruht zum großen Teil auf der uneingeschränkten Funktionsfähigkeit der Venenklappen, insbesondere in den Beinvenen, da diese eine Gleichrichterfunktion auf den venösen Blutfluss in Richtung Herzen ausüben. Durch **Schädigung der Venenklappen,** wie sie z. B. durch Überlastung bei lang anhaltender stehender Tätigkeit auftreten kann, wird ihre Ventilwirkung beeinträchtigt. Die Venenklappen schließen nicht länger vollständig, die Kompression der abdominellen Venen bei Inspiration löst in den Beinvenen einen retrograden venösen Fluss in Richtung der Füße aus. Dadurch entsteht leicht ein Circulus vitiosus, weil durch den unvollständigen Schluss der Venenklappen der Druck in den peripherwärts gelegenen Venengebieten zusätzlich ansteigt und dieser erhöhte Druck die dort gelegenen Venenklappen weiter schädigt. Schließlich werden auch diejenigen Venenklappen insuffizient, die tiefe und oberflächliche Beinvenen trennen. Das Blut staut sich in die oberflächlichen Beinvenen zurück und führt dort zu einer variköser Aufweitung dieser Gefäße: **Krampfadern,** Varikosis.

> **Klinik!**
>
> Das gestaute Blut stellt außerdem einen Risikofaktor für die Entstehung von **Thromben** dar. Wenn diese sich lösen, werden sie zum rechten Herzen transportiert und gelangen von dort in das arterielle Lungengefäßsystem, wo sie eine Verstopfung (**Lungenembolie**) hervorrufen können.

4.4 Gewebsdurchblutung

4.4.1 Mikrozirkulation

Aufbau der terminalen Strombahn

Metarteriolen

Die Arterien liefern den Körpergeweben nährstoff- und sauerstoffreiches Blut. Von den Arterien gelangt das Blut über die noch muskulären Arteriolen in die Kapillaren, deren Wand keine glatten Muskelzellen mehr enthält. Aus dem Kapillarbett fließt das Blut über die nicht kontraktilen Venolen in die Venen ab. Von den Arteriolen besteht zusätzlich über die sog. Metarteriolen, in deren Wand die glatten Muskelzellen von proximal nach distal seltener werden, eine direkte Verbindung zu den Venolen. Diese direkte Verbindung von Arteriolen zu Venolen wird auch als **Hauptstrombahn** bezeichnet.

Präkapilläre Sphinkteren

Von dieser Hauptstrombahn der Metarteriolen (und nicht von den Arteriolen selbst) gehen die meisten Kapillargefäße ab. Am Übergang von Metarteriole zu Kapillare finden sich dabei kleine Muskelzellansammlungen, die präkapillären Sphinkteren. Über eine Kontraktion dieser präkapillären Sphinkteren kann die Durchblutung der nachgeschalteten Kapillaren reguliert werden.

Arteriovenöse Anastomosen

Direkte, kurze Verbindungen zwischen Arteriolen und Venolen, von denen keine Kapillaren abgehen, sind die arteriovenösen Anastomosen. Ihre Wände enthalten zahlreiche glatte Muskelfasern. Durch Öffnung von arteriovenösen Anastomosen kann das Kapillarbett vollständig ausgeschaltet werden. Sie finden sich vor allem in den akralen Hautgebieten, wo sie der Thermoregulation dienen (☞ Abb. 4.15).

Struktur der Kapillarwand

Die Kapillarwand besteht aus einer **einschichtigen Lage von Endothelzellen,** die auf der Außenseite von einer Basalmembran umgeben sind. Die Dicke der Kapillarwand liegt bei **0,5 μm,** der mittlere Kapillardurchmesser bei **6 μm.** Nach der Ultrastruktur der Kapillarwand unterscheidet man drei Kapillartypen:

Kontinuierliche Kapillaren

Bei den am weitesten verbreiteten Kapillaren vom kontinuierlichen Typ bilden die nur teilweise durch „Tight junctions" verschlossenen Interzellulärspalten

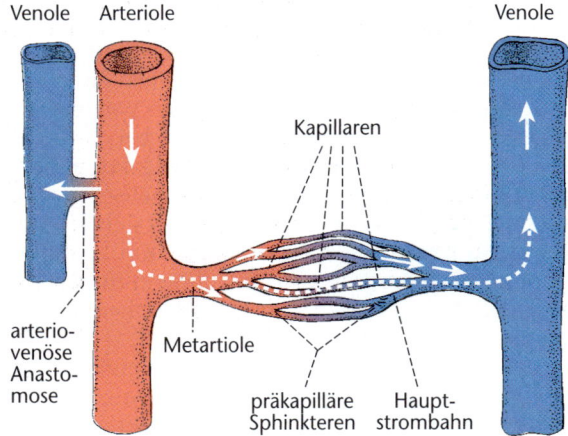

Abb. 4.15 Aufbau der terminalen Strombahn. Glatte Muskelfasern finden sich in Arteriolen, Metarteriolen (besonders an den präkapillären Sphinkteren) und arteriovenösen Anastomosen.

den Passageweg für Wasser und lipidunlösliche Substanzen. Dieser Kapillartyp findet sich in Muskel-, Fett- und Bindegewebe sowie im Lungenkreislauf.

Fenestrierte Kapillaren

Bei den Kapillaren vom fenestrierten Typ, die in den Glomeruli der Nieren sowie in der Magen- und Darmschleimhaut anzutreffen sind, finden sich im Endothel 50–60 nm breite Fenestrationen der Kapillarwände, die durch eine dünne, perforierte Membran von 4–5 nm Dicke verschlossen sind. Die Basalmembran ist nicht unterbrochen. Diese Kapillaren vom fenestrierten Typ sind für Wasser und hydrophile Moleküle um den Faktor $10^2 – 10^3$ durchlässiger als Kapillaren vom kontinuierlichen Typ.

Diskontinuierliche Kapillaren

Bei den diskontinuierlichen Kapillaren ist die gesamte Kapillarwand einschließlich der Basalmembran durch große interzelluläre Zwischenräume unterbrochen, so dass ein weitgehend ungehinderter Stoffaustausch zwischen Kapillaren und Umgebung möglich ist. Diskontinuierliche Kapillaren sind typisch für das Kapillarbett von Lebersinusoiden, Knochenmark und Milz. Sie gestatten auch den Durchtritt von Makromolekülen und korpuskulären Blutbestandteilen.

Blut-Hirn-Schranke

Die Hirnkapillaren sind grundsätzlich **Kapillaren vom kontinuierlichen Typ.** Allerdings sind hier die Interzellulärspalten durch eine deutlich höhere Zahl von intrazellulären „Tight junctions" **vollständig** verschlossen. Diese „Tight junctions" bilden das morphologische Korrelat der Blut-Hirn-Schranke. Die Blut-Hirn-Schranke dient der besonders exakten Aufrechterhaltung des inneren Milieus des Liquorraumes und dem Schutz vor möglicherweise schädlichen Fremdstoffen, die mit dem Blut transportiert werden. Fettlösliche Substanzen können durch die Endothelzellen (und nicht durch die Interzellulärräume) vom Blut ins Gewebe gelangen. Ihr Austausch wird daher durch die Blut-Hirn-Schranke nicht beeinträchtigt.

Klinik!

Das in der Therapie des **Morbus Parkinson** verwendete **Dopamin** kann die Blut-Hirn-Schranke nicht überwinden. Daher muss seine Vorstufe, L-Dopa, appliziert werden. L-Dopa gelangt ins Gehirn und wird erst dort zur aktiven Form Dopamin decarboxyliert.

Stoff- und Flüssigkeitsaustausch zwischen Kapillaren und Interstitium

Austausch durch Diffusion

Der Hauptteil des Stoffaustauschs zwischen Kapillarlumen und Gewebe vollzieht sich über die **Diffusion.** Treibende Kräfte sind dabei die **Wärmebewegung** der Wassermoleküle und der im Blut gelösten Substanzen sowie ihr **Konzentrationsgradient.**

Wasserlösliche Substanzen

Wasserlösliche Substanzen (Elektrolyte, Glucose etc.) diffundieren durch Interzellulärräume der Kapillaren vom Plasma in die interstitielle Flüssigkeit. Die Diffusionsgeschwindigkeit ist hierbei extrem groß und liegt etwa 80-mal höher als die Geschwindigkeit des Plasmaflusses innerhalb der Kapillaren.

Fettlösliche Substanzen

Fettlösliche Substanzen können unmittelbar durch die Endothelzellen der Kapillaren diffundieren und sind nicht auf die Membranporen angewiesen. Dadurch sind ihre Diffusionsgeschwindigkeit und ihre Transportrate noch erheblich größer als die der wasserlöslichen Substanzen. Die wichtigsten fettlöslichen Substanzen sind **Sauerstoff** und **Kohlendioxid**.

Albumin und andere größere Moleküle

Größere Moleküle, wie z. B. Albumin, können die Kapillarwand nicht passieren und werden im Plasma zurückgehalten. Dies erklärt den deutlich höheren Proteingehalt des Plasmas im Vergleich zur interstitiellen Flüssigkeit. Einen Überblick der relativen Permeabilität wichtiger Plasmabestandteile (Wasser = 1) gibt die Tabelle 4.3.

Austausch durch Filtration

Außer durch reine Diffusion werden auch über eine druckabhängige Filtration Stoffe zwischen Kapillaren und Interstitium ausgetauscht. Dabei besteht zwischen der im arteriellen Kapillarschenkel **filtrierten** und der im venösen Kapillarschenkel sowie im

Tab. 4.3 Relative Permeabilität der Kapillarwand für wichtige Plasmabestandteile

Substanz	Molekulargewicht	Permeabilität
Wasser	18	1
NaCl	58,5	0,96
Harnstoff	60	0,8
Glucose	180	0,6
Inulin	5 000	0,2
Hämoglobin	68 000	0,01
Albumin	69 000	0,0001

4 Blutkreislauf

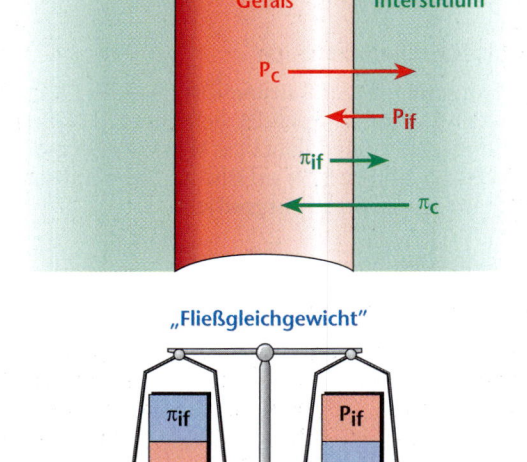

Abb. 4.16 Flüssigkeitsaustausch zwischen Plasma und Interstitium. **a:** Faktoren, die den Flüssigkeitsaustausch beeinflussen. **b:** Fließgleichgewicht ohne Netto-Fluss. [3]

Lymphsystem **reabsorbierten** Flüssigkeit unter physiologischen Bedingungen ein Fließgleichgewicht (☞ Abb. 4.16).

Filtration und Reabsorption werden von den folgenden vier Druckwerten bestimmt:
- hydrostatischer Druck in den Kapillaren: P_c
- hydrostatischer Druck in der interstitiellen Flüssigkeit: P_{if}
- kolloidosmotischer Druck in den Kapillaren: π_c
- kolloidosmotischer Druck in der interstitiellen Flüssigkeit: π_{if}.

Starling-Filtrationsformel

Das pro Minute aus dem Kapillarbett filtrierte Volumen ($\dot{V}$) lässt sich aus diesen vier Druckwerten wie folgt ermitteln:

$$\dot{V} = (P_c + \pi_{if} - P_{if} - \pi_c) \cdot K \qquad [12]$$

K ist hierbei der Filtrationskoeffizient, der die Permeabilität der Kapillarwand und die Temperatur berücksichtigt. Diese Starling-Filtrationsformel besagt also, dass eine Zunahme des hydrostatischen Kapillardrucks (P_c) oder des interstitiellen kolloidosmotischen Drucks (π_{if}) zu einer Zunahme der Filtration führt, während eine Zunahme des interstitiellen hydrostatischen oder des kapillären kolloidosmotischen Drucks die Filtration vermindert. Ein positives $\dot{V}$ steht dabei für eine Netto-Filtration aus dem Kapillarbett, ein negatives $\dot{V}$ für eine Netto-Reabsorption in die Kapillaren.

Merke!
Zunahme der Filtration durch:
- Kapillardruck ↑
- interstitieller osmotischer Druck ↑.

Verschiedene Druckwerte in den Kapillaren

Die einzelnen Druckwerte im Kapillarbereich lassen sich auf direkte oder indirekte Weise bestimmen. Dabei erhält man folgende Durchschnittswerte:
- hydrostatischer Kapillardruck im arteriellen Kapillarschenkel (P_{cart}): **30 mmHg**
- hydrostatischer Kapillardruck im venösen Kapillarschenkel (P_{cven}): **10 mmHg**
- hydrostatischer Druck der interstitiellen Flüssigkeit (P_{if}): **0 mmHg**
- kolloidosmotischer Druck in den Kapillaren (π_c): **25 mmHg**
- kolloidosmotischer Druck in der interstitiellen Flüssigkeit (π_{if}): **8 mmHg**.

Zu beachten ist hierbei, dass der hydrostatische Druck in der interstitiellen Flüssigkeit (P_{if}) nach neueren Untersuchungen weder positiv noch negativ ist, sondern bei 0 liegt.

Filtrationsdruck

Am **arteriellen Kapillarschenkel** herrscht also ein **nach außen** gerichteter Druck von **38 mmHg**. Dies ergibt sich aus dem hydrostatischen Kapillardruck P_{cart} von 30 mmHg und aus dem in gleiche Richtung wirkenden interstitiellen kolloidosmotischen Druck π_{if} von 8 mmHg.

Dem steht nach der Starling-Formel ein **nach innen** gerichteter Druck von **25 mmHg** gegenüber, der sich aus dem kolloidosmotischen Druck in den Kapillaren (π_c) von 25 mmHg ergibt. In der Bilanz herrscht also am arteriellen Kapillarbeginn ein **effektiver Filtrationsdruck von 13 mmHg** (38–25 mmHg).

Durch diesen Filtrationsdruck werden etwa 0,5 Prozent des Plasmavolumens am arteriellen Kapillarende ins Interstitium filtriert.

Reabsorptionsdruck

Am **venösen Kapillarschenkel** lässt sich eine ähnliche Bilanz erstellen, wobei der niedrigere hydrostatische Kapillardruck dort eine **Reabsorption** von Flüssigkeit zur Folge hat. Der **nach außen** gerichtete Druck beträgt dort nur noch **18 mmHg**: 10 mmHg hydrostatischer Kapillardruck P_{cven} + 8 mmHg interstitieller kolloidosmotischer Druck π_{if}. Der **nach innen** gerichtete Druck beruht auf dem kolloidosmotischen Druck des Plasmas (π_c) und liegt unverändert bei 25 mmHg. Dadurch ergibt sich am venösen Kapillarschenkel ein **effektiver Reabsorptionsdruck** von **7 mmHg**.

In der Bilanz werden 90 % der im arteriellen Kapillarschenkel filtrierten Flüssigkeit von 20 Liter pro Tag im venösen Kapillarschenkel wieder reabsorbiert. Die

4.4 Gewebsdurchblutung

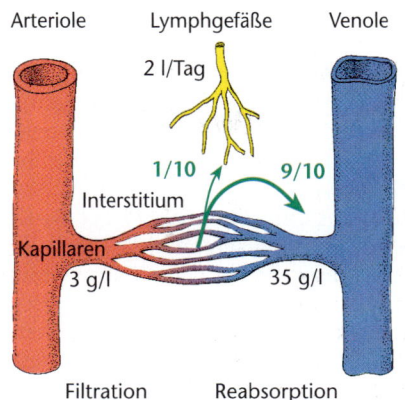

Abb. 4.17 Flüssigkeitsbewegungen im Kapillarbereich. Die Konzentrationszahlen geben die Eiweißkonzentration im Interstititum an, die vom arteriellen zum venösen Kapillarschenkel hin ansteigt.

restlichen 10 % (2 l/Tag) werden über das lymphatische System abtransportiert (☞ Abb. 4.17).

> **Merke!**
> **Flüssigkeitsreabsorption:**
> - venöser Kapillarschenkel: 20 l (90 %) [18 l]
> - Lymphsystem: 2 l (10 %)

Ödembildung

Diese Beziehungen des Starling-Filtrationsgesetzes machen es verständlich, dass eine **verstärkte Filtration** beim Überschreiten der Transportkapazität der Lymphgefäße u.U. eine Wasseransammlung im Gewebe (**Ödem**) zur Folge haben kann. Eine solche **verstärkte Netto-Kapillarfiltration** kann auftreten bei:
- Blutdruckanstieg
- Orthostase
- Erhöhung des Blutvolumens
- Weitung der arteriellen Widerstandsgefäße
- Abflusshindernissen im venösen Schenkel mit Erhöhung des venösen Kapillardrucks (z. B. Herzinsuffizienz, Venenerkrankungen)
- Eiweißmangel mit Abnahme des kolloidosmotischen Kapillardrucks (Hungerödeme).

Schließlich kann auch eine **gesteigerte Kapillarpermeabilität** (Erhöhung des Filtrationskoeffizienten K), z. B. durch Histamin-Freisetzung im Rahmen einer Allergie, zu einer vermehrten Filtration mit Ödembildung führen.

> **Klinik!**
> Klinisches Zeichen einer dekompensierten **Rechtsherzinsuffizienz** sind Beinödeme. Ursache ist ein durch die Pumpschwäche des rechten Herzens (Anstieg des zentralen Venendruckes) erhöhter hydrostatischer Kapillardruck. Hierdurch wird Plasmaflüssigkeit vermehrt ins Interstitium filtriert. Sie sammelt sich in den abhängigen Körperpartien und verursacht ödematöse Schwellungen, die zuerst als Knöchelödeme klinisch sichtbar werden. Auch bei einer **Leberschädigung** (Alkohol!, Tumoren) kann es zu Ödemen und Aszites kommen. In diesem Fall liegt ursächlich neben dem Rückstau ins Pfortadersystem auch eine Abnahme des kolloidosmotischen Druckes im Plasma durch verminderte Produktion von Albumin u.a. Proteinen zugrunde.

Lymphatisches System

Täglich müssen etwa zwei Liter im Kapillarbett filtrierter, aber nicht reabsorbierter Flüssigkeit über das Lymphgefäßsystem abtransportiert werden.
Dafür verfügen fast alle Gewebe des Körpers (Ausnahmen: oberflächliche Hautschichten, ZNS und Knochen) über Lymphkapillaren, die sich von den Blutkapillaren vor allem dadurch unterscheiden, dass sie an einem Ende verschlossen sind.

Morphologie der Lymphgefäße

Die **Lymphkapillarwände,** die aus einer einschichtigen Epithelschicht bestehen, haben eine spezielle Struktur, die sie (im Gegensatz zu den Blutkapillaren) auch für größere Proteine oder die Chylomikronen des Intestinaltraktes permeabel macht. Die Endothelzellen der Lymphkapillaren sind dabei über „Ankerfasern" mit dem umgebenden Bindegewebe verbunden, wobei sich jeweils zwei Endothelzellen an ihren Rändern überlappen, so dass eine Klappe entsteht, die durch Flüssigkeitsstrom aus dem interstitiellen Raum aufgedrückt werden kann.

Transportmechanismen

Die Fortbewegung der in die Lymphgefäße aufgenommenen Flüssigkeit wird durch ähnliche Mechanismen wie im venösen System über die sog. **Lymphpumpe** gefördert. Durch Drucksteigerungen in der Umgebung (Muskelkontraktion, äußerer Druck) werden die Lymphgefäße, die ebenfalls über ein Klappensystem mit Ventilwirkung verfügen, in Richtung Ductus thoracicus und Venensystem ausgepresst.
Daneben verfügen die Lymphgefäße aber auch über die Fähigkeit, durch **Kontraktionen ihrer glatten Muskulatur** den Lymphfluss entgegen dem hydrostatischen Druckgefälle in Richtung des Herzens voranzutreiben. Diese Kontraktionen ziehen im Ruhezustand etwa 4- bis 5-mal pro Minute in Form von peristaltischen Wellen über die Lymphgefäße hinweg.

> **Klinik!**
> Eine Unterbrechung oder Verstopfung der Lymphbahnen im Gewebe, z. B. durch Verletzungen, Operationen oder Parasiten, behindert die lymphatische Drainagefunktion und führt so zu einer Wasseransammlung im abhängigen Gewebe: **Lymphödem.**

4.4.2 Regulation der regionalen Durchblutung

Die regionale Durchblutung wird durch eine Reihe verschiedener Mechanismen kontrolliert, wobei je nach Gewebe bestimmte Mechanismen vorherrschen können.

Myogene Autoregulation

Zwischen einem systemarteriellen Druck von 70 und 175 mmHg systolisch hält das Gefäßsystem den Blutfluss weitgehend konstant, so dass Änderungen der Flussrate von nicht mehr als 30 % auftreten. Diese myogene Anpassung der Durchblutung beruht auf einer **druckreflektorischen Kontraktion** der Gefäßmuskulatur, wodurch die bei Drucksteigerungen sonst zu erwartende Zunahme der Flussrate begrenzt wird. Dieser myogene Mechanismus schützt die Gefäße vor exzessiv hohen Blutdruckwerten und entsprechend erhöhten Flussraten. Besonders ausgeprägt ist die myogene Autoregulation in den Nieren-, Hirn-, Koronar-, Leber-, Mesenterial- und Skelettmuskelgefäßen, sie fehlt dagegen in den Hautgefäßen.

Nervale Kontrolle

Die nervale Kontrolle der Durchblutung ist überwiegend Aufgabe des sympathischen Nervensystems. **Sympathische, noradrenerge, vasokonstriktorische Fasern** innervieren Arterien und Arteriolen und in geringem Maße auch Venen und Venolen. Dabei stehen diese Gefäße unter einem ständigen vasokonstriktorischen Ruhetonus von 1–3 Impulsen pro Minute. Eine **maximale Vasokonstriktion** wird bei **10 Impulsen pro Minute** erreicht. Durch eine Absenkung des vasomotorischen Ruhetonus können auch vasodilatatorische Effekte erzielt werden.
Eine völlige Ausschaltung des basalen Vasokonstriktoren-Tonus führt zu einem starken Blutdruckabfall auf 40–60 mmHg: **neurogener Schock** (☞ Kap. 4.2.4).
Parasympathische, cholinerge Fasern dilatieren die Gefäße der äußeren Genitalorgane bei sexueller Erregung. In anderen Gefäßgebieten beruhen vasodilatatorische Reaktionen dagegen auf humoralen und hormonellen Faktoren.

Humorale Kontrolle

Katecholamine

Die aus dem Nebennierenmark freigesetzten Katecholamine **Adrenalin** und **Noradrenalin** üben je nach Rezeptorbesetzung der Zielorgane unterschiedliche Wirkungen aus: Überwiegen die **α-Rezeptoren**, treten vasokonstriktorische Effekte auf, bei Überwiegen der **β-Rezeptoren** dagegen vasodilatatorische Effekte.
Noradrenalin wirkt überwiegend an α-Rezeptoren, Adrenalin dagegen sowohl an α- als auch an β-Rezeptoren. Da die Erregungsschwelle der β-Rezeptoren niedriger ist als die der α-Rezeptoren, wirken deshalb niedrige (physiologische) Adrenalin-Dosen über β-Rezeptoren vorwiegend vasodilatatorisch, wohingegen hohe (pharmokologische) Adrenalin-Dosen über die α-Rezeptoren vasokonstriktorisch wirken.
In der **Muskulatur** verursacht im Blut zirkulierendes Adrenalin über eine Stimulation der $β_2$-Rezeptoren vorwiegend eine Vasodilatation und damit eine Durchblutungssteigerung. Diese Durchblutungssteigerung durch Adrenalin ist vor allem zu Beginn einer körperlichen Belastung wichtig, wenn lokale metabolische Faktoren noch keine Durchblutungsförderung bewirken können: **antizipatorische Vasodilatation.**

> **Merke!**
> - **Noradrenalin** wirkt auf:
>   – α-Rezeptoren → Vasokonstriktion
> - **Adrenalin** wirkt auf:
>   – α-Rezeptoren → Vasokonstriktion (hohe Dosen)
>   – β-Rezeptoren → Vasodilatation (niedrige Dosen).

Kinine

Substanzen aus der Gruppe der Kinine (z. B. **Bradykinin**) führen zu einer deutlichen **Vasodilatation** und **erhöhen die Kapillarpermeabilität.** Das Nonapeptid Bradykinin entsteht im Blut durch Abspaltung von Lysin aus dem Dekapeptid **Kallidin,** das ebenfalls kininartige Wirkungen entfaltet. Kallidin selbst entsteht durch enzymatische Abspaltung aus einer im Plasma zirkulierenden Vorstufe, dem **Kininogen,** die durch das Enzym Kallikrein gefördert wird. Deshalb spricht man auch vom **Kallikrein-Kinin-System.**
Die Wirkdauer von Bradykinin beträgt nur wenige Minuten. Es wird durch die **Kininasen** I und II abgebaut, wobei die Kininase II mit dem Angiotensin-Converting-Enzym (ACE) identisch ist (☞ Kap. 10.4.1).
Die Kinine sind für den gesteigerten Blutfluss und die erhöhte Kapillarpermeabilität im Rahmen der Entzündungsreaktionen verantwortlich. Außerdem steigern sie in den gastrointestinalen Drüsen den lokalen Blutfluss und damit die Sekretproduktion.

> **Klinik!**
>
> In der Therapie der **Hypertonie** werden ACE-Hemmer verwendet. Sie verlangsamen den Abbau von Bradykinin und hemmen die Umwandlung von Angiotensin I in Angiotensin II, wodurch sie den Blutdruck effektiv senken.

Prostaglandine

Prostaglandine (PG) werden von praktisch allen Körperzellen gebildet (Überblick ☞ Tab. 10.5). Sie haben eine kurze Halbwertszeit (Sekunden bis 10 Minuten) und werden zum großen Teil in der Lunge inaktiviert. Daher sind sie für die regionale Durchblutungsregula-

tion gut geeignet. Die wichtigsten gefäßwirksamen Prostaglandine haben die folgenden Effekte:
- **PGI$_2$** wirkt an allen glatten Gefäßmuskelzellen vasodilatierend.
- **PGE$_2$** wirkt vasodilatierend, indem es die Effekte von Bradykinin und Histamin verstärkt.
- **PGF$_{2\alpha}$** dilatiert vor allem die Nierengefäße. Daneben steigert es die Reninproduktion.
- **Thromboxan A$_2$ (TXA$_2$)** ist ein potenter Vasokonstriktor. Außerdem fördert TXA$_2$ die Plättchenaggregation (☞ Kap. 2.4.2).

Andere Substanzen

Histamin, das im Rahmen allergischer Reaktionen freigesetzt werden kann, wirkt wie die Kinine vasodilatierend und erhöht die Permeabilität der Gefäßwand.

> **Klinik!**
> Der **Prick-Test** dient zur Erfassung von Allergien. Eine kleine Dosis des fraglichen Allergens wird in die Haut eingeimpft. Ist der Patient allergisch, kommt es zu einer allergischen Reaktion vom Sofort-Typ (Typ I). Dabei wird Histamin aus Mastzellen freigesetzt und die Haut schwillt um die Einstichstelle an.

Serotonin, das in hohen Konzentrationen im Darm und in den Thrombozyten vorkommt, wirkt überwiegend vasokonstriktorisch und erhöht die Kapillarpermeabilität. Bei Verletzungen der Gefäße führt aus den Thrombozyten freigesetztes Serotonin zu einer Vasokonstriktion und damit zu einer Abdichtung der Gefäßverletzung.

> **Klinik!**
> Auch an den meningealen Arterien bewirkt Serotonin eine Vasokonstriktion. Dies erklärt die gute Wirkung der Serotonin-Agonisten – der sog. Triptane – bei **Migräne.** Die dem Migränekopfschmerz zugrunde liegende Vasodilatation meningealer Gefäße wird durch die Serotonin-agonistische, vasokonstriktorische Wirkung der Triptane aufgehoben.

Endotheline werden vorwiegend aus Endothelzellen freigesetzt und bewirken eine starke Vasokonstriktion. Sie dienen der lokalen Durchblutungsregulation. Ihre Freisetzung wird durch eine Erhöhung der endothelialen Ca^{2+}-Konzentration getriggert.

Metabolische Kontrolle

Bedarfsgesteuert wird die lokale Durchblutung vorwiegend durch **metabolische Faktoren,** die den lokalen Nährstoffbedarf und -verbrauch widerspiegeln.

Direkte Vasodilatation

Eine **Abnahme des O$_2$-Partialdrucks** führt zu einer Vasodilatation mit Erhöhung der Durchblutung. Auf gleiche Weise vasodilatatorisch wirken **Erhöhungen des CO$_2$-Partialdrucks** und der **H$^+$-Ionen-Konzentration.** Auch **Adenosin,** das als Endprodukt bei ATP-Verbrauch entsteht, wirkt sehr stark vasodilatatorisch, was besonders im Koronarsystem von physiologischer Bedeutung zu sein scheint.

Der vermehrte Blutfluss nach einer vorübergehenden Unterbrechung der Durchblutung (**reaktive Hyperämie**) erklärt sich durch diese metabolischen Mechanismen. Dabei wird im Rahmen der reaktiven Hyperämie die unter gedrosselter Durchblutung eingegangene Sauerstoffschuld ausgeglichen.

Sekundäre Vasodilatation größerer Arterien durch Stickstoffmonoxid (NO)

Die metabolischen Mechanismen der Durchblutungssteigerung wirken zunächst nur im Bereich der **Mikrozirkulation.** Eine Durchblutungserhöhung in diesem Bereich führt jedoch sekundär auch zu einer Vasodilatation größerer Arterien zentralwärts der Gebiete mit gesteigerter Mikrozirkulation. Der Anstieg der Stromstärke im Gefäßsystem aktiviert dabei Sensorstrukturen in den Endothelien, welche die durch die vermehrte Strömung gestiegene **Schubspannung** im Kontaktbereich Blut/Endothel registrieren. Die erhöhte Schubspannung führt zur Freisetzung des nur wenige Sekunden stabilen **Stickstoffmonoxids (NO)** aus dem Endothel, das dort von einer NO-Synthetase aus Arginin gebildet wird. NO wurde früher auch als **EDRF (Endothelial derived relaxing factor)** bezeichnet. NO führt zur vermehrten Bildung von cGMP und bewirkt dadurch eine Erschlaffung von Gefäßmuskelzellen mit Vasodilatation.

Eine solche durch Schubspannung gesteuerte Freisetzung von NO hervorgerufene Vasodilatation kann die Durchblutung auch in „höher" gelegenen Gefäßgebieten steigern, in denen metabolische vasodilatierende Faktoren weniger wirksam sind als in den distalen Ästen der Mikrozirkulation. Die schubspannungsgesteuerte Vasodilatation wird deshalb auch als **aszendierende Dilatation** bezeichnet. Auch die vasodilatatorischen Wirkungen anderer Substanzen wie Acetylcholin, Bradykinin, Serotonin und ADP werden über eine Steigerung der NO-Freisetzung vermittelt.

Einen Überblick über die humorale und metabolische Steuerung von Vasokonstriktion und Vasodilatation gibt Tabelle 4.4.

Langzeitregulation der regionalen Durchblutung

Langfristig lassen sich die lokalen Durchblutungsverhältnisse über die Steigerung der Kapillarisierung eines Gewebegebietes steigern. Der stärkste Stimulus für eine solche Kapillarneubildung ist **chronischer Sauerstoffmangel.** Die Aussprossung neuer Gefäße, die **Angiogenese,** wird über vorwiegend in den Gefäßen selbst gebildete Faktoren, z. B. über das Zytokin

4 Blutkreislauf

Tab. 4.4 Vasokonstriktion und Vasodilatation im Überblick	
Vasokonstriktion	**Vasodilatation**
• Noradrenalin an α_1-Rezeptoren • hohe Dosen von Adrenalin an α_1-Rezeptoren • Serotonin • Thromboxan A_2 • Endothelin	• Adrenalin an β_2-Rezeptoren • Bradykinin • Histamin • Prostaglandin E_2 • Prostaglandin I_2 • Stickstoffmonoxid (NO) • Abnahme des O_2-Partialdrucks

EGF (Endothelial growth factor, ☞ Kap. 2.5.2), stimuliert. Auf diese Weise können sich bei chronischer Minderdurchblutung, z. B. durch Stenose einer Koronararterie bei Arteriosklerose, Kollateralkreisläufe neu bilden und so eine adäquate Sauerstoffversorgung des Myokards sicherstellen.

> **Klinik!**
> Im Rahmen eines **Diabetes** kann es u.a. zur Minderperfusion der Netzhaut kommen. In den ischämischen Bezirken sprossen neue Gefäße aus (Neovaskularisation). Dies ist der verzweifelte Versuch, die Minderversorgung zu beheben, führt aber zu einer weiteren Funktionsverschlechterung der Augen.

4.5 Organkreisläufe

Die bislang besprochenen Charakteristika des Kreislaufsystems waren allgemeiner Art und galten im Wesentlichen für alle Teilkreisläufe. In den einzelnen Organkreisläufen gibt es jedoch eine Reihe von Besonderheiten, die im Folgenden zusammenfassend dargestellt werden sollen. Die Partialkreisläufe von Niere und Herz werden in den Kapiteln 3 und 9 ausführlich behandelt.
Unter Ruhebedingungen lässt sich eine typische Rangfolge der **spezifischen Durchblutung** (Durchblutung bezogen auf das Organgewicht) feststellen:
Niere > Myokard > Skelettmuskel.

Die wichtigsten Durchblutungsparameter der einzelnen Organkreisläufe gibt Tabelle 4.5 wieder.

4.5.1 Lunge

Druck und Strömung in den Lungengefäßen

In der Lungenstrombahn herrschen deutlich niedrigere Drücke als im Körperkreislauf. Der Druck in der Arteria pulmonalis (die sauerstoffarmes, venöses Blut enthält) liegt systolisch bei 20 mmHg, diastolisch bei 8 mmHg, der mittlere Druck beträgt 13 mmHg.
In den Lungenkapillaren herrschen mittlere Drücke von 6,5 mmHg, in den Lungenvenen und im linken Vorhof dann nur noch 5,5 mmHg.
Der Gesamtwiderstand im Lungenkreislauf beträgt nur knapp ein Zehntel des Widerstandes im Körperkreislauf. Typische muskelstarke, arterielle Widerstandsgefäße fehlen.
Wie im Körperkreislauf wird im Lungengefäßkreislauf der pulsierende Blutfluss durch die elastischen Eigenschaften der Lungengefäße in eine kontinuierliche Strömung umgewandelt.

> **Merke!**
> Blutdruck im Lungenkreislauf: 20/8 mmHg.

Funktionelle Besonderheiten

Der Lungenkreislauf ist durch drei physiologisch wichtige Besonderheiten gekennzeichnet:
- Die Lunge enthält etwa 450 ml Blut, d. h. etwa 9 % des gesamten Blutvolumens des Körpers. Aus diesem **Blutreservoir** können bei Bedarf bis zu 250 ml kurzfristig an den systemischen Kreislauf abgegeben werden.
- Wegen der niedrigen Drücke im Lungenkreislauf wirken sich die hydrostatischen Drücke in stärkerer Weise auf die Durchblutungsverteilung in der Lunge aus, als dies in den Gefäßgebieten des Hochdrucksystems der Fall ist. Der Druck in den Pulmonalarterienästen der Lungenspitze liegt durch diese hydrostatische Druckdifferenz beim stehenden Menschen um 15 mmHg niedriger als

Tab. 4.5 Organkreisläufe: Anteil am Herzzeitvolumen (HZV) und Durchblutung pro 100 g Gewebe (= spezifische Durchblutung)		
Organ	**Anteil des HZV (in %)**	**spezifische Durchblutung [ml/100 g/min]**
Leber	25	100
Skelettmuskel	21 (in Ruhe)	3 (in Ruhe) 100 (bei Belastung)
Niere	20	400
Gehirn	15 (Gehirn gesamt)	20 (Mark) 100 (Rinde)
Herz	5 (in Ruhe)	80 (in Ruhe) 300 (bei Belastung)

in Herzhöhe, an der zwerchfellnahen Lungenbasis dagegen um 8 mmHg höher. Dadurch werden die Kapillaren der Lungenspitze im Stehen kaum durchblutet.
- Die Druckwerte in den Pulmonalarterien hängen auch vom **intrapleuralen** und **intraalveolären Druck** ab. Bei tiefer Exspiration verkleinern sich die Lungen und die intrapulmonalen Gefäßlumen werden komprimiert: pulmonalarterieller Druckanstieg. Bei tiefer Inspiration werden die extraalveolären pulmonalen Gefäße gedehnt, die alveolären Gefäße aber gleichzeitig komprimiert. Insgesamt überwiegt der Kompressionseffekt auf die alveolären Gefäße, so dass auch bei tiefer Inspiration der pulmonalarterielle Druck ansteigt.

Auch positive intraalveoläre Drücke, wie sie z. B. bei der künstlichen Beatmung entstehen können, führen durch die Kompression alveolärer Gefäße zu einem Anstieg des pulmonalarteriellen Widerstandes und damit des pulmonalarteriellen Druckes. Bei vorgeschädigtem Herzen kann diese vermehrte Druckbelastung u. U. zu einer Überlastung des rechten Herzens **(Cor pulmonale)** führen; die Folge sind periphere Ödeme.

Kontrolle der Lungendurchblutung

Der Blutfluss durch die Lungen wird im Allgemeinen durch dieselben Faktoren bestimmt, die auch das Herzzeitvolumen im Gesamtkreislauf beeinflussen (☞ Kap. 4.2.3). Die Pulmonalgefäße reagieren dabei druckpassiv auf vermehrte Durchblutung mit Vasodilatation und auf Druckabfall mit Vasokonstriktion, so dass ein **konstanter pulmonaler Blutdruck** aufrechterhalten wird. Auch bei starker körperlicher Belastung mit einer Verdoppelung des Herzzeitvolumens steigt daher der mittlere pulmonalarterielle Druck durch die Weitstellung der Lungenarterien nicht über 25 mmHg an.

Bei lokalem Abfall der O_2-Konzentration in den Lungenalveolen wird die Durchblutung der entsprechenden Alveolarabschnitte durch Vasokonstriktion gedrosselt **(Euler-Liljestrand-Mechanismus,** ☞ Kap. 5.5.3). Hierbei verhalten sich die Gefäße der Lungenstrombahn exakt spiegelbildlich zu den mikrozirkulatorischen Gefäßen des Körperkreislaufs, die sich bei Sauerstoffmangel dilatieren. Ziel dieser gedrosselten Durchblutung von schlecht mit Sauerstoff versorgten Alveolargebieten ist eine Umverteilung des pulmonalen Blutflusses zugunsten von Gebieten mit besserer Belüftung und höherem alveolären O_2-Partialdruck. Hierdurch wird der funktionelle Totraum reduziert und die Sauerstoffaufnahme insgesamt effektiver gestaltet.

Gegenüber diesen lokalen Mechanismen ist die Innervation der Lungengefäße durch sympathische vasokonstriktorische Fasern von untergeordneter Bedeutung.

> **Merke!**
> **Sauerstoffmangel:**
> - Vasokonstriktion der Lungenstrombahn
> - Vasodilatation der mikrozirkulatorischen Gefäße des Körperkreislaufs.

4.5.2 Gehirnkreislauf

Die Gehirndurchblutung liegt bei 750 ml/min, d. h. bei **15 % des Herzzeitvolumens,** die spezifische Gehirndurchblutung zwischen 20 ml/100 g/min (weiße Substanz) und 100 ml/100 g/min (graue Substanz). Bei gesteigerter neuronaler Aktivität kann die Durchblutung um bis zu 50 % steigen.

Auch regionale Durchblutungssteigerungen können bei bestimmten Partialleistungen auftreten und mithilfe der Positronen-Emissions-Tomographie (PET) sichtbar gemacht werden.

4.5.3 Haut

Die Hautdurchblutung hängt stark von der **Wärme- oder Kältebelastung des Organismus** ab. Während bei Indifferenzbedingungen eine regional unterschiedliche Hautdurchblutung zwischen 150 und 500 ml/min/100 g gefunden wird, kann bei extremer Hitzebelastung die Gesamtdurchblutung auf bis zu 3 l/min und mehr ansteigen.

Die Hautdurchblutung wird über zwei unterschiedliche Mechanismen reguliert:
- In **distalen, akralen Hautarealen** (z. B. Hände, Füße, Ohren) herrscht schon unter Ruhebedingungen ein relativ starker vasokonstriktorischer Tonus noradrenerger, sympathischer Fasern. Bei Stress (auch bei psychischer Belastung, z. B. vor einer Prüfung) steigt der **Sympathikotonus** weiter. Hände und Füße werden blass und kalt. Lässt dieser Vasokonstriktorentonus nach, kommt es zur Vasodilatation.
- In **mehr zum Körperstamm hin gelegenen Hautgebieten** wird die Vasodilatation dagegen vorwiegend durch Ausschüttung von **Bradykinin** ausgelöst, das bei der Erregung der zu den Schweißdrüsen ziehenden cholinergen, sympathischen Fasern freigesetzt wird.

Auch die Hautgefäße dienen als **Blutdepot:** In den subpapillären Venenplexus sind etwa 1500 ml Blut gespeichert, die bei Bedarf dem Kreislauf zur Verfügung gestellt werden können.

4.5.4 Skelettmuskel

Die Durchblutung der Skelettmuskulatur erfordert 15–20 % des Herzzeitvolumens oder etwa 1000 ml/min. Die spezifische Durchblutung liegt in Ruhe bei 3 ml/100 g/min. Bei maximaler Muskelarbeit kann die Durchblutung der Muskulatur Werte von über 20 l/min erreichen (100 ml/100 g/min).

Andererseits werden vor allem bei isometrischer Muskelanspannung die Muskelgefäße während der Kontraktion komprimiert, was den Blutfluss behindert. Ab einer isometrischen Kontraktion von 40–50 % der Maximalkraft ist deshalb z. B. im M. biceps brachii die Muskeldurchblutung für die Sauerstoffversorgung nicht ausreichend. Dies führt im Anschluss an die Kontraktion zu einer **reaktiven Hyperämie,** wodurch die Sauerstoffschuld ausgeglichen wird.

Rhythmische Muskelarbeit mit Wechsel von Kontraktion und Entspannung ist somit weniger ermüdend als rein isometrische Haltearbeit, da in der Entspannungsphase die Muskelgefäße nicht komprimiert sind und eine ausreichende Durchblutung des arbeitenden Muskels sichergestellt ist.

> **Klinik!**
> Bei der **peripheren arteriellen Verschlusskrankheit (pAVK)** ist die ausreichende Durchblutung der Extremitätenmuskulatur aufgrund von Stenosen nicht mehr gewährleistet. Dadurch kann es ab einer gewissen Wegstrecke zu ischämischen Schmerzen in den Beinen kommen, die die Patienten zwingen, einen Augenblick zu verharren **(Claudicatio intermittens).**

4.5.5 Splanchnikusgebiet

Die Gefäßgebiete von Mesenterium, Pankreas, Milz und Leber werden wegen ihrer gemeinsamen sympathischen Innervation durch die Nn. splanchnici als Splanchnikusgebiet zusammengefasst. Die Splanchnikusgefäße enthalten etwa 20 % des gesamten Blutvolumens.

Die **Leber** ist das am stärksten durchblutete Organ der Splanchnikusregion: Sie erhält 1400 ml/min oder etwa 25 % des Herzzeitvolumens, die spezifische Durchblutung beträgt 100 ml/100 g/min. Bei schwerer körperlicher Arbeit kann die Leberdurchblutung zugunsten der Muskulatur um mehr als die Hälfte gedrosselt werden.

Ihren Sauerstoffbedarf deckt die Leber nur zu 40 % aus der A. hepatica, die restlichen 60 % extrahiert sie aus dem unterschiedlich stark sauerstoffhaltigen Blut der Pfortader. Daher bleibt eine Unterbindung der A. hepatica meist ohne Folgen für die Sauerstoffversorgung der Leber.

Auch die Leber wird vom Körper als **Blutspeicher** genutzt: Bei Belastungen kann sie etwa 350 ml ihres Blutvolumens an den Kreislauf abgeben.

> **Klinik!**
> Bei einer Leberzirrhose kann sich durch die Schädigung des Lebergewebes und der hepatischen Mikrozirkulation (Erhöhung des intrahepatischen Widerstandes) ein **Pfortaderhochdruck** ausbilden. Typische Folgen sind die Ausbildung von Aszites („Bauchwassersucht") und venösen Umgehungskreisläufen (Ösophagusvarizen, Caput medusae etc.).

4.6 Fetaler und plazentarer Kreislauf

4.6.1 Organisation

Plazentakreislauf

Die Plazenta stellt dem Fetus Nahrungsmittel und Sauerstoff zur Verfügung, die aus dem mütterlichen Blut ins Blut der Umbilikalvene diffundieren. Umgekehrt diffundiert das vom Fetus über die Umbilikalarterien angelieferte CO_2 über die Plazenta in das mütterliche Venensystem und wird über die Atmung entsorgt. Für die Diffusion von Sauerstoff und Kohlendioxid in der mütterlichen Plazenta gelten die gleichen Diffusionsgesetze wie für die entsprechenden Austauschvorgänge im Lungengewebe (☞ Kap. 5.5.2). Der **Sauerstoffpartialdruck** in den mütterlichen arteriellen Plazentagefäßen liegt bei 50 mmHg, der entsprechende Partialdruck des oxygenierten fetalen Blutes in der V. umbilicalis bei 30 mmHg. Dass dieser relativ niedrige O_2-Partialdruck für eine adäquate Sauerstoffversorgung des Fetus ausreicht, liegt an drei Besonderheiten des Plazentakreislaufs:

- **Fetales Hämoglobin (HbF)** transportiert bei gleichem Sauerstoffpartialdruck 20–30 % mehr Sauerstoff als das normale Erwachsenen-Hämoglobin, weil die **O_2-Affinität des fetalen HbF größer** ist.
- Die **Hämoglobinkonzentration** beim Fetus ist um 50 % **höher** als bei der Mutter. Auch hierdurch steigt die Sauerstofftransportkapazität.
- Durch den **Bohr-Effekt** (☞ Kap. 5.6.2), d. h. durch die Erhöhung der Sauerstoffbindungskapazität von Hämoglobin bei niedrigen CO_2-Partialdrücken im Blut, wird die fetale Sauerstoffaufnahme begünstigt, da das CO_2 des von den Aa. umbilicales angelieferten fetalen Blutes in der Plazenta rasch in Richtung der mütterlichen Gefäße diffundiert. Begünstigt wird diese rasche Diffusion des CO_2 aus den fetalen in die mütterlichen Gefäße durch den unter der Schwangerschaft **erniedrigten CO_2-Partialdruck** im mütterlichen arteriellen Blut (unter 40 mmHg). Dieser niedrigere CO_2-Partialdruck der Mutter ist die Folge der progesteroninduzierten physiologischen **Schwangerschafts-Hyperventilation.**

Fetaler Kreislauf

Während der Schwangerschaft ist eine nennenswerte Durchblutung von Lunge oder Leber des Fetus nicht erforderlich, da deren Aufgaben von der Plazenta und dem mütterlichen Organismus übernommen werden. Deshalb wird das Blut über spezielle fetale Gefäße an Lunge und Leber vorbei gepumpt.

Das in der mütterlichen Plazenta oxygenierte und mit Nährstoffen angereicherte Blut erreicht den Fetus über die (meist unpaarige) V. umbilicalis. Diese mündet über den Ductus venosus in die V. cava inferior und umgeht so fast vollständig den Leberkreislauf. In der V. cava inferior vermischt sich das sauerstoffreiche Blut aus der V. umbilicalis mit dem sauerstoffarmen Blut aus den unteren Körperregionen. Dieses Mischblut, das allerdings immer noch einen O_2-Gehalt von 60–65 % aufweist, erreicht über die untere Hohlvene das rechte Atrium und fließt von dort fast vollständig durch das beim Fetus offene Foramen ovale in den linken Vorhof. Auf diese Weise erreicht das sauerstoffreiche mütterliche Blut, obwohl es zunächst in den venösen Kreislauf des Fetus eingespeist wird, relativ direkt dessen Körperkreislauf. Über die Aorta und die fetalen Arterien wird das sauerstoffreiche Blut dann in die Peripherie transportiert.

Über die obere Hohlvene gelangt jedoch auch sauerstoffarmes, venöses Blut aus dem Kopf- und Halsgebiet des Fetus in das rechte Atrium. Dieses fließt aber überwiegend direkt durch die Trikuspidalklappe in den rechten Ventrikel ab und mündet über Pulmonalarterie und den Ductus arteriosus Botalli unter Umgehung des Lungenkreislaufs in die Aorta descendens. Diese Flussrichtung des Blutes vom rechten Ventrikel über den Ductus arteriosus in die Aorta ist nur deshalb möglich, weil der Druck im Ductus arteriosus durch den hohen Gefäßwiderstand in der noch kollabierten Lunge über dem Aortendruck liegt. Zu beachten ist auch, dass der Ductus arteriosus, der ja sauerstoffarmes Blut transportiert, distal des Abgangs der großen Halsgefäße in die Aorta mündet. Auf diese Weise werden Kopf und vor allem Gehirn des Fetus noch mit dem sauerstoffreicheren Mischblut aus der V. cava inferior versorgt.

Von den Aa. iliacae zweigen die **zwei** Aa. umbilicales ab, die das Gemisch aus desoxygeniertem und oxygeniertem Blut zur Sauerstoffanreicherung wieder der mütterlichen Plazenta zuführen (☞ Abb. 4.18).

Im fetalen Kreislauf sind rechter und linker Ventrikel durch die Verbindung zwischen beiden Vorhöfen (Foramen ovale) und zwischen den Ausflussbahnen beider Ventrikel (Ductus arteriosus) überwiegend **parallel geschaltet.**

Während der Schwangerschaft fließen 55 % der gesamten Blutmenge des Feten über die Plazenta und nur 12 % des Blutes durch die fetalen Lungen. Der fetale Blutdruck beträgt gegen Ende der Schwangerschaft etwa 70 mmHg, die Herzfrequenz liegt bei 140 Schlägen/min.

> **Merke!**
> **Fetaler Kreislauf:**
> - Ductus venosus umgeht den Leberkreislauf.
> - Ductus arteriosus umgeht den Lungenkreislauf.

4.6.2 Umstellungen nach der Geburt

Der Kreislauf nach der Geburt ist im Vergleich zum fetalen Kreislauf durch zwei Umstellungsvorgänge gekennzeichnet:
- Durch den Wegfall der Plazentadurchblutung verdoppelt sich der systemische Gefäßwiderstand bei der Geburt. Dies führt zu einem **gesteigerten**

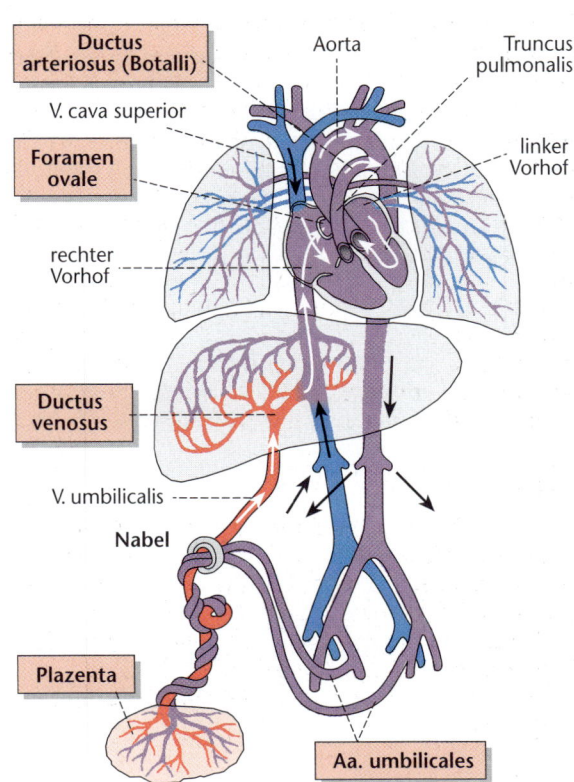

Abb. 4.18 Der fetale Kreislauf. Besonderheiten sind der **Ductus arteriosus (Botalli)**, der zur Umgehung des Lungenkreislaufs die Ausflussbahn des rechten Ventrikels mit der Ausflussbahn des linken Ventrikels verbindet, und der **Ductus venosus**, der zur Umgehung des Leberkreislaufs von der Umbilikalvene direkt in die V. cava inferior mündet.

Druck im linken Atrium, linken Ventrikel und in der Aorta.
- Durch die Entfaltung der Lunge mit den ersten Atemzügen **vermindert** sich der pulmonale Gefäßwiderstand und mit ihm der Druck im rechten Atrium, rechten Ventrikel und in der A. pulmonalis.

Durch diese beiden fundamentalen Kreislaufumstellungen verschließen sich nach der Geburt Foramen ovale, Ductus arteriosus und Ductus venosus.

Das **Foramen ovale** verschließt sich aufgrund des postnatal geringen Drucks im rechten und des relativ höheren Drucks im linken Atrium. Durch diese **Druckumkehr** legt sich eine Klappe auf der linken Seite des Vorhofseptums vor die Öffnung des Foramen ovale und verhindert so einen weiteren Blutaustausch (Shunt) auf Vorhofebene. Ein offen bleibendes Foramen ovale kann eine verstärkte Belastung des rechten Herzens durch das über den linken Vorhof einströmende Blutvolumen zur Folge haben und bedarf je nach Schweregrad einer operativen Korrektur. Der **Ductus arteriosus (Botalli)** verschließt sich durch eine Kontraktion seiner Wandmuskulatur innerhalb der ersten Tage nach der Geburt. Dieser **funktionelle Verschluss** des Ductus arteriosus wird durch den plötzlichen starken **Anstieg des O_2-Partial-**

drucks von 20 auf 100 mmHg im Ductus-arteriosus-Blut nach Belüftung der Lunge hervorgerufen. Nach ein bis vier Monaten verschließt sich der Ductus durch Bindegewebsstränge auch morphologisch. Ein **offen bleibender Ductus arteriosus** führt zu einer verstärkten Volumenbelastung des linken Ventrikels, da oft mehr als 50 % des Herzzeitvolumens über den offenen Ductus arteriosus in die Lunge gepumpt wird **(Links-rechts-Shunt)**.

Klinik!
Bei der Auskultation ist ein **offener Ductus arteriosus (Botalli)** an einem typischen systolisch-diastolischen Dauergeräusch („Maschinengeräusch") über der Brustwand erkennbar.

Der **Ductus venosus** verschließt sich auf ähnliche Weise wie der Ductus arteriosus durch aktive Kontraktion ein bis drei Stunden nach der Geburt. In der Folge steigt der Pfortaderdruck von 0 auf 10 mmHg an und die Leberdurchblutung kommt in Gang.

5 Atmung

C. Hick, J. Hartmann

5.1	**Nicht-respiratorische Lungenfunktionen.**	106	5.6.3	CO_2-Transport im Blut ... 124
	Schutzreflexe der Atemwege ...	106		CO_2-Transportformen ... 124
	Reinigungsfunktion der Atemwege ...	106		CO_2-Bindungskurve und ihre Beeinflussung .. 124
	Metabolische Funktionen der Lunge ...	107	5.7	**Atmungsregulation** ... 125
5.2	**Physikalische Grundlagen** ...	107	5.7.1	Atemzentren und Atemreize ... 125
	Volumenmessbedingungen ...	107		Sonstige Atmungsantriebe ... 127
5.3	**Atemmechanik.** ...	108	5.7.2	Normale und pathologische Atmungsformen . 127
5.3.1	Lungenvolumina und Statik des Atemapparates	108		Pathologische Atmungsformen. ... 127
	Lungenvolumina ...	108	5.8	**Atmung unter speziellen Bedingungen** . 128
	Elastische Atemwegswiderstände ...	109	5.8.1	Höhenphysiologie ... 128
	Oberflächenspannung in den Alveolen ...	111		Höhenumstellung ... 128
5.3.2	Dynamik des Atemapparates ...	111		Höhenakklimatisation. ... 128
	Nicht-elastische Atemwegswiderstände ...	112		Höhenkrankheit. ... 129
	Intrapulmonale und intrapleurale Druckänderungen ...	112	5.8.2	Tauchphysiologie. ... 129
	Druck-Volumen-Diagramme ...	113	5.9	**Gewebsatmung** ... 130
	Atemarbeit. ...	113	5.9.1	O_2-Verbrauch ... 130
5.3.3	Künstliche Beatmung ...	114		Aerobe und anaerobe Energiegewinnung. ... 130
5.4	**Lungenperfusion** ...	114		Sauerstoffvorräte der Gewebe ... 130
5.5	**Gasaustausch.** ...	114	5.9.2	Gasaustausch im Gewebe. ... 130
5.5.1	Ventilation. ...	114		Diffusion der Atemgase aus den Kapillaren ins Gewebe ... 130
	Totraumventilation und alveoläre Ventilation .	115		Kapillarisierung. ... 131
	Alveoläre Atemgasfraktionen und Partialdrücke	115	5.9.3	Störungen der Gewebsatmung. ... 131
5.5.2	Diffusion ...	116		Unzureichende Sauerstoffversorgung. ... 131
	Gesetzmäßigkeiten des pulmonalen Gasaustausches ...	116		Reversible und irreversible anoxische Gewebeschäden ... 132
	Diffusionskapazität der Lunge ...	117		Sauerstoff-Therapie ... 132
5.5.3	Perfusion und Verteilung. ...	117	5.10	**Säure-Basen-Gleichgewicht und Pufferung** ... 133
	Lungenperfusion und ihre regionale Verteilung	117	5.10.1	H^+-Ionen und Pufferung ... 133
	Arterialisierung des Blutes ...	118		H^+-Ionen-Konzentration und pH-Wert ... 133
5.5.4	Pathophysiologie: Ventilationsstörungen ...	119		Puffersysteme des Blutes ... 133
	Lungenfunktionsdiagnostik ...	119		Gesamtpufferbasen: Basenüberschuss und Basendefizit ... 134
5.6	**Atemgastransport im Blut** ...	120	5.10.2	Säure-Basen-Haushalt. ... 134
5.6.1	Grundlagen ...	120		CO_2-Ausscheidung über die Lunge ... 134
	Löslichkeitsgesetze von Gasen im Blut ...	120		H^+-Ausscheidung über die Niere ... 135
	Funktioneller Aufbau des Hämoglobins ...	120		Azidosen und Alkalosen ... 135
5.6.2	Sauerstofftransport im Blut ...	121		Kompensationsmechanismen ... 136
	Hämoglobin-Sauerstoff-Bindung. ...	121			
	Beeinflussung der Sauerstoff-Bindungskurve ..	121			
	Arteriovenöse O_2-Differenz ...	123			
	Inaktiviertes Hämoglobin: HbCO. ...	123			
	Oxidiertes Hämoglobin: Methämoglobin ...	124			

5 Atmung

> **Lernziel!**
> - physikalische Grundlagen der Atmung und Lungenmechanik
> - Gasaustausch in der Lunge und Gastransport im Blut
> - Regulation des Atemantriebs
> - Gewebe-Atmung und die Rolle der Atmung im Säure-Basen-Haushalt.

Einen Überblick der wichtigsten **physikalischen Grundlagen** der Atemphysiologie gibt Kapitel 5.2. Die **Atemmechanik** (☞ Kap. 5.3) untersucht die Veränderungen der Lunge bei unterschiedlichen Druck- und Volumenbelastungen in Ruhe und bei typischen Atembewegungen. Diese physiologischen Grundkenntnisse erst erlauben es, Maschinen zur künstlichen Beatmung zu entwickeln. Der **Gasaustausch** im Lungengewebe wird von der Belüftung (Ventilation), der Diffusion sowie von der Durchblutung (Perfusion und Verteilung) beeinflusst (☞ Kap. 5.5). Lungenerkrankungen sind typischerweise durch die Störung eines oder mehrerer dieser drei Parameter gekennzeichnet. Der aus der Atemluft aufgenommene Sauerstoff wird im Blut an Hämoglobin gebunden transportiert. Das Kohlendioxid gelangt ebenfalls auf dem Blutwege zur Abatmung in die Lungen (☞ Kap. 5.6). Die **Regulation der Atmung** erfolgt über zentrale Regelkreisläufe, die periphere Atemreize verarbeiten (☞ Kap. 5.7). Höhenphysiologie und Pathophysiologie geben Gelegenheit, die erworbenen Kenntnisse in der Praxis anzuwenden (☞ Kap. 5.8). Auch zur Vermeidung von Tauchunfällen ist ein Verständnis der Physiologie des Atemgastransportes im Blut unentbehrlich. Nicht nur die Lunge, sondern auch das Gewebe „atmet" (☞ Kap. 5.9): Es verbraucht den gelieferten Sauerstoff und ist auf den Abtransport des Verbrennungsproduktes CO_2 angewiesen. Störungen des Gasaustauchs im Gewebe führen über eine Störung der **Gewebsatmung** zu oft irreversiblen Gewebeschädigungen, denen in bestimmten Fällen durch therapeutische Gabe von Sauerstoff begegnet werden kann. Neben der Niere ist die Lunge das wichtigste Organ im **Säure-Basen-Haushalt** des Organismus (☞ Kap. 5.10). Im Blut gepufferte saure Valenzen können über das „Abrauchen" des Säureanhydrids CO_2 aus dem Körper entfernt werden. Das Lungengewebe nimmt auch nicht-respiratorische, **metabolische Aufgaben** wahr. Da es intensivem Kontakt zur Außenluft ausgesetzt ist, bedarf es spezifischer Schutzmechanismen (☞ Kap. 5.1).

Tief durchatmen, und los geht's! Wie beim vorherigen Kapitel 4 zur Kreislaufphysiologie möchten wir Ihnen Mut machen, sich von den Formeln nicht schrecken zu lassen! Alle Formeln sind in unmittelbarer Umgebung in „Klartext" erklärt. Bei Schwierigkeiten sollten Sie Ihr Augenmerk zunächst nur auf diese ausformulierten Zusammenhänge richten und erst bei einer zweiten Lektüre versuchen, die Zusammenhänge an der Formel selbst nachzuvollziehen. Eine gewisse Grundausstattung an Formeln ist für die oft recht radikalen Formelfragen des IMPP leider unumgänglich.

5.1 Nicht-respiratorische Lungenfunktionen

Die Atemwege sind unterhalb des Larynx normalerweise steril. Eine Besiedelung mit Krankheitserregern und damit eine mögliche Infektion werden durch Schutzreflexe sowie durch die Selbstreinigungsfunktion der Atemwege verhindert.

Schutzreflexe der Atemwege

Hustenreflex

Berühren Fremdkörper die Schleimhäute der Atemwege, lösen sie den Hustenreflex aus. Die afferenten Impulse dieses Reflexes laufen über den **N. vagus** zur Medulla oblongata. Dies führt zu einer Reflexantwort, die durch folgende Komponenten gekennzeichnet ist:
- Inspiration von etwa zwei Litern Luft
- Verschluss von Stimmritze und Epiglottis: Das erhöhte Luftvolumen in der Lunge ist gegen die Außenwelt abgeschlossen.
- Kontraktion der exspiratorischen Muskulatur und der Bauchmuskeln mit Druckanstieg im Bronchialsystem auf Werte um 100 mmHg
- plötzliche Öffnung von Stimmritze und Epiglottis. Der hierdurch entstehende rasche und kräftige Luftstrom in den Atemwegen entfernt die eingedrungenen Fremdkörper.

Niesreflex

Der Niesreflex ist das Äquivalent des Hustenreflexes im Bereich der nasalen Luftwege. Die afferenten Impulse werden hierbei über den **N. trigeminus** zur Medulla geleitet.

Reinigungsfunktion der Atemwege

Schleimtransport

Bereits in der Nase werden kleinere Staubpartikel zurückgehalten. Die tieferen Atemwege sind von einem **respiratorischen Epithel** ausgekleidet, das durch Schleim sezernierende Becherzellen und Zilien tragende Epithelzellen charakterisiert ist. Durch den **Zilienschlag** wird der von den Becherzellen produzierte **Schleimfilm** ständig in Richtung Epiglottis vorgeschoben. Eingedrungene Fremdkörper werden in diesem Schleimfilm festgehalten und aus den Atemwegen abtransportiert. Schädigungen der Zilien (z. B. durch Nikotinabusus) stören den Schleimabtransport und damit die Selbstreinigungsfunktion der Atemwege, was durch vermehrtes Abhusten („Raucherhusten") nur teilweise ausgeglichen werden kann.

Spezifische und unspezifische Abwehr

Die Schleimhaut der Atemwege ist außerdem durch eine hohe lokale Konzentration des **Immunglobulins A** gekennzeichnet, das der lokalen Abwehr eingedrungener Erreger dient (☞ Kap. 2.5.3). Daneben phagozytieren in den Alveolarwänden vorhandene **Alveolarmakrophagen** Fremdkörper, die trotz aller Verteidigungslinien bis in den Alveolarbereich vordringen konnten.

Metabolische Funktionen der Lunge

Neben ihrer Rolle beim Gasaustausch erfüllt die Lunge auch eine Reihe von metabolischen Aufgaben, für die sie insofern besonders geeignet ist, als die gesamte Blutmenge des Kreislaufs die Lungen passiert. Dabei konnten bis heute u.a. folgende **metabolische Teilfunktionen** aufgedeckt werden:

- Umwandlung von **Angiotensin I** in die vasokonstriktorisch wirkende Substanz **Angiotensin II**. Das die Umwandlung katalysierende Angiotensin-Converting-Enzym (ACE) findet sich in den Endothelzellen der Lungenkapillaren.
- Inaktivierung von **Bradykinin,** ebenfalls durch ACE
- Inaktivierung von **Serotonin** durch Aufnahme von Serotonin in die Kapillarendothelien
- Inaktivierung der **Prostaglandine** E_1, E_2 und $F_{2\alpha}$.

5.2 Physikalische Grundlagen

Ideales Gasgesetz

Nach der Zustandsgleichung idealer Gase hängt das Volumen (V) eines Gases einerseits von der Stoffmenge, d.h. der Molanzahl (n) des Gases, andererseits aber auch von Druck (P) und Umgebungstemperatur (T) ab. Diese Beziehung formuliert das **ideale Gasgesetz**:

$$V = \frac{n \cdot T}{p} \cdot R \qquad [1]$$

Die Konstante R ist eine Naturkonstante, die **allgemeine Gaskonstante**.

Volumenmessbedingungen

Die Abhängigkeit des Gasvolumens von Druck- und Temperaturänderungen bringt es mit sich, dass eindeutige **Standardbedingungen** definiert werden müssen, um Messergebnisse miteinander vergleichen zu können. Diese Standardbedingungen berücksichtigen auch den Wasserdampfpartialdruck, der außerhalb und innerhalb des Atmungstraktes jeweils unterschiedliche Werte annehmen kann.

Man unterscheidet drei definierte Volumenmessbedingungen:

- **STPD-Bedingungen** (**S**tandard **T**emperature, **P**ressure, **D**ry): die physikalischen Normalbedingungen von 273 K (0 °C), 760 mmHg atmosphärischem Normaldruck und 0 mmHg Wasserdampfdruck (Trockenheit)
- **BTPS-Bedingungen** (**B**ody **T**emperature, **P**ressure, **S**aturated): die physiologischen Bedingungen in der Lunge mit 310 K (37 °C), aktueller atmosphärischer Druck (P_B) und 47 mmHg Wasserdampfdruck (= 100 % Wasserdampfsättigung)
- **ATPS-Bedingungen** (**A**mbient **T**emperature, **P**ressure, **S**aturated): im Spirometer herrschende Bedingungen, die den BTPS-Bedingungen bei Umgebungstemperatur (20 °C) entsprechen.

Da mit abnehmender Temperatur das Volumen eines Gases ebenfalls abnimmt, gilt für die drei Bedingungen folgende Größenbeziehung hinsichtlich der Volumina (V):

$$V_{BTPS} > V_{ATPS} > V_{STPD}$$

Eine Umrechnung von Volumenmessungen aus STPD-Bedingungen in BTPS-Bedingungen ist über die ideale Gasgleichung möglich. Setzt man die STPD-Bedingungen und die BTPS-Bedingungen in die ideale Gasgleichung ein, erhält man:

$$V_{STPD} = \frac{n \cdot 273}{760} \cdot R \qquad [2]$$

und

$$V_{BTPS} = \frac{n \cdot 310}{P_B - 47} \cdot R \qquad [3]$$

Daraus ergibt sich der für die Umrechnung von STPD-Volumina in BTPS-Volumina erforderliche Umrechnungsfaktor als:

$$\frac{V_{STPD}}{V_{BTPS}} = \frac{273}{310} \cdot \frac{P_B - 47}{760} = \frac{P_B - 47}{863} \qquad [4]$$

d.h.

$$V_{STPD} = V_{BTPS} \cdot \frac{P_B - 47}{863} \qquad [5]$$

Bei einem angenommenen atmosphärischen Druck (P_B) von 770 mmHg (= 1026 mbar) würde ein unter Körperbedingungen gemessenes BTPS-Volumen von 1 Liter also zu einem STPD-Volumen von

$$V_{STPD} = 1\,l \cdot \frac{770 - 47}{863} = 0,84\,l \qquad [6]$$

Zusammensetzung der atmosphärischen Luft

Die Gaskonzentrationen und die fraktionellen Anteile der einzelnen Gase an trockener atmosphärischer Luft zeigt Tabelle 5.1. In der Physiologie werden die Konzentrationen in der Regel als fraktionelle Anteile angegeben. Dabei entspricht eine Fraktion von 0,01 (dimensionslos) einem prozentualen Anteil von 1 %.

5 Atmung

Tab. 5.1 Zusammensetzung von trockener atmosphärischer Luft

	Vol.-%	fraktioneller Anteil
Stickstoff (N_2, einschließlich eines geringen Edelgasanteils)	79,1	0,791
Sauerstoff	20,9	0,209
Kohlendioxid (CO_2)	0,03	0,0003

5.3 Atemmechanik

Die Lungenvolumina sind von Alter, Größe, Geschlecht, Training und Konstitution abhängig und können daher interindividuell sehr unterschiedlich sein. Die folgenden Werte gelten für einen 25 Jahre alten und 1,80 m großen männlichen Probanden.

5.3.1 Lungenvolumina und Statik des Atemapparates

Lungenvolumina

Vitalkapazität

Im Verhältnis zum gesamten Lungenvolumen ist das Volumen eines einzelnen normalen Atemzuges, das **Atemzugvolumen,** mit 0,5 l relativ klein. Bei maximaler Inspiration können zusätzlich 3,3 l eingeatmet werden **(inspiratorisches Reservevolumen),** ebenso ist eine zusätzliche maximale Exspiration von 1,8 l möglich **(exspiratorisches Reservevolumen).**
Aus der Addition dieser drei Volumina ergibt sich die **Vitalkapazität** von 5,6 l. Die Vitalkapazität kann über die Messung des nach einer maximalen Inspiration maximal ausgeatmeten Volumens bestimmt werden. Die Vitalkapazität ist ein Maß für die Ausdehnungsfähigkeit von Lunge und Thorax; sie nimmt mit zunehmendem Alter ab. Die Vitalkapazität von Frauen liegt um etwa 25 % unter der von Männern. Trainierte Sportler haben eine erheblich höhere Vitalkapazität als Untrainierte (bis zu 8 l).

Residualvolumen und Totalkapazität

Das nach maximaler Exspiration in der Lunge verbleibende Volumen, das durch die Atmung nicht mobilisiert werden kann, ist das **Residualvolumen** (1,4 l). Aus Residualvolumen und Vitalkapazität ergibt sich die **Totalkapazität** von 7,0 l als Volumen, das nach einer maximalen Inspiration in der Lunge enthalten ist. Das Volumen, das nach einer normalen Exspiration (d. h. in Atemruhelage) noch in der Lunge verbleibt und das sich aus exspiratorischem Reservevolumen und Residualvolumen zusammensetzt, wird als **funktionelle Residualkapazität** bezeichnet. Es liegt bei 3,2 Litern. Diese funktionelle Residualkapazität hat eine Pufferfunktion und dient dem Ausgleich der inspiratorisch und exspiratorisch unterschiedlichen O_2- und CO_2-Konzentrationen: Da das Volumen der funktionellen Residualkapazität erheblich größer ist als das Atemzugvolumen, werden durch die Vermischung dieser beiden Volumina zeitliche Schwankungen von O_2- und CO_2-Konzentration ausgeglichen. Auf diese Weise unterliegen die alveolären Atemgaskonzentrationen praktisch keinen respiratorischen Schwankungen.

> **Klinik!**
> Beim **Lungenemphysem** ist die Elastizität der Lunge vermindert. Infolgedessen ist die funktionelle Residualkapazität erhöht, was dazu führt, dass viele Patienten einen sog. **Fassthorax** entwickeln.

Einen Überblick über die Lungenvolumina gibt Abbildung 5.1.

> **Merke!**
> **Vitalkapazität** = Atemzugvolumen + inspiratorisches und exspiratorisches Reservevolumen.

Bestimmung der Lungenvolumina

Die direkt messbaren Lungenvolumina können über die Spirometrie oder mit dem Pneumotachographen bestimmt werden. Zur Ermittlung der funktionellen Residualkapazität, die das nicht mobilisierbare Residualvolumen umfasst, ist man auf die indirekte Helium-Einwaschmethode angewiesen.

Spirometrie

Bei der Spirometrie ist der Proband über einen Schlauch mit einem **geschlossenen Luftraum,** zumeist einer in Wasser getauchten zylindrischen Glocke, verbunden. Über dieses System können die Volumenänderungen bei Ein- und Ausatmung, die zu entsprechenden Glockenbewegungen führen, mit einem Schreiber registriert werden. Da es sich um ein geschlossenes System handelt, ist eine Registrierung der Atemexkursionen über eine längere Zeit nicht möglich.

Pneumotachygraphie

Bei der Pneumotachygraphie werden in einem **offenen System** nicht die Atemvolumina, sondern die Atemstromstärken bestimmt, aus denen sich dann die Atemvolumina rechnerisch ermitteln lassen. Dabei ist im Mundstück des Probanden, das zur Außenwelt hin offen ist, ein kleiner Strömungswiderstand eingebaut. Bestimmt werden die Atemdrücke vor und hinter diesem Strömungswiderstand, wobei die Atemstromstärke der Druckdifferenz proportional ist. Aus der (elektronischen) Integration der Atemstromstärke $\Delta V/\Delta t$ über die Zeit erhält man dann die Atemvolumina.

5.3 Atemmechanik

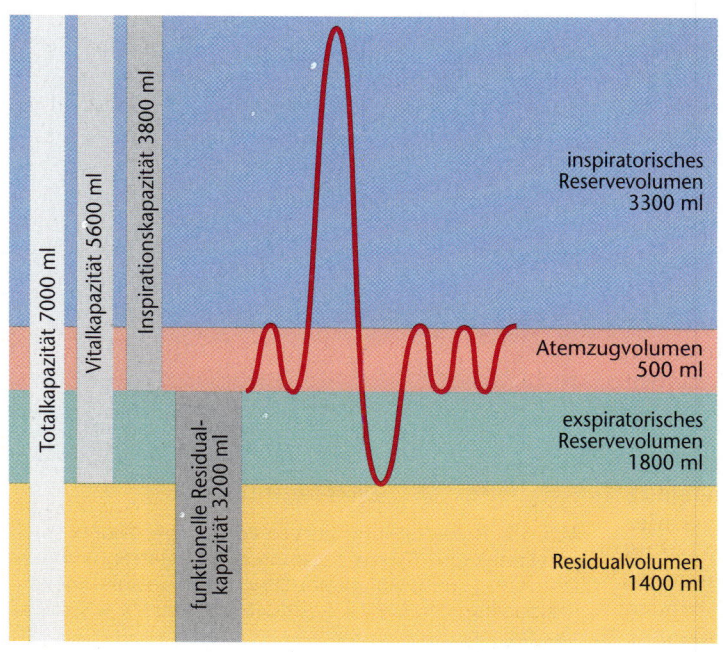

Abb. 5.1 Lungenvolumina. Werte für einen 25-jährigen, 1,80 m großen, männlichen Probanden.

Helium-Einwaschmethode

Bei der Helium-Einwaschmethode (☞ Abb. 5.2) wird der Proband am Ende der Exspiration an ein **geschlossenes Spirometersystem** angeschlossen, dessen Gasgemisch eine genau bekannte Menge an Helium enthält. Da Helium nicht über die Alveolen ins Kapillarblut diffundieren kann, verteilt es sich mit den Atemzügen des Probanden lediglich in die Volumina der funktionellen Residualkapazität. Nach vollständiger Verteilung muss die Helium-Konzentration im Spirometer niedriger liegen als zu Beginn, da sich eine konstante Heliummenge auf ein größeres Volumen, nämlich auf das Spirometervolumen (V_{Sp}) und das Volumen der funktionellen Residualkapazität (V_{FRK}), verteilt hat. Dies lässt sich in der folgenden Beziehung ausdrücken:

$$V_{Sp} \cdot C_{He\text{-}Anf} = (V_{Sp} + V_{FRK}) \cdot C_{He\text{-}End} \qquad [7]$$

$C_{He\text{-}Anf}$ stellt die Heliumkonzentration im Spirometer zu Versuchsbeginn und $C_{He\text{-}End}$ die gemessene Helium-Konzentration nach Anschluss des Probanden und Verteilung des Heliums dar.

Lag die anfängliche Heliumkonzentration z. B. bei 10 %, das Spirometervolumen bei 2 Liter und die nach Anschluss des Probanden im System gemessene Heliumkonzentration bei 4 %, so erhält man:

$$2\,l \cdot 10\,\% = (2\,l + V_{FRK}) \cdot 4\,\% \qquad [8]$$

und durch Umformung:

$$V_{FRK} = \frac{2\,l \cdot (10\,\% - 4\,\%)}{4\,\%} = 3\ \text{Liter} \qquad [9]$$

Elastische Atemwegswiderstände

Ruhedehnungskurve

Bei der Atmung müssen elastische und visköse Atemwegswiderstände überwunden werden. Während die viskösen Atemwegswiderstände (z. B. Strömungswiderstand) nur bei aktiver Atmung unter Mitwirkung

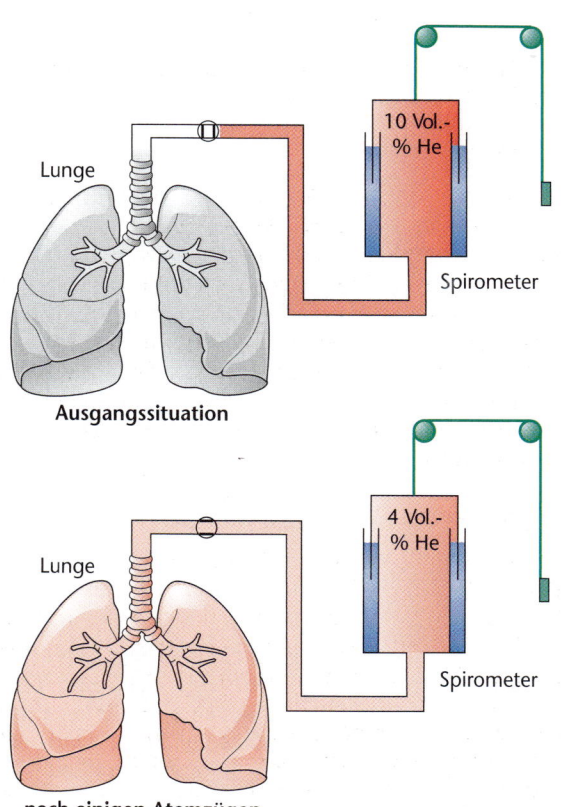

Abb. 5.2 Bestimmung der funktionellen Residualkapazität mit der Helium-Einwaschmethode.

5 Atmung

der Atemmuskeln auftreten und sie dementsprechend im Abschnitt über die Dynamik des Atemapparates besprochen werden, bestehen die elastischen Atemwegswiderstände unabhängig von Ein- und Ausatmung. Sie spiegeln die Elastizität, die Dehnbarkeit von Lunge und Thorax wider.

Bestimmung der Ruhedehnungskurve

In Analogie zur Ruhedehnungskurve des Herzens kann auch eine **Ruhedehnungskurve des ventilatorischen Systems** (Lunge und Thorax) bestimmt werden. Dabei werden nach vollständiger Entspannung der Atemmuskulatur, z. B. durch Muskelrelaxantien, die Lungen mit definierten Volumina gefüllt und die entstehenden Drücke registriert.

Bei entsprechend trainierten Probanden können die durch eine Volumenbelastung intrapulmonal entstehenden Drücke auch mit einem Spirometer registriert werden. Der Proband atmet jeweils definierte Luftvolumina aus dem Spirometer, anschließend wird das Mundstück verschlossen. Gelingt es dem Probanden, seine Atemmuskulatur vollständig zu entspannen, lässt sich mit einem Druckmesser am Mundstück der intrapulmonal herrschende Druck bestimmen. Der **intrapulmonale Druck** ist hierbei die Differenz zwischen dem **Alveolardruck** und dem **äußeren Atmosphärendruck**.

Auf diese Weise werden die **Ruhedehnungskurven von Lunge und Thorax zusammen** bestimmt, die einen S-förmigen Verlauf aufweisen, wobei im Bereich der normalen Atemzugsvolumina weitgehende Linearität herrscht.

Wird unter zunehmender Volumenbelastung der intrapleurale und nicht der intrapulmonale Druck bestimmt, resultiert die **Ruhedehnungskurve des Thorax allein**. Die Steilheit dieser Ruhedehnungskurve nimmt im Bereich negativer intrapleuraler Drücke mit zunehmender Volumenbelastung zu. Der Thorax setzt der Volumenbelastung in diesem Bereich also einen immer geringer werdenden Widerstand entgegen (☞ Abb. 5.3).

Subtrahiert man diese intrapleuralen Druckwerte der Thorax-Ruhedehnungskurve von den intrapulmonalen Druckwerten (Lunge-Thorax-Ruhedehnungskurve), erhält man die **Ruhedehnungskurve des Lungengewebes**. Die Steilheit der Lungen-Ruhedehnungskurve nimmt mit zunehmender Volumenbelastung ab, die Lunge setzt also einer Volumenbelastung einen immer stärkeren Widerstand entgegen (☞ Abb. 5.3).

Der Druck im ventilatorischen System aus Lunge und Thorax (P_{pul}) ist im Ruhezustand gleich 0 (Ende der Ausatmung). Dabei ist dann genau die funktionelle Residualkapazität in der Lunge enthalten.

Statische Compliance

Die Steilheit der Ruhedehnungskurven, d. h. das Verhältnis von Volumen- zu Druckänderung (ΔV zu ΔP), gibt die **Dehnbarkeit (Compliance)** der einzelnen

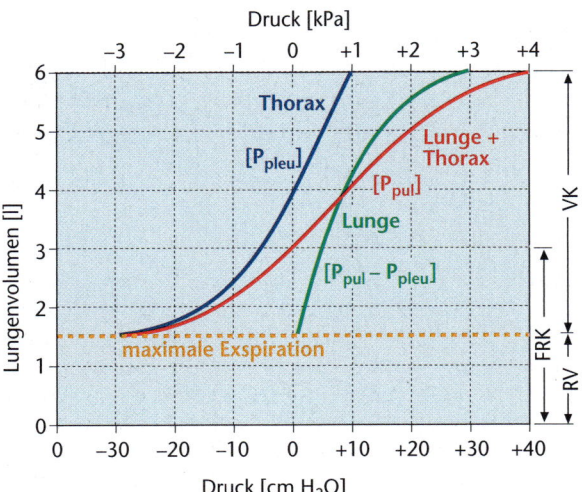

Abb. 5.3 Ruhedehnungskurven von Lunge, Thorax sowie von Lunge und Thorax zusammen. P_{pul} = intrapulmonaler Druck, P_{pleu} = intrapleuraler Druck. FRK = funktionelle Residualkapazität, RV = Residualvolumen, VK = Vitalkapazität.

Bestandteile des ventilatorischen Systems wieder. Die Compliance von Lunge und Thorax zusammen beträgt demnach:

$$C_{Th+L} = \frac{\Delta V}{\Delta P_{pul}} \quad [10]$$

Die Compliance des Thorax allein:

$$C_{Th} = \frac{\Delta V}{\Delta P_{pleu}} \quad [11]$$

Und die Compliance der Lunge allein:

$$C_L = \frac{\Delta V}{\Delta (P_{pul} - P_{pleu})} \quad [12]$$

Der Kehrwert der Gesamtcompliance von Lunge und Thorax, der **Gesamtwiderstand** des Atemapparates, d. h. seine **Steifheit** (Elastance) kann durch die Addition der „in Reihe geschalteten" Widerstände von Lunge und Thorax erhalten werden:

$$\frac{1}{C_{Th+L}} = \frac{1}{C_{Th}} + \frac{1}{C_L} \quad [13]$$

Die Compliance der Lunge allein (C_L) liegt unter Normalbedingungen bei 0,2 l/cm H_2O, d. h. eine Volumenzunahme um 0,2 l hat eine Zunahme von $P_{pul} - P_{pleu}$ um 1 cm Wassersäule zur Folge. Diese **statische**, bei Atemstillstand bestimmte Compliance der Lunge, ist von der dynamischen Compliance, in die auch die Atemwegswiderstände eingehen, zu unterscheiden (☞ Kap. 5.3.2, Dynamik des Atemapparates).

> **Klinik!**
> Eine Abnahme der statischen Compliance findet sich bei allen Lungenerkrankungen, die mit einer verminderten Lungendehnbarkeit einhergehen, so z. B. bei **Lungenfibrose.**

Bestimmung der statischen Compliance

Die Bestimmung der statischen Compliance der Lunge (C_L) erfolgt am einfachsten bei einem intrapulmonalen Druck P_{pul} von 0, da dann lediglich der intrapleurale Druck ermittelt werden muss, der aufgrund der anatomischen Beziehungen in gewissen Grenzen mit dem Ösophagusdruck identisch ist. Der intrapulmonale Druck P_{pul} ist 0, wenn der Druck in den Alveolen dem äußeren Atmosphärendruck entspricht, was z. B. dadurch erreicht werden kann, dass ein Proband nach Einatmung eines bestimmten Luftvolumens die dadurch erreichte Thoraxstellung mit der Atemmuskulatur fixiert. Auf diese Weise kann die statische Compliance der Lunge aus dem intraösophagealen Druck und dem Atemzugvolumen (ΔV) bestimmt werden.

Oberflächenspannung in den Alveolen

Die über die Lungencompliance bestimmte elastische Dehnbarkeit der Lunge setzt sich aus zwei Komponenten zusammen:
- Ein Drittel der gesamten elastischen Kräfte des Lungengewebes beruht auf dem Gehalt des Lungengewebes an elastischen und kollagenen Fasern.
- Für die restlichen zwei Drittel des elastischen Bestrebens der Lunge sich zusammenzuziehen, ist jedoch die **Oberflächenspannung in den Alveolen** verantwortlich. Diese Oberflächenspannung beruht auf dem physikalischen Phänomen, dass Wassermoleküle an den Grenzflächen von Wasser und Luft eine besonders starke Anziehungskraft aufeinander ausüben („Regentropfenprinzip"). Auch die Wasserschicht, die in den Lungen die Alveolarwände auskleidet, hat diese Tendenz zur Kontraktion. Die einzelnen wasserausgekleideten Alveolen streben also danach, sich zu verkleinern. Auf die ganze Lunge bezogen verstärkt dies die retraktile Tendenz des Lungengewebes.

Surfactant-Faktor

Allerdings ist die Oberflächenspannung in den Alveolen geringer als bei einer rein wässrigen Auskleidung zu erwarten wäre. Verantwortlich hierfür ist eine oberflächenaktive Substanz, der Surfactant-Faktor. Ähnlich einem Spülmittel reduziert dieser von den Typ-II-Alveolar-Epithelzellen produzierte Faktor aus Phospholipiden, Proteinen und Ca^{2+}-Ionen die Oberflächenspannung des die Alveolen auskleidenden Wasserfilms um etwa den Faktor 10.

> **Klinik!**
> Ein **Mangel an Surfactant-Faktor,** z. B. bei unreifen Frühgeborenen (< 28. Schwangerschaftswoche), führt durch die erhöhte Oberflächenspannung der Alveolen zu einem Kollaps des Lungengewebes mit schweren Störungen der Lungenfunktion.

5.3.2 Dynamik des Atemapparates

Wirkungsweise der Atemmuskeln

Inspiration und Exspiration können auf zwei Wegen in Gang gesetzt werden:
- durch Heben und Senken des Zwerchfells: **abdominale Atmung**
- durch Heben und Senken der Rippen, wodurch sich der Thorax vorwiegend in sagittaler Richtung erweitert oder zusammenzieht: **thorakale Atmung.**

Die Lunge, die über die Kapillarhaftung des Pleuraspaltes am Thorax befestigt ist und dadurch gehindert wird, ihrer Tendenz zum elastischen Kollaps nachzugeben, folgt passiv den durch die Atemmuskeln verursachten Thoraxexkursionen.

Unter normalen Ruhebedingungen werden die Atemexkursionen praktisch ausschließlich durch das Zwerchfell unterhalten. Dabei ist eine Zwerchfellaktion lediglich in der Inspiration nötig; in Exspiration folgen Lunge und Thorax ihren elastischen Verkleinerungstendenzen und kehren von selbst in die Ruhelage zurück.

Bei der kostalen Atmung wird die Inspiration durch die Mm. intercostales externi ausgelöst. Durch ihren Verlauf heben sie jeweils die untere von zwei Rippen, so dass insgesamt eine inspiratorische Thoraxhebung mit Aufweitung der Thoraxhöhle resultiert.

Als **inspiratorische Hilfsmuskeln,** die vor allem bei starken Atemanstrengungen (Luftnot) eingesetzt werden, dienen alle Muskeln, die durch ihren Ansatz in der Lage sind, die Rippen zu heben, also die Mm. pectorales major und minor, die Mm. scaleni, der M. sternocleidomastoideus und die Mm. serrati anteriores.

Exspiratorisch wirken die Mm. intercostales interni, sie nähern die Rippen einander und senken dadurch den Thorax.

Ist dies bei hoher Atemfrequenz nicht ausreichend, werden zusätzlich die Bauchmuskeln (Mm. recti) als **exspiratorische Hilfsmuskeln** hinzugezogen, deren Kontraktion die Baucheingeweide gegen das Zwerchfell drückt und so die Exspiration beschleunigt.

Zum forcierten Husten kann außerdem der M. latissimus dorsi herangezogen werden.

> **Klinik!**
> Werden die Atemhilfsmuskeln chronisch benutzt, hypertrophieren sie (z. B. M. latissimus dorsi). Typisch sind auch bestimmte Körperhaltungen (z. B. fixierte Arme) die auf eine notwendige Inanspruchnahme der Atemhilfsmuskulatur hinweisen.

5 Atmung

> **Merke!**
> - inspiratorische Hilfsmuskeln: Rippenheber, Mm. intercostales externi
> - exspiratorische Hilfsmuskeln: Bauchmuskeln, Mm. intercostales interni.

Nicht-elastische Atemwegswiderstände

Mit der Aktivierung der Atemmuskulatur, also bei aktiver Ein- und Ausatmung, kommen zu den elastischen Atemwegswiderständen, die auf der elastischen Struktur von Lunge und Thorax selbst beruhen, die nicht-elastischen Atemwegswiderstände hinzu.
Man unterscheidet:
- Strömungswiderstände in den Atemwegen (85 %)
- Gewebewiderstand, der durch Reibung der Gewebe in Brust- und Bauchraum entsteht (15 %)
- Trägheitswiderstände (vernachlässigbar klein).

In der Praxis ist also von den nicht-elastischen Atemwegswiderständen vor allem **der Strömungswiderstand** in den Atemwegen wichtig. Dabei tragen die oberen Atemwege (proximal der kleinen Bronchien) prozentual am meisten zum Atemwegswiderstand bei. In vereinfachter Form kann der **Strömungswiderstand** der Atemwege (**R = Resistance**) nach dem Ohm-Gesetz (☞ Kap. 4.1.2, Formel [1]) aus der Luftströmung bei In- und Exspiration ($\dot{V}$ in l/s) und aus dem intrapulmonalen Druck (P_{pul} = Differenz von intraalveolärem und Umgebungsdruck) berechnet werden:

$$R = \frac{P_{pul}}{\dot{V}} \quad [14]$$

Bei ruhiger Mundatmung liegt die Resistance der Atemwege bei 1–2 cm $H_2O \cdot s \cdot l^{-1}$ (0,1–0,2 kPa $\cdot s \cdot l^{-1}$).

Bestimmung des intrapulmonalen Drucks und der Resistance

Die kontinuierliche Bestimmung der intrapulmonalen Druckwerte wird hierbei indirekt über den **Bodyplethysmographen** vorgenommen. Dabei sitzt der Proband in einer luftdicht abgeschlossenen Kammer und atmet über ein mit einem Atembeutel verbundenes Mundstück, das Atemstromstärke und Munddruck registriert, regelmäßig ein und aus. Parallel dazu werden die Veränderungen des Kammerdrucks registriert, die durch die Atemexkursionen des Probanden entstehen und die somit ein negatives „Spiegelbild" der alveolären Druckänderungen sind. Diese alveolären Druckänderungen können demnach aus den Änderungen des Kammerdrucks errechnet und gegen die Atemstromstärke in ein Druck-Strömungs-Diagramm von In- und Exspiration aufgetragen werden (☞ Abb. 5.4).
Aus diesem Druck-Stromstärke-Diagramm kann der Atemwegswiderstand (die Resistance) als Steigung der in- und exspiratorischen Kurve abgelesen werden.

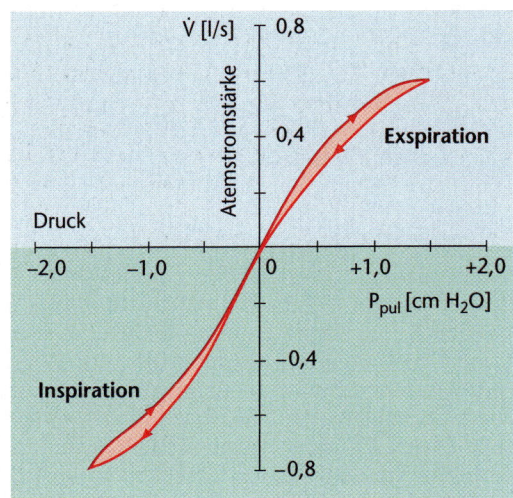

Abb. 5.4 Mit dem Bodyplethysmographen registrierte Druck-Stromstärke-Beziehung bei In- und Exspiration. In- und exspiratorische Kurve haben beim Lungengesunden einen fast identischen Verlauf. Die Steigung der Atemschleife gibt die Resistance der Atemwege an.

Beim Lungengesunden sind inspiratorischer und exspiratorischer Atemwegswiderstand praktisch gleich groß, bei bestimmten Lungenerkrankungen (z. B. Asthma bronchiale) sind die exspiratorischen Atemwegswiderstände jedoch deutlich erhöht. In diesem Fall nimmt das Druck-Strömungs-Diagramm eine mehr keulenförmige Form an, der exspiratorische Schenkel verläuft flacher (höhere Resistance) und ist nach rechts verschoben.

> **Merke!**
> **Atemwegswiderstände:**
> - 85 % Strömungswiderstände
> - 15 % Gewebewiderstände.

Intrapulmonale und intrapleurale Druckänderungen

Im flüssigkeitsgefüllten, kapillären Pleuraspalt, der die Lunge mit dem Thorax gleitend verbindet, herrscht unter Ruhebedingungen vor Beginn der Inspiration ein negativer Druck von –4 cm H_2O. Dieser negative, intrapleurale statische Ruhedruck $P_{pleu(stat)}$ beruht auf der **elastischen Retraktionstendenz der Lunge,** die eine „Saugwirkung" auf den Pleuraspalt ausübt und damit die negativen Druckwerte hervorruft.
Mit zunehmender Einatmung nimmt dieser negative Ruhedruck weiter ab, da durch die inspiratorische Dehnung des Lungengewebes dessen elastische Rückstellungskräfte ebenfalls wachsen (zunehmende Saugwirkung). Am Ende einer normalen Inspiration beträgt der intrapleurale Druck daher –6,5 cm H_2O. Zusätzlich negativierend auf den intrapleuralen Druck während der Inspiration wirkt der inspiratorisch negative intrapulmonale Druck: Bei jeder Inspi-

ration entsteht im Lungengewebe zunächst ein Unterdruck von −1 cm H_2O, da die Luft aufgrund der Atemwegswiderstände inspiratorisch nicht rasch genug in das Lungengewebe einströmen kann. Dieser negative intrapulmonale Druck übt vom Inneren der Lunge her eine zusätzliche Sogwirkung auf den Pleuralspalt aus, so dass der intrapleurale Druck dadurch inspiratorisch weiter absinkt (☞ Abb. 5.5). Der während der Inspiration, also unter dynamischen Bedingungen, im Pleuraspalt herrschende Druck $P_{pleu(dyn)}$ setzt sich zusammen aus dem statischen Pleuradruck und dem intrapulmonalen Druck P_{pul}:

$$P_{pleu(dyn)} = P_{pleu(stat)} + P_{pul} \qquad [15]$$

Bei der Exspiration werden spiegelbildliche Druckveränderungen beobachtet. Durch den Druck des Thorax auf die Lunge während der Ausatmungsbewegung steigt der intrapulmonale Druck an und wird positiv (bis +1 cm H_2O). Dadurch vermindert sich der exspiratorisch herrschende intrapleurale Druck um diesen positiven intrapulmonalen Druck, so dass der unter diesen dynamischen Bedingungen bestimmte intrapleurale Druck ($P_{pleu[dyn]}$) weniger negativ ist als der stationäre Pleuradruck im Ruhezustand ($P_{pleu[stat]}$, ☞ Abb. 5.5).

Klinik!
Entsteht eine Verbindung des Pleuraspaltes zur Umgebung (z. B. durch Stichverletzungen), wird Luft aus der Umgebung in den Pleuraspalt hineingesaugt (negativer Druck): Es entwickelt sich ein **Pneumothorax**. Hierdurch löst sich die Lunge vom parietalen Pleurablatt, folgt ihrer elastischen Retraktionstendenz und kollabiert. Durch diese Volumenreduktion nehmen Vitalkapazität und Diffusionskapazität der betroffenen Seite ab. Abhängig vom Ausmaß des Pneumothorax resultiert ein mehr oder weniger ausgeprägter Abfall des arteriellen O_2-Partialdrucks (☞ Kap. 5.5.1) und klinisch Atemnot (Dyspnoe).

Druck-Volumen-Diagramme

Trägt man die dynamischen intrapleuralen Druckveränderungen gegen das ein- und ausgeatmete Lungenvolumen auf, so erhält man Druck-Volumen-Beziehungen bei In- und Exspiration.

Wegen der viskösen Atemwegswiderstände ist die Druck-Volumen-Beziehung nicht linear. Vielmehr zeigt sich bei gleichen Atemvolumina inspiratorisch eine größere Abnahme, exspiratorisch eine größere Zunahme des intrapleuralen Drucks als unter statischen Bedingungen (☞ Abb. 5.5). Aufgrund der typischen Form wird das dynamische Druck-Volumen-Diagramm der Atmung, das z. B. mit einem Pneumotachographen bestimmt werden kann, auch als **Atemschleife** bezeichnet (☞ Abb. 5.6).

Merke!
Intrapulmonaler Druck:
- in Ruhe ± 0 cm H_2O
- bei Inspiration −1 cm H_2O
- bei Exspiration +1 cm H_2O.

Atemarbeit

Aus dem Druck-Volumen-Diagramm lässt sich unmittelbar die Atemarbeit ablesen, die als Produkt aus Druck und Volumen definiert und demnach als Fläche in der Druck-Volumen-Kurve darstellbar ist. Un-

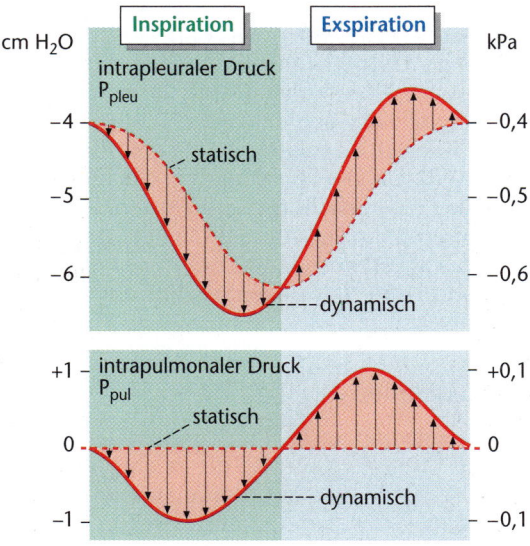

Abb. 5.5 Intrapulmonaler und intrapleuraler Druck bei statischen und dynamischen Bedingungen. Rein statische Bedingungen (gestrichelte Linien) würden gelten, wenn nur elastische und keine viskösen Atemwegswiderstände (z. B. Strömungswiderstände im Bronchialsystem) aufträten.

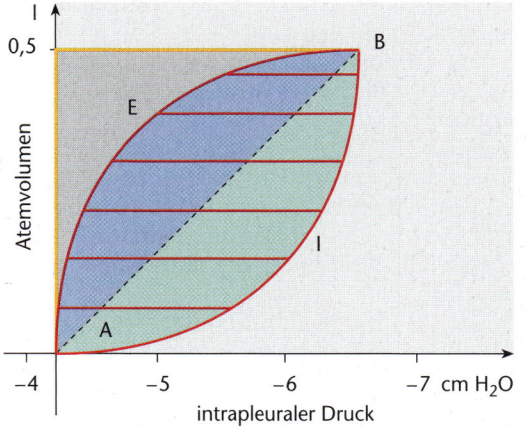

Abb. 5.6 Das Druck-Volumen-Diagramm der Lunge bei normaler Ruheatmung. Die gestrichelte Gerade gibt den idealisierten „statischen" Verlauf ohne Berücksichtigung der viskösen Atemwiderstände wieder. I = Inspiration; E = Exspiration; A = Ausgangspunkt der Einatmung; B = Endpunkt der Einatmung. Erläuterungen im Text.

ter statischen Bedingungen, bei fiktiver Atmung gegen rein elastische Widerstände, entspricht die Atemarbeit der Fläche zwischen der Geraden der linearen Druck-Volumen-Beziehung und der Y-Achse (☞ Abb. 5.6: Fläche innerhalb des gelben Dreiecks). Unter dynamischen Bedingungen muss Atemarbeit geleistet werden, die der von der Atemschleife in In- und Exspiration umfahrenen Fläche entspricht (☞ Abb. 5.6: schraffierte Fläche). Bei hoher Atemfrequenz beulen sich die in- und exspiratorischen Flanken der Atemschleife stärker aus, was auf den starken Einfluss des Atemwegswiderstandes bei hoher Atemfrequenz zurückzuführen ist. Auf diese Weise wird von der Atemschleife eine größere Fläche umschlossen, d. h. die zu leistende Atemarbeit nimmt bei einer Steigerung der Atemfrequenz zu. Analoges gilt bei einer Zunahme der Atemtiefe, die zu einer Ausziehung der Atemschleife in Richtung höherer Volumen führt und damit ebenfalls eine Flächenzunahme verursacht.

> **Klinik!**
> Beim **Asthma bronchiale** ist die Atemarbeit vor allem durch die **erschwerte Exspiration** stark erhöht.

5.3.3 Künstliche Beatmung

Überdruckbeatmung

Die Spontanatmung ist eine sog. **Unterdruckatmung**, d. h. die Atemluft folgt dem durch die inspiratorische Dehnung von Thorax und Lunge im Innern der Lunge entstehenden Unterdruck: Sie wird in die Lunge hineingesogen. Das Gegenteil ist bei der maschinellen Beatmung der Fall. Hier wird dem Patienten, dessen Spontanatmung erloschen ist, über einen in die Trachea eingebrachten Tubus mit Überdruck Atemluft in die Lungen insuffliert. Die Weitung des Thorax unter der Atmung ist bei der **Überdruckbeatmung** ein sekundäres Phänomen.
Aus dieser Überdruckbeatmung ergeben sich eine Reihe unphysiologischer Auswirkungen auf den Gesamtorganismus:
- Durch die im Vergleich zur Spontanatmung höheren intrapulmonalen Drücke werden kleinere Pulmonalarterienäste komprimiert, wodurch der Widerstand in der Lungenstrombahn ansteigt. Es kommt zur **Erhöhung des pulmonalarteriellen Drucks**.
- Durch die Überdruckbeatmung nimmt der Druck im rechten Vorhof inspiratorisch zu und nicht ab (☞ Kap. 4.3.1). Dadurch wird der venöse Rückstrom zum Herzen vermindert und das **Herzzeitvolumen kann abfallen**.
- Durch die Behinderung des venösen Rückstroms wird auch der Abfluss aus den venösen Sinus des Gehirns vermindert. Bei neurochirurgischen Patienten kann die hierdurch ausgelöste **Erhöhung des intrakraniellen Drucks** problematisch sein.
- Die Urinausscheidung sinkt ab. Verantwortlich hierfür ist der Abfall des Herzzeitvolumens mit vermindertem renalem Perfusionsdruck und einer dadurch **reduzierten Filtrationsleistung der Nieren**.

Wechseldruckbeatmung

Eine Wechseldruckbeatmung, bei der nur in der Inspiration positive Drücke im Thoraxraum herrschen, während in der Exspiration durch das „Absaugen" der Atemluft negative Drücke in der Lunge entstehen, vermeidet die nachteiligen Kreislaufwirkungen einer Beatmung mit kontinuierlich positivem intrathorakalem Druck. Durch die exspiratorische Sogwirkung wird allerdings die Kollapsneigung der Alveolen verstärkt, es kommt zur Ausbildung von vollständig kollabierten Lungenbezirken (Atelektasen), die am Gasaustausch nicht mehr teilnehmen können und daher die Sauerstoffaufnahmekapazität der Lunge verschlechtern. Das Verfahren ist daher heutzutage weitestgehend obsolet.

5.4 Lungenperfusion

Der Lungenkreislauf mit seinen Besonderheiten wird im Zusammenhang mit der Besprechung der übrigen Organkreisläufe in Kapitel 4.5.1 dargestellt. Zu der Bedeutung regionaler Perfusionsunterschiede für den Gasaustausch ☞ Kapitel 5.5.

5.5 Gasaustausch

Der Gasaustausch zwischen der Luft und dem Blut des Organismus lässt sich in drei Teilprozesse gliedern, die nacheinander ablaufen: Die **Ventilation** transportiert sauerstoffreiche Luft in die Lungen und entfernt das kohlendioxidreiche alveoläre Gasgemisch aus den Atemwegen. Durch die anschließende **Diffusion** vollzieht sich der eigentliche Atemgasaustausch zwischen Alveolarraum und dem Blut der Alveolarkapillaren. Die Durchblutung der Lunge (**Perfusion**) und die **Verteilung** von Perfusion, Ventilation und Diffusion innerhalb der Lunge entscheiden schließlich über den endgültig erreichten Arterialisierungsgrad des in den linken Vorhof einfließenden, pulmonalvenösen Blutes.

5.5.1 Ventilation

Das Atemzeitvolumen als Produkt aus Atemzugvolumen und Atemfrequenz ist die wichtigste globale Kenngröße der Ventilation. Bestimmt wird es vereinbarungsgemäß aus dem **exspiratorischen Atemzugvolumen V_E**, das beim Erwachsenen bei 0,5 l liegt, und der **Atemfrequenz**, die beim Erwachsenen in Ruhe etwa **14 Atemzüge/min** beträgt. Insgesamt ergibt sich in Ruhe ein **Atemzeitvolumen von 7 l/min**. Bei Belastung steigen sowohl die Atemfrequenz als auch das Atemzugvolumen an: Dann sind Atemzeitvolumina von mehr als 120 l/min möglich. Kinder kompensieren ihr geringeres Atemzugvolumen durch eine höhere Atemfrequenz von 20–30/min, bei Neugeborenen liegt sie sogar zwischen 40 und 50/min.

Totraumventilation und alveoläre Ventilation

Die Größe des Atemzeitvolumens sagt jedoch noch nichts über die Effektivität des Gasaustausches im respiratorischen System aus, da nur der Anteil des Atemzeitvolumens entscheidend ist, der die zum Gasaustausch befähigten Alveolen erreicht. Alle übrigen Strukturen des Atemtraktes, also Trachea, Bronchien und Bronchiolen, stellen im Hinblick auf die Gasaustauschfunktion **Totraum** dar, der bei Ein- und Ausatmung überwunden werden muss, ohne einen Beitrag zum Gasaustausch leisten zu können.

Bestimmung des Totraumvolumens

Das **Totraumvolumen** kann über eine indirekte Messung mittels Massenbilanz ähnlich der Helium-Einwaschmethode bestimmt werden. Dabei geht man zunächst davon aus, dass sich das ausgeatmete Atemzugvolumen (V_E) aus Totraumvolumen (V_D) und einem Volumenanteil aus dem Alveolarraum (V_A) zusammensetzt:

$$V_E = V_D + V_A \qquad [16]$$

Anstelle des Heliums bedient man sich eines Atemgases (CO_2 oder O_2). Aufgrund der Massenbilanz muss die ausgeatmete Exspirationsmenge des Atemgases, die sich aus der Multiplikation des Exspirationsvolumens mit der fraktionellen Konzentration des Gases in der Exspirationsluft (F_E) ergibt, der Totraummenge plus der Alveolarmenge des Gases entsprechen.

Exspirationsmenge
= Totraummenge + Alveolarmenge [17]

Die Totraummenge des Atemgases ergibt sich aus dem Totraumvolumen V_D multipliziert mit der fraktionellen Atemgas-Konzentration im Totraum, die mit der Konzentration des Gases in der inspiratorischen Atmosphärenluft (F_I) identisch ist (der Totraum nimmt ja am Gasaustausch der Lungen definitionsgemäß nicht teil). Die Alveolarmenge ergibt sich analog aus dem Alveolarvolumenanteil an der Exspiration und der Atemgas-Konzentration im Alveolarraum. Daraus erhält man analog zu [7]:

$$V_E \cdot F_E = V_D \cdot F_I + V_A \cdot F_A \qquad [18]$$

Hieraus ergibt sich durch Umformung und unter Einbeziehung der Gleichung [6] die **Bohr-Formel**, die das Verhältnis des Totraumvolumens (V_D) zum gesamten Exspirationsvolumen (V_E) angibt und die für alle Atemgase gilt:

$$\frac{V_D}{V_E} = \frac{F_E - F_A}{F_I - F_A} \qquad [19]$$

Verwendet man zur Berechnung des Totraums das CO_2, kann dessen sehr geringe inspiratorische Konzentration (f = 0,0003) gleich Null gesetzt werden, wodurch sich eine Vereinfachung ergibt:

$$\frac{V_D}{V_E} = \frac{F_{A\,CO_2} - F_{E\,CO_2}}{F_{A\,CO_2}} \qquad [20]$$

Bei einer normalen alveolären CO_2-Konzentration ($F_{A\,CO_2}$) von 0,056 und einem gemessenen CO_2-Anteil an der Exspirationsluft von 0,039, erhält man einen Totraumanteil am Exspirationsvolumen V_D/V_E von 0,3, d. h. von 30 %, was in etwa dem physiologischen Totraumanteil entspricht.

Physiologischer und anatomischer Totraum

Wichtig ist, dass mit der Bohr-Formel der sog. **physiologische Totraum** bestimmt wird, d. h. der Teil der Atemwege, der funktionell nicht am Atemaustausch teilnimmt. Dazu gehören neben dem **anatomischen Totraum** auch diejenigen Alveolarbezirke, die zwar belüftet, aber nicht durchblutet sind und die daher nicht am Gasaustausch teilnehmen. Beim Gesunden ist der physiologische Totraum nicht wesentlich größer als der anatomische. Bei Lungenerkrankungen wie dem Emphysen entstehen durch Zerstörung der Alveolarwände große luftgefüllte „Blasen" in der Lunge, die zwar noch belüftet, aber durch das Fehlen der Alveolarwände nicht mehr adäquat durchblutet werden. Bei solchen Lungenerkrankungen ist daher der physiologische Totraum erheblich größer als der anatomische.

Mit der Kenntnis des normalen Totraumanteils am Atemzugvolumen (bei gesunden Erwachsenen 30 %) lässt sich berechnen, dass von jedem Atemzugvolumen (500 ml) nur 350 ml den Alveolarraum erreichen, während 150 ml lediglich den Totraum belüften, ohne am Gasaustausch teilzunehmen. Dieses Totraumvolumen von 150 ml entspricht bei Gesunden dem anatomischen Totraum und liegt deshalb in seiner absoluten Größe aus anatomischen Gründen fest. Folglich belüftet eine flache Atmung mit kleinen Atemzugvolumen von z. B. nur 200 ml fast ausschließlich den Totraum und ist deswegen sehr ineffektiv. Umgekehrt führt eine tiefere Atmung mit größeren Atemzugvolumen zu einer Zunahme der alveolären Ventilation.

Der Totraumanteil an der funktionellen Residualkapazität liegt bei 150 ml/3200 ml, d. h. bei etwa 5 %.

Alveoläre Atemgasfraktionen und Partialdrücke

In den Alveolen beträgt die fraktionelle **O_2-Konzentration 0,14** (= 14 Vol.%), die fraktionelle **CO_2-Konzentration 0,056** (= 5,6 Vol.%). Die alveolären O_2- und CO_2-Konzentrationen können aus dem **endexspiratorischen Gasstrom** berechnet werden, da nach Abatmung des Totraumvolumens die Zusammensetzung der Ausatmungsluft der des alveolären Gasgemisches entspricht.

Die für den Gasaustausch durch Diffusion entscheidende Größe ist jedoch nicht die Konzentration, sondern der **Partialdruck der Atemgase**, d.h. nicht ihr Volumenanteil, sondern ihr Druckanteil am alveolären Gasgemisch. Nach dem **Dalton-Gesetz** entspricht dieser Partialdruck eines Gases am Gesamtdruck seinem **Anteil am Gasvolumen.** Der Partialdruck P_{Gas} eines Gases errechnet sich aus der Multiplikation seiner fraktionellen Konzentration f_{Gas} mit dem atmosphärischen Gesamtdruck P_B von 760 mmHg. Da die Alveolarluft zu 100 % mit Wasserdampf gesättigt ist, muss der Druckanteil des Wasserdampfes vom atmosphärischen Gesamtdruck abgezogen werden, wenn man die Partialdrücke der alveolären Gase erhalten will. Da der Wasserdampfdruck in den Alveolen bei 47 mmHg liegt, ergibt sich:

$$P_{Gas} = F_{Gas} \cdot (P_B - P_{H_2O}) \quad [21]$$
$$= F_{Gas} \cdot (P_B - 47\,mmHg)$$

Setzt man die fraktionellen alveolären Konzentrationen von 0,14 für O_2 und 0,056 für CO_2 in Gleichung [8] ein, erhält man die alveolären Partialdrücke von:

P_{AO_2} = **100 mmHg**
P_{ACO_2} = **40 mmHg**

Alveolärer Sauerstoffpartialdruck

Die Größe des alveolären Sauerstoffpartialdrucks (P_{AO_2}) hängt von folgenden Faktoren ab:
- Höhe des inspiratorischen Sauerstoffpartialdrucks (P_{IO_2})
- Höhe des alveolären Sauerstoffverbrauchs durch Abtransport ins Blut ($\dot{V}_{O_2}$)
- Höhe der alveolären Ventilation ($\dot{V}_A$).

Dabei wird der alveoläre Sauerstoffpartialdruck umso höher liegen, je höher der inspiratorische O_2-Partialdruck und die alveoläre Ventilation (Sauerstoffangebot) sind und je niedriger der Sauerstoffverbrauch ist:

$$P_{AO_2} = P_{IO_2} - \frac{\dot{V}_{O_2}(STPD)}{\dot{V}_A(BTPS)} \cdot 863\,[mmHg] \quad [22]$$

Der Faktor 863 berücksichtigt die unterschiedlichen Umgebungsbedingungen in Umgebungsluft (STPD) und im Alveolarraum (BTPS) nach Gleichung [5]. Klinisch wichtig ist, dass sowohl eine Erhöhung des inspiratorischen O_2-Partialdrucks (z.B. durch O_2-Gabe), als auch eine Erhöhung der alveolären Ventilation ($\dot{V}_A$), z.B. durch Erhöhung des Atemzugvolumens, den alveolären O_2-Partialdruck erhöht und dadurch bessere Arterialisierungsbedingungen im Bereich der alveolären Kapillaren schafft.

Alveolärer CO_2-Partialdruck

Eine analoge Gleichung gilt für den alveolären CO_2-Partialdruck, wobei der geringe inspiratorische CO_2-Partialdruck nicht berücksichtigt zu werden braucht:

$$P_{ACO_2} = \frac{\dot{V}_{CO_2}(STPD)}{\dot{V}_A(BTPS)} \cdot 863\,[mmHg] \quad [23]$$

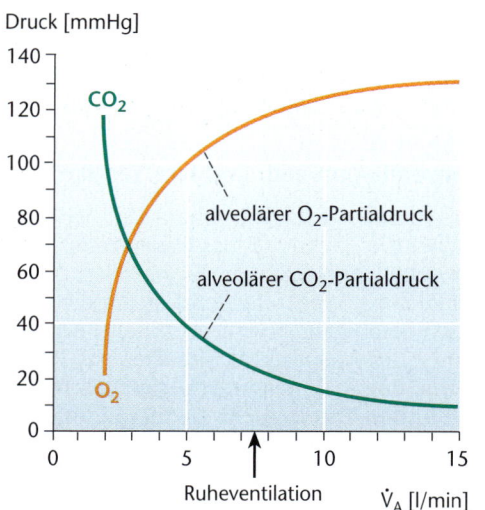

Abb. 5.7 Beziehung zwischen alveolärer Ventilation ($\dot{V}_A$) und alveolärem O_2- und CO_2-Partialdruck.

Der alveoläre CO_2-Partialdruck ist also umso höher, je größer die CO_2-Produktion des Organismus ($\dot{V}_{CO_2}$) und je geringer die alveoläre Ventilation ($\dot{V}_A$) ist. Die Formeln [9] und [10] erlauben es, den alveolären Partialdruck unter verschiedenen äußeren Bedingungen zu berechnen und werden deswegen auch als **Alveolarformeln** bezeichnet. Die gegenläufige Abhängigkeit von alveolärem O_2- und CO_2-Partialdruck bei Änderung der alveolären Ventilation zeigt Abbildung 5.7.

> **Merke!**
> „Flache Atmung" = kleine Atemzugvolumina:
> - vermehrte Totraumbelüftung
> - Abnahme des alveolären O_2-Partialdrucks
> - Anstieg des alveolären CO_2-Partialdrucks.

5.5.2 Diffusion

Gesetzmäßigkeiten des pulmonalen Gasaustausches

Der Gasaustausch zwischen Alveolen und dem Blut der Lungenkapillaren vollzieht sich über Diffusion (☞ Abb. 5.8). Treibende Kräfte sind hierbei die **Partialdruckdifferenzen** zwischen dem Alveolarraum und dem Kapillarblut. Während das alveoläre Gasgemisch einen O_2-Partialdruck von 100 mmHg und einen CO_2-Partialdruck von 40 mmHg aufweist, liegen die Partialdrücke im venösen Blut, das die Lungenkapillaren über die Äste der A. pulmonalis erreicht, bei 40 mmHg für O_2 und bei 46 mmHg für CO_2. Die Gesetzmäßigkeiten der Diffusion werden durch das **1. Fick-Diffusionsgesetz** beschrieben. Danach ist bei der Diffusion der Gasfluss ($\dot{V}$) über eine Membran proportional zur Partialdruckdifferenz der Gase über der Membran und zur Diffusionsfläche F

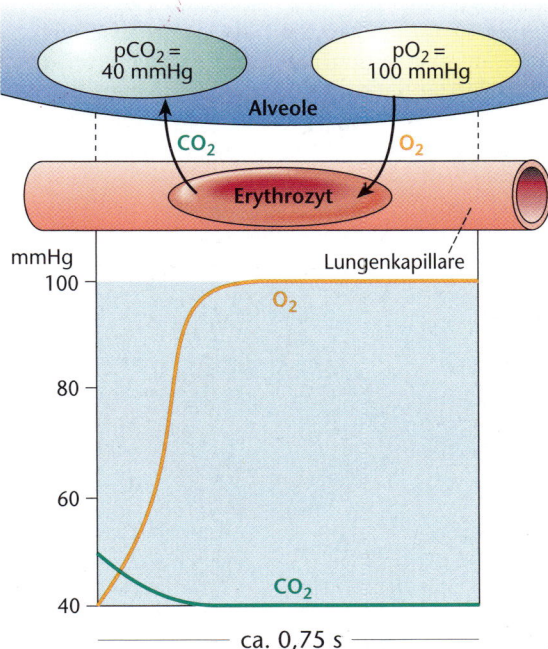

Abb. 5.8 Gasaustausch in der Alveole.

sowie umgekehrt proportional zur Dicke der Membran, d. h. der Diffusionsstrecke.

$$\dot{V} = \frac{F \cdot (P_{alv} - P_{cap})}{d} \cdot K \qquad [24]$$

Palv = Gaspartialdruck in den Alveolen
Pcap = Gaspartialdruck in den Lungenkapillaren

Die Konstante K, die vom Diffusionsmedium und der Art der diffundierenden Teilchen abhängt, wird als **Krogh'scher Diffusionskoeffizient** oder als **Diffusionsleitfähigkeit** bezeichnet. Diese Diffusionsleitfähigkeit ist für CO_2 etwa 20-mal größer als für O_2, d. h. bei gleichen Partialdruckdifferenzen und auch sonst gleichen äußeren Bedingungen diffundiert 20-mal mehr CO_2 als O_2 über die Membran.

Diffusionskapazität der Lunge

Die Diffusionswege in den Lungenkapillaren sind außerordentlich kurz und liegen zwischen 1 und 2 μm. Wegen dieser kurzen Wege genügt eine Kontaktzeit des Erythrozyten mit dem alveolären Gasgemisch von nur 0,5 Sekunden zur vollständigen Angleichung der Atemgaspartialdrücke in Alveolarraum und Kapillarblut.
Im Verlauf des Gasaustausches nimmt die Diffusionsrate kontinuierlich ab. Dies entspricht der stetigen Abnahme der Partialdruckdifferenzen zwischen Alveolarraum und Kapillarblut, die nach dem Fick-Diffusionsgesetz mit einer Abnahme des diffundierenden Gasflusses einhergeht.

5.5 Gasaustausch

Bestimmung der Diffusionskapazität

Die Diffusionskapazität der Lunge für ein bestimmtes Atemgas lässt sich durch eine Vereinfachung der Fick-Gleichung [11] bestimmen. Hierbei gehen die Dicke und die Fläche der Diffusionsmembran in die Diffusionskonstante K mit ein, so dass eine neue **Konstante D** entsteht. Somit ergibt sich aus [11] durch Umstellung:

$$D = \frac{\dot{V}}{(P_{alv} - P_{cap})} \qquad [25]$$

Die Konstante D bezeichnet nun substanzspezifisch die Diffusionskapazität der Lunge, d. h. ihre Fähigkeit zum Gasaustausch. Diese Diffusionskapazität ist umso höher, je größer der Gasfluss über die Membran ($\dot{V}$) und je kleiner die dafür erforderliche Partialdruckdifferenz ($P_{alv} - P_{cap}$) ist.
Auch für Kohlenmonoxid (CO) gilt die Gleichung [12]. Bei einer CO-Diffusionskapazität (D_{CO}) von 300 ml/min/kPa und einem alveolären P_{CO} von 0,2 kPa resultiert eine CO-Aufnahme ($\dot{V}_{CO}$) von:

$$\dot{V}_{CO} = 300 \text{ ml} \cdot \text{min}^{-1} \cdot \text{kPa}^{-1} \cdot (0{,}20 \text{ kPa})$$
$$= 60 \text{ ml} \cdot \text{min}^{-1}$$

> **Klinik!**
> Inhalierte Schadstoffe (z. B. Steinstäube) können eine **chronische Entzündung der Alveolen** (Alveolitis) unterhalten. Hierdurch fibrosieren im Laufe der Jahre die Alveolarmembranen: Die Diffusionsstrecke für O_2 wird dicker, der O_2-Partialdruck im Blut sinkt, zuerst nur unter Belastung, dann auch in Ruhe, auf Werte unter 75 mmHg ab. Klinisch leiden die Patienten unter Luftnot.

5.5.3 Perfusion und Verteilung

Lungenperfusion und ihre regionale Verteilung

Neben Ventilation und Diffusion bestimmt auch die Durchblutung (Perfusion) der Lunge den Wirkungsgrad der Arterialisierung. In Ruhe werden nur 50 % der Lungenkapillaren durchblutet. Bei steigender Belastung steigt die Anzahl der durchbluteten Gefäße an; Reservekapillaren werden durch Dilatation der arteriellen Lungengefäßäste eröffnet. Die Dilatation der Pulmonalarterienäste erklärt die Beobachtung, dass eine belastungsinduzierte Steigerung der Lungendurchblutung auf das 4fache nur eine Verdopplung des pulmonal-arteriellen Druckes zur Folge hat.
Die Lungenperfusion ist aber je nach Lungengebiet unterschiedlich verteilt: Beim stehenden Menschen sind die Lungenspitzen aufgrund der hydrostatischen Druckdifferenz schlechter durchblutet.

Euler-Liljestrand-Mechanismus

Außerdem kontrahieren sich in Gebieten mit niedrigem alveolären O_2-Partialdruck die Pulmonalarterienäste: Euler-Liljestrand-Mechanismus. Durch diese **hypoxiebedingte Vasokonstriktion** wird die Durchblutung von Lungengebieten gedrosselt, in denen wegen des niedrigen O_2-Partialdruckes ohnehin kein effektiver Gasaustausch zu erwarten wäre. Der regionale pulmonale Blutfluss ($\dot{Q}$) wird auf diese Weise der alveolären Ventilation ($\dot{V}_A$) angepasst.

Merke!
Euler-Liljestrand-Mechanismus: Vasokonstriktion der Pulmonalarterienäste bei Hypoxie.

Shunt-Blut

Ein (kleiner) Teil des Herzzeitvolumens durchläuft nicht den Lungenkreislauf, sondern gelangt direkt vom venösen Gefäßsystem in den arteriellen Schenkel. Dieses Kurzschlussblut oder Shunt-Blut besteht aus dem sauerstoffarmen Blut in den Vv. bronchiales. Die Vv. bronchiales münden direkt in die Lungenvenen (die sauerstoffreiches Blut transportieren) und erreichen so unter Umgehung der Lungen das System des Körperkreislaufs. Dieses Shunt-Blutvolumen beträgt beim Gesunden etwa 2 %. Es ist dafür verantwortlich, dass der Sauerstoffpartialdruck in den peripheren Arterien um 5–8 mmHg unter dem am Ende der Lungenkapillaren maximal erreichten Sauerstoffpartialdruck liegt.

Klinik!
Eine Drucksteigerung im Lungenkreislauf (**pulmonale Hypertonie**) führt zu einer Belastung des rechten Herzens. Ursachen einer pulmonalen Hypertonie können z. B. eine **Lungenembolie** (akut) oder **Asthma** und **Parenchymveränderung** der Lunge (chronisch) sein.

Arterialisierung des Blutes

Die von den Lungen erreichte Arterialisierung des venösen Blutes wird also bestimmt von alveolärer Ventilation ($\dot{V}_A$), Diffusionskapazität (D) und Lungenperfusion ($\dot{Q}$). Dabei ist nicht der Absolutwert einer dieser Größen entscheidend, sondern das Verhältnis von Ventilation und Diffusion zur jeweiligen Lungenperfusion, d. h. die Quotienten:

$\dfrac{\dot{V}_A}{\dot{Q}}$ Ventilations-Perfusions-Verhältnis

$\dfrac{D}{\dot{Q}}$ Diffusions-Perfusions-Verhältnis

Werden beispielsweise die Alveolen bei normaler Belüftung oder Diffusion aufgrund pathologischer Veränderungen nur zum Teil durchblutet ($\dot{Q}$ erniedrigt, $\dot{V}_A$ und D normal), nimmt die Arterialisierung des Blutes ab; man spricht von einer **Perfusionsstörung**. Nehmen Ventilation ($\dot{V}_A$) oder Diffusionskapazität (D) bei normaler Perfusion ($\dot{Q}$) ab, handelt es sich um eine **Ventilations**- bzw. **Diffusionsstörung** (☞ Abb. 5.9).

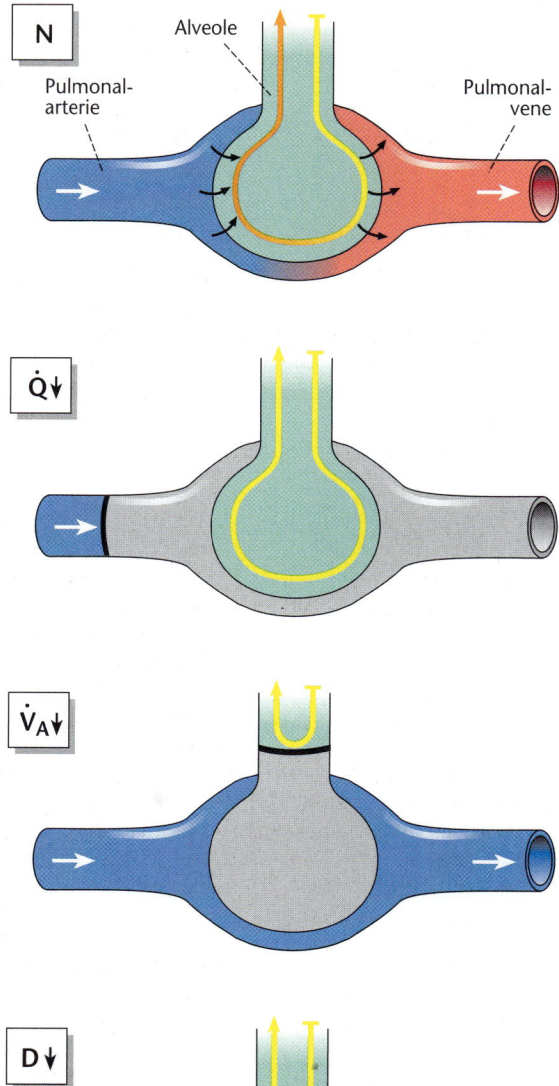

Abb. 5.9 Verteilungsstörungen in der Lungenstrombahn. Eingezeichnet sind eine normale (N) und drei pathologisch veränderte Alveolen:
$\dot{Q}\downarrow$ = Alveole belüftet, aber nicht durchblutet
$\dot{V}_A\downarrow$ = Alveole durchblutet, aber nicht belüftet
$D\downarrow$ = Alveole belüftet und durchblutet, aber Diffusionskapazität eingeschränkt.

Außerdem können Diffusion, Perfusion und Ventilation im Lungengewebe regional unterschiedlich verteilt sein. Während das globale Ventilations/Perfusions-Verhältnis in der Lunge etwa bei 1 liegt, beträgt es in der Lungenspitze 3 und in den basalen Anteilen der Lunge 0,6.

Diese regionalen Diffusions-, Perfusions- oder Ventilationsstörungen **(Verteilungsstörungen)** führen dazu, dass der durch das Shunt-Blut schon abgesenkte arterielle O_2-Partialdruck noch weiter gegenüber dem alveolären Partialdruck absinkt. Der arterielle O_2-Partialdruck liegt beim Jugendlichen um 95 mmHg, beim 70-Jährigen, aufgrund der altersbedingten Zunahme der Verteilungsstörungen in der Lunge, nur noch bei 70 mmHg.

5.5.4 Pathophysiologie: Ventilationsstörungen

Da die Lunge auf die verschiedensten Schädigungen mit relativ einförmigen Krankheitsbildern reagiert, lassen sich zwei große Klassen von Ventilationsstörungen beobachten, die jeweils durch eine Vielzahl von Auslösern hervorgerufen werden können:

Obstruktive Ventilationsstörungen

Sie machen 90 % aller Lungenerkrankungen aus. Sie beruhen auf einer **Zunahme des Strömungswiderstands** in den Atemwegen und führen dadurch zu vermehrter Atemarbeit, die sich in schweren Fällen klinisch als Atemnot **(Dyspnoe)** bemerkbar macht. Die Verlegung der Bronchien (z. B. durch Schleim oder Kontraktion der Bronchialmuskulatur) führt zu einer **Überblähung** der Lunge mit Vergrößerung der Residualkapazität, da die Obstruktion die Ausatmung stärker behindert als die Einatmung. Ursachen einer obstruktiven Ventilationsstörung können **allergische Einflüsse** (z. B. beim Asthma bronchiale) oder **toxische Schädigungen** der Bronchialwand (Nikotinabusus) sein.

Restriktive Ventilationsstörungen

Die **Dehnbarkeit des Lungengewebes (Compliance)** ist eingeschränkt. Dadurch verkleinert sich das maximal bei der Atmung mobilisierbare Lungengewebe. Ursachen sind z. B. Lungenteilresektionen, Lungenfibrosen, Thoraxdeformitäten oder ausgeprägte Adipositas.

Lungenfunktionsdiagnostik

Obstruktive und restriktive Ventilationsstörungen lassen sich über Lungenfunktionsprüfungen nachweisen.

Obstruktive Störung

Typisch für eine obstruktive Störung ist die **Erhöhung des Atemwegswiderstands (Resistance).** Dies kann z. B. mit dem Bodyplethysmographen bestimmt werden. Auf einfachere Weise lässt sich eine Obstruktion

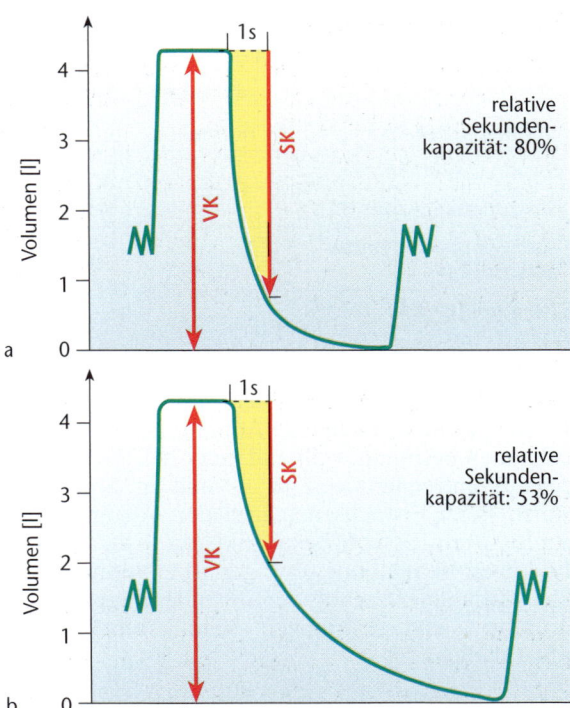

Abb. 5.10 Bestimmung der Sekundenkapazität. **a:** Bei einem Lungengesunden (80 %). **b:** Bei obstruktiver Ventilationsstörung (53 %).
Aufgetragen sind die Sekundenkapazität (SK) und die Vitalkapazität (VK); angegeben ist die relative Sekundenkapazität als Verhältnis der Sekundenkapazität zur Vitalkapazität.

auch mit dem **Tiffeneau-Test** (Bestimmung der Sekundenkapazität) nachweisen. Dabei wird mit einem Spirometer das Volumen bestimmt, das der Proband nach maximaler Inspiration in einer Sekunde ausatmen kann. Bei einer obstruktiven Ventilationsstörung ist die Ausatmung durch die Engstellung des Bronchialsystems beeinträchtigt, die **Sekundenkapazität** („forciertes exspiratorisches Volumen in 1 Sekunde": **FEV_1**) ist herabgesetzt. Zur besseren Vergleichbarkeit wird die Sekundenkapazität meist auf die Vitalkapazität bezogen: Liegt die Sekundenkapazität unter 80 % der Vitalkapazität, kann man von einer obstruktiven Ventilationsstörung ausgehen (☞ Abb. 5.10).

Restriktive Ventilationsstörung

Eine restriktive Ventilationsstörung ist durch eine **Verminderung der Vitalkapazität** gekennzeichnet. Dabei ist zu bedenken, dass die Vitalkapazität sowohl von der Dehnungsfähigkeit (Compliance) der Lunge als auch von der des Thorax abhängt. Eine restriktive Ventilationsstörung mit Einschränkung der Vitalkapazität kann also **thorakale** oder **pulmonale Ursachen** haben. Neben der Vitalkapazität ist aufgrund der generell eingeschränkten Lungenkapazität bei restriktiven Störungen auch das Residualvolumen der Lungen vermindert.

Tab. 5.2 Charakteristika von obstruktiven und restriktiven Ventilationsstörungen

	obstruktiv	restriktiv
Vitalkapazität (VC)	normal	↓
Residualvolumen	↑	↓
Sekundenkapazität (FEV$_1$)	↓	normal
Atemwegswiderstand (Resistance)	↑	normal
Atemgrenzwert	↓	↓

Der **Atemgrenzwert** ist das Atemzeitvolumen bei willkürlich maximal gesteigerter Atmung. Er wird über 10 Sekunden bestimmt, während derer der Proband mit einer Atemfrequenz von 40–60/min am Spirometer atmet. Beim Erwachsenen liegt der Atemgrenzwert um 150 l/min. Sowohl bei restriktiven als auch bei obstruktiven Ventilationsstörungen ist er vermindert.
Eine Zusammenfassung der Veränderungen bei obstruktiven und restriktiven Ventilationsstörungen gibt Tabelle 5.2.

> **Merke!**
> - **obstruktive Ventilationsstörung:** Resistance ↑
> - **restriktive Ventilationsstörung:** Vitalkapazität ↓

5.6 Atemgastransport im Blut

5.6.1 Grundlagen

Im Blut werden die Atemgase zum Teil physikalisch gelöst, zum Teil chemisch gebunden an Hämoglobin oder andere Substanzen transportiert. Die physikalische Löslichkeit wird von den Löslichkeitsgesetzen beschrieben. Die chemische Bindung beruht auf den speziellen Eigenschaften der Trägermoleküle, vor allem des Hämoglobins.

Löslichkeitsgesetze von Gasen im Blut

Für die Löslichkeit eines Gases in einer Flüssigkeit gilt das **Henry-Dalton-Gesetz,** wonach die Konzentration eines Gases (C_{Gas}) in einer Flüssigkeit dem Partialdruck des Gases über der Flüssigkeitsschicht proportional ist:

$$C_{Gas} = P_{Gas} \cdot \alpha \qquad [26]$$

α ist dabei der **Bunsen'sche Löslichkeitskoeffizient,** der für die einzelnen Gase und Flüssigkeiten jeweils spezifisch ist. Der Löslichkeitskoeffizient gibt an, wie viel ml Gas bei einem Partialdruck von 1 atm (= 760 mm Hg = 101 kPa) in 1 ml Flüssigkeit gelöst sind. Für CO_2 im Blut liegt er mit 0,49 etwa 20-mal höher als für O_2 (0,028).
Beispiel: Arterielles Blut mit einem pO_2 von 90 mm Hg enthält 90 · 0,028/760 = 0,003 ml O_2 pro ml Blut in physikalischer Lösung. Die physikalisch gelöste CO_2-Menge beträgt dagegen 40 · 0,49/760 = 0,026 ml/ml Blut. Trotz niedrigerem CO_2-Partialdruck ist aufgrund der höheren Löslichkeit von CO_2 etwa 9-mal mehr CO_2 als O_2 physikalisch im Plasma gelöst.

Funktioneller Aufbau des Hämoglobins

Hämoglobin ist ein Protein, das aus **zwei α-Ketten** (141 Aminosäuren) und **zwei β-Ketten** (146 Aminosäuren) besteht. Jede der vier Ketten des Hämoglobin-Tetramers enthält eine **Häm-Gruppe** mit einem **Eisen-Atom im Zentrum.** An jedes dieser vier Eisenatome kann sich ein Sauerstoffmolekül reversibel anlagern, ohne dass das Eisen dabei oxidiert wird. Lagert sich an eine dieser vier Häm-Gruppen ein Sauerstoffmolekül an, wird durch eine Konfigurationsänderung des Globinanteils die Sauerstoffanlagerung an die übrigen Häm-Gruppen erleichtert: **kooperativer Effekt.** Während die physiologische, reversible Sauerstoffanlagerung als **Oxygenierung** bezeichnet wird, kann unter dem Einfluss von bestimmten Giftstoffen auch eine echte, irreversible **Oxidation** des Eisen-Atoms stattfinden. Durch eine solche Oxidation entsteht **Hämiglobin (= Methämoglobin),** das den irreversibel gebundenen Sauerstoff im Gewebe nicht mehr abgeben kann und deshalb dem Sauerstoffaustausch nicht zur Verfügung steht (☞ unten).
Die vier Polypeptidketten, die den Globinanteil des Hämoglobins bilden, gehören zwei verschiedenen Familien an: α-Ketten und β-Ketten. Normales **Erwachsenenhämoglobin (HbA)** besteht aus jeweils zwei α- und zwei β-Ketten: $HbA\alpha_2\beta_2$. Das **embryonale Hämoglobin (HbE)** enthält an Stelle der β-Ketten zwei ε-Ketten und wird bis zum 3. Monat gebildet. Das **fetale Hämoglobin (HbF)** ist durch den Ersatz der β-Ketten durch zwei γ-Ketten gekennzeichnet. Das Neugeborene verfügt bei der Geburt noch über 60–90 % fetales Hämoglobin, das eine **höhere Sauerstoffaffinität** als adultes Hämoglobin aufweist.

> **Klinik!**
> Bei der **β-Thalassämie** werden nicht genügend β-Ketten produziert. Dies führt zu einem Mangel an HbA, der nur teilweise durch die vermehrte Bildung von HbF kompensiert werden kann. Die Erythrozyten sind empfindlich, hämolysieren früher und werden in der Milz rasch abgebaut.
> Der **Sichelzellanämie** liegt eine Punktmutation zugrunde. Dadurch wird eine falsche Aminosäure (Valin statt Glutamat) ins Hämoglobin eingebaut: **HbS.** In seiner desoxygenierten Form neigt dieses zur Aggregation. Die Erythrozyten nehmen dann eine sichelförmige Form an, können kleine Gefäße verstopfen und werden ebenfalls früh abgebaut.

5.6.2 Sauerstofftransport im Blut

Hämoglobin-Sauerstoff-Bindung

Der größte Teil des im Blut transportierten Sauerstoffs ist reversibel an das Hämoglobin angelagert. Nur 1–1,5 % des Sauerstoffs liegt in physikalischer Lösung vor. Durch den tetrameren Aufbau des Hämoglobins kann jedes Hämoglobinmolekül vier Moleküle O_2 binden. Aus diesem Verhältnis ergibt sich unter Berücksichtigung des Molekulargewichts von Hämoglobin (64 000 g) und des Volumens von 4 mol O_2 ($= 4 \cdot 22{,}4$ l; O_2 ist ein ideales Gas), dass 1 g Hämoglobin in vitro 1,39 ml O_2 binden kann. Da im Organismus nicht das gesamte Hämoglobin „bindungsfähig" vorliegt, ergibt sich in vivo eine etwas geringere Sauerstoffbindung von 1,34 ml/g Hämoglobin: **Hüfner-Zahl**. Bei einem durchschnittlichen Hämoglobingehalt des Blutes von 150 g/l erhält man eine O_2-Bindungskapazität des Blutes von 200 ml/l Blut. Pro Liter Blut sind also 200 ml O_2 an Hämoglobin gebunden und nur 3 ml physikalisch gelöst.

Unter normalen Bedingungen liegt jedoch nicht alles Hämoglobin in oxygenierter Form vor. Der Grad der Oxygenierung hängt vom O_2-Partialdruck im Blut ab. Dabei wird der Grad der Oxygenierung meist in einem relativen Maß, als Verhältnis von oxygeniertem Hämoglobin zum Gesamthämoglobin, d. h. als **Sauerstoffsättigung** in % des Hämoglobins angegeben. Trägt man diese Sauerstoffsättigung gegen den O_2-Partialdruck auf, erhält man die S-förmige O_2-Bindungskurve des Hämoglobins (☞ Abb. 5.11).

Besonderheiten der Myoglobin-Sauerstoffbindung

Der Unterschied zwischen den Sauerstoff-Bindungskurven von Hämoglobin und Myoglobin erklärt sich aus dem unterschiedlichen Aufbau dieser beiden Sauerstoffträgermoleküle. **Myoglobin** kann nur ein Sauerstoffmolekül binden, es ähnelt in seinem Gesamtaufbau einer Untereinheit des Hämoglobins. Deshalb folgt seine Reaktionskinetik mit Sauerstoff einem hyperbelförmigen Verlauf, d. h. mit zunehmender Sauerstoffsättigung des Myoglobins sinkt die O_2-Affinität rasch ab. Insbesondere im Bereich mittlerer O_2-Partialdrücke geht die O_2-Affinität deutlich zurück.

Kooperativer Effekt des tetrameren Hämoglobins

Die Reaktionskinetik von Hämoglobin mit **Sauerstoff** zeigt dagegen einen S-förmigen Verlauf, der durch eine weitgehend lineare Abhängigkeit von O_2-Partialdruck und Sauerstoffsättigung in einem mittleren O_2-Partialdruckbereich zwischen 20 und 40 mmHg charakterisiert ist. In diesem Bereich nimmt also die Sauerstoffaffinität bei zusätzlicher Sättigung nicht ab, wie bei einer klassischen Sättigungskinetik zu erwarten wäre. Die Ursache für diesen flachen Verlauf der Sauerstoff-Bindungskurve liegt im **kooperativen Effekt** des tetrameren Hämoglobinmoleküls: Jedes schon an eine der vier Bindungsstellen gebundene O_2-Molekül erleichtert durch sterische Konfigurationsänderungen die Bindung des nächsten O_2-Moleküls bis alle vier Bindungsstellen abgesättigt sind. Erst dann folgt die Sauerstoffkurve wieder einer hyperbolischen Kinetik. Diese Erklärung des Kurvenverlaufs der O_2-Bindungskurve wird auch als **Zwischenbindungshypothese** (Adair) bezeichnet.

Der lineare, steile Verlauf der Sauerstoff-Bindungskurve bei mittleren Partialdrücken ist besonders für die Regulation der Sauerstoffabgabe im venösen Kapillarbereich vorteilhaft: Dort herrschen in körperlicher Ruhe O_2-Partialdrücke von 40 mmHg. Sinkt der O_2-Partialdruck durch erhöhten Sauerstoffverbrauch weiter ab, z. B. um 5 mmHg, geht, wie aus Abb. 5.11 ersichtlich, die Sauerstoffsättigung stärker zurück: Es wird mehr Sauerstoff ans Gewebe abgegeben, als es nach der Bindungskinetik des Myoglobins der Fall wäre.

Der hyperbolische, flache Teil der Sauerstoff-Bindungskurve bei hohen O_2-Partialdrücken ist dagegen für die Sauerstoffaufnahme in der Lunge von Vorteil. Durch die praktisch gleich bleibend hohe Sauerstoffsättigung bei O_2-Partialdrücken zwischen 100 und 80 mmHg wird trotz eines Absinkens des in der Lunge erreichbaren O_2-Partialdruckes (etwa durch Lungenfunktionsstörungen) von z. B. 100 auf 80 mmHg noch eine gleich bleibend hohe Sauerstoffsättigung des Hämoglobins erreicht.

> **Merke!**
> **Zwischenbindungshypothese:** S-förmiger Verlauf der O_2-Bindungskurve durch kooperativen Effekt des tetrameren Hämoglobinmoleküls.

Beeinflussung der Sauerstoff-Bindungskurve

Rechtsverschiebung

Eine Reihe von Faktoren kann die Sauerstoff-Bindungs-Kapazität des Hämoglobins beeinflussen, was

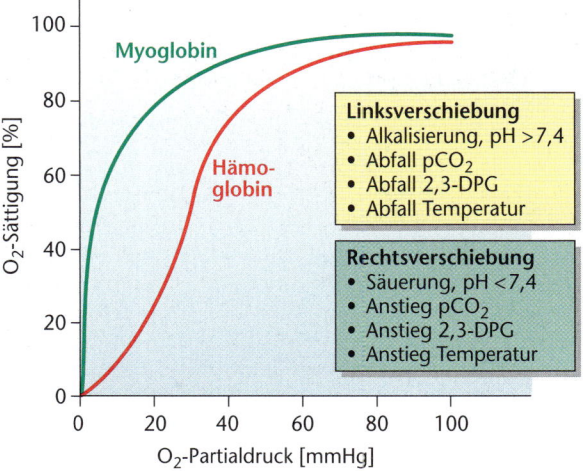

Abb. 5.11 Sauerstoff-Bindungskurve von Hämoglobin und Myoglobin.

sich in einer Verschiebung der O_2-Bindungskurve zeigt. Dabei drückt sich eine sinkende Sauerstoffaffinität, d. h. eine leichtere Sauerstoffabgabe, in einer Rechtsverschiebung der O_2-Bindungskurve aus. Bei der rechtsverschobenen O_2-Bindungskurve liegt die O_2-Sättigung im Vergleich zur normalen O_2-Bindungskurve bei gleichen O_2-Partialdrücken niedriger; das Hämoglobin besitzt eine **geringere O_2-Affinität**. Das bedeutet umgekehrt, dass bei gleichem O_2-Partialdruck mehr O_2 in die Gewebe abgegeben wird: **erleichterte Sauerstoffabgabe**. Eine solche Rechtsverschiebung tritt folgerichtig dann auf, wenn die Gewebe einen **erhöhten Sauerstoffbedarf** haben:

- Dies ist z. B. beim **Anstieg der CO_2- oder der H^+-Ionenkonzentration** (= Abfall des pH) der Fall, die beide zu einer Rechtsverlagerung der O_2-Bindungskurve führen. Bei respiratorisch bedingtem Abfall des pH-Wertes im Blut (durch CO_2-Anstieg) wird die O_2-Bindungskurve stärker nach rechts verschoben als bei einer erhöhten H^+-Ionen-Konzentration allein, da in diesem Fall die erhöhten Konzentrationen von CO_2 und H^+ unabhängig voneinander die Sauerstoffaffinität des Hämoglobins vermindern.
- Auch mit **steigender Temperatur** wird die Sauerstoffabgabe durch Rechtsverschiebung der O_2-Bindungskurve erleichtert.
- Schließlich verschieben **erhöhte Blutspiegel von 2,3-Diphosphoglycerol** (2,3-DPG), einer Substanz, die von den Erythrozyten bei Sauerstoffmangel (z. B. durch Anämie oder Höhenaufenthalt) vermehrt gebildet wird, die O_2-Bindungskurve nach rechts.

Linksverschiebung

Bei gegenläufigen Veränderungen von CO_2, H^+ (pH), Temperatur oder 2,3-DPG-Gehalt des Blutes tritt entsprechend eine Linksverschiebung der O_2-Bindungskurve mit vermehrter Sauerstoffaffinität des Hämoglobins und erschwerter O_2-Abgabe auf (☞ Abb. 5.12).

O_2-Halbsättigungsdruck

Maß einer Rechtsverschiebung ist die Erhöhung des O_2-Partialdrucks, der für eine 50 %ige O_2-Sättigung des Hämoglobins erforderlich ist (P_{50} oder O_2-Halbsättigungsdruck). Einen abnehmenden P_{50} findet man entsprechend bei einer Linksverschiebung der O_2-Bindungskurve (☞ Abb. 5.12).

> **Merke!**
> **Rechtsverschiebung:**
> - erleichterte O_2-Abgabe
> - CO_2 ↑, H^+ ↑, 2,3-DPG ↑, Temperatur ↑
> - Merkhilfe: „Recht erleichtert: viermal Hoch!"
>
> **Linksverschiebung:**
> - erschwerte O_2-Abgabe
> - CO_2 ↓, H^+ ↓, 2,3-DPG ↓, Temperatur ↓

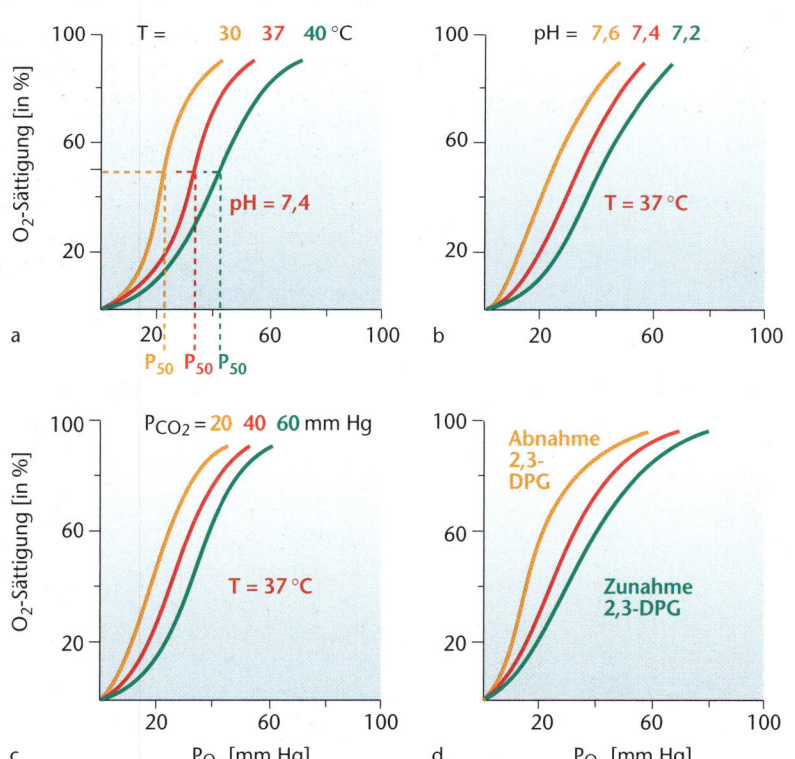

Abb. 5.12 Abhängigkeit der O_2-Bindungskurve von **a:** Temperatur, **b:** H^+-Ionen-Konzentration (pH), **c:** pCO_2, **d:** 2,3-DPG-Gehalt des Blutes. Rechtsverschiebung (erhöhter P_{50}) → erleichterte Sauerstoffabgabe; Linksverschiebung (erniedrigter P_{50}) → erschwerte Sauerstoffabgabe.

Bohr-Effekt

Die Abhängigkeit der Sauerstoff-Bindungskurve vom CO_2- und H^+-Ionen-Gehalt des Blutes wird als Bohr-Effekt bezeichnet. Dieser Bohr-Effekt erleichtert die Sauerstoffaufnahme in der Lunge, da mit abnehmendem CO_2-Gehalt des abgeatmeten CO_2 in den Lungenkapillaren die Sauerstoffaffinität des Hämoglobins steigt: Linksverschiebung der O_2-Bindungskurve. Umgekehrt erleichtert der Bohr-Effekt die Sauerstoffabgabe im Gewebe, da hier durch die ansteigenden CO_2-Werte des kapillären Blutes die Sauerstoffaffinität des Hämoglobins gesenkt wird: Rechtsverschiebung der O_2-Bindungskurve.

Merke!
Bohr-Effekt: Abhängigkeit der O_2-Affinität von pH und pCO_2
- leichtere O_2-Aufnahme in der Lunge
- leichtere O_2-Abgabe im Gewebe.

Arteriovenöse O_2-Differenz

Die Sauerstoffsättigung im arteriellen Blut ($pO_{2\,art}$ = 100 mmHg) liegt bei etwa 97 %, im venösen Blut ($pO_{2\,ven}$ = 40 mmHg) noch bei 73 % (☞ Abb. 5.11). D.h. unter Verwendung der Hüfner-Zahl liegt der **Sauerstoffgehalt** ($O_{2\,art}$) im **arteriellen Blut** bei einem normalen Hämoglobinwert von 15 g/l Blut bei:

$[O_{2\,art}]$
= 1,34 ml/ O_2/g Hb · 150 g Hb/l Blut · 0,97
= **0,20 l O_2/l Blut** [27]

Für den Sauerstoffgehalt im venösen Blut gilt entsprechend:

$[O_{2\,ven}]$
= 1,34 ml O_2/g Hb · 150 g Hb/l · 0,73
= **0,15 l O_2/l Blut** [28]

D.h. vom Sauerstoffgehalt des arteriellen Blutes von 0,20 l O_2/l Blut werden vom Organismus bis zum Erreichen des venösen Sauerstoffgehaltes von 0,15 l O_2/l Blut insgesamt nur rund 0,05 l O_2/l Blut (also nur 25 %) verbraucht. Diese **Sauerstoffausschöpfung** des arteriellen Blutes wird als **arteriovenöse O_2-Differenz (avDO$_2$)** bezeichnet und liegt in Ruhe im venösen Mischblut bei 0,05. Bei starker körperlicher Arbeit werden bis zu 0,15 l O_2/l Blut von den Geweben verbraucht, so dass ein $avDO_2$ von 0,15 resultiert. Die regionale Sauerstoffausschöpfung der einzelnen Gewebe, d. h. die regionale $avDO_2$, kann je nach Sauerstoffverbrauch des Gewebes sehr unterschiedlich sein (☞ Tab. 5.3).

Inaktiviertes Hämoglobin: HbCO

Kohlenmonoxid, das bei unvollständigen Verbrennungsprozessen entsteht, hat eine etwa 200-mal höhere Affinität zu den Häm-Gruppen des Hämoglobins als Sauerstoff, d. h. die CO-Bindungskurve für Hämoglobin verläuft viel steiler als die O_2-Bindungskurve. Dadurch werden schon bei niedrigen CO-Konzentrationen in der Atemluft viele Hämoglobinmoleküle vom Kohlenmonoxid besetzt und stehen dem Sauerstofftransport nicht mehr zur Verfügung. Unter Normalbedingungen liegt der HbCO-Anteil im Blut bei 1 %, bei Rauchern kann er bis auf 10 % HbCO ansteigen.

Klinik!
Eine **Kohlenmonoxidvergiftung** ist an der kirschroten Farbe des Blutes erkennbar. Durch die Blockierung des Hämoglobins ist der Sauerstoffaustausch im Gewebe eingeschränkt, wodurch hypoxische Schädigungen entstehen können. Therapie der Wahl ist die Beatmung mit reinem Sauerstoff: Der O_2-Partialdruck wird in der Alveolarluft und damit auch im arteriellen Blut erhöht und CO auf diese Weise aus seiner Hämoglobinbindung verdrängt.

Tab. 5.3 Durchblutung, arteriovenöse Sauerstoffdifferenz ($avDO_2$) und Sauerstoffverbrauch verschiedener Organe			
Organ	Durchblutung* [ml · 100 g^{-1} · min^{-1}]	$avDO_2$	O_2-Verbrauch [ml · 100 g^{-1} · min^{-1}]
Skelettmuskel (Ruhe)	3	0,10	0,3
Skelettmuskel (Arbeit)	50–130	0,15	15,0
Milz	100	0,01	1,0
Gehirn (Rinde)	100	0,10	10,0
Gehirn (Mark)	20	0,05	1,0
Leber	100	0,05	5,0
Niere	400	0,02	8,0
Herz (Ruhe)	80	0,10	8,0
Herz (Arbeit)	300	0,15	45,0

*sog. „spezifische" Durchblutung = Durchblutung pro 100 g Gewebe

Zu beachten ist, dass bei CO-Vergifteten der O_2-Partialdruck im arteriellen Blut normal ist, da dieser durch die physikalisch im Blut gelöste Menge aufgebaut wird und von den CO-bedingten Veränderungen im Erythrozyten nicht beeinflusst wird. Dagegen ist der gemischt-venöse pO_2 erniedrigt, da der Körper vermehrt versucht, das physikalisch gelöste O_2 zu extrahieren.

Auch im arteriellen Blut ist die O_2-Konzentration als Summe von physikalisch und chemisch gelöstem O_2 erniedrigt. Die O_2-Konzentrationsdifferenz zwischen arteriellem und venösem Blut bleibt trotzdem im Wesentlichen gleich, da das vermehrt extrahierte physikalisch gelöste O_2 im Verhältnis zur Gesamtkonzentration kaum ins Gewicht fällt.

Merke!
CO-Vergiftung:
- normaler arterieller O_2-Partialdruck
- erniedrigter gemischt-venöser pO_2.

Oxidiertes Hämoglobin: Methämoglobin

Wird das zweiwertige Eisen des Hämoglobins zu dreiwertigem Eisen oxidiert (z. B. durch Nitrit) so entsteht **Methämoglobin** (Hämiglobin), das keinen Sauerstoff mehr transportieren kann. Diese echte Oxidation des Hämoglobins ist von der dem Sauerstofftransport dienenden Oxygenierung (☞ oben) zu unterscheiden. Unter normalen Bedingungen liegen nie mehr als 1–2 % des Hämoglobins als Hämiglobin vor, da eine im Erythrozyten lokalisierte NADH-abhängige **Methämoglobinreduktase** oxidiertes Hämiglobin stets wieder in normales Hämoglobin umwandelt.

Klinik!
Säuglinge, deren Methämoglobinreduktase noch nicht ausgereift ist, sind gegenüber Methämoglobin bildenden Substanzen besonders empfindlich. Die im Trinkwasser maximal zulässige Nitritmenge von weniger als 0,1 mg Nitrit/l ist allerdings ungefährlich. Gesundheitsgefahren entstehen erst dann, wenn aufgrund unhygienischer Nahrungszubereitung Bakterien das im Trinkwasser ebenfalls enthaltene **Nitrat** (Grenzwert: < 50 mg/l) reduzieren und so vermehrt **Nitrit** gebildet wird.

5.6.3 CO_2-Transport im Blut

CO_2-Transportformen

Während Sauerstoff im Blut fast ausschließlich an Hämoglobin gebunden transportiert wird, kann man beim CO_2-Transport drei Transportformen unterscheiden.

Physikalische Lösung

10 % des CO_2 werden physikalisch im Blut gelöst transportiert. Dabei gilt das Henry-Dalton-Gesetz (Gleichung [13]). Vorteilhaft ist hierbei der hohe Löslichkeitskoeffizient von CO_2 im Blut.

Chemische Bindung an Hämoglobin

Weitere 10 % des CO_2 gehen eine direkte Verbindung mit Aminogruppen des Hämoglobinmoleküls ein. Dabei entsteht **Carbamino-Hämoglobin.** Pro gebundenem CO_2-Molekül wird ein Proton freigesetzt:

$$(Hb)NH_2 + CO_2 \leftrightarrow (Hb)NHCOO^- + H^+ \qquad [29]$$

Chemische Umsetzung zu HCO_3

80 % des CO_2 werden nach chemischer Umsetzung als HCO_3^- (Bicarbonat) im Blut gelöst transportiert. Zunächst reagiert CO_2 mit Wasser zu Kohlensäure (Hydratation):

$$CO_2 + H_2O \leftrightarrow H_2CO_3 \qquad [30]$$

Im Plasma verläuft diese Reaktion langsam, im Erythrozyten läuft sie unter dem Einfluss des Enzyms **Carboanhydrase** mit etwa 10 000-mal größerer Geschwindigkeit ab. Deshalb findet die Reaktion fast ausschließlich im Inneren des Erythrozyten statt. Die entstehende Kohlensäure dissoziiert spontan in Bicarbonat und ein Proton:

$$H_2CO_3 \leftrightarrow HCO_3^- + H^+ \qquad [31]$$

Dieses HCO_3^- verlässt den Erythrozyten zum größten Teil wieder in Richtung Plasma, aus Gründen der Elektroneutralität im Austausch gegen Chlorid-Ionen. Dieser Austausch wird als **Hamburger-Shift** bezeichnet (☞ Abb. 5.13). Die entstehenden Protonen werden vom Hämoglobin gepuffert. Letztlich gelangen 45 % des produzierten HCO_3^- ins Plasma, 35 % verbleiben im Erythrozyten.

Merke!
CO_2-Transport:
- 10 % physikalisch gelöst
- 10 % Carbamino-Verbindungen
- 80 % als Bicarbonat (45 % im Plasma, 35 % in den Erythroozyten).

CO_2-Bindungskurve und ihre Beeinflussung

Wie für Sauerstoff lässt sich auch für CO_2 eine Bindungskurve erstellen, bei der die CO_2-Konzentration im Blut gegen die CO_2-Partialdrücke aufgetragen wird. Dabei erhält man für oxygeniertes und desoxygeniertes Blut jeweils eine unterschiedliche Bindungskurve. Die CO_2-Bindungskapazität von desoxygeniertem Hämoglobin ist höher, was eine linksverschobene CO_2-Bindungskurve zur Folge hat (☞ Abb. 5.14).

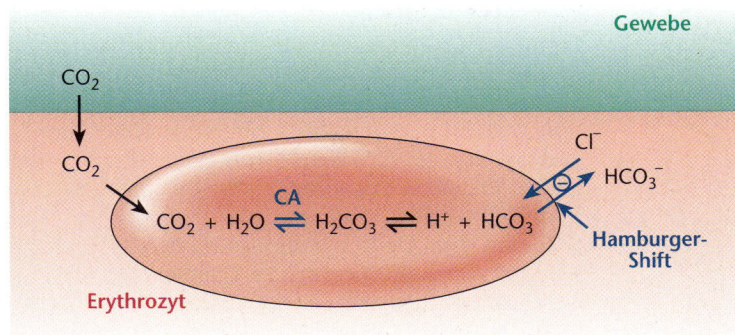

Abb. 5.13 Chemische Umsetzung von CO_2 zu HCO_3^-. CA = Carboanhydrase.

Merke!
Während die Sauerstoffbindungskurve sättigbar ist, kann die CO_2-Konzentration mit steigendem CO_2-Partialdruck theoretisch unendlich ansteigen.

Die höhere CO_2-Bindungskapazität von desoxygeniertem Hämoglobin erklärt sich aus der besseren Pufferkapazität von desoxygeniertem Hämoglobin für die bei der Bicarbonat-Bildung anfallenden Protonen. Dadurch kann mehr CO_2 in Form von Bicarbonat im Blut transportiert werden. Auch kann desoxygeniertes Hämoglobin CO_2 leichter als Carbamino-Hämoglobin binden, was ebenfalls die CO_2-Transportkapazität erhöht. Diese Abhängigkeit der CO_2-Transportkapazität vom Oxygenierungsgrad des Hämoglobins wird als (Christiansen-Douglas-)**Haldane-Effekt** bezeichnet.
Die physiologische Bedeutung des Haldane-Effekts besteht darin, dass er am venösen Ende des Kapillarschenkels, wo das Hämoglobin überwiegend desoxygeniert vorliegt, die CO_2-Aufnahme ins Blut erleichtert.

Als **effektive CO_2-Bindungskurve** bezeichnet man die Kurvenstrecke zwischen den pCO_2-Werten für arterielles und denen für venöses Blut (gelbe Verbindung zwischen a und v in Abb. 5.14).

Merke!
Haldane-Effekt: Abhängigkeit der CO_2-Bindungskapazität vom Oxygenierungsgrad des Hämoglobins
- leichtere CO_2-Aufnahme im Gewebe
- leichtere CO_2-Abgabe in der Lunge.

5.7 Atmungsregulation

5.7.1 Atemzentren und Atemreize

Zentrale Kontrolle
Die Atmung wird zentral über ein neuronales Netzwerk in der **Medulla oblongata** gesteuert. Der Atemrhythmus wird von Neuronen der ventralen respiratorischen Gruppe (VRG) gebildet, die im Bereich des Nucleus ambiguus gelegen sind: **Atemzentrum**. In unmittelbarer Nachbarschaft liegen auch die zentralen **chemosensiblen Areale** (☞ unten) und die sympathischen und parasympathischen Neurone (N. vagus) zur Steuerung des Herzkreislaufsystems. Es bestehen hier enge Verknüpfungen zwischen kardialen und respiratorischen Neuronengruppen. So führt die Inspiration zu einer Aktivierung des Sympathikus, die Ausatmung aktiviert den Parasympathikus. Dies erklärt den Anstieg der Herzfrequenz bei Inspiration und den Frequenzabfall in der Exspiration: **respiratorische Arrhythmie**.
Außer der ventralen existiert noch eine dorsale respiratorische Gruppe (DRG) neben dem Nucleus tractus solitarii, die nicht der Rhythmogenese dient, sondern die Atemreflexe steuert. Sie erhält afferente Impulse aus den Atem- und Kreislauforganen (☞ Abb. 5.15).

Reflektorische Kontrolle
Der durch die rhythmogenen Netzwerke des Atemzentrums vorgegebene Atemrhythmus wird durch reflektorische Einflüsse modifiziert. Hierbei melden

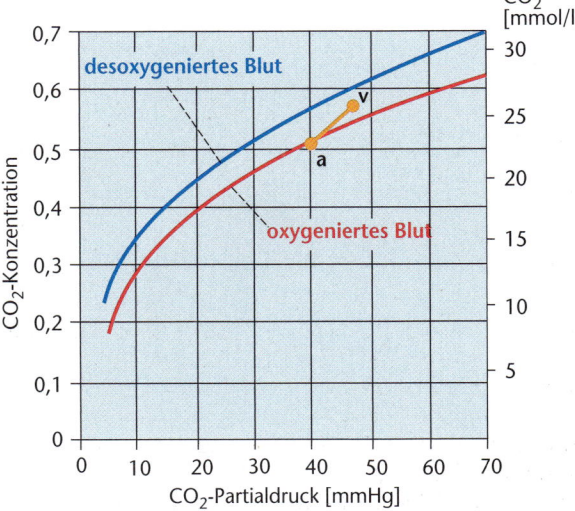

Abb. 5.14 CO_2-Bindungskurven für oxygeniertes und desoxygeniertes Blut. a = arterielles Blut, v = venöses Blut.

5 Atmung

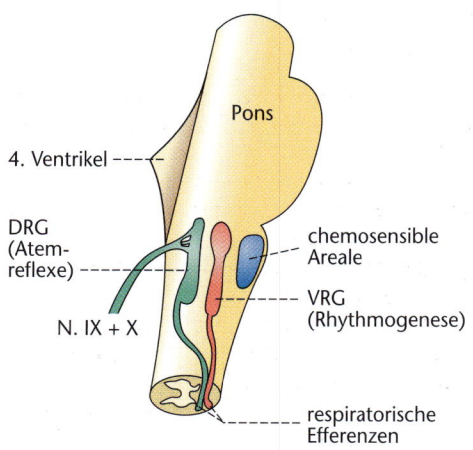

Abb. 5.15 Zentrale Kontrolle der Atmung in der Medulla oblongata. DRG = dorsale respiratorische Gruppe, VRG = ventrale respiratorische Gruppe. Die chemosensiblen Areale sind den respiratorischen Gruppen unmittelbar benachbart.

Chemische Kontrolle

Periphere Chemorezeptoren im Glomus caroticum und in den Glomera aortica informieren das Atemzentrum über die CO_2-, O_2- und H^+-Ionenkonzentrationen im Blut, wobei diese Afferenzen über den N. glossopharyngeus (R. sinus caroticii) und den N. vagus laufen. Daneben existieren chemosensible Areale im Hirnstamm selbst.

Während die O_2-Konzentrationsänderungen überwiegend durch die peripheren Chemorezeptoren erfasst werden, registrieren die zentralen chemosensiblen Areale vor allem Änderungen der CO_2- und H^+-Ionenkonzentration in der Extrazellulärflüssigkeit des Hirnstamms.

CO_2-Partialdruck

Unter Normalbedingungen steht der Einfluss des CO_2-Partialdrucks auf den Atemantrieb im Vordergrund: Ein Anstieg führt zu einer Vergrößerung des Atemzugvolumens und zu einer Erhöhung der Atemfrequenz. Ab einem CO_2-Partialdruck von etwa 70 mmHg nimmt jedoch das Atemzeitvolumen wieder ab, da CO_2 in dieser hohen Konzentration das Atemzentrum lähmt.

H^+-Ionenkonzentration

Eine Erhöhung der H^+-Ionenkonzentration wirkt atemstimulierend. Auch ein Abfall des O_2-Partialdrucks, z. B. bei Höhenaufenthalt, führt zu einer gesteigerten Atmung. Da dabei vermehrt CO_2 abgeatmet wird, steigt der Atemantrieb unter physiologischen Bedingungen insgesamt nicht so stark. Erst wenn der CO_2-Partialdruck künstlich konstant gehalten wird, zeigt sich die volle Wirkung von sinkendem pH und pO_2 (☞ Abb. 5.16).

Dehnungsrezeptoren im Lungenparenchym den jeweiligen Dehnungszustand der Lunge über den N. vagus an die dorsale respiratorische Gruppe. Bei zunehmender Dehnung der Lunge wird die Inspiration gestoppt, bei Erschlaffung der Lunge eine Inspiration eingeleitet: **Hering-Breuer-Reflex.** Auf diese Weise wird die Amplitude der Atemexkursionen reflektorisch begrenzt.

Auch durch die über die Muskelspindeln der Atemmuskulatur gesteuerten **Muskeleigenreflexe** (☞ Kap. 15.1.4) wird die Aktivität der Atemmuskeln reflektorisch kontrolliert.

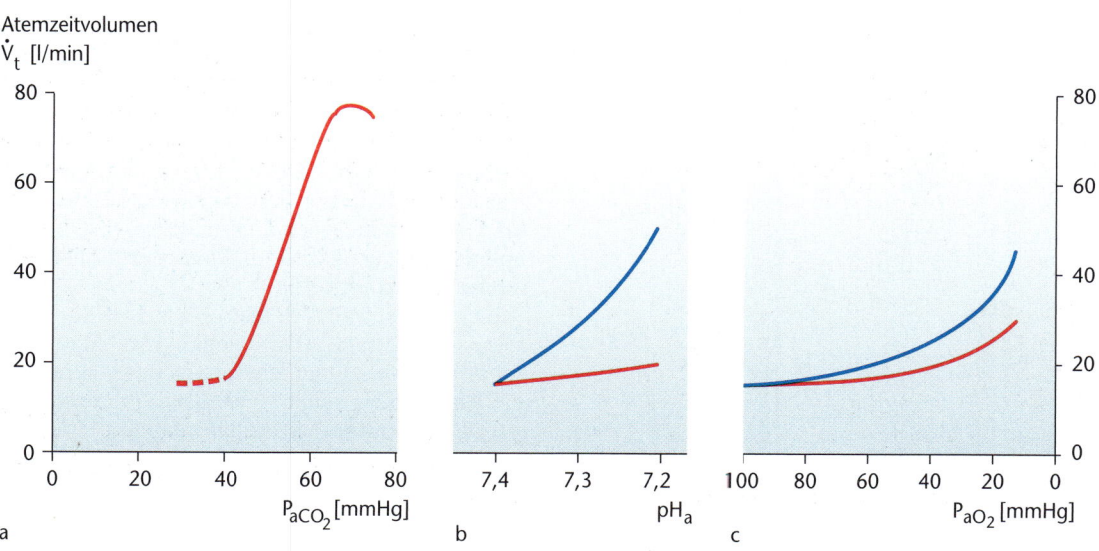

Abb. 5.16 Chemische Stimulation des Atemantriebs unter physiologischen Bedingungen (rot) und bei künstlich konstant gehaltenem CO_2-Partialdruck (blau in b und c). [3]

Klinik!

Obwohl unter normalen Bedingungen der CO_2-Antrieb auf die Atmung überwiegt, ist der O_2-Atemantrieb vor allem bei Erkrankungen wichtig, die mit einer chronischen Erhöhung des pCO_2 einhergehen (z. B. **chronisch obstruktive Lungenerkrankungen**). Bei diesen Patienten ist der CO_2-Antrieb durch die chronisch erhöhten CO_2-Partialdrücke inaktiviert und der O_2-Antrieb demnach der einzige Atemstimulus. Gibt man in diesen Fällen ohne Kontrolle Sauerstoff, kann durch den Wegfall des letzten Atemantriebs ein Atemstillstand eintreten.

Merke!

Drei Atmungsantriebe: $CO_2 \uparrow$, $H^+ \uparrow$, $O_2 \downarrow$.

Sonstige Atmungsantriebe

Neben diesen drei klassischen Atmungsantrieben (pCO_2, H^+-Ionen, pO_2) lassen sich noch eine Reihe unspezifischer Atemantriebe identifizieren. So führen
- Fieber,
- geringe Hypothermie,
- Schmerz,
- Adrenalin und
- Progesteron (Schwangerschaft)

zu einer **Vertiefung** der Atmung. Eine Erhöhung des arteriellen Blutdrucks hat dagegen eine Verminderung von Atemtiefe und Atemfrequenz zur Folge (☞ Abb. 5.17).

5.7.2 Normale und pathologische Atmungsformen

Zur Charakterisierung der normalen und pathologischen Atemfunktion sind die folgenden Begriffe gebräuchlich:
- **Eupnoe:** normale Ruheatmung
- **Hyperpnoe:** erhöhtes Atemzugvolumen bei normaler Atemfrequenz
- **Hypopnoe:** erniedrigtes Atemzugvolumen bei normaler Atemfrequenz
- **Tachypnoe:** gesteigerte Atemfrequenz
- **Bradypnoe:** verminderte Atemfrequenz
- **Apnoe:** Atemstillstand
- **Dyspnoe:** erschwerte Atmung mit dem subjektiven Gefühl der Luftnot
- **Orthopnoe:** starke Dyspnoe, die den Patienten zum aufrechten Sitzen zwingt
- **Asphyxie:** Atemstillstand oder verminderte Atmung bei Schädigung der Atmungszentren
- **Hyperventilation:** Steigerung der alveolären Ventilation, die über die jeweiligen Stoffwechselbedürfnisse hinausgeht: $pCO_2 < 40$ mmHg (**Hypokapnie**)
- **Hypoventilation:** Rückgang der alveolären Ventilation unter die Stoffwechselbedürfnisse: $pCO_2 > 40$ mmHg (**Hyperkapnie**)
- **Mehrventilation:** einfache Steigerung der alveolären Ventilation, entsprechend den gesteigerten Bedürfnissen, z. B. bei Muskelarbeit.

Hyperventilation

Eine Hyperventilation ist durch einen Abfall des CO_2 unter 40 mmHg (Hypokapnie) gekennzeichnet. Sie tritt auf, wenn das Atemzugvolumen ansteigt, da hierdurch der Anteil der Totraumventilation relativ abnimmt und die Alveolen vermehrt belüftet werden. Ein Anstieg der Atemfrequenz allein führt dagegen nicht zu vermehrter alveolärer Ventilation.

Klinik!

Eine **Hyperventilation** kann durch Hypoxie, metabolische Azidose oder auch psychogen ausgelöst werden. Bei Großveranstaltungen werden immer wieder Menschen aufgrund psychogener Hyperventilation ohnmächtig. Die einfachste Therapie besteht darin, dem Patienten eine Tüte vor den Mund zu halten. So kann er nicht zu viel CO_2 abatmen und die respiratorische Alkalose wird behoben.

Pathologische Atmungsformen

Von der normalen Ruheatmung lassen sich eine Reihe pathologischer Atmungsformen abgrenzen, die meist Symptom einer Allgemeinerkrankung sind (☞ Abb. 5.18).

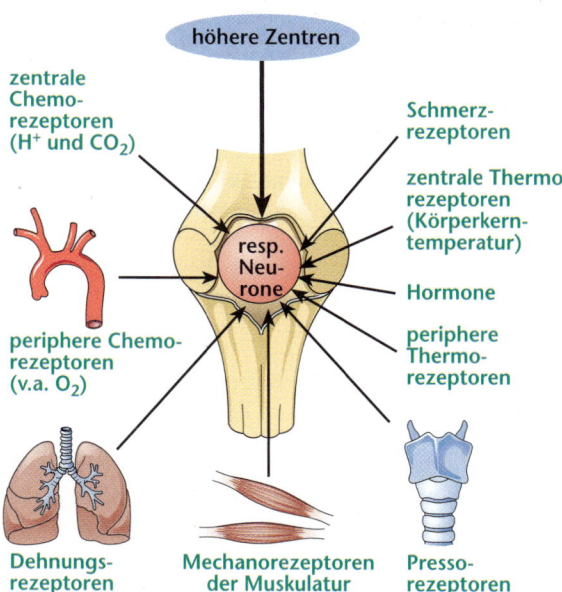

Abb. 5.17 Atmungsantriebe und ihre Sensoren.

5 Atmung

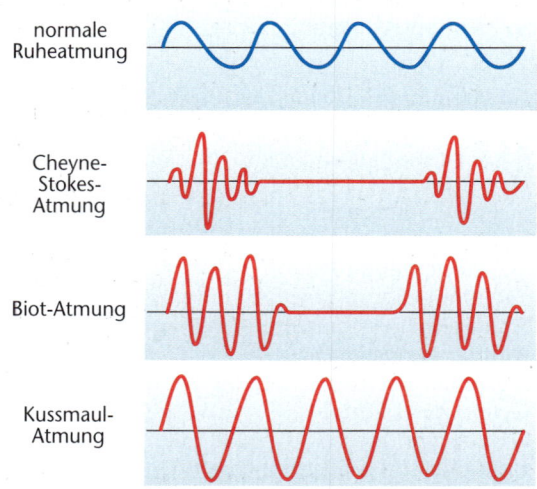

Abb. 5.18 Normale und pathologische Atmungsformen.

Cheyne-Stokes-Atmung

Die Cheyne-Stokes-Atmung ist durch eine Atempause nach wenigen, immer schwächer werdenden Atemzügen gekennzeichnet. Sie kann beim Schlaf in großer Höhe (Hypoxie), aber auch bei einer Schädigung des Atemzentrums (z. B. durch Schlaganfall) auftreten.

Biot-Atmung

Die Biot-Atmung ist durch gleichmäßig tiefe Atemzüge mit plötzlich auftretenden Pausen gekennzeichnet und wird bei Hirnverletzungen oder erhöhtem Hirndruck beobachtet.

Kussmaul-Atmung

Die „große" Kussmaul-Atmung ist eine vertiefte und beschleunigte Atmung, wie sie typischerweise bei der metabolischen Azidose eines entgleisten Diabetes mellitus auftritt. Durch die vertiefte Atmung versucht der Körper, vermehrt CO_2 abzuatmen, um so die metabolische Azidose respiratorisch zu kompensieren.

5.8 Atmung unter speziellen Bedingungen

5.8.1 Höhenphysiologie

Durch den abnehmenden Luftdruck nimmt mit zunehmender Höhe auch der Sauerstoffpartialdruck ab. Liegt der inspiratorische O_2-Partialdruck in Meereshöhe (Luftdruck 760 mmHg) noch bei 150 mmHg und der alveoläre O_2-Partialdruck bei 100 mmHg, beträgt der inspiratorische O_2-Partialdruck in 5000 m Höhe (Luftdruck 400 mmHg) nur noch 75 mmHg, der alveoläre O_2-Partialdruck sogar nur noch 42 mmHg.

Dabei berechnet sich der alveoläre O_2-Partialdruck in der Höhe nach dem Dalton-Gesetz als Anteil des Sauerstoffs am Gesamtdruck der Atmosphäre. Von diesem Atmosphärendruck ist noch der Wasserdampfdruck in den Alveolen von 47 mmHg abzuziehen, so dass beispielsweise auf dem Mount Everest bei einem Atmosphärendruck von 210 mmHg ein alveolärer O_2-Partialdruck von 0,21 · (210–47 mmHg), d. h. von 34 mmHg herrscht (☞ Kap. 5.5.1, Formel [8]). Der Wasserdampfpartialdruck in den Alveolen bleibt unabhängig von der Höhe immer gleich, da die Alveolarluft stets zu 100 % mit Wasser gesättigt ist.

Höhenumstellung

Kurzfristige Anpassungsversuche des Organismus an den niedrigen O_2-Partialdruck werden als **Höhenumstellung** bezeichnet. Hierbei treten folgende Veränderungen auf:
- Leichte **Hyperventilation** in Ruhe (bei 5000 m plus 10 %), starke Hyperventilation bei körperlicher Belastung.
- Die Hyperventilation verursacht eine **respiratorische Alkalose** mit Linksverschiebung der O_2-Bindungskurve. Die Sauerstoffaufnahme in der Lunge wird begünstigt, die Sauerstoffabgabe im Gewebe jedoch erschwert.
- Die O_2-Partialdruckdifferenz zwischen Alveolarraum und arteriellem Blut steigt bei körperlicher Arbeit stark an. Dadurch sinkt die maximal mögliche körperliche Leistung mit zunehmender Höhe (in 2000 m um 10 %).
- Die Pulsfrequenz nimmt zu.
- Der Druck in der A. pulmonalis steigt. Verantwortlich hierfür ist wahrscheinlich die pulmonale Vasokonstriktion bei Sauerstoffmangel (Euler-Liljestrand-Mechanismus, ☞ Kap. 5.5.3).

Höhenakklimatisation

Bei andauerndem Höhenaufenthalt (Tage bis Monate) kommt es zur **Höhenakklimatisation.** Hierbei werden **längerfristige Adaptationsmechanismen** ausgebildet:
- Durch die EPO-vermittelte Erythrozytenneubildung steigen Erythrozytenzahl und Hämoglobingehalt des Blutes. Dabei können Hämoglobinwerte bis 25 g/dl erreicht werden. Durch diesen **Hämoglobinanstieg** kann der Sauerstofftransport bis auf Höhen von etwa 5000 m konstant gehalten werden.
- Der 2,3-DPG-Gehalt der Erythrozyten nimmt zu. Dadurch wird die **O_2-Bindungskurve nach rechts verschoben** und der durch die respiratorische Alkalose bewirkten Linksverschiebung entgegengewirkt.
- Die Niere scheidet zur Kompensation der respiratorischen Alkalose vermehrt Bicarbonat aus.
- Die Kapillarisierung der Muskulatur nimmt zu.
- Die Ruhepulsfrequenz kehrt in den Normalbereich zurück.

5.8 Atmung unter speziellen Bedingungen

Höhenkrankheit

Misslingt die Höhenadaptation, bildet sich die Höhenkrankheit aus. Dabei unterscheidet man die akute von der chronischen Höhenkrankheit.

Akute Höhenkrankheit

Die akute Höhenkrankheit, die Stunden bis Tage nach der Höhenexposition auftritt, ist durch ein akutes Hirnödem und/oder ein akutes Lungenödem gekennzeichnet. Beide entstehen durch **hypoxiebedingte Fehlregulation** der Blutgefäße. Symptome sind Verwirrtheit und Luftnot. Unter Sauerstoffgabe bildet sich die Symptomatik rasch zurück.

Chronische Höhenkrankheit

Bei der chronischen Höhenkrankheit nehmen Erythrozytenzahl und Hämatokrit übermäßig stark zu, der pulmonal-arterielle Druck steigt stärker als bei einer normalen Adaptation an. Es resultiert eine **Überlastung des rechten Herzens,** die über ein generalisiertes Herzversagen zum Tode führen kann.

5.8.2 Tauchphysiologie

Beim Unterwassertauchen nimmt durch den mit zunehmender Tauchtiefe steigenden Wasserdruck der auf den Körper und die Gase in den Körperhöhlen einwirkende Druck zu. Dadurch ergeben sich eine Reihe von Besonderheiten, die zur Vermeidung von Schädigungen beachtet werden müssen:

- Thorax- und Lungenvolumen nehmen druckbedingt bis zu einer Tauchtiefe von etwa 30 m ab. Danach ist die Lunge nicht weiter komprimierbar. Bei weiterem Abstieg presst daher der extrathorakale Druck zunehmend Blut in die Thoraxorgane, was zu **Überdehnungsschäden** an den Lungengefäßen und am Herz führen kann.
- Kann die unter stärkeren Druck geratene Luft im Mittelohr nicht auf normalem Weg über die Eustachi-Röhre entweichen (z. B. bei Erkältungen), führt der Druckanstieg im Mittelohr zum **Einriss des Trommelfells.**
- Beim **Auftauchen** sinkt der auf der Lunge lastende Druck ab. Dadurch sinkt aber auch der durch die fehlende Ventilation ohnehin schon erniedrigte alveoläre O_2-Partialdruck weiter ab. Bei **Unterschreiten der Hypoxieschwelle** (O_2-Partialdruck von 30–35 mmHg) kann es dann zur Bewusstlosigkeit kommen.

Tauchen mit Schnorchel

Das Tauchen mit Schnorchel ist durch die folgenden physiologischen Rahmenbedingungen gekennzeichnet:

- Der intrapulmonale Druck entspricht dem atmosphärischen Druck, während der auf dem Thorax lastende hydrostatische Druck mit zunehmender Tauchtiefe steigt. Unter diesen Bedingungen ist die Atemmuskulatur schon bei einer Tiefe von 1 m zu einer ausreichenden Inspiration nicht mehr fähig.
- Der zunehmende hydrostatische Druck auf den Thorax führt außerdem zu einer Kompression der Venen in Thorax- und Bauchraum. Dadurch sinkt der venöse Rückfluss zum Herzen, der arterielle Blutdruck geht zurück, Bewusstlosigkeit droht.

Aus diesen Gründen darf die übliche Schnorchellänge von 30–35 cm **auf keinen Fall verlängert** werden. Die durch eine Verlängerung bewirkte geringe Zunahme des alveolären Totraums ist dagegen für die Atmung ohne Bedeutung.

Gerätetauchen

Unter den Bedingungen des Gerätetauchens müssen zusätzlich die folgenden physiologischen Gegebenheiten berücksichtigt werden:

- Bei **reiner Sauerstoffatmung** (die lange Tauchzeiten erlaubt) treten ab etwa 7 m Tauchtiefe bei einem alveolären O_2-Partialdruck von 1300 mmHg Symptome einer akuten **Sauerstoffvergiftung** in Form von Übelkeit, Krämpfen und Bewusstlosigkeit auf. Ursache dieser akuten Sauerstoffvergiftung ist eine Oxidierung von Fettsäuren in den Membranstrukturen des ZNS.
- Bei Atmung von **Pressluft** kann ab 50 m durch den vermehrt in den Geweben gelösten Stickstoff der sog. **Tiefenrausch** auftreten, der durch Euphorie oder Angstzustände gekennzeichnet ist **(Inertgasnarkose).** Dieser durch Stickstoff induzierte Tiefenrausch kann durch die Verwendung eines Gasgemischs aus Helium und Sauerstoff vermieden werden, das Tauchtiefen bis 70 m erlaubt.
- Bei Tauchgängen von mehr als 10 m Tiefe muss auf ein langsames kontrolliertes Wiederauftauchen **(Dekompression)** geachtet werden, damit die vermehrt im Gewebe gelösten Gase (vor allem Stickstoff) dem abfallenden äußeren Druck folgend langsam wieder aus den Geweben abdiffundieren können. Bei raschem, unkontrolliertem Wiederauftauchen kommt es zur **Gasblasenbildung** im Gewebe, die vor allem über einen Verschluss von kleinen Blutgefäßen eine Vielzahl von Krankheitserscheinungen wie Gelenkschmerzen, Lähmungen und ein Lungenödem zur Folge haben kann **(Dekompressionskrankheit).**

> **Klinik!**
>
> Die Therapie der **Caisson-Krankheit** (Dekompressionskrankheit) besteht in einer sofortigen Rekompression in einer Druckkammer und der zusätzlichen Gabe von Sauerstoff.

5.9 Gewebsatmung

5.9.1 O$_2$-Verbrauch

Aerobe und anaerobe Energiegewinnung

Die Atmung dient der Versorgung der Körperzellen mit Sauerstoff. In Anwesenheit von Sauerstoff können diese ihren Energiebedarf durch oxidativen Abbau von Kohlenhydraten, Fetten oder Eiweiß decken. Diese **aerobe Energiegewinnung** ist etwa 15-mal effektiver als die bei Sauerstoffmangel alternativ mögliche **anaerobe Energiegewinnung** über die Glykolyse.

Sauerstoffvorräte der Gewebe

Die meisten Gewebe haben keine Sauerstoffspeicher und sind deshalb von der Sauerstoffversorgung über Atmung und Kreislauf vollständig abhängig. Im Muskelgewebe steht dagegen das **Myoglobin** als kurzfristiger Sauerstoffspeicher zur Verfügung, der für einige Sekunden Sauerstoff liefern kann.
Im Myokard sichert das Myoglobin dadurch die Sauerstoffversorgung der Herzmuskelzellen während der Systole, in der die Koronardurchblutung durch die Kontraktion des Herzmuskels unterbrochen ist. Im Skelettmuskel stellt das Myoglobin zu Beginn der Muskelarbeit Sauerstoff zur Verfügung, der als eingegangene **O$_2$-Schuld** in der Erholungsphase wieder aufgenommen wird.

Sauerstoffangebot

Das Sauerstoffangebot in einem Organgebiet errechnet sich aus der arteriellen Sauerstoffkonzentration ($C_{art\,O_2}$) und der Durchblutung ($\dot{Q}$):

O^2-Angebot [ml/min]
= $C_{art\,O_2}$ [ml O^2/ml Blut] $\cdot \dot{Q}$ [ml/min]   [37]

Sauerstoffverbrauch

Der Sauerstoffverbrauch errechnet sich aus dem Unterschied zwischen der Sauerstoffkonzentration im arteriellen und der im venösen Blut ($C_{art\,O_2} - C_{ven\,O_2}$), der so genannten arteriovenösen Sauerstoffdifferenz (avD_{O_2}), ebenfalls mit der Durchblutung ($\dot{Q}$) multipliziert:

O$_2$-Verbrauch [ml/min]
= $(C_{art\,O_2} - C_{ven\,O_2}) \cdot \dot{Q} = avD_{O_2} \cdot \dot{Q}$ [38]

Der O$_2$-Verbrauch der Gewebe steigt mit zunehmender und sinkt bei abnehmender Temperatur. Zwischen 20 und 40 °C Körpertemperatur nimmt bei einer Senkung der Körpertemperatur um je 10 °C der Sauerstoffbedarf um den Faktor 2–3 ab. Deshalb ist die Überlebenszeit der Gewebe bei einem Kreislaufstillstand unter niedrigen Temperaturen deutlich höher.

> **Klinik!**
> Bei unterkühlten Patienten (z. B. Ertrinken in Eiswasser) sind Wiederbelebungsmaßnahmen grundsätzlich länger durchzuführen.

Sauerstoffutilisation

Unter Sauerstoffutilisation eines Gewebes versteht man den Anteil des Sauerstoffangebotes, der tatsächlich verbraucht wurde, d. h. das Verhältnis von Sauerstoffverbrauch (Gleichung [15] zu Sauerstoffangebot (Gleichung [14]):

O$_2$-Utilisation [%]
$$= \frac{avD_{O_2} \cdot \dot{Q}}{C_{art\,O_2} \cdot \dot{Q}} = \frac{avD_{O_2}}{C_{art\,O_2}} \qquad [39]$$

Großhirnrinde, Myokard und Skelettmuskulatur verbrauchen unter Ruhebedingungen zwischen 40 und 60 % des angebotenen Sauerstoffs; Skelettmuskulatur und Myokard können unter starker körperlicher Belastung ihre Sauerstoffutilisation bis auf 90 % steigern.
Gering ist die Sauerstoffutilisation z. B. in Niere und Milz, da beide Organe aufgrund ihrer Funktion erheblich stärker durchblutet werden, als für die reine Versorgung mit Sauerstoff erforderlich wäre.

5.9.2 Gasaustausch im Gewebe

Diffusion der Atemgase aus den Kapillaren ins Gewebe

Aus dem Kapillarblut gelangen die Atemgase über Diffusion zu den Gewebszellen. Die treibende Kraft dieser Diffusion ist dabei das **Partialdruckgefälle** von CO$_2$ und O$_2$ zwischen Blut und Gewebe.
Sauerstoff erreicht mit einem Partialdruck von 95 mmHg aus den Arteriolen die Gewebskapillaren. Dieser pO$_2$ liegt deutlich höher als der pO$_2$ der interstitiellen Flüssigkeit mit 40 mmHg. Aus dem Interstitium diffundiert der Sauerstoff dann in die Zellen, wo ein Sauerstoffpartialdruck von 23 mmHg herrscht. Zur aeroben Energiegewinnung genügt bereits ein O$_2$-Partialdruck von 1–3 mmHg **(kritischer O$_2$-Partialdruck in den Mitochondrien)**, so dass hinsichtlich des Sauerstoffpartialdruckes eine ausreichende Sicherheitsspanne besteht (☞ Abb. 5.19 a).
Der Partialdruck von **Kohlendioxid** in den Zellen liegt bei 46 mmHg, im interstitiellen Gewebe bei 45 mmHg und im arteriellen Schenkel des Kapillarbetts bei 40 mmHg. Trotz dieses geringen Partialdruckgefälles ist der CO$_2$-Austausch durch die 20-mal bessere Diffusionsfähigkeit von CO$_2$ ebenso effektiv wie der Sauerstoffaustausch (☞ Abb. 5.19 b).

5.9 Gewebsatmung

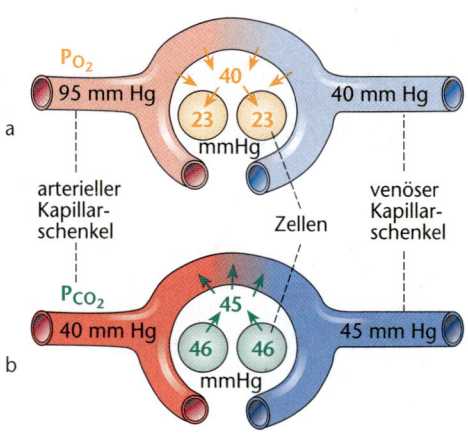

Abb. 5.19 Diffusion der Atemgase im Gewebe. **a:** Diffusion von Sauerstoff. **b:** Diffusion von CO_2.

Kapillarisierung

Außer dem Partialdruckgefälle bestimmt auch die **Kapillardichte** im Gewebe die Effektivität des Gasaustauschs. Je höher die Kapillardichte, desto größer die kapillären Austauschflächen und desto geringer die Diffusionsstrecken im Gewebe.

Die Kapillardichte lässt sich durch den Abstand der Kapillaren im Gewebsschnitt quantifizieren. Im Myokard beträgt der mittlere Kapillarabstand 25 µm, in der Hirnrinde 40 µm, im Skelettmuskel 80 µm.

Durch Neubildung von Kapillaren lässt sich der Sauerstoffaustausch im Gewebe langfristig verbessern.

5.9.3 Störungen der Gewebsatmung

Unzureichende Sauerstoffversorgung

Eine unzureichende Gewebeversorgung mit Sauerstoff führt zur **Gewebshypoxie** oder zur **Gewebsanoxie**. Die **Ursachen** einer Hypoxie lassen sich in drei großen Gruppen zusammenfassen:

- **arterielle Hypoxie:** die Gewebshypoxie beruht auf einem erniedrigten O_2-Partialdruck des arteriellen Blutes (☞ Abb. 5.20 a). Daraus resultiert eine niedrigere O_2-Konzentration im arteriellen Blut.
- **anämische Hypoxie:** die Gewebshypoxie ist Folge eines Mangels oder einer Funktionsstörung des Sauerstoffträgers Hämoglobin (☞ Abb. 5.20 b); der O_2-Partialdruck ist normal.
- **ischämische Hypoxie:** die Gewebshypoxie ist Folge einer verminderten Gewebedurchblutung (☞ Abb. 5.20 c). Als Kompensationsversuch steigt die Sauerstoffausschöpfung (avD_{O_2}) des Gewebes.

Im Einzelnen können **folgende Störungen** zu einer Gewebshypoxie führen:
- **äußere Einflüsse:**
  - niedriger atmosphärischer O_2-Partialdruck, z. B. in großer Höhe
  - alveoläre Hypoventilation durch unzureichende Inspiration, z. B. bei Lähmung der Atemmuskulatur

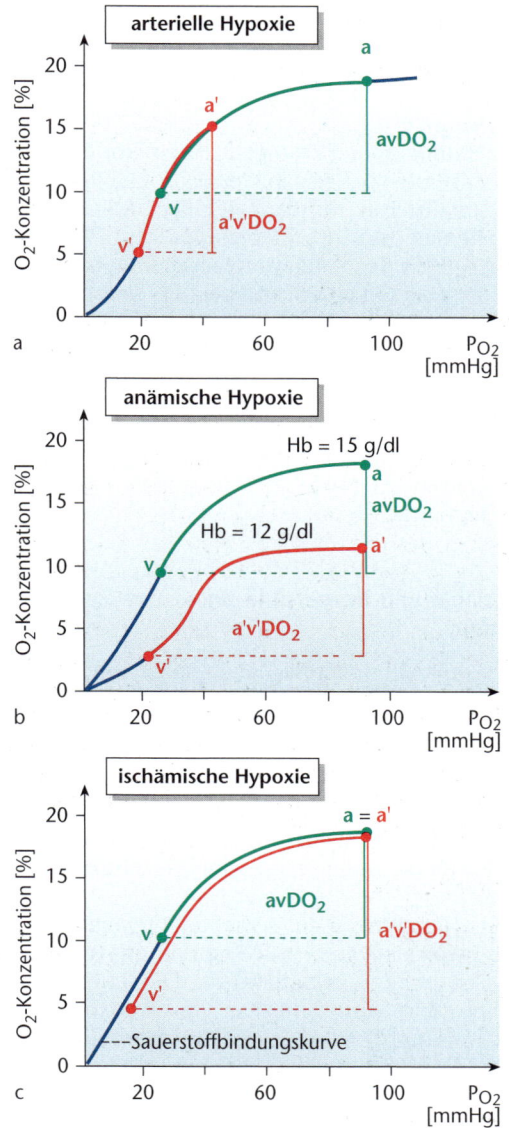

Abb. 5.20 Sauerstoff-Bindungskurven bei verschiedenen Hypoxieformen. Bei arterieller **(a)** und bei anämischer **(b)** Hypoxie sind die arteriovenösen O_2-Differenzen nicht verändert: avD_{O_2} = $a'v'D_{O_2}$. Nur bei ischämischer Hypoxie (Mangeldurchblutung), **c)** wird vermehrt Sauerstoff aus dem Blut entnommen: $a'v'D_{O_2}$ > avD_{O_2}.

- **Lungenerkrankungen:**
  - alveoläre Hypoventilation durch erhöhten Atemwegswiderstand, z. B. bei obstruktiven Ventilationsstörungen
  - Ventilations/Perfusions-Verteilungsstörung, z. B. beim Lungenemphysem
  - erschwerte O_2-Diffusion in der Lunge, z. B. bei Lungenfibrosen mit Vergrößerung der Diffusionsstrecke durch fibröse Verdickung der Alveolarwand
- **Shunt-Blut:**
  - direkter Kurzschluss zwischen venösem und arteriellem Gefäßsystem (Shunt), z. B. bei Herz-

fehlern; dadurch erniedrigter O_2-Partialdruck im Mischblut
- **Störungen des Sauerstofftransports zum Gewebe:**
  - Anämie
  - Hämoglobin-Störungen (Hämoglobinopathien)
  - allgemeines Kreislaufversagen („Schock")
  - lokalisierte Minderdurchblutung, z. B. beim Verschluss eines Blutgefäßes
- **Störungen der Sauerstoffverwertung im Gewebe:**
  - toxische Enzymblockaden im aeroben Sauerstoffwechsel.

> **Merke!**
> **Ursachen einer Gewebshypoxie:**
> - arterielle Hypoxie
> - anämische Hypoxie
> - ischämische Hypoxie.

Reversible und irreversible anoxische Gewebeschäden

Bei Hypoxie können die Zellen nach dem Verbrauch der geringen Sauerstoffvorräte ihren Energiebedarf nicht mehr decken. Zunächst kommt dabei die Zellfunktion zum Erliegen: Der Tätigkeitsumsatz wird unterschritten. Die eintretenden Störungen sind über einen gewissen Zeitraum noch reversibel. Erst wenn der Erhaltungsumsatz der Zelle nicht mehr gewährleistet ist, treten irreversible Strukturschädigungen auf.

Die Empfindlichkeit der einzelnen Organe auf Unterbrechungen der Sauerstoffversorgung (**Hypoxietoleranz**) ist recht unterschiedlich. Die **Lähmungszeit** gibt die Zeit vom Eintreten der Anoxie bis zum Funktionsausfall wieder, die **Wiederbelebungszeit** (= Strukturerhaltungszeit) den maximalen Zeitraum, bis zu dem eine Wiederbelebung noch erfolgreich sein kann, d. h. den Zeitpunkt bis zu dem noch keine **irreversiblen Strukturveränderungen** aufgetreten sind.

Die Lähmungszeit des **Gehirns** liegt bei etwa 10 Sekunden, seine Wiederbelebungszeit bei 5–10 Minuten. Die Lähmungszeit des **Herzens** schwankt zwischen 2 und 12 Minuten, die Wiederbelebungszeit beträgt 15–30 Minuten.

In der Praxis ist bei einem plötzlichen Kreislaufstillstand mit nachfolgender ischämischer Hypoxie die Strukturerhaltungszeit des Gehirns von etwa 5–10 Minuten der limitierende Faktor. Bei Reanimation nach dieser Zeitspanne ist mit mehr oder weniger starken hypoxischen Schädigungen des ZNS zu rechnen.

Bei **Kälte** ist allerdings der Sauerstoffbedarf des Gewebes geringer, so dass die Strukturerhaltungszeit unter diesen Bedingungen deutlich höher liegt. Auch Säuglinge und Kleinkinder haben eine erheblich größere Hypoxietoleranz.

> **Merke!**
> **Hypoxietoleranz des Gehirns:** maximal 5–10 Minuten; bei Kälte jedoch oft deutlich länger!

Sauerstoff-Therapie

„Medikament" der Wahl bei den verschiedenen Hypoxieformen ist **Sauerstoff**.

Durch die zusätzliche Sauerstoffgabe steigt der inspiratorische O_2-Partialdruck. Bei 100 % Sauerstoffatmung können so maximale alveoläre O_2-Partialdrücke bis zu 670 mmHg (normal: 100 mmHg) erreicht werden.

O_2-Gabe wirkt besonders gut bei allen Formen der arteriellen Hypoxie, da hierbei ja ein erniedrigter O_2-Partialdruck im Blut die Ursache ist, so dass durch Sauerstoffgabe mit entsprechend höherem O_2-Partialdruck eine bessere Sauerstoffsättigung des Hämoglobins erreicht wird. Bei anämischer oder ischämischer Hypoxie ist der Nutzen einer O_2-Therapie geringer, da nicht ein Mangel an Sauerstoff, sondern ein Mangel an Sauerstoffträgern bzw. eine Störung des Sauerstofftransportes über den Blutweg die Ursache ist.

Dennoch kann durch die Gabe von hohen inspiratorischen O_2-Konzentrationen auch in diesen Fällen über die physikalische Lösung des Sauerstoffs im Blut eine Steigerung des Sauerstoffgehaltes im Blut erreicht werden, was zumindest als unterstützende Maßnahme sinnvoll sein kann. Auch im besten Fall, bei Atmung von 100 % Sauerstoff und einem arteriellen pO_2 von 600 mm Hg, könnte diese physikalisch gelöste O_2-Menge aber auf maximal 18 ml O_2/l Blut zunehmen (☞ Kap. 5.6.1) und läge damit immer noch um den Faktor 10 niedriger als die an Hämoglobin gebundene Sauerstoffmenge (200 ml O_2/l Blut).

Eine **kurzfristige** hochdosierte O_2-Therapie in Notfallsituationen ist im Allgemeinen risikolos (Ausnahme: Patienten mit chronisch erhöhtem pCO_2, ☞ Kap. 5.7.1).

Bei **langfristiger** Sauerstoffgabe können jedoch Symptome einer „**Sauerstoffvergiftung**" auftreten. Diese beruht auf einer pathologischen Aktivität zellulärer Enzyme bei über längere Zeit erhöhten intrazellulären pO_2-Werten (**Hyperoxie**). Die Sauerstoffvergiftung ist gekennzeichnet durch Schwindel und Krämpfe. Außerdem kommt es zur Ansammlung von Flüssigkeit in den Alveolen (Lungenödem), was auf eine Schädigung der Alveolarmembran durch Sauerstoff zurückzuführen ist.

Bei **Neugeborenen** treten nach zu langer und zu hoch dosierter Sauerstoffgabe Gefäßneubildungen in der Retina auf, die Einschränkungen der Sehkraft oder Blindheit zur Folge haben können.

5.10 Säure-Basen-Gleichgewicht und Pufferung

Durch die Fähigkeit, CO_2 mit der Atemluft auszuscheiden, ist die Lunge neben der Niere die **wichtigste Kontrollinstanz des Säure-Basen-Haushalts.** Deshalb werden im folgenden Abschnitt der Säure-Basen-Haushalt und die Pufferungs- und Kompensationsmechanismen des Organismus im Zusammenhang besprochen.

5.10.1 H$^+$-Ionen und Pufferung

H$^+$-Ionen-Konzentration und pH-Wert

Der **pH-Wert** im arteriellen Blut liegt unter physiologischen Bedingungen erstaunlich konstant bei **7,40** (7,37–7,43). Der pH-Wert im venösen Mischblut (z. B. in der A. pulmonalis) liegt wegen des höheren CO_2-Gehalts mit 7,37 niedriger als der des arteriellen Blutes. Da der pH-Wert den **negativen dekadischen Logarithmus der H$^+$-Ionenkonzentration** darstellt, entspricht der arterielle pH von 7,40 einer H$^+$-Ionenkonzentration von $10^{-7,40}$ mol/l.

Für die Konstanthaltung des pH-Wertes sind neben den Ausscheidungsfähigkeiten von Niere und Lunge vor allem die Puffereigenschaften des Blutes verantwortlich.

Puffersysteme des Blutes

Als **Puffer** bezeichnet man ein chemisches System, dessen pH-Wert sich beim Zufügen kleiner Mengen von Säuren oder Basen nicht ändert. Ein Puffersystem besteht dabei aus einer **schwachen Säure** und den **dissoziierten Bestandteilen** dieser schwachen Säure, d. h. dem H$^+$-Ion und der korrespondierenden Base. Die drei wichtigsten Puffersysteme des Blutes sind das Bicarbonat-, das Phosphat- und das Proteinat-Puffersystem.

Bicarbonat-Puffersystem

Das wichtigste Puffersystem des Körpers enthält als schwache Säure die Kohlensäure **(H_2CO_3)** und ihre dissoziierten Bestandteile, nämlich ein **H$^+$-Ion** und Bicarbonat **(HCO_3^-)** als korrespondierende Base. Zwischen der undissoziierten Kohlensäure und den dissoziierten Bestandteilen des Puffersystems herrscht ein Gleichgewicht, dessen Lage durch die **Dissoziationskonstante K** bestimmt ist:

$$\frac{H^+ \cdot HCO_3^-}{H_2CO_3} = K \qquad [32]$$

Je größer die Dissoziationskonstante K, desto größer ist der dissoziierte Anteil des Puffersystems (H$^+$-Ion und Bicarbonat). Von größerem Interesse als die Kenntnis des Dissoziationsgrades eines Puffersystems ist aber die H$^+$-Ionenkonzentration, bzw. der durch die Pufferung erzielte pH-Wert. Deshalb löst man die Gleichung [16] zur H$^+$-Ionkonzentration hin auf und ersetzt außerdem die schwer bestimmbare Konzentration von H_2CO_3 durch die leichter bestimmbare, proportionale Konzentration von CO_2 und erhält:

$$H^+ = K' \cdot \frac{CO_2}{HCO_3^-} \qquad [33]$$

K' hat wegen der im Vergleich zur H_2CO_3-Konzentration 400-mal höheren CO_2-Konzentration einen anderen numerischen Wert als K aus Gleichung [16]. Um schließlich Aussagen über den pH-Wert des Puffersystems machen zu können, der dem negativen dekadischen Logarithmus der H$^+$-Ionenkonzentration entspricht, muss die Gleichung [17] noch logarithmiert und mit –1 multipliziert werden:

$$-\log H^+ = -\log K' - \log \frac{CO_2}{HCO_3^-} \qquad [34]$$

Jetzt entspricht $-\log H^+$ definitionsgemäß dem pH-Wert, der negative Logarithmus der Dissoziationskonstante K' wird in Analogie hierzu als pK-Wert des Puffersystems bezeichnet: er stellt für jedes System eine charakteristische Konstante dar. Der einfacheren Darstellung wegen wird das letzte Glied aus Gleichung [17] invertiert, wobei statt des negativen ein positiver Logarithmus resultiert:

$$ph = pK + \log \frac{HCO_3^-}{CO_2} \qquad [35]$$

Diese hier für das Kohlendioxid/Bicarbonat-Puffersystem wiedergegebene Abhängigkeitsbeziehung zwischen pH-Wert, pK-Wert und den Konzentrationen von Pufferbase (HCO_3^-) und Puffersäure (CO_2), wird als **Henderson-Hasselbalch-Gleichung** bezeichnet. Der pK-Wert des Bicarbonat-Puffersystems liegt bei 6,1. Für verschiedene Konzentrationen von HCO_3^- und CO_2 kann damit der jeweils resultierende pH-Wert ermittelt werden. Es wird deutlich, dass der pH-Wert umso höher liegen muss, je größer die Konzentration der Pufferbase HCO_3^- ist. Umgekehrt wird der pH-Wert zunehmend geringer, je stärker die Konzentration der Puffersäure CO_2 ansteigt.

Wie sich in Titrationsuntersuchungen zeigen lässt, ist die **Pufferkapazität** eines Puffersystems umso höher, je näher der pK-Wert am pH-Wert der gepufferten Lösung liegt. Ein ideales Puffersystem müsste also einen pK-Wert aufweisen, der möglichst nahe am physiologischen pH-Wert von 7,4 läge. In dieser Hinsicht ist das Bicarbonat-Puffersystem mit seinem pK von 6,1 nicht ideal. Sein großer Vorteil ist aber, dass durch die Verbindung mit der Atmung (CO_2-Ausscheidung) und der Niere (HCO_3^--Ausscheidung) seine Effektivität stark gesteigert werden kann.

Phosphat-Puffersysteme

Ein weiteres Puffersystem des Blutes besteht aus primärem Phosphat als Säure **($H_2PO_4^-$)** und sekundärem Phosphat als korrespondierende Base (HPO_4^{2-}). Wegen der geringen Konzentrationen von Pufferbase und Puffersäure hat dieses System jedoch trotz seines günstigen pK-Wertes von 6,8 nur einen relativ kleinen Anteil am Puffereffekt des Blutes.

Proteinat-Puffersystem

Auch **ionisierbare Seitengruppen von Proteinen,** insbesondere von Hämoglobin und Albumin, können mit den korrespondierenden, nicht dissoziierten Proteinen Puffersysteme bilden. Die pK-Werte dieser Puffersysteme liegen um 7,4, also in einem für die Pufferkapazität günstigen Bereich.

Desoxygeniertes Hämoglobin weist eine stärkere Affinität für Protonen auf. Deshalb steigt die Pufferwirkung des Hämoglobins mit der Sauerstoffabgabe im Gewebe, so dass die durch die Kohlendioxidaufnahme ins Blut entstehenden Protonen besser abgepuffert werden können.

> **Merke!**
> Die wichtigsten **Puffersysteme** des Blutes:
> - Bicarbonat-Puffersystem
> - Phosphatpuffersystem
> - Proteinat-Puffersystem.

Gesamtpufferbasen: Basenüberschuss und Basendefizit

Bicarbonat-, Phosphat- und Proteinat-Puffersystem können sich auch gegenseitig puffern, d. h. bei Erschöpfung der Pufferkapazität eines Systems können Protonen zwischen den Systemen verschoben werden, so dass sich die Pufferkapazitäten der drei Systeme addieren.

Im Plasma überwiegen die Bicarbonat-Pufferbasen, während im Erythrozyten die Proteinat-Puffer mengenmäßig vorherrschen. Insgesamt liegt die **Konzentration der Pufferbasen** (Proteinat$^-$ und HCO_3^-) im arteriellen Blut bei **48 mmol/l** (die geringe Phosphat-Konzentration spielt in der Praxis keine Rolle).

Die Konzentration der **Gesamtpufferbasen** ist relativ unabhängig von Veränderungen der CO_2-Konzentration im Blut: Steigt diese an, wird zwar vermehrt HCO_3^- gebildet, die zugleich entstehenden H^+-Ionen binden jedoch an das Proteinat, so dass sich dessen verfügbare Konzentration entsprechend vermindert. Die Konzentration der Gesamtpufferbasen bleibt konstant und stellt deshalb einen guten Indikator für Veränderungen im Säure-Basen-Haushalt dar, die unabhängig von den Atmungsvorgängen bestehen.

Anders ist dies bei **metabolischen Störungen:** Bei einer Zunahme von sauren Valenzen wird die Gesamtpufferbasenkonzentration reduziert, bei einer Abnahme gesteigert. Ein Anstieg der Gesamtpufferbasen über 48 mmol/l bezeichnet man als **Basenüberschuss** (BE = Base excess), eine Abnahme als **Basendefizit** (☞ Abb. 5.21).

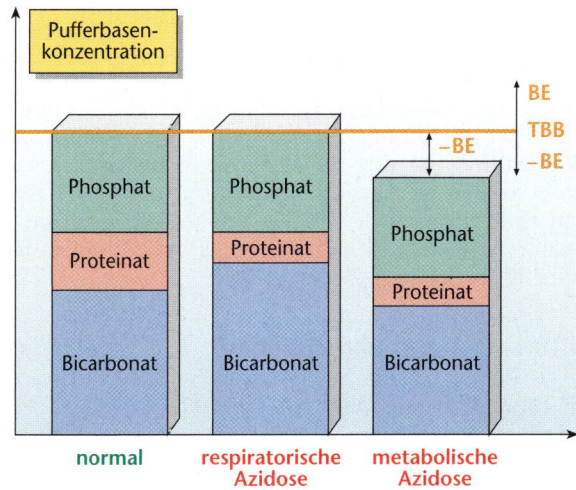

Abb. 5.21 Veränderungen der Pufferbasen bei metabolischer und respiratorischer Azidose. TBB = Total buffer base (Gesamtpufferbasenkonzentration); BE = Base excess (Basenüberschuss); −BE = Basendefizit.

Zur Vereinfachung kann anstelle der Gesamtpufferbasen auch das sog. **Standard-Bicarbonat** bestimmt werden. Dabei wird unter Vernachlässigung des Proteinat-Anteils an den Puffersystemen des Blutes nur die „standardisierte" Bicarbonat-Konzentration im Plasma bei einem pCO_2 von 40 mmHg, einer Temperatur von 37 °C und vollständiger Sauerstoffsättigung des Hämoglobins bestimmt. Die normale Konzentration des Standard-Bicarbonats liegt bei **24 mmol/l** (21–28 mmol/l).

> **Merke!**
> Die Konzentration der Gesamtpufferbasen und die Konzentration des Standard-Bicarbonats sind unabhängig von Veränderungen der CO_2-Konzentration!

5.10.2 Säure-Basen-Haushalt

Durch die Puffersysteme des Blutes können pH-Veränderungen im Organismus nur innerhalb gewisser Grenzen abgepuffert werden. Für eine dauerhafte **pH-Wert-Regulation** ist die Ausscheidung der im Organismus anfallenden Säuren über Lunge und Niere erforderlich (Übersicht ☞ Tab. 5.4).

CO_2-Ausscheidung über die Lunge

Die Lunge eliminiert pro Tag etwa 15 mol CO_2, das bei der Energiegewinnung im Körper als Abfallprodukt anfällt. Dadurch wird nach der Henderson-Hasselbalch-Gleichung [18] einem Abfall des pH-Wertes bei ansteigenden CO_2-Konzentrationen wirksam begegnet. Steigt der CO_2-Gehalt im Blut an, wird dies über Chemorezeptoren an die Atemzentren weitergegeben und die Atmung entsprechend gesteigert, so dass CO_2 vermehrt abgeatmet werden kann (☞ Kap.

5.10 Säure-Basen-Gleichgewicht und Pufferung

Tab. 5.4 Störungen des Säure-Basen-Haushalts im Überblick

primäre Störung	Ursache	pH	pCO$_2$	aktuelles HCO$_3^-$	Standard-HCO$_3^-$ und Pufferbasen	BE
respiratorische Azidose	alveoläre Hypoventilation (durch Lungenemphysem, Atelektasen, Asthma bronchiale, Narkose, Atemmuskellähmung o.Ä.)	↓	↑	↑	normal	0
respiratorische Alkalose	alveoläre Hyperventilation (z. B. bei Höhenaufenthalt oder psychogen bei emotionaler Belastung)	↑	↓	↓	normal	0
metabolische Azidose	Diabetes mellitus, Diarrhö (Verlust alkalischer Darmflüssigkeit), Niereninsuffizienz	↓	normal	↓	↓	negativ
metabolische Alkalose	Verlust von saurem Magensaft nach Erbrechen oder Magenspülungen	↑	normal	↑	↑	positiv

5.7.1). Auch eine Steigerung der H$^+$-Ionenkonzentration führt zu einer verstärkten Atmung. Durch die Ausscheidung des CO$_2$ wird das Reaktionsgleichgewicht der Beziehung

$$HCO_3^- + H^+ \leftrightarrow H_2CO_3 \leftrightarrow H_2O + CO_2 \qquad [36]$$

nach rechts verschoben, so dass letztlich H$^+$-Ionen vermehrt als Wasser gebunden werden, während CO$_2$ als Säureanhydrid der Kohlensäure den Organismus verlässt.

Bei Störungen der Ausscheidungsfunktion von CO$_2$ steigt der pCO$_2$ im Plasma an. Folglich verschiebt sich das Reaktionsgleichgewicht aus Gleichung [19] nach links; es werden vermehrt Protonen freigesetzt. Diese durch Überlastung des Bicarbonat-Puffersystems entstehenden Protonen können dann von Proteinat-Puffern gebunden werden.

H$^+$-Ausscheidung über die Niere

Die Niere eliminiert pro Tag etwa 50 mmol H$^+$-Ionen, indem sie diese aktiv in das Tubuluslumen sezerniert. Dabei ist diese Protonenausscheidung an eine Rückresorption von Bicarbonat gekoppelt (☞ Kap. 9.2.5). Dadurch werden dem Organismus neben der Ausscheidung saurer Valenzen auch Bicarbonat-Pufferbasen erhalten: **Basensparmechanismus der Niere.** Bei alkalischem pH-Wert des Blutes kann die Niere aber auch Bicarbonat ausscheiden und dadurch einen alkalischen Harn produzieren.

Azidosen und Alkalosen

Bei einem Absinken des pH-Wertes im Blut unter 7,37 spricht man von **Azidose,** ein Anstieg des pH-Wertes über 7,43 wird als **Alkalose** bezeichnet. Nach den Ursachen von Azidosen und Alkalosen unterscheidet man Störungen, die durch die Atmung bedingt sind (respiratorische Azidose, respiratorische Alkalose) von Störungen, die in Stoffwechselungleichgewichten ihre Ursache haben (metabolische Azidose, metabolische Alkalose).

Respiratorische Azidose

Bei der respiratorischen Azidose sinkt der pH-Wert des Blutes, weil CO$_2$ (und damit saure Valenzen, Gleichung [19]) von der Lunge nur unzureichend aus dem Organismus entfernt wird. Ursache ist eine alveoläre Hypoventilation, z. B. bei Atemwegserkrankungen. Der pCO$_2$ des Blutes ist demnach erhöht, die Konzentration der Pufferbasen, bestimmt als Basenüberschuss (BE), zunächst unverändert.

Respiratorische Alkalose

Bei einer respiratorischen Alkalose steigt umgekehrt der pH-Wert des Blutes an, weil durch gesteigerte Atmung (Hyperventilation) zu viel CO$_2$ von der Lunge an die Umgebung abgegeben wird. Der pCO$_2$ des Blutes ist erniedrigt, die Pufferbasen sind normal. Eine solche respiratorische Alkalose kann beispielsweise bei Hyperventilation unter emotionaler Belastung auftreten.

Metabolische Azidose

Eine metabolische Azidose ist durch einen Überschuss von im Stoffwechsel des Organismus entstandenen Protonen gekennzeichnet. Sie tritt z. B. bei schlecht eingestelltem Diabetes mellitus durch die unter Insulinmangel gesteigerte Produktion von sauren Ketonkörpern auf. Die Pufferbasen sind durch den Überschuss saurer Valenzen vermindert, der pCO$_2$-Wert ist normal.

5 Atmung

Metabolische Alkalose

Eine metabolische Alkalose entsteht z. B. durch den Verlust von saurem Magensaft beim Erbrechen. Die Pufferbasen sind hierbei erhöht, der pCO_2-Wert liegt im Normbereich.

Einfluss auf die Kalium-Konzentration

Klinisch wichtig ist, dass ein Anstieg der H^+-Ionenkonzentration im Extrazellulärraum von einem parallelen Anstieg der K^+-Ionenkonzentration begleitet ist. Dies beruht darauf, dass die H^+-Ionen, dem Konzentrationsgefälle folgend ($[H^+_{extrazellulär}] > [H^+_{intrazellulär}]$), vermehrt in die Zellen einströmen, wobei aus Gründen der Elektroneutralität K^+-Ionen aus der Zelle in den Extrazellulärraum abgegeben werden müssen. Es lässt sich sogar eine recht konstante Beziehung zwischen pH-Wert und Kalium-Konzentration aufstellen, bei der ein Abfall des pH um 0,1 Einheiten (pH ↓ = H^+ ↑) einen Anstieg des Serum-Kaliums um etwa 1 mmol/l zur Folge hat.

Kompensationsmechanismen

Der Körper versucht, die pH-Wert-Veränderungen bei Azidosen und Alkalosen zu kompensieren. Dabei werden primär respiratorische Störungen durch metabolische Kompensationsmechanismen, primär metabolische durch respiratorische Kompensationsmechanismen ausgeglichen.

- Bei der **respiratorischen Azidose** steigert die Niere die Rückresorption von basischem Bicarbonat, was zu einem Anstieg der Gesamtpufferbasen und einem Wiederansteigen des pH-Wertes führt: kompensierte respiratorische Azidose.
- Bei der **respiratorischen Alkalose** versucht die Niere vermehrt Bicarbonat mit dem Harn auszuscheiden: kompensierte respiratorische Alkalose.
- Der pH-Wert-Abfall bei der **metabolischen Azidose** stellt einen starken Atemantrieb dar. Die Lunge versucht über eine verstärkte Abatmung von CO_2 saure Valenzen aus dem Körper zu entfernen. Der pCO_2 im Blut sinkt, der pH-Wert steigt wieder an: kompensierte metabolische Azidose.
- Umgekehrt wird bei einer **metabolischen Alkalose** die Atmung gedrosselt. Der resultierende pCO_2-Anstieg senkt den pH-Wert: kompensierte metabolische Alkalose. Da jedoch die Atmung aufgrund des Sauerstoffbedarfs des Organismus nicht beliebig reduziert werden kann, sind die respiratorischen Kompensationsmechanismen bei der metabolischen Alkalose limitiert.

Klinik!

Häufige Ursache einer respiratorischen Alkalose ist die durch Stress oder psychische Erkrankungen ausgelöste (unwillkürliche) **Hyperventilation** mit gesteigerter CO_2-Abgabe. Klinisch oft ein eindrucksvolles Krankheitsbild: von Kribbeln, Taubheit und Lähmungsgefühlen der Extremitäten bis zu Schwindel, Sehstörungen (zerebrale Vasokonstriktion durch starken CO_2-Abfall) und Ohnmacht. Therapie ist die (behutsam vorzuschlagende) Rückatmung der Ausatmungsluft in eine Plastiktüte: Erhöhung der Totraumventilation mit Wiederanstieg des CO_2 und promptem Rückgang der Symptomatik.

Diagnostik des Säure-Basen-Status

Bei der Diagnostik von Störungen des Säure-Basen-Haushaltes empfiehlt sich ein schematisches Vorgehen:
- **pH-Wert:** < 7,37 Azidose, > 7,43 Alkalose
- **pCO_2** verändert? (Normwerte 35–45 mmHg) → primär respiratorische Störung
- **BE** (Basenüberschuss) verändert? (Normbereich −2,5 bis +2,5 BE) → primär metabolische Störung.

Sind sowohl pCO_2 als auch BE verändert, haben Kompensationsmechanismen den ursprünglichen Zustand bereits modifiziert. Da die Kompensation zumeist nicht vollständig ist, gibt der pH-Wert die Richtung der ursprünglichen Störung an. Bei einem pH von 7,5, einem BE von +12 BE, und einem CO_2-Partialdruck von 50 mmHg, handelt es sich demnach um eine Alkalose (pH 7,5), die nur durch die erhöhten Gesamtpufferbasen (+12 BE) entstanden sein kann (metabolische Alkalose), und die durch einen Anstieg des CO_2-Partialdrucks respiratorisch teilweise kompensiert werden konnte.

Klinik!

Fallbeispiel: Bei einem jungen Mann mit Typ-1-Diabetes findet sich folgender Säure-Basen-Status: pH 7,2; pCO_2 30 mmHg; BE = −15 mmol/l.
Der pH-Wert zeigt eine ausgeprägte Azidose. Der pCO_2 ist erniedrigt, kann also nicht die Ursache der Azidose sein, sondern deutet vielmehr auf den Versuch einer respiratorischen Kompensation hin. Das hohe Basen-Defizit erklärt die Azidose.
Es handelt sich also um eine metabolische Azidose, die respiratorisch teilkompensiert ist. Wahrscheinlich liegt eine Ketoazidose bei entgleistem Typ-1-Diabetes vor.

6 Arbeits- und Leistungsphysiologie

F. Jockenhövel, J. Hartmann

6.1	Umstellungsreaktionen bei gesteigerter Muskeltätigkeit 137	6.2	Leistungsdiagnostik und Grenzen der Leistungsfähigkeit 140
6.1.1	Muskelstoffwechsel 137	6.2.1	Leistungsdiagnostik 140
6.1.2	Herz und Kreislauf 138	6.2.2	Grenzen der Leistungsfähigkeit ... 141
	Hämodynamische Anpassungen ... 138	6.3	Ermüdung und Erholung 141
	Dauerleistung und Ermüdung 139	6.4	Training 142
6.1.3	Atmung 139		Ausdauertraining 142
6.1.4	Stoffwechsel 140		Krafttraining 142
	Hormonelle Veränderungen 140		
	Lactatproduktion 140		

Lernziel!
- Reaktion des Körpers auf gesteigerte Belastung
- physische Leistungsfähigkeit und Training.

Eine körperliche Anstrengung ist im physikalischen Sinn eine Leistung (Arbeit pro Zeit), deren Einheit das Watt (W) ist: 1 W = 1 J/s. **Dynamische Arbeit,** bei der ein Weg zurückgelegt wird (z. B. Laufen, Gewichtheben), wird von **statischer Arbeit** (z. B. Gewichthalten) unterschieden. Arbeit zu leisten bedeutet für den Menschen eine Beanspruchung; die Fähigkeit dazu hängt von Konstitution, Gesundheit und Trainingszustand sowie äußeren Faktoren wie Temperatur und Luftfeuchtigkeit ab.

Bei Muskelarbeit liegt der Wirkungsgrad des Gesamtorganismus bei 25 % (Dieselmotor: 35 %).

Das Maß der Beanspruchung wird an Veränderungen im Muskelstoffwechsel sowie an Anpassungsreaktionen des Herz-Kreislauf-Systems, der Atmung und des allgemeinen Körperstoffwechsels sichtbar (☞ Kap. 6.1). Das Ausmaß der erbrachten Leistung und die Grenzen der Leistungsfähigkeit können über die Bestimmung von physiologischen Parametern quantitativ erfasst werden (☞ Kap. 6.2). Schneller Ermüdung bei physischer oder psychischer Belastung (☞ Kap. 6.3) kann durch geeignetes Training (☞ Kap. 6.4) begegnet werden.

6.1 Umstellungsreaktionen bei gesteigerter Muskeltätigkeit

6.1.1 Muskelstoffwechsel

Energieträger

Muskelzellen gewinnen die zur Arbeit erforderliche Energie während der ersten Sekunden ihrer Aktivität ausschließlich aus **Adenosintriphosphat** (ATP). Danach ist für etwa 25 Sekunden **Kreatinphosphat** der Hauptenergielieferant, wobei die Energie dem Körper dadurch zugänglich gemacht wird, dass die Phosphatgruppe auf ADP übertragen wird, um wieder ATP zu bilden. Ab etwa 30 Sekunden nach Arbeitsbeginn stellt hauptsächlich die **anaerobe Glykolyse** Energie bereit. Erst mit der nach etwa 30 Sekunden beginnenden Zunahme der Muskeldurchblutung wird von anaerober Glykolyse auf die **aerobe Glykolyse** umgestellt, die etwa zwei Minuten nach Aktivitätsbeginn ihr Maximum erreicht (☞ Abb. 6.1).

Muskeldurchblutung

In Ruhe beträgt die Muskeldurchblutung 3 ml/100 g/min, bei maximaler Arbeitsbelastung kann sie auf 50–130 ml/100 g/min steigen. Bei schwerster Arbeitsbelastung reicht trotz der Steigerung der Durchblutung die Versorgung des Muskels mit Sauerstoff

6 Arbeits- und Leistungsphysiologie

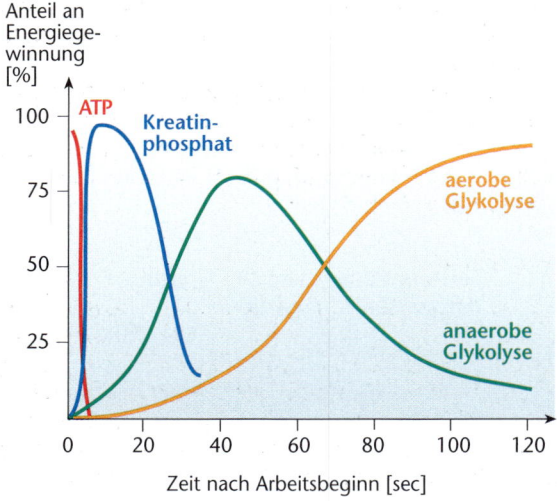

Abb. 6.1 Anteil verschiedener Energieträger und Energie liefernder Prozesse an der Energiebereitstellung in einer Muskelzelle während der ersten 120 Sekunden einer Beanspruchung.

> **Merke!**
> **Energielieferanten bei Muskelarbeit:**
> - ATP: 0–2 s
> - Kreatinphosphat: 2–25 s
> - anaerobe Glykolyse: 10–100 s
> - aerobe Glykolyse: ab 30 s.

6.1.2 Herz und Kreislauf

Hämodynamische Anpassungen

Direkte Sympathikus-Wirkungen

Dynamische Arbeit aktiviert über das zentrale Nervensystem den Sympathikus, weshalb die Katecholamin-Sekretion aus dem Nebennierenmark ansteigt. Dies führt zu folgenden Anpassungsreaktionen:
- **Adrenalin** stimuliert arterielle **α-Rezeptoren** (vorwiegend Typ α_1) und bewirkt dadurch eine Vasokonstriktion, insbesondere in der Haut und im Splanchnikusgebiet. Im aktiven Muskel kommt die durch Katecholamine bewirkte Vasokonstriktion nicht zum Zuge, da die vasodilatatorische Wirkung der oben aufgeführten lokalen Faktoren überwiegt. Da die Gefäße der Muskulatur durch diese Mechanismen weitgestellt sind, sinkt bei dynamischer Muskelarbeit der periphere Gesamtwiderstand.
- Ebenso vermitteln **α-Rezeptoren** eine Vasokonstriktion der Venen, wodurch ein größeres Blutvolumen mobilisiert wird und sich der venöse Rückstrom erhöht. Die Zunahme des venösen Rückstroms wird durch vertiefte und vermehrte Atmung mit entsprechend größerer thorakaler Sogwirkung noch verstärkt.
- Die **Steigerung von Herzfrequenz und Kontraktilität** des Herzmuskels unter Belastung ist zum Teil auf die **Sympathikus-Aktivierung** zurückzuführen. Außerdem melden spezielle Ergosensoren im Muskel (wahrscheinlich freie Nervenendigungen) die Muskelaktivität an das **Kreislaufzentrum in der Medulla oblongata,** welches dann einen Anstieg der Herzfrequenz auslöst. Darüber hinaus ist der venöse Rückstrom vermehrt und dadurch die enddiastolische Füllung des Herzens erhöht. Im Effekt werden Schlagvolumen und Herzzeitvolumen gesteigert.

Steigerung des Herzzeitvolumens

Da das Schlagvolumen zu Beginn der Arbeit um 20–30 % zunimmt und dann konstant bleibt, ist jede weitere Steigerung des Herzzeitvolumens allein auf die Zunahme der Herzfrequenz zurückzuführen. Mit zunehmender Herzfrequenz verkürzt sich hierbei die Diastolendauer. Maximal steigt das Herzminutenvolumen von 5 l in Ruhe auf 20 bis 25 l bei schwerster Arbeit, d. h. auf das 4- bis 5fache. Hochleistungssportler können als Trainingseffekt (☞ Kap. 6.4) eine Steigerung des Herzminutenvolumens auf bis zu 35 l erreichen.

nicht aus, so dass zusätzlich die anaerobe Energiegewinnung fortgesetzt wird und die hieraus resultierende Lactatbildung zur Ermüdung des Muskels beiträgt. Die nach 30 Sekunden einsetzende **Zunahme der Muskeldurchblutung** ist eine Folge lokaler, vasodilatatorisch wirkender Faktoren. Hierzu gehören die Abnahme des O_2-Partialdrucks sowie die Zunahme des CO_2-Partialdrucks und der H^+-Konzentration. Diese lokale Regulation unmittelbar im arbeitenden Muskel wird durch Faktoren gesteuert, die direkt von der Muskelaktivität abhängen und ermöglicht eine bedarfsgesteuerte Regulation der Durchblutung vor Ort, d. h. im jeweils aktiven Muskel.
Bei **statischer Muskelarbeit** mit isometrischer Kontraktion und ohne Entspannungsphasen kann die Muskeldurchblutung während der Arbeit dagegen abnehmen. Dies wird ab einer Muskelkontraktion von 30 % der Maximalkraft beobachtet. Der intramuskuläre Druck führt zu einem **mechanischen Verschluss der Kapillaren** und dadurch zu einer **Durchblutungseinschränkung.** Ab einer Kontraktionsstärke von 70 % der Maximalkraft kommt die Muskeldurchblutung völlig zum Erliegen. Schon bei einer Kontraktion von 10 % der Maximalkraft ist die Muskeldurchblutung für eine rein aerobe Energiegewinnung unzureichend.
Die Fähigkeit zu statischer Muskelarbeit ist sehr limitiert, da entweder nur ein Teil der maximalen Kontraktionskraft eingesetzt wird oder die Kontraktion nur kurzfristig durchgehalten werden kann. Der Bewegungsapparat des Menschen ist auf dynamische Bewegungsabläufe und nicht auf statische Muskelarbeit ausgerichtet.

Die Energie für diese vermehrte Pumpleistung des Herzmuskels wird bei schwerer körperlicher Arbeit (200 W) vor allem durch Oxidation von Lactat gedeckt. In Ruhe verbrennt der Herzmuskel vorwiegend Fettsäuren und Glucose.

Änderungen verschiedener Körperfunktionen

Diese hämodynamische Anpassung an die größere Belastung beeinflusst auch andere Körperfunktionen:
- Das gesteigerte Herzzeitvolumen bewirkt einen **Anstieg des systolischen Blutdrucks,** der parallel zur Leistung zunimmt und bei einer Leistung von 200 Watt 220 mmHg erreichen kann. Der diastolische Blutdruck bleibt unverändert oder sinkt geringfügig, so dass der mittlere arterielle Druck nur wenig ansteigt.
- Aufgrund der Vasokonstriktion nimmt die **Hautdurchblutung** bei Muskelarbeit initial ab. Im weiteren Verlauf nimmt sie jedoch aus thermoregulatorischen Gründen wieder zu, da die im Muskel entstehende Wärme durch Konvektion an der Haut abgegeben werden soll. Der hierzu eingesetzte Teil des Herzminutenvolumens fehlt dann dem Muskel.
- Die **Durchblutung der Koronargefäße** nimmt mit der Herzleistung zu, während die Durchblutung des Gehirns bei Muskelarbeit konstant bleibt.

Dauerleistung und Ermüdung

Dauerleistungsgrenze

Je nachdem, wie sich die Herzfrequenz verändert, kann man zwei Leistungsformen unterscheiden (☞ Abb. 6.2):
- Bei Arbeit bis zur **Dauerleistungsgrenze** steigt die Herzfrequenz bis zum Erreichen einer Plateauphase, dem sog. **Steady-state-Niveau,** an und bleibt bis zur Beendigung der Arbeit konstant auf diesem Niveau. Je höher die Belastung, desto höher liegt auch dieses Plateau.
- Wird die **Dauerleistungsgrenze überschritten,** steigt die Herzfrequenz in der Folge kontinuierlich an, ohne dass sich ein neues Plateau einstellt. Dieser Herzfrequenzanstieg wird als **Ermüdungsanstieg** bezeichnet.

Erholungszeit

Je nach Belastung ist auch die Erholungszeit unterschiedlich. Unterhalb der Dauerleistungsgrenze wird innerhalb von fünf Minuten nach Beendigung der Leistung die Ruhefrequenz des Herzens erreicht. Die Anzahl der über die ursprüngliche Ruhefrequenz hinausgehenden Herzschläge, die in der Erholungsphase bis zum Wiedererreichen der Ruhefrequenz gezählt werden können, wird als **Erholungspulssumme** bezeichnet und soll bei Arbeit innerhalb der Dauerleistungsbereichs unter 100 Schlägen liegen.

> **Merke!**
>
> Ein kontinuierlicher Herzfrequenzanstieg unter Belastung bedeutet, dass die Dauerleistungsgrenze überschritten wurde.

6.1.3 Atmung

Der Sauerstoffbedarf steigt in Abhängigkeit von der Leistung. Da die Sauerstoffaufnahme erst mit einer leichten zeitlichen Verzögerung von drei bis fünf Minuten ein Steady state erreicht und erst dann dem Sauerstoffbedarf entspricht, wird bei Arbeitsbeginn innerhalb der ersten Minuten ein **Sauerstoffdefizit** („Sauerstoffschuld") eingegangen. In der Erholungsphase wird die gesteigerte Sauerstoffaufnahme kurzfristig fortgeführt und kehrt erst langsam wieder auf den Ruhewert zurück. Dadurch wird das anfänglich eingegangene Sauerstoffdefizit ausgeglichen (☞ Abb. 6.3).

Bei Arbeit unterhalb der Dauerleistungsgrenze bleibt das zu Beginn der Arbeit eingegangene Sauerstoffdefizit konstant (Steady state, ☞ Abb. 6.3a), während bei Arbeit oberhalb der Dauerleistungsgrenze das Sauerstoffdefizit kontinuierlich zunimmt (☞ Abb. 6.3b).

Um dem gesteigerten Sauerstoffbedarf gerecht zu werden, steigt das **Atemminutenvolumen** an. Hierzu nehmen das Atemzugvolumen und die Atemfrequenz aufgrund zentraler Stimulation zu. Das Atemminutenvolumen kann bei maximaler Belastung auf bis zu 100 l/min zunehmen (in Ruhe: 6–8 l/min). Die O_2-Aufnahme kann so von 0,25 l/min in Ruhe auf 2–5 l/min gesteigert werden. Die Ventilation wird darüber hinaus durch die Bronchodilatation verbessert, die die Sympathikusaktivierung über β_2-Rezeptoren vermittelt. Die gesteigerte Ventilation vermindert den alveolären CO_2-Partialdruck.

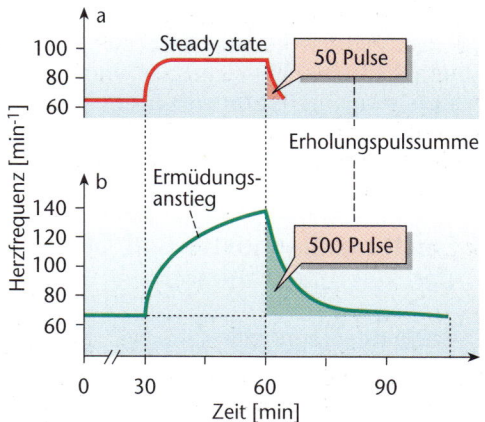

Abb. 6.2 Herzfrequenzänderungen bei Anstrengung. **a:** Bei einer Arbeit unterhalb der Dauerleistungsgrenze liegt die Erholungspulssumme z. B. bei 50 Pulsschlägen. **b:** Bei einer Arbeit oberhalb der Dauerleistungsgrenze wird kein Steady state mehr erreicht; die Erholungspulssumme liegt bei ca. 500 Pulsschlägen.

6 Arbeits- und Leistungsphysiologie

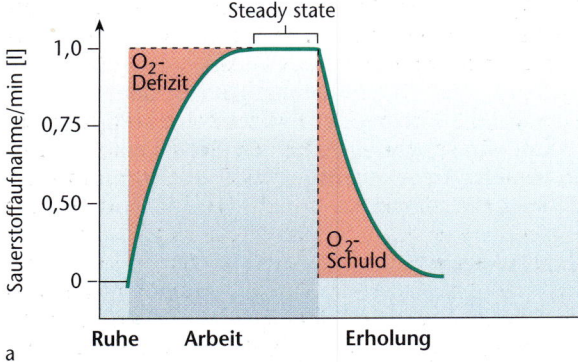

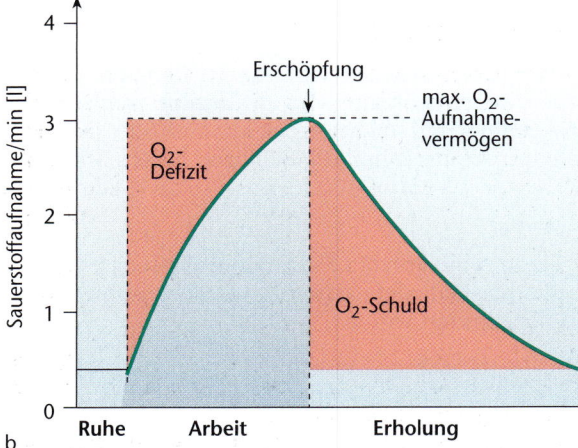

Abb. 6.3 Sauerstoffaufnahme (in l/min). **a:** bei einer Arbeit unterhalb der Dauerleistungsgrenze. **b:** bei einer Arbeit oberhalb der Dauerleistungsgrenze.

Die stärkere Entfaltung der Lunge durch die Erhöhung der Atemtiefe führt gemeinsam mit der stärkeren pulmonalen Durchblutung zu einer Zunahme der am Gasaustausch beteiligten Alveolaroberfläche, so dass die **Diffusionskapazität** steigt.

Die arteriellen Blutgase ändern sich bei körperlicher Arbeit nur wenig. Der O_2-Partialdruck im venösen Blut und damit auch in der A. pulmonalis nimmt jedoch mit zunehmender Leistung ab, da die Sauerstoffausschöpfung des Blutes durch den Muskel steigt: Die $avDO_2$ (☞ Kap. 5.6.2) nimmt von 0,05 auf 0,15 zu. Außerdem steigt die maximale Sauerstoffaufnahme von 0,25 l/min in Ruhe auf bis zu maximal 5 l/min bei Trainierten.

6.1.4 Stoffwechsel

Hormonelle Veränderungen

- Die **Katecholamin-Sekretion** führt über die Stimulation von β-Rezeptoren zum Anstieg von freien Fettsäuren (Lipolyse im Fettgewebe), Glucose und Lactat (Glykogenolyse in der Leber) im Blut. So werden vermehrt Energieträger bereitgestellt.
- Aus der Hypophyse wird vermehrt **Wachstumshormon** freigesetzt (☞ Kap. 10.2.2), das ebenfalls die Lipolyse und Gluconeogenese steigert.
- Durch Freisetzung von **ACTH** (adrenocorticotropes Hormon; ☞ Kap. 10.2.2) wird der Anstieg der Glucosekonzentrationen verstärkt, da dieses in der Nebenniere die Freisetzung von Glucocorticoiden stimuliert, die gluconeogenetisch wirken.
- Der **Insulin-Spiegel** im Blut sinkt bei Muskeltätigkeit. Hierdurch wird der Verbrauch der Glucose im Rahmen der Glykogenbildung in der Leber gesenkt und der Glucosespiegel im Blut gesteigert.
- Das katabole Hormon **Glucagon** wird dagegen vermehrt aus den Langerhans-Inselzellen des Pankreas freigesetzt. Es fördert Glykogenolyse und Lipolyse und trägt so zur Bereitstellung von Energieträgern bei.

Lactatproduktion

Bei schwerer körperlicher Arbeit steigt die Lactatkonzentration im Blut von einem Ruhewert von 0,6 bis 1,8 mmol/l deutlich an und kann bis über 15 mmol/l steigen. In Abhängigkeit vom Anstieg des Lactats kann eine **metabolische Azidose** entstehen. Zum Ausgleich dieser Azidose werden über die Nieren anstelle von K^+-Ionen vermehrt H^+-Ionen ausgeschieden. Dadurch steigt die Kalium-Konzentration im Blut leicht an. Zusätzlich wirkt die arbeitsbedingte Ventilationssteigerung über ein vermehrtes Abatmen von CO_2 der Azidose entgegen. Das vermehrt anfallende Lactat wird von Herz, Leber und Niere verstoffwechselt.

> **Merke!**
> **Körperliche Arbeit:** Lactat-Anstieg → metabolische Azidose.

Da bei körperlicher Arbeit über die Kapillaren des Gefäßsystems vermehrt Flüssigkeit filtriert wird, nimmt das Plasmavolumen leicht ab. Außerdem geht durch Schwitzen Flüssigkeit verloren. Gleichzeitig werden vermehrt Erythrozyten und Leukozyten aus dem Knochenmark freigesetzt. Hierdurch steigt der Hämatokrit bei Arbeit an.

6.2 Leistungsdiagnostik und Grenzen der Leistungsfähigkeit

6.2.1 Leistungsdiagnostik

Die Leistungsdiagnostik (**Ergometrie**) dient zur Erfassung der Leistungsfähigkeit. Die erbrachte Leistung wird mit den **Beanspruchungsreaktionen** (z. B. Herzfrequenz, Blutdruck) in Bezug gesetzt.

Fahrradergometrie

Das gebräuchlichste Verfahren ist das Fahrradergometer; seltener wird ein Laufbandergometer verwendet. Beim Fahrradergometer setzt der Proband ein Schwungrad in Bewegung, das gebremst wird. Die Leistung ist proportional der Tretgeschwindigkeit und der Bremskraft. Üblicherweise wird die Leistung vom Fahrradergometer direkt in Watt angezeigt.

Laufbandergometrie

Beim Laufbandergometer geht der Proband auf einer schiefen Ebene auf einem abwärts laufenden Band. Um die Höhe zu halten, muss der Proband mit der Geschwindigkeit des Bandes „bergauf laufen" und so sein Körpergewicht nach oben bewegen. Die erbrachte Leistung ist proportional dem Neigungswinkel, der Bandgeschwindigkeit des Laufbandes und dem Körpergewicht des Probanden.

> **Klinik!**
>
> In der Klinik dient das Belastungs-EKG (Ergometrie) dem Nachweis von **Ischämiereaktionen,** von **belastungsinduzierten Rhythmusstörungen** und der Beurteilung der **kardiopulmonalen Belastbarkeit.** Der Patient wird an ein EKG angeschlossen, ebenso wird der Blutdruck regelmäßig gemessen. Der Patient beginnt dann mit der körperlichen Belastung (Rad fahren), die in regelmäßigen Abständen gesteigert wird. Ziel ist eine Belastung im Bereich von 85 % der maximalen Herzfrequenz. Tritt vor dem Erreichen der Zielfrequenz eine Ischämiereaktion oder Angina pectoris auf, muss die Untersuchung sofort abgebrochen werden. Wegen der Gefahr von kardialen Ereignissen muss die Ergometrie unter ärztlicher Aufsicht und unter Notfallbereitschaft erfolgen.

6.2.2 Grenzen der Leistungsfähigkeit

Die Leistungsfähigkeit des Organismus ist durch die Bereitstellung von Energie und Sauerstoff für den Muskel begrenzt.
- Bei **Kurzzeitleistungen** (< 20 Sekunden) sind der intrazelluläre Gehalt an ATP und Kreatinphosphat entscheidend.
- Bei **kurzen Mittelzeitleistungen** (< 1 min) begrenzen anaerobe Glykolyse und Milchsäure-Azidose die Leistungsfähigkeit.
- **Längere Mittelzeitleistungen** (bis 6 min) und **Langzeitleistungen** werden durch die aerobe Energiegewinnung limitiert, die auf die Glykogenvorräte der Muskelzelle zurückgreift und von der Versorgung mit Sauerstoff abhängt.

Nur bei Einsatz von weniger als 15 % der gesamten Muskelmasse überwiegt der Einfluss der lokalen Durchblutung. Die Sauerstoffversorgung wird beim Gesunden unter normalen Bedingungen nicht durch die Atmung begrenzt.

Bei dynamischer Arbeit ist immer das maximal erreichbare Herzminutenvolumen, nicht etwa das Atemminutenvolumen, der leistungsbegrenzende Faktor.

Allerdings können äußere Faktoren (Arbeit in großer Höhe), Lungenfunktionsstörungen oder Hämoglobinmangel (z. B. Anämie) die Sauerstoffversorgung stören. Bei äußerer Hitze (z. B. Arbeit in den Tropen) sind die Hautgefäße weniger enggestellt als bei normalen Temperaturen, daher sind der venöse Rückstrom und die enddiastolische Füllung geringer, was zu einem niedrigeren Schlagvolumen führt und die Leistungsfähigkeit im Vergleich zu normalen Temperaturen mindert.

Dauerleistungsgrenze

Arbeit unterhalb der Dauerleistungsgrenze ist dadurch gekennzeichnet, dass sie **ohne muskuläre Ermüdung** über **mindestens acht Stunden** durchgeführt werden kann. Dies ist nur möglich, wenn der Verbrauch und die Versorgung des Muskels mit Substraten (Sauerstoff, Energieträger) im Gleichgewicht liegen.

Im Gegensatz hierzu ist Arbeit oberhalb der Dauerleistungsgrenze zeitlich begrenzt, da kein Gleichgewicht zwischen Bedarf und Versorgung besteht.

Anhand der Beanspruchungsreaktionen des Organismus auf die Arbeit kann erkannt werden, ob die Dauerleistungsgrenze erreicht ist.

Merkmale von **Arbeit unterhalb der Dauerleistungsgrenze** sind:
- Herzfrequenz bleibt auf einem Plateau < 130 Schlägen/min
- Herzminutenvolumen < 10 l
- Sauerstoffaufnahme konstant
- Sauerstoffschuld < 4 l
- Lactat im Blut < 2 mmol/l
- Erholungszeit < 5 min
- < 100 Erholungspulse bis zum Wiedererreichen der Ruhe-Herzfrequenz.

> **Merke!**
>
> Bei untrainierten jungen Männern liegt die Dauerleistungsgrenze für dynamische Arbeit bei etwa 100 W (= 1,5 W/kg Körpergewicht).

6.3 Ermüdung und Erholung

Ermüdung ist gekennzeichnet durch eine Abnahme der Leistungsfähigkeit.

Physische Ermüdung

Physische Ermüdung ist Ausdruck einer zunehmenden Verminderung der Energievorräte und Ansammlung von Lactat im Muskel. Im arbeitenden Muskel kann eine Regeneration nur in der Erschlaffungsphase erfolgen, da im kontrahierten Zustand der Innendruck im Muskel die Kapillaren komprimiert und die Durchblutung mindert. Bei dynamischer Arbeit oberhalb der Dauerleistungsgrenze reicht die Zeit in der Erschlaffungsphase des Muskels zur Regeneration der Energie und zum Abtransport von Lactat nicht aus, so dass die Energievorräte zur Neige gehen und immer mehr Lactat angehäuft wird. Bei Arbeit unterhalb der Dauerleistungsgrenze regenerieren sich in den Erschlaffungsphasen die Energieträger und anfallendes Lactat wird abtransportiert, so dass keine Ermüdung eintritt.

Anhand der Lactatspiegel im Blut lassen sich drei Bereiche der Leistungsfähigkeit abgrenzen:
- **aerobe Schwelle**:
  - Lactatkonzentration < 2 mmol/l
  - Energiegewinnung durch aerobe Glykolyse
  - Dauerleistung möglich
- **aerob-anaerober Übergangsbereich**
  - Lactatkonzentration zwischen 2 und 4 mmol/l
  - Energiegewinnung sowohl durch aerobe als auch durch anaerobe Glykolyse
- **anaerobe Schwelle**
  - Lactatkonzentration um 4 mmol/l
  - Energiegewinnung ausschließlich über anaerobe Glykolyse
  - Erschöpfung, keine Leistungssteigerung mehr möglich.

Entgegen früheren Ansichten ist der **Muskelkater** nicht eine Folge der Lactatanhäufung im Muskel, sondern eine Folge von Mikrotraumen der Sarkomere mit Strukturdefekten der Z-Scheiben.

Psychische Ermüdung

Psychische Ermüdung tritt bei intensiver Konzentration, monotoner Arbeit, schwerer körperlicher Arbeit, störenden äußeren Einflüssen (Lärm, Hitze) und Ablenkung durch andere Gedanken (Sorgen, Schmerzen) auf. Sie führt zur Beeinträchtigung der zentralnervösen Funktion, bewirkt eine Verlangsamung der Informationsverarbeitung und eine Minderung der Wahrnehmung. Die Entstehung der psychischen Ermüdung ist noch unklar, sie kann aber im Gegensatz zur physischen Ermüdung schlagartig aufgehoben werden, wenn die ursächlichen Faktoren beseitigt sind (z. B. Beendigung einer monotonen Arbeit).

> **Klinik!**
> In der Leistungsdiagnostik bei Athleten wird der Lactat-Test eingesetzt, um einen ungefähren Eindruck über den Trainingszustand zu erhalten oder um den Trainingserfolg zu beobachten.

6.4 Training

Training ist die regelmäßige Wiederholung einer physischen oder psychischen Belastung mit dem Ziel, Anpassungsvorgänge zu bewirken, die zu einer Zunahme der Leistungsfähigkeit führen. Man unterscheidet Ausdauertraining und Krafttraining.

Ausdauertraining

Ausdauertraining erfordert eine regelmäßige, z. B. 3- bis 5-mal wöchentliche Belastung, die eine Steigerung der Herzfrequenz von 60–90 % des Maximalwerts für 15–60 Minuten bewirkt.

In Reaktion auf die regelmäßige Beanspruchung nehmen Herzgröße, Herzgewicht und Herzvolumen zu. Hierdurch kann das Schlagvolumen bis auf das Doppelte im Vergleich zum Untrainierten zunehmen. Entsprechend ist das Herzminutenvolumen wesentlich höher als beim Untrainierten. Das Herzgewicht steigt von 250–300 g auf bis zu 500 g. Bei dieser durch körperliches Training hervorgerufenen **Hypertrophie des Herzmuskels** bleibt die Anzahl der Herzmuskelzellen konstant: Die Gewichtssteigerung beruht auf einer Längen- und Dickenzunahme der vorhandenen Muskelzellen. Die maximale Herzfrequenz nimmt nicht zu, im Gegenteil: In Ruhe ist die Herzfrequenz deutlich erniedrigt, da ja das Schlagvolumen größer ist als beim Untrainierten und so bei niedrigeren Herzfrequenzen das gleiche Herzzeitvolumen erreicht wird.

Da auch das Atemzeitvolumen und die Sauerstoffaufnahme durch Ausdauertraining deutlich steigen und eine intensivere Kapillarisierung des Muskels besteht, wird der Muskel wesentlich besser durchblutet und mit Sauerstoff versorgt. Dies führt zu einer deutlichen Steigerung der Dauerleistungsgrenze wie auch der maximalen Leistung.

Mit zunehmendem Lebensalter nimmt die Trainierbarkeit ab, allerdings mit großen interindividuellen Unterschieden.

Krafttraining

Beim Krafttraining werden einzelne Muskeln für kurze Zeit maximal belastet. Dies bewirkt eine **Zunahme des Muskelquerschnitts** aufgrund einer Hypertrophie der Muskelfasern mit entsprechender Steigerung der Muskelkraft. Die Kapillarisierung des Muskels scheint durch Krafttraining nicht gefördert zu werden.

Isometrisches Krafttraining

Beim isometrischen Krafttraining kontrahiert sich der Muskel, ohne seine Länge zu verändern, z. B. beim Versuch, eine zu schwere Hantel zu heben. Der Trainingseffekt beruht auf der für die **Haltearbeit** erforderlichen Spannungsentwicklung der Muskelfasern. Vorteile des isometrischen Krafttrainings sind, dass gezielt einzelne Muskelgruppen trainiert werden können und dass die Gelenke geschont werden.

Isotonisches Krafttraining

Beim **dynamischen** (isotonischen) Krafttraining verkürzt sich der Muskel bei gleich bleibender Spannung: Heben von Hanteln, Klimmzüge, Liegestützen etc.

Isokinetisches Krafttraining

Beim isokinetischen Krafttraining wird die Geschwindigkeit der Bewegung durch spezielle Geräte konstant gehalten; der Widerstand passt sich der Kraftentfaltung des Muskels in der jeweiligen Gelenkstellung an.

Merke!
Trainingseffekte:
- Anstieg des maximalen Schlagvolumens (bis auf das Doppelte)
- Abfall der Herzfrequenz in Ruhe.

7 Ernährung, Verdauungstrakt, Leber

C. Hick, J. Hartmann

7.1	**Ernährung**	146		Gastrinsekretion	157
7.1.1	Nahrungsmittel	146		Schutzmechanismen der Magenschleimhaut	158
	Zusammensetzung der Nahrung	146	7.3.4	Pankreas	159
7.1.2	Inadäquate Ernährung	150	7.3.5	Leber und Galle	160
	Positive Energiebilanz: Fettsucht	150		Gallenbildung	160
	Negative Energiebilanz: Hunger und Unterernährung	150		Ausschüttung der Galle ins Duodenum	160
				Enterohepatischer Kreislauf	161
7.1.3	Parenterale Ernährung	150	7.3.6	Dünn- und Dickdarmsekrete, Darmflora, Stuhl	161
7.2	**Motorik des Magen-Darm-Traktes**	151		Sekrete von Dünn- und Dickdarm	161
7.2.1	Grundtypen gastrointestinaler Motilität	151		Darmflora	161
7.2.2	Kauen und Schlucken	151		Gastrointestinale Gasbildung	162
	Kauen	151	7.3.7	Pathophysiologie: Gallensteine	162
	Schluckakt	151	7.4	**Aufschluss der Nahrung**	162
7.2.3	Magenmotorik	152	7.4.1	Kohlenhydrate	162
7.2.4	Erbrechen	152	7.4.2	Proteine	163
7.2.5	Dünn- und Dickdarm; Defäkation	153	7.4.3	Lipide	163
	Dünndarmmotorik	153			
	Dickdarmmotorik	154	7.5	**Nahrungsresorption**	163
7.2.6	Pathophysiologie: Ileus	154	7.5.1	Grundlagen des gastrointestinalen Transports	163
7.3	**Sekretion**	154	7.5.2	Monosaccharide	164
7.3.1	Grundlagen der gastrointestinalen Sekretion	154	7.5.3	Aminosäuren und Oligopeptide	164
7.3.2	Speicheldrüsen	155	7.5.4	Lipide	164
7.3.3	Magen	156	7.5.5	Wasser und Elektrolyte	166
	Funktionelle Anatomie	156	7.6	**Integrative Steuerung der Magen-Darm-Funktion**	167
	Salzsäuresekretion	156			
	Bicarbonatsekretion	156	7.6.1	Nervale Steuerung	167
	Pepsinogensekretion	157	7.6.2	Humorale Steuerung	167
	Sekretion von Intrinsic-Faktor	157			

Lernziel!
- Grundlagen der Ernährung
- Nahrungsaufnahme, -erschließung und -verwertung
- Magen-Darm-Passage und Peristaltik
- Sekretions- und Resorptionsprozesse im Magen-Darm-Trakt.

Die richtige Zusammensetzung der Nahrung ist für die Gesundheit entscheidend, wenn man Erkrankungen durch inadäquate Ernährung vermeiden will (☞ Kap. 7.1). Ist die orale Nahrungsaufnahme nicht möglich (z. B. nach Magen-Darm-Operationen), kann auch unter Umgehung des Magen-Darm-Traktes („parenteral") über intravenöse Infusionen Nahrung zugeführt werden. Die Motorik (☞ Kap. 7.2) und die Sekretion (☞ Kap. 7.3) im Magen-Darm-Trakt schaffen optimale Voraussetzungen für den Aufschluss der Nahrung (☞ Kap. 7.4) und die Nahrungsresorption (☞ Kap. 7.5).

7.1 Ernährung

7.1.1 Nahrungsmittel

Zusammensetzung der Nahrung

Die Nahrung besteht aus **Energiespendern** (Kohlenhydrate, Eiweiße, Fette) und den zusätzlich für die Funktion des Organismus unverzichtbaren **Vitaminen** und **Spurenelementen**.
Ballaststoffe (wie z. B. die nicht abbaubare Zellulose) sind zwar nicht lebensnotwendig, können aber die Darmfunktion durch Anregung der Peristaltik beschleunigen, was besonders bei Obstipation vorteilhaft sein kann.
Prinzipiell sind die einzelnen Energieträger (Kohlenhydrate, Eiweiße, Fette) gegeneinander austauschbar: **Isodynamie** der Nährstoffe. Dies gilt jedoch nur im Hinblick auf den Betriebsstoffwechsel. Für den Aufbau von Körpergewebe (Baustoffwechsel) werden dagegen bestimmte Mindestmengen aller drei Stoffe benötigt.

Kohlenhydrate

Die Kohlenhydrate werden nach der Anzahl der enthaltenen Zuckerbausteine in Monosaccharide (Einfachzucker), Disaccharide (zwei Zuckerbausteine), Oligosaccharide („wenige" Zuckerbausteine) und Polysaccharide („viele" Zuckerbausteine) unterschieden.

In der menschlichen Nahrung sind Kohlenhydrate vorwiegend in den Polysacchariden der pflanzlichen Stärke und der tierischen Stärke (Glykogen) enthalten. Daneben werden Kohlenhydrate in Form der Disaccharide **Lactose** (1 Molekül Glucose + 1 Molekül Galactose) und **Saccharose** (Rohrzucker: 1 Molekül Glucose + 1 Molekül Fructose) aufgenommen. Das pflanzliche Polysaccharid **Zellulose** kann von den menschlichen Verdauungsenzymen nicht abgebaut werden – wohl aber von den anaeroben Bakterien in Kolon und Rektum ([☞] Kap. 7.3.6).
Kohlenhydrate sind die Energielieferanten des Körpers. Das Gehirn ist für seine Energieversorgung fast ausschließlich auf Glucose angewiesen. Nur unter Hungerbedingungen kann es auch **Ketonkörper** (Abbauprodukte des Fettstoffwechsels) verstoffwechseln. Eine kohlenhydratfreie Ernährung ist dennoch möglich. Dabei werden aber dann Proteine zur Glucosegewinnung abgebaut.

Kohlenhydratbedarf und Kohlenhydratvorrat

Der **Kohlenhydratbedarf** liegt bei mindestens 100 g/Tag (für das Gehirn). Falls Glucose alternativ aus Proteinen gewonnen werden soll, sind mindestens 200 g zusätzliches Eiweiß zur Gluconeogenese erforderlich. Etwa 50–55 % der gesamten Energiezufuhr sollten über Kohlenhydrate gedeckt werden.
Der Körper verfügt mit dem vorwiegend in der Leber gespeicherten Glykogen über einen **Kohlenhydratvorrat** von etwa 350 g.

> **Klinik!**
> In der Ernährungsmedizin sind die Begriffe des **glykämischen Index** und der **glykämischen Ladung** geprägt worden. Hierbei wird der Anstieg der Blutglucose nach dem Verzehr der jeweiligen Speise in Relation zum Verzehr reiner Glucose gesetzt. Viele Nahrungs-Kohlenhydrate werden unserem Körper in einer sehr einfach zugänglichen Art zugeführt (Weißbrot, viel Fructose). Dies hat sehr hohe und rasche Blutzuckeranstiege zur Folge. Eine Ernährung mit einem hohen glykämischen Index und einer hohen glykämischen Last wird mit der Entstehung von Typ-2-Diabetes mellitus in Verbindung gebracht.

> **Merke!**
> **Kohlenhydrate:**
> - Bedarf des Gehirns 100 g/Tag
> - körpereigene Vorräte (als Glykogen) 350 g.

Eiweiß

Über die Aufnahme von Proteinen (= Eiweiß) erhält der Körper die zum Aufbau seiner Strukturen (z. B. Muskeln, Enzyme, Plasmaproteine) erforderlichen Aminosäuren. Auch wird mit den Proteinen der zur Synthese von stickstoffhaltigen Substanzen (Purinen, Pyrimidinen, Porphyrinen) erforderliche organische Stickstoff aufgenommen. Nach der Herkunft unterscheidet man:
- **pflanzliche Proteine:** vor allem in Brot, Hülsenfrüchten und Kartoffeln
- **tierische Proteine:** in Fleisch, Fisch, Milch, Milchprodukten und Eiern.

Der über die Stickstoffausscheidung bestimmte Proteinbedarf eines Erwachsenen, d. h. die zur Aufrechterhaltung eines Stickstoffgleichgewichts (Stickstoffzufuhr = Stickstoffabgabe) **minimal erforderliche Proteinmenge** liegt bei etwa 0,5 g/kg Körpergewicht/Tag.

Biologische Wertigkeit

Nicht alle Nahrungsproteine können jedoch den Stickstoff- und Aminosäurebedarf des Organismus gleich gut decken. Dies beruht auf der unterschiedlichen Aminosäurezusammensetzung der Nahrungsproteine. Proteine, deren spezielle Aminosäurezusammensetzung für den Organismus optimal verwertbar ist, werden als **Proteine mit hoher biologischer Wertigkeit,** solche deren Aminosäurenmuster dem Bedarf des Organismus nicht voll entspricht, als Proteine mit niedriger biologischer Wertigkeit bezeichnet. Proteine mit hoher biologischer Wertigkeit sind die tierischen Proteine von Fleisch, Milch und Eiern. Eine niedrige biologische Wertigkeit besitzen pflanzliche Proteine wie Weizen, Mais und Bohnen.
Als Bezugsgröße hat Volleiprotein eine biologische Wertigkeit von 100, d. h. 100 g Volleiprotein können 100 g Körperprotein ersetzen. Pflanzliche Proteine

haben biologische Wertigkeiten zwischen 60 und 70, tierische Proteine zwischen 80 und 100. In der Praxis resultiert die biologische Wertigkeit eines Proteingemisches in der Nahrung jedoch vor allem aus der Kombination der verschiedenen Einzelproteine. Eine optimale Kombination stellt in dieser Hinsicht die sog. Ei-Kartoffel-Diät dar: Sie weist eine biologische Wertigkeit von 136 auf.

Eiweißbedarf und Eiweißvorrat

Um die unterschiedlichen biologischen Wertigkeiten der Nahrungsmittel zu berücksichtigen, empfiehlt die deutsche Gesellschaft für Ernährung für den Erwachsenen bei gemischter Ernährung eine Eiweißzufuhr von 1 g/kg Körpergewicht/Tag und damit mehr als das aus Bilanzversuchen ermittelte Eiweißminimum von 0,5 g.

Der Bedarf an **essentiellen Aminosäuren,** d. h. an Aminosäuren, die der Körper nicht selbst synthetisieren kann und die für die Aufrechterhaltung der Körperstrukturen unverzichtbar sind, wird mit dieser empfohlenen Proteinzufuhr (bei normaler Protein-Mischkost) ausreichend abgedeckt, da die meisten Nahrungsproteine etwa 40 % essentielle Aminosäuren enthalten.

Der kurzfristig mobilisierbare **Eiweißvorrat** des Körpers beträgt 45 g. Allerdings enthält der Körper insgesamt in seinen Strukturen etwa 10 kg Protein. Bei Proteinmangel können durch Umverteilungen dieser körpereigenen Proteine Funktionsstörungen über eine gewisse Zeit vermieden werden.

Fette

Die mit der Nahrung aufgenommenen Fette sind vorwiegend Triglyceride, d. h. Ester aus Glycerin und Fettsäuren. Fettsäuren, die vom Organismus nicht synthetisiert werden können, aber für ihn erforderlich sind, werden als **essentielle Fettsäuren** bezeichnet. Wichtigste essentielle Fettsäure ist die **Linolsäure.**

Fette finden sich als Beimischung fast aller tierischen Nahrungsmittel. Daneben kommen sie in Pflanzensamen vor, wobei sich diese pflanzlichen Fette durch einen hohen Gehalt an mehrfach ungesättigten Fettsäuren auszeichnen.

Fette dienen vor allem als
- Energielieferanten
- Kohlenstoffquelle für Biosynthesen (Acetyl-CoA)
- Träger der fettlöslichen Vitamine.

Fettbedarf und Fettvorrat

Der Fettvorrat eines normalen Erwachsenen liegt bei etwa 10 kg – bei Übergewicht deutlich höher. Die **empfohlene Fettzufuhr** sollte 30–35 % der gesamten Energiezufuhr nicht überschreiten. In den industrialisierten Ländern liegt sie jedoch mit etwa 40 % konstant höher, was wegen der Verbindung zwischen hohem Fettkonsum und Arteriosklerose problematisch ist (☞ Kap. 7.5.4).

Vitamine

Vitamine sind für den Organismus lebensnotwendige Stoffe, die nicht von ihm selbst produziert werden können und deren Energiegehalt für die biologische Funktion ohne Bedeutung ist. Chemisch enthält die

Tab. 7.1 Fettlösliche Vitamine im Überblick: Funktion, Mangelerscheinungen, Quellen in der Nahrung und Depots im Körper						
Vit.	Name	Funktion	Mangel-erscheinungen	Quellen	Depots	tägl. Bedarf
A	Retinol	Bestandteil des Sehpigments, Erhaltung der strukturellen Integrität von Membranen	Nachtblindheit, atypische Epithelverhornung, Verhornung der Cornea mit Blindheit (Xerophthalmie)	gelbe Gemüse und Früchte, Blätter grüner Pflanzen	große Mengen in der Leber (für Monate)	1 mg
D	Cholecalciferol	Steigerung des Ca^{2+}-Spiegels im Plasma	Rachitis, Störungen der Knochenverkalkung	Lebertran, Fisch, Eigelb; Eigensynthese bei ausreichender UV-Bestrahlung der Haut möglich	geringe Mengen	5 µg
E	Tocopherol	Schutz der Membranlipide vor Oxidation	Mangelsyndrom beim Menschen fraglich; Embryopathie? Hämolyseneigung?	Pflanzen, besonders Keimlinge	mehrere Gramm in Leber und Fettgewebe	10 mg
K	Phyllochinon	Cofaktor für die Biosynthese der Gerinnungsfaktoren II, VII, IX und X	spontane Blutungen bei verzögerter Blutgerinnung	alle grünen Pflanzen, Darmbakterien	geringe Mengen	70 µg

7 Ernährung, Verdauungstrakt, Leber

Tab. 7.2 Wasserlösliche Vitamine im Überblick: Funktion, Mangelerscheinungen, Quellen in der Nahrung und Depots im Körper

Vit.	Name	Funktion	Mangelerscheinungen	Quellen	Depots	tägl. Bedarf
C	Ascorbinsäure	Mitwirkung bei der Synthese von Kollagen, Steroidhormonen, Noradrenalin und Serotonin	„Skorbut": Bindegewebsstörungen, Zahnfleischbluten, Zahnausfall	Gemüse, Obst (v.a. Zitrusfrüchte)	1,5 g in Gehirn, Nieren, Nebennieren, Leber	75 mg
B_1	Thiamin	Coenzym der dehydrierenden Decarboxylierung von Pyruvat	„Beri-Beri": Nerven- und Muskelschäden, Enzephalopathie, Müdigkeit, Übelkeit und Erbrechen	in geringen Mengen in allen Nahrungsstoffen	10 mg in Leber, Herz und Gehirn	1,5 mg
B_2	Riboflavin	Bestandteil Wasserstoff übertragender Flavoproteine	Mundwinkeleinrisse (Rhagaden), Gesichtsdermatitis, Landkartenzunge (Lingua geographica), Augenstörungen	Milch, Leber, Nieren, Herz, viele Gemüse	10 mg in Leber und Muskeln	1,6 mg
B_6	Pyridoxin	wichtigstes Coenzym des Aminosäure-Stoffwechsels	Dermatitis, Anämie, Ataxie, Nervenschädigungen mit Lähmungen	Hefe, Weizen, Mais, Leber, grüne Gemüse	100 mg in Muskeln, Leber und Gehirn	2 mg
B_{12}	Cobalamin	Katalyse der Umlagerung von Alkylresten	„perniziöse Anämie": makrozytäre, hyperchrome Anämie	tierische Nahrungsmittel. Vit. B_{12} wird von den Bakterien der Darmflora synthetisiert. Die Vit-B_{12}-Aufnahme ist vom im Magen gebildeten „Intrinsic factor" abhängig	2 mg in der Leber (Vorräte für etwa 1–2 Jahre)	3 µg
Biotin	Coenzym für Carboxylierungen	Müdigkeit, Appetitlosigkeit, EKG-Veränderungen	Leber, Niere, Eigelb und Hefe	in großen Mengen von Darmbakterien synthetisiert	0,4 mg in Leber und Nieren	70 µg
	Folsäure	Übertragung von Ein-Kohlenstoffresten	makrozytäre, hyperchrome Anämie, generelle Störungen von Wachstum und Zellteilung; häufigster Vitaminmangel in den Industrieländern	Leber, Nieren, dunkelgrünes Blattgemüse, Hefe	12–15 mg in der Leber	0,3 mg
	Nicotinsäure (= Niacin)	Bestandteil von NAD^+ und $NADP^+$	„Pellagra" (= kranke Haut): Dermatitis	Hefe, Fleisch, Leber, gerösteter Kaffee; Niacin kann aus Tryptophan gebildet werden	150 mg in der Leber	18 mg
	Pantothensäure	Bestandteil von Coenzym A (z. B. in Acetyl-CoA)	ZNS-Störungen	in (fast) allen Nahrungsmitteln	50 mg in Nebennieren, Nieren, Leber, Gehirn	6 mg

Gruppe der Vitamine ganz unterschiedliche Substanzen. Man unterscheidet zwei große Gruppen:
- **wasserlösliche Vitamine** (Vitamine der B-Gruppe, Vitamin C u.a.)
- **fettlösliche Vitamine** (A, D, E und K; Merkwort: EDEKA).

Einen Überblick der fett- und wasserlöslichen Vitamine geben die Tabellen 7.1 und 7.2.
Die Aufnahme der Vitamine A, D, E und K bedarf der Anwesenheit von Fett. Daher ist es besonders ratsam, Salate mit hochwertigem Öl zuzubereiten, da so die enthaltenen Vitamine optimal erschlossen werden können.

Klinik!
Bei einem **Verschlussikterus** kommt es neben den durch die Stauung bedingten Symptomen durch die fehlende Galle im Darm auch zu einer mangelhaften Aufnahme der fettlöslichen Vitamine. Dies betrifft häufig das **Vitamin K**. Da bestimmte Gerinnungsfaktoren Vitamin-K-abhängig sind, kann es deshalb auch zu **Gerinnungsstörungen** kommen.

Spurenelemente
Spurenelemente sind für die Funktion des Körpers erforderliche Elemente, die nur in äußerst geringen Konzentrationen (10^{-12}–10^{-6} g/g Organgewicht) im Organismus vorliegen. Elf Spurenelemente, die **essentiellen Spurenelemente**, sind zum Überleben notwendig (☞ Tab 7.3).

Eisen
Klinisch wichtig ist vor allem das Spurenelement Eisen:
- Es ist Bestandteil der Proteine Hämoglobin und Myoglobin sowie der eisenhaltigen Cytochrome, Katalasen und Peroxidasen. Eisenmangel kann zu Anämie führen!
- Der Gesamtkörperbestand von Eisen beim Erwachsenen liegt zwischen 3 und 5 g, davon sind 65 % im Hämoglobin gebunden, weitere 4,5 % im Myoglobin.
- Der durchschnittliche tägliche Eisengehalt der Nahrung liegt in Deutschland zwischen 10 und 20 mg/Tag. Der durchschnittliche tägliche Eisenbedarf liegt bei 10 mg pro Tag.
- Je nach Eisenbedarf des Organismus werden zwischen 10 % und maximal 40 % des oral zugeführten Eisens in Magen und Duodenum aktiv resorbiert. Dabei ist das zweiwertige Eisen (Fe^{2+}) besser resorbierbar. Daher wird durch Vitamin C als Redoxsystem, das Fe^{3+} in Fe^{2+} umwandelt, die Eisenresorption gefördert. Durch die gleichzeitige Einnahme von Komplexbildnern, wie z. B. Phosphat, wird die Eisenresorption vermindert.
- Im Blutplasma wird Eisen in dreiwertiger Form (Fe^{3+}) an Transferrin gebunden transportiert. An Transferrin sind nur 0,15 % des Körpereisens gebunden.
- Im Gewebe wird Eisen zunächst als **Ferritin** und bei Absättigung des Ferritinspeichers als **Hämosiderin** gespeichert. Die Eisenspeicher befinden sich hierbei vor allem in Leber, Knochenmark und Milz. Diese Speicher enthalten 15–30 % des Körpereisenbestands.

Die Eisenausscheidung des Organismus erfolgt vorwiegend über den Stuhl (durch die Abschilferung von Darmepithelien) und liegt bei Männern zwischen 0,5–1 mg pro Tag. Bei menstruierenden Frauen gehen über die Menstruationsblutung zusätzlich etwa 20 mg Eisen pro Monat verloren. In der Schwangerschaft stellt der mütterliche Organismus dem Fetus 300 mg Eisen zur Verfügung, so dass hinsichtlich des Eisenbedarfs zwischen Männern, menstruierenden Frauen und Schwangeren deutliche Unterschiede bestehen.

Tab. 7.3 Plasmaspiegel und Depotmenge der elf essentiellen Spurenelemente beim Erwachsenen

	mittlerer Plasmaspiegel [µg/100 ml]	Depotmenge [mg]
Kupfer	116	100
Eisen	114	4 000–5 000
Zink	98	3 000
Jod	8,7	10
Chrom	2,8	2
Selen	1,1	13
Vanadium	1,0	18
Mangan	0,83	12
Nickel	0,42	10
Molybdän	0,40	9,5
Kobalt	0,018	1,5

Klinik!
Da die Eisenausscheidung nur wenig gesteigert werden kann, kommt es bei übermäßiger Eisenaufnahme aus der Nahrung zum Krankheitsbild der **Hämochromatose** mit Eisenablagerungen in den Geweben und entsprechenden Funktionsstörungen.

Klinik!
Blutspenden rettet nicht nur andere Leben, es ist für Männer eine gute Möglichkeit den Eisenbestand auszutauschen.
Bei Patienten mit **Hämochromatose** ist der regelmäßige Aderlass die Therapie der Wahl. Leider wird dieses Blut verworfen, da die Patienten per definitionem nicht gesund sind, obwohl das Blut ansonsten vollkommen unbedenklich ist.

> **Merke!**
> - Zweiwertiges Eisen ist besser resorbierbar.
> - 65 % des Körpereisens (3–5 g) sind an Hämoglobin gebunden.
> - Eisentransport im Blut: Transferrin.
> - Eisenspeicher im Gewebe: Ferritin, Hämosiderin.

7.1.2 Inadäquate Ernährung

Positive Energiebilanz: Fettsucht

Überschüssige Energie speichert der Körper als Fett. Dabei entspricht eine positive Energiebilanz von etwa 9000 kcal 1 kg Fettgewebe. Normalerweise verhindert der **lipostatische Mechanismus** (☞ Kap. 20.8.1) eine weitere Nahrungszufuhr bei ausreichenden Fettvorräten des Organismus. Bei der Fettsucht (Adipositas) ist dieser Regulationsmechanismus gestört. Hierfür sind in den meisten Fällen **psychogene Ursachen** (Stress, Trauer) oder **erlernte Verhaltensmuster** („sich 3-mal täglich satt essen") verantwortlich. Sehr selten finden sich hypothalamische Schädigungen. Auch genetisch determinierte Besonderheiten bei der Fettspeicherung tragen zur Ausbildung einer Adipositas bei: Getrennt aufgezogene eineiige Zwillinge weisen mit Abweichungen von lediglich 2–3 kg das gleiche Körpergewicht auf.

> **Klinik!**
> Hierfür spricht auch die Entdeckung eines „Fettsucht-Gens" (ob-Gen). Dieses Gen produziert als Antwort auf steigende Insulin-Serumspiegel während der Nahrungsaufnahme im Normalfall das Protein **Leptin.** Leptin bewirkt im Hypothalamus eine Appetitreduktion, induziert einen erhöhten Energieumsatz und löst einen Abfall des Insulin-Serumspiegels aus, ist also ein „Diät-Protein". Bei adipösen Patienten scheint dieser durch Leptin getragene negative Rückkoppelungskreis gestört zu sein, entweder im Hypothalamus oder auf der Ebene der Leptin-Produktion im Fettgewebe (☞ Kap. 10.7.6).

Negative Energiebilanz: Hunger und Unterernährung

Im **Nüchternzustand** werden pro Tag etwa 75 g Protein (vor allem aus der Muskulatur) und 160 g Triglyceride (aus dem Fettgewebe) oxidiert. Die Leber stellt außerdem dem Organismus pro Tag 140 g Glucose zur Verfügung, die aus den bei der Proteolyse anfallenden Aminosäuren synthetisiert wird. Die Energie für diese Gluconeogenese stammt dabei aus der Fettsäureoxidation.
Im **Hungerzustand,** wenn Proteine, Fette und Kohlenhydrate nicht von außen zugeführt werden, kann die hydrolytische Spaltung von 75 g Protein/Tag nicht beliebig lange fortgesetzt werden, da sonst in wenigen Wochen die Strukturproteine des Körpers abgebaut werden würden. Der Protein-Stoffwechsel wird daher im Hunger reduziert, was an einem **Rückgang der Harnstoff-Ausscheidung** erkennbar ist. Auch die Gluconeogenese in der Leber geht zurück. Hierdurch steht dem Gehirn nicht mehr genügend Glucose zur Verfügung. Dieses adaptiert sich deshalb an einen weiteren Energieträger, die **Ketonkörper.**
Auch in den übrigen Geweben wird der Glucoseverbrauch reduziert, stattdessen werden vermehrt **Fettsäuren** verbrannt. Ein solcherart adaptierter Organismus verbrennt schließlich fast ausschließlich Fettsäuren. Auf diese Weise können, von der Energiebilanz her, mehrwöchige Fastenperioden überstanden werden. Schon nach einwöchigem Fasten ist allerdings mit **Vitaminmangelerscheinungen** besonders der wasserlöslichen Vitamine der B-Gruppe und des Vitamins C zu rechnen.
Ist der Fettvorrat des Organismus erschöpft, werden auch Proteine zur Energiegewinnung verbraucht (u.a. das Albumin im Blutplasma). Durch die **Hypoproteinämie** im Plasma tritt Plasmaflüssigkeit osmotisch bedingt ins Gewebe aus: **Hungerödeme.** Auch die Zellen der Darmmukosa und die Zellen der Verdauungsdrüsen, die eine hohe Umsatzrate haben, können sich nicht mehr regenerieren. Jetzt treten zusätzlich **Resorptionsstörungen** auf, die eine erneute Nahrungsaufnahme erschweren und so einen Circulus vitiosus einleiten. Auch die Lipoproteinsynthese (☞ Kap. 7.5.4) ist bei Proteinmangel gestört. Dadurch sammeln sich Lipide in den Leberzellen an und es kommt zur Ausbildung einer **Fettleber.**

> **Klinik!**
> **Kwashiorkor** (ghan.) ist ein **Proteinmangelsyndrom,** das vor allem Kinder der dritten Welt betrifft. Durch die mangelhafte Ernährung fehlen den Kindern vollwertige Eiweiße und essentielle Aminosäuren. Dadurch kommt es auf den oben genannten Wegen unter anderem zu Wachstumsverzögerung, Fettleber und Ödembildung (aufgeblähter Bauch durch Aszites).

7.1.3 Parenterale Ernährung

Ist eine orale Nahrungsaufnahme nicht möglich (z.B. nach Bauchoperationen), können Nahrungsmittel auch über einen venösen Zugang infundiert werden. Dabei wird der normale Magen-Darm-Trakt umgangen („parenterale" Ernährung). Hierbei entfällt die Pufferfunktion der Leber, die bei normaler, enteraler Ernährung eine geregelte Plasmakonzentration der zugeführten Nährstoffe garantiert. Deshalb ist eine individuelle Berechnung des Nährstoffbedarfs bei der parenteralen Ernährung erforderlich.
Wichtigster Nährstoff bei der parenteralen Ernährung sind die Kohlenhydrate, die im Allgemeinen als **Glucose** zugeführt werden. 100–200 g Glucose pro Tag verhindern eine Hungerketose und den Abbau von Körperproteinen.

Zusätzlich müssen für den Proteinstoffwechsel **Aminosäuregemische** gegeben werden, die einen hinreichend hohen Anteil (40–50 %) an essentiellen Aminosäuren enthalten sollten. Außerdem muss das Aminosäurenverhältnis des Gemischs eine hohe biologische Wertigkeit (Kartoffel-Ei-Prinzip, ☞ Kap. 7.1.1) garantieren. Proteine direkt parenteral zu verabreichen ist nicht möglich, da die antigenen Eigenschaften der körperfremden Proteine schwerste immunologische Abwehrreaktionen auslösen würden (☞ Kap. 2.5.3).

Zur Sicherung des Energiebedarfs und der Zufuhr von essentiellen Fettsäuren kann bei längerer parenteraler Ernährung die Gabe von **Fettemulsionen** erforderlich werden. Besonderer Vorteil der Fettemulsionen ist es, dass mit einem kleinen Lösungsvolumen eine große Energiemenge zugeführt werden kann.

7.2 Motorik des Magen-Darm-Traktes

7.2.1 Grundtypen gastrointestinaler Motilität

Im Magen-Darm-Trakt lassen sich drei physiologische Grundtypen der gastrointestinalen Motorik unterscheiden:

Propulsive Peristaltik

Eine wellenförmig von oral nach aboral fortschreitende Kontraktion der glatten Ringmuskulatur der Darmwand verschiebt den Darminhalt in Richtung Anus. Ihr geht eine Erschlaffungswelle voraus.

Nicht-propulsive Peristaltik

Durch gleichzeitige Kontraktion benachbarter Bezirke der Ringmuskulatur kommt es zur Segmentation des Darminhalts und zur Durchmischung mit den Verdauungssäften.

Tonische Dauerkontraktionen

Sie finden an den Sphinkteren des Magen-Darm-Trakts (Ösophagussphinkter, Bauhin-Klappe) statt und garantieren einen gerichteten Transport ohne Rückfluss.

Grundlage der rhythmischen gastrointestinalen Motilität sind **Spontandepolarisationen** der glatten Muskelzellen (Slow waves), auf deren Basis in regelmäßigen Abständen Aktionspotentiale ausgelöst werden (☞ Kap. 13.2.2 und ☞ Abb. 13.16 b).

7.2.2 Kauen und Schlucken

Kauen

Das Kauen dient der Zerkleinerung der Nahrung. Dadurch wird die weitere Verdauungsarbeit erheblich erleichtert, da sich durch die Zerkleinerung die Oberfläche für die angreifenden Verdauungssäfte erhöht. Der Kauvorgang wird reflektorisch gesteuert. Im Bereich der Molaren treten dabei Kräfte bis zu 1500 N auf. Durch das Kauen wird auch der Speichelfluss gefördert.

Schluckakt

Beim Schlucken lässt sich die willkürlich gesteuerte orale Phase von der pharyngealen und der ösophagealen Phase abgrenzen, die beide unwillkürlich ablaufen:

Orale Phase

Durch willkürliches Drücken mit der Zunge wird der Nahrungsbissen in den Bereich des Pharynx verschoben.

Pharyngeale Phase

Die im Pharynx angekommene Nahrung reizt die dort lokalisierten Schluckrezeptoren und löst dadurch den Schluckreflex aus. Die afferenten Impulse des Schluckreflexes laufen über den N. vagus und den N. glossopharyngeus in das Schluckzentrum der Medulla oblongata.

Der **Schluckreflex** besteht aus folgenden Komponenten:
- Eine Kontraktion der palatopharyngealen Muskeln schließt den Nasen-Rachen-Raum von der Mundhöhle ab.
- Die Stimmbänder nähern sich, der Kehlkopf wird nach oben und nach vorne gezogen, die Epiglottis verschließt den Larynxeingang, indem sie nach dorsokaudal abknickt. Dadurch wird ein „Verschlucken" der Nahrung in die Luftröhre verhindert.
- Der obere Ösophagussphinkter, dessen Ruheverschlussdruck von 50–100 mmHg ein Eindringen von Luft in den Gastrointestinaltrakt verhindert, entspannt sich.
- Die Muskelwand des Pharynx kontrahiert sich und schiebt den Nahrungsbissen in den Ösophagus.

Ösophageale Phase

Im Ösophagus wird die Nahrung mit der primären Peristaltik in etwa 5–10 Sekunden zum unteren Ösophagussphinkter an der Grenze zur Kardia des Magens transportiert. Die Erschlaffung des unteren Ösophagussphinkters wird reflektorisch über den N. vagus vermittelt (Transmittersubstanz wahrscheinlich VIP, ☞ Kap. 7.2.5), so dass die Nahrung das Magenlumen erreicht.

Der Tonus des unteren Ösophagussphinkters wird bereits mit Beginn des Schluckaktes reflektorisch gesenkt. Tonus-senkend wirken außerdem Sekretin, Cholecystokinin, GIP (Gastric inhibitory peptide) und Progesteron (Schwangerschafts-Sodbrennen). Eine Erhöhung des Sphinktertonus wird durch Motilin, Gastrin und Substanz P ausgelöst.

Auch nach einer Durchtrennung des Ösophagus (etwa im Rahmen einer Operation) bleibt die Peristaltik weiter erhalten, vorausgesetzt die Innervation des Ösophagus wird nicht geschädigt. Nach einer beidseitigen Durchtrennung des N. vagus ist dagegen eine primäre Peristaltik nicht mehr möglich.

Klinik!
Eine **Tonussenkung** des unteren Ösophagussphinkters führt zu einer Verschlussstörung und ist für **Sodbrennen** verantwortlich, das auf einem Reflux von Magensäure in den Ösophagus beruht. Bei länger anhaltenden Verschlussstörungen kann eine **Refluxösophagitis**, d. h. eine Entzündung der Speiseröhre durch den zurücklaufenden Magensaft, entstehen. Tonus-senkend am unteren Ösophagussphinkter wirken u.a. Fett, Alkohol, Kaffee und Nikotin.
Der **Achalasie** liegt eine degenerativ bedingte **Tonussteigerung** im unteren Ösophagus zugrunde, der untere Sphinkter erschlafft beim Schlucken nicht mehr richtig. Dies verursacht Schluckbeschwerden, führt zu häufigem Aufstoßen und retrosternalem Völlegefühl.

7.2.3 Magenmotorik

Im **Magenfundus** gibt es keine Peristaltik; er dient vorwiegend der Aufnahme und Speicherung der angelieferten Nahrung. Bei Eintritt von Nahrung in den Magen erschlafft der Magen zunächst reflektorisch **(Akkommodationsreflex).** So steigt der Magendruck auch bei vermehrter Füllung nicht nennenswert an. Dieser Akkommodationsreflex umfasst vorwiegend Fundus und oberen Korpus und wird über den N. vagus vermittelt. Für den Weitertransport der Nahrung sorgen im Magenkorpus gelegene myogene Schrittmacher, die mit einer Frequenz von 3/min Slow-wave-Potentiale erzeugen. Dadurch wird eine zum Pylorus (Magenpförtner) wandernde Peristaltik unterhalten.
Die **Magenentleerung** wird vom Kontraktionsgrad des Pylorus gesteuert, der zwar keinen eigentlichen Sphinkter darstellt, aber im Vergleich zum Magenkorpus eine deutlich verdickte Muskelwand aufweist. In Ruhe ist er meist so stark kontrahiert, dass nur Flüssigkeit passieren kann. Der Übertritt des Speisebreis ins Duodenum beruht auf einer verstärkten Kontraktion der Antrummuskulatur („Pyloruspumpe") bei gleichzeitiger Erschlaffung der Pylorusmuskulatur.

Klinik!
Die **hypertrophe Pylorusstenose** entsteht postnatal und beruht auf einer Hypertrophie der radiären Muskelfasern des Pylorus. Es kommt zu schwallartigem Erbrechen, was eine Dehydratation, eine metabolische Alkalose und eine Gedeihstörung zur Folge hat. Klinisch lässt sich die Magenperistaltik beobachten, die vergeblich gegen den Pylorustonus anarbeitet.

Die **Hemmung der Magenentleerung** durch duodenale Faktoren verhindert eine „Überladung" des Dünndarms mit Mageninhalt und garantiert eine möglichst vollständige Nahrungsresorption in den folgenden Darmabschnitten.

Klinik!
Patienten, denen, z. B. wegen eines Karzinoms, der Magen ganz oder teilweise entfernt werden musste (totale oder subtotale Gastrektomie), leiden oft an einem **„Dumpingsyndrom".** Durch das Fehlen des Magens „fällt" der hyperosmolare Speisebrei unmittelbar ins Duodenum und von da rasch weiter ins Jejunum. Dies führt zu einem massiven osmotisch induzierten Flüssigkeitseinstrom aus dem Gewebe ins Darmlumen. Als Folge sinken das intravasale Volumen und der Blutdruck ab. Etwa 15–30 Minuten nach der Nahrungsaufnahme klagen die betroffenen Patienten über Herzklopfen (Kompensationsversuch des Blutdruckabfalls), Müdigkeit und Schweißausbrüche. Diese Symptome beruhen auch auf der plötzlichen Freisetzung motilitätsfördernder Darmpeptide. Etwa ein bis drei Stunden später können hypoglykämische Symptome auftreten (Heißhunger, Unruhe, Schwitzen, Zittern), die auf eine überschießende Insulinsekretion zurückzuführen sind.

Merke!
- **Förderung** der Magenentleerung:
  - Parasympathikus
  - Dehnung des Magens
  - Gastrin
- **Hemmung** der Magenentleerung:
  - Sympathikus
  - Dehnung des Duodenums
  - Cholecystokinin und GIP (Gastric inhibitory peptide), freigesetzt durch hohe Fettkonzentration im Bulbus duodeni
  - Sekretin (freigesetzt durch Abfall des pH-Werts [pH < 4] im Bulbus duodeni)
  - hohe Osmolarität im Bulbus duodeni.

7.2.4 Erbrechen

Auf eine Irritation von Magen und Duodenum reagiert der obere Gastrointestinaltrakt reflektorisch mit Erbrechen. Eine solche Irritation kann von verschiedenen Noxen ausgelöst werden (bakterielle Toxine in Lebensmitteln, Zytostatika), die zu einer Schleimhautschädigung im oberen Gastrointestinaltrakt führen. Durch diese Schleimhautschädigung wird aus den enterochromaffinen Zellen der Schleimhaut **Serotonin** freigesetzt, das spezifische Serotonin-Rezeptoren **(5-HT$_3$-Rezeptoren)** an den Endigungen von afferenten Vagus-Fasern und an afferenten Fasern des sympathischen N. splanchnicus aktiviert. Über den N. vagus und den N. splanchnicus erreichen die Impulse dann das „Brechzentrum" in der Medulla oblongata. Hier werden sie auf den efferenten Schenkel des **Brechreflexes** umgeschaltet.

Das Erbrechen beginnt mit einer **antiperistaltischen Phase** von einigen Minuten, die ausgehend vom Ileum den Darminhalt in Richtung Duodenum und Magen verschiebt. Hierdurch entsteht eine **Überdehnung von Magen und Duodenum,** die den eigentlichen Brechakt auslöst.

Erbrechen kann nicht nur durch Irritation der gastrointestinalen Schleimhäute, sondern auch durch eine zentrale Reizung der sog. **Chemorezeptoren-Trigger-Zone** am Boden des 4. Ventrikels eingeleitet werden. Apomorphin z. B. löst Erbrechen durch direkte Stimulation dieser Trigger-Zone aus. Auch hier wird das Erbrechen vermutlich durch die Aktivierung von 5-HT$_3$-Serotonin-Rezeptoren vermittelt.

7.2.5 Dünn- und Dickdarm; Defäkation

Dünndarmmotorik

Im Dünndarm wird der Speisebrei des Magens (**Chymus**) mit den Sekreten von Bauchspeicheldrüse und Leber (Galle) vermischt. Dies ist die Voraussetzung für eine adäquate **Verdauung der Nahrung** und eine **Resorption der Nahrungsbestandteile,** die zum größten Teil im Dünndarm erfolgt. Außerdem wird der Darminhalt in Richtung Kolon transportiert. Diesem Transport dienen propulsive und nicht-propulsive Peristaltikwellen (☞ Abb. 7.1).

Nicht-propulsive Peristaltik

Nicht-propulsive, rhythmische Segmentations- und Pendelbewegungen, die den Darminhalt durchmischen, treten vorwiegend in der sog. **digestiven Phase** der Dünndarmmotorik, d. h. bei Füllung des Dünndarms mit Nahrungsbrei auf. Die Frequenz dieser rhythmischen Segmentationsbewegungen nimmt vom Duodenum (16/min) bis zum Ileum (10/min) kontinuierlich ab.

Propulsive Peristaltik

Die propulsive Peristaltik im Dünndarm wird überwiegend durch das intrinsische Darmnervensystem,

vor allem durch den **Plexus myentericus (Auerbach)**, gesteuert. Dieser hemmt mit seinem Überträgerstoff Acetylcholin die glatte Ringmuskulatur der Darmwand. An einer propulsiven Peristaltikwelle sind drei Reflexe beteiligt:
- Die Dehnung der Darmmukosa durch Speisebrei führt auf der aboralen (analwärts gelegenen) Seite zu einer Erschlaffung der Ringmuskulatur.
- Parallel hierzu kontrahiert sich im gleichen Darmsegment die Längsmuskulatur.
- Durch eine Kontraktion der Ringmuskulatur im oralwärts gelegenen Segment wird dem Darminhalt der Rückweg abgeschnitten.

Für die Kontraktion der Ringmuskulatur ist das **vasoaktive intestinale Peptid (VIP)** verantwortlich, das die cholinerge Hemmung des Plexus myentericus aufhebt. Die Kontraktion der Längsmuskulatur wird durch Acetylcholin ausgelöst.

„Migrierender" myoelektrischer Motor-Komplex

Auch zwischen den Mahlzeiten, wenn in Magen- und Dünndarm nur noch Speisereste vorhanden sind, lassen sich gezielte motorische Aktivitäten der Darmmuskulatur beobachten; man spricht vom interdigestiven „migrierenden" myoelektrischen Motor-Komplex (MMC). Der MMC setzt vier bis fünf Stunden nach einer Mahlzeit ein. Ihm gehen eine Ruhephase und eine Phase ungeordneter Kontraktionen voraus. Er ist charakterisiert durch Wellen einer starken propulsiven Peristaltik, die vom Magen bis zum Ileum ziehen. Gleichzeitig ist die Sekretion der Verdauungssekrete in Magen und Pankreas gesteigert. Der MMC beruht auf Eigenaktivität des intrinsischen Darmnervensystems. Er wird durch das gastrointestinale Peptid **Motilin** gesteigert (☞ Tab. 7.9). Dem MMC, der bei ausbleibender Nahrungsaufnahme alle 90–120 Minuten auftritt, dürfte eine **Reinigungsfunktion** zukommen.

> **Klinik!**
>
> Jede Erkrankung, die mit einer Störung der propulsiven Peristaltik und speziell des MMC einhergeht, hat eine **verstärkte pathologische Bakterienbesiedelung** des Dünndarms zur Folge. Die Bakterien dekonjugieren die im Darmlumen befindlichen Gallensäuren. Der hierdurch entstehende **Gallensäuremangel** führt zu einer verminderten Fettresorption (☞ Kap. 7.3.5), die in Fettstühlen **(Steatorrhö)** klinisch sichtbar wird.

Das extrinsische Darmnervensystem hat auf die Steuerung der Dünndarmmotorik nur wenig Einfluss.

Transitzeit

Die durchschnittliche Passagegeschwindigkeit im Dünndarm liegt zwischen 1 und 4 cm/min. Insgesamt erreicht der Darminhalt nach zwei bis zehn Stunden das Zökum. Kohlenhydratreiche Nahrung wird am

nicht-propulsive Peristaltik
(Segmentationen)

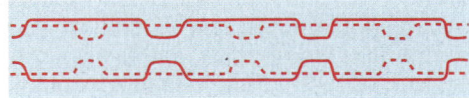

propulsive Peristaltik

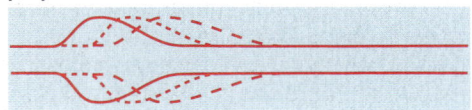

Abb. 7.1 Propulsive und nicht-propulsive Peristaltik (Segmentationen).

schnellsten, proteinreiche mittelschnell und fettreiche am langsamsten transportiert.

Am Übergang vom Ileum zum Zökum findet sich eine Zone hohen Drucks, die zusammen mit der Ileozökalklappe den Übertritt des Darminhalts vom Ileum ins Zökum kontrolliert. Dieser „Sphinkter" hat eine Ventilwirkung und schützt vor dem Rückfluss von Zökuminhalt in den Dünndarm.

Dickdarmmotorik

Der Dickdarm dient hauptsächlich der **Rückresorption von Wasser und Elektrolyten** aus dem Chymus sowie der Speicherung und Ausscheidung des restlichen, nicht verwertbaren Darminhalts als Kot.

Die Dickdarmmotorik steht stärker als die des Dünndarms unter der Kontrolle des autonomen extrinsischen Nervensystems: Eine Aktivierung des Parasympathikus stimuliert die Kolonmotorik, der Sympathikus hemmt sie (☞ Kap. 14.3.2). Daneben ist aber auch die Aktivität des intrinsischen Darmnervensystems, vor allem die Hemmwirkung des Plexus myentericus (Auerbach) auf die Ringmuskulatur, entscheidend.

> **Klinik!**
> Beim **Morbus Hirschsprung** fehlen anlagebedingt in einem umschriebenen Segment des Rektums die Ganglienzellen des Plexus myentericus. Folge ist eine Dauerkontraktion dieses Segments, die zu einem praktisch vollständigen Stuhlverhalt mit Ausbildung eines enorm vergrößerten Kolons führt (**Megakolon**).

Dickdarm-Peristaltik

Bei der Peristaltik überwiegt die **nicht-propulsive Mischperistaltik,** bei der sich jeweils nur ein oder zwei benachbarte Haustren kontrahieren. Die Fortbewegung des Darminhalts wird vor allem durch ein- oder zweimal täglich ablaufende propulsive **Massenbewegungen (Holzknecht-Bewegungen)** sichergestellt, die den Chymus in einer propulsiven Peristaltikwelle vom Transversum bis zum Sigma befördern. Die Einleitung dieser Massenbewegung wird durch den **gastrokolischen** und den **duodenokolischen Reflex** gefördert. Ausgelöst werden diese Reflexe durch Dehnung von Magen und Duodenum bei der Nahrungsaufnahme. Auch die basale Mischperistaltik des Kolons wird durch die Nahrungsaufnahme reflektorisch gesteigert.

Gelangt der Stuhl ins Rektum, wird der über den Parasympathikus gesteuerte **Defäkationsreflex** ausgelöst, der im Detail in Kapitel ☞ 14.3.2 beschrieben ist.

Transitzeit

Die Transitzeit des Chymus im Kolon liegt bei der typischen faserstoffarmen westlichen Mischdiät zwischen zwei und drei Tagen. Faserreiche Nahrung beschleunigt die Darmpassage.

> **Merke!**
> **Passagezeiten:**
> - Dünndarm 2–10 Stunden
> - Kolon 2–3 Tage

7.2.6 Pathophysiologie: Ileus

Der Ileus (**Darmverschluss**) ist eine akut lebensbedrohliche Erkrankung. Der Verschluss des Darmlumens in Dünn- oder Dickdarm führt zur Ansammlung von Darminhalt und Darmgasen. Durch vermehrtes Bakterienwachstum entstehen Toxine; die gedehnte Darmwand wird schlechter durchblutet und durch die Hypoxie geschädigt. Dies führt zum Austritt von Flüssigkeit durch die geschädigte Darmschleimhaut, es entsteht ein Circulus vitiosus. Durch den ständigen Flüssigkeitsverlust in den Darm hat dies relativ rasch (innerhalb von Stunden) auch Auswirkungen auf den Gesamtkreislauf. Es kann zum hypovolämischen Schock kommen (☞ Kap. 4.2.4).

> **Klinik!**
> Ein Ileus kann durch mechanische Verlegung des Darmlumens, z. B. durch postoperative Verwachsungsstränge (Briden), entstehen (**mechanischer Ileus**) oder durch metabolische (z. B. Hypokaliämie) bzw. toxische Einflüsse (z. B. Bauchfellentzündungen) ausgelöst werden (**funktioneller** oder **paralytischer Ileus**).

7.3 Sekretion

7.3.1 Grundlagen der gastrointestinalen Sekretion

Die Verdauungssekrete werden in spezialisierten Drüsenzellen gebildet. Diese verfügen im basalen Zellbereich über eine Vielzahl von Mitochondrien, in denen das ATP produziert wird, das für die Energie-verbrauchende Sekretion nötig ist. Die Synthese der Verdauungssekrete vollzieht sich im **endoplasmatischen Retikulum.** Die diesem anhaftenden Ribosomen setzen als multikatalytische Einheiten den genetischen Kode der Messenger-RNA in die Aminosäuresequenz der zu synthetisierenden Proteine um. Aus dem endoplasmatischen Retikulum gelangen die Sekrete in die Vakuolen des Golgi-Apparates, wo sie verschiedenen Modifikationen unterworfen werden, bevor sie als sekretorische Vesikel im Bereich der apikalen Zellmembran gespeichert werden. Neurale oder humorale Signale führen dann zu einer Freisetzung der Vesikel. Dabei kommt es zu einer Erhöhung der Ca^{2+}-Permeabilität der Zellmembran. Calcium strömt in die Zelle ein, die Vesikel verschmelzen mit der Zellmembran und geben ihren Inhalt nach außen ab: **Exozytose.**

Tab. 7.4 Täglich sezernierte Verdauungssäfte und ihr pH-Wert		
	ml/Tag	pH-Wert
Speichel	1 000	6,0–7,0
Magensaft	1 500	1,0–3,5
Pankreassaft	1 000	8,0–8,3
Galle	1 000	7,8
Dünndarmsekrete	1 800	7,5–8,0
Sekrete der Brunner-Drüsen	200	8,0–8,9
Dickdarmsekrete	200	7,5–8,0
insgesamt	**6 700**	

Auf diese Weise werden im Verdauungstrakt pro Tag etwa 6700 ml Verdauungssäfte produziert (☞ Tab. 7.4).

7.3.2 Speicheldrüsen

Täglich werden von Glandula parotis, Glandula submandibularis und Glandula sublingualis etwa 1 Liter Speichel produziert. Die **Glandula parotis** ist eine seröse Drüse, die einen protein- und elektrolythaltigen Speichel herstellt. **Glandula submandibularis** und **Glandula sublingualis** sind gemischte Drüsen und sezernieren zusätzlich Mukopolysaccharide (Schleim). Die Speichelsekretion wird von vegetativen Zentren in der Medulla gesteuert:
- Aktivierung des **Parasympathikus** führt zur vermehrten Produktion eines proteinarmen, serösen Speichels.
- Aktivierung des **Sympathikus** führt zur Sekretion von dickflüssigem, muköem Speichel aus Glandula sublingualis und Glandula submandibularis (nicht aber aus der Glandula parotis).

Transportprozesse bei der Speichelproduktion

Der in den Drüsenazini gebildete Speichel (**Primärspeichel**) ist zunächst blutisoton (290 mosmol/l). Die treibende Kraft der Speichelproduktion ist eine klassische Na$^+$-K$^+$-ATPase (☞ Kap. 1.3.2) in der dem Blut zugewandten (basalen) Zellmembran der Azinuszellen. Entlang des von dieser ATPase aufgebauten Na$^+$-Gradienten werden Na$^+$, Cl$^-$ und K$^+$-Ionen von den Zellen der Drüsenazini über einen Na$^+$-K$^+$-2Cl$^-$-Cotransport (NKCC-Cotransporter) aus dem Blut in die Zelle aufgenommen. Chlorid wird anschließend sekundär aktiv über einen Chlorid-Kanal in das Azinuslumen sezerniert. Natrium und Wasser folgen passiv auf parazellulärem Wege, Kalium verlässt die Azinuszelle wieder in Richtung Blutraum. In den Ausführungsgängen sinkt die Osmolarität des so gebildeten Primärspeichels auf bis zu 50 mosmol/l ab, da Na$^+$-Ionen aktiv und Cl$^-$-Ionen passiv resorbiert werden, während die Ausführungsgänge für Wasser wenig permeabel sind. Diese Na$^+$-Resorption ist Aldosteron-abhängig (☞ Kap. 10.4.1). Zusätzlich werden in den Ausführungsgängen geringe Mengen von K$^+$ und HCO$_3^-$ in den Speichel abgegeben (☞ Abb. 7.2).

Die endgültige Osmolalität und die Zusammensetzung des Speichels sind von der Sekretionsrate abhängig. Mit **steigender Sekretionsrate** finden sich die folgenden Veränderungen:
- Die Na$^+$- und Cl$^-$-Konzentrationen im Speichel steigen an, da die zur Rückresorption dieser Ionen zur Verfügung stehende Zeit abnimmt.

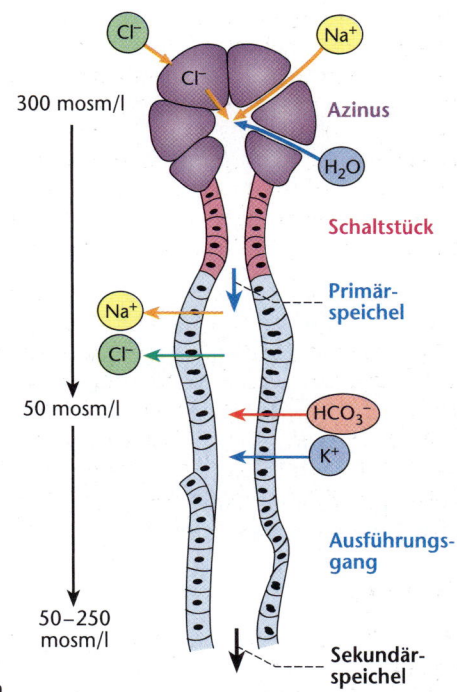

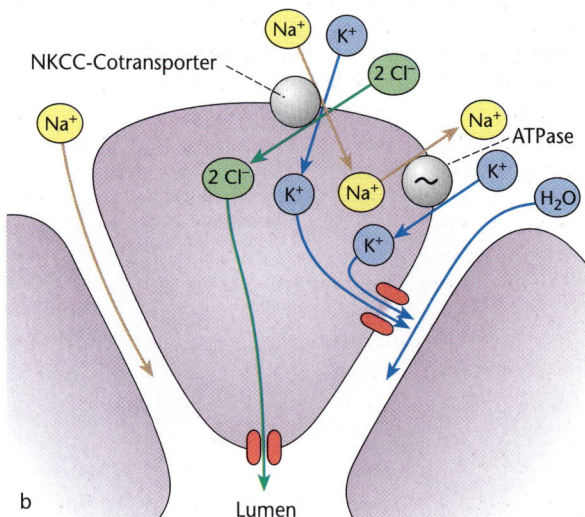

Abb. 7.2 Elektrolyttransporte bei der Speichelbildung. **a**: Vorgänge in der Speicheldrüse im Überblick. **b**: Pumpensysteme im Azinus. Erklärung siehe Text.

- Die Osmolalität des Speichels nimmt deshalb zu.
- Die K^+- und HCO_3^--Konzentrationen sinken ab, da die zur Sekretion zur Verfügung stehende Zeit gleichfalls reduziert ist.

Der pH-Wert des Speichels liegt normalerweise zwischen 6 und 7.

Speichel enthält Makromoleküle des spezifischen Immunsystems (Immunglobuline, v.a. **Ig A**) und des unspezifischen Immunsystems **(Lysozym).** Das wichtigste Enzym ist die **α-Amylase,** die vor allem von der Glandula parotis ausgeschieden wird und α-1,4-glykosidische Bindungen (z. B. von Stärke) hydrolysieren kann. Diese Speichelamylase hat ihr Wirkoptimum bei einem pH von 6,9; bei pH-Werten unter 4 (z. B. im Magen) ist sie vollständig inaktiviert.

> **Merke!**
> **Hohe Speichelsekretionsrate:**
> - Anstieg von Na^+ und Cl^- im Speichel
> - Abfall von K^+ und HCO_3^- im Speichel.

7.3.3 Magen

Funktionelle Anatomie

Nach der Verteilung der sezernierenden Magendrüsen lassen sich drei Magenregionen unterscheiden:
- **Kardia-Region:** tubuläre, stark geschlängelte Schleimdrüsen, die alkalischen Schleim produzieren
- **Fundus-Korpus-Region:** Schleim bildende Nebenzellen, Säure produzierende Belegzellen und Pepsinogen produzierende Hauptzellen
- **Pylorus-Region:** Gastrin produzierende G-Zellen und einfach verzweigte tubuläre Schleimdrüsen.

Salzsäuresekretion

Die Salzsäureproduktion und -sekretion ist Aufgabe der **Belegzellen** in Fundus und Korpus der Magenschleimhaut, die eine isotone Lösung von 0,15-molarer Salzsäure mit einem pH von 0,8 sezernieren.

Transportprozesse bei der Salzsäureproduktion

Charakteristisch für die Belegzellen sind die intrazellulären Canaliculi, die mit Mikrovilli besetzt sind. In diesen Mikrovilli sitzt das Schlüsselenzym der Salzsäuresekretion, die Energie verbrauchende **H^+-K^+-ATPase,** die ein Proton ins Magenlumen sezerniert und dafür ein K^+-Ion in die Zelle aufnimmt. Das Proton entsteht intrazellulär aus der Dissoziation von Kohlensäure, die mit Hilfe von Carboanhydrase aus H_2O und CO_2 gebildet wurde. Das anfallende Bicarbonat wird im Austausch gegen Chlorid über den Cl^-/HCO_3^--Antiport aus der Belegzelle ins Blut abgegeben. Das in die Zelle aufgenommene Chlorid gelangt über Chloridkanäle an der luminalen Zellseite ins Magenlumen (☞ Abb. 7.3).

Die Entstehung von Kohlensäure in der Belegzelle wird durch die Carboanhydrase katalysiert. Eine Hemmung der Carboanhydrase (z. B. durch Acetazolamid) hemmt somit auch die H^+-Ionen-Produktion der Belegzelle. Die durch diese Mechanismen aufgebaute H^+-Konzentration im Magenlumen liegt um den Faktor 10^6 höher als die H^+-Konzentration im Zellinnern.

> **Klinik!**
>
> Die H^+-K^+-ATPase an der luminalen Wand der Belegzellen kann durch **Protonenpumpenblocker** wie z. B. Omeprazol gehemmt werden. Die dadurch verminderte Salzsäuresekretion des Magens fördert die Abheilung eines Magengeschwürs oder einer Refluxösophagitis (Sodbrennen). Allerdings wird bei einer chronischen Anwendung auch die Säure-Barriere im Sinne der Erregerabwehr reduziert, so dass es zu mehr gastrointestinalen Infekten kommen kann.

Bicarbonatsekretion

Die **Nebenzellen** der Magenschleimhaut produzieren ein bicarbonatreiches, alkalisches Sekret. Dieses alkalische Sekret bildet zusammen mit dem im Magen reichlich sezernierten Schleim eine dünne alkalische

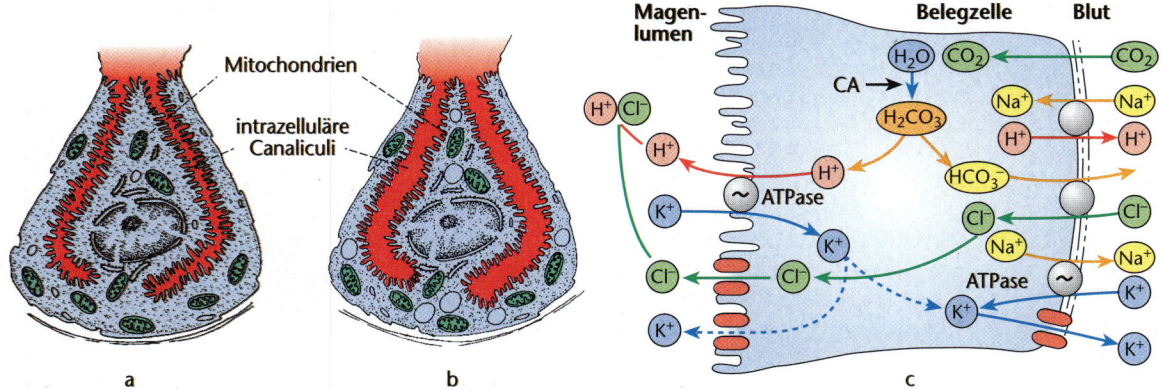

Abb. 7.3 a: Belegzelle der Magenschleimhaut im Ruhezustand. b: Stimulierte Belegzelle. c: Mechanismus des Salzsäure-Transportes. CA = Carboanhydrase.

Schleimschicht als Schutzfilm auf der Oberfläche der Magenschleimhaut. Dadurch beträgt der pH-Wert an der Zelloberfläche nicht 2 (wie im Magenlumen), sondern etwa 7.

Pepsinogensekretion

Pepsinogen, die inaktive Vorstufe des proteolytischen Enzyms Pepsin, wird von den **Hauptzellen** sezerniert. Es gibt mindestens acht Pepsinogen-Varianten, die jedoch alle durch Salzsäure und vor allem durch die Kombination von Salzsäure und bereits vorhandenem Pepsin aktiviert werden. Das Wirkoptimum von Pepsin liegt im pH-Bereich zwischen 1,8 und 3,5. Bei einem pH > 5 ist es nicht mehr proteolytisch wirksam.

Die Pepsinogensekretion unterliegt den gleichen Steuerungen wie die HCl-Sekretion.

Sekretion von Intrinsic-Faktor

Außer Salzsäure sezernieren die Belegzellen noch den sog. **Intrinsic-Faktor,** ein Glykoprotein, das zusammen mit einem weiteren Protein, dem **R-Protein,** für die Vitamin-B_{12}-Resorption im Ileum unverzichtbar ist. Vitamin B_{12} aus der Nahrung bindet sich im Magen zunächst an das R-Protein. Durch Pankreasenzyme wird diese Verbindung im oberen Dünndarm gespalten und Vitamin B_{12} geht einen Komplex mit dem Intrinsic-Faktor ein. Dieser bindet sich dann an ein spezielles Rezeptormolekül im Ileum und wird so ins Blut aufgenommen.

Klinik!

Ein **Vitamin-B_{12}-Mangel** ist fast nie durch Mangelernährung bedingt. Nur bei streng vegetarischer Diät (ohne Milch und Fleisch) wird meist zu wenig Vitamin B_{12} aufgenommen. Häufiger entsteht ein Vitamin-B_{12}-Mangel dagegen nach einer Operation, bei welcher der Magen (Produktionsort des Intrinsic-Faktors) oder das Ileum (Resorptionsort) entfernt wurde. Auch eine **chronisch atrophische Gastritis** mit Zerstörung der den Intrinsic-Faktor produzierenden Belegzellen hat häufig einen Vitamin-B_{12}-Mangel zur Folge. Sehr selten ist er Folge eines **Transcobalamin-Mangels** (Transportprotein für Vitamin B_{12} im Blut).

Klinisch äußert sich der Vitamin-B_{12}-Mangel als Blutarmut **(perniziöse Anämie).** Die Reifung von Erythrozyten, Leukozyten und Thrombozyten ist gestört. Neurologisch wird eine Nervenschädigung **(Polyneuropathie)** mit Kribbeln und Schmerzempfindungen an Händen und Füßen beobachtet, die auf Schwund der Markscheiden der Hinterstränge im Rückenmark und in der Pyramidenbahn zurückzuführen ist.

Gastrinsekretion

Die G-Zellen des Antrums sezernieren das Hormon Gastrin (☞ Abb. 7.4), ein Polypeptid, das ein starker Stimulus zur HCl-Freisetzung aus den Belegzellen ist. Zu seinem Wirkort, den Belegzellen, gelangt Gastrin auf dem Blutweg. An den Belegzellen bindet sich Gastrin an ein G-Protein und aktiviert so die IP_3-Kaskade (☞ Kap. 1.4.3). **Somatostatin,** das von den δ-Zellen des Pankreas gebildet wird (☞ Kap. 10.6, ☞ Tab. 7.9) hemmt die Gastrinsekretion, die Sekretion von Pankreasenzymen und Pankreashormonen (Insulin und Glucagon) sowie die Motilität des Magen-Darm-Traktes und der Gallenblase. Somatostatin bremst dadurch die Verdauungsaktivität. (Zur Hemmwirkung von Somatostatin auf die Sekretion des Wachstumshormons STH, ☞ Kap. 10.2.2).

Klinik!

Ein **Gastrinom** ist ein meist maligner Tumor, der unkontrolliert Gastrin bildet und der in 80 % der Fälle im Pankreas liegt. Durch die Gastrin-Überproduktion kommt es zum sog. **Zollinger-Ellison-Syndrom** mit rezidivierenden und therapieresistenten Ulzera im Magen und Dünndarm.

Merke!

- **Belegzellen:** Sekretion von Salzsäure und Intrinsic-Faktor
- **Nebenzellen:** Bicarbonatsekretion
- **Hauptzellen:** Pepsinsekretion.

Steuerung der Magensaftsekretion

Im Nüchternzustand schöpft der Magen nur 10 % seiner Sekretionskapazität aus. Im Rahmen der Nahrungsaufnahme kommt es zur Stimulation der Magensaftsekretion, wobei sich drei typische Phasen unterscheiden lassen:

- **zephalische Phase:** Bereits durch Anblick und Geruch des Essens steigt (über den N. vagus vermittelt) die Magensaftsekretion. Die Hälfte des insgesamt bei der Nahrungsaufnahme produzierten Magensaftes wird in dieser Phase sezerniert.

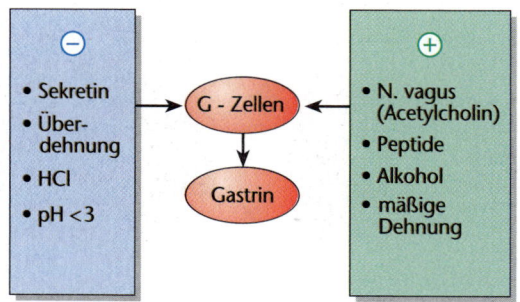

Abb. 7.4 Fördernde und hemmende Einflüsse auf die Gastrinsekretion.

7 Ernährung, Verdauungstrakt, Leber

- **gastrale Phase:** Die Dehnung des Magens führt über den N. vagus zu einer Stimulation der Magensaftsekretion. Chemische Reize von Nahrungsmitteln, besonders Eiweißabbauprodukte (Peptide, Aminosäuren) sowie Alkohol und Koffein, fördern die Gastrinfreisetzung und steigern so ebenfalls den Magensaftausstoß.
- **intestinale Phase:** Auch Dehnung und Eiweißabbauprodukte im Dünndarm können die Magensaftsekretion stimulieren. Insgesamt überwiegen jedoch in der intestinalen Phase die Hemmung der Magensaftausschüttung durch ein saures Milieu (pH < 3) oder die Anwesenheit von Fetten und hyperosmolarem Speisebrei im Dünndarm. Aufgrund dieser beiden Stimuli werden die intestinalen Hormone **Sekretin** und **Bulbogastron** aus der Dünndarmschleimhaut freigesetzt, welche die Magensaftsekretion reduzieren.

Auf der Ebene der Belegzelle wird die HCl-Sekretion durch Acetylcholin (N. vagus), Histamin (Mastzellen) und Gastrin (G-Zellen) gesteigert. Für jede dieser drei Substanzen finden sich spezifische Rezeptoren an der Oberfläche der Belegzellen (☞ Abb. 7.5):
- muskarinerge Acetylcholinrezeptoren (☞ Kap. 14.2.2)
- H_2-Histaminrezeptoren
- Gastrinrezeptoren.

Zwischen Gastrin- und Histaminrezeptor besteht eine **obligate Wechselwirkung,** d. h. eine Stimulation der HCl-Freisetzung erfolgt nur, wenn beide Rezeptoren aktiviert werden. Auch zwischen Acetylcholin- und Histaminrezeptor besteht eine solche Wechselwirkung, die allerdings nicht obligat ist, d. h. auch bei getrennter Stimulation wird HCl freigesetzt, wenn auch in geringerem Ausmaß als bei gleichzeitiger Aktivierung.

Für eine optimale Stimulation der Belegzelle ist eine gemeinsame Aktivierung von H_2- und Gastrinrezeptoren erforderlich. Deshalb lässt sich mit Pharmaka, die isoliert die H_2-Rezeptoren blockieren (z. B. mit Cimetidin), bereits eine deutliche Reduktion der Magensäuresekretion erreichen (Therapie von Magengeschwüren).

Die Salzsäuresekretion wird durch einen niedrigen pH-Wert im Magen gehemmt. Auch ein niedriger pH-Wert im Duodenum und ein hoher Fettgehalt in diesem Bereich bremsen die Salzsäuresekretion, da hierdurch gastrointestinale Peptidhormone (Sekretin, GIP, VIP, Somatostatin, ☞ Tab. 7.9) freigesetzt werden, welche die Belegzellen hemmen.

> **Merke!**
> - **gesteigerte** Salzsäuresekretion durch:
>   – Acetylcholin
>   – Histamin
>   – Gastrin
> - **verminderte** Salzsäuresekretion durch:
>   – pH ↓ in Magen und Duodenum
>   – Fettgehalt ↑ im Duodenum.

Schutzmechanismen der Magenschleimhaut

Interzelluläre Tight junctions machen die Magenschleimhaut unter normalen Bedingungen undurchdringlich für die ins Magenlumen sezernierten Protonen **(Mukosabarriere).** Ausdruck der Intaktheit der Mukosabarriere ist eine Potentialdifferenz zwischen Magenlumen (negativ) und Schleimhaut (positiv) von etwa 50 mV. Verschiedene Stoffe wie Gallensäuren, Acetylsalicylsäure oder Alkohol können jedoch die Integrität dieser Mukosabarriere zerstören und eine Rückdiffusion von Protonen in die Zellen der Magenschleimhaut ermöglichen, wo diese dann zellschädigende Entzündungsvorgänge auslösen **(Gastritis).** Auch eine ausreichende **Schleimhautdurchblutung,** die im Wesentlichen durch Prostaglandin E_2 gefördert wird, ist wichtig für die Aufrechterhaltung der strukturellen Integrität der Schleimhaut. Schließlich schützt der von den Nebenzellen sezernierte alkalische **Bicarbonat-Schleimfilm** die Epithelzellen vor dem sauren Mageninhalt.

> **Klinik!**
> Das **Magengeschwür** (Ulcus ventriculi) ist eine häufige Krankheit. Aufgrund einer Schädigung der Magenschleimhaut durch „Selbstverdauung" liegt die unter der Schleimhaut befindliche Submucosa frei. Ein Magengeschwür entsteht, wenn die protektiven Faktoren (neutralisierender Magenschleim) den aggressiven Faktoren (agressive Salzsäure) unterlegen sind. Die Besiedlung mit Helicobacter-pylori-Bakterien kann die Magenschleimhaut anfälliger für die Magensäure machen. Zur Therapie stehen ganz verschiedene Konzepte zur Verfügung, die alle auf den physiologischen Grundlagen basieren.
> - Sog. **Antazida** neutralisieren die Magensäure. Sie können kurzfristig helfen und wirken ausschließlich symptomatisch.
> - **Protonenpumpeninhibitoren** (z. B. Omeprazol) drosseln die Säureproduktion durch Blockierung der H^+-K^+-ATPase.
> - Ebenso wirkt **Pirenzepin,** der M_1-Acetylcholin-Rezeptoren blockiert, was über Zwischenschritte zur Herabsetzung der Säureproduktion führt.

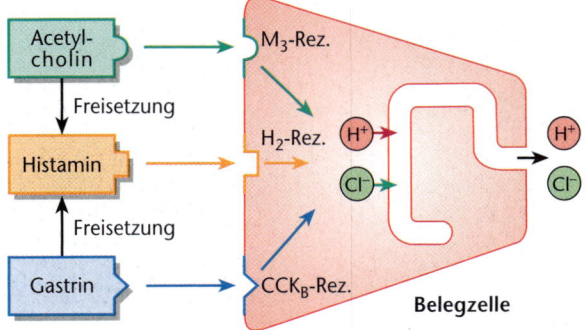

Abb. 7.5 Rezeptorenbesetzung der Belegzelle.

- Die Funktionsweise von **H$_2$-Antihistaminika** wie Cimetidin wurde bereits besprochen.
- Misoprostol ist ein **Prostaglandin-Derivat,** das im Magen wie das körpereigene Prostaglandin E$_2$ die Schleimhaut schützt. (Über die Hemmung der Prostaglandinsynthese können Medikamente wie Acetysalicylsäure zu Magengeschwüren führen.)

Im Falle einer Besiedlung mit Helicobacter pylori ist eine antibiotische Therapie angezeigt.

7.3.4 Pankreas

Zusammensetzung des Pankreassekretes

Das alkalische Pankreassekret (1 Liter/Tag) besteht zum einen aus **Bicarbonat,** zum anderen aus den **Pankreasenzymen** (☞ Tab. 7.5). Bicarbonat wird von den Epithelien der Pankreasgänge zusammen mit Na$^+$-Ionen durch einen aktiven Transportmechanismus sezerniert, während die Pankreasenzyme von den Azini der Bauchspeicheldrüse ausgeschieden werden.

Tab. 7.5 Enzyme des Pankreassaftes	
Enzym	Angriffspunkt
proteolytische Enzyme	
Endopeptidasen	„innere" Peptidbindungen zwischen zwei benachbarten Aminosäuren
Exopeptidasen	„äußere", terminale Peptidbindungen
Trypsin	basische Reste von Proteinen und Polypeptiden
Chymotrypsin	aromatische Reste von Proteinen und Polypeptiden
Elastase	hydrophobe Reste von Elastin
Carboxypeptidasen (A und B)	C-terminale Aminosäuren von Proteinen
Amylasen	
α-Amylase	α-1,4-glykosidische Bindungen der Stärke
lipolytische Enzyme	
Lipase	Esterbindungen von Triacylglyceriden
Phospholipase A	Esterbindungen von Phosphoglyceriden
Cholesterinase	Esterbindungen von Cholesterinestern
nukleolytische Enzyme	
Ribonuklease	Phosphodiesterbindungen
Desoxyribonuklease	Phosphodiesterbindungen von Desoxyribonukleinsäuren

Die Pankreasenzyme sind überwiegend **Hydrolasen,** die Proteine, Stärke, Fette und Ribonukleinsäuren spalten können.

Trypsin und Chymotrypsin werden in Form ihrer inaktiven Vorstufen als Trypsinogen und Chymotrypsinogen sezerniert. Durch die Einwirkung des von der Dünndarmmukosa produzierten Enzyms **Enterokinase** werden sie zu Trypsin und Chymotrypsin aktiviert, wobei Trypsin die Umwandlung weiterer inaktiver Proteasevorstufen katalysiert. So fördert Trypsin autokatalytisch die Umwandlung von Trypsinogen in Trypsin und auch die Umwandlung von Chymotrypsinogen in Chymotrypsin. Pankreas-Lipase, Pankreas-Amylase und die Ribonukleasen werden dagegen als bereits voll aktive Enzyme sezerniert.

Steuerung der Pankreassekretion

Die Pankreassekretion wird hauptsächlich von den beiden gastrointestinalen Hormonen **Sekretin** und **Cholecystokinin (CCK)** kontrolliert:
- **Sekretin** stimuliert die Epithelien der Pankreasgänge zur Ausschüttung eines bicarbonatreichen, dünnflüssigen Sekrets. Diese Wirkung wird über Aktivierung der Adenylatcyclase und das cAMP-System vermittelt (☞ Kap. 1.4.3). Mit zunehmender Sekretionsrate steigt die Bicarbonat-Konzentration im Pankreassaft, während die Chloridkonzentration zurückgeht. Die Chloridkonzentration im Pankreassekret kann dabei auf Werte um 30 mmol/l sinken, also weit unter die Chloridkonzentration im Plasma (110 mmol/l). Die Bicarbonatkonzentration liegt mit 125 mmol/l dagegen deutlich über seiner Plasmakonzentration von 24 mmol/l. Die Na$^+$-Konzentration bleibt unabhängig von der Sekretionsrate konstant. Mit einer Osmolalität von ca. 300 mosmol/kg ist der Pankreassaft isoton zum Blutplasma.
- **Cholecystokinin** stimuliert die Drüsenazini des Pankreas zur Bildung eines enzymreichen, dickflüssigen Sekretes.

Daneben wirken auch das autonome Nervensystem sowie eine Reihe anderer gastrointestinaler Hormone auf die Pankreassekretion ein (☞ Abb. 7.6).

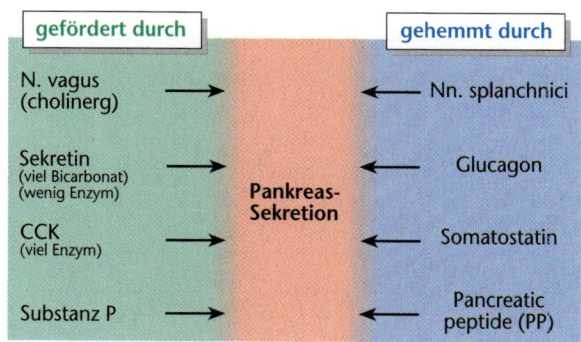

Abb. 7.6 Kontrolle der Pankreassekretion.

Klinik!

Wird Pankreasgewebe im Rahmen einer **chronischen Pankreatitis** zerstört, gehen Produktion und Ausscheidung der pankreatischen Verdauungsenzyme zurück; es resultiert eine **exokrine Pankreasinsuffizienz.** Die chronische Pankreatitis ist in 60–80 % der Fälle auf chronischen Alkoholabusus zurückzuführen und stellt die häufigste Ursache der exokrinen Pankreasinsuffizienz dar. Hochdosierter Alkohol (> 80 g/Tag) schädigt die Pankreaszellen, was die Freisetzung von Pankreasenzymen und dadurch die Selbstverdauung des Organs zur Folge hat.

Auch im Rahmen einer **Mukoviszidose** kann sich eine Pankreatitis entwickeln: Der für die Mukoviszidose typische zähflüssige Schleim verstopft die Ausführungsgänge des Pankreas. Durch den Rückstau der Pankreasenzyme wird das Pankreasgewebe geschädigt, wodurch sich eine exokrine Pankreasinsuffizienz ausbildet.

7.3.5 Leber und Galle

Gallenbildung

Die Leber ist das wichtigste Stoffwechselorgan des Körpers. Sie produziert aber auch ein Verdauungssekret, die Galle, deren charakteristische Bestandteile die **Gallensäuren** (Cholsäure und Chenodesoxycholsäure) sowie der **Gallenfarbstoff Bilirubin** sind.

Pro Tag wird von den Hepatozyten etwa 1 l Galle in die Gallengänge sezerniert. Neben Gallensäuren und Gallenfarbstoff enthält sie Cholesterin, Na^+-, K^+-, Ca^{2+}- und Bicarbonat-Ionen.

Die Gallensäuren werden aus dem Pfortaderblut wieder aufgenommen. Bei jeder Passage des Blutes werden dabei 80 % der Gallensäuren extrahiert. Über einen aktiven Transportmechanismus werden die Gallensäuren dann in die Gallengänge sezerniert. Auch die Elektrolyte gelangen über einen (von der Gallensäuresekretion unabhängigen) aktiven Transportmechanismus aus der Leberzelle in die Gallengänge.

Über das Gallengangsystem erreicht die Galle die **Gallenblase,** wo sie gespeichert und auf bis zu 20 % ihres Ursprungsvolumens eingedickt wird. Diese Gallenkonzentrierung in der Gallenblase beruht auf einem aktiven Auswärtstransport von Na^+- und Cl^--Ionen, denen Wasser passiv folgt.

Die Konzentrationen der einzelnen Bestandteile in Lebergalle und Blasengalle sind deshalb unterschiedlich, wie ☞ Tabelle 7.6 zeigt. In der Blasengalle sind im Vergleich zur Lebergalle die Gallensäuren am stärksten konzentriert.

Aufgaben der Galle

Über die Galle werden Medikamente und Giftstoffe, aber auch z. B. Bilirubin als Abbauprodukt des Hämoglobinstoffwechsels ausgeschieden. Auch der Cholesterinhaushalt wird durch die Ausscheidung von Cholesterin mit der Galle reguliert.

Außerdem sind die **Gallensäuren,** die sowohl über hydrophile als auch über lipophile Gruppen verfügen, für die **Fettverdauung** unverzichtbar: Zum einen bilden sie zusammen mit Lecithin im Dünndarm aus den Nahrungsfetten eine Emulsion, wodurch diese Nahrungsfette für die fettverdauenden Enzyme besser zugänglich werden. Zum anderen werden die durch Lipolyse entstandenen Abbauprodukte der Nahrungsfette im Darmlumen in sog. **Mizellen** aus Gallensäuren transportiert (☞ Kap. 7.5.4). Hierbei handelt es sich um eine „Verpackung" der Fette, bei denen die nach außen gerichteten hydrophilen Gruppen der Gallensäuren eine Lösung der Mizelle in Wasser ermöglichen, während die lipophilen Gruppen in Richtung der im Inneren der Mizelle gelegenen Fette weisen.

Ausschüttung der Galle ins Duodenum

Die Galle wird aus dem Zwischenspeicher der Gallenblase über die extrahepatischen Gallengänge ins Duodenum abgegeben. Der Schlüsselreiz für die Freisetzung der Galle aus der Gallenblase ist die Ankunft fetthaltiger Nahrung im Duodenum. Hierdurch wird Cholecystokinin aus der Dünndarmschleimhaut sezerniert, das über eine lang anhaltende tonische Kontraktion und eine Reihe von phasischen Kontraktio-

Tab. 7.6 Konzentrationen der Bestandteile von Leber- und Blasengalle			
	Lebergalle	**Blasengalle**	**Faktor**
Gallensäuren	1,1 g/dl	3–10 g/dl	3–10
Bilirubin	0,2 g/dl	0,5–2 g/dl	2,5–10
Cholesterin	0,1 g/dl	0,3–0,9 g/dl	3–9
Lecithin	0,04 g/dl	0,3 g/dl	7,5
Na^+	145 mmol/l	130 mmol/l	0,9
K^+	5 mmol/l	9 mmol/l	1,8
Ca^{2+}	100 mmol/l	75 mmol/l	0,75
HCO_3^-	28 mmol/l	10 mmol/l	0,4

nen mit einer Frequenz von 2–6/min die Gallenblase entleert.
Auch über den N. vagus kann eine (schwache) Kontraktion der Gallenblase ausgelöst werden.

Enterohepatischer Kreislauf

Nach Resorption der Fette aus den Mizellen durch die Darmmukosa bleiben die Gallensäuren zunächst im Darmlumen zurück. 50 % der Gallensäuren werden anschließend passiv in Dünn- und Dickdarm aufgenommen.
Die aktive Rückresorption der Gallensäuren vollzieht sich (wie die von Vitamin B_{12}) im terminalen Ileum. Weniger als 10 % der über die Galle in den Darm abgegebenen Gallensäuren werden endgültig mit den Fäzes ausgeschieden (☞ Abb. 7.7). Die wieder aufgenommenen Gallensäuren gelangen über das Pfortaderblut erneut zur Leber, wo sie wieder in die Galle sezerniert werden können, so dass sich der Gallensäurekreislauf schließt: **enterohepatischer Kreislauf.** Je höher die Konzentration von Gallensäuren im Pfortaderblut, desto mehr Gallensäuren werden in die Leberzellen aufgenommen und anschließend ins Pfortaderblut sezerniert; man spricht von der **choleretischen Wirkung** der Gallensäuren.
Wegen der relativ geringen Gesamtmenge an Gallensäuren von 2–4 g muss dieser enterohepatische Kreislauf in 24 h 6- bis 10-mal durchlaufen werden, um ein ausreichendes Gallensäuren-Angebot zur Fettresorption im Dünndarm bereitzustellen.

> **Merke!**
> **Enterohepatischer Kreislauf:** 90 % der Gallensäuren werden rückresorbiert.

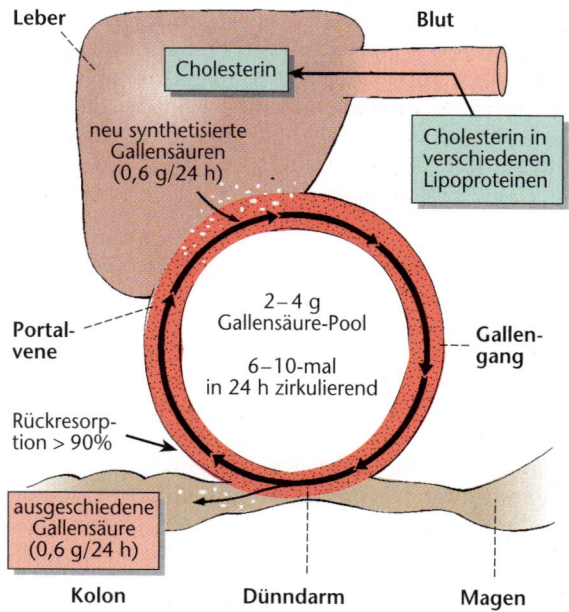

Abb. 7.7 Enterohepatischer Kreislauf der Gallensäuren.

Der ebenfalls mit der Galle ausgeschiedene Gallenfarbstoff **Bilirubin** wird praktisch nicht aus dem Darm rückresorbiert. Durch Darmbakterien wird Bilirubin im terminalen Ileum und im Kolon zu Urobilinogen, Urobilin und Sterkobilin abgebaut. Von diesen Abbauprodukten werden etwa 20 % aus dem Darm resorbiert und gelangen zum größten Teil erneut in die Leber. Ein anderer Teil wird über die Niere ausgeschieden, wo das Urobilin für die typische Gelbfärbung des Urins verantwortlich ist.

7.3.6 Dünn- und Dickdarmsekrete, Darmflora, Stuhl

Sekrete von Dünn- und Dickdarm

Die im ersten Abschnitt des Duodenums lokalisierten mukösen **Brunner-Drüsen** sezernieren auf Vagusreizung, Mukosadehnung oder Anregung durch Sekretin ein alkalisches Sekret, das vor allem den Bulbus duodeni vor dem sauren Magensekret schützt. Sympathische Stimulierung hemmt die Aktivität der Brunner-Drüsen.
Die Epithelzellen der **Lieberkühn-Krypten,** die sich im gesamten Dünndarmbereich finden, sezernieren pro Tag etwa 1,8 l Flüssigkeit, die in ihrer Zusammensetzung der Extrazellulärflüssigkeit entspricht. Auf diese Weise entsteht im Dünndarm ein wässriges Medium, das für die Resorption der Nahrungsbestandteile wichtig ist.

> **Klinik!**
> Bei **Cholera** wird über das Toxin aus Vibrio cholerae die Sekretionsrate der Mukosazellen in den Lieberkühn-Krypten extrem gesteigert, so dass dem Körper bis zu 10 l Sekret pro Tag über den Darm verloren gehen. Diese Sekretionssteigerung der Enterozyten wird über einen erhöhten cAMP-Gehalt der Zelle vermittelt (☞ Kap. 1.4.3).

Im Dickdarm sezernieren die Darmepithelzellen fast ausschließlich Schleim, der einen hohen Gehalt an Bicarbonat aufweist.

Darmflora

Das Kolon ist physiologischerweise von verschiedenen Bakterienspezies (u.a. Bifidus und Bakteroides) besiedelt: 10^{10}–10^{12} Bakterien pro ml Darminhalt. Diese produzieren durch ihre Stoffwechselaktivität einige vom menschlichen Organismus verwertbare Substanzen wie z. B. Vitamin K, Vitamin B_{12}, Thiamin und Riboflavin. Das von den Darmbakterien produzierte Vitamin K ist besonders wichtig, da die mit der Nahrung aufgenommene Menge oft nicht ausreicht. Das von den Darmbakterien im Kolon ebenfalls synthetisierte Vitamin B_{12} kann vom Organismus nicht in ausreichendem Maße resorbiert werden, so dass eine externe Zufuhr von Vitamin B_{12} erforderlich ist (☞ Kap. 7.3.3).

Klinik!

Das durch den bakteriellen Abbau von Nahrungsproteinen im Darm entstehende neurotoxische **Ammoniak (NH$_3$)** wird aus dem Darm ins Blut resorbiert und beim Gesunden in der Leber entgiftet (u.a. im Harnstoffzyklus). Bei Patienten mit gestörter Leberfunktion (z. B. bei **Leberzirrhose**) ist diese Entgiftungsfunktion stark reduziert. Nach Aufnahme proteinreicher Nahrung oder bei Blutungen in den Magen-Darm-Trakt (Proteinanteil des Hämoglobins) kann es daher bei diesen Patienten zu toxischen Symptomen im Bereich des ZNS kommen, die von Verwirrtheit über Benommenheit bis hin zum tiefen Koma gehen können: **hepatische Enzephalopathie**.

Gastrointestinale Gasbildung

Die Gasbildung im Kolon, die unter normalen Bedingungen etwa 600 ml/Tag beträgt, ist Folge der Aktivität der Darmbakterien. Die Gase, vorwiegend CO_2, H_2 und CH_4 (Methan), entstehen vor allem beim bakteriellen Zelluloseabbau. Eine zellulosereiche Diät (Hülsenfrüchte) kann die Gasproduktion um das 10fache steigern.

Zusammensetzung des Stuhls

Stuhl besteht normalerweise zu 75 % aus Wasser. Die Trockenmasse enthält zwischen 10 und 20 % Fett, 30 % unverdaubare Nahrungsbestandteile (Ballaststoffe), 30–50 % abgestorbene Darmbakterien und 10–20 % anorganische Bestandteile. Der Stuhlgeruch entsteht durch die organischen Abbauprodukte Indol, Skatol, Mercaptan und Schwefelwasserstoff. Die typische Braunfärbung des Stuhls beruht auf der Anwesenheit von Sterkobilin, einem Abbauprodukt des Bilirubins.
Das Stuhlgewicht beträgt bei normaler mitteleuropäischer Kost 100–200 g/Tag.

7.3.7 Pathophysiologie: Gallensteine

Gallensteine sind sehr häufig und finden sich in westlichen Industrienationen bei etwa jeder 3. Frau und jedem 15. Mann. Sie bestehen in 90 % der Fälle aus **Cholesterin**. Normalerweise wird Cholesterin in der Galle durch Gallensäuren und Phospholipide in mizellärer Lösung gehalten. Während die normale Galle Gallensäuren, Phospholipide und Cholesterin im Verhältnis von 60 : 30 : 10 enthält, herrscht in der Galle von Gallensteinträgern eine erhöhte Konzentration von Cholesterin und/oder eine erniedrigte Konzentration von Gallensäuren und Phospholipiden. Selten finden sich auch **Bilirubin-Steine**, vor allem bei Erkrankungen mit erhöhtem Anfall von Bilirubin, z. B. bei chronischen Hämolysen.

Klinik!

Gallensteine machen sich durch Oberbauchschmerzen bemerkbar, die besonders nach fetthaltigen Mahlzeiten auftreten. Sie beruhen darauf, dass der Gallenfluss aus der Gallenblase durch die Steine gestört ist. Bei vollständiger Unterbrechung des Gallenabflusses kann es durch den Übertritt von Bilirubin ins Blut zur Gelbfärbung der Skleren und der Haut kommen (**Ikterus**). Da das Bilirubinabbauprodukt Sterkobilin im Darm nicht mehr gebildet werden kann, ist der Stuhl bei einem solchen „Verschlussikterus" tonfarben oder vollständig entfärbt.

7.4 Aufschluss der Nahrung

Kohlenhydrate, Fette und Eiweiße können nicht als solche in den Körper aufgenommen werden, sondern müssen in ihre Einzelkomponenten (Zucker, Fettsäuren, Aminosäuren) zerlegt werden, um die Darmmukosa passieren zu können.
Dieser Aufschluss der Nahrung beruht bei Kohlenhydraten, Fetten und Eiweißen gleichermaßen auf dem Prozess der **Hydrolyse**, d. h. auf der enzymatischen Aufspaltung von komplexen Verbindungen durch Reaktion mit Wasser.

7.4.1 Kohlenhydrate

α-Amylase

Rohrzucker, Lactose und Stärke sind die hauptsächlichen Kohlenhydratquellen in der Nahrung. Die **α-Amylasen** des Speichels (Ptyalin) und des Pankreas spalten die α-1,4-glykosidische Bindung der Stärke, wobei das Disaccharid Maltose, Maltotriose und kleinere Glucosepolymere von drei bis neun Glucosemolekülen entstehen. Bei genügend langem Kauen können bereits 50 % der Stärke im Mundbereich gespalten werden. Im oberen Jejunum liegen sämtliche mit der Nahrung aufgenommenen Kohlenhydrate dann praktisch ausschließlich in Form von Maltose oder kurzkettigen Oligosacchariden vor.

Oligosaccharidasen

Der weitere Abbau zu Monosacchariden wird durch die Oligosaccharidasen **Lactase, Sucrase, Maltase** und die **α-1,6-Glucosidase** katalysiert. Diese Enzyme finden sich im Bürstensaum der Darmepithelien des Dünndarms. Die Kapazität dieser Enzyme ist so groß, dass nicht die enzymatische Spaltung, sondern die Resorption der hierbei entstehenden Monosaccharide den limitierenden Faktor bei der Kohlenhydratverwertung darstellt. Eine Ausnahme hiervon bildet die Lactase, die, genetisch bedingt, oft nur in geringen Mengen im Bürstensaum gefunden werden kann. Bei Personen mit Lactase-Mangel kommt es nach Zufuhr von Lactose (z. B. mit Milchprodukten) zur Diarrhö. Verantwortlich hierfür ist die osmotische

Wirkung der nicht resorbierbaren Lactose, die zur vermehrten Ausscheidung eines wässrigen Stuhls führt.

> **Merke!**
> **Bürstensaumenzyme:** Lactase, Sucrase, Maltase, α-1,6-Glucosidase.

7.4.2 Proteine

Im Magen werden etwa 10–15 % des Nahrungseiweißes durch **Pepsin** hydrolysiert. Im Gegensatz zu den anderen Peptidasen des Darmtraktes kann Pepsin auch Kollagen, einen Hauptbestandteil des Bindegewebes, gut verdauen. Quantitativ gesehen wird der Hauptanteil der Nahrungsproteine von den verschiedenen Pankreaspeptidasen hydrolysiert (☞ Tab. 7.5). Dabei entstehen zu 70 % kurzkettige Polypeptide, hauptsächlich Di- und Tripeptide, zu 30 % bereits einzelne Aminosäuren. Die endgültige Aufspaltung der verbleibenden Polypeptide übernehmen Peptidasen im Bürstensaum, aber auch im Zytosol von Duodenum- oder Jejunum-Zellen. 90 % der Di- und Tripeptide werden dabei über spezielle Transportsysteme ins Zytosol der Zelle geschleust und erst dort endgültig in Aminosäuren aufgespalten (☞ Kap. 7.5.3).

> **Klinik!**
> Werden Proteine nicht im normalen Umfang in Magen und Darm verdaut, spricht man von **Proteinmaldigestion.** Zu einer Maldigestion von Proteinen kann es im Rahmen einer exokrinen Pankreasinsuffizienz kommen. Meist treten jedoch Störungen der Fettverdauung („Fettstühle" = **Steatorrhö**) bei der Pankreasinsuffizienz früher auf als Störungen der Proteinverdauung.
> Werden ausreichend verdaute Nahrungsbestandteile anschließend nicht resorbiert spricht man von einer **Malabsorption.** Diese ist meist durch eine Schädigung des Dünndarms begründet.

7.4.3 Lipide

Fett wird überwiegend in Form von Triglyceriden aufgenommen (90 %); daneben enthalten die Nahrungsfette zu etwa 10 % Phospholipide und Cholesterinester.

Die **Fettverdauung** vollzieht sich im Dünndarm in drei Schritten:
- Lecithin und Gallensäuren verwandeln die Nahrungsfette in eine **Fettemulsion** aus etwa 5 nm großen Fetttröpfchen. Diese Emulgierung der Nahrungsfette in Wasser ist die Voraussetzung dafür, dass die wasserlöslichen Lipasen die Fette von der wässrigen Oberfläche dieser emulgierten Fetttropfen her angreifen können.
- Die **Pankreaslipase** spaltet durch Hydrolyse die zwei äußeren Fettsäuren der Triglyceride ab, so dass ein 2-Monoglycerid und zwei freie Fettsäuren entstehen.
- Dieses Monoglycerid und die freien Fettsäuren werden in den von den Gallensäuren gebildeten **Mizellen** zur Resorption in Richtung Darmmukosa transportiert (☞ Kap. 7.5.4).

Lecithin wird durch die Phospholipase A in Anwesenheit von Ca^{2+}-Ionen und Gallensäuren in Lysolecithin gespalten; aus den Cholesterinestern entsteht durch die Cholesterinesterase freies Cholesterin. Auch Lysolecithin und Cholesterin werden in Gallensäuremizellen transportiert.

7.5 Nahrungsresorption

7.5.1 Grundlagen des gastrointestinalen Transports

Der Darm dient der Resorption von Nährstoffen, Wasser und Elektrolyten. Dabei gibt es für die einzelnen Substanzen bestimmte Orte, an denen sie vorzugsweise resorbiert werden (☞ Tab. 7.7). Im Allgemeinen werden die Nährstoffe vorwiegend im Dünndarm, Wasser und Elektrolyte vorwiegend im Dickdarm resorbiert.

Für die Aufnahme von Nahrungsbestandteilen über die Darmmukosa stehen zwei Wege zur Verfügung:
- **passiv parazellulär:** Hierbei gelangen Wasser oder in Wasser gelöste Substanzen passiv über Diffusion durch die interzellulären Spalten zwischen den Darmepithelzellen ins Gewebe. Die Weite dieser interzellulären Spalten nimmt im Darm von proximal nach distal ab.
- **aktiv transzellulär:** Die Substanzen werden über die luminale, d. h. darmwärts gelegene Membran des Enterozyten durch einen aktiven (Energie verbrauchenden) Transportvorgang aufgenommen, durch das Zytosol geschleust und an der basalen

Tab. 7.7 Resorptionsbereiche der verschiedenen Stoffe im Gastrointestinaltrakt

	Magen	Duodenum (30 cm)	Jejunum (120 cm)	Ileum (130 cm)
Fett	–	+	+++	Reserve
Eiweiß	–	(+)	+++	Reserve
Kohlenhydrate	Reserve	+	+++	(+)
sonstige	–	Eisen, Ca^{2+}	Folsäure, Vit. E, D, K, A	Vit. B_{12}, Gallensäuren, Ca^{2+}

Zellmembran in das Interstitium abgegeben. Auf diese Weise können Substanzen auch entgegen einem Konzentrationsgefälle in den Körper aufgenommen werden.

7.5.2 Monosaccharide

Transportprozesse

Fast die gesamte Kohlenhydratmenge wird über **aktive Transportmechanismen** in Form von Monosacchariden resorbiert. Dieser aktive Transportmechanismus ist selektiv: Seine Affinität für Fructose und Mannose ist nur halb so hoch wie für Galaktose und Glucose.

Der Transport von Glucose und Galaktose ist an den gleichzeitigen Transport von Natrium-Ionen gekoppelt: Beide Zucker werden nur in Verbindung mit jeweils einem Na^+-Ion in die Enterozyten transportiert. Dabei liefert die Na^+-Konzentrationsdifferenz zwischen Darmlumen und Enterozyt die Energie für diesen gekoppelten Transportvorgang (**Natrium-Glucose-Symport,** sekundär aktiver Glucose-Transport, ☞ Kap. 1.3.2). Von der Darmzelle aus gelangt die Glucose dann durch passive Diffusion (GLUT2, Glucose-Uniport-Carrier) ins Gewebe und damit ins Blut (erleichterte Diffusion, ☞ Kap. 1.3.2).

Fructose wird, anders als die übrigen Zucker, nicht durch einen Energie verbrauchenden, aktiven Transport, sondern durch erleichterte Diffusion aufgenommen, d. h. sie folgt lediglich passiv ihrem Konzentrationsgefälle. Sie bedient sich aber zum Eintritt in den Enterozyten eines spezifischen Transportproteins.

Merke!
Glucose- und Galaktose-Aufnahme: sekundär aktiver Na^+-Symport.

7.5.3 Aminosäuren und Oligopeptide

Transportprozesse

Ein Drittel der Aminosäuren wird in Form von Di- und Tripeptiden über einen tertiär aktiven H^+-Symport (☞ Kap. 1.3.2) aufgenommen. Diese Di- und Tripeptide werden erst in den Zellen der Darmschleimhaut zu Aminosäuren hydrolysiert.

Freie Aminosäuren werden meist in Form eines Energie verbrauchenden, sekundär aktiven Transports im Verbund mit Na^+-Ionen in die Darmschleimhaut aufgenommen: **Natrium-Symport.**

Es existieren mindestens vier sekundär aktive Transportsysteme, die jeweils eine bestimmte Gruppe von Aminosäuren transportieren (☞ Tab. 7.8).

50–60 % der Nahrungsproteine werden auf diese Weise bereits im Duodenum resorbiert, nach der Passage durch das Ileum sind dann bis zu 90 % des zugeführten Eiweißes aufgenommen. Die restlichen 10 % werden überwiegend durch die Darmbakterien im Kolon abgebaut.

Tab. 7.8 Natriumabhängige Transportsysteme für Aminosäuren

Transportsystem für	transportierte Aminosäuren
neutrale Aminosäuren	Valin, Phenylalanin, Alanin
basische Aminosäuren	Arginin, Cystein, Lysin, Ornithin
Iminosäuren und Glycin	Glycin, Prolin, Hydroxyprolin
Amino-Dicarbonsäuren	Glutaminsäure, Asparaginsäure

Nur in ganz geringem Ausmaß werden intakte Proteine über **Pinozytose** resorbiert. Diese spielen für die Ernährung keine Rolle, werden aber als mögliche Auslöser von Nahrungsmittelallergien diskutiert.

7.5.4 Lipide

Fettresorption

Die Fettresorption ist an die Anwesenheit von Gallensäuren gebunden: Mit deren Hilfe werden die Spaltprodukte der Fettverdauung (Monoglyceride, freie Fettsäuren, Cholesterin, Lysolecithin) in Form von Mizellen bis in den Bürstensaum der Darmschleimhaut transportiert. Dort diffundieren die Abbauprodukte passiv aus den Mizellen durch die (lipophile) Zellmembran in den Enterozyten. Die „leeren" Mizellen bleiben im Darmlumen und stehen dort für den weiteren Fetttransport zur Verfügung. Bei ausreichender Konzentration von Gallensäuren werden 97 % des mit der Nahrung zugeführten Fettes aufgenommen, ohne Gallensäuren nur noch etwa 50 %.

Die Fettresorption erfolgt hauptsächlich im Duodenum und im oberen Jejunum. Nur 5–7 g Fett werden pro Tag mit dem Stuhl ausgeschieden.

Intrazelluläre Lipidsynthese

Die in die Enterozyten diffundierten Spaltprodukte der Fette werden dort in das **endoplasmatische Retikulum** aufgenommen und zu neuen Triglyceriden synthetisiert. Auch die Phospholipide (Lecithin) und die Cholesterinester werden aus ihren Spaltprodukten (Lysolecithin, Cholesterin) erneut synthetisiert.

Bildung von Lipoproteinen

Das endoplasmatische Retikulum „verpackt" diese neu synthetisierten Fette zusammen mit speziellen Glykoproteinen (Apolipoprotein B-48) zum Weitertransport in Form von sog. **Chylomikronen.** Diese enthalten etwa 90 % Triglyceride, 7 % Phospholipide, 2 % Cholesterin und 1 % Proteinanteil. Die Chylomikronen werden von der Darmzelle in die umliegenden Lymphkapillaren abgegeben, von wo aus sie über den

Ductus thoracicus ins Venensystem gelangen. Ein Großteil der in den Chylomikronen transportierten Triglyceride wird nach Abbau durch die im Plasma befindliche Lipoproteinlipase der Muskulatur und dem Fettgewebe zugeführt. Der Rest, die Chylomikronen-Remnants, binden an LDL-Rezeptoren der Leber.

Für die **mittel- und kurzkettigen Triglyceride** gelten einige Besonderheiten: Bis zu 30 % werden ohne vorherige hydrolytische Spaltung aus dem Darmlumen in die Enterozyten aufgenommen. Ebenso werden die nach intrazellulärer Hydrolyse entstehenden mittel- und kurzkettigen Fettsäuren in das Kapillarsystem (und nicht in das Lymphsystem) abgegeben, so dass sie mit dem **Pfortaderblut** direkt zur Leber gelangen.

- In der Leber werden die kleineren **VLDL-Lipoproteine** (Very low density lipoproteins) synthetisiert, die das Apolipoprotein B-100 als Wandbestandteil enthalten. Diese Apolipoproteinhülle umschließt eine Fettmischung von 60 % Triglyceriden, 20 % Cholesterin und 20 % Phospholipiden. So können Cholesterin und Triglyceride aus der Leber in den Kreislauf gelangen. Diese werden von der Lipoproteinlipase hydrolysiert und den verschiedenen Geweben zur Verfügung gestellt, wobei **VLDL-Remnants** übrig bleiben.
- Mit einem Cholesterinanteil von 50 % noch cholesterinreicher sind die **LDL-Lipoproteine** (Low density lipoproteins). Diese entstehen aus den VLDL-Remnants. Die LDL-Lipoproteine werden von speziellen LDL-Rezeptoren, die sich in praktisch allen Geweben finden, aus dem Blut in die Zellen aufgenommen.
- **HDL-Lipoproteine** (High density lipoproteins) enthalten vorwiegend Apolipoprotein A als Wandbestandteil und dienen dem **Rücktransport** von Cholesterin aus den peripheren Geweben in die Leber. Dazu muss Cholesterin zunächst durch die Lecithin-Cholesterin-Acyltransferase (LCAT) verestert werden, ehe es in die HDL-Partikel gelangen kann. Die Cholesterinester werden dann entweder direkt mit den HDL-Partikeln in die Leber aufgenommen werden, oder sie werden unter Vermittlung des Cholesterinester-Transferproteins (CETP) auf LDL-Partikel übertragen, mittels derer sie in die Leber befördert werden (☞ Abb. 7.8).

> **Klinik!**
>
> Hohe Konzentrationen von Cholesterin im Blut sind mit einem erhöhten **Atheroskleroserisiko** verbunden. Diese „Arterienverkalkung" liegt der koronaren Herzerkrankung (Verschluss: Herzinfarkt), der Zerebralsklerose (Verschluss: Hirninfarkt) und der peripheren Verschlusskrankheit der Beingefäße zugrunde. Die Höhe der cholesterinreichen LDL-Fraktion ist hierbei für das Risiko maßgeblich, während hohe HDL-Spiegel mit einem deutlich reduzierten Atheroskleroserisiko einhergehen.

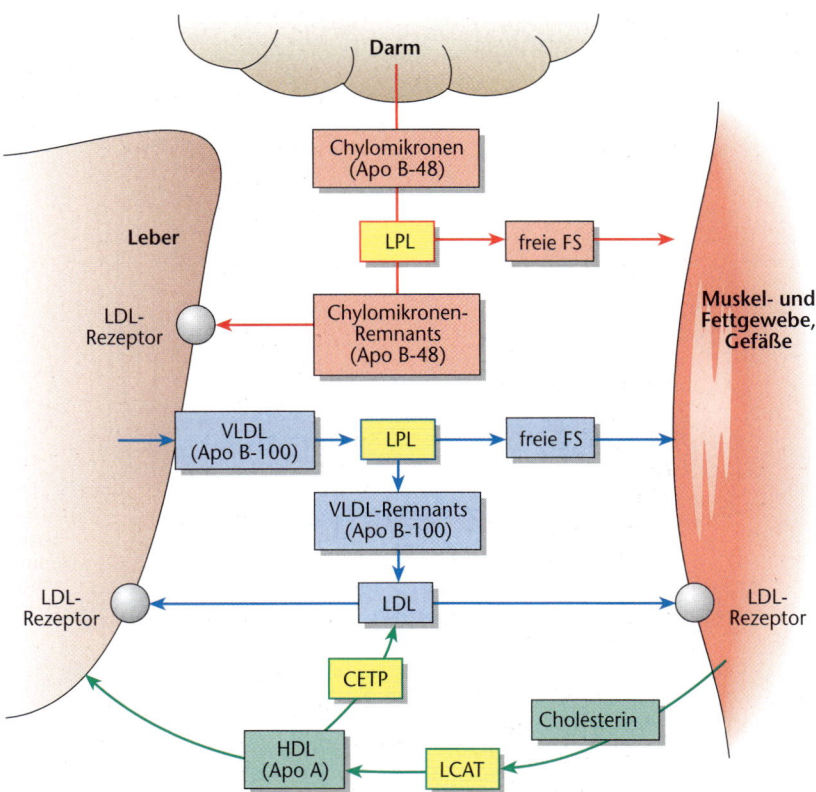

Abb. 7.8 Lipoprotein-Stoffwechselwege (Erklärung siehe Text). Apo = Apolipoprotein, FS = Fettsäuren, LPL = Lipoproteinlipase, LCAT = Lecithin-Cholesterin-Acyltransferase, CETP = Cholesterinester-Transferprotein.

Bei der **erblichen Hypercholesterinämie**, die in ihrer heterozygoten Form mit einer Erkrankungshäufigkeit von 1 : 500 auftritt, ist das für den LDL-Rezeptor kodierende Gen durch eine Mutation defekt. Dadurch werden weniger LDL-Rezeptoren gebildet; die LDL-Aufnahme in die Gewebe ist gestört, die LDL-Konzentration im Serum erhöht. Die Betroffenen leiden an einer schon früh auftretenden Atherosklerose: 70 % der Männer und 50 % der Frauen erleiden bereits bis zum Alter von 60 Jahren einen Myokardinfarkt. Bei homozygoten Genträgern (Häufigkeit 1 : 1 Million) treten atherosklerotische Komplikationen bereits in der Kindheit auf; sie sterben meist schon vor dem 30. Lebensjahr an einem Myokardinfarkt.

7.5.5 Wasser und Elektrolyte

Etwa 9 Liter Wasser erreichen täglich den Darm: 2 Liter aus der Nahrung und knapp 7 Liter aus den Verdauungssekreten. 80 % hiervon werden im Dünndarm, weitere 19 % im Kolon resorbiert. Nur etwa 100 ml (1 %) werden als Wasser mit dem Stuhl ausgeschieden. Dabei ist die Wasserresorption ein Diffusionsvorgang, bei dem das Wasser den resorbierten Elektrolyten passiv folgt. Die Transportvorgänge für die einzelnen Elektrolyte gleichen im Prinzip denjenigen an den Nierentubuli (☞ Kap. 9.2.4).

Transportprozesse

Natrium diffundiert zunächst passiv, seinem Konzentrationsgefälle folgend, über die luminale Zellmembran in den Enterozyten (☞ Abb. 7.9 a). Dort wird die Na^+-Ionen-Konzentration durch aktive Na^+-K^+-Pumpen, die das eingedrungene Natrium über die laterobasale Zellmembran (Blutseite) ins Interstitium abpumpen, niedrig gehalten (☞ Abb. 7.9 f). Im Kolon verhindern die relativ dichten Tight junctions zwischen den Darmepithelzellen einen Rückstrom der Na^+-Ionen in die Darmflüssigkeit, so dass dort eine maximale Natriumresorption auch bei niedrigem Natrium-Gehalt der Darmflüssigkeit gewährleistet ist.

Kalium diffundiert in geringem Ausmaß aus den Enterozyten ins Darmlumen. Die K^+-Ausscheidung mit den Fäzes liegt bei 0,4 g/24 h (zum Vergleich: die K^+-Ausscheidung über die Nieren beträgt 3–4 g/24 h). Die Resorptions- und Sekretionsvorgänge von Natrium und Kalium werden in gleicher Weise wie in der Niere von **Aldosteron** beeinflusst: Aldosteron steigert die Na^+-Resorption und die K^+-Sekretion der Darmmukosa (☞ Abb. 7.9 c).

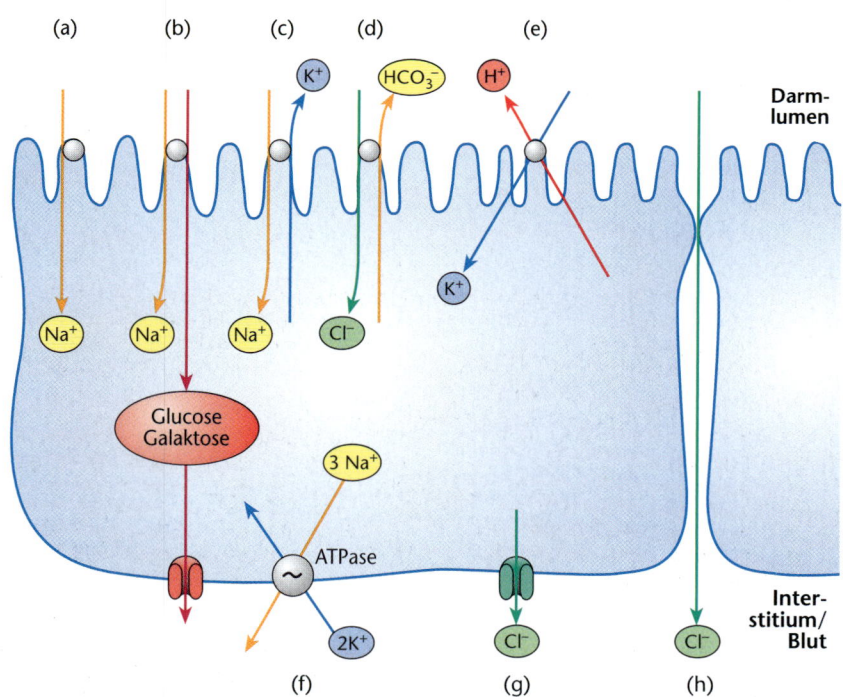

Abb. 7.9 Elektrolytresorption im Darm: Na^+-Resorption im proximalen Kolon über Na^+-Kanäle (a). Durch den über die Konzentrationsdifferenz für Na^+ getriebenen Na^+-Einstrom in die Zellen wird das Darmlumen negativ geladen. Hierdurch strömen Cl^--Ionen, dem elektrischen Gradienten folgend, parazellulär ins Insterstitium ein (h). Na^+ gelangt außerdem über einen Symport mit Glucose oder Galaktose (vor allem im Jejunum) in die Zelle (b). Auch durch die Kombination eines Na^+-K^+-Antiports (c) mit einem HCO_3^--Cl^--Antiport (d) gelangen Na^+ und Cl^- ohne Energieverbrauch in die Zelle (Jejunum). Das Cl^- strömt über Chlorid-Kanäle (g) aus der Zelle ins Interstitium ab, während Na^+ entgegen seinem Konzentrationsgradienten durch die an der basalen Zellmembran gelegene Na^+-K^+-ATPase (f) die Zelle verlässt und ins Blut gelangt. Eine K^+-H^+-ATPase dient im Magen der H^+-Ionen-Ausscheidung und im Kolon der K^+-Resorption.

Chlorid- und **Bicarbonat-Ionen** werden überwiegend bereits in Duodenum und Jejunum resorbiert. Die **Calcium-Resorption** erfolgt vorwiegend im oberen Dünndarm und wird durch Anwesenheit von 1,25-Dihydroxy-Cholecalciferol (Vitamin D) gesteigert (☞ Kap. 10.5).

> **Merke!**
> **Wasserresorption:**
> - 80 % im Dünndarm
> - 19 % im Dickdarm.

7.6 Integrative Steuerung der Magen-Darm-Funktion

7.6.1 Nervale Steuerung

Intrinsisches Darmnervensystem

Der Darm verfügt über ein eigenes Darmnervensystem, das aus den beiden Ganglienzellschichten des **Plexus myentericus** (Auerbach) und des **Plexus submucosus** (Meissner) besteht: das sog. intrinsische Darmnervensystem. Der Plexus myentericus innerviert hierbei vorwiegend die glatte Darmmuskulatur, während der Plexus submucosus Sekretion und Absorption der Darmepithelien steuert.

Extrinsisches Darmnervensystem

Das intrinsische Darmnervensystem unterliegt der Steuerung von Sympathikus (hemmend) und Parasympathikus (anregend), die als **extrinsisches Darmnervensystem** zusammengefasst werden (zur vegetativen Steuerung des Verdauungstrakts ☞ Kap. 14.3.2).

7.6.2 Humorale Steuerung

Neben den beiden Darmnervensystemen sind eine Vielzahl von **gastrointestinalen Hormonen** und **Peptiden** an der Steuerung der Darmfunktionen beteiligt. Chemisch handelt es sich bei allen diesen Substanzen um **Polypeptide**. Traditionell werden jedoch die länger bekannten Peptide Gastrin, Sekretin, Cholecystokinin und GIP (Gastric inhibitory peptide) als **gastrointestinale Hormone** bezeichnet. Einen Überblick gibt ☞ Tabelle 7.9.

Tab. 7.9 Funktion gastrointestinaler Hormone und Peptide

	Funktion	Auslöser	Bildungsort
Hormone			
Gastrin	Magensaftsekretion ↑ Magenmotilität ↑	Proteine im Magen, Magendehnung, Vagusaktivierung (☞ Kap. 7.3.3)	G-Zellen in Magen und Duodenum
Cholecystokinin (CCK)	Enzymsekretion des Pankreas ↑ HCl-Sekretion ↓ Pepsinogensekretion ↑ Magenmotilität ↓ → „Sättigungshormon"	Proteinfragmente und Fettsäuren im Duodenum (☞ Kap. 7.3.4)	I-Zellen in Duodenum und Jejunum
Sekretin	Bicarbonatsekretion des Pankreas ↑	pH < 4 im Duodenum, Anstieg der Gallensalze im Duodenum (☞ Kap. 7.3.4)	S-Zellen in Duodenum und Jejunum
GIP (Gastric inhibitory peptide = Glucose-dependent insulin-releasing peptide)	Insulinsekretion ↑ HCl-Sekretion ↓ Magenmotilität ↓	Glucose, Fettsäuren und Aminosäuren im Jejunum	K-Zellen im gesamten Dünndarm
Somatostatin	Gastrinsekretion ↓ VIP-Sekretion ↓ Sekretinsekretion ↓ Motilinsekretion ↓ Pankreassekretion ↓ Magensäurebildung ↓ Magenmotilität ↓ Gallenblasenkontraktion ↓ Resorption von Glucose, Aminosäuren und Triglyceriden ↓	pH-Abfall im Magen	D-Zellen im Pankreas, Dünndarm, Nervenendigungen

Tab. 7.9　Funktion gastrointestinaler Hormone und Peptide (Fortsetzung)

	Funktion	Auslöser	Bildungsort
biologisch aktive Peptide			
GLP-1 (Glucagon-like peptide-1, „Enteroglucagon")	Insulinsekretion ↑ HCl-Sekretion und Pankreassekretion ↓ Darmmotilität ↓	Glucose und Fettsäuren im Ileum	L-Zellen in Ileum und Kolon
GLP-2 (Glucagon-like peptide-2)	Proliferation intestinaler Epithelien ↑	Glucose und Fettsäuren im Ileum	L-Zellen in Ileum und Kolon
VIP (vasoaktives intestinales Polypeptid)	Gallensekretion und Pankreassaftsekretion ↑ HCl-Sekretion ↓ gastrointestinale Motilität ↓	Neurotransmitter im Darmnervensystem (☞ Kap. 7.2.5)	Nervenendigungen im Gastrointestinaltrakt
Motilin	interdigestive Motilität (interdigestiver „migrierender" myoelektrischer Motor-Komplex (MMC, ☞ Kap. 7.2.5) ↑	pH-Abfall und Fettsäuren im Duodenum (☞ Kap. 7.2.5)	M-Zellen im Duodenum
Substanz P	gastrointestinale Motilität ↑	Neurotransmitter im Darmnervensystem	endokrine Zellen und Nervenendigungen des Gastrointestinaltrakts

8 Energie- und Wärmehaushalt

F. Jockenhövel, J. Hartmann

8.1	Energiehaushalt	169	8.2	Wärmehaushalt	172
8.1.1	Energieumsatz der Zelle	169	8.2.1	Körpertemperatur	172
8.1.2	Energieumsatz des Organismus	169	8.2.2	Wärmebildung	173
8.1.3	Ermittlung des Energieumsatzes	170	8.2.3	Wärmeabgabe	173
8.1.4	Kalorimetrie	171	8.2.4	Temperaturregulation	174
				Temperaturregulation bei Neugeborenen	176
			8.2.5	Akklimatisation	176

Lernziel!
- Grundlagen des Energiehaushalts
- Regulation der Körpertemperatur.

Energie kann entweder in Arbeit umgesetzt werden oder als Wärme verpuffen. Auf zellulärer Ebene und im Gesamtorganismus wird mit zunehmender Beanspruchung mehr Energie umgesetzt, was rechnerisch aus der Sauerstoffaufnahme des Organismus ermittelt werden kann (☞ Kap. 8.1). Die neben der Arbeit erzeugte Wärme dient der Aufrechterhaltung der Körpertemperatur, die über Mechanismen der Wärmebildung und der Wärmeabgabe von zentralen Strukturen im Hypothalamus gesteuert wird. Akklimatisationsvorgänge ermöglichen ein Überleben auch unter arktischen oder tropischen Witterungsbedingungen (☞ Kap. 8.2).

8.1 Energiehaushalt

8.1.1 Energieumsatz der Zelle

Erhaltungsumsatz

Jede lebende Zelle setzt Energie um. Schon die Aufrechterhaltung der Zellstruktur erfordert Energie. Der hierzu erforderliche Stoffwechsel wird als Erhaltungsumsatz bezeichnet. Eine Unterschreitung des Erhaltungsumsatzes hat den Zelltod zur Folge.

Bereitschaftsumsatz

Die Aufrechterhaltung der unmittelbaren Aktivitätsbereitschaft (die Bereitschaft zu „Serviceleistungen" für den Gesamtorganismus) erfordert mehr Energie. Der dafür nötige Energieumsatz ist der Bereitschaftsumsatz.

Tätigkeitsumsatz

Zur vollen Aktivität (tatsächliche Leistung des Service) wird noch mehr Energie benötigt. Dies wird als Tätigkeitsumsatz bezeichnet.
Die im Rahmen der jeweiligen Aktivität benötigte Energie ist abhängig vom Zelltyp. Nervenzellen tolerieren eine Unterschreitung des Erhaltungsumsatzes, z. B. als Folge einer Ischämie, nur etwa 5 Minuten, wohingegen Muskelzellen bis etwa 120 Minuten und stoffwechselarme Gewebe noch länger ohne Energiezufuhr überleben.

8.1.2 Energieumsatz des Organismus

Grundumsatz

Der Energieumsatz bei körperlicher und geistiger Ruhe (**Ruheumsatz**) ist keine exakt definierte Größe, da zum einen einige Organe immer aktiv sind (u.a. Leberstoffwechsel, Atemarbeit, Herz, Niere), zum anderen der Energieumsatz von vielen Faktoren abhängt. Daher wurde als Maß des Energieumsatzes der Begriff **Grundumsatz** eingeführt (☞ Tab. 8.1). Der Grundumsatz berücksichtigt die auch in Ruhe ablaufenden physiologischen Funktionen (Verdauung, Kreislauf, Atmung, Muskeltonus) und den immer bestehenden Wärmeverlust als Folge des Zellstoffwechsels. Er ist

8 Energie- und Wärmehaushalt

Tab. 8.1 Relativer Anteil verschiedener Organe am Grundumsatz im Vergleich zu ihrem Anteil am Körpergewicht

Gewebe	Anteil am Grundumsatz (%)	Anteil an der Körpermasse (%)
Leber	26,4	2,1
Muskel	25,6	39,7
Gehirn	18,3	2,0
Herz	9,2	0,4
Nieren	7,2	0,4
übrige	13,3	55,4

definiert als **Energieumsatz des gesamten Organismus** unter den folgenden standardisierten Bedingungen:
- **nüchtern:** Nahrungszufuhr steigert den Energieumsatz.
- **morgens:** Der Energieumsatz unterliegt tageszeitlichen Schwankungen (Abfall in der Nacht, Anstieg gegen Mittag).
- **in Ruhe:** Körperliche und geistige Arbeit erhöhen den Energieumsatz.
- **bei Indifferenztemperatur** („Wohlfühltemperatur", ☞ Kap. 8.2.4): Hitze wie Kälte erhöhen den Energieumsatz.
- **bei normaler Körpertemperatur:** Fieber erhöht, Hypothermie senkt den Energieumsatz.

Der Grundumsatz entspricht der **Wärmebildung** des Organismus und ist damit auch ein Maß für die Wärmemenge, die der Organismus über die verschiedenen Mechanismen der **Wärmeabgabe** (☞ Kap. 8.2.3 und Abb. 8.3) an die Umgebung wieder abführen muss.

Durch die Vorgabe standardisierter Bedingungen wird ein Teil der Einflussgrößen auf den Grundumsatz normalisiert, so dass als wesentliche und nicht beeinflussbare Faktoren noch Geschlecht, Körpergewicht, Körpergröße und Alter des Untersuchten bestehen bleiben. Im Durchschnitt beträgt der Grundumsatz bei gesunden Frauen und Männern etwa 3,8 bzw. 4,2 kJ pro kg Körpergewicht pro Stunde, also etwa **100 kJ/kg/24 Stunden (1,2 W/kg)**. Bei einem Körpergewicht von 70 kg entspricht dies einem täglichen Energiebedarf von etwa 6400 kJ bei Frauen (75 W) und 7100 kJ bei Männern (85 W). Der Geschlechtsunterschied beruht überwiegend auf dem höheren Anteil des wenig stoffwechselaktiven Fettgewebes an der Körpermasse bei Frauen. Leber und Muskulatur weisen den größten Anteil am Grundumsatz auf.

Freizeitumsatz

Körperliche und geistige Aktivität erhöhen den Grundumsatz in Abhängigkeit von der Schwere der Tätigkeit. Die Zunahme des Energieumsatzes bei geistiger Arbeit ist auf die reflektorische Erhöhung des Muskeltonus bei einer Aktivitätssteigerung des Gehirns zurückzuführen, nicht jedoch auf eine gesteigerte Stoffwechselaktivität des zentralen Nervensystems (ZNS) selbst.

Nicht-körperlich arbeitende Menschen („Schreibtischarbeiter") ohne wesentliche körperliche Tätigkeit (z. B. kein Sport) weisen als sog. Freizeitumsatz einen Energiebedarf von 8400 kJ/Tag bei Frauen (100 W) bzw. 9600 kJ/Tag bei Männern (115 W) auf.

Arbeitsumsatz

Durch körperliche Aktivität, sei es Arbeit oder Sport, wird der Freizeitumsatz in Abhängigkeit von der Leistung teilweise beträchtlich gesteigert, so dass der Arbeitsumsatz deutlich über dem Freizeitumsatz liegt. Zur ungefähren Abschätzung des Arbeitsumsatzes kann zum Freizeitumsatz folgender Energiebedarf addiert werden:
- leichte körperliche Tätigkeit: + 2000 kJ/Tag
- mäßige körperliche Tätigkeit: + 4000 kJ/Tag
- mittelschwere körperliche Tätigkeit: + 6000 kJ/Tag
- schwere körperliche Tätigkeit: + 8000 kJ/Tag
- schwerste körperliche Tägkeit: + 10000 kJ/Tag

Spezifisch dynamische Wirkung der Nahrung

Bei jeder Nahrungsaufnahme des Organismus steigert sich sein Energieumsatz. Diese spezifisch-dynamische Wirkung der Nahrungsstoffe ist von der Art der zugeführten Nahrung abhängig. So werden bei Aufnahme von Mischkost 6 % der zugeführten Kalorienmenge aufgrund der spezifisch-dynamischen Wirkung der Nahrung als Wärme im Organismus freigesetzt und stehen zur Deckung des Grundumsatzes nicht mehr zur Verfügung. Bei reiner Eiweißkost liegt die spezifisch-dynamische Wirkung bei 30 %.

> **Klinik!**
>
> Bei Patienten mit **Störungen der Schilddrüsenfunktion** wird der Grundumsatz erheblich beeinflusst. Eine Schilddrüsenüberfunktion **(Hyperthyreose)** steigert den Grundumsatz, daher kommt es trotz gesteigertem Appetit und vermehrter Nahrungsaufnahme zur Gewichtsabnahme. Umgekehrt senkt eine Schilddrüsenunterfunktion **(Hypothyreose)** den Grundumsatz: Die Betroffenen nehmen zu.

8.1.3 Ermittlung des Energieumsatzes

Physikalischer und biologischer Brennwert

Die Bestimmung des Energieumsatzes erfolgt durch die Bestimmung des aufgenommenen Sauerstoffs (O_2) mittels **indirekter Kalorimetrie** (☞ Kap. 8.1.4). Energie entsteht im Organismus durch die Oxidation („Verbrennung") von Nährstoffen unter Verbrauch von O_2, wobei die verschiedenen Nährstoffe unterschiedliche **biologische Brennwerte**, d. h. einen unterschiedlich hohen, für den Organismus nutzbaren Energiegehalt aufweisen (☞ Tab. 8.2). Der **physikalische Brennwert** (= tatsächlicher Energiegehalt) der

8.1 Energiehaushalt

Tab. 8.2 Brennwerte, kalorisches Äquivalent und respiratorischer Quotient von Kohlenhydraten, Eiweiß, Fetten

Nährstoff	physikalischer Brennwert (kJ/g)	biologischer Brennwert (kJ/g)	kalorisches Äquivalent des O_2 (kJ/l O_2)	respiratorischer Quotient
Kohlenhydrate	17,6	17,2	21,1	1,00
Eiweiß	23,2	17,2	18,8	0,81
Fette	38,9	38,9	19,6	0,70
Mischkost			20,0	0,87

Nährstoffe ist höher als der biologische Brennwert, da die im Stoffwechsel anfallenden Endprodukte noch energiehaltig sind. Dies gilt insbesondere für die Proteine. Harnstoff z. B. als Abbauprodukt der Proteine hat selbst noch einen Brennwert, so dass der biologische Brennwert von Eiweiß niedriger ist als der physikalisch mögliche.

Klinik!
Auch **Alkohol** (Äthanol) hat mit 29,7 kJ/g einen hohen Brennwert, der nur von Fett übertroffen wird. Dies erklärt die Tatsache, dass hoher Alkoholkonsum oft mit Adipositas vergesellschaftet ist. Durch diesen hohen Energiegehalt ist Äthanol im Prinzip auch zur parenteralen Ernährung gut geeignet und wurde früher, vor der Verfügbarkeit verträglicher Fettemulsionen, auch mit dieser Indikation eingesetzt.

Kalorisches Äquivalent

Da im Körper kaum O_2 gespeichert wird, ist die pro Zeiteinheit aufgenommene O_2-Menge proportional zum Energieumsatz. Das Verhältnis des aufgenommenen O_2 zur produzierten Energie hängt von den zur Energiegewinnung eingesetzten Nährstoffen ab und wird als Energieäquivalent oder kalorisches Äquivalent bezeichnet (☞ Tab. 8.2). Daher muss zur exakten Berechnung der erzeugten Energie aus dem O_2-Verbrauch auch der Anteil der Nährstoffe an der Energieerzeugung bekannt sein.

Respiratorischer Quotient

Hierzu dient die Ermittlung des respiratorischen Quotienten (RQ), der definiert ist als das Verhältnis von CO_2-Abgabe zu O_2-Aufnahme.

$$RQ = \frac{CO_2\text{-Abgabe}}{O_2\text{-Aufnahme}}$$

Bei der biologischen Energiegewinnung durch Oxidation wird nicht nur O_2 verbraucht, sondern auch CO_2 produziert, das ausgeatmet wird. Wie der O_2-Verbrauch hängt auch das Ausmaß der CO_2-Produktion von der Art der verbrannten Nährstoffe ab. Bei der Oxidation von Kohlenhydraten entsteht genau so viel CO_2, wie O_2 verbraucht wird, so dass der respiratorische Quotient 1 beträgt. Fette enthalten weniger Sauerstoff, so dass zur Verbrennung zusätzlich O_2 bereitgestellt werden muss und der respiratorische Quotient mit 0,7 niedriger ist als für Kohlenhydrate. Somit kann aus dem gemessenen respiratorischen Quotienten auf die Art des zur Energieerzeugung verbrannten Nährstoffes geschlossen werden.

Berechnung

Sind der O_2-Verbrauch und der verbrannte Nährstoff bekannt, kann die erzeugte Energie aus der Multiplikation der O_2-Aufnahme mit dem kalorischen Äquivalent errechnet werden. Meist ist jedoch der Nährstoff nicht bekannt, dann wird entsprechend einer Mischkost als kalorisches Äquivalent 20 kJ/l O_2 angenommen

Beispiel: Hat ein Proband ein Atemzeitvolumen von 400 l pro Stunde, wobei die Einatmungsluft einen Sauerstoffanteil von 20 % und die Ausatmungsluft von 15 % hat, beträgt die aufgenommene O_2-Menge 5 % von 400 l, also 20 l. Wird Mischkost verbrannt, so werden in dieser Stunde 400 kJ erzeugt (O_2-Aufnahme multipliziert mit dem kalorischen Äquivalent: 20 l O_2 · 20 kJ/l O_2 = 400 kJ).

Merke!
Biologischer Brennwert:
Fette: 39,8 kJ/g
Alkohol: 29,7 kJ/g
Eiweiß und Kohlenhydrate: 17,2 kJ/g.

8.1.4 Kalorimetrie

Die früher angewandte **direkte Kalorimetrie** untersuchte die Wärmeabgabe einer Person in einer geschlossenen Kammer. Sie wird heute wegen des großen Aufwandes nicht mehr eingesetzt. Die **indirekte Kalorimetrie** errechnet den Energieumsatz aus dem O_2-Verbrauch und der CO_2-Abgabe. Für diese Messungen stehen zwei verschiedene Systeme zur Verfügung:

- Im **geschlossenen System** ist die Versuchsperson an ein Spirometer angeschlossen, das mit O_2 gefüllt ist. Die ausgeatmete Luft wird nach Absorption des CO_2 an Kalk dem Reservoir wieder zugeführt. Durch den Verbrauch von O_2 nimmt das Volumen des Reservoirs ab. Die Abnahme des O_2-Reservoirs wird gemessen und erlaubt die Berechnung der er-

8 Energie- und Wärmehaushalt

zeugten Energie. Der respiratorische Quotient kann mit diesem System nicht ermittelt werden, da die produzierte CO_2-Menge nicht gemessen wird. Von Vorteil ist, dass bei diesem Verfahren eine Messung von Gaspartialdrücken nicht erforderlich ist.

- Im **offenen System** atmet der Proband Raumluft ein. In der ausgeatmeten Luft werden O_2- und CO_2-Konzentrationen bestimmt und mit denen der Raumluft verglichen. Die Differenzen ergeben die verbrauchte O_2- und die erzeugte CO_2-Menge.

8.2 Wärmehaushalt

Der Mensch gehört zu den **homoiothermen** Lebewesen, die sich durch eine konstante, von der Umgebungstemperatur überwiegend unabhängige Körpertemperatur von den **poikilothermen** (wechselwarmen) Lebewesen unterscheiden. Bei poikilothermen Lebewesen liegt die Körpertemperatur nur wenig über der Umgebungstemperatur und macht die Veränderungen der Umgebungstemperatur mit.

8.2.1 Körpertemperatur

Die im Körper gebildete Wärme gelangt durch **Konduktion** (Wärmeleitung im Gewebe) und **Konvektion** (Wärmetransport auf dem Blutweg) an die Körperoberfläche. Dies führt zu einem Temperaturgefälle zwischen dem **Körperkern** (Inneres von Rumpf und Schädel) und der **Körperschale** (Haut und Extremitäten). Entsprechend nimmt die Körpertemperatur radial (von innen nach außen) und axial (entlang den Extremitäten) ab (☞ Abb. 8.1). Im Gegensatz zum Körperkern, dessen Temperatur in engen Grenzen konstant bleibt, weist die Temperatur der Körperschale größere Schwankungen auf, die durch äußere und innere Einflüsse hervorgerufen werden.

Aber auch die Temperatur des Körperkerns ist nicht einheitlich und unterliegt leichten Veränderungen. So bestehen Unterschiede zwischen den rektal, sublingual und axillär gemessenen Körperkerntemperaturen. Die höchste Körpertemperatur findet sich im Rektum, die sublinguale Temperatur liegt um 0,5 °C niedriger. Moderne Fieberthermometer messen die Temperatur am Trommelfell. Sie entspricht der Temperatur des Innenohrs und somit der Körperkerntemperatur. Dieses Verfahren hat die unbequeme und unhygienische rektale Messung abgelöst.

Zirkadiane Temperaturschwankungen

Kontinuierliche Messungen der Körperkerntemperaturen zeigen eine deutliche **tageszeitliche Rhythmik**, mit minimalen Werten zwischen Mitternacht und dem frühen Morgen und einem Maximum gegen Abend (☞ Abb. 8.2). Der Unterschied zwischen minimaler und maximaler Temperatur beträgt etwa 1 °C. Bei **Frauen** steigt im Rahmen des **Menstruationszyklus** nach der Ovulation während der Lutealphase der Serumspiegel des Hormons Progesteron an. Dies hat eine Erhöhung der Temperatur um 0,3–0,5 °C zur Folge, die durch eine Sollwertverstellung im Hypothalamus ausgelöst wird. Dadurch ist die Temperaturkurve in Abbildung 8.2 bei Frauen in der Lutealphase nach oben verschoben (☞ Kap. 11.2). Über diesen Temperaturanstieg kann der Zeitpunkt des Eisprungs festgestellt werden. Beim Eintritt einer Schwangerschaft bleibt die Temperatur aufgrund der persistierenden Progesteron-Bildung auf dem postovulatorisch höheren Niveau.

Körperliche Arbeit führt zu einem Anstieg der Körperkerntemperatur, die bei extremer Belastung bis auf 40 °C steigen kann. Dagegen reduziert sich die Hauttemperatur durch die einsetzende Schweißsekretion.

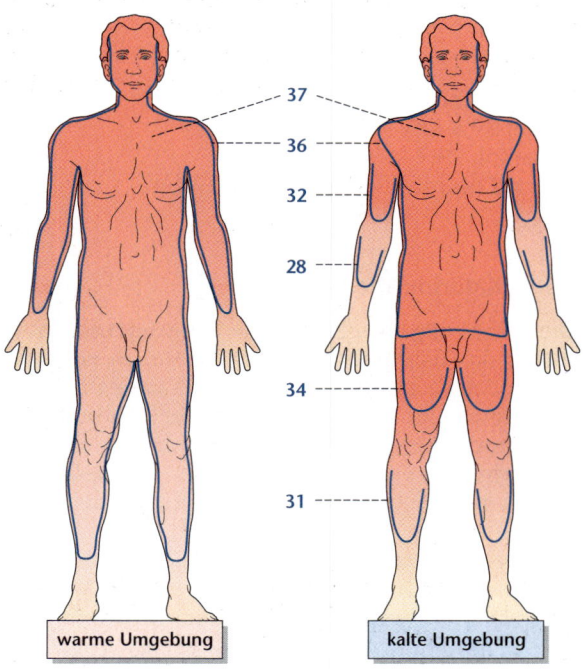

Abb. 8.1 Zonen gleicher Temperatur (Isotherme) eines Erwachsenen in warmer und kalter Umgebung.

> **Klinik!**
>
> **Alkohol** führt zu einer peripheren Vasodilatation. Dies erklärt u.a., warum sich nach dem Konsum ein wohlig-warmes Gefühl einstellt. Dieses Gefühl täuscht allerdings, da dem Körper durch die vermehrte Hautdurchblutung sehr viel Wärme entzogen wird. Nicht selten kommt es zu Erfrierungsunfällen oder Todesfällen, wenn alkoholisierte Personen in der kalten Jahreszeit im Freien einschlafen.

> **Merke!**
>
> Temperaturanstieg nach der Ovulation: Progesteroneffekt.

8.2 Wärmehaushalt

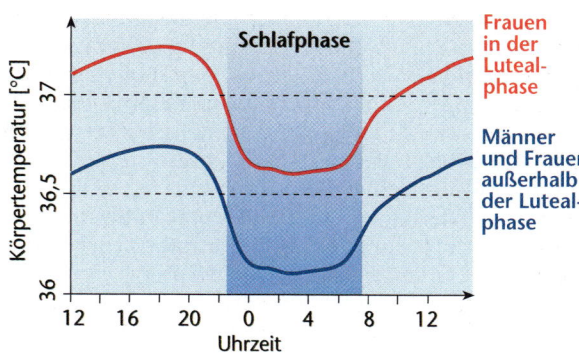

Abb. 8.2 Tageszeitliche Schwankungen der Körpertemperatur bei Männern und Frauen. In der Lutealphase wird der Sollwert der Körpertemperatur durch das Hormon Progesteron um 0,3 bis 0,5 °C erhöht und die Temperaturkurve entsprechend verschoben.

8.2.2 Wärmebildung

Wärme entsteht im Körper zu einem wesentlichen Teil im Rahmen des Energieumsatzes. Eine darüber hinaus erforderliche Wärmeproduktion ist über drei Mechanismen möglich:
- **willkürliche** Muskelbewegungen
- unwillkürliche Muskelaktivität: **Kältezittern**
- **zitterfreie Wärmebildung** im braunen Fettgewebe (beim Erwachsenen nur noch rudimentär).

Die Steigerung der Muskelaktivität ist der wichtigste Mechanismus zur zusätzlichen Wärmeproduktion beim Erwachsenen. Neugeborene setzen dagegen überwiegend die zitterfreie Wärmebildung durch Lipolyse im braunen Fettgewebe ein.

8.2.3 Wärmeabgabe

Zur Wärmeabgabe stehen dem Körper vier Mechanismen zur Verfügung (☞ Abb. 8.3):
- Konvektion
- Konduktion
- Strahlung
- Verdunstung (Evaporation).

Bei der Konvektion wird die Wärme zusammen mit einem Stoff transportiert. Konduktion (Wärmeleitung) ist Wärmetransport ohne Stofftransport.
In Ruhe wird der Hauptteil der Wärme über Strahlung abgegeben (60 %), der restliche Wärmeanteil über Konvektion (15 %) und Evaporation (20 %). Bei körperlicher Anstrengung überwiegt die Wärmeabgabe durch Evaporation (70 %).

Konvektion

Die der Haut direkt angrenzende Luftschicht wird von der Haut erwärmt, steigt dann in Folge der Erwärmung auf und wird von kälterer Luft ersetzt. Durch eine Zunahme der Luftbewegungen (Wind, Ventilator) kann der Wärmeabstrom durch Konvektion erheblich gesteigert werden.

Konduktion

Bei direktem Hautkontakt mit flüssigem oder festem Material kommt es zur Wärmeleitung. Das Ausmaß der Wärmeabgabe durch Konduktion hängt von der Temperaturdifferenz zwischen Haut und Material sowie von der Wärmeleitfähigkeit des Materials ab.
Für die Wärmeabgabe durch Konvektion und Konduktion spielt die Durchblutung von Haut und Extremitäten die wesentliche Rolle, da über das Blut konvektiv der Wärmetransport vom Körperkern zur Körperschale erfolgt. Wird die Durchblutung von Extremitäten und Haut durch Aktivierung des Sympathikus (vermittelt durch Noradrenalin und α_1-Rezeptoren) vermindert, sinkt der Wärmetransport vom Körperkern zur Körperschale, d.h. der Wärmedurchgangswiderstand zwischen Körperkern und Körperschale steigt. Dadurch wird weniger Wärme abgegeben. Zusätzlich ermöglicht der parallele Verlauf der großen Arterien und Venen in den Extremitäten den Übergang der Wärme von den Arterien zu den Venen (☞ Abb. 8.4).

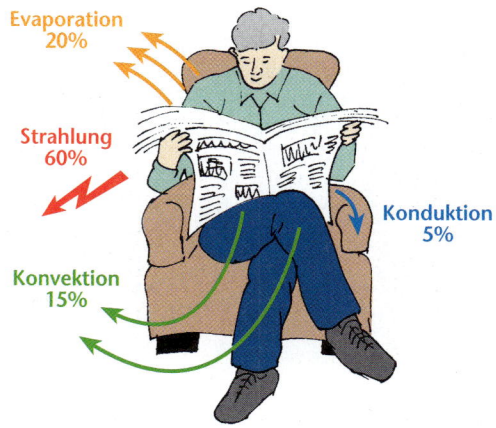

Abb. 8.3 Mechanismen der Wärmeabgabe: Strahlung, Konvektion, Schwitzen (Evaporation) und Konduktion.

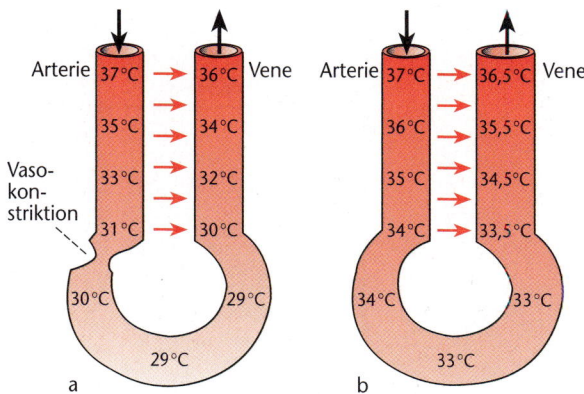

Abb. 8.4 Das Gegenstromprinzip des arteriovenösen Wärmeaustauschs. **a:** Bei Vasokonstriktion fließt weniger Blut durch die Akren und der Wärmeaustausch zwischen Arterie und Vene ist gesteigert. Dadurch wird die Temperatur des venösen Blutes erhöht. **b:** Bei Vasodilatation fließt pro Zeiteinheit mehr Blut durch die Akren. Hierdurch wird mehr Wärme in die Akren transportiert (Konvektion) und der Wärmeaustausch zwischen Arterie und Vene reduziert.

8 Energie- und Wärmehaushalt

Durch dieses Gegenstromprinzip des arteriovenösen Wärmeaustausches hat das in die Akren strömende arterielle Blut bereits eine im Vergleich zum Körperkern niedrigere Temperatur, während das zurückfließende venöse Blut erwärmt wird. Soll Wärme abgegeben werden, wird der Sympathikotonus gesenkt, was eine Dilatation der Gefäße und eine Öffnung arteriovenöser Anastomosen bewirkt. Dies hat zum einen eine gesteigerte Durchblutung mit vermehrter Konvektion von Wärme (Wärmetransport) aus dem Körperkern in die Körperschale zur Folge, zum anderen wird der arteriovenöse Wärmeaustausch reduziert, da mehr Blut durch die Extremitäten fließt und der venöse Rückstrom vermehrt über oberflächliche Venen erfolgt.

Strahlung

Von der Haut geht langwellige Infrarotstrahlung aus. Eine Netto-Wärmeabgabe durch Strahlung kann nur erfolgen, wenn der Körper mehr Strahlung abgibt als er aufnimmt.

Verdunstung

Ab einer Umgebungstemperatur von etwa 36 °C wird die Wärme fast ausschließlich über Verdunstung abgegeben. Eine solche Wärmeabgabe ist grundsätzlich auch noch bei einer Luftfeuchtigkeit von 100 % möglich. Entscheidend für die Möglichkeit der Wärmeabgabe durch Verdunstung ist die **Differenz** zwischen dem **Dampfdruck für Wasser auf der Haut** und dem **Dampfdruck in der umgebenden Luft**. Bei einer Hauttemperatur von 37 °C und schweißbedeckter Haut beträgt der Wasserdampfdruck auf der Haut etwa 6,3 kPa. Liegt der Dampfdruck der Umgebungsluft höher – z. B. unter Saunabedingungen (80 °C Lufttemperatur, 20 % relative Luftfeuchtigkeit, 8,2 kPa Wasserdampfpartialdruck) – ist eine Wärmeabgabe durch Verdunstung nicht möglich.

Die Wärmeabgabe durch Verdunstung ist aufgrund der hohen spezifischen Verdampfungswärme von Wasser sehr effektiv. Mit jedem verdunsteten Liter Wasser werden 2430 kJ Wärme abgegeben. Cholinerge Sympathikusfasern regulieren die als **Perspiratio sensibilis** („Schwitzen") bezeichnete Produktion des hypotonen Schweißes.

Hiervon abzugrenzen ist die als **Perspiratio insensibilis** oder extraglanduläre Wasserabgabe bezeichnete Diffusion von etwa 500 bis 700 ml Wasser pro Tag durch Haut und Schleimhäute. Die Perspiratio insensibilis trägt zur Temperaturregulation bei, kann jedoch nicht vom Körper beeinflusst werden, da sie nicht nerval reguliert ist. Sie ist allerdings wie die Perspiratio sensibilis von Luftfeuchtigkeit und Umgebungstemperatur abhängig, d. h. bei konstanter Lufttemperatur nimmt die Perspiratio insensibilis wie die Perspiratio sensibilis mit steigender Luftfeuchtigkeit ab.

> **Merke!**
> „**Schwitzen**" (perspiratio sensibilis): Regulation durch **cholinerge** Sympathikusfasern.

8.2.4 Temperaturregulation

Die Regulation der Körpertemperatur erfolgt durch ein kompliziertes **Mess- und Regelsystem** (☞ Kap. 1.7) mit dem Hypothalamus als Regler, Thermosensoren in Körperkern und Körperschale als Messfühler, Mechanismen zur Wärmeproduktion und -abgabe als Stellgrößen und der Körpertemperatur als Regelgröße (☞ Abb. 8.5).

Innere Thermosensoren zur Erfassung der Körperkerntemperatur finden sich in Hypothalamus, Medulla oblongata, dem Rückenmark (dort besonders empfindlich) und der dorsalen Wand des Abdomens. Äußere (kutane) Thermosensoren, die auch die Warm-

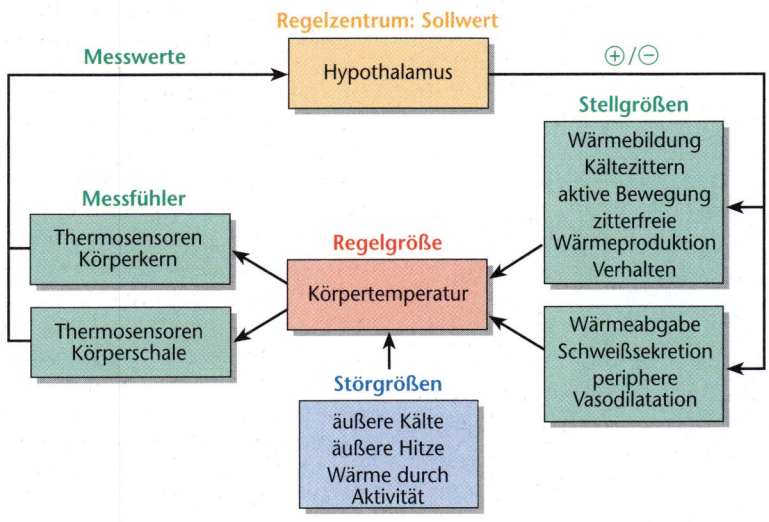

Abb. 8.5 Temperaturregulation.

Kalt-Empfindung vermitteln, messen die Temperatur der Körperschale. Im posterioren Hypothalamus, der selbst Thermosensoren enthält, werden die von den inneren und äußeren Thermosensoren kommenden Signale verarbeitet und mit dem Sollwert verglichen. Bei Abweichungen vom Sollwert veranlasst der Hypothalamus über Steuersignale die Stellgrößen Wärmeproduktion und -abgabe zur Gegenregulation.

Wärmeproduktion und Wärmeabgabe

Wärmeproduktion

Die Wärmeproduktion wird über efferente Bahnen vom Hypothalamus zu den motorischen Kerngebieten im Mesenzephalon und Rhombenzephalon ausgelöst: Aktivierung des Muskelzitterns, „Zitterbahn". Die zitterfreie Wärmeproduktion wird über das sympathische Nervensystem gesteuert. Hierbei steigert Noradrenalin über β_1-Rezeptoren im braunen Fettgewebe die Lipolyse.

Wärmeabgabe

Die Regulation der Wärmeabgabe (Vasodilatation, Schweißsekretion) wird ebenfalls über den Sympathikus vermittelt. Eine Verminderung des Sympathikotonus durch reduzierte Freisetzung von Noradrenalin aus noradrenergen Nervenendigungen an der Gefäßmuskulatur bewirkt eine **Vasodilatation** und eine Öffnung der arteriovenösen Anastomosen. Dies führt zu einer beträchtlichen Zunahme der Durchblutung der Extremitäten, wodurch der konvektive Wärmetransport steigt und der Wärmeaustausch zwischen den nebeneinander verlaufenden Arterien und Venen abnimmt. Die **Sekretion der Schweißdrüsen** wird durch cholinerge (!), d. h. Acetylcholin-freisetzende, sympathische Nervenvasern stimuliert und ist durch Atropin hemmbar.

Wärmebelastung

Bei Wärmebelastung, z. B. durch körperliche Aktivität, signalisieren die inneren Thermorezeptoren eine Temperaturzunahme. Als Reaktion hierauf löst der Hypothalamus Mechanismen zur Gegenregulation aus: Vasodilatation und Schweißsekretion.

Klinik!

Kann trotz maximaler Vasodilatation und Schweißsekretion keine ausreichende Wärmeabgabe erzielt werden, kommt es zur **Hyperthermie** mit Körperkerntemperaturen von über 39,5 °C, die zu einer schweren, oft tödlichen Schädigung des Gehirns mit Verwirrtheit, Krämpfen, Bewusstlosigkeit und Hirnödem führt. Dies wird als **Hitzschlag** bezeichnet und muss vom Hitzekollaps abgegrenzt werden. Der **Hitzekollaps** bezeichnet ein Kreislaufversagen durch Blutdruckabfall bei starker Vasodilatation im Rahmen der Wärmeabgabe.

Der **Sonnenstich** ist eine Folge der direkten Einwirkung der Sonnenstrahlung auf Kopf und Nacken. Es kommt zur Reizung der Hirnhäute, die Übelkeit, Verwirrtheit u.Ä. auslösen kann.

Kältebelastung

Kälte aktiviert kutane Kältesensoren, die lange vor den Thermosensoren im Körperkern den Hypothalamus zur Einleitung von Gegenregulationen veranlassen. Neben der Vasokonstriktion zur Minderung der Durchblutung der Körperschale wird die Muskulatur zur Wärmeproduktion aktiviert. Sinkt die Körpertemperatur unter 35 °C, besteht eine **Hypothermie,** in deren weiterem Verlauf auch die Gegenregulationsmaßnahmen (Muskelzittern) zunehmend versagen. Unter 32 °C tritt Bewusstlosigkeit ein, ab 28 °C muss mit dem Tod durch Herzkammerflimmern gerechnet werden.

Indifferenztemperatur

Wenn weder eine Wärme- noch eine Kältebelastung vorliegt, herrscht **Indifferenztemperatur,** die als thermisch behaglich empfunden wird (thermische Neutralzone). Dann sind weder Muskelzittern noch Schweißsekretion aktiviert. Die Körperschale wird auf einem mittleren Niveau durchblutet, erforderliche minimale Anpassungen werden durch eine fein gesteuerte Variation der Durchblutung gewährleistet.

Einflussfaktoren

Die Indifferenztemperatur wird von vier Faktoren beeinflusst:
- Lufttemperatur
- relative Luftfeuchtigkeit
- Windgeschwindigkeit
- Strahlungswärme der Umgebung.

Innerhalb gewisser Grenzen können sich diese Faktoren ausgleichen. Eine erhöhte Luftfeuchtigkeit wird bei niedriger Lufttemperatur behaglicher empfunden, bei höherer Windgeschwindigkeit muss die Lufttemperatur steigen, um Behaglichkeit zu erreichen. Bei einem leicht bekleideten, sich in Ruhe befindlichen Menschen liegt die Indifferenztemperatur bei 25–26 °C (Luftfeuchtigkeit von 50 %, Strahlungswärme gleich Lufttemperatur und Windgeschwindigkeit 0). Da Wasser eine wesentlich höhere Wärmekonduktion und -konvektion aufweist als Luft, sind bei Aufenthalt im Wasser der Regelbereich und die Indifferenzzone im Vergleich zur Luft schmaler und zu höheren Temperaturen hin verschoben. Im Wasser beträgt die Indifferenztemperatur etwa 35–36 °C und schon bei Wassertemperaturen von 10 °C entwickelt sich eine Hypothermie, weil trotz Aktivierung aller Gegenregulationsmechanismen der Wärmeentzug durch Konvektion und Konduktion die Wärmeproduktion übersteigt.

Fieber

Fieber ist eine Verstellung der vom Körper anzustrebenden Solltemperatur im Hypothalamus auf einen höheren Wert. Diese **Sollwertverstellung** wird durch Substanzen aus Leukozyten (u.a. Interleukine, Prostaglandine) ausgelöst, deren Produktion z. B. durch Endotoxine aus Bakterien stimuliert wird.

Fieberanstieg

Der Fieberanstieg ist demnach der Versuch des Hypothalamus, die aktuelle Temperatur des Körperkerns auf den neuen, höheren Sollwert einzustellen. Deshalb werden Mechanismen zur Verminderung der Wärmeabgabe (Vasokonstriktion) und zur Erhöhung der Wärmeproduktion, (Muskelzittern, „Schüttelfrost") eingeleitet.

Fieberabfall

Beim Fieberabfall sind die Verhältnisse umgekehrt: Die Körperkerntemperatur muss auf den jetzt wieder niedrigeren Sollwert gesenkt werden. Hierzu werden die Temperatur-senkenden Mechanismen von Vasodilatation und Schweißsekretion aktiviert.

Klinik!

Um die Phänome im Rahmen des Fiebers zu verstehen, muss man sich stets vor Augen führen, welche Solltemperatur vom Hypothalamus angestrebt wird und wie die aktuelle Körpertemperatur ist. So versteht man, dass es initial trotz ansteigender Temperatur zum „Schüttelfrost" mit subjektiver Kälteempfindung kommt. Der Hypothalamus gibt nämlich eine Solltemperatur vor, die noch über der aktuellen Körpertemperatur liegt. Ist der Fiebergipfel überwunden liegt die Körpertemperatur über der dann wieder reduzierten Solltemperatur des Hypothalamus. Dies erklärt die Schweißausbrüche und das subjektive Hitzeempfinden. Haben Solltemperatur und Körpertemperatur beide wieder gleich niedrige Werte erreicht, klingt die Symptomatik ab.

Temperaturregulation bei Neugeborenen

Bei Neugeborenen verhält sich die Temperaturregulation prinzipiell genau wie beim Erwachsenen. Allerdings ist bei Neugeborenen das Verhältnis von Körperoberfläche zu Körpervolumen dreifach höher und damit ungünstiger, weil die im Verhältnis zum relativ kleinen Körperkern größere Oberfläche vermehrt Wärme abgibt. Die Körperschale ist kleiner und dünner, so dass die Isolation des Körperkerns weniger ausgeprägt ist. Daher sind Neugeborene in deutlich stärkerem Maße als Erwachsene von Unterkühlung bedroht.

Dem wirkt die spezielle Temperaturregulation des Neugeborenen entgegen. Schon bei für den Erwachsenen relativ hohen Umgebungstemperaturen wird bei ihnen die zitterfreie Wärmeproduktion aktiviert, d.h. die untere Grenze der Indifferenztemperatur ist nach oben verschoben. Ein Neugeborenes beginnt bei absinkenden Außentemperaturen also schon wesentlich früher mit der Wärmeproduktion als ein Erwachsener.

Der Bereich der Umgebungstemperatur, innerhalb derer das Neugeborene seine Körpertemperatur aufrechterhalten kann, ist kleiner als beim Erwachsenen.

8.2.5 Akklimatisation

Langfristige Anpassungen an klimatische Bedingungen werden zur Unterscheidung von den kurzfristigeren regulatorischen Maßnahmen als **Adaptation** oder **Akklimatisation** bezeichnet. Eine Adaptation tritt erst nach lang anhaltender oder wiederholter intensiver thermischer Belastung ein.

Hitzeadaptation

Hitzeadaptation beruht überwiegend auf Veränderungen der Schweißsekretion. Es wird mehr Schweiß produziert: Training der Schweißdrüsen. Außerdem tritt Schwitzen schon bei tieferen Temperaturen auf: Senkung der Schwitzschwelle. Der Elektrolytgehalt des Schweißes nimmt ab. Darüber hinaus steigt das Durstgefühl, so dass mehr Flüssigkeit aufgenommen wird und das Plasmavolumen leicht zunimmt. Dies schützt, wie auch die Einsparung der Elektrolyte, vor dem Hitzekollaps, da bei Vasodilatation (zur Wärmeabgabe) der Blutdruck nicht so stark abfällt. Zusammenfassend schwitzt der Hitzeadaptierte früher und mehr, spart aber durch die Ausscheidung eines hypotoneren Schweißes Elektrolyte ein und trinkt mehr Flüssigkeit als der Nicht-Adaptierte.

Kälteadaptation

Die Mechanismen zur Kälteadaptation sind weniger gut gesichert. Es gibt Hinweise für eine erhebliche Steigerung des Grundumsatzes bei ausschließlich in extrem kaltem Klima lebenden Völkern. Diese **metabolische Kälteadaptation** führt zur Steigerung der Wärmeproduktion.

Andere Untersuchungen zeigen Adaptation an niedrigere Temperaturen mit einer Senkung der „Zitterschwelle", so dass beim Absinken der Körpertemperatur das Kältezittern erst bei niedrigeren Temperaturen einsetzt. Dies wird als **hypotherme Kälteadaptation** bezeichnet.

Der wichtigste Mechanismus zur Kälteadaptation ist jedoch sicherlich die Verhaltensanpassung mit dem Einsatz adäquater Bekleidung und Behausung.

9 Wasser- und Elektrolythaushalt, Nierenfunktion

F. Jockenhövel, J. Hartmann

9.1	**Wasser- und Elektrolythaushalt** 177	9.2.4	Tubulärer Transport 185
9.1.1	Wasserbestand und Verteilungsräume 177		Proximaler Tubulus 186
9.1.2	Regulation der Wasseraufnahme und -ausscheidung. 178		Henle-Schleife und Gegenstrom-Mechanismen 191
			Distaler Tubulus und Sammelrohre 193
9.1.3	Störung des Wasserhaushalts und Gegenregulationsmaßnahmen 179		Potentialdifferenzen im Verlauf des Tubulussystems. 197
9.1.4	Elektrolythaushalt 180	9.2.5	Renale Ausscheidung von Säuren und Basen . 197
9.2	**Niere**. 181		Renale Gegenregulation bei Störungen des Säure-Basen-Haushaltes 198
9.2.1	Bau und Funktion 181	9.2.6	Beurteilung der Nierenfunktion 199
9.2.2	Durchblutung der Niere 182		Glomeruläre Filtrationsrate (GFR) 199
	Regulation der Nierendurchblutung. 182		Renaler Blutfluss (RBF). 200
9.2.3	Glomeruläre Filtration 183		Filtrationsfraktion (FF) 201
	Regulation der glomerulären Filtration 183		Fraktionelle Ausscheidung. 201
	Glomerulusfilter 184		
	Ultrafiltrat 185		

Lernziel!
- Bedeutung und Regulation des Wasser- und Elektrolythaushalts
- Die verschiedenen Aspekte der Nierenfunktion (Filtration, Sekretion, Resorption u.a.).

Die Nieren sind das wichtigste Organ zur Regulation des Wasser- und Elektrolythaushalts (☞ Kap. 9.1) und spielen eine zentrale Rolle bei der Ausscheidung von Stoffwechselprodukten und Fremdstoffen (Medikamente, Toxine). Darüber hinaus produzieren die Nieren Hormone, die auf den Blutdruck, den Elektrolythaushalt und die Blutbildung Einfluss nehmen. Für das Verständnis der Nierenphysiologie sind Kenntnisse der funktionellen Nierenanatomie und -histologie (☞ Kap. 9.2.1) sowie der Nierendurchblutung Voraussetzung (☞ Kap. 9.2.2). Das Blut wird in den Glomeruli der Niere zunächst filtriert (☞ Kap. 9.2.3). Das Filtrat wird in den Nierentubuli weiter bearbeitet (☞ Kap. 9.2.4). Im proximalen Tubulus steht die Rückresorption großer Mengen von Elektrolyten, Glucose und Aminosäuren im Vordergrund. In der Henle-Schleife wird über Gegenstrom-Mechanismen der Harn konzentriert. Im distalen Tubulus und den Sammelrohren wird Wasser rückresorbiert und die Feineinstellung der Elektrolytresorption vorgenommen. Die Niere kann als Organ des Säure-Basen-Haushalts Säuren und Basen mit dem Harn ausscheiden (☞ Kap. 9.2.5). Zur Beurteilung der Nierenfunktion (☞ Kap. 9.2.6) dienen die glomeruläre Filtrationsrate, der renale Blutfluss, die Filtrationsfraktion und die fraktionelle Ausscheidung.

9.1 Wasser- und Elektrolythaushalt

9.1.1 Wasserbestand und Verteilungsräume

Der Körper des Säuglings besteht zu 75 % aus Wasser. Mit zunehmendem Lebensalter sinkt der Wassergehalt, wobei Frauen aufgrund des höheren (wasserarmen) Fettgewebeanteils prozentual einen etwas geringeren Wasseranteil aufweisen als Männer (☞ Tab. 9.1). Wird der Wasserbestand des Körpers auf die fettfreie Körpermasse bezogen, beträgt der Wasseranteil ohne Geschlechtsunterschied 73 %.
Das Gesamtkörperwasser verteilt sich auf vier verschiedene Räume:

9 Wasser- und Elektrolythaushalt, Nierenfunktion

Tab. 9.1 Prozentualer Anteil des Wassers am Gesamtkörpergewicht bei Frauen und Männern

	Männer	Frauen
jung	65	55
alt	55	45

- **intrazelluläre Flüssigkeit:** Wasser in den Zellen
- **interstitielle Flüssigkeit:** Wasser zwischen den Zellen
- **Plasmavolumen:** Wasser in den Blutgefäßen
- **transzelluläre Flüssigkeit:** Wasser in Liquor, Gallenblase, Augenkammer, Nierentubuli.

Interstitielle und transzelluläre Flüssigkeit werden mit dem Plasmavolumen zur **Extrazellulärflüssigkeit** zusammengefasst.

Messung des Körperwasserbestands

Der Wasserbestand des Körpers wird gemessen, indem eine bekannte Menge einer **Indikatorsubstanz** verabreicht wird, die sich im gesamten Körperwasser gleichmäßig verteilt (☞ Abb. 9.1). Hat sich eine gleichmäßige Verteilung eingestellt, kann aus der Konzentration im Plasma das **Verteilungsvolumen** errechnet werden:

$$\text{Verteilungsvolumen (V)} = \frac{\text{Menge}_{\text{appliziert}}}{\text{Konzentration}_{\text{Plasma}}}$$

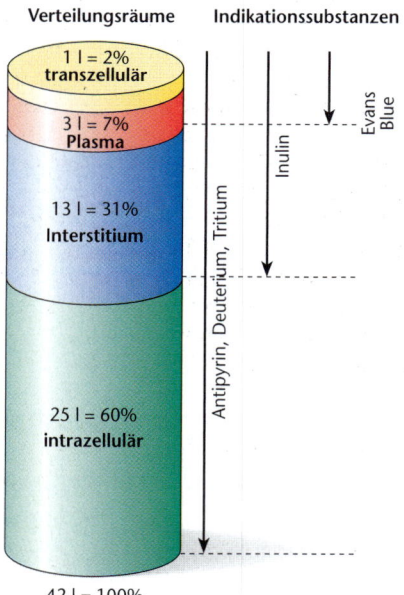

Abb. 9.1 Wasserbestand eines Erwachsenen in den vier verschiedenen Verteilungsräumen, angegeben in Litern und in prozentualem Anteil am Gesamtkörperwasser. Antipyrin, Deuterium und Tritium verteilen sich im gesamten Körperwasser, da sie Zellmembranen gut durchdringen; Inulin ist nur im Extrazellulärraum zu finden, da es nicht in Zellen eindringt; der Farbstoff Evans Blue bindet sich an Plasmaproteine und verbleibt daher in den Blutgefäßen.

Werden z. B. einem 70 kg schweren Mann 10 000 Becquerel (statt der Konzentration wird hier die Aktivität des Stoffes in die o.g. Formel eingesetzt) **Tritium** intravenös injiziert und nach 2 Stunden in einem Liter Plasma 240 Becquerel gemessen, so hat sich das Tritium auf etwa 42 Liter verteilt, was dem Gesamtwasserbestand entspricht. Ganz analog kann die Bestimmung mit **schwerem Wasser (D_2O)** durchgeführt werden.

Wird **Inulin** als Indikatorsubstanz verabreicht, entspricht das errechnete Verteilungsvolumen lediglich dem **Extrazellulärraum,** da Inulin nicht in die Zelle eindringt. Die Differenz der Verteilungsräume für Tritium (Gesamtwasserbestand) und für Inulin (Extrazellulärraum) ergibt das intrazelluläre Flüssigkeitsvolumen. Der Farbstoff **Evans Blue** bindet an Plasmaproteine und verlässt daher die Gefäßbahn nicht. Er ist, wie radioaktiv markiertes **Albumin,** eine Indikatorsubstanz für das **Plasmavolumen.**

9.1.2 Regulation der Wasseraufnahme und -ausscheidung

Wasserverlust

Der minimale tägliche Wasserverlust des gesunden Erwachsenen beträgt etwa 2 Liter. Er setzt sich aus 1 Liter Urin, 100 ml Wasser im Kot und 900 ml Perspiratio insensibilis zusammen. Unter Perspiratio insensibilis versteht man die Abgabe von Wasser über die Haut (ohne Aktivierung der Schweißdrüsen) sowie über die Atemluft.

Wasserzufuhr

Die Wasserzufuhr besteht aus der Trinkmenge (ca. 1 l), präformiertem Wasser in der Nahrung (ca. 700 ml) und Oxidationswasser aus dem Nahrungsabbau (ca. 300 ml).

Regulationsmechanismen

Der Wasserbestand des Körpers wird in sehr engen Grenzen konstant gehalten. Hierbei strebt der Organismus einen Gleichgewichtszustand an, bei dem die Wasserzufuhr über das Durstempfinden und die Wasserausscheidung über die Niere gesteuert wird. Der Wasserbedarf des Organismus wird über die Osmolarität des Plasmas vom Körper durch mehrere Messfühler erfasst:

- **Dehnungssensoren** in den Wänden von Herzvorhöfen und Vena cava thoracalis melden den Füllungszustand der Gefäße über afferente Bahnen an den Hypothalamus und beeinflussen die Sekretion des hypothalamischen Hormons Adiuretin (ADH, Gauer-Henry-Reflex, ☞ Kap. 3.5.2). Über eine Erhöhung des Adiuretin-Spiegels wird die Wasserrückresorption in der Niere gesteigert.
- Die **Dehnung der Herzvorhöfe** löst die Sekretion des im Herzen gebildeten atrionatriuretischen Peptids (ANP) aus (Vorhof-Dehnungsreflex, ☞ Kap. 3.5.2). ANP steigert die Natrium- und Wasseraus-

9.1 Wasser- und Elektrolythaushalt

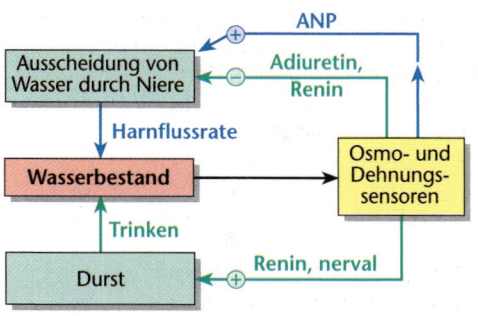

Abb. 9.2 Hormonelle Regulation des Wasserbestandes durch Osmo- und Dehnungssensoren. Renin wirkt nicht direkt auf die Nierenfunktion und das Durstzentrum, sondern die Effekte werden über die Hormone Angiotensin II und Aldosteron vermittelt, deren Produktion von Renin gefördert wird. ANP = atrionatriuretisches Peptid.

scheidung in der Niere. So wird ein über diese Dehnungssensoren erfasstes erhöhtes Plasmavolumen durch die Niere reduziert.
- **Drucksensoren** in den Nieren steuern die Freisetzung des in der Niere gebildeten Hormons Renin. Renin fördert die Produktion von Angiotensin II, welches die glomeruläre Filtrationsrate (GFR) senkt, allgemein vasokonstriktorisch wirkt, die Freisetzung von Aldosteron fördert und Durst auslöst.
- **Osmosensoren** in Pfortadergefäßsystem, Leber und Hypothalamus steuern die Sekretion von Adiuretin (ADH) und lösen über afferente Bahnen Durstempfinden aus.

Die Regelgröße Wasserbestand wird also durch Sensoren erfasst, die über die Hormone Adiuretin (ADH), atrionatriuretisches Peptid (ANP) und Renin sowie durch unmittelbare nervale Einflüsse die Stellgrößen Durst (= Trinken = Wasserzufuhr) und renale Wasserausscheidung regulieren (☞ Abb. 9.2).

9.1.3 Störung des Wasserhaushalts und Gegenregulationsmaßnahmen

Störungen des Wasserhaushaltes werden in **Dehydratation** (Wassermangel) und **Hyperhydratation** (Überwässerung) unterteilt. In Abhängigkeit von der Osmolarität des Plasmas wird bei Dehydration und Hyperhydratation weiter zwischen **hypotonen, isotonen** oder **hypertonen** Störungen des Wasserhaushaltes unterschieden (☞ Tab. 9.2). Bei allen isotonen De- oder Hyperhydrationen ändert sich fast ausschließlich das Extrazellulärvolumen, wohingegen hypo- und hypertone Störungen des Wasserbestandes durch osmotisch bedingten Wasserfluss auch den intrazellulären Wassergehalt beeinflussen:
- Eine **hypertone** Störung führt zum Ausstrom von Wasser aus der Zelle und damit zur Zellschrumpfung.
- **Hypotone** Veränderungen bewirken einen Wassereinstrom in die Zelle, d. h. eine Zellschwellung.

Hypotone Hyperhydratation

Zufuhr von hypotonem Wasser, z. B. durch Trinken von Wasser mit geringer Osmolarität, verursacht eine hypotone Hyperhydratation. Dies aktiviert Osmosensoren in Leber und Hypothalamus, welche die Freisetzung von Adiuretin (ADH) hemmen und das Durstgefühl mindern. Der Mangel an Adiuretin (ADH) führt zu vermehrter Ausscheidung von hypotonem Harn durch die Nieren (Wasserdiurese). Außerdem wird weiteres Trinken durch die Hemmung des Durstgefühls reduziert.

Isotone Hyperhydratation

Aufnahme von isotoner Flüssigkeit (z. B. isotones Mineralwasser) führt zur isotonen Hyperhydratation und aktiviert Druck- und Volumensensoren, welche die Zunahme des Flüssigkeitsvolumens registrieren, nicht aber die Osmosensoren (da keine Veränderung der Osmolarität vorliegt). Die aktivierten Volumensensoren hemmen die Freisetzung von Adiuretin (ADH) und Renin und steigern die Sekretion von atrionatriuretischem Peptid (ANP). Der niedrige Adiuretin-Spiegel erlaubt die Ausscheidung eines großen Harnvolumens, da die Wasserrückresorption in den Sammelrohren der Niere niedrig ist (☞ Kap. 9.2.4). ANP senkt die tubuläre Rückresorption von Na^+ und in der Folge auch von Cl^-, so dass der ausgeschiedene Harn isoton ist. Dieser Effekt wird durch einen niedrigen Reninspiegel unterstützt, da dieser geringe Konzentrationen von Angiotensin II und Aldosteron zur Folge hat. Die geringe Aldosteron-Konzentration

Tab. 9.2 Störungen des Wasserhaushaltes mit den resultierenden Veränderungen des Flüssigkeitsvolumens (Vol.) und der Osmolarität (Osmolar.) in Extra- und Intrazellulärraum

Störung	Ursache	extrazellulär		intrazellulär	
		Vol.	Osmolar.	Vol.	Osmolar.
hypertone Dehydratation	Verlust hypotoner Flüssigkeit	↓	↑	↓	↑
hypertone Hyperhydratation	Zufuhr hypertoner Flüssigkeit	↑	↑	↓	↑
hypotone Dehydratation	Verlust hypertoner Flüssigkeit	↓	↓	↑	↓
hypotone Hyperhydratation	Zufuhr hypotoner Flüssigkeit	↑	↓	↑	↓
isotone Dehydratation	Verlust isotoner Flüssigkeit	↓	–	–	–
isotone Hyperhydratation	Zufuhr isotoner Flüssigkeit	↑	–	–	–

beschränkt ebenfalls die tubuläre Rückresorption von Na⁺.

Hypertone Hyperhydratation

Wird sehr stark hypertone Flüssigkeit aufgenommen (z. B. Meerwasser), resultiert eine hypertone Hyperhydratation. In diesem Fall wird ADH weniger stark gehemmt als Renin. Dies führt in Verbindung mit einer Steigerung der ANP-Sekretion (Dehnung der Herzvorhöfe durch die Hyperhydratation, ☞ Kap. 10.7.4) zur Ausscheidung eines hypertonen Harns. Darüber hinaus stimulieren die hypothalamischen Osmorezeptoren das Durstzentrum, so dass durch das Trinken von iso- oder hypotoner Flüssigkeit die Osmolarität im Plasma gesenkt wird. Dies wird allerdings zunächst mit einer weiteren Volumenzufuhr (bei bestehender Hyperhydratation) erkauft, die in einem zweiten Schritt, nach Wiederherstellung der physiologischen Plasmaosmolarität wieder ausgeschieden werden muss.

Hypertone Dehydratation

Der Verlust von hypotonem Wasser (z. B. bei vermehrtem Schwitzen, im Fieber) verursacht eine hypertone Dehydratation und steigert über Stimulation von Osmo- und Dehnungsrezeptoren die Adiuretin-Sekretion. Dies erhöht die Rückresorption von Wasser in der Niere. Gleichzeitig wird von den Osmosensoren im Hypothalamus das Durstzentrum stimuliert und so die Flüssigkeitszufuhr gesteigert.

Isotone Dehydratation

Eine isotone Dehydratation ist Folge des Verlusts von isotoner Flüssigkeit, z. B. bei Blutungen. Die Dehnungssensoren stimulieren die Freisetzung von Renin, was, vermittelt über Angiotensin II und Aldosteron, die Na⁺-, Cl⁻- und Wasserresorption steigert. Adiuretin wird ebenfalls stimuliert, allerdings weniger stark als bei einer hypertonen Dehydratation. Die Anregung des Durstzentrums durch Angiotensin II führt zu einer vermehrten Flüssigkeitsaufnahme.

Hypotone Dehydratation

Durchfälle und Erbrechen können über den Verlust hypertoner Flüssigkeiten aus dem Magen-Darm-Bereich eine hypotone Dehydratation verursachen. Wie bei der isotonen Dehydratation werden insbesondere Renin, aber auch Adiuretin und das Durstzentrum stimuliert.

9.1.4 Elektrolythaushalt

Tabelle 9.3 gibt einen Überblick über die Verteilung der Ionen im Plasma und in den Zellen. Die einzelnen Ionen und ihre Bedeutung werden im Folgenden erörtert.

Tab. 9.3 Gegenüberstellung der Ionenkonzentrationen (in mval/l) in intravasalem und intrazellulärem Flüssigkeitsraum

	intravasal	intrazellulär
Anionen		
Chlorid (Cl⁻)	104	4
Bicarbonat (HCO$_3^-$)	25	12
Kationen		
Natrium (Na⁺)	143	12
Kalium (K⁺)	4,5	150
Calcium (Ca²⁺)	5	0,00025

Natrium (Na⁺)

Natrium ist das mengenmäßig wichtigste Kation des extrazellulären Raumes. Beim Erwachsenen beträgt der Natriumbestand **60 mmol/kg Körpergewicht**, von denen 40 % im Knochen gespeichert sind. Zwischen 50 und 300 mmol Natriumchlorid (3–17 g) werden täglich mit der Nahrung durch Resorption im unteren Ileum aufgenommen. Die Ausscheidung von Natrium erfolgt zu über 95 % durch die Nieren und unterliegt dort der Regulation durch die Hormone **Aldosteron (Na⁺-Ausscheidung ↓)** und **atrionatriuretisches Peptid (Na⁺-Ausscheidung ↑)**. Die restlichen 5 % werden mit dem Stuhl und dem Schweiß ausgeschieden.

> **Klinik!**
>
> Die tatsächlich benötigte Na⁺-Zufuhr liegt bei nur 2–3 g/Tag, bei Anstrengung bis zu 6 g/Tag. Die weitverbreitete Hyperalimentation mit Kochsalz wird mit der Enstehung von **Bluthochdruck** in Verbindung gebracht. Die genauen Pathomechanismen sind nicht geklärt, es wird aber vermutet, dass das zugeführte Natrium nicht mehr vollständig ausgeschieden werden kann. So kommt es in einem ersten Schritt zu einem **reversiblen Volumen-Hochdruck**. Dieser führt dann langfristig zu Umbauprozessen in den Gefäßwänden (arterieller Hypertonus), die ihrerseits irreversibel sind. Eine Diät mit Na⁺-Restriktion wird in der Therapie empfohlen. Bei immerhin einem Drittel der Patienten kann der Blutdruck so gesenkt werden.

Kalium (K⁺)

K⁺ ist das mengenmäßig wichtigste intrazelluläre Kation und spielt die zentrale Rolle bei der Aufrechterhaltung des zellulären Ruhepotentials. Der K⁺-Haushalt wird durch **Aldosteron** reguliert. Der Gesamtbestand im Organismus beträgt etwa **50 mmol/kg Körpergewicht** und ist bei Männern etwas höher als bei Frauen, da diese einen höheren Anteil an kaliumärmerem Fettgewebe am Körpergewicht aufweisen. Die tägliche Zufuhr ist stark nahrungsabhängig und sollte 25 mmol/Tag nicht unterschreiten. Die Nieren scheiden über 90 % des zugeführten K^+ mit dem Harn aus. Dabei hängt die Konzentration von K^+ im Urin von der Diurese ab: Bei maximaler Antidiurese kann die K^+-Konzentration im Urin auf bis zu 50 mmol/l ansteigen (von 2 mmol/l bei maximaler Diurese).

Klinik!

Besonders empfindlich auf Schwankung des Kalium-Spiegels reagiert das Herz. Zur Vermeidung von **Rhythmusstörungen** ist daher dringend darauf zu achten, dass der Kalium-Spiegel im Normbereich gehalten wird. Dies ist besonders bei der Therapie mit bestimmten Medikamenten (z. B. Insulin) zu beachten, die den Kalium-Spiegel beeinflussen.

Calcium (Ca^{2+})

Ca^{2+} ist von großer Bedeutung für die **Erregbarkeit** von Zellen. Schon relativ geringe Steigerungen der Ca^{2+}-Konzentration können die Erregungsschwelle anheben **(Membranstabilisierung),** wohingegen Verminderungen der Ca^{2+}-Konzentration die Erregungsschwelle senken und **tetanische Krämpfe** auslösen können. Daher unterliegt die Ca^{2+}-Konzentration im Plasma einer sehr präzisen Regulation.

Im Serum sind 46 % des Ca^{2+} an Proteine und 6 % an Phosphat (HPO_4^-) gebunden. Biologisch wirksam sind nur die freien, ungebundenen 48 % des Gesamt-Ca^{2+}. Daher ist bei einer Beurteilung des Serum-Ca^{2+} immer die **Serum-Eiweißkonzentration** zu berücksichtigen. Bei einem Anstieg des pH-Wertes im Blut (Alkalose) wird Ca^{2+} verstärkt an Proteine gebunden, die Konzentration von freiem Ca^{2+} sinkt. Dadurch kommt es zu einer neuromuskulären Übererregbarkeit mit Muskelkrämpfen (Tetanie).

Klinik!

Bei Aufregung, Angst, Wut und Stress kann es zu einer vertieften und beschleunigten Atmung kommen. Dadurch wird vermehrt CO_2 aus dem Körper entfernt und der pH-Wert im Blut steigt an: **respiratorische Alkalose** (☞ Kap. 5.10.2). Dadurch kann es zu einer Hyperventilationstetanie mit Kribbeln an den Lippen, „Kussmundstellung", Kribbeln an Händen und Füßen und Krämpfen im Bereich der Unterarmmuskulatur („Pfötchenstellung") kommen. Diese neuromuskulären Symptome sind auf den durch die respiratorische Alkalose bewirkten Mangel an freiem Ca^{2+} im Blut zurückzuführen. Auch ein Absinken des Gesamt-Calciums z. B. im Rahmen eines **Vitamin-D-Mangels** oder eines **Hypoparathyreoidismus** kann zu den oben genannten Symptomen führen.

99 % des Gesamtbestandes an Ca^{2+} ist als Calciumphosphat im Knochen eingelagert, der ein Reservoir zum Ausgleich von Schwankungen des Serum-Ca^{2+} darstellt. Die Hormone Parathormon, Calcitonin und 1,25-Dihydroxycholecalciferol regulieren die Ca^{2+}-Konzentration im Serum (☞ Kap. 10.5).

Magnesium (Mg^{2+})

Mg^{2+} ist ein wichtiger Cofaktor vieler Enzyme und hemmt die Calcium-induzierte Acetylcholin-Freisetzung an der motorischen Endplatte. Daher verursacht Mg^{2+}-Mangel eine gesteigerte neuromuskuläre Erregbarkeit mit tetanischen Krämpfen. Der Gesamtbestand an Mg^{2+} beträgt beim Erwachsenen etwa **16 mmol/kg Körpergewicht,** wovon sich etwa 52 % im Knochen und 43 % intrazellulär finden. Die Konzentration im Plasma beträgt 1 mmol/l, ein Drittel davon ist an Proteine gebunden.

9.2 Niere

9.2.1 Bau und Funktion

An den paarig angelegten, retroperitoneal gelegenen Nieren lassen sich Mark und Rinde unterscheiden. Die Funktionseinheit der Niere ist das **Nephron,** welches aus einem Glomerulus mit Bowman-Kapsel und dem Tubulussystem besteht. Die Glomeruli liegen in der Nierenrinde, das Tubulussystem durchzieht das Nierenmark.

Das **Tubulussystem** wird in drei Abschnitte unterteilt:
- **proximaler Tubulus** (proximales Konvolut und gerader Teil des proximalen Tubulus)
- **Henle-Schleife** (absteigender Schenkel, Überleitungsstück sowie dünner und dicker aufsteigender Schenkel)
- **distaler Tubulus** (distales Konvolut, ☞ Abb 9.3).

Oberflächliche, dicht unter der Kapsel gelegene Glomeruli bilden nur kurze Schleifen der Tubuli, die bis ins äußere Mark der Niere reichen. Tief in der Rinde, nahe dem Mark gelegene (juxta- medulläre) Glomeruli bilden dagegen sehr lange Schleifen, die bis ins in-

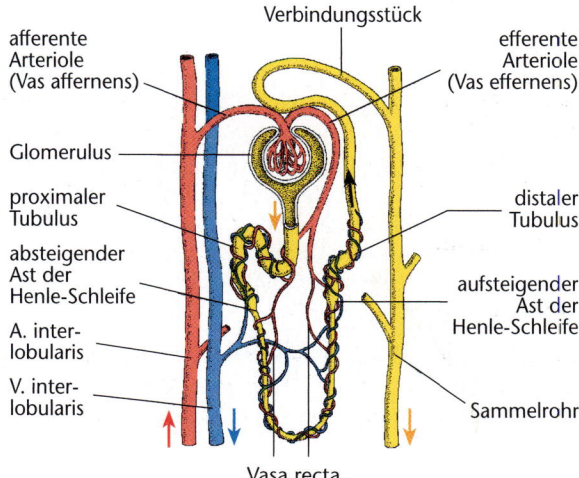

Abb. 9.3 Ein juxtamedulläres Nephron mit den zugehörigen Gefäßen.

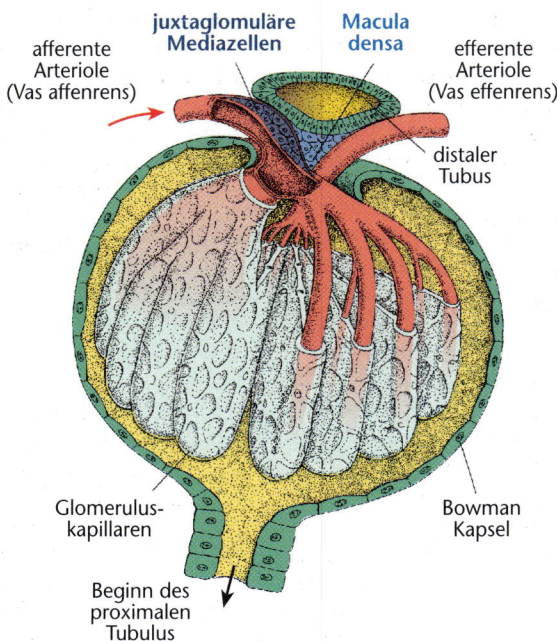

Abb. 9.4 Glomerulus mit Vas afferens und Vas efferens.

nere Nierenmark ziehen und annähernd die Papillenspitze erreichen. Die Tubulusschleife kehrt immer zum Ausgangs-Glomerulus zurück und bildet an der Berührungsstelle die Macula densa (☞ Abb. 9.4).
Der **Glomerulus** besteht aus einem Kapillarnetz, das sich in den blindsackartigen Ursprung des Tubulussystems einstülpt. Hierdurch entsteht aus der eingestülpten Wand des Tubulussystems die Bowman-Kapsel, die den Glomerulus umhüllt (☞ Abb. 9.4).
Zur **Versorgung der Kapillarschlingen** des Glomerulus entspringt aus der A. interlobularis das Vas afferens (afferente Arteriole). Nach der Verzweigung im Glomerulus sammeln sich die Kapillaren wieder und münden in das Vas efferens (efferente Arteriole), welches den Glomerulus verlässt. Die Vasa efferentia bilden dann ein weiteres Kapillarnetz, das als **peritubuläre Kapillaren** die Tubuli begleitet. Die Vasa efferentia und die peritubulären Kapillaren gelten noch als arterielle Gefäße.
Die von den juxtamedullären Glomeruli abgehenden Vasa efferentia bilden parallel zu den Tubuli durch das Nierenmark bis in die Papillenspitze ziehende arterielle **Vasa recta,** die sich kaum verzweigen und als venöse Vasa recta im gleichen Gefäßbündel wieder zurückführen. Die venösen peritubulären Kapillaren und Vasa recta münden dann in die Vv. interlobulares und Vv. arcuatae (☞ Abb. 9.3).

9.2.2 Durchblutung der Niere

Der Blutfluss durch beide Nieren, der **renale Blutfluss (RBF),** beträgt beim Erwachsenen etwa 1200 ml/min, was 20 % des Herzzeitvolumens entspricht. Pro Gewichtseinheit ist damit die Durchblutung der Nieren deutlich höher als die von Herz, Gehirn oder Leber (☞ Kap. 4.5). Sie beträgt 400 ml/min pro 100 g Nierengewebe.
Die sehr intensive Durchblutung der Nieren erklärt sich nicht durch einen hohen Sauerstoffbedarf des Nierengewebes, sondern durch die Filtrationsfunktion der Nieren und deren Aufgabe, eine möglichst große Menge des Blutes möglichst rasch von den angefallenen Stoffwechsel-Endprodukten zu reinigen.

Regulation der Nierendurchblutung

Etwa 92 % des renalen Blutflusses werden der Nierenrinde, in der die Glomeruli liegen, zugeführt. Die äußere Markzone erhält etwa 7 %, die Papillenregion nur 1 % des renalen Blutflusses. Diese unterschiedliche Verteilung der Durchblutung auf die einzelnen Anteile des Nierengewebes ermöglicht zum einen die enorme Filtrationsleistung der Glomerula, zum anderen ist die im Vergleich zur Nierenrinde geringe Durchblutung des Nierenmarks wichtig für die harnkonzentrierenden Mechanismen im Nierenmark.

> **Merke!**
> **Renaler Blutfluss (RBF):**
> - 1200 ml/min (= 400 ml/min pro 100 g Nierengewebe)
> - 92% des RBF erhält die Nierenrinde mit den Glomeruli.

Durchblutung der Nierenrinde

Myogene Autoregulation

Die Regulation der Durchblutung erfolgt durch zwei hintereinander geschaltete Widerstandsgefäße: **Vas afferens** und **Vas efferens** (☞ Abb. 9.4). Das Vas afferens stellt das erste Widerstandsgefäß dar und senkt den Blutdruck auf etwa 50 mmHg (6,7 kPa) in den nachgeschalteten Glomeruluskapillaren. Dabei weisen die Vasa afferentia eine Autoregulation auf: Unabhängig von der allgemeinen Regulation des Blutdrucks im Körper und der Innervation der Niere passen sie den Strömungswiderstand dem aktuellen Blutdruck an. Steigt der Blutdruck an, führt dies in den Vasa afferentia zur Vasokonstriktion (= Zunahme des Gefäßwiderstands), umgekehrt reagieren sie auf Blutdruckabfall mit Vasodilatation (= Abnahme des Gefäßwiderstands).
Durch diese als **Bayliss-Effekt** bezeichnete Reaktion der glatten Gefäßmuskulatur, bei der ein Anstieg des transmuralen Druckes im Gefäß von einer Kontraktion der Wandmuskulatur beantwortet wird, gelingt es, den renalen Blutfluss bei systolischen Blutdrücken zwischen 90 und 180 mmHg (12 kPa bis 24 kPa) konstant zu halten (☞ Kap. 4.1.2). Dadurch bleibt der **Perfusionsdruck** in den nachfolgenden Glomeruluskapillaren **konstant** bei etwa **50 mmHg** (6,7 kPa) und die glomeruläre Filtrationsrate (GFR) weitgehend unabhängig von kurzfristigen Blutdruckschwankungen.

Bei einem starken Abfall des systolischen Blutdrucks auf Werte um 60 mmHg kommt es dagegen zu einer deutlichen Reduktion der glomerulären Filtrationsrate, die sich klinisch als **akutes Nierenversagen** äußert. Die Harnausscheidung geht dabei auf weniger als 100 ml pro Tag zurück: **Anurie**.

> **Merke!**
> - Anurie = < 100 ml/24 h
> - Oligurie = < 500 ml/24 h
> - Polyurie = > 4 000 ml/24 h.

Renin-Angiotensin-Aldosteron-System

Darüber hinaus ist auch das Renin-Angiotensin-Aldosteron-System an der intrarenalen Autoregulation der Durchblutung beteiligt (Übersicht ☞ Kap. 10.4.1). Im Bereich des **juxtaglomerulären Apparats** (Kontaktstelle des distalen Konvoluts mit dem Vas afferens, ☞ Abb. 9.4) produzieren die **Mediazellen des Vas afferens** das proteolytisch wirkende Hormon **Renin**. Das Renin wird Blut abgegeben und führt dort über mehrere Zwischenschritte zur Bildung von **Angiotensin II**. Angiotensin II ist einer der stärksten körpereigenen Vasokonstriktoren und gelangt über das Blut zurück zu den Vasa afferentia, wo es den Gefäßtonus und den Filtrationsdruck reguliert.

Tubuloglomeruläres Feedback

Eine Reihe von Forschungsergebnissen zeigen, dass ein **Anstieg des NaCl-Gehalts** der Tubulusflüssigkeit im distalen Konvolut, wie auch ein **Anstieg der Flussrate** im distalen Tubulus, die Freisetzung von Renin fördern und damit die glomeruläre Filtrationsrate (GFR) senken. Dieser allerdings noch nicht zweifelsfrei bewiesene Rückkopplungsmechanismus vom Tubulus zum Vas afferens und damit zum Glomerulus wird auch als **tubuloglomeruläres Feedback (TGF)** bezeichnet. Die Möglichkeit dieses tubuloglomerulären Feedbacks beruht auf der Tatsache, dass die in der Wand des distalen Tubulus gelegenen Zellen der Macula densa direkten Kontakt zu dem Glomerulus ihres Nephrons haben (☞ Abb. 9.3). Durch das TGF wird die renale Filtration an die tubuläre Transportkapazität angepasst. Sinkt die tubuläre Resorptionsfähigkeit für NaCl (zum Beispiel bei einer Nierenschädigung), wird auch die Filtrationsrate gedrosselt. Ein unkontrollierter Elektrolytverlust kann so vermieden werden.

Durchblutung des Nierenmarks

Während in den Glomeruluskapillaren selbst kein wesentlicher Abfall des Blutdrucks eintritt, wird eine erneute Drucksenkung durch das zweite Widerstandsgefäß, das **Vas efferens,** bewirkt. Die Vasa efferentia senken den Blutdruck in den arteriellen und venösen Vasa recta, die parallel zu den Tubuli verlaufen, auf den im Tubuluslumen herrschenden Druck. Hierdurch werden die Austauschvorgänge zwischen Tubulus und Kapillaren und zwischen den dicht nebeneinander liegenden arteriellen und venösen Vasa recta ermöglicht. So wird nicht nur im Tubulussystem ein Gegenstromdiffusionsmechanismus aufgebaut, sondern auch zwischen dem absteigenden arteriellen Vas rectum und dem aufsteigenden venösen Vas rectum. Dieses zweite Gegenstromsystem wird dementsprechend auch als **vaskuläres Gegenstromsystem** bezeichnet. Auch dieses vaskuläre Gegenstromsystem ist für die Harnkonzentrierung von Bedeutung (☞ Kap. 9.2.4, Henle-Schleife und Gegenstrom-Mechanismen).

Druckdiurese

Die juxtamedullären Glomeruli, von denen die ins Nierenmark ziehenden Vasa recta ausgehen (☞ Kap. 9.2.1), unterliegen nur in geringerem Maße den Autoregulationsmechanismen, die für die oberflächlichen in der Nierenrinde liegenden Glomeruli typisch sind (☞ oben). Ein erhöhter systemischer Blutdruck führt daher zu einer verstärkten Durchblutung des Nierenmarks. Durch die Durchblutungssteigerung wird aber die durch das vaskuläre Gegenstromsystem aufgebaute Hyperosmolarität im Nierenmark zunehmend ausgewaschen: Die Konzentrationsfähigkeit der Nieren sinkt (☞ Kap. 9.2.4). Durch diesen Mechanismus kommt es daher bei einer Blutdrucksteigerung zu einer Steigerung der fraktionellen Ausscheidung von Wasser und Elektrolyten, obwohl die glomeruläre Filtrationsrate durch die Autoregulationsmechanismen weitgehend konstant gehalten wird: **Druckdiurese.**

> **Merke!**
> - Das Vas afferens hält den renalen Blutfluss durch den Bayliss-Effekt konstant und senkt den systolischen Druck in den Glomerulusschlingen auf 50 mmHg.
> - Die Tubuli-begleitenden arteriellen und venösen Vasa recta bilden ein vaskuläres Gegenstromsystem.

9.2.3 Glomeruläre Filtration

Regulation der glomerulären Filtration

Glomeruläre Filtrationsrate

Unter glomerulärer Filtration versteht man die Filtration des Blutes durch die Wand der Glomeruluskapillaren in den von der Bowman-Kapsel gebildeten Hohlraum (☞ Abb. 9.4). Das Maß der glomerulären Filtration ist die glomeruläre Filtrationsrate (GFR), die als das pro Zeiteinheit von allen Glomeruli beider Nieren aus dem Blut gebildete Filtratvolumen definiert ist. Die glomeruläre Filtrationsrate beträgt beim gesunden Erwachsenen im Mittel 125 ml/min (= 180 l/24 Stunden) und weist deutliche tageszeitliche Schwankungen mit höheren Werten am Tag und niedrigeren in der Nacht auf.

9 Wasser- und Elektrolythaushalt, Nierenfunktion

> **Merke!**
> - Herzzeitvolumen $\sim$ 6000 ml/min
> - davon 20 %: renaler Blutfluss (RBF) $\sim$ 1200 ml/min
> - je nach Hämatokrit: renaler Plasmafluss (RPF) $\sim$ 600 ml/min
> - je nach Filtrationsfraktion, gewöhnlich ca. 20 %: glomeruläre Filtrationsrate (GFR) $\sim$ 120 ml/min.

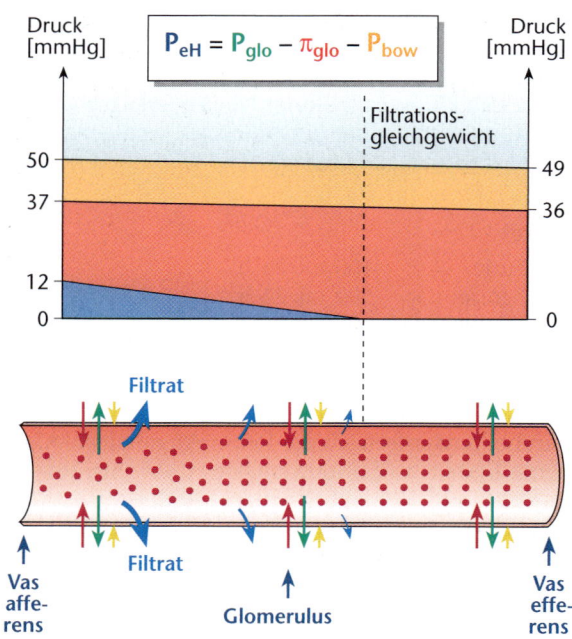

Abb. 9.5 Glomeruläre Filtration.

Effektiver Filtrationsdruck

Die Filtration durch die porenhaltige Wand der Glomeruluskapillaren ist ein passiver Vorgang, der keine Energie verbraucht und durch den effektiven Filtrationsdruck (P_{eff}), die Filtrationsfläche und die Durchlässigkeit des Filters beeinflusst wird. Der effektive Filtrationsdruck (P_{eff}) ist abhängig vom hydrostatischen Druck in den Glomeruluskapillaren (P_{glo}), dem onkotischen Druck in den Glomeruluskapillaren (π_{glo}) und dem hydrostatischen Druck in der Bowman-Kapsel (P_{bow}). Bei gesunden Nieren ist der onkotische Druck in der Bowman-Kapsel praktisch gleich 0, da das Filtrat eiweißfrei ist; er kann daher vernachlässigt werden. Es resultiert also für den effektiven Filtrationsdruck die Formel:

$$P_{eff} = P_{glo} - \pi_{glo} - P_{bow}$$

Der hydrostatische Druck in den Glomeruluskapillaren (P_{glo}) liegt bei etwa 45 mmHg (5,9 kPa) und nimmt bis zum Vas efferens nur wenig ab. Der hydrostatische Druck in der Bowman-Kapsel (P_{bow}) beträgt etwa 10 mmHg (1,3 kPa). Der onkotische Druck in den Glomeruluskapillaren beträgt am Anfang der Glomeruluskapillaren 25 mmHg (3,3 kPa). Entsprechend ergibt sich der effektive Filtrationsdruck als

$$P_{eff} = P_{glo} - \pi_{glo} - P_{bow} = 45 - 25 - 10$$
$$= 10 \text{ mmHg } (1,3 \text{ kPa}).$$

Da aus den Glomeruluskapillaren eiweißfreie Flüssigkeit in den Bowman-Kapselraum filtriert wird, steigt im Verlauf der Glomeruluskapillaren der onkotische Kapillardruck in diesen langsam an und erreicht noch vor dem Ende der Kapillarstrecke Werte von mehr als 30 mmHg (4 kPa). Dadurch sinkt der effektive Filtrationsdruck (P_{eff}) im letzten Drittel der Glomeruluskapillaren bis auf 0 mm Hg ab. Im Verlauf des Blutflusses durch die Glomeruluskapillaren stellt sich also ein **Filtrationsgleichgewicht** ein, bei dem in Richtung des efferenten Schenkels der Glomeruluskapillaren die Filtration schließlich zum Erliegen kommt (☞ Abb. 9.5).

Filtrationskoeffizient

Durch eine Erhöhung des renalen Plasmaflusses kann jedoch der onkotische Druck dort wieder gesenkt werden. Dadurch werden mehr Glomerulusschlingen in die Filtration einbezogen und durch diese Vergrößerung der Filtrationsfläche steigt die GFR ohne Erhöhung des hydrostatischen Drucks in den Glomeruluskapillaren (P_{glo}).
Darüber hinaus beeinflussen Änderungen des Gefäßwiderstands von Vas afferens und Vas efferens die GFR, da diese zur Widerstandsregulation befähigten Arteriolen den hydrostatischen Druck in den Glomeruluskapillaren (P_{glo}) regulieren.
Neben dem effektiven Filtrationsdruck (P_{eff}) beeinflussen die **Filtrationsfläche** (F) und die **Leitfähigkeit** (L, vereinfacht: Durchlässigkeit) des Glomerulusfilters für Wasser die GFR. Die Filtrationsfläche (F) und die Leitfähigkeit der Glomerulusfilter (L) werden oft zum **Filtrationskoeffizienten** (K_F) zusammengefasst:

$$GFR = P_{eff} \cdot F \cdot L = P_{eff} \cdot K_F$$

Glomerulusfilter

Das Glomerulusfilter besteht aus **drei Schichten**. Man unterscheidet von innen nach außen:
- die **Endothelschicht** der Kapillaren (Porengröße 50–100 nm), die zelluläre Bestandteile zurückhält
- die **Basalmembran** mit einem dichten Netzwerk fibrillärer, negativ geladener Proteine von gelartigem Charakter, in der daher keine Durchtrittsstellen im Sinne von Poren nachweisbar sind. Sie hält Makromoleküle (Molekulargewicht > 50 000) zurück.
- das Epithel der Bowman-Kapsel mit ineinander verzahnten **Podozyten,** deren Kontaktstellen (Filtrationsschlitze) durch ein sehr dünnes Häutchen überspannt werden. Dieses Häutchen lässt lediglich Moleküle mit einer Größe unter 5 nm passieren und stellt somit den wesentlichen begrenzenden Faktor des Glomerulusfilters dar.

Moleküle bis zur Größe von Inulin (5500 Dalton) werden zu 100 % filtriert, größere Moleküle werden in Abhängigkeit von ihrer Größe zunehmend mehr zurückgehalten, so dass z. B. Albumin (69 000 Dalton) kaum noch im Filtrat erscheint. Neben der **Molekülgröße** beeinflusst allerdings noch die **elektrische Ladung** der Moleküle die Filtrierbarkeit. Negativ geladene Proteine der Basalmembran behindern aufgrund elektrostatischer Abstoßung den Durchtritt von negativ geladenen Makromolekülen wie z. B. Albumin. Somit hängt der Durchtritt eines Moleküls durch den Glomerulusfilter von der Größe und der elektrischen Ladung des Moleküls ab.

Merke!
Schichten des Glomerulusfilters:
- Kapillarendothel, Porenradius: 50–100 nm
- Basalmembran, Porenradius: 12–25 nm
- Podozyten, Porenradius: 5 nm

Siebungskoeffizient

Ein Maß für die glomeruläre Filtrierbarkeit einer Substanz ist ihr Siebungskoeffizient, der als das Verhältnis ihrer Konzentration im Ultrafiltrat zu ihrer Plasmakonzentration definiert ist. Ist eine Substanz vollständig filtrierbar, wie z. B. Glucose, ist der Siebungskoeffizient = 1. Wird sie vom Glomerulusfilter fast vollständig zurückgehalten, wie Albumin, geht der Siebungskoeffizient gegen 0. Siebungskoeffizienten der wichtigsten Substanzen gibt Tabelle 9.4 wieder.

Klinik!
Entzündungen der Glomeruli (**Glomerulonephritiden**) beeinträchtigen die Filterfunktion des Glomerulus. Das Erscheinen von Makromolekülen wie z. B. Albumin im Urin (**Proteinurie**) ist daher oft erstes Zeichen einer Glomerulonephritis. Die Patienten berichten über einen „schaumbildenden Urin". Die Schaumbildung ist auf den höheren Eiweißgehalt zurückzuführen. Im fortgeschrittenen Stadium wird der Glomerulusfilter auch für zelluläre Bestandteile durchlässig. Es finden sich z. B. Erythrozyten im Urin (**Erythrozyturie**).

Ultrafiltrat

Das im Glomerulus erzeugte Filtrat wird als Primärharn oder Ultrafiltrat bezeichnet und beträgt etwa **180 l/24 Stunden.** Das Ultrafiltrat ist frei von Blutzellen und Makromolekülen. Alle anderen Substanzen (Elektrolyte, sehr kleine Proteine) finden sich in derselben Konzentration wie im Plasma. Die Konzentration der löslichen, negativen Anionen (z. B. Cl^-) ist im Ultrafiltrat etwas höher und die Konzentration der Kationen im Ultrafiltrat (z. B. Na^+) etwas niedriger als im Plasma. Auf diese Weise wird die Elektroneutralität bei im Plasma vorhandenen und im Ultrafiltrat fehlenden negativ geladenen Makroproteinen gewahrt: **Gibbs-Donnan-Gleichgewicht.**

9.2.4 Tubulärer Transport

Die drei Abschnitte des Tubulussystems (proximaler Tubulus, Henle-Schleife und distaler Tubulus) unterscheiden sich im Hinblick auf die Fähigkeiten zur Reabsorption, Sekretion und Harnkonzentrierung. Begrifflich stehen Reabsorption, Resorption oder Rückresorption für eine Wiederaufnahme von ultrafiltrierten Substanzen in den Organismus. Sekretion dagegen bezeichnet die zusätzliche aktive Ausscheidung von Stoffen aus dem Körper in das Tubuluslumen.

- Der **proximale Tubulus** verrichtet bei der Rückresorption von Substanzen (z. B. Elektrolyten, Wasser) die Hauptarbeit und kann große Substanzmengen transportieren. Allerdings ist der Transport im proximalen Tubulus nur wenig reguliert und kann nur gegen geringe Konzentrationsgefälle erfolgen.
- Der **distale Tubulus** dient dagegen der Feineinstellung und transportiert nur geringe Substanzmengen, dies jedoch gut reguliert und auch gegen große Konzentrationsgefälle. Daher greifen im distalen Tubulus zahlreiche außerhalb der Niere gebildete Hormone (z. B. Aldosteron, Adiuretin, atrionatriuretisches Peptid, Parathormon, Vitamin D) an, welche die Zusammensetzung und Menge des Harns beeinflussen.
- Die **Henle-Schleife** mit ihrem Gegenstrom-Mechanismus dient im Wesentlichen der Harnkonzentrierung.

Tab. 9.4 Der Siebungskoeffizient als Maß der Filtrierbarkeit einer Substanz im Glomerulus: 1 = vollständige Filtrierbarkeit, 0 = vollständige Undurchlässigkeit

Substanz	Molekülmasse [Dalton]	Durchmesser [nm]	Siebungskoeffizient
Wasser	18	0,10	1
Harnstoff	60	0,16	1
Glucose	180	0,36	1
Inulin	5 500	1,48	0,98
Myoglobin	17 000	1,95	0,75
Hämoglobin	68 000	3,25	0,03
Albumin	69 000	3,55	< 0,001

9 Wasser- und Elektrolythaushalt, Nierenfunktion

Wegen dieser funktionellen Unterschiede zwischen den drei Tubulusabschnitten werden diese im Folgenden getrennt besprochen.

Proximaler Tubulus

Im proximalen Tubulus werden konstant etwa 65 % des Ultrafiltrats rückresorbiert (ca. 110 l/24 h), wobei der resorbierte prozentuale Anteil unabhängig von der GFR ist, d. h. bei einer Steigerung der GFR werden durch eine entsprechende Steigerung der tubulären Resorption unverändert 65 % resorbiert. Dieses konstante Verhältnis zwischen tubulärer Rückresorption und GFR wird als **glomerulotubuläre Balance** bezeichnet.

Der Motor der Rückresorption ist der aktive Transport von Na^+ aus dem Tubuluslumen ins Interstitium der Niere, dem dann viele andere filtrierte Elektrolyte und Stoffe sowie Wasser passiv folgen. Im proximalen Tubulus werden 65 % der filtrierten Na^+-Menge wieder aufgenommen. Die resorbierte Flüssigkeit ist im proximalen Tubulus im Gegensatz zu anderen Tubulusabschnitten isoosmotisch zum Plasma. Deshalb wird die Resorption im proximalen Tubulus auch als **isoosmotische Resorption** bezeichnet.

Na^+-Resorption aus dem Tubuluslumen

Die Triebkraft: Na^+-K^+-ATPase

In der basalen, d. h. den Blutgefäßen zugewandten Membran der Tubuluszellen ist eine **Na^+-K^+-ATPase** (☞ Abb. 9.6) lokalisiert, die in einem aktiven, Energie verbrauchenden Transport (☞ Kap. 1.3.2) Na^+ aus der Zelle in das Interstitium und K^+ aus dem Interstitium in die Zelle befördert. Für je drei ausgeschleuste Na^+-Ionen werden zwei K^+-Ionen eingeschleust. Hierdurch wird die intrazelluläre Na^+-Konzentration niedrig und die von K^+ hoch gehalten. Da die intrazelluläre K^+-Konzentration etwa 35fach über der K^+-Konzentration des Interstitiums liegt, diffundiert K^+ passiv durch die Zellmembran zurück ins Interstitium. Durch die Rückdiffusion von intrazellulärem K^+ und das elektrische Ungleichgewicht der Natriumpumpe (Austausch von 3 Na^+ gegen 2 K^+) entsteht an der Zellmembran eine elektrische Potentialdifferenz von etwa -70 mV zwischen Zytosol (negativ) und Extrazellulärraum (positiv).

Sekundär aktive Na^+-Resorption

Aufgrund der durch die Na^+-K^+-ATPase aufgebauten Potentialdifferenz und der niedrigen intrazellulären Na^+-Konzentration strömt Na^+ über den Na^+-H^+-Antiport (☞ Kap. 1.3.2) aus dem Tubuluslumen in die Tubuluszelle ein.

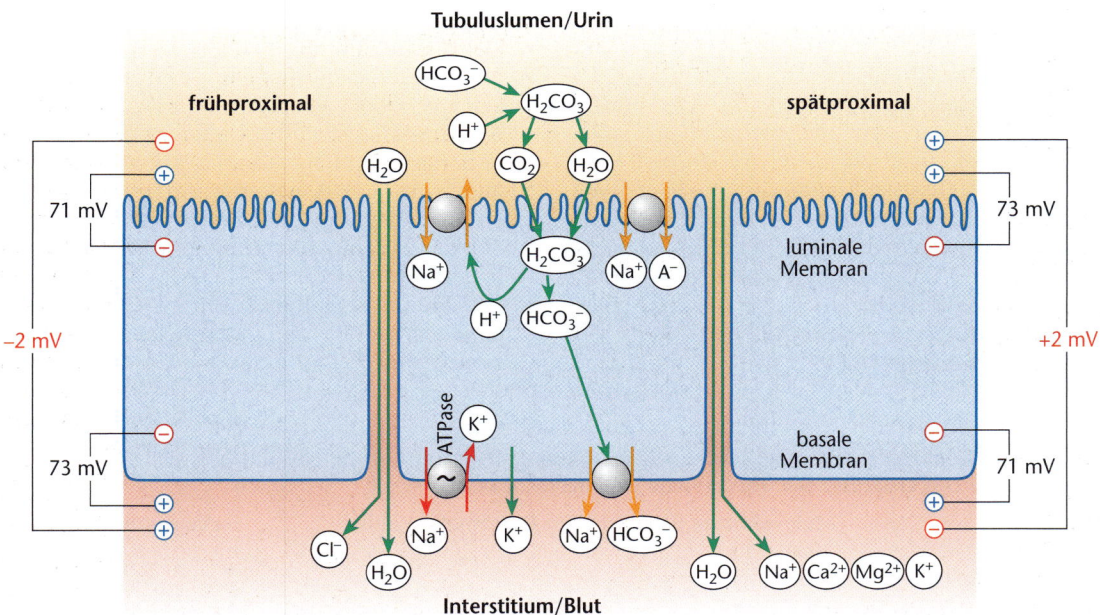

Abb. 9.6 Elektrolytresorption im proximalen Tubulus. Na^+ wird über sekundär aktive Symporte mit verschiedenen Anionen (A^-) wie Cl^- oder PO_4^- und über einen sekundär aktiven Antiport gegen H^+-Ionen in die Zelle aufgenommen. Die Energie für diese Symport-/Antiport-Mechanismen wird von der Na^+-K^+-ATPase an der Blutseite der Zelle geliefert, welche die Na^+-Konzentration in der Zelle niedrig hält. Durch die rasche Resorption von Na^+-Ionen aus dem Tubulus entsteht im frühproximalen Tubulus ein lumennegatives Potential von -2 mV (linke Zelle), was den parazellulären Ausstrom von Cl^--Ionen aus dem Tubulus ins Interstitium begünstigt: **lumennegatives transepitheliales Potential (LNTP)**. Durch fortgesetzten Chlorid-Ausstrom kommt es spätproximal zu einer Potentialumkehr mit lumenpositiven Werten von $+2$ mV (rechte Zelle): **lumenpositives transepitheliales Potential (LPTP)**. Hierdurch wird die parazelluläre Aufnahme von Kationen wie Na^+, Ca^{2+}, Mg^{2+}, K^+ ins Interstitium gefördert.

Auch gekoppelt an andere Substanzen wie Glucose, Aminosäuren oder Phosphat wird Na^+ über Na^+-Symporter (☞ Kap. 1.3.2) ohne Energieverbrauch im **Cotransport** in die Tubuluszellen aufgenommen.

An der basalen Membran der Tubuluszelle trifft das Na^+ auf die Na^+-K^+-ATPase und wird wieder aus der Zelle hinaus an das Interstitium abgegeben, so dass die Triebkraft des Resorptionsprozesses erhalten bleibt. Die übrigen mit Na^+ aus dem Tubuluslumen in die Tubuluszelle resorbierten Stoffe diffundieren passiv entlang der Potentialdifferenz oder eines Konzentrationsgefälles ins Interstitium.

Etwa ein Drittel des im proximalen Tubulus resorbierten Na^+ wird durch diese sekundär aktiven Mechanismen aufgenommen.

Parazelluläre Shunts

Ein weiteres Drittel des filtrierten Na^+ wird dadurch resorbiert, dass Na^+ durch die Spalten zwischen den Tubuluszellen ins Interstitium gelangt. Hierbei folgen die Na^+-Ionen den Cl^--Ionen, die in der Tubulusflüssigkeit in etwas höherer Konzentration als im Interstitium vorhanden sind. Durch diese parazellulären Shuntwege gelangen auch Mg^{2+}- und Ca^{2+}-Ionen mit den Cl^--Ionen aus dem Tubulus ins interstitielle Nierengewebe.

Solvent drag

Der Elektrolytwanderung aus dem Tubuluslumen ins Interstitium folgt aus osmotischen Gründen der **Einstrom von Wasser** ins Interstitium. Mit dem Wasserstrom werden weitere Elektrolyte und andere gelöste Stoffe (z. B. Harnstoff, Na^+, Cl^-) passiv mitgerissen. Dieses Phänomen wird als Solvent drag bezeichnet. Über diesen Mechanismus wird das letzte Drittel des im proximalen Tubulus aufgenommenen Na^+ rückresorbiert.

> **Merke!**
> Rückresorption von Na^+ im proximalen Tubulus:
> - $1/3$ sekundär aktiv (Triebkraft: Na^+-K^+-ATPase in der basalen Zellmembran)
> - $1/3$ über parazelluläre Shunts
> - $1/3$ über Solvent drag.

Bicarbonat- und Protonentransport

Etwa 90 % des Bicarbonats (HCO_3^-) werden im proximalen Tubulus resorbiert, die restlichen 10 % im distalen Tubulus und im Sammelrohr. Dabei ist die Resorption von Bicarbonat (HCO_3^-) an die Sekretion von Protonen (H^+) gebunden.

Carboanhydrase-Mechanismus

Mit einem Gegentransportmechanismus (Antiport) werden zunächst H^+-Ionen im Austausch gegen Na^+ von der Tubuluszelle in das Tubuluslumen sezerniert. Im Lumen bilden diese H^+-Ionen zusammen mit HCO_3^- die Kohlensäure (H_2CO_3), die durch das im Bürstensaum der Tubuluszellen verankerte Enzym Carboanhydrase in H_2O und CO_2 gespalten wird. Das hierbei gebildete CO_2 diffundiert passiv in die Tubuluszelle zurück. Katalysiert durch eine zytoplasmatische Carboanhydrase reagiert dieses CO_2 mit H_2O zu H_2CO_3, das in H^+ und HCO_3^- dissoziiert. HCO_3^- wird dann in einem gekoppelten Transport (Symport) mit Na^+-Ionen an der basolateralen Zellmembran ins Interstitium aufgenommen. Das bei der Dissoziation von H_2CO_3 entstandene H^+-Ion durchläuft den Zyklus erneut (☞ Abb. 9.6). Somit ist die Resorption von HCO_3^- an zwei Stellen von einem Na^+-Transport abhängig:
- Ausschleusung von H^+ aus der Tubuluszelle ins Tubuluslumen durch den Na^+-H^+-Antiport
- Ausschleusung von HCO_3^- aus der Tubuluszelle ins Interstitium über einen Na^+-Symport.

Darüber hinaus ist die Resorption von HCO_3^- von der Aktivität der Carboanhydrase abhängig. Eine Hemmung der Carboanhydrase, z. B. durch Acetazolamid, führt zur Hemmung der HCO_3^--Resorption und damit zu einer erhöhten HCO_3^--Ausscheidung mit dem Urin. Da durch die Carboanhydrase-Hemmung weniger H^+ gebildet wird, ist auch die Sekretion von H^+ vermindert, deshalb sinkt der pH im Blut. Auch der Na^+-H^+-Antiport gerät durch den H^+-Mangel ins Stocken, so dass weniger Na^+ in die Tubuluszellen aufgenommen werden kann. Die gesteigerte Na^+- und HCO_3^--Ausscheidung führt schließlich auch zu einer erhöhten Wasserausscheidung (Acetazolamid wurde früher als Diuretikum eingesetzt).

Bicarbonat-Transportmaximum

Normalerweise wird glomerulär filtriertes HCO_3^- im proximalen Tubulus zu 90 % rückresorbiert. Übersteigt jedoch die Bicarbonat-Konzentration im Plasma **27 mmol/l**, kann die Rückresorption im Tubulus mit dem im Glomerulus aus dem Plasma filtrierten erhöhten Bicarbonat-Angebot nicht mehr Schritt halten. Das Transportmaximum für Bicarbonat (HCO_3^-) im Tubulus ist erreicht und der rückresorbierte Anteil des glomerulär filtrierten HCO_3^- sinkt, so dass HCO_3^- vermehrt mit dem Harn ausgeschieden wird. Dies ist ein entscheidender Mechanismus zur Regulation des Säure-Basen-Haushaltes, da auf diese Weise bei einer metabolischen Alkalose Basen (Bicarbonat) renal eliminiert werden können.

Da die Rückresorption von HCO_3^- in zweifacher Weise an die Resorption von Na^+ gekoppelt ist (☞ oben), wird das Transportmaximum von HCO_3^- von der tubulären Rückresorption des Na^+ beeinflusst. Wird viel Na^+ rückresorbiert, z. B. bei einer erhöhten GFR oder bei intravasalem Volumenmangel (Dehydration), wird auch mehr HCO_3^- rückresorbiert. Somit bleibt bei einem Anstieg der GFR der Anteil des resorbierten HCO_3^- konstant.

9 Wasser- und Elektrolythaushalt, Nierenfunktion

> **Klinik!**
> Beim Gesunden spielt die Koppelung des Bicarbonat-Transports an die Na^+-Resorption keine Rolle. Bei einem Patienten mit **metabolischer Alkalose** und **Volumenmangel** kommt es jedoch zu einem Circulus vitiosus: Der Volumenmangel löst eine Steigerung der Na^+-Resorption aus, so dass trotz der bestehenden Alkalose zu viel HCO_3^- rückresorbiert wird. Die Verstärkung der Alkalose kann nur durchbrochen werden, wenn durch Ausgleich des Volumenmangels die Na^+-Resorption vermindert wird.

> **Merke!**
> Rückresorption von HCO_3^-:
> - 90 % im proximalen Tubulus
> - an Na^+-Rückresorption gekoppelt
> - sinkt bei Hemmung der Carboanhydrase.

Ca^{2+}-Resorption

Etwa 40 % des Plasma-Calciums ist an Albumin gebunden und erscheint deshalb nicht im glomerulären Ultrafiltrat. Von den 60 % des filtrierbaren Plasma-Calciums werden 90 % passiv parazellulär im proximalen Tubulus (60 %) und im dicken aufsteigenden Teil der Henle-Schleife (30 %) rückresorbiert. Wichtigste Triebkraft der Ca^{2+}-Resorption ist das **lumenpositive transepitheliale Potential** in den mittleren bis späten proximalen Tubulusabschnitten und im aufsteigenden Teil der Henle-Schleife (☞ Abb. 9.6). Dieses lumenpositive transepitheliale Potential wird durch die Na^+-Resorption und die anschließende Resorption von Cl^--Ionen aufgebaut (☞ Abb. 9.6). Auf diese Weise ist die Ca^{2+}-Resorption an die NaCl-Rückresorption gekoppelt: Sinkt die NaCl-Resorption, sinkt das lumenpositive transepitheliale Potential und damit auch die Ca^{2+}-Resorption.

> **Klinik!**
> Dieser Zusammenhang wird bei der Behandlung von Patienten mit **Hypercalcämie** (erhöhte Ca^{2+}-Konzentration im Plasma) ausgenutzt. Die Patienten erhalten reichlich (2–3 l/Tag) NaCl-haltige Flüssigkeit; die erhöhte Zufuhr von NaCl vermindert die Rückresorption von Na^+ und Cl^- im Tubulus, wodurch gleichzeitig die Resorption von Ca^{2+} reduziert wird. Hierdurch wird vermehrt Ca^{2+} ausgeschieden und die Ca^{2+}-Konzentration im Plasma sinkt.

Während die Ca^{2+}-Resorption im proximalen Tubulus keiner besonderen Regulation unterliegt, wird sie im dicken Schenkel der Henle-Schleife und im distalen Tubulus durch das in den Nebenschilddrüsen gebildete Hormon **Parathormon (PTH)** kontrolliert. Hier strömt Ca^{2+} über luminale Ca^{2+}-Kanäle passiv in die Zelle ein und wird dann an der basalen Zellmembran aktiv über eine Ca^{2+}-ATPase und sekundär aktiv über einen $3Na^+$-$1Ca^{2+}$-Antiport ins Blut aufgenommen. Im distalen Tubulus werden auf diese Weise noch einmal 7–9,5 % des Ca^{2+} rückresorbiert, so dass je nach Aktivität des Parathormons nur noch 0,5–3 % im Urin ausgeschieden werden

Phosphat-Resorption

Filtriertes Phosphat wird im proximalen Tubulus über einen Na^+-Phosphat-Symport sekundär aktiv in die Tubuluszelle aufgenommen und diffundiert von dort ins Interstitium. Die Aktivität des Na^+-Phosphat-Symports wird durch Parathormon (PTH) und die Phosphat-Konzentration im Plasma reguliert. Niedrige Phosphat-Plasmaspiegel steigern die Aktivität des Na^+-Phosphat-Symports und senken somit die Ausscheidung von Phosphat. Parathormon und erhöhte Phosphat-Plasmaspiegel mindern die Aktivität des Na^+-Phosphat-Symports, so dass weniger Phosphat rückresorbiert wird und der Phosphat-Plasmaspiegel sinkt. Insgesamt werden zwischen 80 und 95 % des filtrierten Phosphats wieder aufgenommen.

> **Merke!**
> - Ca^{2+}-Resorption:
>   - 90 % passiv parazellulär von der NaCl-Resorption abhängig
>   - 7–9,5 % aktiv und sekundär aktiv, PTH-gesteuert
> - Phosphat-Resorption:
>   - 80–95 % sekundär aktiv im proximalen Tubulus über Na^+-Phosphat-Symport.

Glucose-Resorption

Glucose ist frei filtrierbar und daher im Ultrafiltrat in gleicher Konzentration wie im Plasma vorhanden. Die glomerulär filtrierte Menge von Glucose lässt sich aus der GFR (= 125 ml/min) und der Glucose-Konzentration im Plasma (nüchtern beim Gesunden: 80 mg/100 ml) errechnen:

filtrierte Glucose = GFR · Glucose-Konz.
= 125 ml/min · 80 mg/100 ml
= 100 mg/min

Normalerweise wird fast 100 % der filtrierten Glucose im proximalen Tubulus mit einem an Na^+-Ionen gekoppelten Transport, dem **Na^+-Glucose-Symport,** sekundär aktiv resorbiert, so dass beim Gesunden keine Glucose mit dem Urin ausgeschieden wird.
Ab einer Schwellenkonzentration von etwa 180 bis 200 mg Glucose pro 100 ml Plasma sind jedoch alle Na^+-Glucose-Symport-Komplexe besetzt, so dass dann nicht mehr 100 % der Glucose resorbiert werden können.

> **Klinik!**
> Eine **Glucosurie** (Ausscheidung von Glucose im Urin) ist ein typisches Symptom der Zuckerkrankheit **(Diabetes mellitus).** Aus osmotischen Gründen wird hierdurch auch vermehrt Wasser ausgeschieden **(Polyurie)**, dessen Verlust über einen gesteigerten Durst durch vermehrtes Trinken **(Polydipsie)** ausgeglichen wird. In sehr seltenen Fällen kann eine Glucosurie auch durch einen Defekt des Na^+-Glucose-Symports im Nierentubulus verursacht sein.

Da durch den Na^+-Glucose-Symport die Resorption von Glucose an die Aufnahme von Na^+ gekoppelt ist, kann die Nierenschwelle von Glucose auch durch die Na^+-Konzentration im Ultrafiltrat beeinflusst werden. Wird durch eine Steigerung der glomerulären Filtrationsrate (GFR) die filtrierte Menge von Glucose erhöht, so bewirkt das ebenfalls vermehrt anfallende Na^+ eine Steigerung der Aktivität des Na^+-Glucose-Symports, so dass auch mehr Glucose resorbiert wird.

> **Merke!**
> Schwellenkonzentration der Glucose-Rückresorption: 180–200 mg/dl.

Aminosäuren- und Peptid-Resorption

Aminosäuren werden zu 98 % im proximalen Tubulus über den sekundär aktiven Na^+-Symport resorbiert. Hierfür existieren mehrere verschiedene Na^+-Aminosäuren-Symporter, die unterschiedliche Aminosäuren erkennen und transportieren. Aminosäuren mit ähnlicher Konfiguration (z. B. die zweibasischen Aminosäuren Arginin, Lysin, Ornithin und die neurale Aminosäure Cystin) werden vom gleichen Symport-Carrier transportiert. So kommt es bei einem Überangebot von Arginin im Tubulus durch Sättigung des gemeinsamen Carriersystems zu einer ebenfalls gesteigerten Ausscheidung von Lysin und Ornithin durch kompetitive Hemmung der Aminosäuren-Resorption.
Kleine Peptide werden durch membranständige Enzyme im Bürstensaum der Tubuluszelle in Aminosäuren gespalten, die dann über den Symport aufgenommen werden. Größere Peptide, wie z. B. Lysozym oder Hormone (Insulin), werden durch Endozytose in die Tubuluszelle aufgenommen und im Zytosol in Aminosäuren zerlegt, die dann in das Interstitium abgegeben werden.

Harnsäure

Harnsäure spielt für die Ausscheidung von Stickstoff im Vergleich zum Harnstoff nur eine untergeordnete Rolle, da nur etwa 0,5 g Harnsäure, aber 20 g Harnstoff pro 24 Stunden ausgeschieden werden.

> **Klinik!**
> Die Harnsäureausscheidung ist von großer klinischer Bedeutung, weil in Europa die **Hyperurikämie** (= erhöhte Harnsäure-Konzentration im Plasma: „Gicht") eine weit verbreitete Stoffwechselerkrankung ist. Als Folge der Ernährungsgewohnheiten (viel tierisches Protein) fällt vermehrt Harnsäure aus dem Purinstoffwechsel an und führt bei unzureichender Ausscheidung durch die Nieren zur Gicht.

Harnsäure weist nur eine relativ geringe, pH-abhängige Wasserlöslichkeit auf. Beim physiologischen pH-Wert von 7,4 liegt Harnsäure (pK_a-Wert 5,8) überwiegend dissoziiert als Urat-Anion vor, welches wesentlich besser wasserlöslich ist als Harnsäure selbst. Harnsäure in hoher Konzentration kann im Interstitium des Nierenmarks bei sinkendem pH-Wert der Tubulusflüssigkeit ausfallen, wobei sie Urat-Kristalle bildet, die die Nieren schädigen. Um dem vorzubeugen, erfolgt schon im proximalen Tubulus die Rückresorption der im Glomerulus frei filtrierten Harnsäure. Zwar kann Harnsäure vom Tubulus auch aktiv sezerniert werden, in der Bilanz überwiegt jedoch die Resorption bei weitem, so dass nach der Passage des proximalen Tubulus nur noch 10 % der filtrierten Harnsäure die Spitze der Henle-Schleife erreichen.
Im aufsteigenden Schenkel der Henle-Schleife wie auch im distalen Konvolut und den Sammelrohren wird kaum noch Harnsäure resorbiert oder sezerniert, so dass letztlich 10 % der glomerulär filtrierten Harnsäure mit dem Endharn ausgeschieden werden.

> **Merke!**
> - **Aminosäuren:** Resorption über Na^+-Symporter im proximalen Tubulus
> - **Harnsäure:** Resorption und Sekretion im proximalen Tubulus (90 % Netto-Resorption).

Einen Überblick über die Sekretion und Resorption der einzelnen Substanzen gibt Abbildung 9.7.

Sekretion von Fremdstoffen

Im proximalen Tubulus finden sich **Carrier-Proteine**, über die organische Säuren (organische Anionen) und Basen (organische Kationen) ins Tubuluslumen sezerniert werden können. Diese Carrier sind wenig substanzspezifisch. Medikamente und Fremdstoffe wie Penicillin, Barbiturate, Salicylsäure, Furosemid oder p-Amminohippursäure (PAH) werden über das Sekretionssystem für organische Anionen in den Tubulus abgegeben. Organische Kationen wie Acetylcholin, Adrenalin, Atropin, Dopamin, Histamin oder Serotonin werden über Kationentransporter ausgeschieden.

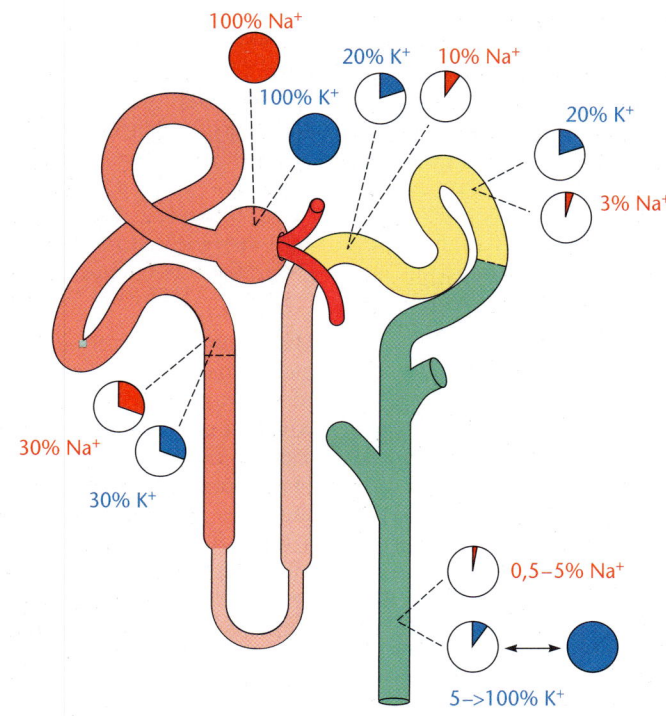

	Glomerulus	proximal	frühdistal	spätdistal	Sammelrohr	Regulation/Bemerkung
Glc	100%	4%	0%	0%	0%	sättigbarer Na⁺-Kotransport
H₂O	100%	35%	25%	15%	0,5–5%	ADH, ANP…
Na⁺	100%	30%	10–15%	3%	0,5–5%	Angiotensin, Aldosteron, ANP Sammelrohr
K⁺	100%	30%	20%	20%	5->100%	Aldosteron, pH, Flussrate distal, Sammelrohr
Cl⁻	100%	30%	10–15%	3%	<1%	eng an Na⁺ gekoppelt
HCO₃⁻	100%	8%	5%	3%	0%	Säure-Basen-Haushalt proximal, Sammelrohr
Ca²⁺	100%	45%	10%	5%	1%	PTH, Calcitonin dicke aufsteigende Henle-Schleife (abhängig vom LPTP)
Mg²⁺	100%	70%	20%	10%	10%	PTH, Calcitonin dicke aufsteigende Henle-Schleife (abhängig vom LPTP)
HPO₄²⁻	100%	5–25%	2–20%	2–20%	2–20%	PTH, Calcitonin proximaler Tubulus

Abb. 9.7 Resorptions- und Sekretionsvorgänge am Nephron. Glc = Glucose. [3]

Klinik!
Zur Therapie einer **Barbituratvergiftung** gehört die Alkalisierung des Harns, weil das Barbiturat dann in seiner dissoziierten Form vorliegt und nicht wieder resorbiert werden kann.

Aufnahme des Reabsorbates in die peritubulären Kapillaren
Der Einstrom der im proximalen Tubulus rückresorbierten Flüssigkeit (Reabsorbat) in die peritubulären Kapillaren ist abhängig von fünf Faktoren:
- hydrostatischer und onkotischer Druck im Interstitium
- hydrostatischer und onkotischer Druck in der Kapillare
- Permeabilität der Kapillare.

Der **hydrostatische Druck in der Kapillare** ist wegen der beiden vorangestellten Widerstandsgefäße (Vas afferens und Vas efferens) mit etwa 10 mmHg sehr gering, was den Einstrom von Flüssigkeit aus dem Interstitium begünstigt. Der **onkotische Druck innerhalb der Kapillare** ist hoch, da im Glomerulus eine eiweißfreie Flüssigkeit abfiltriert wurde und so die Konzentration von Proteinen in den Kapillaren relativ hoch ist. Der Einstrom von Flüssigkeit in die Kapillare wird zusätzlich gefördert durch die Steigerung des hydrostatischen Druckes im Interstitium infolge des Transportes von NaCl und Wasser aus dem Tubuluslumen durch die Tubuluszellen hindurch ins Interstitium der Niere.

Das Volumen der in die peritubulären Kapillaren aufgenommenen Flüssigkeit kann daher durch eine Beeinflussung des hydrostatischen oder des onkotischen Drucks in der Kapillare reguliert werden. So bewirkt eine Konstriktion des Vas efferens über eine Steigerung des hydrostatischen Druckes in den Glomeruluskapillaren einen Anstieg der GFR sowie eine Verminderung des renalen Plasmaflusses (RPF) durch Erhöhung des Gefäßwiderstandes in der Niere. Dadurch wird mehr Flüssigkeit vom Tubulus resorbiert, was zum **Anstieg des hydrostatischen Drucks im Interstitium** führt. Gleichzeitig ist der hydrostatische Druck in der peritubulären Kapillare erniedrigt (Konstriktion des vorgeschalteten Vas efferens) und der onkotische Druck erhöht (relativ mehr Eiweiß in der Kapillare, da im Glomerulus mehr eiweißfreie Flüssigkeit filtriert wurde). Diese beiden Faktoren fördern den Abstrom der ins Niereninterstitium rückresorbierten Flüssigkeit in die peritubulären Kapillaren.

> **Merke!**
> Die Rückresorption von Wasser hängt vom hydrostatischen und onkotischen Druck im Interstitium und den peritubulären Kapillaren ab.

Henle-Schleife und Gegenstrom-Mechanismen

Elektrolytresorption

Nach der Passage des proximalen Tubulus gelangen noch etwa 35 % des im Verhältnis zum Plasma isoosmotischen Ultrafiltrats in die Henle-Schleife. Im absteigenden Schenkel der Henle-Schleife werden Elektrolyte in gleicher Form wie im proximalen Tubulus resorbiert, allerdings in wesentlich geringerer Menge. Im dicken aufsteigenden Schenkel werden dagegen wieder mehr Elektrolyte, insbesondere NaCl resorbiert. Insgesamt werden 25 % des filtrierten Na^+ in der Henle-Schleife resorbiert. Dabei wird Na^+ aus dem Tubuluslumen sekundär aktiv im Cotransport mit einem K^+- und $2 Cl^-$- Ionen in die Tubuluszelle aufgenommen. Auch hier liefert die Na^+-K^+-ATPase in der basalen Zellmembran die chemische und elektrischen Triebkräfte für den Transportprozess.

> **Klinik!**
> Auf einer Hemmung dieses Na^+-$2Cl^-$-K^+-Co-Transportsystems im aufsteigenden Schenkel der Henle-Schleife beruht die Steigerung von Wasser- und K^+-Ausscheidung durch das Schleifen-Diuretikum **Furosemid** (Lasix®). Da die Ca^{2+}-Ausscheidung abhängig von der NaCl-Resorption ist (☞ oben), führt die Hemmung der NaCl-Resorption durch Schleifendiuretika auch zu einer Hemmung der Ca^{2+}-Resorption und damit zu einer verstärkten Ca^{2+}-Diurese.

Die parazellulären Shuntwege sind in diesem Abschnitt aber im Gegensatz zum proximalen Tubulus für Wasser fast völlig undurchlässig, so dass aufgrund der selektiven Elektrolytresorption Wasser und damit ein hypotoner Harn im Lumen zurückbleibt. Das Interstitium im Nierenmark dagegen ist hyperton, da zwar Elektrolyte einströmen, nicht aber Wasser. Diese ungleiche Verteilung von Wasser und Elektrolyten zwischen dem dicken aufsteigenden Schenkel der Henle-Schleife und dem umgebenden Nierengewebe bildet die Grundlage für die harnkonzentrierende Wirkung der Niere.

Gegenstrom-Mechanismus der Henle-Schleife

Der Gegenstrom-Mechanismus beruht auf der parallelen Anordnung der Henle-Schleife und der Sammelrohre mit gegenläufigen Flussrichtungen des Harns. Er lässt sich in die folgenden Schritte aufteilen:
- Der in den absteigenden Schenkel der Henle-Schleife eintretende Harn enthält mit 290 mosmol/l die gleiche Anzahl gelöster Teilchen pro Volumeneinheit wie Plasma und ist somit isoosmotisch zum Plasma (☞ Abb. 9.8a).
- Durch die Natriumpumpe im aufsteigenden Schenkel der Henle-Schleife wird Na^+ und das aus elektrischen Gründen passiv folgende Cl^- aus dem Tubuluslumen ins Interstitium transportiert (☞ Abb. 9.8b).
- Da der aufsteigende Schenkel fast vollständig impermeabel für Wasser ist, wird das Interstitium hyperton (hohe Osmolarität).
- Aus osmotischen Gründen strömt daher aus dem absteigenden Schenkel, der gut wasserdurchlässig ist, Wasser ins Interstitium (☞ Abb. 9.8c).
- Im absteigenden Schenkel wird somit der Harn mit Annäherung an den Umkehrpunkt der Henle-Schleife zunehmend hyperton.
- Eine Erniedrigung der Plasmaosmolarität im Interstitium durch das aus dem absteigenden Schenkel ausströmende Wasser wird durch die hohe Aktivität der Natriumpumpe im aufsteigenden Schenkel, die viel Na^+ ins Interstitium pumpt, verhindert.
- Hierdurch wird in der Nierenpapille (am Umkehrpunkt der Henle-Schleife), im Interstitium wie auch im Tubuluslumen eine hohe Osmolarität aufrechterhalten.

9 Wasser- und Elektrolythaushalt, Nierenfunktion

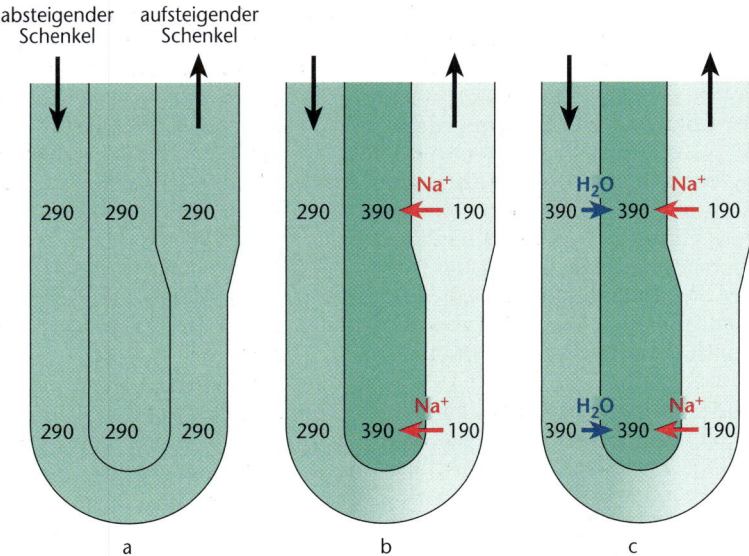

Abb. 9.8 Absteigender und aufsteigender Schenkel der Henle-Schleife. In einem theoretischen Ausgangszustand herrscht im absteigenden und aufsteigenden Schenkel der Henle-Schleife die gleiche Osmolarität (a) wie im Interstitium. Durch Transport von Na$^+$ vom aufsteigenden Schenkel ins Interstitium wird die Osmolarität (osmol/l) im aufsteigenden Schenkel gesenkt, während sie im Interstitium ansteigt (b). Dies bewirkt aus osmotischen Gründen den Einstrom von Wasser aus dem absteigenden Schenkel, wodurch dort die Osmolarität im absteigenden Schenkel ansteigt (c).

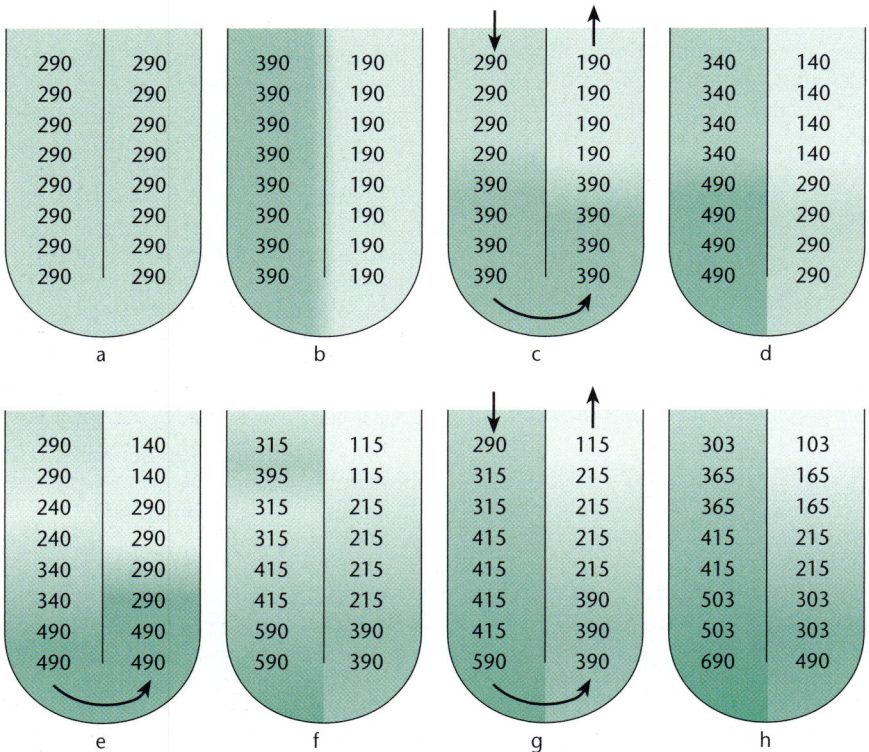

Abb. 9.9 Prinzip der Multiplikation von Einzelschritten des Ionen- und Wassertransports durch den Gegenstrom-Mechanismus. Dargestellt sind absteigender (links) und aufsteigender Schenkel (rechts) der Henle-Schleife. Das Interstitium weist die gleiche Osmolarität wie der absteigende Schenkel auf und wurde zur Vereinfachung weggelassen. **a:** Im Ausgangszustand herrscht im absteigenden und aufsteigenden Schenkel der Henle-Schleife die gleiche Osmolarität. **b:** Durch Ausstrom von Na$^+$ im aufsteigenden Schenkel und Wasser im absteigenden Schenkel wird zwischen beiden Schenkeln ein Osmolaritätsunterschied von 200 mosmol/l aufgebaut. **c:** Mit der Strömung im Tubulus fließt hyperosmolarer Harn vom absteigenden in den aufsteigenden Schenkel. **d:** Im nächsten Schritt wird erneut zwischen beiden Schenkeln der Osmolaritätsunterschied von 200 mosmol/l hergestellt. **e–h:** Durch die Fortführung dieses Prozesses kann so aus vielen Einzelschritten im Bereich der Papille eine starke Hyperosmolarität erzeugt werden. **h:** Der Harn im aufsteigenden Schenkel wird dabei zunehmend hypoton.

Durch die Strömung des Harns im Tubulus wird der Effekt der einzelnen Schritte multipliziert, so dass die tatsächliche Osmolarität im Interstitium der Papille viel höher liegt als in Abbildung 9.8 dargestellt. Dieser kontinuierliche Prozess der Ausscheidung von Na^+ vom aufsteigenden Schenkel ins Interstitium und des Wasserausstroms im absteigenden Schenkel in Verbindung mit der Strömung des Harns im Tubuluslumen wird in Abbildung 9.9 in Einzelschritten dargestellt.

Mithilfe dieses Gegenstrom-Mechanismus kann im Interstitium eine **Osmolarität von bis zu 1400 mosmol/l** erzeugt werden. Durch die fortgesetzte Abgabe von NaCl aus dem aufsteigenden Schenkel der Henle-Schleife ins Interstitium weist der die Henle-Schleife verlassende und ins distale Konvolut eintretende Harn letztlich eine Osmolarität von **100 mosmol/l** auf.

Gegenstrom-Mechanismus der Vasa recta

Zusätzlich zur Henle-Schleife tragen auch die haarnadelförmig angeordneten **Vasa recta** zur Aufrechterhaltung der Hyperosmolarität im Nierenmark bei. Zum einen wird das in das Interstitium einströmende Wasser von den Vasa recta aufgenommen und abtransportiert, was durch einen niedrigen hydrostatischen Druck (P_{cap} = 10 mmHg) und einen relativ hohen onkotischen Druck (π_{cap} = 26 mmHg) in den Kapillaren begünstigt wird (☞ oben). Zum anderen bilden die Vasa recta wie die Henle-Schleife ein Gegenstromsystem. Dabei wird, wie in Abbildung 9.10 dargestellt, durch die Diffusion von Elektrolyten zwischen absteigendem und aufsteigendem Vas rectum im Papillenbereich eine Hyperosmolarität aufrechterhalten.

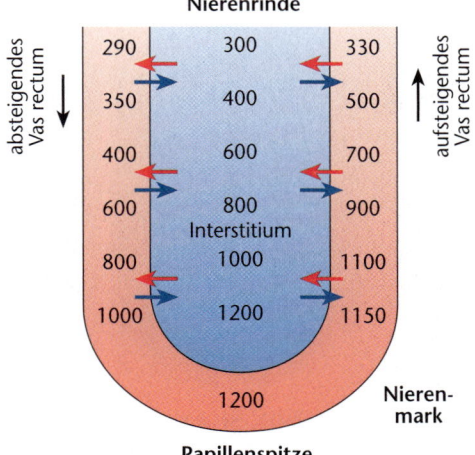

Abb. 9.10 Gegenstrom-Mechanismus der Vasa recta im Nierenmark. Während im absteigenden Vas rectum Elektrolyte aus dem Interstitium in die Kapillare einströmen (rote Pfeile) und Wasser ausströmt (blaue Pfeile), finden im aufsteigenden Vas rectum die umgekehrten Transportprozesse statt, so dass als Resultat im Interstitium des Papillenbereichs die Hyperosmolarität aufrechterhalten bleibt.

Darüber hinaus fördert die geringe Durchblutung des Nierenmarks die Konstanz der Hyperosmolarität. Umgekehrt reduziert eine vermehrte Markdurchblutung die Konzentrationsfähigkeit der Niere. Dies erklärt die vermehrte Ausscheidung von Wasser und Elektrolyten bei einem Anstieg des systemischen Blutdrucks (Druckdiurese, ☞ oben).

Distaler Tubulus und Sammelrohre

Die wichtigste Aufgabe des distalen Konvoluts und der Sammelrohre ist die **Harnkonzentrierung** durch Resorption von Wasser, wobei beide Abschnitte des Tubulussystems denselben Mechanismus zur Wasser-Reabsorption einsetzen. Die durch die Harnkonzentrierung erreichte Urinosmolarität kann je nach Flüssigkeitszufuhr zwischen 50 mosmol/l und maximal 1400 mosmol/l liegen.

Harnkonzentrierung

Ausgangspunkt der Harnkonzentrierung ist der von der Henle-Schleife an das distale Konvolut übergebene und durch die Gegenstrom-Mechanismen im Vergleich zum Interstitium hypoosmolare Harn.
- Im distalen Konvolut ist die Tubuluszelle relativ undurchlässig für NaCl, so dass der Ausgleich des osmotischen Gradienten zwischen Interstitium (isoosmotisch zum Plasma, 290 mosmol/l), und Tubuluslumen zu Beginn des distalen Konvoluts (100 mosmol/l) durch den Ausstrom von Wasser aus dem Tubuluslumen ins Interstitium erfolgt. Hierdurch wird im distalen Konvolut etwa die Hälfte des noch vorhandenen Wassers rückresorbiert.
- Die Osmolarität des Harns steigt somit langsam wieder an und ist nach der Passage des distalen Konvoluts etwa isoosmotisch zum Plasma.

Der Harn erreicht die Sammelrohre also mit einer Osmolarität von etwa 290 mosmol/l.
- Die Sammelrohre sind wie das distale Konvolut relativ undurchlässig für Elektrolyte, aber durchlässig für Wasser. Da die Sammelrohre zur Papillenspitze führen, wo das Interstitium sehr hyperton ist, baut sich zwischen dem Harn im Sammelrohr und dem Interstitium ein osmotischer Gradient auf, der Wasser aus dem Lumen des Sammelrohrs ins hyperosmolare Interstitium zieht, wodurch sich die Osmolaritäten im Sammelrohr und im Interstitium zunehmend angleichen.
- Letztlich wird hierdurch ein **hyperosmolarer Harn** ausgeschieden. Die maximale Urinosmolarität kann allerdings nicht über der des Interstitiums im Papillenbereich liegen, da diese die treibende Kraft des Wasserausstroms aus den Sammelrohren ist (☞ Abb. 9.11).

Deshalb kann auch Trinken von Meerwasser ein Wasserdefizit nicht ausgleichen, weil die NaCl-Konzentration im Meerwasser mit 30 g/l höher liegt, als die maximale erreichbare NaCl-Konzentration im Urin. Zur Ausscheidung des Meerwassers-Salzes muss

9 Wasser- und Elektrolythaushalt, Nierenfunktion

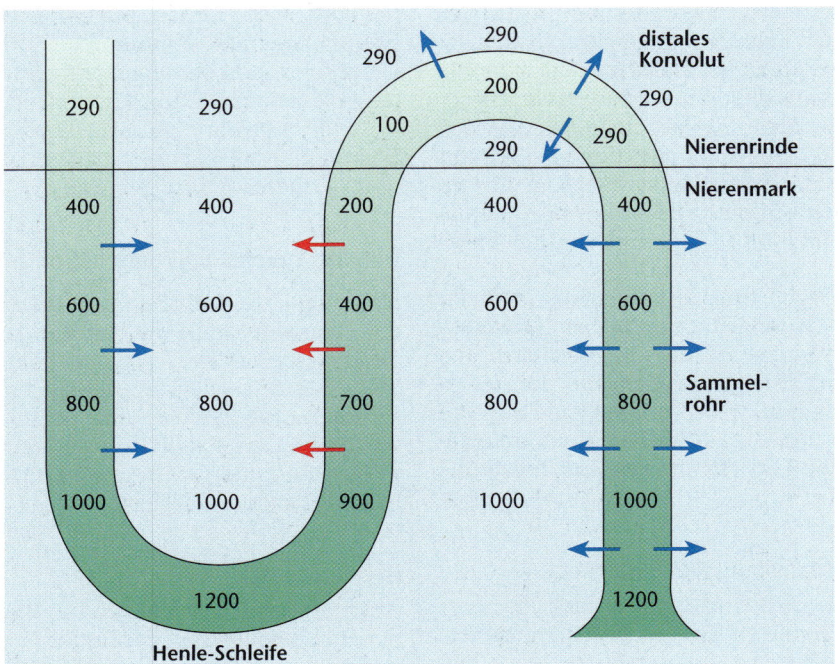

Abb. 9.11 Gegenstrom-Mechanismus der Henle-Schleife und des Sammelrohrs. Durch den Gegenstrom-Mechanismus verlässt ein hypoosmolarer Harn den aufsteigenden Schenkel der Henle-Schleife. Durch Wasserausstrom (offene Pfeile) wird im distalen Konvolut wieder die Isoosmose hergestellt. Durch weiteren Wasserentzug wird die Harnkonzentrierung im Sammelrohr fortgesetzt. Treibende Kraft der Wasserresorption ist die durch den Gegenstrom-Mechanismus aufgebaute Hyperosmolarität des Interstitiums im Nierenmark.

der Körper zusätzliches Wasser bereitstellen: Die Dehydratation wird also durch Trinken von Meerwasser verschlimmert.

Regulation der Wasserrückresorption durch Adiuretin (ADH)

Von den im Glomerulus pro 24 Stunden gebildeten 180 l Primärharn werden 99 % im Tubulussystem rückresorbiert, so dass letztlich nur 1,5 bis 2 l Endharn in 24 Stunden ausgeschieden werden. 65 % des Ultrafiltrats werden bereits im proximalen Konvolut, also im Anfangsteil des Tubulussystems rückresorbiert. Weitere 10 % werden in der Henle-Schleife aufgenommen, die restlichen 24 % im distalen Konvolut und in den Sammelrohren (☞ Abb. 9.12).

Im **proximalen Tubulus** erfolgt ohne besondere Regulation die Rückresorption von Wasser als Folge des Elektrolytstroms aus dem Tubuluslumen in die Tubuluszelle bzw. durch die parazellulären Shuntwege in das Interstitium. Im **distalen Tubulus und den Sammelrohren** unterliegt die Wasserrückresorption zur Aufrechterhaltung eines konstanten Wasserbestandes im Körper einer sehr exakten Regulation. Hier beruht die Wasserresorption auf einem bereits vorbestehenden osmotischen Gradienten. Entsprechend wird das im distalen Tubulus und Sammelrohr befindliche Wasser passiv, dem osmotischen Gradienten folgend, ins Interstitium gezogen. Dadurch kann über eine Beeinflussung der Durchlässigkeit der Tubuluszellen für Wasser eine sehr einfache und wir-

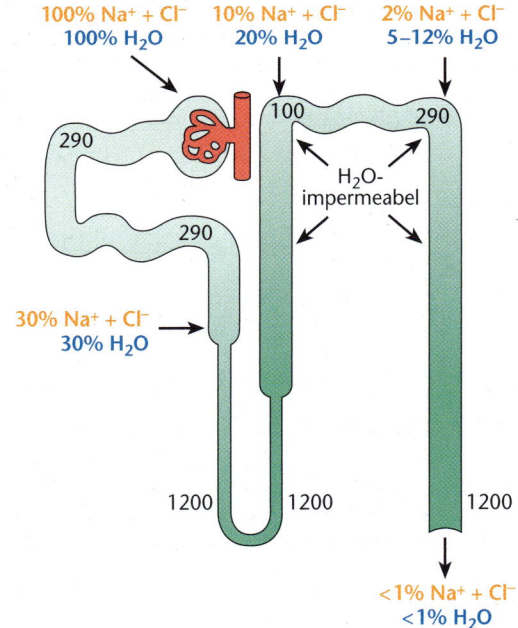

Abb. 9.12 Resorption von Wasser, Na$^+$ und Cl$^-$ im Tubulussystem: Von der filtrierten Menge werden unter Normalbedingungen weniger als 1 % mit dem Endharn ausgeschieden. Im proximalen Tubulus werden ca. 70 % des Wassers unabhängig von jeder Regulation resorbiert. Die H$_2$O-Resorption im Bereich der Sammelrohre ist dagegen ADH-abhängig. Bei vollständig unterdrückter ADH-Sekretion (= totale Wasserundurchlässigkeit der Sammelrohre) können maximal 12 % der filtrierten Wassermenge ausgeschieden werden. Zahlen im Tubulussystem = Osmolalitäten in mosmol/kg.

kungsvolle Regulation der Wasser-Rückresorption erfolgen.

Der entscheidende Faktor in der Regulation der Wasserausscheidung ist das im Hypothalamus produzierte und von der Hypophyse sezernierte Hormon **Adiuretin** (ADH, alter Name: Vasopressin). Es steuert – in Abhängigkeit vom Wasserbestand des Körpers – die Durchlässigkeit der Sammelrohre für Wasser. Adiuretin bindet an **V_2-Rezeptoren** von Sammelrohrzellen und aktiviert dort einen **cAMP-Mechanismus**. Die hierdurch **erhöhte Ca^{2+}-Konzentration** in der Zelle löst den Einbau von **Wasserkanälen (Aquaporinen)** in die dem Tubulus zugewandte, vorher praktisch wasserundurchlässige Zellmembran aus, so dass vermehrt Wasser resorbiert werden kann. Auf diese Weise beeinflusst Adiuretin die Osmolarität des Urins in den Sammelrohren und damit die Menge des vom Körper ausgeschiedenen Wassers. Hohe Adiuretin-Spiegel im Blut hemmen die Wasserausscheidung, niedrige Adiuretin-Spiegel fördern sie.

Im Einzelnen lassen sich hierbei folgende Abläufe unterscheiden:
- Ist wenig Adiuretin (ADH) vorhanden (z. B. bei Überwässerung des Körpers = **Hyperhydratation**), sind die Sammelrohre relativ undurchlässig für Wasser, so dass wenig Wasser die Sammelrohre in Richtung Interstitium verlässt und kein Ausgleich zwischen hypotonem Harn und hypertonem Interstitium stattfinden kann. Als Folge wird viel hypoosmolarer Harn ausgeschieden: **Wasserdiurese**.
- Hohe Konzentrationen von Adiuretin (z. B. bei Wassermangel = **Dehydratation**) bewirken dagegen eine hohe Permeabilität der Sammelrohre für Wasser. Dies erlaubt den Ausstrom von Wasser aus dem Tubulus ins Interstitium und damit ins Körperinnere. Zwischen hypotonem Harn in den Sammelrohren und dem hypertonen Interstitium findet ein Ausgleich statt. Als Folge wird nur sehr wenig hyperosmolarer Harn ausgeschieden. Hierbei kann der Harn maximal die Osmolarität des Interstitiums im Nierenmark erreichen. Dieser Zustand wird als **Antidiurese** bezeichnet.

Klinik!

Beim **Diabetes insipidus** werden pro Tag bis zu 25 l eines hypotonen Urins (bis 50 mosmol/l) ausgeschieden. Ursachen hierfür sind entweder eine verminderte ADH-Sekretion oder ein genetisch bedingter Defekt der Aquaporin-Proteine in den Sammelrohrzellen.

Merke!

- **Hyperhydratation** (Überwässerung): ADH ↓
  → Sammelrohr lässt kein H_2O ins Interstitium
  → viel hypotoner Harn.
- **Dehydratation** (Wassermangel): ADH ↑
  → Sammelrohr lässt viel H_2O ins Interstitium
  → wenig hypertoner Harn.

Regulation des Elektrolyttransports im distalen Tubulus durch Aldosteron

Im distalen Tubulus unterliegen die tubuläre Rückresorption von Na^+ sowie die Sekretion von H^+ und K^+ der Regulation durch das in der Nebenniere produzierte Mineralocorticoid **Aldosteron**.

- Aldosteron steigert die Aktivität der Natriumpumpe durch vermehrte Bereitstellung von ATP, Erhöhung der Permeabilität der Zellmembran für Na^+ und eine Beschleunigung der Natriumpumpe. Hierdurch werden vermehrt Na^+ und damit auch Cl^- und Wasser rückresorbiert, was zu einer **Zunahme des Extrazellulärvolumens** führt und bei Überproduktion von Aldosteron (z. B. durch einen Nebennierentumor) über die vermehrte Volumenbelastung **Bluthochdruck** verursacht.
- Durch den aktiven Abtransport von Na^+ aus dem Tubuluslumen entsteht ein lumennegatives transepitheliales Potential, das die treibende Kraft für die **Sekretion von K^+-Ionen** ins Tubuluslumen darstellt.
- Da Aldosteron darüber hinaus auch die Aktivität des Na^+-H^+-Antiports steigert, wird vermehrt H^+ ausgeschieden. Die hierdurch entstehende Verarmung der Zellen an H^+ führt zu einer **intrazellulären Alkalose** und steigert die Permeabilität der zum Lumen gerichteten Tubulusmembran für K^+, so dass vermehrt K^+ ins Tubuluslumen gelangt und mit dem Harn ausgeschieden wird. Daher ist auch die **Hypokaliämie** ein fast immer vorhandenes Kennzeichen des **Hyperaldosteronismus (Conn-Syndrom)**.

Resorption von Na^+ und Sekretion von K^+ im distalen Tubulus sind also gekoppelt: Je mehr Na^+ über den Na^+-H^+-Antiport resorbiert wird, desto mehr K^+ kann ausgeschieden werden. Wird im aufsteigenden Teil der Henle-Schleife die Na^+ Resorption reduziert (z. B. durch Schleifendiuretika wie Furosemid) steht im distalen Tubulus mehr Na^+ zur Resorption zur Verfügung, so dass auch mehr K^+ ausgeschieden wird. Daher kommt es unter Therapie mit Schleifendiuretika zur Hypokaliämie.

Ein **Mangel an Aldosteron** führt dagegen zur **metabolischen Azidose**, da der Na^+-H^+-Antiport blockiert ist und daher weniger H^+-Ionen ausgeschieden werden können.

Bei **K^+-Mangel** kann über die im spätdistalen Tubulus und in den Sammelrohren vorhandenen Schaltzellen Kalium auch aktiv resorbiert werden. Hierzu verfügen die Schaltzellen, wie die Belegzellen des Magens (☞ Kap. 7.3.3), über eine H^+-K^+-ATPase, die unter Energieverbrauch H^+ sezerniert und K^+ resorbiert.

Klinik!

Aldosteron-Antagonisten werden als Diuretika eingesetzt. Sie hemmen die Effekte des Aldosterons und führen durch die vermehrte Ausscheidung von Na^+ auch zur Wasserdiurese. Im Gegensatz zu Schleifendiuretika **sparen** sie **Kalium**. Sie sind daher insbesondere bei einer gleichzeitig bestehenden Hypokaliämie angezeigt. Außerdem gibt es auch Kombinationspräparate, die Schleifendiuretika und Aldosteron-Antagonisten verbinden und so in Bezug auf die Kalium-Ausscheidung einen neutralen Effekt haben.

> **Merke!**
> **Aldosteron:**
> - Rückresorption von Na^+, Cl^- und H_2O ↑ → Blutdruck ↑
> - Ausscheidung von K^+ und H^+ ↑ → Hypokaliämie und metabolische Alkalose.

Harnstoff-Resorption

Die Harnstoffresorption findet zu etwa gleichen Teilen im proximalen sowie im distalen Tubulus und den Sammelrohren statt.
- Wegen seiner kleinen Molekülgröße ist Harnstoff (☞ Abb. 9.13) frei filtrierbar.
- Im proximalen Tubulus steigt wegen der Resorption von Wasser die Harnstoffkonzentration zunächst an.
- 50 % des filtrierten, gut membrangängigen Harnstoffs folgen dann dem so aufgebauten Konzentrationsgradienten und werden durch Diffusion (zwei Drittel) oder Solvent drag resorbiert.
- Der distale Tubulus und der Anfang der Sammelrohre sind dagegen für Harnstoff fast undurchlässig. Hier steigt die Harnstoffkonzentration wieder an, da zunehmend Wasser resorbiert wird.
- Der letzte Abschnitt der Sammelrohre ist dann wieder, besonders bei Antidiurese (ADH ↑), für Harnstoff gut permeabel. Hier folgt Harnstoff seinem Konzentrationsgradienten und diffundiert ins Interstitium des Nierenmarks.
- Vom Nierenmark diffundiert der Harnstoff zum Teil zurück in die benachbarte Henle-Schleife. Dieser **Harnstoff-Kreislauf** leistet einen wesentlichen Beitrag zur Aufrechterhaltung der Hyperosmolarität im inneren Nierenmark.
- Die Harnstoff-Clearance ist direkt von der glomerulären Filtrationsrate abhängig. Erreicht wenig Wasser den letzten Abschnitt der Sammelrohre, ist dort die Harnstoffkonzentration erhöht, so dass mehr Harnstoff resorbiert werden kann. Folge ist ein Anstieg der Harnstoffkonzentration im Plasma bei eingeschränkter Nierenfunktion.
- Über den gleichen Mechanismus ist die Harnstoffausscheidung auch mit der Wasserdiurese verknüpft: Wird viel Wasser ausgeschieden, ist auch die Harnstoffausscheidung hoch. Im Zustand der Antidiurese entstehen dagegen hohe Konzentrationen von Harnstoff im Bereich der distalen Sammelrohre. Aufgrund des höheren Konzentrationsgradienten kann daher bei Antidiurese vermehrt Harnstoff ins Interstitium und in die Blutbahn resorbiert werden.

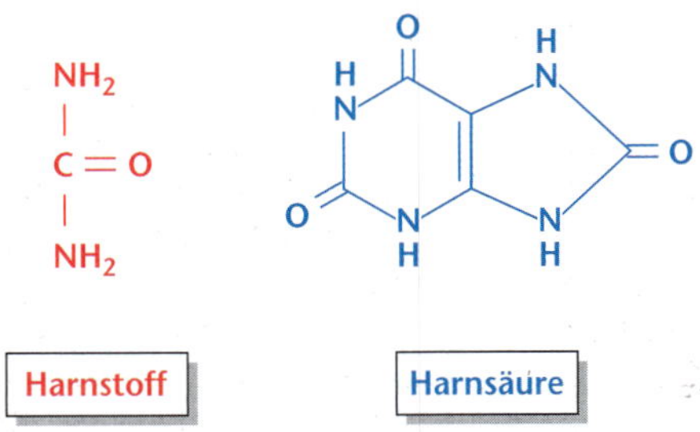

Regulation der Ca^{2+}-Resorption durch Parathormon und Vitamin D

Parathormon

Während 60 % der Ca^{2+}-Menge im proximalen Tubulus rückresorbiert werden, ist der distale Tubulus der Ort der Feinregulation der Ca^{2+}-Resorption. Im dicken aufsteigenden Schenkel der Henle-Schleife (30 %) und im distalen Tubulus (9 %) stimuliert Parathormon (PTH) ein spezifisches Adenylatcyclase-Transportsystem für Calcium, das Ca^{2+} unter Verbrauch von ATP aktiv rückresorbiert.

> **Klinik!**
> Bei **Tumoren der Nebenschilddrüsen,** die mit einer übermäßigen Produktion von PTH einhergehen, führt die durch PTH stimulierte Freisetzung von Ca^{2+} aus dem Knochen zu erhöhten Konzentrationen von Ca^{2+} im Plasma. Dies bewirkt eine Zunahme der Ca^{2+}-Konzentration im Ultrafiltrat. Trotz der Parathormon-induzierten vermehrten Reabsorption von Ca^{2+} im distalen Tubulus wird immer noch sehr viel mehr Ca^{2+} als unter Normalbedingungen mit dem Endharn ausgeschieden. Daher ist die **Hypercalciurie** (erhöhte Ausscheidung von Ca^{2+} im Urin) das typische Zeichen eines Parathormon-produzierenden Tumors (☞ Kap. 10.5, Calcium-Haushalt). Da im proximalen Tubulus PTH die Aktivität des Na^+-Phosphat-Symports mindert, sinkt gleichzeitig die Reabsorption von Phosphat, d.h. es wird vermehrt Phosphat ausgeschieden.

Vitamin D_3

1,25-Dihydroxycholecalciferol (Vitamin D_3) dagegen steigert die tubuläre Reabsorption von Ca^{2+} und von Phosphat gleichermaßen.

> **Merke!**
> - **Parathormon:**
>   – Ca^{2+}-Resorption ↑
>   – Phosphat-Resorption ↓
> - **Vitamin D_3:**
>   – Ca^{2+}-Resorption ↑
>   – Phosphat-Resorption ↑.

Abb. 9.13 Strukturformeln von Harnsäure und Harnstoff.

9.2 Niere

Klinik!
Harnsteine entstehen, wenn der Harn eine Übersättigung an Stein-bildenen Substanzen aufweist. Dazu gehören auch verschiedene Calcium-Salze. Übersteigt die Harnkonzentration einen Grenzwert, fallen diese Salze aus und aggregieren. Interessanterweise gibt es einen jahreszeitlichen Gipfel für Calcium-Steine im Sommer. Dies lässt sich auf die vermehrte Sonneneinstrahlung (Vitamin-D-Anstieg) zurückführen und darauf, dass im Sommer mehr Obst gegessen wird.

Magnesium

Magnesium liegt im Blut nur zu 50 % in freier, ionisierter Form vor, 35 % sind an Albumin und 15 % an Komplexbildner gebunden. Im Gegensatz zu Calcium wird Magnesium überwiegend nicht im proximalen Tubulus, sondern im dicken aufsteigenden Teil der Henle-Schleife resorbiert: 50–60 % der im Ultrafiltrat enthaltenen Menge. Die Resorption erfolgt vor allem parazellulär. Dabei wird umso mehr Magnesium parazellulär resorbiert, je positiver das Lumen der Henle-Schleife gegenüber dem Interstitium ist, weil die zweifach positiv geladenen Magnesium-Ionen versuchen, die Spannungsdifferenz abzubauen, indem sie das Tubuluslumen verlassen.

Da diese lumenpositive Spannung von der Cl^--Resorption und der K^+-Sekretion im aufsteigenden Schenkel der Henle-Schleife aufgebaut wird, führt jede Hemmung dieses Transportsystems, etwa durch Furosemid (☞ oben), zu einer Reduktion der Magnesium-Resorption und damit zu einer erhöhten Ausscheidung von Magnesium.

Potentialdifferenzen im Verlauf des Tubulussystems

Tubuluszellen sind, wie andere Körperzellen auch, gegenüber der Umgebung innen negativ geladen. Zu Beginn des proximalen Tubulus liegt das intrazelluläre Potential der Tubuluszellen gegenüber dem Interstitium (Blutseite) bei –70 mV. Auch gegenüber dem Tubulusraum (Urinseite) herrscht zunächst eine Potentialdifferenz von –70 mV. Zwischen Blut und Tubulusflüssigkeit besteht also keine Potentialdifferenz: Das **transepitheliale Potential** liegt bei **0 mV**. Durch die Resorption von Na^+ zu Beginn des proximalen Tubulus, das durch die Tubuluszellen hindurch in die Blutgefäße transportiert wird, entsteht ein schwach **lumennegatives transepitheliales Potential** (LNTP) von **–2 mV**. Dies führt dazu, dass negativ geladene Chlorid-Ionen auf parazellulärem Weg den Tubulus verlassen, wodurch das transepitheliale Potential im weiteren Verlauf des proximalen Tubulus einen schwach lumenpositiven Wert von **+2 mV** annimmt: **lumenpositives transepitheliales Potential** (LPTP, ☞ Abb. 9.6).

Im dicken aufsteigenden Teil der Henle-Schleife werden durch den Na^+-K^+-$2Cl^-$-Symport Na^+, K^+ und Cl^- in die Tubuluszellen aufgenommen. Die negativ geladenen Chlorid-Ionen strömen rasch über die basale Zellmembran in Richtung Blutgefäße ab, während die positiv geladenen Kalium-Ionen wieder zurück ins Tubuluslumen diffundieren (**K^+-Rezirkulation**). Dadurch wird die Blutseite der Tubuluszelle stärker negativiert, während sich auf der Tubulusseite positive Kalium-Ionen sammeln. Auf diese Weise bildet sich ein lumenpositives Potential von **+10 mV** aus. Dieses lumenpositive Potential bildet die Triebkraft für die parazelluläre Resorption der Kationen Ca^{2+}, Mg^{2+}, Na^+ und K^+.

Im distalen Tubulus wird Na^+ über aldosteronabhängige Kanäle resorbiert (☞ oben). Da in den Sammelrohren wegen der für Kationen weitgehend undurchlässigen Schlussleisten parazelluläre Resorptionsvorgänge keine Rolle spielen, baut sich durch die Abwanderung von Na^+-Ionen wieder ein lumennegatives transzelluläres Potential auf: **–40 mV** bei starker Aldosteronwirkung. Dieses lumennegative Potential fördert den Ausstrom von K^+-Ionen aus der Zelle (☞ oben).

Merke!
LNTP:
- Anfang des proximalen Tubulus: –2 mV
- distaler Tubulus: –40 mV

LPTP:
- Ende des proximalen Tubulus: +2 mV
- aufsteigender Teil der Henle-Schleife: +10 mV

9.2.5 Renale Ausscheidung von Säuren und Basen

Bei normaler Ernährung fallen im Körper eines Erwachsenen pro Tag etwa **60–100 mmol H^+-Ionen** an, die zur Aufrechterhaltung eines ausgeglichenen Säure-Basen-Haushalts ausgeschieden werden müssen. Die Sekretion von H^+ durch den Tubulus erfolgt über den Na^+-H^+-Antiport und dient zwei physiologischen Zielen: der Ausscheidung von Säuren und der Rückresorption von Bicarbonat.

Zur **Ausscheidung von H^+** stehen drei Mechanismen zur Verfügung:
- Ausscheidung von freiem H^+
- Ausscheidung von H^+ in pH-neutraler Form als titrierbare Säure
- Ausscheidung von H^+ über den ebenfalls pH-neutralen Ammoniakmechanismus.

Ausscheidung von freiem H^+

Nur ein sehr geringer Teil (unter 1 %) des H^+ wird direkt, d. h. in freier, ungepufferter Form mit dem Endharn abgegeben. Für diese H^+-Ionen-Ausscheidung ist eine H^+-K^+-ATPase in den A-Zwischenzellen (Intercalated cells) verantwortlich. Allerdings reicht diese geringe Menge bereits zur Azidifizierung (Ansäuerung) der Tubulusflüssigkeit aus. Maximal kann der pH-Wert des Harns 3,5 erreichen (der Normalwert liegt bei einem pH von 5,8). Der überwiegende

Teil der Protonen wird in Form titrierbarer Säuren (30–50 %) oder über den Ammoniakmechanismus (40–60 %) ausgeschieden.

Ausscheidung von H⁺ als titrierbare Säure

Bei der Ausscheidung von H⁺ als titrierbare Säure sind die ausgeschiedenen H⁺-Ionen an Puffer gebunden, die eine pH-neutrale Ausscheidung von Säuren ermöglichen.

Die ausgeschiedene Säuremenge lässt sich daher erst durch eine Titration des Harns mit NaOH bis zum pH-Wert des Plasmas (7,4) feststellen.

Der wichtigste Puffer ist **Phosphat**, das bei dem im proximalen Tubulus vorhandenen pH-Wert von 7,4 als HPO_4^{2-} vorliegt (sekundäres Phosphat) und mit sinkendem pH-Wert zum primären Phosphat $H_2PO_4^-$ übergeht. Hierdurch wird das der Kohlensäure entstammende und über den Na^+-H^+-Antiport ausgeschleuste Proton gepuffert und eliminiert. Pro ausgeschiedenem H⁺-Ion werden hierbei ein Na⁺-Ion und ein Molekül Bicarbonat resorbiert (☞ Abb. 9.14). Andere, weniger bedeutsame Puffer sind **Citrat** und **Urat**.

Ausscheidung von Säuren über den Ammoniakmechanismus

In den Tubuluszellen der Niere wird die Aminosäure Glutamin durch das in den Mitochondrien vorhandene Enzym Glutaminase zu Glutamat⁻ und 2-Oxoglutarat^{2-} (= α-Ketoglutarsäure) desaminiert. Hierbei werden zwei Moleküle NH_4^+ (Ammonium) freigesetzt, die intrazellulär überwiegend zu NH_3 und H⁺ dissoziieren. Während H⁺ über den Na^+-H^+-Antiport die Tubuluszelle verlässt, diffundiert NH_3 (Ammoniak) als freies Molekül ohne Carrier in das Tubuluslumen, wo sich beide wieder zu NH_4^+ (Ammonium) verbinden (☞ Abb. 9.14b).

Darüber hinaus kann das an sich schlecht membrangängige NH_4^+ (Ammonium) dank des hohen Konzentrationsgefälles zwischen dem Zellinneren und der Tubulusflüssigkeit (10fach höhere intrazelluläre Konzentration) auch direkt ins Lumen diffundieren. Eine Rückdiffusion von NH_4^+ (Ammonium) ist aus demselben Grund fast unmöglich; das Ammonium wird nahezu vollständig mit dem Harn ausgeschieden.

Das 2-Oxoglutarat (= α-Ketoglutarsäure) wird in der Tubuluszelle im Citratcyclus und durch Gluconeogenese zu Glucose und CO_2 weiterverarbeitet. Hierbei werden noch zwei weitere H⁺ verbraucht und aus dem CO_2 ein HCO_3^- (Bicarbonat) regeneriert.

Da die Aktivität der Glutaminase im sauren Milieu steigt, führt ein vermehrter Anfall von H⁺ zu einer gesteigerten Produktion von NH_4^+ (Ammonium), das für eine vermehrte Elimination von H⁺ sorgt und gleichzeitig mehr HCO_3^- (Bicarbonat) bereitstellt.

Renale Gegenregulation bei Störungen des Säure-Basen-Haushaltes

Eine der wichtigsten Aufgaben der Niere ist die Beteiligung an der Regulation des Säure-Basen-Haushaltes zur Aufrechterhaltung des pH-Wertes im Organismus. Die beiden zentralen Mechanismen der Niere

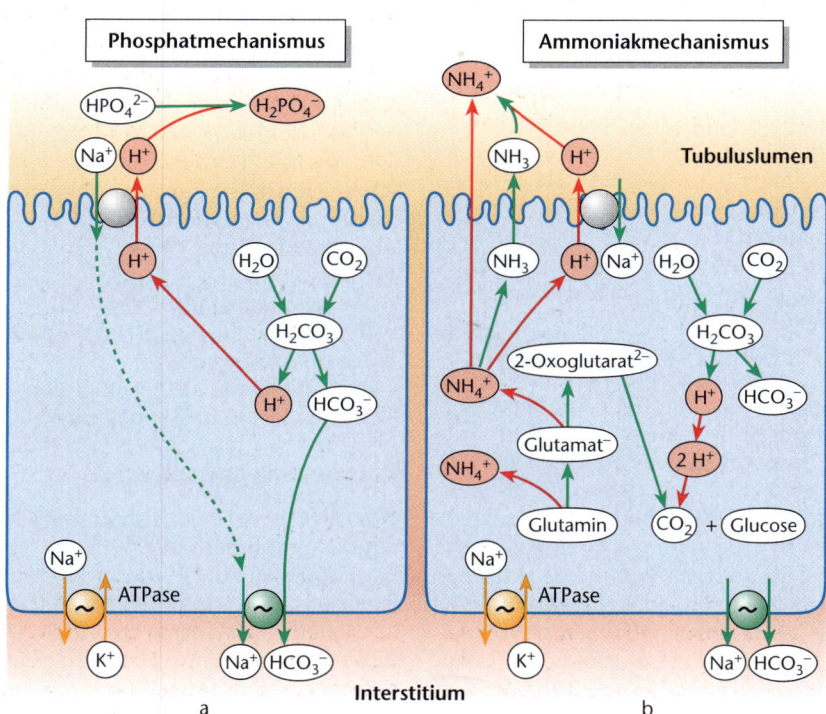

Abb. 9.14 Ausscheidung von Protonen (H⁺-Ionen) durch die Niere. **a:** als titrierbare Säuren. **b:** über den Ammoniakmechanismus.

zur Beeinflussung des pH-Wertes sind die **Elimination von Protonen (H^+)** und die **Rückresorption von Bicarbonat (HCO_3^-)**.

Respiratorische Alkalose

Eine respiratorische Alkalose (z. B. bei Hyperventilation) führt zu erniedrigten CO_2-Konzentrationen in der Tubuluszelle, so dass über die Carboanhydrase weniger Bicarbonat (HCO_3^-) und Protonen (H^+) gebildet werden. Entsprechend wird auch weniger H^+ in den Tubulus sezerniert, so dass auch weniger HCO_3^- resorbiert und mehr HCO_3^- ausgeschieden wird. Die Niere hält also H^+-Ionen zurück und scheidet vermehrt HCO_3^- aus, um die Alkalose auszugleichen.

Metabolische Alkalose

Bei einer metabolischen Alkalose mit erhöhten Bicarbonat-Konzentrationen im Plasma ist auch die Menge des glomerulär filtrierten HCO_3^- gesteigert, so dass das tubuläre Transportmaximum für HCO_3^- überschritten wird und HCO_3^- unresorbiert im Tubulus verbleibt. Durch die Ausscheidung dieses alkalischen HCO_3^- versucht die Niere so weit als möglich das Ausmaß der Alkalose zu begrenzen. Als Folge der metabolischen Alkalose kann der normalerweise saure Harn alkalisch werden.

Respiratorische Azidose

Eine respiratorische Azidose steigert die Protonen-Konzentration in der Tubuluszelle, so dass zum einen mehr Protonen (H^+) sezerniert werden und zum anderen die Rückresorption von Bicarbonat (HCO_3^-) gesteigert ist. Die Ausscheidung von Protonen über den Ammoniakmechanismus kann um den Faktor 10 gesteigert werden. Titrierbare Säuren können bei Azidose um den Faktor 1,5 vermehrt ausgeschieden werden.

Metabolischen Azidose

Bei einer metabolischen Azidose ist die Bicarbonat-Konzentration im Plasma und im Ultrafiltrat erniedrigt, wohingegen die tubuläre Sekretion von Protonen (H^+) erhöht ist. Hierdurch wird der Anteil des tubulär rückresorbierten HCO_3^- gesteigert, so dass fast bis zu 100 % des glomerulär filtrierten HCO_3^- resorbiert werden, das zum Ausgleich der metabolischen Azidose eingesetzt werden kann.

9.2.6 Beurteilung der Nierenfunktion

Clearance

Zur Überprüfung der Nierenfunktion werden im klinischen Alltag sog. **Clearance-Verfahren** eingesetzt. Mit dem Begriff Clearance bezeichnet man das Volumen Blutplasma, welches pro Minute durch die Nierentätigkeit von einer beliebigen Substanz (z. B. Kreatinin, Inulin oder p-Aminohippursäure) vollständig befreit, „geklärt" (englisch: to clear) wird. Die allgemeine Clearance-Formel lautet:

$$C_x = \frac{U_x \cdot \dot{V}}{P_x}$$

C_x = Clearance der Substanz X (ml/min)
U_x = Urinkonzentration der Substanz X (mg/100 ml)
$\dot{V}$ = Harnvolumen pro Zeiteinheit (ml/min)
P_x = Plasmakonzentration der Substanz X (mg/100 ml)

Für die Beurteilung der Nierenfunktion sind vor allem zwei Parameter relevant:
- die glomeruläre Filtrationsrate
- der renale Plasmafluss

> **Merke!**
>
> Die **Clearance** entspricht derjenigen Menge Plasma, die in einer gegebenen Zeit von einer bestimmten Substanz vollständig befreit wird. Einheit: ml/min.

Glomeruläre Filtrationsrate (GFR)

Inulin-Clearance

Die glomeruläre Filtrationsrate (GFR) kann sehr exakt mithilfe der Inulin-Clearance bestimmt werden. Inulin ist ein natürlicherweise nicht im Körper vorkommender Zucker (Molekulargewicht 5000 Dalton), der in idealer Weise die Bedingungen eines Indikatorstoffes zur Bestimmung der GFR erfüllt: Inulin passiert gut den Glomerulusfilter, wird nicht tubulär sezerniert oder rückresorbiert, wird in der Niere nicht verstoffwechselt und ist im Blut nicht an Proteine gebunden, was die Filtrierbarkeit behindern könnte. Die Clearance für Inulin entspricht daher der GFR, da der einzige Faktor, von dem die Ausscheidung von Inulin aus dem Körper abhängt, die glomeruläre Filtration ist. Die Inulin-Clearance errechnet sich dabei nach der folgenden Formel:

$$GFR = C_{Inulin} = \frac{U_{Inulin} \cdot \dot{V}}{P_{Inulin}}$$

C_{Inulin} = Inulin-Clearance (ml/min)
U_{Inulin} = Urinkonzentration von Inulin (mg/100 ml)
$\dot{V}$ = Harnvolumen pro Zeiteinheit (ml/min)
P_{Inulin} = Plasmakonzentration von Inulin (mg/100 ml)

Die so ermittelte Inulin-Clearance beträgt für Frauen 120 ml/min, für Männer 125 ml/min. Pro 24 Stunden werden also etwa 180 l filtriert.

Kreatinin-Clearance

In der klinischen Routine wird die Bestimmung der Kreatinin-Clearance vorgezogen, da Kreatinin als Abbauprodukt des Kreatins natürlicherweise im Organismus vorkommt und daher im Gegensatz zu Inulin nicht infundiert werden muss. Da Kreatinin zwar vollständig filtriert, im Gegensatz zu Inulin aber auch in geringem Maße tubulär sezerniert wird, ist die Bestimmung der GFR über die Kreatinin-Clearance nicht so exakt wie über die Inulin-Clearance: Bei eingeschränkter GFR (zunehmende Niereninsuffizienz) wird weniger Kreatinin filtriert, so dass die tubulär sezernierte Kreatinin-Menge zunehmend bedeutsam wird. Die über die Kreatinin-Clearance gemessene GFR wird dann zu hoch bestimmt. Die Kreatinin-Clearance liegt beim gesunden Erwachsenen abhängig von Alter und Gewicht bei Frauen zwischen 75–130 und bei Männern zwischen 80–160 ml/min. Die Kreatinin-Clearance wird nach der gleichen Formel wie die Inulin-Clearance berechnet (☞ oben).

Klinik!

Der **Plasma-Kreatinin-Spiegel** wird in der Klinik als ungefähres Maß der Nierenfunktion (GFR) herangezogen. Dies ist aufgrund der Korrelation der beiden Werte gut möglich. Allerdings erreicht der Wert erst bei einer bereits stark eingeschränkten GFR pathologische Werte (☞ Abb. 9.15). Der Wert wird insbesondere zur Verlaufskontrolle eingesetzt, da so Schwankungen erfasst werden können.

Inulin-Clearance und Kreatinin-Clearance sind **altersabhängig**. Mit zunehmendem Lebensalter nimmt die Anzahl funktionsfähiger Nephrone ab, so dass ab dem 40. bis 50. Lebensjahr die Clearance-Raten für Inulin und Kreatinin als Ausdruck der nachlassenden Nierenfunktion sinken.

Bei **erhöhter Kreatinin-Produktion oder Kreatinin-Aufnahme** wird bei der Berechnung der Kreatinin-Clearance die GFR (trotz normaler Nierenfunktion) **zu niedrig** bestimmt. In diesen (seltenen) Fällen kann mithilfe einer normalen Inulin-Clearance eine normale GFR nachgewiesen werden.

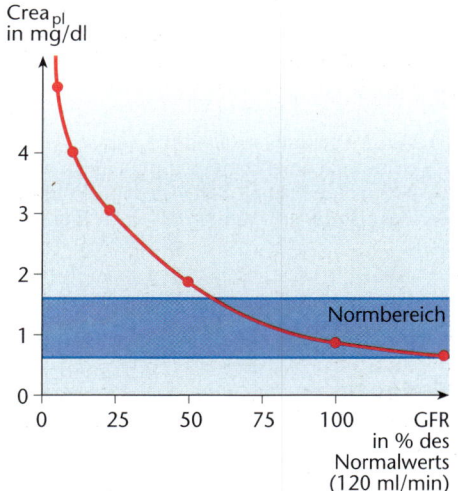

Abb. 9.15 Abhängigkeit des Plasma-Kreatinin-Spiegels von der glomerulären Filtrationsrate.

Klinik!

Im **Nierenversagen** ist der Körper nicht in der Lage Stoffwechselprodukte adäquat auszuscheiden. Dadurch kann es zu einem gefährlichen Anstieg harnpflichtiger Substanzen und zu Störungen im Elektrolythaushalt kommen. Bei akuter und chronischer Niereninsuffizienz wird die fehlende Nierenfunktion durch Dialyseverfahren ersetzt, um die akute Störung oder aber die Zeit bis zu einer möglichen Transplantation zu überbrücken. Im Wesentlichen kommen dabei zwei Verfahren zum Einsatz:
- Bei der **Hämodialyse** wird das Blut über eine künstlich angelegte arteriovenöse Fistel in ein Dialyse-Gerät geleitet. Hier fließt es entlang einer semipermeablen Membran, die das Blut von einer Dialyseflüssigkeit trennt. Diese ist so zusammengesetzt, dass es durch das Konzentrationsgefälle zu einem Ausgleich zwischen beiden Seiten kommt und harnpflichtige Substanzen so aus der Blutbahn gefiltert werden können.
- Bei der **Peritonealdialyse** wird Dialyseflüssigkeit über einen Katheter in die Bauchhöhle geleitet. So werden die harnpflichtigen Substanzen in diesem Fall aus den kleinen Gefäßen des Peritoneums in die Bauchhöhle filtriert. Daher muss die Dialyseflüssigkeit regelmäßig gegen frische ausgetauscht werden.

Renaler Blutfluss (RBF)

P$_{AH}$-Clearance

Der Blutfluss durch die Nieren kann über die Bestimmung der **Clearance für p-Aminohippursäure (PAH)** errechnet werden. PAH wird glomerulär filtriert und tubulär sezerniert, aber nicht rückresorbiert. So werden etwa 92 % des durch die Nieren strömenden Blutplasmas von PAH befreit. Daher entspricht die Clearance von PAH (C_{PAH}) in etwa dem Plasmavolumen, das pro Minute die Niere durchfließt. Zur Berechnung der Clearance von p-Aminohippursäure wird folgende Formel verwendet:

$$C_{PAH} = \frac{U_{PAH} \cdot \dot{V}}{P_{PAH}}$$

C_{PAH} = PAH-Clearance (ml/min)
U_{PAH} = Urinkonzentration von PAH (mg/100 ml)
$\dot{V}$ = Harnvolumen pro Zeiteinheit (ml/min)
P_{PAH} = Plasmakonzentration von PAH (mg/100 ml)

Da allerdings die PAH-Extraktion aus dem Plasma schwanken kann und nur im Durchschnitt 92 % des Plasmas von PAH befreit werden, muss zur exakten Berechnung des renalen Plasmaflusses der **renale Extraktionsfaktor (E_{PAH})** durch die Bestimmung der PAH-Konzentration im arteriellen und venösen Blut errechnet werden. Der E_{PAH} gibt an, welche Fraktion des Plasmas von p-Aminohippursäure befreit wurde:

$$E_{PAH} = \frac{PAH_a - PAH_v}{PAH_a}$$

PAH_a = PAH-Konzentration im arteriellen Blut
PAH_v = PAH-Konzentration im venösen Blut.

Berechnung des renalen Plasmaflusses

Aus der Clearance von PAH (C_{PAH}) und der renalen Extraktion von PAH (E_{PAH}) lässt sich dann der renale Plasmafluss (RPF) errechnen. Der **Normwert** für die PAH-Clearance (C_{PAH}) beträgt etwa 600 ml/min und für die renale PAH-Extraktion (E_{PAH}) 0,92.

Renaler Plasmafluss (RPF) $= \dfrac{C_{PAH}}{E_{PAH}}$

Berechnung des renalen Blutflusses

Um die Gesamtnierendurchblutung, den renalen Blutfluss, zu erhalten, muss der renale Plasmafluss (RPF) noch um den Volumenanteil von festen Bestandteilen (Zellen) im Blut, den Hämatokrit (HKT), korrigiert werden.

Renaler Blutfluss (RBF) $= \dfrac{C_{PAH}}{E_{PAH}} \cdot \dfrac{1}{(1 - HKT)}$

$= \dfrac{\text{Renaler Plasmafluss}}{(1 - HKT)}$

Setzt man in die oben aufgeführten Formeln für die PAH-Clearance (C_{PAH}) den Normwert von 600 ml/min und für die renale PAH-Extraktion (E_{PAH}) 0,92 ein, errechnen sich für den **renalen Plasmafluss 650 ml/min** und den **renalen Blutfluss 1200 ml/min** bzw. 1700 l/24 Stunden.

Filtrationsfraktion (FF)

Die Filtrationsfraktion (FF) bezeichnet das Verhältnis von glomerulärer Filtrationsrate (GFR) zum renalen Plasmafluss (RPF) und gibt an, welcher Anteil des renalen Plasmaflusses glomerulär filtriert wird. Die Filtrationsfraktion beträgt normalerweise 0,2, d. h. 20 % des die Niere bei einer Passage passierenden Blutplasmas werden filtriert.

Berechnung der Filtrationsfraktion

Die Filtrationsfraktion kann aus der Clearance für Inulin und PAH berechnet werden:

Filtrationsfraktion (FF)
$= \dfrac{\text{glomeruläre Filtrationsrate (GFR)}}{\text{renaler Plasmafluss (RPF)}} = \dfrac{C_{Inulin}}{C_{PAH}}$

Erhöht sich bei unveränderter Nierendurchblutung die Filtrationsfraktion z. B. von 0,2 auf 0,3, so kann eine Steigerung des Blutdrucks in den glomerulären Kapillaren die Ursache sein.

Eine weitere Möglichkeit zur Berechnung der Filtrationsfraktion besteht in der Bestimmung der Konzentration von Inulin in einer Arterie und der Nierenvene. Zur Bestimmung können auch andere Substanzen, die filtriert, aber nicht sezerniert und rückresorbiert werden (wie z. B. Kreatinin), eingesetzt werden. Der **Konzentrationsunterschied zwischen Arterie und Nierenvene** gibt die Filtrationsfraktion an.
Beträgt die Konzentration von Inulin in der Nierenvene nur noch 80 % der Konzentration von Inulin in einer Arterie, so beträgt die Filtrationsfraktion 20 % oder 0,2. Die Konzentration von vollständig filtrierbaren Substanzen wie Inulin oder Kreatinin, die nicht sezerniert oder rückresorbiert werden, liegt demnach im Nierenvenenblut um 20 % niedriger als in der Nierenarterie.

Fraktionelle Ausscheidung

Für bestimmte Fragestellungen (vor allem auch des IMPP) ist es von Interesse, die fraktionelle Ausscheidung einer Substanz, d. h. das Verhältnis von im Urin ausgeschiedener zur glomerulär filtrierten Menge dieser Substanz **pro Zeiteinheit** zu bestimmen.

Berechnung der fraktionellen Ausscheidung

Die im Urin ausgeschiedene Menge einer Substanz x erhält man aus der Urinkonzentration U_x [mg/100 ml], multipliziert mit dem Urinvolumen pro Zeiteinheit V_x [ml/min]. Die glomerulär filtrierte Substanzmenge ergibt sich analog aus der Plasmakonzentration P_x [mg/100 ml] der Substanz, multipliziert mit der glomerulären Filtrationsrate GFR (ml/min). Für die fraktionelle Ausscheidung (FA) ergibt sich dann:

$$FA_x = \frac{V_x \cdot U_x}{GFR \cdot P_x}$$

Für Substanzen, die vollständig filtriert, aber weder resorbiert noch sezerniert werden (wie Inulin oder Kreatinin), ist die im Urin ausgeschiedene Menge identisch der filtrierten Menge; die fraktionelle Ausscheidung ist 1.

> **Merke!**
> Typische und häufig gefragte Werte der **fraktionellen Ausscheidung (FA)**:
> - Glucose, Aminosäuren: << 0,5 % (0,005)
> - Natrium: 0,5–5 % (0,005–0,05)
> - Harnstoff: 40 % (0,4)
> - Inulin, Kreatinin: 100 % (1)
> - p-Aminohippursäure (PAH): 500 % (5)
>
> Die Clearance der jeweiligen Stoffe erhält man durch Multiplikation der GFR mit dem Faktor in den Klammern.

10 Hormonale Regulation

F. Jockenhövel, J. Hartmann

10.1	**Grundlagen und Allgemeines**	204	10.4	**Nebenniere**	216
10.1.1	Einteilung der Hormone	204	10.4.1	Nebennierenrinde	217
				Mineralocorticoide	217
10.1.2	Hormonrezeptoren und Zellantwort	204		Glucocorticoide	218
10.1.3	Hormonabbau	206		Androgene der Nebenniere	219
10.1.4	Regelkreise	206	10.4.2	Nebennierenmark	220
10.2	**Hypothalamus und Hypophyse**	206	10.5	**Calcium-Haushalt**	220
10.2.1	Hypothalamisch-hypophysäres System	206	10.6	**Endokrines Pankreas**	222
10.2.2	Hypophysenvorderlappen (Adenohypophyse)	208	10.6.1	Insulin	222
	Adrenocorticotropes Hormon (ACTH)	208		Wirkungen	222
	Melanozyten-stimulierendes Hormon (MSH)	209		Regulation der Insulinfreisetzung	223
	Hypophysäre Glykoproteine: TSH, FSH und LH	210		Diabetes mellitus	224
	Wachstumshormon (STH, GH)	210	10.6.2	Glucagon	225
	Prolactin (PRL)	212	10.6.3	Somatostatin	225
10.2.3	Hypophysenhinterlappen (Neurohypophyse)	213	10.7	**Sonstige Hormone**	226
	Produktion und Sekretion von Adiuretin und Oxytocin	213	10.7.1	APUD-Zell-System	226
	Adiuretin (ADH)	213	10.7.2	Histamin, Serotonin	226
	Oxytocin (OT)	215	10.7.3	Erythropoetin	226
10.3	**Schilddrüse**	215	10.7.4	Atrionatriuretisches Peptid (ANP) und Brain-natriuretisches Peptid (BNP)	226
10.3.1	Wirkungen der Schilddrüsenhormone	215	10.7.5	Prostaglandine	227
10.3.2	Regulation der Schilddrüsenfunktion	216	10.7.6	Hormone der Fettgewebszellen	228
10.3.3	Synthese und Transport der Schilddrüsenhormone	216	10.7.7	Melatonin	228

> **Lernziel!**
> - Prinzipien der Wirkungsentfaltung von Hormonen
> - zentrale Regel- und Feedback-Systeme
> - die wichtigsten Hormone, ihre Produzenten und ihre Wirkung.

Neben dem Nervensystem bedient sich der Organismus des endokrinen Systems, um die Funktionen seiner Organe und Organsysteme zu koordinieren. Die Informationsträger des endokrinen Systems sind die Hormone, die in verschiedene Klassen eingeteilt werden können. Die Hormone lösen bestimmte Zellantworten aus, werden nach erfolgter Informationsübermittlung abgebaut und durch Regelkreise gesteuert (☞ Kap. 10.1). Zentrale Steuerzentren des Hormonsystems sind Hypothalamus und Hypophyse (☞ Kap. 10.2). Sie steuern die „nachgeordneten" Hormone von Schilddrüse (☞ Kap. 10.3), Nebenniere (☞ Kap. 10.4) und Gonaden. Die Funktionen der Sexualhormone werden in Kapitel 11 besprochen. Auch der Calcium-Haushalt und Knochenstoffwechsel werden von Hormonen gesteuert (☞ Kap. 10.5). Kohlenhydrat-, Fett- und Eiweißstoffwechsel sind auf die Regulation durch die endokrinen Pankreashormone Insulin und Glucagon angewiesen (☞ Kap. 10.6).

10 Hormonale Regulation

Neben den klassischen Hormonen werden immer mehr hormonähnliche Steuersubstanzen im Organismus entdeckt (☞ Kap. 10.7), die wie z. B. Erythropoetin (Förderung der Blutbildung) auch klinisch-pharmakologische Bedeutung erlangt haben. Die Hormone des Magen-Darm-Trakts werden in Kapitel 7.6.2 besprochen.

10.1 Grundlagen und Allgemeines

10.1.1 Einteilung der Hormone

Glanduläre Hormone

Glanduläre (= Drüsen-)Hormone werden in den klassischen endokrinen Organen gebildet (u.a. Schilddrüse, Nebenschilddrüsen, Nebennieren, Ovarien, Testes, Inselzellen des Pankreas). Sie werden von dem Drüsengewebe an das Blut abgegeben, gelangen in der Zirkulation zu ihrem Zielgewebe und lösen dort durch Bindung an Rezeptoren ihre spezifische Wirkung aus (endokriner Wirkmechanismus).

Gewebshormone

Gewebshormone (z. B. Serotonin, Histamin, Prostaglandine) werden in Zellen verschiedener Gewebe des Körpers gebildet. Sie gelangen entweder wie die glandulären Hormone über den Blutweg zum Zielorgan oder, wenn das Zielorgan bzw. die Zielzelle nah genug ist, durch Diffusion (**parakrine** Wirkungsweise). Mitunter wirken Gewebshormone auf die Zelle ein, die sie selbst produziert hat (**autokrine** Wirkung). Darüber hinaus bilden eine Reihe primär nicht endokriner Organe Hormone (z. B. Herz: atrionatriuretisches Peptid; Gehirn: Brain-natriuretisches Peptid; Niere: Erythropoetin, Magen: Gastrin, Leber: Insulin-like growth factor I [IGF-I]; Fettgewebe: Leptin).

Einteilung der Hormone nach ihrer chemischen Struktur

Die verwendeten Abkürzungen werden in den Tabellen 10.1 und 10.2 erklärt.
- **Steroide:** Androgene, Östrogene, Gestagene, Glucocorticoide, Mineralocorticoide, Vitamin D
- **Peptide:**
  - Oligopeptide: TRH, GnRH, ADH, Angiotensin, Oxytoxin
  - Polypeptide: Prolactin, STH, ACTH, Parathormon, Calcitonin, Insulin, Glucagon, Renin, Insulin-like growth factor (IGF), Leptin
  - Glykoproteine: TSH, LH, FSH, hCG, Erythropoetin, Angiotensinogen
- **biogene Amine:** Thyroxin, Trijodthyronin, Adrenalin, Noradrenalin, Dopamin, Serotonin, Histamin
- **Fettsäure-Derivate:** Prostaglandine, Prostacyclin, Thromboxan.

10.1.2 Hormonrezeptoren und Zellantwort

Die Zielzelle eines Hormons besitzt einen spezifischen Rezeptor (meist ein Protein), an den sich das Hormon nach dem **Schlüssel-Schloss-Prinzip** bindet.

Peptidhormone

Die Rezeptoren für Peptidhormone befinden sich in der Zellmembran, wobei ein Teil des Rezeptors zur Bindung des Hormons aus der Membran nach außen ragt. Durch die Bindung des Hormons ändert sich die **räumliche Konformation** des Rezeptors, was zur **Aktivierung** einer ebenfalls **membranständigen Adenylatcyclase** führt. Diese bewirkt einen Anstieg des intrazellulären Cyclo-AMP (cAMP), welches als zweiter, intrazellulärer Bote **(Second messenger)** die spezifische Wirkung des Hormons vermittelt (z. B. Enzymaktivierung, Beeinflussung der Zellmembran-Per-

Tab. 10.1 Nomenklatur und Funktion der hypothalamischen Hormone. RH = Releasing Hormon, ↑ = Stimulation der Sekretion in der Hypophyse, ↓ = Hemmung der Sekretion in der Hypophyse

Name	Abkürzung	Wirkung
Corticotropin-RH	CRH	adrenocorticotropes Hormon (ACTH) ↑
Thyreotropin-RH	TRH	Thyreoidea-stimulierendes Hormon (TSH) ↑ Prolactin (PRL) ↑
Gonadotropin-RH*	GnRH*	luteinisierendes Hormon (LH) ↑ Follikel-stimulierendes Hormon (FSH) ↑
Growth hormone-RH	GHRH	Wachstumshormon (STH) ↑
Somatostatin	SM-S	Wachstumshormon (STH) ↓
Adiuretin	ADH	Wasser-Reabsorption in der Niere ↑
Oxytocin	OT	Kontraktionen der Uterusmuskulatur ↑
Dopamin	PIF**	Prolactin (PRL) ↓

* ebenfalls gebräuchlich ist die Bezeichnung luteinisierendes Hormo-Releasing Hormon (LHRH)
** PIF = Prolactin inhibiting factor

10.1 Grundlagen und Allgemeines

Tab. 10.2 Nomenklatur und wichtigste Wirkungen der hypophysären Hormone

Name	Abkürzung	Wirkung
adrenocorticotropes Hormon (Adrenocorticotropin)	ACTH	Glucocorticoide ↑, Androgene der Nebenniere ↑
Thyreoidea-stimulierendes Hormon (Thyreotropin)	TSH	Thyroxin ↑, Trijodthyronin ↑, Jodaufnahme + Wachstum der Schilddrüse ↑
Follikel-stimulierendes Hormon (Follitropin)	FSH	Frau: Follikelreifung, Östrogene ↑ Mann: Spermatogenese ↑
luteinisierendes Hormon (Lutropin)	LH	Frau: Ovulation, Progesteron ↑ Mann: Testosteron ↑
Prolactin	PRL	Milchbildung ↑
Wachstumshormon (Somatotropin)	STH, GH*	Wachstum ↑, Blutzucker ↑, Lipolyse ↑, Insulin-like growth factor (IGF-I) ↑
Melanozyten-stimulierendes Hormon (Melanotropin)	MSH	Pigmentierung der Melanozyten

* GH = Growth hormone

meabilität oder von Transkription und Translation, ☞ Kap. 1.4.3). Einige Hormone aktivieren eine **Guanylatcyclase**; in diesem Fall wirkt das dabei entstehende cGMP als Second messenger.

Transportbindung

Steroidhormone und die **Schilddrüsenhormone** Thyroxin und Trijodthyronin sowie Vitamin D sind sehr lipophil und hydrophob. Sie sind in wässriger Lösung (z. B. Blut) nur schlecht löslich. Im Blut werden sie daher an große **Transportproteine** gebunden, die die Löslichkeit ermöglichen und so die Hormone transportieren. Biologisch wirksam ist nur der Anteil des freien, ungebundenen Hormons. Die Konzentration des freien Hormons ist meist im Vergleich zur gesamten Menge (gebundenes und freies Hormon) des zirkulierenden Hormons gering und beträgt meist nur wenige Prozentanteile. Alle Transportproteine (Sexualhormon-bindendes Globulin [SHBG], Cortisol-bindendes Globulin [CBG], Thyroxin-bindendes Globulin [TBG]) werden in der **Leber** produziert, so dass auch die Leberfunktion maßgeblich die Konzentration der zirkulierenden Gesamt-Hormonmenge beeinflusst. Der Anteil des freien Hormons wird bei intaktem Regelkreis konstant gehalten.

> **Klinik!**
> **Thyroxin** wird im Blut an TBG gebunden transportiert, vom Gesamt-Thyroxin sind etwa 99 % gebunden und nur 1 % frei. Wird der Leberstoffwechsel z. B. durch die Einnahme eines oralen Antikonzeptivums stimuliert, mehr TBG zu produzieren, wird auch mehr Thyroxin im Blut gebunden und der Anteil des freien, biologisch aktiven Thyroxins sinkt. Bei intaktem Regelkreis reagiert die Hypophyse aufgrund der verminderten negativen Rückkopplung mit einer gesteigerten Produktion von TSH, welches in der Schilddrüse die Produktion von Thyroxin so lange stimuliert, bis das freie Thyroxin wieder im Normbereich liegt. Bei intakter Hypophyse und Schilddrüse geschieht dies so rasch, dass erst gar kein Mangel an freiem Thyroxin entsteht.

Wirkung freier Hormone

Das freie Hormon ist aufgrund seiner Lipophilie sehr gut membrangängig und diffundiert passiv durch die Zellmembranen. In ihrer Zielzelle binden Steroidhormone an Rezeptoren im Zytoplasma. Der Hormon-Rezeptor-Komplex wandert durch Kernporen in den Zellkern, wo er an spezifische Orte der DNA bindet. Durch die Anlagerung an die DNA erfolgt eine Konformationsänderung der betroffenen DNA-Abschnitte, die die Transkription eines Gens ermöglicht oder auch verhindert und so die Proteinbiosynthese steuert (**genomische Wirkung**, ☞ Abb. 10.1). Die niedermolekularen Schilddrüsenhormone binden intrazellulär an Rezeptoren im Zellkern selbst; ihre Wirkung auf die Proteinbiosynthese wird dann wie bei den Steroidhormonen über Beeinflussung der Bildung von mRNA vermittelt. Die Rezeptoren der Steroidhormone sind sich sehr ähnlich, so dass in bestimmten Situationen auch Anlagerungen an DNA-Abschnitte erfolgen, die eigentlich nicht stattfinden sollten.

> **Klinik!**
> Beim **Cushing-Syndrom** wird der Körper mit einer so großen Menge von Cortisol überschwemmt, dass Cortisol auch an den Rezeptor für Aldosteron und Testosteron bindet. Dadurch wird eine vermehrte Aldosteron- und Androgen-Wirkung entfaltet. Dies erklärt, warum beim Cushing-Syndrom eine hypokaliämische arterielle Hypertonie entsteht und Frauen Zyklusstörungen und vermehrte Körperbehaarung entwickeln.

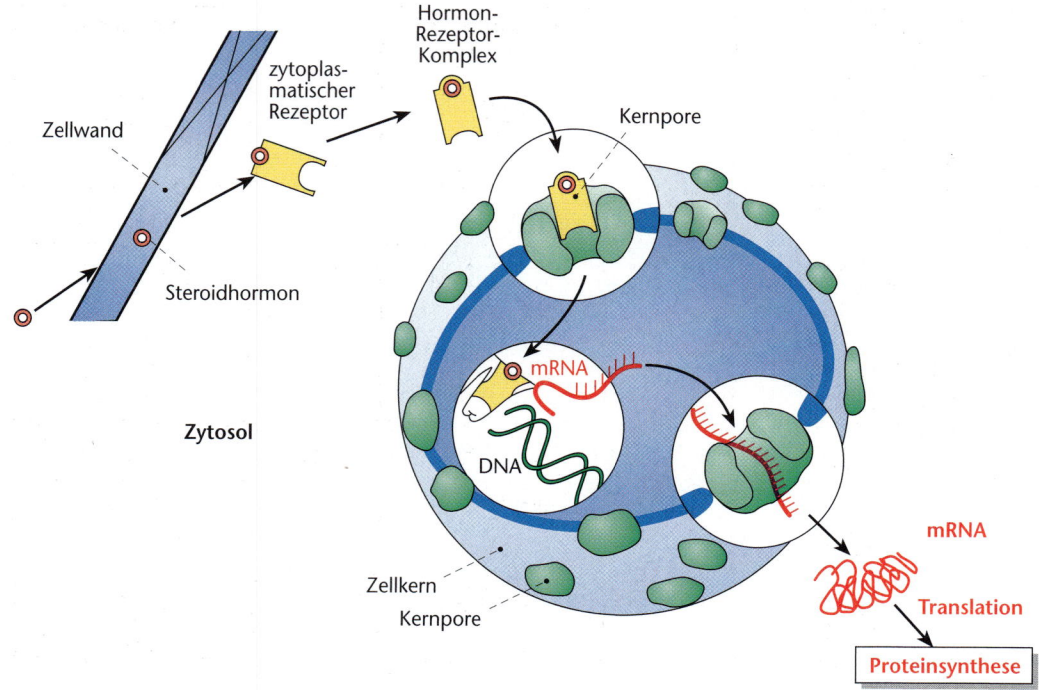

Abb. 10.1 Mechanismus der Hormonwirkung von Steroidhormonen. Nach Bindung an intrazelluläre Rezeptoren erreicht der Hormon-Rezeptor-Komplex durch Kernporen die DNA des Zellkerns, wo er die Transkription der mRNA beeinflusst.

10.1.3 Hormonabbau

- **Peptidhormone** werden überwiegend durch Proteolyse in der Leber und Niere abgebaut.
- Bei den **biogenen Aminen** erfolgt die Inaktivierung durch Desaminierung, Einbau von Methylgruppen (Katecholaminen) oder Dejodierung (Schilddrüsenhormone).
- **Steroidhormone** werden durch Konjugation mit Glucuronsäure oder Sulfat in der Leber wasserlöslich und können im Harn ausgeschieden werden.

10.1.4 Regelkreise

Negative Feedback-Mechanismen

Die hypothalamischen Releasing-Hormone stehen mit den glandotropen Hormonen der Hypophyse und den glandulären Hormonen von Schilddrüse, Nebenniere und Gonaden (Hoden, Ovar) in einem dynamischen Gleichgewicht, welches durch negative Rückkopplung (Feedback) in einem Regelkreis aufrechterhalten wird (☞ Abb. 10.2). Das **Releasing-Hormon** (Freisetzungs-Hormon) des Hypothalamus (z. B. Thyreotropin Releasing hormone) stimuliert das **glandotrope Hormon** der Hypophyse (z. B. Thyreotropin). Dieses fördert die Bildung der **glandulären Hormone** (z. B. Trijodthyronin und Thyroxin). Die glandulären Hormone gelangen auf dem Blutweg zum Hypothalamus und zur Hypophyse und vermindern dort die Freisetzung der Releasing-Hormone (Hypothalamus) und glandotropen Hormone (Hypophyse) über eine Rückkopplungs-Hemmung. So wird Hypothalamus und Hypophyse signalisiert, dass ausreichende Blutspiegel der glandulären Hormone vorliegen.

Wenn die Blutspiegel der glandulären Hormone sinken (z. B. durch Abbau oder Ausscheidung im Harn), nimmt die hemmende Wirkung der glandulären Hormone auf die Produktion der hypothalamischen Releasing-Hormone und auf die glandotropen Hormone der Hypophyse ab, so dass wiederum ein Anstieg der hypothalamischen und hypophysären Hormone die Folge ist. Dadurch steigen die Blutspiegel der glandulären Hormone ebenfalls wieder an.

Positiver Feedback-Mechanismus

Die einzige Ausnahme von diesem negativen Rückkopplungsmechanismus bilden die **Östrogene,** welche bei der Frau ein positives Feedback auf die Freisetzung des luteinisierenden Hormons (LH) ausüben und so den LH-Gipfel zum Zeitpunkt der Ovulation auslösen (☞ Kap. 11.2.1).

10.2 Hypothalamus und Hypophyse

10.2.1 Hypothalamisch-hypophysäres System

Der Hypothalamus ist die zentrale Schaltstelle für die Umsetzung der elektrischen Signaltransduktion des ZNS in eine endokrine Nachrichtenübermittlung. Hypothalamus und Hypophyse bilden hierzu in ihrer funktionellen Einheit die **übergeordnete Zentrale**

10.2 Hypothalamus und Hypophyse

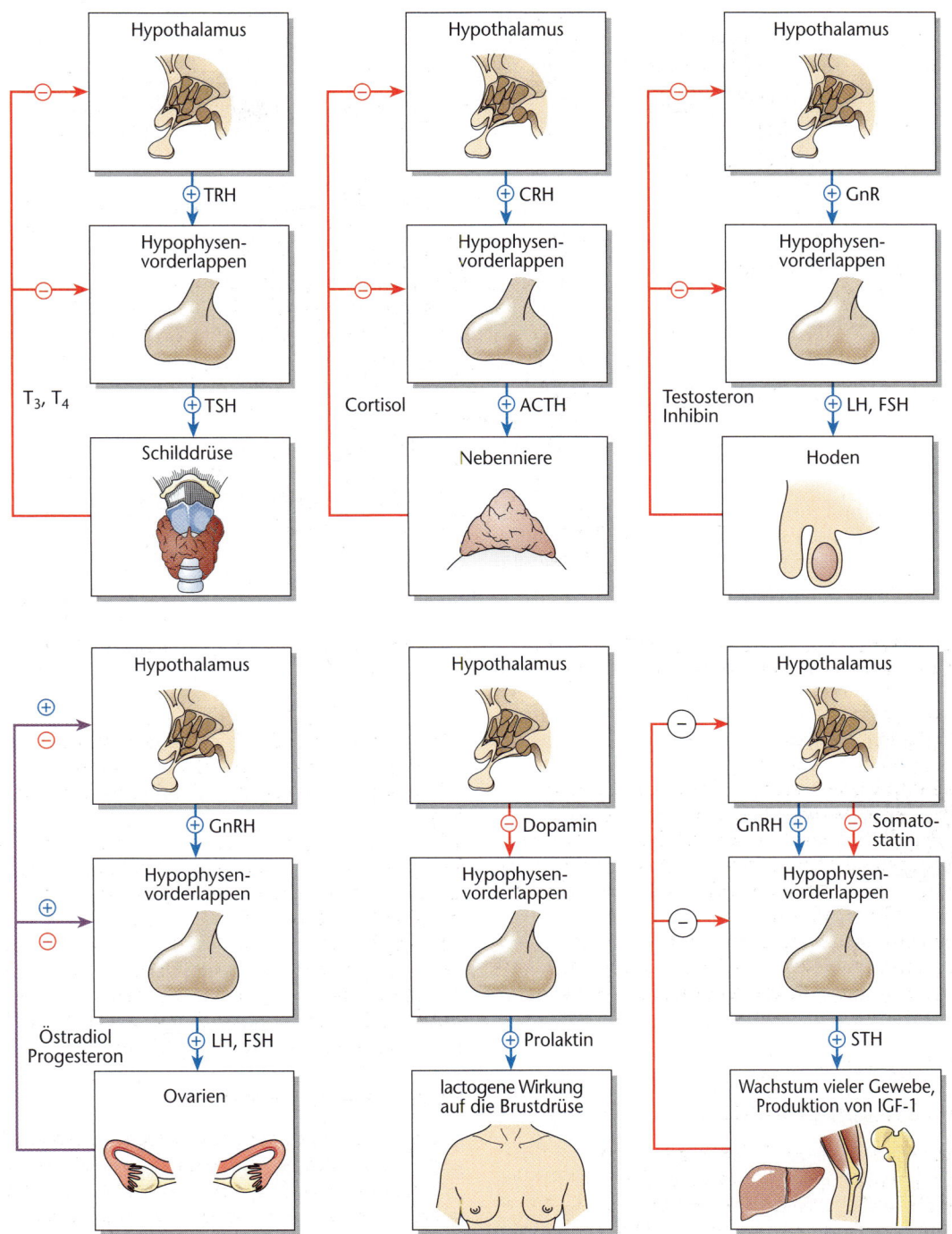

Abb. 10.2 Regelkreis von hypothalamischen Releasing-Hormonen, glandotropen Hormonen der Hypophyse und glandulären Hormonen. Durch negative Rückkopplung entsteht ein dynamisches Gleichgewicht.

des endokrinen Systems. Im Hypothalamus werden in verschiedenen Kerngebieten unter dem Einfluss von Neurotransmittern die **Steuerungshormone** (Releasing- und Inhibiting-Hormone) zur Regulation der Hypophysenvorderlappen-Funktion sowie die beiden **Effektorhormone** Adiuretin (ADH) und Oxytocin gebildet.

Zentrale Vernetzung

Der Hypothalamus kommuniziert über afferente und efferente Bündel mittels elektrischer Signaltransduktion mit zahlreichen Hirnregionen, u.a. dem limbischen System, der Großhirnrinde und der Formatio reticularis. Gleichzeitig verfügen zahlreiche Kerngebiete des Hypothalamus über Hormonrezeptoren und können so endokrine Botschaften empfangen und in das ZNS einbringen. Ein Beispiel hierfür ist das Sättigungsgefühl, das entsteht wenn nach ausreichender Nahrungsaufnahme Hormone aus dem Magen (Ghrelin) und dem Fettgewebe (Leptin) an spezifische Rezeptoren im Hypothalamus binden. Umgekehrt führt psychischer Stress zu einem Anstieg von Hypophysenhormonen (adrenocorticotropes Hormon [ACTH], Wachstumshormon [STH] und Prolactin [PRL]) im Blut, der über die hypothalamischen Steuerungshormone vermittelt wird.

Bildung hypothalamischer Hormone

Die **Releasing-** und **Inhibiting-Hormone** (☞ Tab. 10.1) werden in mehreren Kerngebieten im Hypothalamus **(hypophysiotrope Zone)** gebildet. Die wichtigsten Kerngebiete sind der Nucleus infundibularis und der Nucleus paraventricularis. Die Axone der Hormon-produzierenden Neurone vereinigen sich zum Tractus tuberoinfundibularis, der im Bereich der Eminentia mediana und im Hypophysenstiel an Kapillaren der A. hypophysea superior endet. Die aus den Axonen freigesetzten Hormone werden von den Kapillaren aufgenommen und über den Blutweg an den **Hypophysenvorderlappen** weitergeleitet. Hierzu sammeln sich die Kapillaren zu den Portalgefäßen der Infundibulum-Region, die sich im Hypophysenvorderlappen erneut zu Kapillaren aufzweigen (Pfortadersystem der Hypophyse) und die Steuerungshormone an die Zellen des Hypophysenvorderlappens abgeben.

Eine Unterbrechung der Verbindung zwischen Hypothalamus und Hypophyse führt regelmäßig zu einer Hypophysenvorderlappeninsuffizienz. Lediglich Prolactin steht unter dem überwiegenden Einfluss des inhibierend wirkenden Dopamins und ist daher bei Durchtrennung des Hypophysenstiels oft leicht erhöht.

Die genaue Regulation der Freisetzung von hypothalamischen Releasing- und Inhibiting-Hormonen ist noch weitgehend unbekannt. Da die Releasing-Hormone meist nicht kontinuierlich, sondern pulsierend in periodischen Abständen abgegeben werden (z. B. Gonadotropin-Releasing-Hormon etwa alle 90–120 Minuten, ACTH alle 2–5 Stunden), muss eine noch nicht genau identifizierte „Innere Uhr" die Koordination der einzelnen Neurone steuern.

Hypophyse

Die Hypophyse ist dem Hypothalamus in der Steuerung des Hormonhaushaltes nachgeschaltet. Sie wiegt beim Erwachsenen etwa 0,6 g und besteht entwicklungsgeschichtlich, morphologisch und funktionell aus zwei Bereichen:
- **Hypophysenvorderlappen** (Adenohypophyse)
- **Hypophysenhinterlappen** (Neurohypophyse).

10.2.2 Hypophysenvorderlappen (Adenohypophyse)

Der Hypophysenvorderlappen bildet in spezifischen Zellen unter dem Einfluss der hypothalamischen Steuerungshormone folgende glandotropen Hormone:
- adrenocorticotropes Hormon (ACTH)
- Follikel-stimulierendes Hormon (FSH)
- luteinisierendes Hormon (LH)
- Thyreotropin (TSH)
- Melanozyten-stimulierendes Hormon (MSH)
- Prolactin (PRL)
- Wachstumshormon (STH).

Alle diese Hormone werden direkt an das zirkulierende Blut abgegeben. Bei MSH, PRL und STH handelt es sich um direkt in der Peripherie wirkenden Effektorhormone.

Adrenocorticotropes Hormon (ACTH)

Zirkadiane Rhythmik

ACTH wird in den corticotropen Zellen des Hypophysenvorderlappens unter dem Einfluss von Corticotropin-Releasing-Hormon (CRH) produziert. Die Sekretion des CRH erfolgt episodisch: Etwa alle 2–5 Stunden erfolgt eine größere Sekretionsepisode, die in der Tagesrhythmik die höchsten Werte in den frühen Morgenstunden erreicht. Die Tagesrhythmik folgt dem Hell-/Dunkelzyklus, so dass blinde Menschen keine Tagesrhythmik für CRH aufweisen. Der Jetlag bei Fernreisen ist u.a. auch eine Folge der erst mit mehrtägiger Verzögerung erfolgenden Adaption der CRH-/ACTH-Tagesrhythmik an den neuen Zeitablauf. Externe Reize wie Hypoglykämie, Schmerz, Trauma, Schock und Stress stimulieren die CRH-Sekretion.

Bildung

Mit nur geringer Latenz folgt jedem CRH-Gipfel auch ein ACTH-Anstieg. ACTH entsteht aus dem Prohormon **Pro-Opiomelanocortin (POMC),** welches u.a. die Aminosäuren-Sequenzen etlicher Hormone enthält. Durch Spaltung der Polypeptidkette des Pro-Opiomelanocortins können neben anderen Hormonen adrenocorticotropes Hormon (ACTH) und Melanozyten-stimulierendes Hormon (MSH) entstehen. Die posttranslationale Verarbeitung von POMC erfolgt spezies- und gewebsspezifisch. In der Hypophyse des erwachsenen Menschen wird POMC in äquimolaren Mengen in β-Lipoprotein, ACTH, Verbindungs-Peptid und ein NH_2-terminales Endstück gespalten.

Funktion

Die wichtigste Funktion des adrenocorticotropen Hormons (ACTH) ist die Stimulation der Produktion von **Glucocorticoiden, Androgenen** und (wenn auch nur minimal) von **Mineralocorticoiden** in den Nebennieren.

ACTH bewirkt nach Bindung an seinen spezifischen Rezeptor Melanocortin-Rezeptor 2 (MC-R2) auf der Zellmembran von Zellen der Nebennierenrinde die Stimulation der Steroidogenese in den Nebennieren, insbesondere der Cortisolproduktion, in geringerem Ausmaß der adrenalen Androgen-Produktion und nur sehr gering der Aldosteron-Produktion.

Dieser Prozess wird durch Adenylatcyclase, cAMP-Produktion und Proteinkinase C vermittelt und veranlasst die Transkription von Enzymen der Steroidogenese, vermehrter Lipoprotein-Aufnahme und gesteigerter Durchblutung der Nebenniere. Speziell die Aktivität des Schlüsselenzyms der Steroidbiosynthese, die **20,22-Desmolase** (Umwandlung von Cholesterin zu Pregnenolon) wird durch ACTH gefördert. Stark **vermehrte ACTH-Sekretion** (z. B. bei Morbus Cushing) verursacht eine Hyperplasie der Nebennierenrinde.

Darüber hinaus ist ACTH ein schwacher Stimulator der Melanozyten in der Haut, da es in den ersten 13 Aminosäuren mit der Sequenz des Melanozyten-stimulierenden Hormons übereinstimmt. Es bewirkt bis zu 1 % der Aktivität von α-MSH am Melanocortin-Rezeptor 1 (MC-R1), was sich bei einer gesteigerten Produktion von adrenocorticotropem Hormon (z. B. bei einer primären Nebennierenrindeninsuffizienz, dem sog. Morbus Addsion) als Hyperpigmentierung der Haut zeigt.

Rückkoppelungsmechanismen

ACTH und Cortisol folgen der zirkadianen Rhythmik des CRH, so dass die höchsten Konzentrationen in den frühen Morgenstunden gemessen werden und im Tagesverlauf mit einem kleinen mittäglichen Zwischenhoch abfallen. Der Rückkopplungsmechanismus wird über Glucocorticoide vermittelt. Glucocorticoide inhibieren in der Hypophyse die POMC-Expression und im Hypothalamus die Produktion von CRH. Ferner reagieren Neurone des Hippocampus mit Projektionen in den Hypothalamus auf Glucocorticoide.

Klinik!

Das **Cushing-Syndrom** ist durch **Hypercortisolismus** gekennzeichnet. In den allermeisten Fällen ist dieser auf eine Langzeittherapie mit Glucocorticosteroiden zurückzuführen, also iatrogen verursacht. Neben der primären Form, die meist durch Cortisol-produzierende Nebennierenrindentumoren entsteht, gibt es einige ACTH-abhängige Formen. Beim zentralen Cushing-Syndrom (**Morbus Cushing** im engeren Sinne) kann in den allermeisten Fällen ein ACTH-produzierendes Mikroadenom des Hypophysenvorderlappens verantwortlich gemacht werden. Darüber hinaus gibt es auch noch andere Formen, z. B. die ektope **(paraneoplastische)** Produktion von ACTH in Tumoren (v.a. Bronchial-Ca und Karzinoide). Wichtige klinische **Symptome** sind:
- Umverteilung der Fettdepots (Stiernacken, Vollmondgesicht, Stammfettsucht)
- Adynamie
- Muskelschwund
- diabetogene Stoffwechsellage
- Hypertonie
- Hautatrophie etc.

Melanozyten-stimulierendes Hormon (MSH)

Funktion

In jüngster Zeit ist α-MSH als weiteres Produkt von POMC in den Mittelpunkt intensivster Forschungsaktivität gerückt. Neben seiner seit langem etablierten Funktion als **Stimulator der Hautpigmentierung** – vermittelt über den Rezeptor MC-R1 der Melanozyten – scheint α-MSH eine zentrale Rolle in der **Regulation des Essverhaltens**, der Steuerung der **Nahrungsverwertung** und der Entstehung von **Adipositas** zu spielen (☞ Tab. 10.3).

Inaktivierende Mutationen des POMC verursachen neben der Nebenniereninsuffizienz (ACTH-Mangel) rote Haare (peripherer α-MSH-Mangel) und Adipositas (zentraler α-MSH-Mangel).

Ferner wurde kürzlich bei 4 % aller Patienten mit ausgeprägter Adipositas eine **Mutation des MC-R4** gefunden. α-MSH scheint über den hypothalamischen MC-R4 die Nahrungsaufnahme zu beeinflussen: Die Inaktivierung des Rezeptors in Knock-out-Experimenten verursacht wie die Gabe des endogenen α-MSH-Antagonisten Agouti-related-Protein (AGRP) im Tierversuch Fresssucht (Hyperphagie).

Tab. 10.3 Melanocortin-Rezeptoren (MC-R)

Rezeptor	Ligand	Vorkommen	Funktion
MC-R1	α-MSH	Melanozyten	Pigmentierung
MC-R2	ACTH	Nebenniere	Steroidogenese
MC-R3	α-MSH	Hypothalamus, limbisches System	Steuerung der Nahrungsverwertung?
MC-R4	α-MSH	Hypothalamus	Essverhalten? Stoffwechselaktivität?
MC-R5	α-MSH	Haut	Sebumproduktion

10 Hormonale Regulation

Über den **MC-R3** scheint α-MSH über noch unbekannte Mechanismen die Nahrungsverwertung zu beeinflussen. MC-R3-Knock-out-Mäuse weisen eine erhöhte Fettmasse trotz reduzierter Nahrungsaufnahme auf. Die Einordnung dieser Erkenntnisse in den Zusammenhang mit anderen am Energiehaushalt beteiligten Hormonen (Leptin, Neuropeptid Y) und zur Entstehung von Adipositas ist noch Forschungsgegenstand. Hier sind jedoch in naher Zukunft wesentliche klinisch relevante Ergebnisse zu erwarten.

Eine Übersicht über die Melanocortin-Rezeptoren (MC-R), die zur Superfamilie der G-Protein-gekoppelten Rezeptoren mit sieben transmembranösen Schleifen gehören, gibt Tabelle 10.3.

Hypophysäre Glykoproteine: TSH, FSH und LH

Aufbau und Struktur

Thyreotropin (TSH), Follikel-stimulierendes Hormon (FSH) und luteinisierendes Hormon (LH) sind Glykoproteine, die aus zwei Untereinheiten, den Peptidketten α und β, bestehen, welche nicht-kovalent verbunden sind. Zu dieser Hormongruppe gehört auch Choriongonadotropin (CG), ein Hormon der Plazenta mit biologischer Aktivität wie LH. Die α-Untereinheiten von TSH, FSH, LH und CG sind identisch, lediglich die β-Untereinheiten unterscheiden sich und lösen die unterschiedlichen spezifischen Hormonwirkungen aus.

α- und β-Kette werden von verschiedenen Genen auf unterschiedlichen Chromosomen kodiert. Isolierte Untereinheiten und Homodimere weisen keine biologische Aktivität auf. Die große Ähnlichkeit der Grundstruktur wie auch die hohe Homologie der Aminosäurensequenz und die Organisationsstruktur der Gene macht die phylogenetische Entstehung aller Glykoproteine durch Genduplikation aus einem gemeinsamen Vorläufer-Gen äußerst wahrscheinlich.

Die drei hypophysären Glykoproteine TSH, FSH und LH weisen unterschiedliche Kohlenhydratanteile auf, die einen entscheidenden Einfluss auf die Serum-Halbwertszeit der Hormone nehmen.

FSH und LH sind nicht geschlechtsspezifisch, d. h. FSH und LH sind bei Mann und Frau strukturell identisch.

Das hauptsächlich in der Plazenta gebildete humane Choriongonadotropin (hCG) weist eine enge strukturelle Verwandtschaft mit den drei hypophysären Glykoproteinen TSH, FSH und LH auf: Es besitzt die gleiche α-Untereinheit und seine β-Untereinheit ist der β-Untereinheit von LH sehr ähnlich, so dass LH und hCG fast identische Wirkungen aufweisen.

Der wichtigste **Regulator der TSH-Produktion** ist TRH, das die Produktion der β-Kette des TSH, die Kombination mit der α-Kette und die Sekretion des fertigen TSH stimuliert. TSH folgt dem zirkadianen Sekretionsmuster von TRH mit Pulsen alle 2–4 Stunden, hohen mitternächtlichen Werten und niedrigeren Werten am Nachmittag. Im Blut weist TSH eine Halbwertszeit von etwa 50 Minuten auf.

Funktion

Thyreotropin (TSH) bindet an spezifische TSH-Rezeptoren der Thyreozyten. TSH steigert die thyreoidale Durchblutung und induziert im Thyreozyten die Jodaufnahme, die Jodisation und die Thyroxin-Produktion, die Thyroglobulin-Produktion, -Proteolyse und die Thyroxin-Sekretion. TSH kann auch die Hypertrophie und Hyperplasie von Thyreozyten anregen, so dass lang anhaltende TSH-Überstimulation, z. B. Schilddrüsenhormonresistenz, zur Struma führt.

Die Wirkungen von **FSH** und **LH** werden im Kapitel 11.2.1 (Menstruationszyklus) ausführlich dargestellt.

Wachstumshormon (STH, GH)

Bildung

Die Bildung von Wachstumshormon (Synonym: **somatotropes Hormon, STH** oder **GH**) erfolgt in den eosinophilen Zellen des Hypophysenvorderlappens und wird durch die hypothalamischen Hormone Growth-hormone-Releasing-Hormon (GHRH, fördert die Freisetzung) und Somatostatin (SMS, hemmt die Freisetzung) reguliert.

Somatostatin wird auch in zahlreichen anderen Geweben produziert, insbesondere im Gastrointestinaltrakt und im endokrinen Pankreas. Hier wirkt es parakrin und autokrin inhibitorisch auf die Sekretion gastrointestinaler Hormone, u.a. Glucagon, Insulin, Gastrin, VIP, Somatostatin, Cholecystokinin wie auch auf die Pankreasenzyme. Es vermindert die Durchblutung im Splanchnikusgebiet. Synthetisch hergestellte Analoga von Somatostatin werden sehr erfolgreich zur Behandlung von Hormon-produzierenden Tumoren eingesetzt, z. B. bei Akromegalie und Karzinoiden.

Sekretion

GH wird episodisch (pulsatil) sezerniert, wobei die Sekretionsmaxima nachts erreicht werden. Die GH-Pulse sind eine Folge des Zusammenkommens eines GHRH-Gipfels und eines SMS-Tals. Eine charakteristische Tagesrhythmik fehlt, jedoch sind die Schlafstadien III und IV mit der nachlassenden Aktivität der Hirnrinde mit hohen GH-Pulsen assoziiert. Darüber hinaus führen zahlreiche endogene und exogene Reize zur Stimulation oder Hemmung der GH-Sekretion. Besonders empfindlich reagiert die GH-Sekretion auf Veränderungen des Blutzuckers:

- Ein **Blutzuckerabfall** führt zum Anstieg des Serum-GH, noch bevor eine Hypoglykämie eintritt.
- Umgekehrt supprimiert ein **Anstieg des Blutzuckers** die GH-Sekretion sehr effektiv.

Daher werden der orale Glucosebelastungstest zur Diagnostik eines Wachstumshormon-Exzesses (Akromegalie) und der Insulin-induzierte Blutzuckerabfall zum Nachweis eines GH-Defizits eingesetzt. Aufgrund der pulsatilen Sekretion ist die Bestimmung einzelner GH-Werte aus basalen Blutproben diagnostisch wenig ergiebig.

10.2 Hypothalamus und Hypophyse

Mit zunehmendem Lebensalter sinkt die GH-Produktion. Das Maximum der Sekretion erfolgt in der Pubertät, danach setzt ein kontinuierlicher Rückgang der Produktion ein. Menschen über 60 Jahre weisen nur noch sehr geringe GH-Spiegel im Blut auf. Daher wird der altersassoziierte GH-Mangel gelegentlich in kausalen Zusammenhang mit Alterungsvorgängen gebracht. Hierfür gibt es jedoch keinen gesicherten Beleg.

GH-Rezeptor

Die Wirkungen von GH werden über einen **spezifischen GH-Rezeptor** vermittelt, der von fast allen Geweben exprimiert wird. Der GH-Rezeptor gehört wie der Prolactin-Rezeptor zur Familie der Zytokin-Rezeptoren, die durch eine einzelne transmembranäre Domäne und Homologien in der Aminosäuresequenz gekennzeichnet sind. Die extrazelluläre Domäne kann durch proteolytische Abspaltung in die Zirkulation gelangen und fungiert dann als das GH-Bindungsprotein (GHBP). Wachstumshormon weist eine strenge Artspezifität auf, d. h. Wachstumshormon tierischen Ursprungs wirkt nicht im Menschen, da es nicht an den GH-Rezeptor bindet.

Funktion

Die Wirkungen von GH können in allgemein anabole, wachstumsfördernde Effekte und metabolische Wirkungen getrennt werden.

Die wichtigsten Mediatoren der **wachstumsfördernden Effekte** sind das **Zytokin** (☞ Kap. 2.5.2) und **IGF-I** (Insulin-like growth factor; andere, veraltete Bezeichnung: Somatomedin C), wobei letztlich nicht endgültig geklärt ist, welche Effekte von IGF-I und welche von GH ausgeübt werden. IGF I ist strukturell dem Insulin ähnlich (daher auch die Bezeichnung als Insulin-like growth factor I) und ist im Blut zum größten Teil an ein spezifisches Transportprotein gebunden. IGF-I wird unter dem Einfluss von GH in der Leber produziert, an das Blut abgegeben und wirkt dann an verschiedenen Zielorganen (endokrine Wirkung). Darüber hinaus wird IGF-I auch in vielen anderen Geweben unter dem Einfluss von Wachstumshormon (STH) synthetisiert. Es wirkt direkt auf die umgebenden Gewebe, ohne vorher in die Zirkulation zu gelangen (para- und autokrine Wirkung).

Für das fetale Wachstum scheint GH entbehrlich zu sein, da Neugeborene mit kongenitalem GH-Mangel normalgewichtig sind. Postnatal manifestiert sich allerdings bereits in den ersten Lebensjahren eine Wachstumsretardierung, wenn unzureichend GH vorhanden ist (**„hypophysärer Zwergwuchs"**). Das Längenwachstum der Knochen beruht auf dem synergistischen Effekt von GH und IGF-I. GH bewirkt in der Epiphysenplatte die Differenzierung von Prächondrozyten zu frühen Chondrozyten. Diese sezernieren GH-induziert IGF-I, das auto- und parakrin die klonale Expansion und weitere Differenzierung zu reifen Chondrozyten fördert. Reife Chondrozyten calcifizieren und werden dann in die Metaphyse inkorporiert. Vor Schluss der Epiphysenfugen fördern GH/IGF-I die enchondrale Mineralisation (Längenwachstum), nach der Pubertät das apophysäre und periostale Knochenwachstum (Dickenzunahme).

Gemeinsam mit IGF-I fördert GH das Wachstum zahlreicher weiterer Gewebe: GH stimuliert eine Zunahme der Körperzellmasse, des extrazellulären Wasserbestands, der Muskelmasse und die Größenzunahme innerer Organe (Leber, Milz, Herz) wie auch der Muskulatur. Über die Vermittlung durch IGF-I stimuliert STH die Proteinsynthese und die Zellteilung und fördert so das Wachstum und die Größenzunahme der Organe.

GH/IGF-I wirken anabol, indem sie die DNA-, RNA- und Proteinsynthese und damit die Zellproliferation fördern. Darüber hinaus bewirkt GH eine positive Stickstoffbilanz, steigert die Calcium-Resorption aus dem Darm und erhöht in der Niere die Retention von Natrium und Chlorid, was zu einer Zunahme des intravasalen und interstitiellen Flüssigkeitsvolumens führt.

Nach einmaliger Gabe hat Wachstumshormon eine insulinähnliche Wirkung und senkt den Glucose-Spiegel. Langfristig ist Wachstumshormon dagegen ein **Insulin-Antagonist,** wirkt diabetogen und kann bei Patienten mit vermehrter Wachstumshormon-Produktion **(Akromegalie)** einen Diabetes mellitus induzieren.

Wachstumshormon-Mangel kann dagegen Hypoglykämien verursachen. Vermehrt ausgeschüttet wird STH bei durch Hunger bedingter Hypoglykämie, bei körperlicher Arbeit und im Tiefschlaf.

> **Klinik!**
>
> Das Krankheitsbild der **Akromegalie** ist durch verschiedene sehr eindrückliche Symptome gekennzeichnet. Leitsymptom ist die Akro- und Viszeromegalie, die auf dem GH-Überschuss beruht. Dadurch verändert sich die Physiognomie der Patienten (vergröberte Gesichtszüge, v.a. im Vergleich zu alten Photos!), Hände, Füße und Schädel nehmen an Größe zu ([Hand]schuhe und Hüte passen nicht mehr!), die Zunge wird größer (kloßige Sprache!) und auch innere Organe könne erheblich wachsen.

Die **diabetogene Wirkung** des Wachstumshormons (STH) ist u.a. eine Folge der verminderten Glucoseaufnahme und -verwertung durch das Fettgewebe. Im Fettgewebe steigert STH darüber hinaus die Lipolyse direkt und über eine Sensibilisierung gegenüber dem lipolytischen Effekt der Katecholamine.

Die **metabolischen Effekte** auf den Kohlenhydrat- und Fettstoffwechsel werden überwiegend unmittelbar von GH ausgeübt. Insgesamt sind die Effekte **anabol** und auf einen **Zellzuwachs** ausgerichtet. Entsprechend wirkt GH auf den Eiweißstoffwechsel insulinagonistisch und den Kohlen- und Fettstoffwechsel insulinantagonistisch.

10 Hormonale Regulation

Klinik!

Mangel an GH führt bei Kindern zum **Kleinwuchs** und kann heute durch die Gabe von gentechnologisch hergestelltem GH gut behandelt werden. Die anabolen und metabolischen Effekte von GH sind auch noch für Erwachsene wichtig. Menschen mit **GH-Mangel**, z. B. nach einer Hypophysenoperation, weisen u.a. verminderte Muskelkraft und vermehrte Adipositas auf. Daher werden heute auch Erwachsene mit GH-Mangel mit Wachstumshormon behandelt, benötigen aber im Vergleich zu kleinwüchsigen Kindern nur sehr geringe Dosen an GH. Der **anabole Effekt** wird in der Tiermast zu Erzielung höherer Fleischmengen und missbräuchlich im Leistungssport zur Steigerung des Muskelaufbaus ausgenutzt.

Prolactin (PRL)

Funktion

Das wichtigste Zielorgan von Prolactin (PRL) ist die weibliche Brustdrüse. Hier fördert es die **Milchproduktion,** nicht aber das Wachstum der Brustdrüse. Während der Schwangerschaft wird in Folge der kontinuierlich steigenden Östrogen-Konzentrationen auch eine stetige Zunahme der Prolactin-Serumkonzentrationen beobachtet, die in Kombination mit Östrogenen, Progesteron und Insulin die Entwicklung der Brust fördert. Der abrupte Abfall der Östrogen- und Progesteron-Konzentrationen mit dem Ende der Schwangerschaft erlaubt bei noch erhöhten Prolactin-Konzentrationen den Milcheinschuss.
Während der Lactation führen taktile Stimuli der Mamille (Saugreiz) zum Anstieg der Prolactin-Konzentration im Serum. Hierdurch wird die Milchproduktion während der Stillphase aufrechterhalten. Erhöhte Konzentrationen von Prolactin haben bei Frauen und Männern eine hemmende Wirkung auf das hypothalamische Freisetzungshormon Gonadotropin-Releasing-Hormon (GnRH) und bewirken so eine verminderte Produktion von Follikel-stimulierendem Hormon (FSH) und luteinisierendem Hormon (LH). Dies ist die Ursache der während der Stillphase ausbleibenden Regelblutung (Amenorrhoe).

Klinik!

Aus dem gleichen Grund verursacht ein **Prolactin produzierendes Hypophysenadenom (Prolactinom)** bei Frauen eine Amenorrhoe und bei Männern eine Verminderung der Spermienproduktion bis zur Infertilität sowie einen Testosteron-Mangel, der zu Potenzstörungen und Gynäkomastie führen kann.

Beim Mann hat man noch keine wesentliche physiologische Bedeutung des Prolactins entdeckt, es scheint lediglich die Wirkung des luteinisierenden Hormons (LH) auf die Leydig-Zelle geringfügig zu steigern.

Regulation

Die Prolactinsekretion wird hauptsächlich durch einen **inhibierenden Faktor (Dopamin),** d. h. durch das im Hypothalamus produzierte Dopamin reguliert. Entfällt die hypothalamische „Dopamin-Bremse" (z. B. nach Hypophysenstiel-Durchtrennung), resultiert eine Hyperprolactinämie. **Östrogene stimulieren** die Prolactin-Sekretion, weshalb Frauen etwas höhere Prolactin-Konzentrationen im Serum aufweisen als Männer.
Bei **primärer Hypothyreose,** also einer Störung des Schilddrüsenhormonsystems auf Ebene der Schilddrüse, sind reaktiv TSH- und TRH-Spiegel im Serum erhöht. Da TRH aber neben seiner Wirkung auf das Schilddrüsensystem auch die Prolactin-Freisetzung steigert, finden sich bei primärer Hypothyreose auch **erhöhte Prolactin-Spiegel** im Serum (☞ Abb. 10.3).

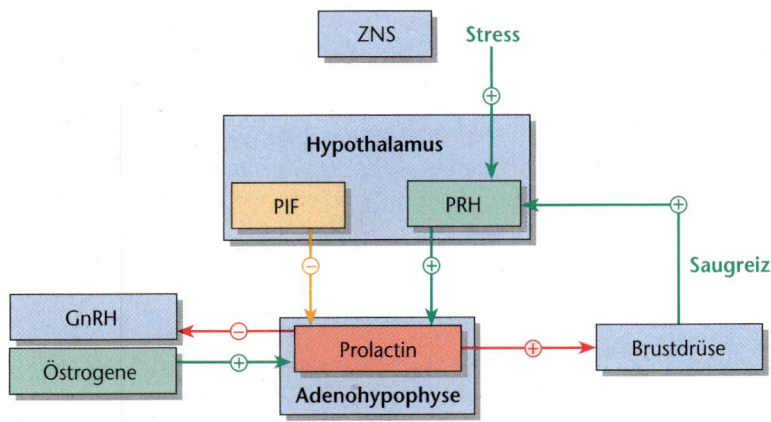

Abb. 10.3 Regulation der Prolactinsekretion. PIF = Prolactin-inhibierender Faktor = Dopamin, GnRH = Gonadotropin-Releasing-Hormon, PRH = Prolactin-Releasing-Hormon(e). Als PRH können TRH, VIP, Angiotensin II und β-Endorphin wirken.

10.2 Hypothalamus und Hypophyse

> **Klinik!**
> Die fast immer gutartigen **Tumoren der Hypophyse** (Adenome) können übermäßig Hormone produzieren und zu typischen klinischen Symptomen führen. So entsteht durch vermehrte Wachstumshormon-Produktion eine Akromegalie mit Wachstum der Körper-„enden" (= Akren: Nase, Ohren, Kinn), Zungenvergrößerung (Makroglossie), Diabetes mellitus, Herzvergrößerung (Kardiomegalie), Leber- und Milzvergrößerung (Hepatosplenomegalie). Da die anderen Hypophysenzellen durch das Adenom allmählich verdrängt werden, besteht oft gleichzeitig eine Insuffizienz der anderen Hypophysenfunktionen (z. B. TSH-Mangel mit Hypothyreose, LH-/FSH-Mangel mit Hypogonadismus).
> Das häufigste Hypophysenadenom ist das **Prolactinom**, das mit der Gabe von Dopamin-Rezeptor-Agonisten (z. B. Bromocriptin) sehr gut behandelbar ist. Bei Frauen verursacht ein Prolactinom Zyklusstörungen und eine Galaktorrhoe, bei Männern Potenz- und Libidoverlust und nur selten eine Galaktorrhoe.

10.2.3 Hypophysenhinterlappen (Neurohypophyse)

Produktion und Sekretion von Adiuretin und Oxytocin

Anatomische Grundlagen

Der Hypophysenhinterlappen, auch Neurohypophyse bezeichnet, ist ontogenetisch und funktionell ein Teil des ventralen Hypothalamus, der durch kaudale Extension anatomisch dorsal der Adenohypophyse liegt. Histologisch besteht die Neurohypophyse aus einem Netzwerk von Kapillaren und nicht-myelinisierten Nervenfasern, die reich an neurosekretorischen Granula sind und mit synapsenähnlichen, kolbigen Auftreibungen an den Kapillaren enden. Die Nervenfasern der Neurohypophyse entstammen dem großzelligen Anteil des Ncl. paraventricularis, die **Adiuretin** (ADH, antidiuretisches Hormon, alte Bezeichnung Vasopressin) und **Oxytocin** (OT) produzieren. Diese Neurohormone gelangen durch intraneuronalen Transport über den Tractus supraoptico-hypophysialis in die Neurohypophyse, werden dort gespeichert und bei Bedarf freigesetzt.

Bildung und Sekretion von Adiuretin und Oxytocin

Im Hypothalamus produzieren spezialisierte Neurone der magnozellulären Kerngebiete in den Nuclei supraopticus und paraventricularis die **strukturell sehr ähnlichen** Hormone Adiuretin und Oxytocin, wobei ein Neuron jeweils nur eines der beiden Hormone produzieren kann. Oxytocin und Adiuretin werden als Bestandteil hochmolekularer Vorläuferformen im Hypothalamus produziert. An **Trägerproteine (Neurophysine)** gebunden werden sie durch die markscheidenlosen bzw. -armen Axone zu den Axon-Endigungen transportiert und dort in Granula gespeichert.

Das Nonapeptid Adiuretin wird zunächst als Bestandteil des 168 Aminosäuren langen **Präprovasopressins** gebildet. Nach Abspaltung des führenden Signalpeptides wird **Provasopressin** in Granula verpackt in den Axonen zur Neurohypophyse transportiert. Noch während des Transports wird Provasopressin durch Enzyme der Granula in drei Peptide gespalten:
- ADH,
- Neurophysin II (92 Aminosäuren) und
- ein vermutlich funktionsloses Glykoprotein.

ADH und Neurophysin II werden in äquimolaren Mengen zeitgleich sezerniert, wobei eine eigenständige Funktion für Neurophysin II noch nicht bekannt ist. Die Sekretion wird durch ein Aktionspotential getriggert, das ausgehend vom Perikaryon die Axone entlang wandert und mit der Depolarisation der Zellmembran einen Calciumeinstrom, die Fusion der Zellmembran mit den sekretorischen Granula und den Ausstoß des Inhalts auslöst.

Adiuretin (ADH)

Funktion

Adiuretin (ADH) ist einer der wichtigsten **Regulatoren des Wasserhaushaltes** und bewirkt in den Nieren eine Steigerung der Rückresorption von Wasser durch Erhöhung der Wasserpermeabilität von distalen Tubuli und Sammelrohren (☞ Kap. 9.2.4). Diese Steigerung der Permeabilität ermöglicht die **Rückresorption von Wasser** aus dem hypotonen Primärharn, wodurch der Urin konzentriert wird (Steigerung der Urinosmolalität). Das rückresorbierte Wasser führt zu einer Steigerung des Plasmavolumens und reduziert hierdurch die Konzentration der im Plasma gelösten Substanzen (Senkung der Plasmaosmolalität).

ADH-Mangel

Ohne ADH sind der distale Tubulus und die Sammelrohre der Niere für Wasser fast vollständig undurchlässig (☞ Kap. 9.2.4), so dass in diesem Fall pro Tag bis zu 25 l eines sehr hypotonen Urins ausgeschieden werden **(Polyurie)**. Der Flüssigkeitsverlust führt zur Aktivierung des Durstzentrums mit einem für den Patienten unerträglichen und kaum stillbaren Durstgefühl, woraus eine **Polydipsie** (übermäßiges Trinken) resultiert. Ist ein Ausgleich des Flüssigkeitsverlustes nicht möglich (Patient bewusstlos oder keine Flüssigkeit verfügbar), verursacht der Mangel an ADH eine **hypertone Dehydratation.**

ADH-Überschuss

Vermehrte Sekretion von ADH oder Überdosierung bei einer Therapie mit Adiuretin oder Analoga führt dagegen zu einer **hypotonen Hyperhydratation** (Hyponatriämie!) mit reduzierter Urinproduktion (☞ Kap. 9.1.3).

Neben dieser Wirkung auf den Wasserhaushalt bewirkt ADH auch eine Kontraktion der glatten Gefäßmuskulatur vor allem im Magen-Darm-Trakt – daher der alte Name Vasopressin.

ADH-Wirkung an der Henle-Schleife

In Abhängigkeit von der Plasmaosmolalität kann die Urinosmolarität zwischen 50 und 1400 mosmol/kg liegen. Die Regulation der Urinosmolarität beruht auf der Interaktion renaler Konzentrationsvorgänge und der Steuerung der Wasserpermeabilität der Sammelrohre durch ADH. Voraussetzung der Wirkung des ADH ist der Aufbau eines hyperosmolaren Interstitiums in Papillennähe durch den Gegenstrommechanismus der Henle-Schleife. Durch Wasserausstrom wird den ADH-regulierten Abschnitten des distalen Konvoluts und den Sammelrohren isoosmolarer Harn zugeführt. Dieser strömt in den Sammelrohren wieder durch das hyperosmolare Interstitium, so dass ein osmotischer Gradient aufgebaut wird. Die Durchlässigkeit der Zellmembran entscheidet daher über die Menge des rückresorbierten Wassers. Darüber hinaus stimuliert ADH im aufsteigenden dicken Ast der Henle-Schleife die Salz-Rückresorbtion durch die Steigerung der Kalium-Kanäle und Cotransporter für Natrium und Chlorid. ADH übt direkt eine Blutdruck-steigernde Wirkung aus, indem es zur Vasokonstriktion der Kapazitätsgefäße in der Haut und im Mesenterialbereich führt.

Wirkmechanismus

Die Wirkung von ADH wird über den Vasopressin-2-Rezeptor (V2-R) vermittelt. Nach Anbinden des ADH an den V2-R steigen intrazellulär cAMP und Calcium an. In weiteren Schritten wird die Produktion und Aktivierung eines spezifischen Wasserkanals, dem Aquaporin 2 (AQP2), stimuliert. AQP2 ist ein komplexes Polypeptid, das Homotetramere mit je sechs transmembranären Domänen bildet. Unter dem Einfluss von ADH wandert präformiertes AQP2 durch einen Mikrotubulus-abhängigen Mechanismus von seiner zytoplasmatischen Position zur Membran und ermöglicht den Wassereintritt in die Zelle. Über weitere Wasserkanäle (AQP3 und AQP4), die nicht von ADH reguliert werden, verlässt Wasser die Zelle auf der dem Interstitium zugewandten Seite. Mutationen im Gen des V2-R (Gen Xq28) oder des AQP2 (Gen 12q13) verursachen einen renalen, ADH-resistenten Diabetes insipidus.

Regulation der ADH-Freisetzung

Die Freisetzung von Adiuretin wird über Osmosensoren im 3. Hirnventrikel (stimulierender Effekt auf die Freisetzung) und die weniger sensitiven Volumensensoren (Dehnungssensoren; inhibierender Effekt auf die Freisetzung) in linkem Vorhof, Karotissinus und Aortenbogen gesteuert. Eine Zunahme der Osmolalität des Blutes oder eine Abnahme des Plasmavolumens steigern die Adiuretin-Sekretion; Überwässerung (erhöhtes Plasmavolumen) und verminderte Osmolalität mindern sie.

Entsprechend der Funktion von ADH, der Regulation der Wasserhomöostase, wird seine Sekretion über die Erfassung des **Blutdrucks** und der gelösten Teilchen (**Osmolalität**) reguliert.

Die Area praeoptica des Hypothalamus verfügt über spezielle Neurone mit **Osmorezeptoren**, die die Osmolalität des Blutes erfassen. Weitere Osmorezeptoren finden sich am Rand des 3. Hirnventrikels. Unterschreitet die Plasmaosmolalität einen Schwellenwert, wird die Sekretion von ADH supprimiert. Ab einer Serum-Osmolalität von 275–290 mosmol/kg (im Mittel 282) nimmt die ADH-Sekretion stetig zu, wobei eine Zunahme der Osmolalität um 1 % zu einer Steigerung der ADH-Plasmakonzentration um etwa 1 pg/ml führt.

Die Messung des intravasalen Blutdrucks erfolgt über **Baro-(Dehnungs-)rezeptoren** in den Vorhöfen und im Aortenbogen. Afferente Fasern leiten die Information über vagale und glossopharyngeale Nerven in die Medulla und von dort weiter in den Hypothalamus. Eine Zunahme der Wandspannung als Ausdruck einer Blutdrucksteigerung supprimiert die ADH-Sekretion. Durchtrennung der Leitungsbahnen führt zu einem raschen Anstieg des Plasma-ADH und des arteriellen Blutdrucks. Die Abnahme des Blutdrucks, z. B. durch einen Blutverlust, reduziert die Wandspannung und damit die Dehnung der Neurone, und mindert die Suppression der ADH-Sekretion, so dass dieses im Plasma ansteigt. Dabei besteht ein exponentielles Verhältnis zwischen dem Blutdruckabfall und dem ADH-Anstieg, so dass leichte Blutdruckabfälle nur eine geringe ADH-Steigerung auslösen, größere Blutdruckabfälle jedoch extrem hohe ADH-Ausschüttungen bewirken können.

Die **Koordination** der unterschiedlichen Einflüsse der Osmo- und Barorezeptoren erfolgt durch die ADH-sezernierenden Neurone. Bei Normotonie oder geringem Blutdruckabfall überwiegt der Einfluss der Osmorezeptoren, so dass die renale Wasserexkretion bei niedrigem Schwellenwert der Osmolalität erhalten bleibt. Bei starkem Blutdruckabfall steigt die ADH-Konzentration extrem an und die Baroregulation überwiegt die Osmoregulation.

Alkohol hemmt die ADH-Freisetzung, so dass ein Teil des morgendlichen „Katers" nach übermäßigem Alkoholkonsum Folge der Exsikkose und Hyperosmolarität aufgrund der zu geringen ADH-Sekretion ist.

> **Merke!**
> **ADH-Wirkung:** Erhöhung der Wasserpermeabilität in distalen Tubuli und Sammelrohren → Steigerung der Wasserrückresorption.

Oxytocin (OT)

Wirkung

Das Gen für Oxytocin (OT) liegt in unmittelbarer Nachbarschaft zum ADH-Gen (20p13) und ist vermutlich durch Genduplikation und -inversion entstanden. Die Struktur des Gens, die Synthese als Präprooxytocin und die posttranslationale Prozessierung einschließlich Bildung des Neurophysins (I) sind identisch zum ADH. Regulation und Wirkung unterscheiden sich jedoch grundlegend vom ADH. Die wichtigsten Wirkungen von OT sind die Kontraktion des Myometriums während der Geburt (**Wehentätigkeit**) und von glatter Muskulatur der Brustdrüse während des Stillens (**Milchejektion**). Beide Wirkungen werden über einen spezifischen Oxytocin-Rezeptor und intrazellulär über die Phosphoinositol-Kaskade vermittelt.

Die Produktion von Oxytocin nimmt bereits in der Schwangerschaft zu, vermutlich induziert durch Östrogen. Allerdings verhindern die hohen Progesteron-Spiegel die Expression der OT-Rezeptoren im Myometrium und somit eine vorzeitige Wirkung von OT. Der Abfall des Progesterons zum Ende der Schwangerschaft initiiert den Beginn der Wehen, zunächst noch ohne einen Anstieg von OT im Plasma. Erst die Kontraktionen des Uterus und die Dehnung der Zervix lösen dann auch eine zunehmende Sekretion von OT aus, dessen Plasmaspiegel bis zur Entbindung dann kontinuierlich ansteigen. Die Grundlage dieses sich **selbst verstärkenden Reflexbogens** ist noch nicht genau geklärt.

Gut geklärt ist hingegen der **Milchausfluss-Reflexbogen**. Saugen an der Mamille führt innerhalb von wenigen Sekunden zum Milchaustritt. Afferente Nerven der Mamille leiten über das Rückenmark und Mittelhirn Signale an den Hypothalamus, die zur sofortigen Sekretion von OT führen. In der Brust führt OT zur Kontraktion myoepithelialer Zellen, die die epithelialen Azini umgeben. Hierdurch wird die Milch in die Milchgänge und zur Mamille gedrückt. Ohne diesen Reflex kann selbst bei voller Brust kein suffizienter Milchfluss erreicht werden.

Klinik!

Therapeutisch wird Oxytocin zur Steigerung der Wehentätigkeit unter der Geburt und zur Verbesserung der Uterusrückbildung nach der Geburt eingesetzt.

Regulation

Die Wirkung von OT ist abhängig vom Spiegel und vom Konzentrationsverhältnis der Steroidhormone Progesteron und Östrogen. Während Östrogene die uterine Ansprechbarkeit auf Oxytocin fördern, hemmen Gestagene diesen Effekt. Somit kann Oxytocin erst während der Geburt, nach Absinken des Progesteronspiegels, auf das Myometrium wehensteigernd wirken. Die Dehnung der Cervix uteri fördert die Freisetzung von Oxytocin.

10.3 Schilddrüse

10.3.1 Wirkungen der Schilddrüsenhormone

Schilddrüsenhormone aktivieren den gesamten Stoffwechsel. Thyroxin (T_4) ist das Prohormon für Trijodthyronin (T_3) und wirkt erst, nach dem es zu T_3 umgewandelt wurde. T_3 ist das aktive, biologisch wirksame Schilddrüsenhormon. Im Einzelnen lassen sich folgende Wirkungen abgrenzen:

- Die Schilddrüsenhormone Trijodthyronin (T_3) steigert dosisabhängig den **Energieumsatz.** Dieser auch als **kalorigene Wirkung** bezeichnete Effekt ist eine Folge der Steigerung des intrazellulären ATP-Verbrauchs. Den Hauptanteil am vermehrten ATP-Bedarf hat dabei die Stimulierung der Na^+-K^+-Pumpe von Zellmembranen, die unter Energieverbrauch Natrium aus der Zelle herauspumpt. Da der passive Einstrom des Natriums allerdings ebenfalls zunimmt, bleibt trotz vermehrter Aktivität der Natriumpumpe der intrazelluläre Natriumgehalt konstant. Die kalorigene Wirkung tritt erst Stunden bis Tage nach Gabe von Schilddrüsenhormonen auf.
- Auf den **Kohlenhydratstoffwechsel** wirken die Schilddrüsenhormone glykogenolytisch, indem sie den Glykogengehalt in der Leber durch vermehrten Abbau senken, und gluconeogenetisch durch eine gleichzeitige Steigerung der hepatischen Glucoseproduktion. Trijodthyronin (T_3) ist somit ein milder Insulin-Antagonist.
- Vergleichbare Wirkungen üben Schilddrüsenhormone auf den **Fettstoffwechsel** aus: Durch Mobilisation von Fetten aus dem Fettgewebe wirken sie lipolytisch. Letztendlich dient die Beeinflussung des Kohlenhydrat- und Fettstoffwechsels der Bereitstellung von Energieträgern zum Verbrauch im Rahmen des kalorigenen Effektes.
- Physiologische Schilddrüsenhormon-Konzentrationen führen im **Proteinstoffwechsel** zu einer positiven Stickstoffbilanz und sind somit anabol. Erhöhte Schilddrüsenhormon-Konzentrationen sind dagegen katabol und fördern den Proteinabbau.
- Die Schilddrüsenhormone steigern die Ansprechbarkeit der Gewebe auf **Katecholamine.** Da die Katecholamine ebenfalls den Grundumsatz, die Glykogenolyse und die Lipolyse steigern, wird der Effekt der Schilddrüsenhormone hierdurch verstärkt.

Seine Wirkung entfaltet T_3 nach Aufnahme in die Zielzelle über Stimulation der Proteinsynthese im Zellkern (☞ Kap. 10.1.2).

Entsprechend den Stoffwechselwirkungen der Schilddrüsenhormone weist eine **Schilddrüsenüberfunktion** (Hyperthyreose) folgende Symptome auf: Gewichtsverlust trotz vermehrter Kalorienzufuhr, Tachykardie, feinschlägiger Fingertremor, leicht erhöhte Körpertemperatur mit vermehrtem Schwitzen, Nervosität, Schlafstörungen und innere Unruhe.

Eine **Schilddrüsenunterfunktion** (Hypothyreose), wie sie z. B. bei schwerem Jodmangel entstehen kann, hat die gegenteiligen Merkmale: Gewichtszunahme, Bradykardie, Müdigkeit, Lethargie, Depression, blasse trockene Haut, struppiges, sprödes Haar.

10.3.2 Regulation der Schilddrüsenfunktion

Das hypophysäre Thyreotropin (TSH) stimuliert in den Epithelzellen der Schilddrüsenfollikel die Jodaufnahme aus dem Blut und die Synthese von Thyreoglobulin sowie der Schilddrüsenhormone Thyroxin (T_4) und Trijodthyronin (T_3). Auch die Abgabe von Thyroxin und Trijodthyronin an das Blut nimmt unter TSH-Einfluss zu. Thyroxin und Trijodthyronin üben auf Hypothalamus und Hypophyse eine **negative Rückkopplung** (Feedback) aus und hemmen die Freisetzung von Thyreotropin (TSH), so dass durch diesen Regelkreis normale Blutkonzentrationen von Thyroxin und Trijodthyronin gewährleistet sind (Zustand der **Euthyreose**).

10.3.3 Synthese und Transport der Schilddrüsenhormone

Jodination

Über den **Jodfangmechanismus** der Schilddrüse wird Jodid durch aktiven Transport entgegen einem Konzentrationsgefälle aus dem Blut in die Zelle aufgenommen **(Jodination)**. Dies erfolgt mit Hilfe eines unter dem Einfluss von TSH produzierten speziellen Proteins der Zellmembran, dem **Natrium-Jodid-Symporter**. Der Natrium-Jodid-Symporter transportiert in einem Energie-verbrauchenden Mechanismus gegen das Konzentrationsgefälle Jodid aus dem Blut in den Thyreozyten.

Jodisation

Intrazellulär wird Jodid zunächst durch das spezifische Enzym **Thyreozyten-Peroxidase** oxidiert und dann durch die Jodtransferase an die Aminosäure Tyrosin angelagert **(Jodisation)**. Hierbei sind die Tyrosin-Moleküle an das Polypeptid Thyreoglobulin gebunden, ein sehr großes Protein mit vielen reaktionsbereiten Tyrosinradikalen. Anschließend kondensieren je zwei jodierte Tyrosinreste miteinander und bilden Thyroxin (Tetrajodthyronin, T_4). Thyreoglobulin wird dann durch Exozytose aus den Schilddrüsenzellen in den Schilddrüsenfollikel ausgeschleust und dort gespeichert.

Freisetzung

Die Follikel sind vollständig von Schilddrüsenzellen umgeben und enthalten Kolloid, in dem Thyreoglobulin gespeichert wird. Zur Freisetzung der Schilddrüsenhormone wird das Thyreoglobulin aus dem Follikel mittels Endozytose wieder in die Schilddrüsenzelle aufgenommen und zur Basalmembran transportiert. Dort wird das Thyreoglobulin-Trägermolekül durch lysosomale Enzyme abgespalten, so dass freies Thyroxin und Trijodthyronin (T_3) im Verhältnis 10–20 : 1 an das Blut abgegeben werden. T_3 entsteht aus T_4 durch Mono-Dejodierung am Phenolring und ist das biologisch wirksame Schilddrüsenhormon. T_4 ist biologisch weitestgehend unwirksam und das durch Mono-Dejodierung am Tyrosinring entstehende reverse T_3 (rT_3) gänzlich unwirksam.

Proteinbindung

Im Blut sind Thyroxin (T_4) und Trijodthyronin (T_3) zu über 99 % an das Transportprotein **Thyroxin-bindendes Globulin (TBG)** gebunden und damit biologisch unwirksam. Nur 0,03 % des T_4 und 0,3 % des T_3 liegen in ungebundener biologisch aktiver Form im Blut vor. Die Halbwertszeit im Blut von T_4 beträgt 190 Stunden, die von T_3 19 Stunden.

Dejodierung

Nur 10–20 % des im Blut vorhandenen Trijodthyronins (T_3) entstammen direkt der Schilddrüse, 80–90 % des T_3 entstehen in der Körperperipherie durch die Mono-Dejodierung von Thyroxin (T_4). Das Enzym **Dejodase** kommt fast in jedem Gewebe vor. Insofern stellt Thyroxin das ständig im Blut zirkulierende Prohormon (Hormonvorstufe) für Trijodthyronin dar, aus dem sich jedes Organ dann bedarfsgerecht selbst durch Dejodierung das aktive T_3 herstellt. Dies erklärt auch, warum bei Schilddrüsenüberfunktionen mit erhöhten zirkulierenden Mengen von T_4 die klinische Symptomatik sehr variabel sein kann. Manche Organe können sich dem Druck des anflutenden T_4 entziehen, indem sie nur wenig dejodieren und in aktives T_3 umwandeln, anderen Organen gelingt die Reduktion der Dejodase weniger gut.

Inaktivierung

Die Inaktivierung von T_3 erfolgt durch weitere Dejodierung in der Leber und Niere. Das freigesetzte Jod wird wieder dem Einbau in der Schilddrüse zugeführt.

> **Klinik!**
> Aufgrund des endemischen Jodmangels in Deutschland sind gutartige Vergrößerungen der Schilddrüse **(Kropf, Struma)** infolge einer Anpassungshypertrophie und -hyperplasie sehr häufig. Dies ist eine unmittelbare Folge des **Jodmangels**, da Jodid antiproliferative Wirkungen auf Schilddrüsenzellen ausübt. Im fortgeschrittenen Strumastadium bilden sich Knoten, die autonom (TSH-unabhängig) Schilddrüsenhormon produzieren und eine Hyperthyreose auslösen können.

10.4 Nebenniere

Die Nebennieren sind paarig angelegte Organe, die den oberen Nierenpolen aufliegen. Sie sind funktionell und anatomisch in zwei Abschnitte zu unterteilen, die phylogenetisch unterschiedlichen Ursprungs sind:

- Nebennierenrinde (90 % der Nebennierengröße)
- Nebennierenmark (10 %).

Die Funktionen des Nebennierenmarks werden in Kap. 14.2.6 (Vegetatives Nervensystem) besprochen.

10.4.1 Nebennierenrinde

Die Nebennierenrinde produziert die Steroidhormone **Glucocorticoide**, **Mineralocorticoide** und **Androgene**. Ein vollständiger Ausfall der Nebennierenrindenfunktion ist nicht mit dem Leben vereinbar. Die Nebennierenrinde wird histologisch in drei Schichten gegliedert. Jeder dieser Schichten ist die Produktion eines Typs der Steroidhormone zugewiesen: **Mineralocorticoide** werden in der Zona glomerulosa, **Glucocorticoide** in der Zona fasciculata und **Androgene** in der Zona reticularis gebildet. In geringem Ausmaß wird auch Progesteron von der Nebennierenrinde gebildet. Die Produktion der Androgene und Glucocorticoide steht unter dem Einfluss von ACTH, wohingegen das Renin-Angiotensin-System die Produktion der Mineralocorticoide reguliert.

Mineralocorticoide

Wirkung der Mineralocorticoide

Das wichtigste Mineralocorticoid ist **Aldosteron**, einer der entscheidenden Regulatoren des Elektrolythaushaltes. Hauptzielorgan von Aldosteron ist die Niere, wo es die aktive Rückresorption von Natrium aus dem distalen Konvolut und den Sammelrohren und die Sekretion von Kalium und Protonen bewirkt (☞ Kap. 9.2.4). Die Rückresorption von Na$^+$ ist mit dem passiven Rückstrom von Wasser in das Interstitium verbunden.

Die Rückresorption des Na$^+$ aus dem Tubuluslumen führt zur Ausbildung einer Potentialdifferenz zwischen Tubuluslumen (negativ) und Interstitium (positiv). Zum Ausgleich der Potentialdifferenz strömt K$^+$ aus dem Interstitium in das Tubuluslumen. Die Sekretion von H$^+$ in das Tubuluslumen wird durch die Potentialdifferenz ebenfalls gefördert, jedoch ist die Sekretion von H$^+$ im Gegensatz zum K$^+$ nicht auf die Potentialdifferenz angewiesen.

- **Mangel an Aldosteron** führt zu Hyponatriämie, Hypovolämie (mit daraus resultierender Hypotonie), Hyperkaliämie und metabolischer Azidose.
- **Vermehrte Aldosteronwirkung,** z. B. durch ein Aldosteron-produzierendes Nebennierenadenom (Conn-Syndrom) verursacht die gegenteiligen Symptome: Hypernatriämie, Hypervolämie, Hypertonie, Hypokaliämie und Alkalose.

> **Merke!**
> **Aldosteron-Wirkung:**
> - Rückresorption von Na$^+$
> - passiver Rückfluss von H$_2$O, der Rückresorption von Na$^+$ folgend
> - Sekretion von K$^+$ und H$^+$.

Regulation der Mineralocorticoide

Die Produktion von Aldosteron wird im Wesentlichen im Rahmen des Renin-Angiotensin-Aldosteron-Systems und durch die Plasmakonzentration von Natrium- und Kalium-Ionen reguliert, wobei **Angiotensin II** und **Kalium** die wichtigsten Stimuli für die Freisetzung von Aldosteron sind.

Schon geringe Änderungen der Kalium-Konzentration im Blut beeinflussen durch eine direkte Wirkung auf die Zellen der Zona glomerulosa die Aldosteron-Produktion. Eine Erhöhung der Kalium-Konzentration steigert, eine Erniedrigung senkt die Aldosteron-Produktion.

ACTH hat nur einen geringen und klinisch nicht bedeutsamen Effekt auf die Aldosteron-Produktion. Daher müssen bei Ausfall der Hypophysenfunktion mit Mangel an ACTH lediglich Glucocorticoide, nicht jedoch Mineralocorticoide verabreicht werden.

Renin-Angiotensin-Aldosteron-System

Das Renin-Angiotensin-Aldosteron-System ist ein System hintereinander geschalteter Hormone, welches eines der wichtigsten Regulatoren des Blutdruckes ist (☞ Abb. 10.4, ☞ Kap. 4.2.3). Das von den Endothelzellen der Vasa afferentia in den Glomerula der Nieren gebildete Hormon **Renin** ist ein proteolytisches Enzym und wandelt das α$_2$-Glykoprotein Angiotensinogen in **Angiotensin I** um.

Das Dekapeptid Angiotensin I wird durch das im Blut und der Lunge vorhandene **Angiotensin-Converting-Enzym (ACE)** zum Oktopeptid **Angiotensin II**. Die Halbwertszeit des Angiotensin II, das von Angiotensinasen im Blut abgebaut wird, liegt bei etwa einer Minute. Angiotensin II weist eine Vielzahl von Wirkungen auf, die alle dem Ziel dienen, den Blutdruck zu erhöhen, und die es über eine Bindung an Angiotensin-Rezeptoren der Zellmembranen erreicht. Die wichtigsten Effekte von Angiotensin II sind:

- Steigerung der Aldosteron-Produktion
- Vasokonstriktion der Arteriolen mit kräftiger Steigerung des peripheren Gefäßwiderstands
- Verminderung des renalen Blutflusses und der glomerulären Filtrationsrate
- Freisetzung von Adiuretin
- Auslösung von Durstgefühl.

Daneben hemmt Angiotensin II über einen Rückkopplungsmechanismus die Ausschüttung von Renin.

> **Klinik!**
> Medikamente mit hemmender Wirkung auf das Angiotensin-Converting-Enzym (ACE-Hemmer) senken die Konzentration von Angiotensin II und haben sich daher in der **Therapie der arteriellen Hypertonie** als sehr erfolgreich erwiesen.

10 Hormonale Regulation

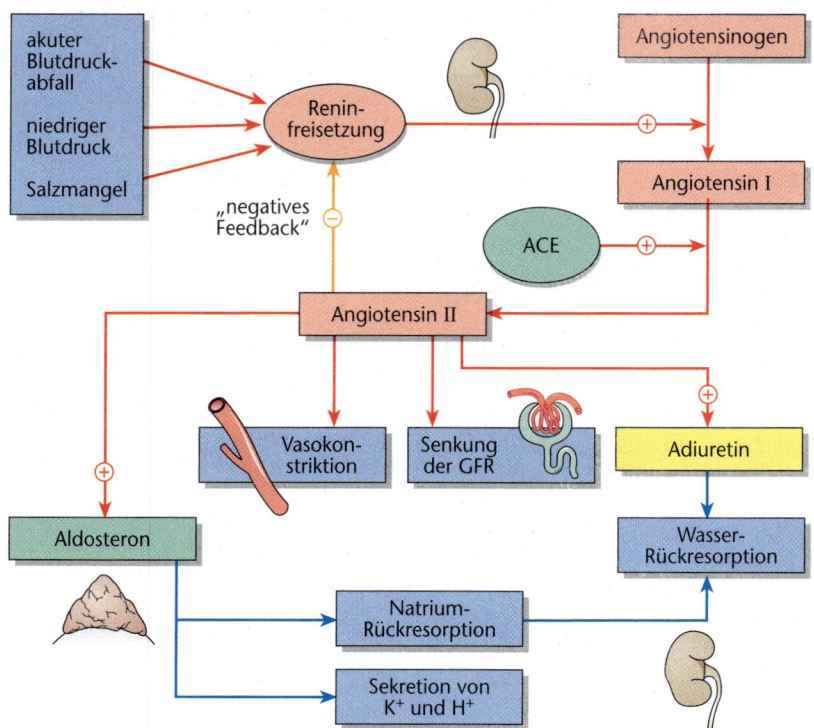

Abb. 10.4 Regulation und Wirkungen des Renin-Angiotensin-Aldosteron-Systems. Niedriger Blutdruck, Blutdruckabfall (z. B. beim Aufrichten aus dem Liegen), Salzmangel und Stimulation durch Sympathomimetika fördern die Freisetzung von Renin. Dies setzt eine Kaskade von enzymatischen Umwandlungen in Gang, die schließlich durch die Hormone Angiotensin II, Aldosteron und Adiuretin Blutdruck-steigernd wirken. Angiotensin II begrenzt diese reaktive Blutdrucksteigerung durch ein negatives Feedback auf Renin. Außerdem reguliert der Erfolg (oder Misserfolg) der Maßnahmen die Freisetzung von Renin: Wenn der Blutdruck steigt, entfällt der stimulierende Einfluss des niedrigen Blutdrucks auf die Freisetzung von Renin. ACE = Angiotensin-Converting-Enzym; GFR = glomeruläre Filtrationsrate.

Regulation der Reninsekretion

Die Sekretion von Renin wird durch den intravasalen Blutdruck reguliert. **Renale Drucksensoren (Barosensoren)** werden durch erniedrigten Blutdruck aktiviert und führen zur Freisetzung von Renin. Ein niedriger Blutdruck kann z. B. hinter einer Nierenarterienstenose oder einer Aortenisthmusstenose herrschen, aber auch durch starken Blutverlust verursacht sein. Auch Mangel an Salz (NaCl) im Blut fördert über einen noch nicht genau bekannten intrarenalen Mechanismus (tubuloglomeruläres Feedback, ☞ Kap. 9.2.2) die Freisetzung von Renin.
Ein direkter Einfluss des zentralen Nervensystems auf die Renin-Sekretion wird über sympathische Nervenfasern vermittelt, die im juxtaglomerulären Apparat und an den Vasa afferentia enden. Von ihnen freigesetztes Noradrenalin löst über eine Aktivierung von β_1-Rezeptoren ebenfalls eine Reninfreisetzung aus.

Merke!
RR ↓ → Renin ↑ → Angiotensin ↑ → Aldosteron ↑ → RR ↑.

Glucocorticoide

Das wichtigste Glucocorticoid ist das **Cortisol.** Es existieren noch einige weitere natürliche Glucocorticoide, die aber physiologisch von untergeordneter Bedeutung sind. Dagegen haben eine Vielzahl synthetischer Glucocorticoide mit zum Teil der 100fachen Wirkstärke des natürlichen Cortisols eine wesentliche Bedeutung in der klinischen Medizin erlangt.

Wirkung

Glucocorticoide wurden nach ihrer Wirkung auf den Kohlenhydratstoffwechsel benannt, beeinflussen aber auch andere Bereiche des Stoffwechsels:
- Sie steigern die **Gluconeogenese** durch Neubildung von Glucose aus Aminosäuren. Die so entstandene Glucose wird teils als Leberglykogen gespeichert, teils an das Blut abgegeben, so dass der Blutzuckerspiegel steigt, wodurch die Glucocorticoide insulinantagonistisch wirken.
- Die Blutzucker-steigernde Wirkung beruht darüber hinaus auf einer durch Glucocorticoide bedingten **verminderten Glucoseaufnahme in die Zellen,** insbesondere des Fettgewebes.
- Im **Muskel** werden als Wirkung der Glucocorticoide Proteine abgebaut und Aminosäuren für die Gluconeogenese bereitgestellt. Hier wirkt Cortisol

also **katabol** und verursacht eine **negative Stickstoff-Bilanz.** Dies wirkt sich klinisch aber erst bei pathologisch erhöhten Glucocorticoid-Konzentrationen im Blut aus, wodurch dann allerdings eine ausgeprägte **Muskelschwäche** (Adynamie) entstehen kann.
- Der katabole Effekt führt in den Knochen zu einem verstärkten Abbau von Knochensubstanz: **Osteoporose.**
- Glucocorticoide wirken direkt **lipolytisch** und steigern die Konzentration von Fettsäuren und Lipoproteinen im Blut. Diese Wirkung wird zum einen durch die reduzierte Glucoseaufnahme in Fettzellen erzielt.
- Zum anderen ist sie Folge einer Verstärkung der lipolytischen Effekte von Katecholaminen, indem die Glucocorticoide die Ansprechbarkeit des Fettgewebes auf Adrenalin und Noradrenalin erhöhen.
- Diese Wirkungsverstärkung der Katecholamine durch Glucocorticoide gilt auch für die Katecholamin-Wirkungen im **Gefäßsystem:** Bei akuter Nebennieren-Unterfunktion mit ausgeprägter Hypotonie wirken die Katecholamine erst blutdrucksteigernd, nachdem Glucocorticoide gegeben wurden und die Gefäße auf diese Weise für Katecholamine sensibilisiert wurden.
- Glucocorticoide wirken **antientzündlich, antiallergisch** und **immunsuppressiv.** Sie üben einen hemmenden Effekt auf Lymphozyten aus, indem sie deren Zellteilung verlangsamen, die Immunantwort unterdrücken und die Antikörperbildung reduzieren. Über eine Hemmung der Phospholipase A_2 reduzieren Glucocorticoide auch die Prostaglandinsynthese.

Klinik!
Die **immunsuppressive Wirkung der Glucocorticoide** wird insbesondere bei Organtransplantationen (Abstoßungsreaktion) und Autoimmunerkrankungen (Bildung von Antikörpern gegen körpereigenes Gewebe) ausgenutzt.

Regulation
Den wichtigsten Sekretionsreiz für Glucocorticoide stellt das in der Hypophyse gebildete **adrenocorticotrope Hormon (ACTH)** dar, welches das Schlüsselenzym der Steroidogenese, die 20,22-Desmolase, aktiviert. Diese ist für den entscheidenden Schritt in der Biosynthese von Glucocorticoiden, die Umwandlung von Cholesterin zu Pregnenolon, verantwortlich.
Die Freisetzung von ACTH selbst wird durch das hypothalamische **Corticotropin-Releasing-Hormon (CRH)** gefördert und gesteuert. CRH unterliegt wichtigen Einflüssen höher gelegener Strukturen, die z. B. psychischen und physischen Stress in eine vermehrte CRH-Sekretion umsetzen. Bei einigen psychischen Erkrankungen (z. B. Depression) besteht aufgrund dieser Zusammenhänge eine vermehrte Freisetzung von CRH und ACTH.

Entsprechend der **zirkadianen Rhythmik** des CRH, der dann ACTH und Cortisol folgen, sind die Cortisol-Blutspiegel in den Morgenstunden am höchsten und fallen mit einem kleinen „Zwischenhoch" zum Abend hin ab.
Glucocorticoide üben ein **negatives Feedback** auf Hypothalamus und Hypophyse aus und hemmen die Freisetzung von CRH und ACTH.

Merke!
Glucocorticoidwirkungen:
- Gluconeogenese ↑
- Glykogenspeicherung ↑
- verminderte Glucoseaufnahme in die Zellen → Glucosespiegel im Blut ↑
- gesteigerte Lipolyse → freie Fettsäuren im Blut ↑
- gesteigerte Proteolyse in Muskelzellen → negative Stickstoff-Bilanz
- Hemmung von Lymphozyten und Prostaglandinsynthese → Immunsuppression, antientzündliche Wirkung
- Verstärkung der Katecholaminwirkung.

Androgene der Nebenniere
Das wichtigste in der Nebeniere produzierte Steroid mit überwiegend androgener Wirkung ist **Dehydroepiandrosteron (DHEA),** ein phylogenetisch junges Hormon, das nur bei Primaten in relevanten Mengen sezerniert wird. Die Produktion von DHEA wird durch das adrenocorticotrope Hormon (ACTH) stimuliert. DHEA wird sulfatiert im Serum transportiert (DHEA-S) und ist bei Frauen zusammen mit Androgenen aus den Ovarien ab der Pubertät für die Ausprägung der Körperbehaarung verantwortlich. In physiologischen Konzentrationen führt dies zum Wachstum der Scham- und Achselbehaarung.
Erhöhte Konzentrationen, z. B. bei Nebennierenadenomen mit übermäßiger DHEA-Produktion, wird auch das Wachstum von Körperhaaren an anderen Stellen (z. B. Bart, Brust und Bauch) gefördert. Dies wird als **Hirsutismus** (männliche Behaarung bei einer Frau) bezeichnet. Ferner löst eine Hyperandrogenämie bei Frauen **Zyklusstörungen** (z. B. Amenorrhoe) aus.
Da DHEA ein im Vergleich zum Testosteron sehr schwaches Androgen ist, ist es beim Mann ohne bekannte Wirkung, zumal auch ein eigener Rezeptor für DHEA nicht identifiziert worden ist. Ab dem 30. Lebensjahr lässt die DHEA-Produktion allmählich nach, so dass bei alten Menschen nur noch in geringen Mengen an DHEA zirkulieren. Der nachlassenden Produktion von DHEA werden in unwissenschaftlichen Publikationen immer wieder nachteilige Auswirkungen auf den Alterungsprozess zugeschrieben. Hierfür gibt es keinen gesicherten wissenschaftlichen Beleg. Daher ist die zunehmende Anwendung von DHEA zur Nahrungsergänzung ohne rationale Grundlage.

10 Hormonale Regulation

10.4.2 Nebennierenmark
☞ Kap. 14.2.6

10.5 Calcium-Haushalt

Der großen Bedeutung von ausreichenden – also weder zu stark erhöhten noch erniedrigten – Calciumspiegeln im Serum für eine unbeeinträchtigte Funktion des zentralen Nervensystems, der neuromuskulären Erregbarkeit und zahlreicher anderer Zellfunktionen wird durch eine besonders fein abgestimmte Regulation des Calcium-Haushalts Rechnung getragen. Eine **Verminderung des Calcium-Serumspiegels** kann Muskelkrämpfe verursachen, die unbehandelt über eine Dauerkontraktion der Kehlkopf- und Atemmuskulatur zum Tod führen können. Umgekehrt rufen schon **leicht erhöhte Calciumspiegel** im Blut neurologische und psychiatrische Symptome (z. B. Verlangsamung, verwaschen Sprache, Depression, Verwirrtheit) vor; bei einer **stärkeren Hypercalcämie** kommt es zu Lähmungen, die, wenn sie die Atemmuskulatur betreffen, ebenfalls tödlich sein können. Daher wird die Blutkonzentration des Calciums in einem sehr engen Rahmen konstant gehalten.

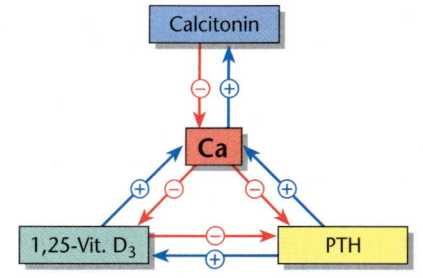

Abb. 10.5 Regulation des Calcium-Spiegels im Blut durch Calcitonin, Parathormon und 1,25 (OH)$_2$-Vitamin D$_3$.

Regulation

Drei Hormone steuern die Calciumhomöostase durch die Beeinflussung der Calciumaufnahme aus dem Darm, der Freisetzung oder Einlagerung von Calcium in den Calciumspeicher Knochen und die Calciumausscheidung durch die Nieren:
- Parathormon
- Calcitonin
- 1,25-Dihydroxycholecalciferol (= 1,25 (OH)$_2$-Vitamin D$_3$, ☞ Abb. 10.5, Abb. 10.6 und Tab. 10.4).

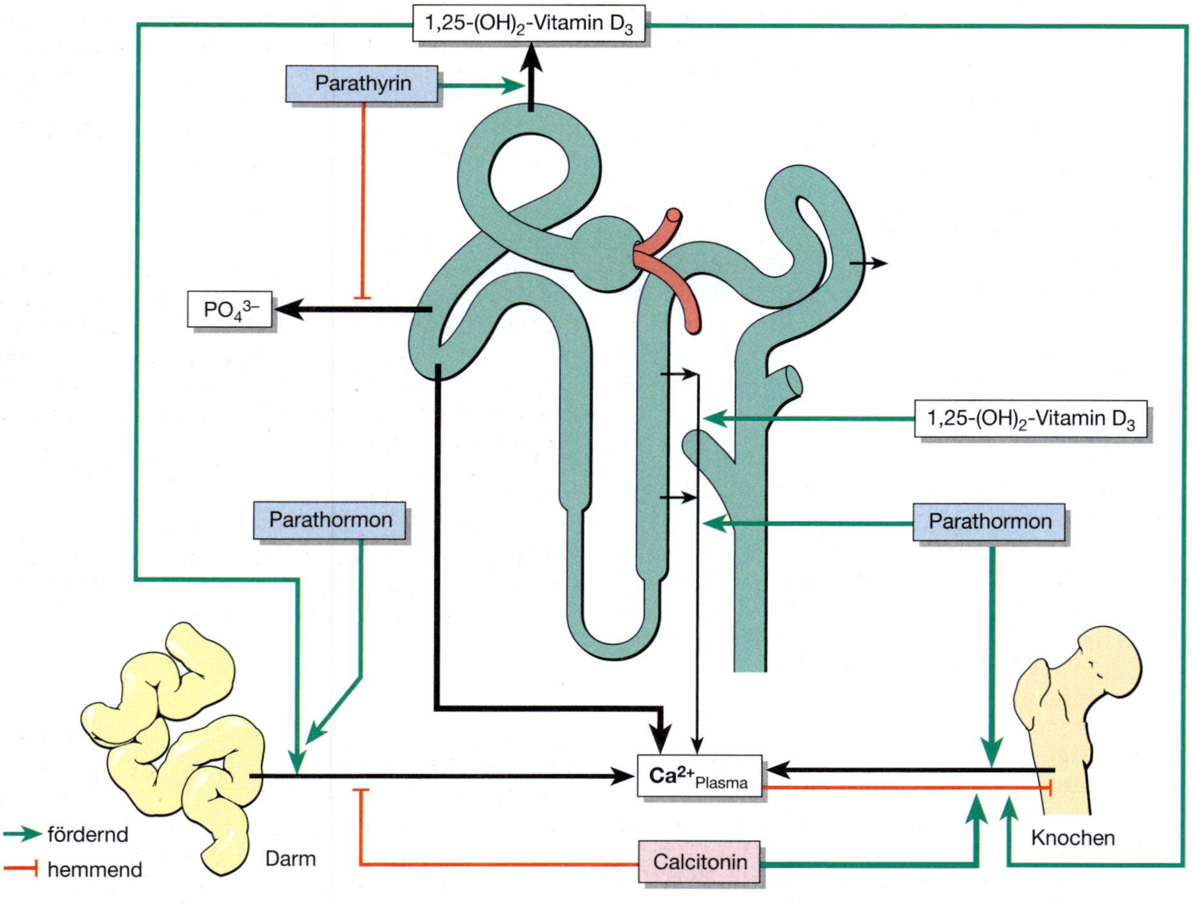

Abb. 10.6 Zusammenspiel der verschiedenen Hormone und Organsysteme bei der Calcium-Homöostase.

10.5 Calcium-Haushalt

Tab. 10.4 Wirkungen der drei wichtigsten Regulatoren der Calciumhomöostase. Ca = Calcium, P = Phosphat

Hormon	Blutspiegel		renale Reabsorption		Freisetzung aus Knochen		enterale Resorption	
	Ca	P	Ca	P	Ca	P	Ca	P
Calcitonin	↓	↓	↓	↓	↓	↓	↓	∅
Parathormon	↑	↓≈↑	↑	↓	↑	↑	↑	∅
Vitamin D_3	↑	↑	↑	↑	↑ (langfristig Einbau!)	↑	↑	↑

Knochenumbau

Der **Knochen** ist der **wichtigste Calciumspeicher** und wird kontinuierlich durch spezifische Zellen (Osteoklasten für den Abbau, Osteoblasten für den Aufbau) umgebaut. **Osteoklasten** liegen unmittelbar an der Oberfläche der Knochensubstanz in der Spongiosa und Corticalis und lösen die „harte" anorganische Substanz (Hydroxylapatit) durch die Sekretion von Salzsäure auf. Hierdurch entstehen Resorptionslakunen, in die nachfolgend **Osteoblasten** einwandern, die zunächst die Lakune mit organischem Material, Osteoid genannt (u.a. Kollagen Typ 1) auffüllen. In einem weiteren Schritt, der physiologische Konzentrationen von Calcium und Phosphat voraussetzt und Vitamin-D-abhängig ist, wird das organische Material calcifiziert und zu Hydroxylapatit. Der gesamte Vorgang wird als Knochenumbau (**„Bone remodelling"**) bezeichnet und läuft zeitlebens ständig an zahllosen Stellen im gesamten Skelett ab.

Dieser Vorgang, die Erneuerung „alter" anorganischer Substanz durch „neue" ist erforderlich, da der Knochen ansonsten spröde und fragil wird. Bis etwa zum 30. Lebensjahr wird bei diesem Umbau mehr Knochensubstanz auf- als abgebaut. Dann ist die maximale Knochenmasse („Peak bone mass") erreicht, die für etwa eine Dekade relativ stabil bleibt. Danach überwiegt der Knochenabbau, so dass im Rahmen des physiologischen Alterns etwa ab dem 40. Lebensjahr die Knochenmasse jährlich um ca. 1 % abnimmt.

Bei Frauen wird diese Phase von der Menopause unterbrochen. Der abrupte Verlust der knochenanabolen Östrogene, die hemmende Wirkung auf Osteoklasten ausüben, führt zu einer drei bis fünfjährigen Phase mit gesteigertem Abbau von 3–5 % der Knochenmasse pro Jahr. Daher sind Frauen auch sehr viel häufiger von einer Osteoporose betroffen als Männer, die erst in hohem Lebensalter so viel Knochenmasse verloren haben, dass Frakturen auftreten.

Parathormon

Parathormon (PTH) ist ein Polypeptid mit 84 Aminosäuren, von denen die ersten 34 die biologische Aktivität tragen. Es wird in den vier paarig angelegten Nebenschilddrüsen (Epithelkörperchen) produziert, die typischerweise an den oberen und unteren Polen beider Schilddrüsenlappen liegen. PTH wird pulsatil (episodisch) sezerniert und stimuliert die Aktivität der **Osteoklasten** im Knochen. Dadurch wird die **Mobilisation von Calcium und Phosphat** aus den Knochen gefördert.

Gleichzeitig steigert Parathormon die **Aufnahme von Calcium aus dem Darm** (allerdings nur in Anwesenheit von 1,25 [OH]$_2$-Vitamin D_3) und die **Reabsorption** von Calcium aus dem Urin, während es die Reabsorption von Phosphat senkt. Eine gesteigerte Parathormon-Aktivität erhöht also den Calcium-Serumspiegel, während der Phosphat-Serumspiegel normal bleibt oder sinkt.

Ferner steigert Parathormon die Aktivität des **Enzyms 1α-Hydroxylase** in den Nierentubuli, welches für den letzten Schritt der Umwandlung von 25(OH)-Vitamin D_3 zu 1,25(OH)$_2$-Vitamin D_3, dem aktiven Vitamin D_3 verantwortlich ist.

Die **Regulation des Parathormons** erfolgt durch spezifische Calcium-Rezeptoren in der Zellmembran der Epithelkörper-Zelle. Hohe Calcium-Serumspiegel hemmen die Parathormon-Sekretion, niedrige fördern sie. Ferner hemmt 1,25(OH)$_2$-Vitamin D_3 die Parathormon-Sekretion (☞ Abb 10.5).

> **Klinik!**
>
> Eine erhöhte Parathormon-Aktivität wird beispielsweise bei Patienten mit **Adenomen der Nebenschilddrüsen** beobachtet. Die kontinuierliche Sekretion der Adenome (im Gegensatz zur physiologischerweise erfolgenden episodischen Sekretion) stimuliert die Osteoklasten übermäßig und führt zu gesteigertem Knochenabbau (Osteoporose), Hypercalcämie, Hypophosphatämie und Hypercalciurie mit Nierensteinen.
>
> Wird hingegen Parathormon episodisch und in geringen Mengen therapeutisch gegeben, stimuliert es den Knochenaufbau durch die Aktivierung des Umbau-Zyklus (Osteoporose-Therapie).

Calcitonin

Calcitonin ist ein von den C-Zellen der Schilddrüse gebildetes Polypeptid und ein direkter Gegenspieler des Parathormons. Die C-Zellen sind während der Embryonalphase in die Schilddrüse eingewandert und liegen wie Inseln zwischen den Schilddrüsenfollikeln. Funktionell besteht keine Beziehung zu Schilddrüsenzellen, C-Zellen unterliegen auch nicht der Regulation durch TSH. Calcitonin **hemmt die**

Osteoklasten-Aktivität und reduziert daher die Freisetzung von Calcium und Phosphat aus dem Knochen. Die Sekretion von Calcitonin wird durch hohe Calciumspiegel im Blut gefördert.

Vitamin D_3

Das Steroid $1{,}25(OH)_2$-Vitamin D_3 wird heute als echtes Hormon angesehen, welches aus dem Prohormon (Hormonvorstufe) Vitamin D_3 gebildet wird. Mit heutigem Kenntnisstand würde Vitamin D_3 auch nicht mehr den Vitaminen zugeordnet werden, da im Gegensatz zur Definition von Vitaminen eine körpereigene Synthese durchaus möglich ist. Dennoch werden etwa 85 % der Vorstufen (**Pro-Vitamin D**) mit der Nahrung aufgenommen und nur 15 % im Körper selbst synthetisiert. Mit dem Blut gelangen die Vorstufen in die **Haut**, wo sie unter Einwirkung von UV-Licht ohne Enzymbeteiligung zu **Cholecalciferol** umgewandelt werden. Cholecalciferol wird in die **Leber** transportiert, wo es enzymatisch in Position 25 zu **25(OH)-Vitamin D_3** hydroxyliert wird. Der letzte Schritt in der Synthese des aktiven Vitamin D_3, die Umwandlung von $25(OH)$-Vitamin D_3 zu **$1{,}25(OH)_2$-Vitamin D_3**, erfolgt in den **Nierentubuli** durch das Enzym 1α-Hydroxylase und ist einem klassischen **Rückkopplungsmechanismus** unterworfen (☞ Abb. 10.5):
- Erhöhte Calcium-Serumspiegel hemmen die 1α-Hydroxylase und mindern so die Serumkonzentration von $1{,}25(OH)_2$-Vitamin D_3.
- Erniedrigte Calcium-Serumspiegel und Parathormon stimulieren die 1α-Hydroxylase und fördern die Umwandlung zu $1{,}25(OH)_2$-Vitamin D_3.

Umgekehrt wird Parathormon durch Calcium und $1{,}25(OH)_2$-Vitamin D_3 reguliert, die beide die Freisetzung von Parathormon hemmen.

Während das biologisch aktive $1{,}25(OH)_2$-Vitamin D_3 nur über eine sehr kurze Halbwertszeit von 15 Stunden verfügt, beträgt die Halbwertszeit des $25(OH)$-Vitamin D_3 15 Tage. Die Synthese des biologischen aktiven $1{,}25(OH)_2$-Vitamin D_3 ist also ein sehr komplexer Vorgang, der eine ausreichende Zufuhr und Aufnahme von Pro-Vitamin D, genügend UV-Lichtexposition sowie eine intakte Leber- und Nierenfunktionen voraussetzt.

Klinik!

Ein Mangel an Vitamin D_3 wird als **Osteomalazie** bezeichnet, bei Kindern **Rachitis.** Aufgrund der komplexen Synthese findet sich in Deutschland ein Mangel an aktiven $1{,}25(OH)_2$-Vitamin D_3 sehr häufig. Typischerweise sind hiervon betroffen: dunkelhäutige Migranten und sehr alte, oft immobile Menschen (zu wenig UV-Lichtexposition), Leberkranke und Nierenkranke. Typische Symptome sind Knochenschmerzen und Knochenverformungen aufgrund mangelnder Calcifizierung (Osteoid wird nicht zu Hydroxylapatit). Typische röntgenologische Veränderungen sind das sog. Kartenherzbecken, der Rosenkranz-Thorax (Auftreibungen der Knorpel-Knochen-Übergangszone der Rippen), und Looser-Umbauzonen. Klinsch fallen ein Watschelgang und Muskelschwäche (Myopathie unklarer Genese) auf. Frakturen sind bei Osteomalazie selten, da der Knochen weich ist und sich verformt und daher nicht bricht. Die kindliche Rachitis ist aufgrund der Vitamin-D-Mangel-Prophylaxe heute selten.

10.6 Endokrines Pankreas

In der Bauchspeicheldrüse sind zwischen den exokrin-aktiven Drüsenzellen Inseln von endokrin-aktiven Zellen eingestreut, die in Gruppen aus mehreren tausend Zellen liegen. Diese Inseln werden nach ihrem Erstbeschreiber **Langerhans-Inseln** genannt. Nach ihrer Funktion unterteilt man sie in:
A-Zellen: Produktion von **Glucagon**
B-Zellen: Produktion von **Insulin**
D-Zellen: Produktion von **Somatostatin.**
Eine Insel besteht zu etwa zwei Dritteln aus B-Zellen, zu einem Viertel aus A-Zellen und zu ca. 15 % aus D-Zellen. Insulin und Glucagon sind wichtige Regulatoren des Kohlenhydrat-, Fett- und Eiweißstoffwechsels mit gegensätzlicher Wirkung (☞ Abb. 10.7).

10.6.1 Insulin

Wirkungen

Die wichtigste Wirkung des Polypeptidhormons Insulin ist die **Senkung des Blutzuckers** und die Anlage von Energiespeichern. Insulin ist ein „sehr" anaboles Hormon, es fördert die Einlagerung von Kohlenhydraten, Fetten und die Proteinbiosynthese. Dieser Effekt wird durch mehrere Teilwirkungen erreicht:
- Insulin **steigert** insbesondere in der Leber, aber auch im Muskel durch Enzymaktivierung **Glykoly-**

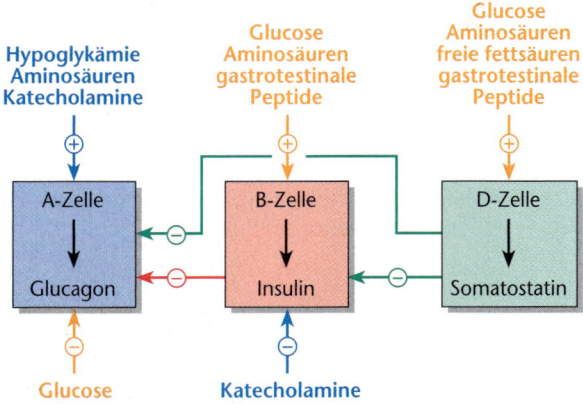

Abb. 10.7 Steuerung der Inselzellen. Die parakrin inhibierende Wirkung von Somatostatin auf A- und B-Zellen wird über die Aktivierung eines hemmenden G-Proteins und eine cAMP-Kaskade vermittelt (☞ Kap. 1.4.3).

se und **Glykogensynthese** und hemmt die Synthese der für die Gluconeogenese erforderlichen Enzyme. Speziell **Glucokinase** wird durch Insulin stimuliert und bewirkt die Phyphorylierung von Glucose. Ferner werden Phosphofructokinase und Glykogensynthetase aktiviert und bauen Glucose in Glykogen ein. Gleichzeitig werden die Glykogen-abbauenden Phyphorylasen gehemmt, so dass der Glykogenabbau sinkt.
- Auch der **Verbrauch von Glucose** im Pentosephosphatcyclus wird durch Insulin beträchtlich **gesteigert**.
- Gleichzeitig **erhöht** Insulin die **Zellpermeabilität von Muskel- und Fettgewebe für Glucose,** andere Monosaccharide (Galaktose, D-Xylose), Aminosäuren und Fettsäuren. Die Glucoseaufnahme in diese Gewebe wird durch **insulinabhängige** Glucose-Transportproteine (GLUT) gefördert, welche die Diffusion von Glucose erleichtern (☞ Kap. 1.3.2). Leberzellen, Neurone, Endothelzellen im ZNS und die B-Zellen des Pankreas verfügen jedoch über ein **insulinunabhängiges** Glucose-Transportprotein (GLUT-1), so dass eine kontinuierliche, nicht auf Insulin angewiesene Versorgung dieser Gewebe mit Glucose gewährleistet ist.

Außerdem wirkt Insulin auf den Fett- und Eiweißstoffwechsel sowie auf den Elektrolythaushalt:
- Im **Fettgewebe** wirkt Insulin lipidanabol und stimuliert die Fettsäuresynthese.
- Gleichzeitig **hemmt** Insulin die **Lipolyse,** speziell durch die Minderung der Aktivität von Lipasen.
- Auf den **Eiweißstoffwechsel** wirkt Insulin ebenfalls anabol und fördert die Proteinbiosynthese. Hierzu fördert Insulin den aktiven Transport von Aminosäuren in die Zellen.
- Insulin stimuliert die Na^+-K^+-Pumpe der Zellmembran in Leber-, Muskel- und Fettgewebszellen. Dadurch wird K^+ vermehrt in die Zellen gepumpt und der **extrazelluläre K^+-Spiegel sinkt.**

Klinik!
Die Kalium-senkende Wirkung des Insulins wird zur **Therapie der Hyperkaliämie** genutzt, wie sie z. B. im Rahmen einer Niereninsuffizienz auftreten kann (K^+-Ausscheidung ↓): gleichzeitige Infusion von 500 ml 10%iger Glucoselösung mit 10 I.E. Alt-Insulin.

Die Wirkung von Insulin wird über spezifische Rezeptoren in der Zellmembran der Zellen des Zielgewebes vermittelt.

Regulation der Insulinfreisetzung

Die Steuerung der Insulin-Freisetzung aus den **B-Zellen** erfolgt über den Blutzuckerspiegel: Steigt der Blutzuckerspiegel, gelangt über den Carrier-vermittelten Transport (GLUT-2) vermehrt Glucose in die B-Zellen. Durch die Oxidation dieser Glucose im Zellstoffwechsel steigt der zytoplasmatische Spiegel von ATP. Der ansteigende ATP-Spiegel führt zur zunehmenden Inaktivierung eines K^+-Kanals in der Zellwand, was eine Depolarisation der B-Zelle zur Folge hat. Durch diese Depolarisation werden spannungsabhängige Ca^{2+}-Kanäle geöffnet: Ca^{2+} strömt in die B-Zelle ein und löst die Exozytose des Insulins aus (☞ Abb. 10.8).

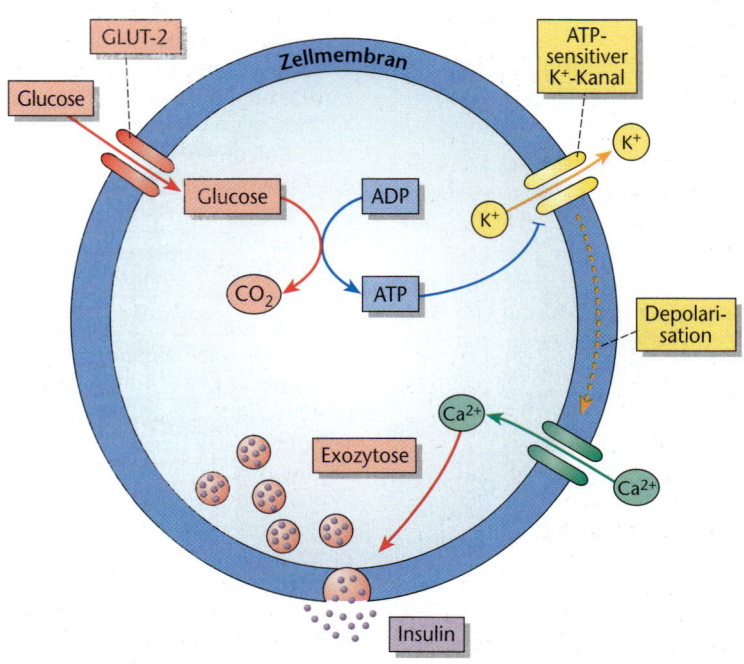

Abb. 10.8 Glucose-abhängige Insulinsekretion. [3]

Durch diese Koppelung der Insulinsekretion an den Blutglucosespiegel kann der Blutzucker auf einen Sollwertbereich zwischen 80 und 100 mg/dl eingestellt werden.

C-Peptid

Insulin wird als **Proinsulin** produziert, einer großen einsträngigen Aminosäurenkette. Mit der Ausbildung der Tertiärstruktur werden zwischen Cysteinen zwei Disulfidbrücken geknüpft, so dass eine Schleife entsteht. Bei der Freisetzung von Proinsulin wird das **Connecting-Peptid (C-Peptid)**, das die Schleife bildet, abgespalten, so dass Insulin aus zwei Aminosäurenketten (**A-Kette,** 21 Aminosäuren, **B-Kette,** 30 Aminosäuren) besteht, die über zwei Disulfidbrücken verbunden sind. Insulin und C-Peptid werden in äquimolaren Mengen sezerniert. Eine eigenständige Wirkung des C-Peptids ist unbekannt.

Freisetzung

Die Freisetzung von Insulin wird durch die gastrointestinalen Hormone GIP (Glucose-dependent Insulin-releasing peptide) und GLP-1 (Glucagon-like peptide-1, Enteroglucon) gefördert, die bei der Nahrungsaufnahme aus spezialisierten Zellen in Dünn- und Dickdarm sezerniert werden (K-Zellen im Jejunum für GIP und L-Zellen in Ileum und Kolon für GLP-1). Außerdem führt eine Aktivierung des Vagus (durch Nahrungsaufnahme) über die Freisetzung von Acetylcholin zu einer vermehrten Insulinausschüttung aus den B-Zellen (via M_3-Ach-Rezeptor). Die Aktivierung von β_2-Adrenozeptoren fördert die Insulinfreisetzung, die Aktivierung von α_2-Adrenozeptoren hemmt die Insulinfreisetzung.

Diabetes mellitus

Beim Diabetes mellitus besteht ein **Mangel an Insulinwirkung,** der zu dem Kardinalsymptom des erhöhten Blutzuckerspiegels führt. Man unterscheidet zwei Typen des Diabetes mellitus.

Diabetes mellitus Typ 1

Beim Typ-1-Diabetes mellitus (juvenile Form, insulinabhängiger Diabetes mellitus, IDDM) gehen in Folge einer **Autoimmunerkrankung** mit Bildung von Antikörpern gegen die B-Zellen diese B-Zellen zugrunde, so dass zunehmend weniger Insulin produziert wird. Daher besteht beim Diabetes mellitus Typ I fast immer die Notwendigkeit, mit Insulin zu behandeln. Da beim Diabetes mellitus Typ 1 der Insulinmangel oft rasch eintritt, fehlt dem Körper relativ plötzlich die anabole Wirkung des Insulins. Die Mehrzahl der Typ 1-Diabetiker hat daher vor der Diagnosestellung rasch mehrere kg an Körpergewicht abgenommen.

Diabetes mellitus Typ 2

Der Typ 2 des Diabetes mellitus (nicht-Insulin-abhängiger Diabetes mellitus, NIDDM) beruht dagegen auf einem **gesteigerten Bedarf an Insulin,** der durch eine starke Vermehrung des Fettgewebes verursacht wird. Darüber hinaus spricht beim Diabetes mellitus Typ 2 das Zielgewebe weniger gut auf Insulin an (**Insulin-Resistenz),** da in den Zielzellen die Kopplung zwischen aktiviertem Rezeptor und Auslösung der Wirkung in der Zelle gestört ist; hier liegen also **Störungen** der intrazellulären Mechanismen **der Signaltransduktion** vor.

Regelmäßig kann der Diabetes mellitus Typ 2 über einen längeren Zeitraum mit Ernährungsoptimierung (Kalorienreduktion, Vermeidung rasch resorbierbarer Kohlenhydrate) allein oder mit Medikamenten zur Steigerung der Insulin-Produktion behandelt werden. In Abhängigkeit vom Bedarf an Insulin und einer im Verlauf der Erkrankung eintretenden „Erschöpfung" der B-Zellen kann jedoch auch beim Diabetes mellitus Typ 2 eine Behandlung mit Insulin erforderlich werden.

Der zentrale Mechanismus des Diabetes mellitus Typ 2 ist also die **Insulin-Resistenz.** Sie führt in der Leber zu einer unzureichenden Suppression der Gluconeogenese und einer reduzierten Glykogensynthese. In der Muskulatur und dem Fettgewebe verursacht die Insulin-Resistenz eine reduzierte Glucoseaufnahme mit intrazellulärem Mangel an Glucose. In der Summe der Effekte führt dies im Anfangsstadium zu einer gestörten Glucosetoleranz, erkennbar an überschießenden Blutzucker-Anstiegen nach Zufuhr von Kohlenhydraten, später ist der Blutzucker ständig erhöht.

Folgen

Ab etwa 180 mg/dl Glucose im Blut wird die Nierenschwelle für Glucose überschritten und Glucose im Urin ausgeschieden (☞ Kap. 9.2.4). Dies führt zur **osmotischen Diurese** mit sekundär gesteigerter Ausscheidung von Wasser und Elektrolyten (Polyurie und Polydipsie des Diabetikers). Da intrazellulär ein Glucosemangel besteht, ist die Gluconeogenese gesteigert, wozu Proteine abgebaut werden (negative Stickstoffbilanz).

Die **Fettsäuresynthese** ist beim Diabetes mellitus wegen der verminderten Aktivität der insulinabhängigen Enzyme reduziert. Wegen des intrazellulären Glucosemangels wird Energie verstärkt durch die Fettsäureoxidation gewonnen. Das hierbei entstehende Acetyl-CoA kann beim Diabetes mellitus zum weit überwiegenden Teil nicht in den Citratcyclus eingebracht werden, da das hierzu erforderliche Oxalacetat nicht in ausreichender Menge zur Verfügung steht: Es wird wegen des intrazellulären Glucosemangels zur Gluconeogenese eingesetzt. Acetyl-CoA wird deshalb vermehrt zu Acetacetat, β-Hydroxybutyrat und Aceton, den sog. **Ketonkörpern** umgewandelt (☞ Abb. 10.9).

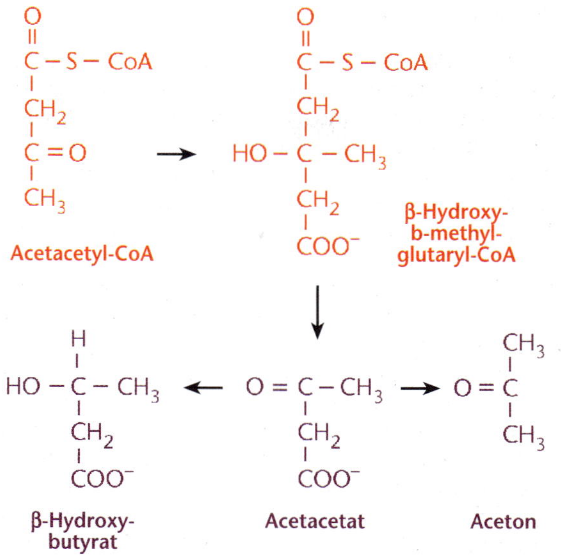

10.6 Endokrines Pankreas

Abb. 10.9 Bildung von Ketonkörpern: Zwei Moleküle Acetyl-CoA kondensieren zu Acetacetyl-CoA. Acetacetyl-CoA reagiert mit einem weiteren Acetyl-CoA zu β-Hydroxy-β-methylglutaryl-CoA. Durch eine Lyasereaktion entsteht hieraus Acetacetat unter Abspaltung eines Acetyl-CoA. Acetacetat decarboxyliert spontan zu Aceton oder wird zu β-Hydroxybutyrat dehydrogeniert.

Die Ketonkörper werden ans Blut abgegeben und über die Atemluft (acetonämischer Atem von schlecht eingestellten Diabetikern) und den Urin ausgeschieden. Zu hohe Konzentrationen der sauren Ketonkörper senken den pH-Wert im Blut und können von der Alkalireserve der Niere nicht auf Dauer kompensiert werden, so dass eine **metabolische Azidose** entsteht. Die metabolische Azidose kann in Verbindung mit der Dehydratation (osmotische Diurese durch Glucose und Ketonkörper) zum **diabetischen Koma** führen.

10.6.2 Glucagon

Glucagon wird in den **A-Zellen** der Langerhans-Inseln produziert und ist ein Polypeptid aus 29 Aminosäuren. Glucagon hat katabole Wirkungen auf den Kohlenhydrat-, Fett- und Eiweißstoffwechsel und ist damit ein **Insulin-Antagonist**. Glucagon bindet an einen membranständigen Rezeptor und löst über eine Stimulation der Adenylatcyclase die cAMP-Kaskade aus (☞ Kap. 1.4.3). In der Leber (nicht jedoch im Muskel) steigert Glucagon die Glykogenolyse und Gluconeogenese und hemmt zugleich die Glykogensynthese. Hierdurch steigt der Blutzuckerspiegel an. Glucagon fördert den Proteinabbau, wobei die freigesetzten glucoplastischen Aminosäuren der Gluconeogenese zugeführt werden. Aufgrund des **Proteinkatabolismus** führt Glucagon zu einer Abnahme der Muskelmasse und des Körpergewichts und steigert die Bildung von Harnstoff, Kreatinin und Harnsäure (**negative Stickstoffbilanz**). Darüber hinaus fördert Glucagon in der Leber die **Ketonkörperbildung**.

Das komplexe Zusammenspiel der den Energiehaushalt regulierenden Hormone, bei dem neben Insulin und Glucagon auch Katecholamine, Glucocorticoide, Wachstumshormon und die Schilddrüsenhormone beteiligt sind, ist in Tabelle 10.5 zusammenfassend dargestellt.

10.6.3 Somatostatin

Somatostatin, eine Peptid aus 14 Aminosäuren, ist ein Hormon mit zahlreichen Wirkungen, verschiedenen Produktionsorten und teilweise noch nicht geklärter Wirkung.

Das hypothalmisch produzierte Somatostatin hemmt die Freisetzung von Wachstumshormon (☞ Kap. 10.2.2, Wachstumshormon).

Das Somatostatin der Langerhans-Inseln entstammt den **D-Zellen** und wirkt parakrin inhibierend auf die Sekretion von Insulin und Glucagon. Ferner hemmt es (vermutlich auch parakrin) die exokrine Aktivität des Pankreas. Endokrin wirkt es inhibierend auf die Kontraktilität der Gallenblase und die Motilität des Gastrointestinaltraktes. Somit wird durch die Wirkung von Somatostatin der Blutzuckerspiegel „geglättet". Die gastrointestinalen Wirkungen hemmen die Verdauung und Absorption, die parakrinen Wirkungen hemmen die überschießende Ausschüttungen von Insulin und Glucagon.

Tab. 10.5	Übersicht der hormonellen Regulation des Kohlenhydrat- und Lipidstoffwechsels						
Hormon	Blutzucker	Gluconeogenese	Glucoseaufnahme	Glykogensynthese	Glykogenolyse	Lipolyse	Lipidsynthese
Insulin	↓	↓	↑	↑	↓	∅	↑
Insulin-Antagonisten							
Glucagon	↑	↑	∅	↓	↑	↑	∅
Katecholamine	↑	∅	↓	∅	↑	↑	∅
Glucocorticoide	↑	↑	↓	↑ (gering)	∅	↑	∅
Wachstumshormon	↑	↑ (gering)	↓	∅	∅	↑	↓
Schilddrüsenhormone (T_3, T_4)	↑	↑	∅	∅	↑	↑	∅

10.7 Sonstige Hormone

Neben den bereits oben erwähnten Hormonen gibt es noch eine Vielzahl weiterer endokrin aktiver Substanzen, die teilweise nicht in den „klassischen" endokrinen Drüsen gebildet werden, oder deren Produktion und Wirkung fast ubiquitär ist. Die wichtigsten Hormone oder Hormonklassen sollen hier kurz dargestellt werden.

10.7.1 APUD-Zell-System

Als APUD-Zell-System wird ein System endokriner Zellen bezeichnet, welche die Fähigkeit besitzen, **biogene Amine zu speichern und zu synthetisieren** (APUD = Amine precursor uptake and decarboxylation). Diese Zellen stammen ontogenetisch von der Neuralleiste ab, von wo aus sie in die verschiedenen Gewebe wandern. Die wichtigste Funktion dieser Zellen ist die Produktion von Hormonen. Zum System der APUD-Zellen gehören
* die endokrinen Zellen des Hypophysenvorderlappens
* die C-Zellen der Schilddrüse
* die Inselzellen des Pankreas
* die gastrointestinalen endokrinen Zellen
* das Nebennierenmark
* bestimmte Zellen des Bronchialsystems (K-Zellen)
* andere Zellgruppen.

Endokrin-aktive Zellen des APUD-Systems sind im gesamten Dünndarmbereich im Epithel verteilt und liegen zwischen den regulären Epithelzellen. Eine besondere Häufung findet sich in der Appendix. Daher wird auch bei Appendektomien überzufällig häufig „nebenbei" ein Appendixkarzinoid entdeckt.

Der gemeinsame ontogenetische Ursprung der APUD-Zellen erklärt, warum einige maligne Tumoren in der Lage sind, Hormone zu produzieren. So kommt es z. B. bei bestimmten Bronchialtumoren zur ACTH-Produktion mit der Entwicklung eines Hypercortisolismus (ektopes Cushing-Syndrom). Tumore des APUD-Systems können auch mehr als ein Hormon produzieren: Ein Hypophysenadenom kann z.B Wachstumshormon und Prolactin, ein C-Zell-Karzinom der Schilddrüse Calcitonin und ACTH sezernieren.

10.7.2 Histamin, Serotonin

Histamin

Histamin ist das biogene Amin des L-Histidins und in jedem Gewebe enthalten. Bei allergischen Reaktionen wird lokal Histamin freigesetzt, das die folgenden Wirkungen hervorruft:
* Dilatation der Gefäße (Blutdruckabfall)
* Steigerung der Gefäßpermeabilität (Ödem)
* Bronchokonstriktion (Luftnot, Asthma)
* starke Steigerung der Säureproduktion im Magen.

Serotonin

Serotonin ist ein wichtiger Neurotransmitter im zentralen Nervensystem, hat aber auch periphere Wirkungen, wie die Beeinflussung von Gefäßmuskulatur, Bronchien und Darm. Stark vermehrte Produktion von Serotonin, z. B. im Rahmen eines Karzinoid-Syndroms (Tumor mit vermehrter Produktion von Serotonin), verursacht krisenhafte Blutdruckanstiege, Rötung des Gesichts durch Dilatation der Hautgefäße („Flush"), Spasmen der Bronchien und Durchfälle. Serotonin wird in Zellen produziert, die zum APUD-System gehören und die ubiquitär in der Mukosa des Gastrointestinaltraktes und im Bronchialsystem lokalisiert sind.

10.7.3 Erythropoetin

Erythropoetin ist ein Glykoprotein, das in der **Niere** und zu einem sehr geringen Teil auch in der **Leber** produziert wird. Es stimuliert im Knochenmark die Differenzierung und Zellteilung der Vorläufer-Zellen von Retikulozyten und führt so zu einem **Anstieg der Erythrozytenzahl** im Blut. Bei **Hypoxie** wird vermehrt Erythropoetin ausgeschüttet. Mangel an Erythropoetin, dessen häufigste Ursache eine chronische Niereninsuffizienz ist, verursacht eine normozytäre, normochrome Anämie. Heute kann man eine solche Anämieform, die auf dem Mangel an Erythropoetin beruht, mit gentechnologisch hergestelltem Erythropoetin behandeln.

> **Klinik!**
>
> Da sich die Sauerstofftransportkapazität des Blutes in gewissen Grenzen durch eine Anhebung der Erythrozytenzahl (Anstieg des Hämatokrit im Blut, ☞ Kap. 2.2) steigern lässt, wird Erythropoetin („Epo") in Ausdauersportarten auch als **Dopingmittel** eingesetzt. Besonders bei lang anhaltenden Höchstleistungen (z. B. Radrennen) stehen den Muskeln so mehr Sauerstoffträger zur Verfügung (☞ Kap. 6.2.2). Diese Art des Dopings ist aber äußerst gefährlich. Mit zunehmendem Hämatokrit steigt nämlich auch die Blutviskosität (☞ Kap. 4.1.2) und dadurch das Risiko einer Thrombosebildung. Wegen mehrerer tödlicher Zwischenfälle wurde für viele Ausdauersportarten ein maximal zulässiger Hämatokritwert festgelegt, der im Radsport bei 50% liegt.

10.7.4 Atrionatriuretisches Peptid (ANP) und Brain-natriuretisches Peptid (BNP)

Atrionatriuretisches Peptid (ANP)

Das in den Herzvorhöfen gebildete atrionatriuretische Peptid (= atrionatriuretischer Faktor, Atriopeptin, ANP) wirkt Blutdruck-senkend, indem es, wie der Name schon nahelegt, eine **Steigerung der Natriumausscheidung durch die Niere** auslöst. Dies führt zu einer Abnahme des intravasalen Flüssigkeitsvolumens; in Verbindung mit der gefäßdilatatorischen Wirkung des atrionatriuretischen Peptides sinkt dadurch der Blutdruck. Darüber hinaus steigert ANP die glomeruläre Filtrationsrate und hemmt die Freisetzung von Aldosteron und Adiuretin. Auch diese Effekte setzen den Blutdruck herab.

ANP wird in speziellen Zellen des linken und rechten Herzvorhofs gebildet. Die Sekretion von ANP wird durch den intraatrialen Druck reguliert. Hoher Druck in den Vorhöfen stimuliert die Freisetzung von atrionatriuretischem Peptid.

Brain-natriuretisches Peptid (BNP)

Im Hypothalamus wird ein Analogon des ANP gebildet, das Brain-natriuretische Peptid (BNP). Da bei Herzinsuffizienz infolge der verminderten Pumpschwäche des Herzens der Körperwasserbestand erhöht ist und konsekutiv auch das intravasale Flüssigkeitsvolumen zunimmt, sind ANP und BNP in dieser Situation erhöht, um das Flüssigkeitsvolumen zu senken. Dies wird inzwischen auch diagnostisch eingesetzt. Der Nachweis **erhöhter BNP-Spiegel** weist mit hoher Spezifität das Vorliegen einer **Herzinsuffizienz** nach und kann in Zweifelsfällen die Diagnose sichern.

10.7.5 Prostaglandine

Mit dem Oberbegriff Prostaglandine (oder korrekterweise **Eicosanoide**) bezeichnet man eine große Gruppe von Abkömmlingen langkettiger, ungesättigter Fettsäuren mit 20 Kohlenstoffatomen und einem

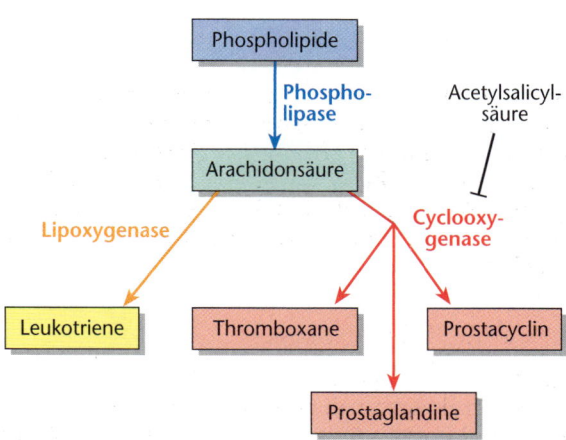

Abb. 10.10 Eicosanoidstoffwechsel.

Ring aus fünf Kohlenstoffatomen, denen allen gemeinsam die Vorstufe **Arachidonsäure** ist.

Prostaglandine sind im Organismus weit verbreitet und weisen vielfältigste Wirkungen auf, wobei das gleiche Prostaglandin in verschiedenen Geweben oftmals unterschiedliche oder sogar gegensätzliche Effekte auslöst (☞ Abb. 10.10 und Tab. 10.6).

Da Prostaglandine im Blut über eine sehr kurze Halbwertszeit verfügen (Sekunden bis Minuten), werden sie direkt am Wirkungsort gebildet und wirken auf benachbarte Zellen (parakrine Wirkung) oder die eigene Zelle (autokrine Wirkung). Ihre Inaktivierung erfolgt vorwiegend in der Lunge. Sie spielen u.a. eine wesentliche Rolle bei Entzündungen.

Tab. 10.6	Die wichtigsten Prostaglandine und ihre Wirkungen	
	Organ	**Wirkung**
PGA_1	Hirngefäße	Vasokonstriktion
PGA_2	Nierengefäße	Vasodilatation
PGD_2	Bronchialmuskulatur	Bronchokonstriktion
PGE_1	Uterus Niere	Erschlaffung der Zervixmuskulatur Renin-Sekretion
PGE_2	Uterus Eileiter Gefäße Hypothalamus Magen Tubulussystem der Niere Bronchialmuskulatur	Erschlaffung der Zervixmuskulatur Kontraktion der Muskulatur Steigerung von Bradykinin und Histamin-Wirkungen Fieber Schleimproduktion Na^+-Reabsorption Erschlaffung
$PGF_2\alpha$	Bronchialmuskulatur Niere	Kontraktion Gefäßdilatation, Renin-Sekretion
PGI_2	Gefäße Thrombozyten Niere	Vasodilatation Aggregation Renin-Sekretion
TXA_2	Thrombozyten Gefäße (inkl. Nierengefäße)	Aggregation Vasokonstriktion

10 Hormonale Regulation

> **Klinik!**
> Eine wichtige Erkenntnis war die Beobachtung, dass **Acetylsalicylsäure** und andere entzündungshemmende Pharmaka, das für die Umwandlung der Vorstufe Arachidonsäure in die aktiven Prostaglandine verantwortliche Enzym Cyclooxygenase (Synonym: Prostaglandin-Synthetase) hemmen und auf diese Weise ihre entzündungshemmende Wirkung entfalten.

10.7.6 Hormone der Fettgewebszellen

In den letzten Jahren der Stoffwechselforschung wurde erkannt, dass Fettgewebszellen (Adipozyten) nicht nur als Energiespeicher fungieren, sondern mit der Sekretion von Hormonen aktiven Anteil an der Regulation des Energie-, Kohlenhydrat- und Fettstoffwechsel nehmen.

Leptin

Im Jahre 1994 wurde das Hormon Leptin (von griech. leptos = schlank) entdeckt, das von den Adipozyten gebildet wird und im Hypothalamus im Sinne eines negativen Feedbacks das **Essverhalten** beeinflusst. Vermutlich senkt es die Produktion von **Neuropeptid γ**, das seinerseits die Nahrungsaufnahme ansteigen lässt. Die Konzentration von Leptin hängt von der Fettgewebsmasse ab. Je mehr Fettgewebe vorhanden ist, desto höher sind die Leptin-Konzentrationen im Serum. Leptin ist an der **Regulation des Beginns der Pubertät** beteiligt. Man vermutet, dass Leptin dem Hypothalamus, der Leptin-Rezeptoren aufweist, die Menge des Fettgewebes und damit die körperliche Fähigkeit zur Reproduktion signalisiert. Fehlt Leptin oder kann es nicht wirken (z. B. infolge einer Mutation im Leptin-Gen oder Leptin-Rezeptor), resultiert ein ungewöhnlich hohes Übergewicht und bei Tieren auch Unfruchtbarkeit.

Bei den meisten übergewichtigen Menschen liegt jedoch keine genetische Störung im Leptin-Gen oder Leptin-Rezeptor vor, sondern es besteht eine **Leptin-Resistenz**, so dass trotz erhöhter Leptin-Konzentrationen im Blut die Nahrungsaufnahme nicht adäquat reduziert wird.

Adiponektin

Das Polypeptid Adiponektin ist ein weiteres Hormon der Fettgewebszellen und wird umgekehrt proportional zur Menge des Fettgewebes sezerniert, d. h. je mehr Fettgewebe vorhanden ist, desto weniger Adiponektin wird sezerniert. Die Höhe des im Blut zirkulierenden Adiponektins korreliert negativ mit dem Body-mass-Index (BMI) und dem Ausmaß der Insulin-Resistenz, so dass Adiponektin wahrscheinlich die **Insulin-Sensitivität** der Insulin-Zielzellen **fördert**. Damit wirkt es der Insulin-Resistenz und damit einem Diabetes mellitus Typ 2 entgegen.

Adiponektin fördert in der Muskulatur die Oxidation von Fettsäuren und senkt so die freien Fettsäuren im Blut. Hierdurch oder aufgrund eines direkten Effektes auf Hepatozyten wird die Aufnahme von freien Fettsäuren und deren Oxidation in der Leber gesenkt. Dies senkt die intrahepatische Konzentration von Triglyceriden, was wiederum die Insulin-Sensitivität erhöht und die hepatische Glucoseabgabe vermindert. Auch wenn die genauen Zusammenhänge zwischen Adiponektin und Insulin-Resistenz nicht abschließend geklärt sind, könnten sich hier neue hormonelle Therapieoptionen zur Behandlung des Diabetes mellitus Typ 2 ergeben.

Resistin

Ein weiteres Polypeptid der Adipozyten ist Resistin, ein Hormon, dessen Blutspiegel positiv mit der Menge des Fettgewebes korreliert und – zumindestens bei Mäusen – die Insulin-Resistenz erhöht. Die genaue Rolle von Resistin für den Stoffwechsel ist noch weitgehend unklar.

10.7.7 Melatonin

Melatonin ist ein biogenes Amin, das in der **Zirbeldrüse (Corpus pineale),** einer Ausstülpung des Daches des 3. Ventrikels, produziert wird. Die Zirbeldrüse erhält über Umwege vom retino-hypothalamischen Trakt Informationen über den Hell-Dunkel-Zyklus. Entsprechend wird die Melatoninproduktion durch Licht gehemmt und im Dunkeln gesteigert. Daher steigen die Melatonin-Blutspiegel mit Beginn der Nacht an und nehmen morgens ab.

Bei Tieren hat Melatonin wichtige Funktionen für den Fellwechsel zum Winter und Sommer, für das Winterschlafverhalten und die Auslösung der Brunft. Für den Menschen ist lediglich gesichert, dass es auf physiologische Weise Schlaf-fördernde Wirkungen aufweist. Bei völlig blinden Menschen ohne geregelte Schlafrhythmik kann es bei regelmäßiger Applikation den normalen Schlafrhythmus herstellen. Ferner wirkt es sich günstig auf den Jetlag bei Langstreckenflügen aus.

Mit zunehmendem Lebensalter lässt die Melatoninproduktion nach. Ob dies an der im Alter häufig zu findenden Schlafstörung ursächlich beteiligt ist, ist unklar.

11 Sexualentwicklung, Reproduktionsphysiologie und Physiologie des Alterns

F. Jockenhövel, A. Hick, J. Hartmann

11.1	**Weibliche Sexualhormone**	229	11.5.2	Humanes plazentares Lactogen (hPL)	236
11.2	**Menstruationszyklus**	230	11.5.3	Plazentahormone	236
11.2.1	Zeitlicher Ablauf	230	11.6	**Lactation**	237
11.2.2	Schleimhautveränderungen	230	11.7	**Sexuelle Differenzierung**	237
11.2.3	Kontrazeption	232	11.7.1	Differenzierung der Gonadenanlage	237
11.3	**Hodenfunktion**	232	11.7.2	Differenzierung des somatischen Geschlechts	238
11.3.1	Testosteronwirkung	232	11.7.3	Differenzierung der äußeren Genitalien und des Sinus urogenitalis	238
11.3.2	Testosteronproduktion und -regulation	234	11.8	**Alter**	238
11.3.3	Spermienproduktion	234	11.8.1	Demographie	238
11.4	**Kohabitation**	234	11.8.2	Ursachen des Alterns	239
11.4.1	Genitalreflexe bei der Frau	234		Genregulationstheorie	239
11.4.2	Genitalreflexe beim Mann	235		Theorie der freien Radikale	239
11.5	**Schwangerschaft**	235	11.8.3	Organveränderungen	240
11.5.1	Choriongonadotropin	235		Altersveränderungen im endokrinen System	241

Lernziel!
- weiblicher Menstruationszyklus
- Funktionen der Hoden
- Physiologie der Fortpflanzung, der Schwangerschaft und des Stillens
- Grundlagen des physiologischen Alterns.

11.1 Weibliche Sexualhormone

Der Beginn der **Pubertät** bei einem Mädchen ist eine Folge der Aktivierung von Hypothalamus und Hypophyse durch noch nicht genau identifizierte Mechanismen. Offensichtlich spielt das Hormon **Leptin** eine wichtige Rolle bei der Auslösung der Pubertät (☞ Kap. 10.7.6). Mit etwa dem 10. bis 11. Lebensjahr kommt es zu einem allmählichen Anstieg der Konzentrationen von luteinisierendem Hormon (LH) und Follikel-stimulierendem Hormon (FSH) im Blut. FSH stimuliert im Ovar die Bildung von Östrogenen. Die Östrogene bewirken die Ausprägung der weiblichen Geschlechtsmerkmale: Wachstum von Brustdrüse (Mamma), Eileiter (Tube), Gebärmutter (Uterus), Scheide (Vagina) und kleinen Schamlippen (Labia minora). Die Ausbildung der Scham- und Achselbehaarung sowie das Wachstum der großen Schamlippen (Labia majora) stehen unter dem Einfluss von Androgenen, die überwiegend den Nebennieren entstammen (☞ Kap. 10.4.1).

11.2 Menstruationszyklus

Der mit der **Menarche** (erste Menstruationsblutung) einsetzende Menstruationszyklus ist ein komplexes, sich zyklisch wiederholendes Zusammenspiel der beteiligten hypothalamischen (GnRH), hypophysären (LH, FSH) und ovariellen Hormone (Östradiol, Gestagene).

11.2.1 Zeitlicher Ablauf

Der Menstruationszyklus wird in vier Phasen eingeteilt:
1. Follikelphase
2. Ovulation
3. Lutealphase
4. Menstruation.

Während das luteinisierende Hormon (LH) bis auf den hohen Ovulationsgipfel relativ konstante Blutspiegel aufweist, schwankt der Spiegel des Follikelstimulierenden Hormons (FSH) etwas stärker: In der Mitte der Follikelphase besteht ein erster, schwach ausgeprägter Konzentrationsgipfel, von dem aus die FSH-Blutspiegel zum Zyklusende hin abfallen. Dieser Abfall wird von einem zweiten, höheren Gipfel zum Zeitpunkt der Ovulation kurz unterbrochen. Die niedrigsten FSH-Konzentrationen bestehen in der Lutealphase. Bereits während der anschließenden Menstruation steigt FSH zur Follikelphase des nächsten Zyklus hin wieder an (☞ Abb. 11.1).

Follikelphase

Im Ovar befinden sich gleichzeitig viele Follikel unterschiedlicher Reifegrade. Der in der Entwicklung am weitesten fortgeschrittene Follikel (= dominanter Follikel) spricht auf die während der Menstruation und in der Follikelphase relativ hohen Blutspiegel von FSH an und beginnt verstärkt zu wachsen. Gleichzeitig setzt aufgrund der Stimulation durch FSH die Östrogenproduktion in den Granulosazellen dieses Follikels ein. Mit zunehmender Follikelgröße steigt die Östrogenproduktion, was sich in ansteigenden Östrogenkonzentrationen im Blut widerspiegelt, die wiederum über eine negative Rückkopplung den FSH-Spiegel senken. Vermutlich durch parakrine Mechanismen unterdrückt der dominante Follikel die Reifung der anderer Follikel, die in ihrer Entwicklung noch nicht so weit fortgeschritten sind. Diese Follikel degenerieren.

Ovulation

Ab einer bestimmten, relativ hohen Östrogen-Konzentration im Blut bewirkt jedoch eine **positive (!) Rückkopplung** auf die Hypophyse die Freisetzung von luteinisierendem Hormon (LH) aus der Hypophyse (Ovulationsgipfel), das die Ovulation auslöst.

Lutealphase

Wahrscheinlich verursacht luteinisierendes Hormon (LH) die Aktivierung von Enzymen, welche die Follikelwand andauen und so die Freisetzung der reifen Eizelle (Eisprung, Ovulation) ermöglichen. Nach der Ovulation entsteht aus dem Follikel das **Corpus luteum (= Gelbkörper),** wobei sich das kollabierte Lumen mit Blut füllt, die Theka- und Granulosazellen sich in Lutealzellen umwandeln und unter dem Einfluss von LH **Progesteron** produzieren. Daher sinkt die Östradiol-Produktion nach der Ovulation vorübergehend ab. Mit Einsetzen der Progesteron-Produktion beginnt die Lutealphase.

Das Corpus luteum ist die Hauptquelle des rasch ansteigenden Progesteronspiegels im Blut, dessen Produktion durch das luteinisierende Hormon (LH) stimuliert wird.

Menstruation

Gleichzeitig kommt es zu einem neuen Anstieg der Östrogene, die jetzt den Lutealzellen entstammen. Zusammen mit Progesteron üben sie nun eine **negative Rückkopplung** auf LH und FSH aus. Dadurch sinken die Blutspiegel von FSH und LH; dies führt zur Regression des Corpus luteum, so dass die Produktion von Progesteron und Östradiol rasch sinkt und dadurch die Menstruation ausgelöst wird (☞ Abb. 11.1).

11.2.2 Schleimhautveränderungen

Neben der Steuerung des Ovarialzyklus bewirkt die zyklische Veränderung der Blutspiegel von Östradiol und Progesteron entsprechende zyklische Veränderungen der Schleimhäute von Gebärmutter und Scheide sowie der Körpertemperatur (☞ Tab. 11.1):

Tab. 11.1 Östrogen- und Progesteronwirkungen	
Östrogen	**Progesteron**
• Proliferationsphase des Endometriums	• Sekretionsphase des Endometriums
• Verflüssigung des Zervixschleimpfropfes	• Verfestigung des Zervixschleimpfropfes
• Wasser- und NaCl-Retention in der Niere	• vermehrte NaCl-Ausscheidung in der Niere
• erhöhte Gerinnungsneigung des Blutes	• Wachstum der Uterusmuskulatur
• Reifung von Ei und Follikel	• Entwicklung des Milchgangsystems der Brustdrüsen
• Bremsung des Längenwachstums	• Körpertemperaturanstieg um 0,5–1 °C
• Senkung des Cholesterinspiegels	

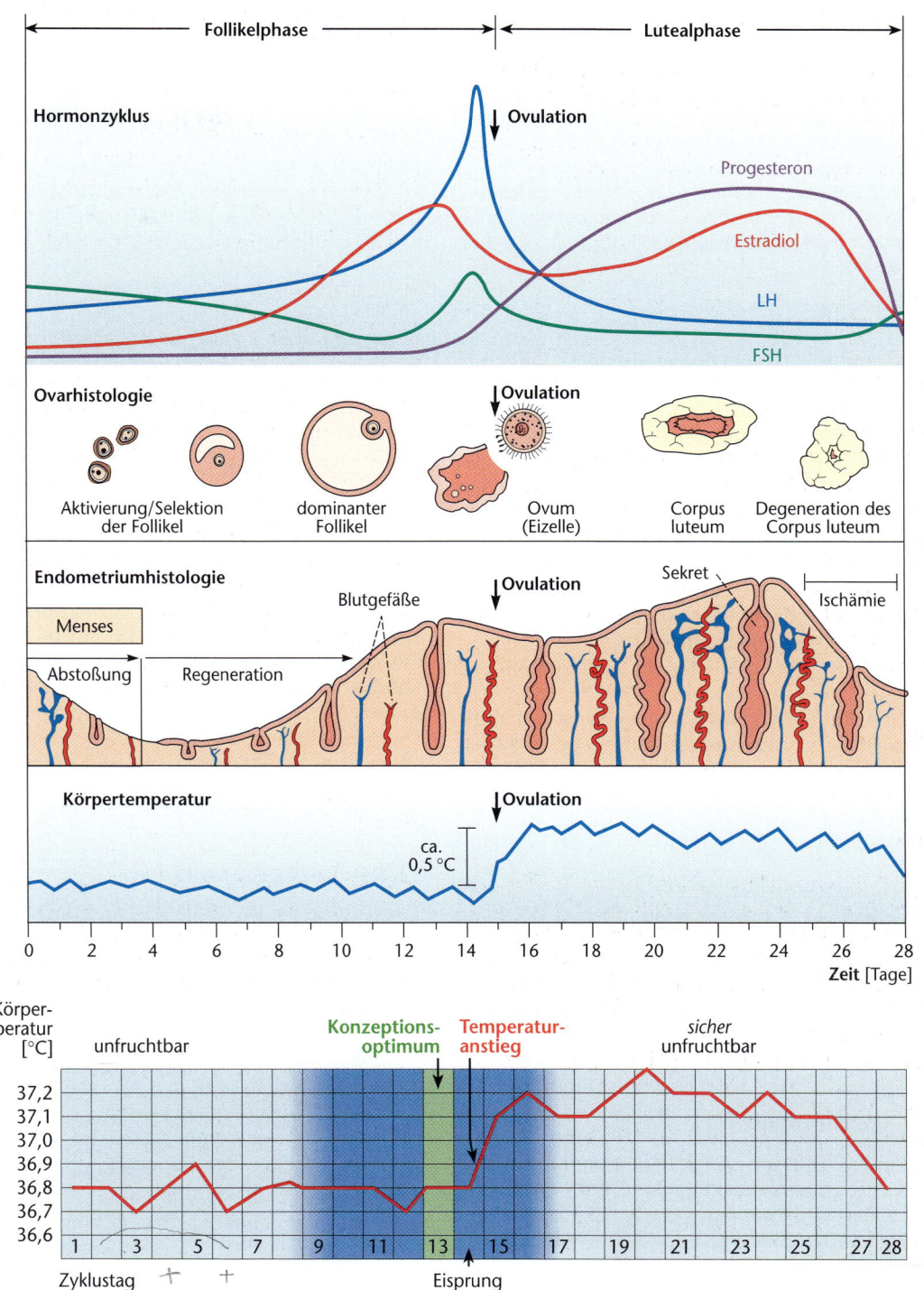

Abb. 11.1 Darstellung der zyklischen Veränderungen von Endometrium und Ovar in Abhängigkeit von den Hormonspiegeln im Blut. [3]

Proliferationsphase

In der Follikelphase regeneriert sich die Gebärmutterschleimhaut (Endometrium) unter dem Einfluss von Östrogenen von der vorangegangenen Menstruation. Dabei nehmen Schleimhautdicke sowie Größe und Anzahl der Schleimhautzellen zu.

Sekretionsphase

Die in der Schleimhaut vorhandenen Drüsen wachsen mit der Schleimhaut, bleiben allerdings unverzweigt und gestreckt. In der Lutealphase wandelt sich die Schleimhaut unter dem Einfluss des Progesterons in eine sekretorische Schleimhaut um.

Desquamationsphase

Das Wachstum der Schleimhaut hört auf, die Schleimhaut wird lockerer und stärker vaskularisiert, die Drüsen zunehmend korkenzieherartig geschlängelt. Der Abfall von Progesteron und Östrogenen gegen Ende des Zyklus leitet die Menstruation, d. h. die Abstoßung des Endometriums und damit die Desquamationsphase ein. Es handelt sich somit bei der Menstruation um eine **Entzugsblutung** (Entzug der Sexualsteroide).

Sekretveränderungen

Im Gebärmutterhals (Zervix) erfährt das dort unter dem Einfluss von Östrogenen produzierte Sekret zyklische Veränderungen, die eine große Bedeutung für die mögliche Befruchtung der Eizelle haben. In der Follikelphase steigt die **Sekretproduktion** um das 10- bis 30fache, das Sekret ist **dünnflüssig,** die Viskosität nimmt ab. Die **Spinnbarkeit** des Sekrets erreicht zum Zeitpunkt der Ovulation (Zeitpunkt der höchsten Östrogenspiegel) ihr größtes Ausmaß. Zu diesem Zeitpunkt ist das Zervixsekret maximal für Spermien durchlässig. Nach der Ovulation nimmt die Sekretbildung der Zervix mit steigendem Progesteronspiegel wieder ab; das produzierte Sekret wird zunehmend zähflüssiger.

In der Scheide bewirken Östrogene eine Zunahme von Proliferation und Keratinisierung des Epithels und fördern die Fähigkeit des Epithels zur Produktion der Vaginalflüssigkeit.

> **Klinik!**
> Bei der **Endometriose** kommt endometriumähnliches Gewebe auch außerhalb der physiologischen Schleimhautauskleidung der Gebärmutter vor, z. B. in der Uterusmuskulatur, in den Ovarien oder der Bauchdecke. Dieses Gewebe unterliegt ebenso den zyklischen Veränderungen und kann so zu verstärkten Regelschmerzen führen.

11.2.3 Kontrazeption

Der nach der Ovulation ansteigende Progesteronspiegel führt durch eine Verstellung des Sollwerts zu einer Zunahme der Körpertemperatur um 0,3–0,5 °C. Dieser Effekt kann zur Feststellung des Ovulationszeitpunkts ausgenutzt werden, worauf die sog. **Temperaturmethode** zur Schwangerschaftsverhütung beruht. Höhere Sicherheit als dieses Verfahren bietet die **hormonelle Kontrazeption.** Hierbei wird durch die Einnahme von Östrogenen und Gestagenen über eine negative Rückkopplung die Freisetzung von luteinisierendem Hormon (LH) und Follikel-stimulierendem Hormon (FSH) verhindert. Dadurch unterbleibt die Ovulation.

Pearl-Index

Ein Maß für die Zuverlässigkeit einer Methode zur Schwangerschaftsverhütung ist der Pearl-Index: Zahl der Schwangerschaften auf 1200 Menstruationszyklen (= 100 Anwenderjahre), während derer die Methode eingesetzt wurde. Die Temperaturmethode zur Schwangerschaftsverhütung weist einen Pearl-Index von 10 bis 30 auf, die hormonellen Verhütungsmethoden liegen zwischen 0,16 und 1,2.

> **Merke!**
> **Der weibliche Zyklus in Kurzform:**
> - FSH → Follikelwachstum → Östrogen-Produktion ↑ → LH ↑ → Ovulation
> - Corpus luteum → Progesteronproduktion → LH ↓, FSH ↓ → Östrogen ↓, Progesteron ↓ → Menstruation

11.3 Hodenfunktion

Die Hoden weisen eine Doppelfunktion auf: Sie sind ein **endokrines Organ** und synthetisieren in den Leydig-Zellen das männliche Sexualhormon Testosteron. Darüber hinaus sind sie eine **exokrine Drüse** und produzieren in den Tubuli seminiferi die Spermien. Diese Doppelfunktion des Hodens spiegelt sich auch in der anatomischen Gliederung in zwei Kompartimente wider: Tubuli seminiferi und dazwischen liegende Leydig-Zellen.

11.3.1 Testosteronwirkung

Testosteron ist das wichtigste Androgen und hat eine Vielzahl von Funktionen. In der Embryonalphase fördert es gemeinsam mit 5α-Dihydrotestosteron die Ausprägung der inneren und äußeren Geschlechtsorgane, wobei Testosteron die Entwicklung der Derivate des Wolff-Gangs (Nebenhoden, Vas deferens, Samenblase) fördert, 5α-Dihydrotestosteron dagegen die Entwicklung von Penis und Skrotum. In der präpubertären Phase ruht die Androgenproduktion.

Mit Beginn der **Pubertät** setzt infolge der Aktivierung von Hypothalamus und Hypophyse mit dem Anstieg des luteinisierenden Hormons (LH) im Blut eine langsame, stetig zunehmende Produktion von Testosteron ein, die letztendlich zur **Virilisierung** (Vermännlichung) des Jungen führt.

Im Einzelnen bewirken die Androgene nicht nur ein Wachstum von Penis und Skrotum, sondern auch des Kehlkopfs (Stimmbruch mit Ausprägung der tiefen, „männlichen" Stimme). Testosteron führt zur Ausbildung der männlichen Sekundärbehaarung (Bartwuchs, Brust- und Bauchhaare). Am Kopfhaar bewirkt Testosteron allerdings das Gegenteil und fördert den Haarausfall (Geheimratsecken), der somit bei Männern größtenteils physiologisch ist. In der Haut steigert Testosteron die Talgproduktion, was zu Akne führen kann (☞ Tab. 11.2).

Tab. 11.2 Androgen-Zielgewebe und Androgen-Effekte. DHT = Dehydrotestosteron

Zielgewebe	Effekt	Entwicklungsphase	aktives Steroid
Wolff-Gang	Stimulation des Wachstums und der Differenzierung	embryonal	Testosteron
äußere Genitalien	Maskulinisierung und Wachstum	embryonal, Pubertät	DHT
Sinus urogenitalis	Maskulinisierung und Wachstum	embryonal, Pubertät	DHT
Knochen	Schluss der Epiphysenfugen, anabole Wirkung	Pubertät, Erwachsene	Östradiol
Kehlkopf	Wachstum mit Verlängerung der Stimmbänder	Pubertät	Testosteron, DHT
Haut	Stimulation der Sebumproduktion, Stimulation der Körperbehaarung und des Bartwuchses, Reduktion des Haupthaares (androgene Alopezie)	Pubertät, Erwachsene	DHT
Niere	Stimulation der Erythropoetinproduktion	Pubertät, Erwachsene	Testosteron, DHT
Leber	Enzyminduktion, Beeinflussung der Proteinsynthese	Pubertät, Erwachsene	Testosteron, DHT
Fettstoffwechsel	HDL-Chol. ↓, LDL-Chol. ↑	Pubertät, Erwachsene	Testosteron, DHT
Knochenmark	Stimulation der Erythropoese	Pubertät, Erwachsene	Testosteron, DHT
Muskulatur	anabole Wirkung	Pubertät, Erwachsene	Testosteron
Hoden	Stimulation und Aufrechterhaltung der Spermatogenese	Pubertät, Erwachsene	DHT, Östradiol
Prostata	Stimulation von Wachstum und Funktion	Pubertät, Erwachsene	DHT, Östradiol
Brustdrüse	Inhibierung des Wachstums	Pubertät, Erwachsene	Testosteron, DHT
Hypophyse	negatives Feedback auf die Gonadotropin-Sekretion	Pubertät, Erwachsene	Testosteron, DHT
Hypothalamus	negatives Feedback auf die GnRH-Sekretion	Pubertät, Erwachsene	Testosteron, Östradiol
Gehirn	psychotrope Effekte, u.a. auf Libido	Pubertät, Erwachsene	Testosteron, DHT, Östradiol

Die anabole Wirkung auf Knochen und Muskel führt zu einer Zunahme der Muskel- und Knochenmasse und einer Abnahme der Stickstoffausscheidung im Urin. Testosteron stimuliert die Erythropoese; daher haben Männer regelmäßig höhere Hämoglobin-Konzentrationen im Blut als Frauen.

Darüber hinaus fördert Testosteron Libido und Potenz und steuert die Produktion und Zusammensetzung der Sekrete von Nebenhoden, Samenblase und Prostata.

Die Wirkungen und die Bedeutung von Testosteron sind abhängig von der Entwicklungsphase:
- **Embryonalzeit:** sexuelle Differenzierung
- **Pubertät:** Virilisierung
- **Erwachsenenalter:**
  - Aufrechterhaltung des Phänotyps
  - Sexualfunktionen, psychotrope Wirkungen
  - anabole Effekte.

Die Wirkungen von Testosteron werden überwiegend direkt von Testosteron ausgeübt. Zahlreiche Gewebe verfügen jedoch über Enzyme, die Testosteron zu anderen Steroiden umwandeln und dann wieder an das Blut abgeben. So verfügen z.B. Fettgewebe, ZNS und Knochen über das Enzym **Aromatase,** das Testosteron zu **Östradiol** metabolisiert. So werden speziell die knochenanabolen Effekte und vermutlich auch ein Teil der psychotropen Wirkung (z.B. Libido) von Östradiol vermittelt.

Ferner werden etwa 10 % des Testosterons durch das Enzym **5α-Reduktase** zu **5α-Dihydrotestosteron (DHT)** reduziert. DHT ist ein wesentlich potenteres Androgen als Testosteron, da es mit 10fach höherer Affinität an den Androgenrezeptor bindet. DHT ist besonders wichtig für die Ausprägung der Körperbehaarung und Prostatafunktion. Daher besteht das volle Wirkspektrum von Testosteron aus seinen eigenen Effekten und denen seiner Metabolite Östradiol und DHT, für die es als Prohormon fungiert. Ungefähr 80 % des zirkulierenden DHT und 75 % des Östradiols entstammen der peripheren Umwandlung von Testosteron, jeweils der Rest wird vom Hoden unmittelbar sezerniert.

11 Sexualentwicklung, Reproduktionsphysiologie und Physiologie des Alterns

Klinik!
Durch die Einnahme extrem hoher Dosen von Androgenen (**Anabolika-Missbrauch**) lässt sich ein deutlicher Zuwachs an Muskelmasse und -kraft erreichen. Dies ist in allen Sportarten als **Doping** verboten und kann mit speziellen Labormethoden nachgewiesen werden. Langfristig wirkt sich ein Anabolika-Missbrauch über die Wirkungen der Androgene auf den Fettstoffwechsel (Senkung von HDL-Cholesterin, Steigerung von LDL-Cholesterin) oft gesundheitsschädlich aus. Bei Frauen tritt zusätzlich eine Virilisierung mit **irreversiblen** Stimmveränderungen auf.

11.3.2 Testosteronproduktion und -regulation

Die Produktion von Testosteron wird durch das luteinisierende Hormon (LH) der Hypophyse gesteuert. Dieses bindet an Rezeptoren auf der Zellmembran der Leydig-Zellen des Hodens und stimuliert dort die Produktion von Testosteron durch Aktivierung des Schlüsselenzyms der Steroidogenese, der 20,22-Desmolase (Umwandlung von Cholesterin zu Pregnenolon). Testosteron übt auf die Hypophyse und den Hypothalamus ein negatives Feedback aus und hemmt die Freisetzung von LH und FSH sowie die des hypothalamischen Gonadotropin-Releasing-Hormons (GnRH).

11.3.3 Spermienproduktion

Gemeinsam mit dem hypophysären Follikel-stimulierenden Hormon (FSH) stimuliert Testosteron in der Pubertät den Beginn der Spermienproduktion, wobei der genaue Mechanismus noch unbekannt ist.
FSH bindet an Rezeptoren der Sertoli-Zellen in den Tubuli seminiferi der Hoden und fördert dort die Produktion verschiedener Peptide, u.a. von Inhibin, Transferrin und Androgen-bindendem Protein (ABP), wobei Letzteres für den Transport und die Aufrechterhaltung ausreichender Testosteronkonzentrationen in den Tubuli seminiferi verantwortlich ist. Gemeinsam stimulieren Testosteron (direkt) und Follikel-stimulierendes Hormon (über die Sertoli-Zelle vermittelt) die Spermienbildung (Spermatogenese), die in der Pubertät ohne FSH oder Testosteron nicht einsetzt. Beim erwachsenen Mann ist das Follikel-stimulierende Hormon für die Aufrechterhaltung der Spermatogenese weniger bedeutsam als Testosteron.

Merke!
Wirkungen von Testosteron:
- primäre und sekundäre Geschlechtsmerkmale, u.a. Stimmbruch, Behaarung, Talgproduktion, Libido, Potenz, Spermienproduktion, Wachstum und Sekretion von Prostata, Nebenhoden, Samenblase
- Protein-anabol
- Knochen-anabol
- Stimulation der Erythropoese.

11.4 Kohabitation

11.4.1 Genitalreflexe bei der Frau

Die Genitalreflexe unterliegen einer komplexen Steuerung des vegetativen und des somatischen Nervensystems sowie psychischer Stimuli.
Man unterteilt den sexuellen Reaktionszyklus in drei Phasen:
- Erektion
- Transsudation
- Orgasmus.

Afferenzen aus allen Bereichen der Sexualorgane (Vulva, Vagina, perineale Region, Mammae) sind geeignet, die sexuelle Stimulation auszulösen. Besonders reich an afferenten Fasern ist die Klitoris, die darin das Äquivalent zur Glans penis beim Mann darstellt.
Durch lokale Stimulation der Klitoris ausgelöste Afferenzen erreichen das Sakralmark über den Nervus pudendus und werden dort auf efferente parasympathische Neurone umgeschaltet. Parallel dazu werden diese Informationen an die supraspinalen Zentren weitergeleitet.

Erektion

Vergleichbar der Erektion des Mannes, verändert sich bei sexueller Stimulation das erektile Gewebe der Frau. Es handelt sich dabei besonders um das den vaginalen Introitus umgebende Gewebe einschließlich der Labia majora et minora sowie die Klitoris. Die durch Vasokongestion vergrößerten Labia minora verlängern den Vaginalzylinder. Die Labia majora weichen nach lateral aus und vergrößern sich ebenfalls durch Blutfüllung. Die Klitoris vergrößert sich und verschiebt sich in Symphysenrichtung.
Diese Veränderungen beruhen auf parasympathischen Leistungen aus dem Sakralmark. Die Rolle des Sympathikus ist in diesem Zusammenhang noch unklar.

Transsudation

Parasympathische Impulse sind wahrscheinlich auch für die Transsudation der Vaginalflüssigkeit verantwortlich, die durch ein Zusammenwirken von Bartholini-Drüsen und Vaginalepithel zustande kommt. Die Transsudation setzt kurze Zeit nach Beginn der sexuellen Stimulation ein.

Orgasmus

Die sich während der Transsudationsphase ausbildende „orgastische Manschette" entsteht durch Verlängerung und Erweiterung des Vaginalschlauches. Der Höhepunkt der sexuellen Erregung der Frau (Orgasmus) geht mit rhythmischen Kontraktionen dieser Region einher, die wahrscheinlich sympathisch vermittelt sind. Diese Phase ist der Emissions- und Ejakulationsphase des Mannes vergleichbar.

11.4.2 Genitalreflexe beim Mann

Auch der sexuelle Reaktionszyklus beim Mann durchläuft drei Phasen:
- Erektion
- Emission
- Ejakulation.

Erektion

Beim Mann stellt die mit vielen dicht liegenden Rezeptoren versehene Glans penis neben der psychischen Stimulation die wichtigste Quelle sexueller Erregung dar.

Hierbei laufen die Afferenzen ebenfalls über den Nervus pudendus zum Sakralmark. Vor allem parasympathische Neurone im Nervus pelvicus lösen Reaktionen aus, die zur Erektion führen. Bei zerstörtem Sakralmark können etwa 25 % der Männer eine Erektion psychisch auslösen. Die dabei entscheidenden vegetativen Efferenzen stammen vom **Sympathikus**, dessen genaue Rolle beim Gesunden nicht bekannt ist.

Wie bei der Frau spielt die **Vasokongestion** bei der Vergrößerung der äußeren Geschlechtsorgane die entscheidende Rolle. Die Erektion wird eingeleitet durch die Dilatation der Arteriolen der Corpora cavernosa mit konsekutiv vermehrtem Bluteinstrom. Dadurch werden die venösen Sinus vermehrt gefüllt. Da die Corpora cavernosa von einer festen Bindegewebsmembran umgeben sind, werden durch die Füllung allmählich zahlreiche kleinere Venen, die das Blut aus den Corpora ableiten, durch die Bindegewebsmembran mechanisch abgedrückt. Hierdurch verringert sich der Blutabfluss, so dass bei unverändertem Einstrom die Füllung weiter zunimmt und die Tumeszenz und Rigidität des Penis zunimmt.

Entscheidend für die Erektion ist die initiale **Erschlaffung der glatten Gefäßmuskulatur** der Arteriolen. Dies wird u.a. durch **Stickstoffmonoxid NO** (☞ Kap. 4.4.2) hervorgerufen, das über ein cGMP-System die Erschlaffung der glatten Gefäßmuskulatur bewirkt. cGMP wird von dem Enzym **Phosphodiesterase Typ 5** wieder abgebaut, so dass dies der Erektion entgegenwirkt.

Klinik!

Medikamente, die das Enzym **Phosphodiesterase Typ 5 (PDE-5)** hemmen, haben in den letzten Jahren die Therapie der erektilen Dysfunktion revolutioniert. **PDE-5-Hemmer** (z.B. Sildenafil, Tadalafil, Vardenafil) hemmen den Abbau von cGMP und verstärken so die Wirkung von NO an der glatten Gefäßmuskulatur. Dadurch können sie zur Verbesserung der Erektion bei Erektionsstörungen beitragen. Da die PDE-5-Hemmer sehr selektiv nur die in den Corpora cavernosa lokalisierte PDE-5 hemmen, ist eine generalisiert Gefäß-dilatierende Wirkung nur dann festzustellen, wenn gleichzeitig Stickstoffdonatoren (z.B. Nitrate, Molsidomin) eingenommen werden.

Emission

Sympathische Efferenzen führen zur Kontraktion von Epididymis, Ductus deferens, Vesicula seminalis und Prostata. Die Sekrete der Drüsen treten gleichzeitig mit der Samenflüssigkeit in die Urethra. Durch Erregung sympathischer Fasern kontrahiert sich reflektorisch der M. sphincter vesicae internus, um einen Rückfluss der Sekrete in die Blase zu verhindern.

Ejakulation

Der Orgasmus des Mannes beginnt mit der Emission und endet nach der Ejakulation. Zur Ejakulation kommt es durch Reizung von Afferenzen in Urethra, Prostata, Nebenhoden, Ductus deferens und Vesicula seminalis, die zum Thorakolumbalmark geleitet werden.

Die Ejakulation wird sympathisch vom Thorakolumbalmark (L_2/L_3) vermittelt. Die begleitenden tonisch-klonischen Kontraktionen der Mm. bulbo- und ischiocavernosus sowie der Beckenbodenmuskulatur werden dagegen durch somatische Efferenzen des Sakralmarks ausgelöst.

Auf den Orgasmus folgt eine Refraktärzeit von individuell unterschiedlicher Länge, in der durch sexuelle Stimulation kein weiterer Orgasmus erreicht werden kann (☞ Abb. 11.2).

Klinik!

Männer mit zerstörtem Sakralmark können, wenn sie psychisch eine Erektion auslösen konnten, auch eine Emission und Ejakulation mit begleitendem Orgasmus haben, da ja das dafür notwendige Thorakolumbalmark (Sympathikus) noch intakt ist.

Neurovegetative Begleitreaktionen

Neben den genannten Vorgängen im Bereich der Sexualorgane kommt es zu einer Reihe von neurovegetativen Begleitreflexen: Herzfrequenz, Blutdruck und Atemfrequenz steigen an, die Hautarteriolen erweitern sich mit der Folge einer Hautrötung (Sexflush), die Skelettmuskulatur kontrahiert sich.

11.5 Schwangerschaft

Nach der Befruchtung im Eileiter wandert die Morula innerhalb von drei bis vier Tagen durch die Eileiter in die Gebärmutter und nistet sich am 6. oder 7. Tag nach der Ovulation – dann bereits zur Blastozyste entwickelt – in die Gebärmutterschleimhaut ein, die sich zu diesem Zeitpunkt in der Sekretionsphase befindet.

11.5.1 Choriongonadotropin

Wahrscheinlich schon vor der Einnistung (Nidation) beginnt die Produktion des Hormons **Choriongonadotropin** (hCG, h = human) durch den Syncytiotro-

11 Sexualentwicklung, Reproduktionsphysiologie und Physiologie des Alterns

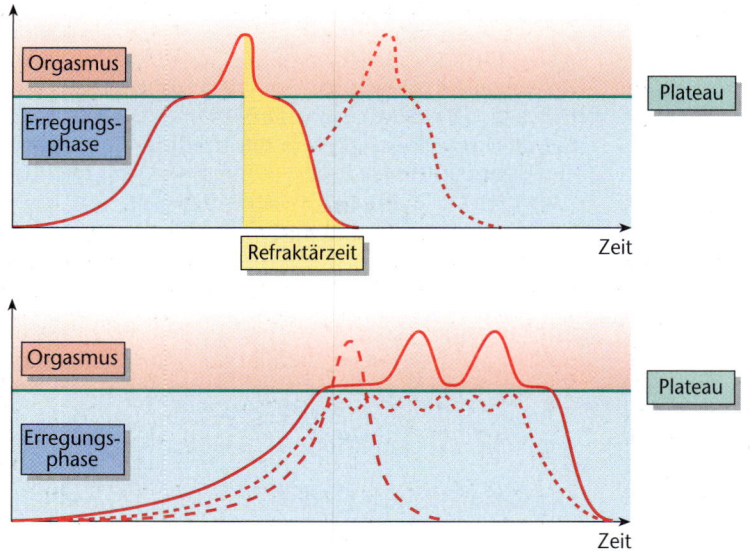

Abb. 11.2 Sexueller Reaktionszyklus bei Mann und Frau. Während der Verlauf beim Mann recht einheitlich ist, können bei der Frau sehr unterschiedliche Formen vorkommen.

phoblasten. Dieses hCG übernimmt die Funktion des luteinisierenden Hormons (LH) und stimuliert das Corpus luteum (Gelbkörper) zur Fortführung und Steigerung der Produktion von Progesteron, was die Einnistung des Eies fördert. Der Gelbkörper ist für die Progesteronproduktion im ersten Drittel der Schwangerschaft verantwortlich. Später wird die Progesteronproduktion von der Plazenta übernommen. Durch die Aufrechterhaltung eines ausreichenden Progesteronspiegels wird die Abstoßung des Endometriums mit dem Trophoblasten verhindert.

Humanes Choriongonadotropin ist ein **Glykoprotein** (wie auch die Hypophysenhormone TSH, FSH und LH) und weist die den Hypophysenhormonen gemeinsame α-Untereinheit auf.

Die **β-Untereinheit** des Choriongonadotropins, welche die Glykoproteine unterscheidet und für die spezifische Wirkung verantwortlich ist, ist der β-Untereinheit des luteinisierenden Hormons sehr ähnlich. Daher wirkt hCG wie luteinisierendes Hormon.

Klinik!

Der frühzeitige Anstieg des humanen Choriongonadotropins zu Beginn der Schwangerschaft erlaubt es, die hCG-Bestimmung im Urin als **Schwangerschaftstest** einzusetzen. Bis zur 10. Schwangerschaftswoche steigt das hCG kontinuierlich an, danach sinken die Blutspiegel allmählich und erreichen um die 16. Schwangerschaftswoche einen Plateauwert.

11.5.2 Humanes plazentares Lactogen (hPL)

Ab der 5. Schwangerschaftswoche ist humanes plazentares Lactogen (hPL), welches ebenfalls vom Trophoblasten gebildet wird, im Serum nachweisbar (☞ Abb. 11.3).

Das hPL ist strukturell dem Wachstumshormon (STH) sehr ähnlich und steigt bis zum Ende der Schwangerschaft kontinuierlich an. Es ist nach seiner Wirkung auf die mütterliche Brustdrüse benannt, wo es wie Prolactin wirkt und die Entwicklung des Drüsengewebes fördert. Darüber hinaus wirkt hPL antagonistisch zum Insulin, erhöht somit den Blutzuckerspiegel der Mutter und steigert die Lipolyse. Daher vermutet man eine Verbindung zwischen hPL und einer sich gelegentlich während einer Schwangerschaft entwickelnden diabetischen Stoffwechsellage. Wegen der kurzen Halbwertszeit (10–20 min) eignet sich die Bestimmung von hPL während der Schwangerschaft zur Beurteilung der **Plazenta-Funktion**.

11.5.3 Plazentahormone

Ab der 6. bis 8. Schwangerschaftswoche hat die Plazenta die Produktion von Progesteron voll übernommen. Die plazentare Produktion von Progesteron steigt während der Schwangerschaft kontinuierlich an und erreicht zur Geburt hin maximale Werte

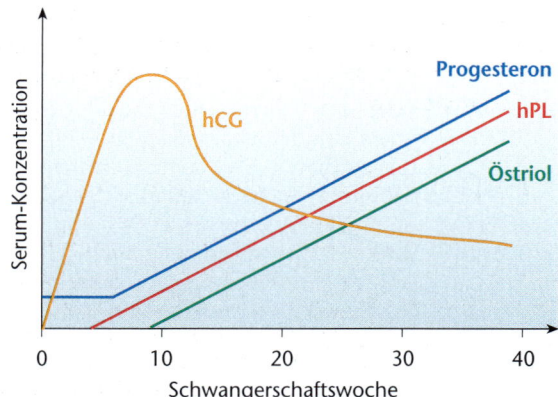

Abb. 11.3 Verlauf der Serum-Konzentrationen von humanem Choriongonadotropin (hCG), humanem plazentarem Lactogen (hPL), Progesteron und Östriol während der Schwangerschaft.

(☞ Abb. 11.3). Zur Synthese des Progesterons setzt die Plazenta zu über 90 % von der Mutter bereitgestelltes Cholesterin ein.

Neben Progesteron produziert die Plazenta große Mengen von Östrogenen, deren Plasmaspiegel ebenfalls bis zum Ende der Schwangerschaft kontinuierlich ansteigen. Da der Plazenta allerdings die Enzyme fehlen, um aus Gestagenen Östrogene herzustellen, muss die Plazenta mit Östrogen-Vorstufen versorgt werden. Dies geschieht im Rahmen der sog. **fetoplazentaren Einheit:** Die fetale Nebenniere produziert aus Cholesterol u.a. Dehydroepiandrosteron, welches über das Nabelschnurblut zur Plazenta gelangt, dort aufgenommen wird und zu Östrogenen, bevorzugt zu Östriol umgewandelt wird. Östriol wird von der Plazenta zum größten Teil in den mütterlichen Organismus abgegeben.

11.6 Lactation

In der ersten Schwangerschaftshälfte wird aufgrund der steigenden Konzentrationen der Sexualsteroide das Wachstum der Brustdrüsen stimuliert. In der zweiten Schwangerschaftshälfte überwiegen unter dem Einfluss von Prolactin (☞ Kap. 10.2.2) und hPL die Zelldifferenzierung und die Aktivierung der Sekretionsfähigkeit. Mit dem abrupten Abfall von Östrogenen und Progesteron bei der Geburt wird die Ansprechbarkeit des Drüsengewebes auf Prolactin stark erhöht, so dass der **Milcheinschuss** erfolgt. Die mechanische Manipulation an der Mamille während des Saugaktes stimuliert über einen neurogenen Reflexbogen die Freisetzung von Prolactin und Oxytocin.

- **Oxytocin** bewirkt eine Kontraktion der myoepithelialen Zellen in der Brustdrüse, wodurch eine Drucksteigerung in den Milchkanälchen entsteht, welche die Milchabgabe fördert.
- **Prolactin** erhält die Milchproduktion aufrecht. Gleichzeitig verhindert Prolactin über eine hemmende Wirkung auf das hypothalamische Freisetzungshormon Gonadotropin-Releasing-Hormon (GnRH) die Freisetzung von luteinisierendem Hormon (LH) und Follikel-stimulierendem Hormon (FSH), weshalb der Menstruations- und Ovulationszyklus während der Stillzeit unterdrückt bleibt: **Stillamenorrhoe.**

11.7 Sexuelle Differenzierung

Die sexuelle Differenzierung beruht auf einem komplizierten sequentiellen Zusammenspiel genetischer und hormoneller Einflüsse auf den Embryo. Die Anlagen der Gonaden, der Keimleiter und der äußeren Genitalien sind bei beiden Geschlechtern bis zur 6. Gestationswoche identisch und können sich in weibliche oder männliche Richtung entwickeln. Die biologische „Standard-Vorgabe" aller drei Anlagen ist immer die Entwicklung zum **weiblichen Phänotyp.** Die Differenzierung zum männlichen Erscheinungsbild erfordert zusätzliche genetische und hormonelle Faktoren. Fehlen diese Differenzierungsfaktoren oder reagieren die Zielgewebe nicht adäquat, erfolgt automatisch die Feminisierung des betroffenen Gewebes.

Das Geschlecht wird nach drei Kriterien beurteilt:
- chromosomales (genetisches) Geschlecht
- gonadales (Keimdrüsen-) Geschlecht
- somatisches (phänotypisches) Geschlecht.

Das chromosomale Geschlecht ist mit der Fusion der Gameten festgelegt. Beim Menschen wie bei den meisten Säugetieren ist das homogametische Geschlecht (XX) weiblich und das heterogametische Geschlecht (XY) männlich. Das Y-Chromosom induziert die Differenzierung der gonadalen Anlage zum Hoden, wodurch das gonadale Geschlecht determiniert wird. Die Inkrete des Hodens bewirken dann die Etablierung des somatischen Geschlechts durch Induktion der Differenzierung zum männlichen Phänotyp.

11.7.1 Differenzierung der Gonadenanlage

Sex determinating region Y

Sobald ein intaktes Y-Chromosom im Karyotyp vorhanden ist, erfolgt unabhängig von der Anzahl der X-Chromosomen die Differenzierung der Gonadenanlage zum Hoden. Hierfür ist ein Gen distal auf dem kurzen Arm des Y-Chromosoms verantwortlich, das **„Sex determining region Y" (SRY)** benannt wird. SRY kodiert ein 204 Aminosäuren langes Protein, das u.a. ein 79 Aminosäuren langes Motiv trägt **(High mobility group, HMG-box),** dem DNA-bindende und DNA-biegende Eigenschaften zugeschrieben werden. SRY scheint die Transkription autosomaler Gene zu regulieren, indem es an die DNA bindet und diese so biegt, dass normalerweise entfernte DNA-Abschnitte nebeneinander liegen und so andere Transkriptionsfaktoren an die neugeschaffene Bindungsstelle andocken können.

Differenzierung ab der 7. Woche

Nach morphologischen Kriterien kann bis etwa zum 42. Gestationstag eines Embryos nicht zwischen später männlichen und weiblichen Gonaden unterschieden werden. Vermutlich induziert SRY in der 7. Gestationswoche die Differenzierung der Sertoli-Zellen, die dann zusammen mit den primordialen Keimzellen tubulären Strukturen bilden, die Vorläufer der Tubuli seminiferi. Leydig-Zellen werden im embryonalen Hoden erst gegen Ende der 8. Gestationswoche beobachtet und in der 9. Gestationswoche setzt die Testosteron-Biosynthese ein.

Mit der Differenzierung der endokrin-aktiven Sertoli- und Leydig-Zellen sind die Voraussetzungen für die Differenzierung des somatischen Geschlechts zum männlichen Phänotyp geschaffen, dessen Entwicklung ausschließlich unter der hormonellen Kontrolle des Hodens steht. Das Ovar nimmt keinen aktiven Einfluss auf die Entwicklung des somatischen Geschlechts.

11.7.2 Differenzierung des somatischen Geschlechts

Die Ausprägung der inneren und äußeren Genitalien kennzeichnet das somatische Geschlecht. Drei Hormone sind zur Differenzierung der bei beiden Geschlechtern gleich angelegten Keimleiter (Wolff-Gang und Müller-Gang) und des Sinus urogenitalis in einen männlichen Phänotyp erforderlich:
- Anti-Müller-Hormon (AMH, frühere Bezeichnung Müllerian-Inhibiting-factor, MIF)
- Testosteron
- der Testosteronmetabolit 5α-Dihydrotestosteron (DHT).

AMH und Testosteron steuern die Differenzierung der Keimleiter und DHT lenkt zusammen mit Testosteron die Ausprägung des Sinus urogenitalis.

Anti-Müller-Hormon

Bis zur 7. Gestationswoche weist der Embryo beide Keimleiter, den Müller-Gang und den Wolff-Gang auf. Aus den Müller-Gängen gehen im weiteren Verlauf die Gebärmutter und die Eileiter hervor, während die Wolff-Gänge die Anlage des Nebenhodens, Samenleiters und der Samenblase darstellen. Die Differenzierung des Müller-Gangs zur Gebärmutter und dem Eileiter erfolgt automatisch auch bei fehlenden Ovarien oder Hoden. Sind dagegen Hoden angelegt, atrophiert der Müller-Gang durch die Wirkung von AMH. AMH wird in den Sertoli-Zellen des Hodens gebildet und ist ein Glykoprotein aus zwei identischen, durch Disulfidbrücken verbundenen Untereinheiten mit strukturellen Ähnlichkeiten zu Inhibin und Transforming growth factor β. AMH gelangt auf endo- und parakrinem Weg zum Müller-Gang und induziert durch noch unbekannte Mechanismen innerhalb weniger Wochen dessen vollständige Regression. Fehlt AMH, differenziert sich der Müller-Gang unabhängig vom genetischen und gonadalen Geschlecht zu Eileiter und Gebärmutter. Androgene haben keinen Einfluss auf den Müller-Gang.

Testosteron

Im Gegensatz zur negativen Regulation des Müller-Ganges (Inhibierung durch AMH) unterliegt der Wolff-Gang einer positiven Regulation durch Testosteron. Unter dem Einfluss des mütterlichen hCG beginnt in der 9. Gestationswoche die Testosteron-Biosynthese in den Leydig-Zellen. Das Serumtestosteron erreicht seine maximale Konzentration in der 9. bis 14. Schwangerschaftswoche und sinkt nach der 24. Woche auf das gleiche Niveau wie in weiblichen Feten.

Da die hepatische Produktion des Sexualhormon-bindenden Globulins (SHBG) im Embryo niedrig ist, überschreitet die Konzentration des freien, biologisch aktiven Testosterons im männlichen Embryo zum Zeitpunkt der sexuellen Differenzierung die eines erwachsenen Mannes. Testosteron gelangt endokrin und parakrin zum Wolff-Gang und induziert dessen Differenzierung zu Nebenhoden, Samenleiter und Samenblase.

11.7.3 Differenzierung der äußeren Genitalien und des Sinus urogenitalis

5α-Dihydrotestosteron (DHT)

Bis zur 8. Gestationswoche ist das äußere Genitale bei beiden Geschlechtern identisch und kann sich in weibliche oder männliche Richtung entwickeln. Der Genitalhöcker (Anlage der Klitoris und der Glans penis mit Corpus cavernosum) wird an seinem Ansatz von den Genitalwülsten (Anlage der Labia majora und des Skrotums) umgeben. Die Unterseite des Genitalhöckers weist paarige Genitalfalten (Anlage der Labia minora und des Corpus spongiosum) auf, die die Urogenitalrinne umschließen. Unter dem Einfluss von **DHT** erfolgt die Differenzierung der bipotenten Anlagen zum männlichen Phänotyp. Das auf dem Blutweg in die Zielorgane transportierte **Testosteron** fungiert als Prohormon und wird durch das Enzym 5α-Reduktase, das in den Anlagen des äußeren Genitales eine hohe Aktivität aufweist, zu DHT umgewandelt. DHT induziert das Wachstum des Genitalhöckers und die Fusion der Genitalfalten und -wülste. Gleichzeitig bewirkt DHT die Differenzierung der Prostata, die aus dem Sinus urogenitalis entsteht.

Nach dem Abschluss der Differenzierung in etwa der 14. Gestationswoche erfolgt unter dem Einfluss des DHT ein kontinuierliches Wachstum der äußeren Geschlechtsorgane, insbesondere des Penis, der bis zur 14. Gestationswoche noch die gleiche Größe aufweist wie die Klitoris.

DHT-Mangel

Fehlt die DHT-Wirkung, sei es, weil keine Hodenanlage erfolgte, die Testosteron-Produktion gestört ist, die Umwandlung von Testosteron zu DHT unterbleibt (5α-Reduktasemangel) oder ein Androgen-Rezeptor-Defekt vorliegt, kommt es – abhängig vom Ausmaß des DHT-Mangels – zu einer unzureichenden Maskulinisierung. Das klinische Bild einer solchen Störung reicht von einer diskreten Hypospadie bis zur vollständigen phänotypischen Feminisierung.

11.8 Alter

11.8.1 Demographie

Die durchschnittliche Lebenserwartung hat sich seit dem 18. Jahrhundert in den entwickelten Ländern mehr als verdoppelt (☞ Tab. 11.3). Die Lebenserwartung ist dabei definiert als die für ein Individuum eines bestimmten Alters statistisch zu erwartende Anzahl der Lebensjahre unter der Annahme, dass die aktuelle Mortalitätsrate unverändert bleibt. Da sich diese Mortalitätsrate in Zukunft mit Sicherheit verändern wird, hat die so berechnete Lebenserwartung für kein konkretes, heute lebendes Individuum prognostische

11.8 Alter

Tab. 11.3 Zunahme der durchschnittlichen Lebenserwartung

Zeit	Lebenserwartung bei Geburt in Jahren	Kindersterblichkeit [%]
prähistorisch	25	25,0
1750 (Schweden)	37	21,0
1900 (USA)	48	13,3
1950 (Frankreich)	66	5,2
1996 (Japan)	80	0,4

Gültigkeit. Die Zunahme der durchschnittlichen Lebenserwartung ist vor allem auf die Verbesserung der hygienischen Verhältnisse und der medizinischen Versorgung zurückzuführen.

Dabei liegt die mittlere Lebenserwartung von Frauen in entwickelten Ländern um etwa fünf bis acht Jahre höher als die Lebenserwartung der Männer. Dies führt dazu, dass in der Altersgruppe der über 75-Jährigen auf 100 Männer 180 Frauen kommen. Für die geringere Lebenserwartung der Männer wird eine Reihe von Faktoren verantwortlich gemacht:
- höhere Zahl von tödlichen Unfällen, besonders in der Gruppe der unter 24-Jährigen
- höherer Alkohol- und Nikotinkonsum mit entsprechenden Folgeerkrankungen
- protektive Wirkung der Östrogene auf das kardiovaskuläre System.

Ein weiterer, schlecht zu dokumentierender Umstand ist die Beobachtung, dass Männer weniger gesundheitsbewusst sind als Frauen und das Gesundheitssystem nicht so stark in Anspruch nehmen. So gehen Frauen mehr als doppelt so häufig wie Männer zu Vorsorgeuntersuchungen.

Die **maximale menschliche Lebensspanne** der Gattung Homo sapiens hat sich, wie evolutionsbiologische Untersuchungen zeigen, seit 100 000 Jahren nicht verändert. Sie liegt bei etwa 120 Jahren.

11.8.2 Ursachen des Alterns

Das menschliche Leben scheint also, unabhängig von den Umgebungsbedingungen, einem „natürlichen" Alterungsprozess zu unterliegen. Zur Erklärung dieses Alterungsprozesses wurden eine Vielzahl von Theorien vorgeschlagen. Zwei davon wurden in den letzten Jahren experimentell besonders bestärkt.

Genregulationstheorie

Altern ist nach dieser Auffassung das Resultat einer Veränderung in der Genexpression. Zu einem bestimmten, genetisch determinierten Zeitpunkt werden von der Zelle Gene aktiviert, die den Alterungsvorgang einleiten.

Für die Genregulationstherapie spricht die Beobachtung, dass sich menschliche Zellen in Kultur nur etwa 50-mal teilen können. Diese Zahl der maximal möglichen Zellteilungen wird in den **Telomeren** festgehalten. Telomere sind repetitive DNA-Sequenzen an den Enden der Chromosomen, welche die Chromosomenstabilität gewährleisten. Mit jeder Zellteilung verkürzen sich die Telomere, bis bei einer bestimmten Telomerenlänge das „Alterungsprogramm" der Zelle gestartet wird. Das Enzym **Telomerase** kann diese Telomerenverkürzung korrigieren – ein Mechanismus, der für die „Unsterblichkeit" von Tumorzellen oder frühen embryonalen Stammzellen verantwortlich ist.

Theorie der freien Radikale

Nach dieser zellulären Alterungstheorie ist Altern das Resultat einer Akkumulation von Schädigungen zellulärer Strukturen durch freie Radikale (O_2^- und H_2O_2). Freie Radikale führen zur Zerstörung von Lipidmembranen, Enzymen und DNA. Jede Zelle verfügt über die Enzyme Superoxid-Dismutase, Katalase und Glutathion-Peroxidase, welche die freien Radikale zu O_2 und H_2O neutralisieren. Auch Antioxidantien in Nahrungsmitteln, wie z. B. die Vitamine C und E, vermögen die Zelle vor freien Radikalen zu schützen Diese Neutralisationsmechanismen können jedoch nicht völlig verhindern, dass sich mit zunehmendem Alter Schädigungen durch „oxidativen Stress" in den Zellen anhäufen, die auf Dauer zu Funktionsstörungen führen. Vor allem Schädigungen der mitochondrialen DNA (mtDNA) können nicht kompensiert werden, da die mtDNA im Vergleich zur DNA des Zellkerns über weniger effektive Reparaturmechanismen verfügt.

Für die Theorie der freien Radikale spricht die Beobachtung, dass Mäuse bei 60 %-iger Einschränkung der Kalorienzufuhr (und damit verringerter Produktion freier Radikale) um bis zu 60 % länger lebten als Mäuse, die Futter ad libitum erhielten. Wurde die Kalorienzufuhr nur um 20 % reduziert, lebten die Mäuse immerhin noch um 20 % länger.

> **Klinik!**
> Tierexperimentelle, klinische und epidemiologische Studien konnten zeigen, dass eine Vitamin-C- und Vitamin-E-reiche Ernährung (Obst und Gemüse) altersbedingte Veränderungen im Herz-Kreislauf-System und im Immunsystem, die auf oxidativem Stress durch freie Radikale beruhen, verlangsamen kann. Allerdings konnte bisher keine Studie zeigen, dass hierdurch Herzinfarkte, Schlaganfälle oder Infekte verhindert oder Morbidität und Mortalität günstig beeinflusst werden. Daher ist die Supplementation von **Antioxidantien** als **„Anti-aging"** umstritten und gilt als „Außenseitermedizin". Umfangreiche Studien mit der zusätzlichen Supplementation von Vitamin C und E konnten keinen lebensverlängernden Effekt beim Menschen nachweisen.

11.8.3 Organveränderungen

Der Alterungsprozess ist durch eine Reduktion von Körperfunktionen gekennzeichnet. Diese reduzierten Funktionen (Altersschwäche) sind selbst noch keine Krankheit; sie bilden aber die Grundlage, auf der sich Krankheiten leichter entwickeln können. Viele der sog. „Alterungsvorgänge" sind die Folge reduzierter körperlicher Aktivität. So finden sich nach dreiwöchiger Bettruhe auch bei jüngeren Menschen „Altersveränderungen" am Bewegungsapparat wie Muskel- und Knochenabbau sowie reduzierte kardiovaskuläre Leistungsfähigkeit.

In den einzelnen Organsystemen werden mit zunehmendem Alter unterschiedliche Veränderungen beobachtet.

Skelett

Das Knorpelgewebe verliert Wasser. Parallel hierzu kommt es zu einer vermehrten Produktion von Kollagenfasern, die auch stärker vernetzt sind. Die Folge ist ein Verlust an Elastizität und eine Fibrosierung des Knorpels.

Die Knochen verlieren ab dem 40. Lebensjahr jährlich etwa 1 % ihres Calciumphosphats (☞ Kap. 10.5). Ursache hierfür ist ein Ungleichgewicht im Verhältnis von Knochenaufbau zu Knochenabbau mit einem Überwiegen des Knochenabbaus durch die Osteoklasten.

> **Klinik!**
> Diese Verminderung der Knochenmasse durch vermehrten Knochenabbau wird als **Osteoporose** bezeichnet. Ein Drittel aller Frauen entwickeln nach der Menopause eine Osteoporose, weil durch die Abnahme des Östrogenspiegels die Aktivität der Osteoklasten gesteigert wird und dadurch der Knochenmassenverlust für drei bis vier Jahre jährlich etwa 3–5% beträgt. Da Männer diesen abrupten Verlust der Sexualsteroide nicht erleiden, tritt eine Osteoporose bei ihnen meist erst nach dem 60. Lebensjahr auf.

Muskulatur

Das Muskelgewebe nimmt zwischen dem 30. und dem 80. Lebensjahr infolge einer Reduktion der Muskelfaserzellen und der einzelnen Fasergröße um 30 % ab. Der Gehalt der Muskelzellen an ATP und Glykogen ist reduziert. Der altersassoziierte Verlust der Muskelmasse wird als **Sarkopenie** bezeichnet und scheint maßgeblichen Anteil an der Gebrechlichkeit im hohen Alter zu haben. Kontinuierliche körperliche Aktivität kann der Sarkopenie entgegen wirken.

Haut und Anhangsgebilde

In der Haut geht die Zahl der Melanozyten zurück; auch ihre Funktion ist vermindert: Die Folge sind **Pigmentationsstörungen** und **graue Haare**. Reduziert ist im Alter auch die Zahl der in der Haut gelegenen **Langerhans-Zellen**, die Teil des Antigen-präsentierenden Makrophagensystems sind (☞ Kap. 2.5.1). Da auch die Anzahl und die Funktion der Talg- und Schweißdrüsen abnehmen (höhere Durchlässigkeit des „Säureschutzmantels"), treten Hautinfektionen im Alter häufiger auf.

Herz-Kreislauf-System

Das Herz spricht mit zunehmendem Alter auf β-adrenerge Reize schwächer an. Im Erregungsleitungssystem kommt es zu Fibrosierungen mit deutlichem Zellverlust (bis zu 90 % der Zellen im Sinusknoten bei 80-Jährigen). Dies erklärt u.a., warum Herzrhythmusstörungen und Störungen der Erregungsleitung (Blockbilder) im Alter häufiger auftreten.

An den Gefäßen nimmt die Elastizität der Gefäßwand ab. Dies zeigt sich an einer Verdoppelung der Pulswellengeschwindigkeit (☞ Kap. 4.2.1) zwischen dem 20. und dem 60. Lebensjahr.

Respiratorisches System

In den Lungen vermindert sich durch den Verlust von Alveolarsepten die Zahl der Alveolen. Da die Kapillaren in den Alveolarsepten liegen, geht auch die Kapillarisierung der Lunge zurück. Insgesamt vermindert sich hierdurch die Diffusionskapazität der Lunge (☞ Kap. 5.5.2).

Durch einen Verlust an Elastizität im Lungengewebe und eine zunehmende Versteifung der Rippengelenke und der Thoraxwand nehmen Vitalkapazität und Compliance ab (☞ Kap. 5.3.1). Die funktionelle Residualkapazität steigt an.

Außerdem sind die Beweglichkeit und die Zahl der Zilien des respiratorischen Epithels vermindert (☞ Kap. 5.1), was die Reinigungsfunktion der Atemwege beeinträchtigt.

Verdauungssystem

Im Darm gehen im enterischen Nervensystem Zellen zugrunde (☞ Kap. 7.2.5). Das erklärt, warum im Alter die Frequenz der intestinalen Peristaltik sinkt. Im Ösophagus kommt es zunehmend zu Störungen der für den Schluckakt erforderliche Koordination der motorischen Reflexaktivität (☞ Kap. 7.2.2). Die Ösophagusmuskulatur kontrahiert sich in Form von diffusen Spasmen, was klinisch zu **Schluckbeschwerden** führt.

Die Schleimhaut im Magen atrophiert. Als Folge sinkt die Sekretion von Intrinsic-Faktor, Magensäure und Pepsin, was zu entsprechenden Funktionsstörungen führen kann (☞ Kap. 7.3.3). Klinisch am häufigsten kommt es zu einer **makrozytären Anämie** (☞ Kap. 2.2.2) durch Vitamin-B_{12}-Mangel.

In der Leber ist die Entgiftungsaktivität der Leberenzyme (mikrosomale Oxidasen) vermindert.

Nieren

In den Nieren nimmt die Zahl der Nephrone ab (minus 30 % mit 80 Jahren). Dadurch sinkt die glomeruläre Filtrationsrate, die mit 80 Jahren nur noch 50 % der Rate eines jugendlichen Erwachsenen beträgt. Der Untergang juxtamedullärer Nephrone führt zu einer Reduktion der Konzentrationsfähigkeit durch Beeinträchtigung des Gegenstrommechanismus in den Vasa recta (☞ Kap. 9.2.4).

Klinik!
Weil die Entgiftungsfunktionen von Leber und Niere im Alter vermindert sind, muss die **Dosierung für Medikamente,** die über diese Organe verstoffwechselt und aus dem Körper entfernt werden, angepasst werden. Für über die Niere eliminierte Arzneimittel kann die erforderliche Dosisreduktion aus der Kreatinin-Clearance berechnet werden (☞ Kap. 9.2.6).

Nervensystem

Im Nervensystem kommt es mit dem Alter zu einem Verlust von etwa 50 000 Zellen pro Tag. Hierbei ist jedoch zu bedenken, dass dieser Zellverlust Teil der normalen neuronalen Umbauprozesse ist. Während des Gehirnwachstums ist er am stärksten ausgeprägt. Über das ganze Leben gerechnet betrifft dieser „physiologische" Nervenzellverlust aber lediglich 3 % der Neurone und bleibt ohne klinische Folgen.

Die Nervenleitgeschwindigkeit nimmt zwischen 30 und 70 Jahren um 20 % ab, was eine Verlängerung der Reaktionszeiten zur Folge hat.

Klinik!
Bei der **Alzheimer-Erkrankung** kommt es zu einem pathologisch gesteigerten Untergang von Nervenzellen vor allem im Hippocampus, im Temporal- und im Parietallappen. Klinisch führt dies zum Verlust des Erinnerungs- und Konzentrationsvermögens, des Erkennens und der räumlichen Orientierung. In den Neuronen treten histologisch sichtbare Veränderungen der neurofibrillären Bündel auf. Im Extrazellulärbereich finden sich typische Plaques (= Flecken) aus dem Protein β-Amyloid, das für den Untergang der Nervenzellen mitverantwortlich sein soll.

Sinnesorgane

- Ausgeprägt ist auch der Verlust von **Geschmackssensoren** in der Zunge: Mit 80 Jahren sind nur noch 30 % der ursprünglichen Population vorhanden. Die verminderte Schmeckfähigkeit wird durch die reduzierte Speichelbildung noch verstärkt. Auch die Zahl der Neurone der Riechbahn im Bulbus olfactorius nimmt mit dem Alter ab, so dass die Unterscheidungsfähigkeit für Gerüche sinkt.
- Die **Berührungssensoren** der Haut sind bei 90-Jährigen um 30 % reduziert, die **Vibrationswahrnehmung** ist noch deutlicher eingeschränkt: In den Zehen ist sie um den Faktor 10 vermindert.
- Im Corti-Organ kommt es zu einer Versteifung der Basilarmembran und zur Atrophie der Stria vascularis. Der Verlust von Haarzellen im Corti-Organ beginnt schon in der Kindheit (Optimum mit zehn Jahren), im Alter fallen zunehmend auch Neuronen in der Hörbahn aus: Verlust der **Hörorientierung.**
- Die durch den zunehmenden Elastizitätsverlust der Augenlinse hervorgerufene **Presbyopie** (Altersweitsicht, ☞ Kap. 17.1.3) ist die typische Altersveränderung im Auge. Im Foveabereich der Netzhaut gehen aber auch Rezeptoren verloren, so dass die Sehschärfe abnimmt.

Altersveränderungen im endokrinen System

Menopause

Schon zur Zeit der Menarche enthalten die Ovarien nur noch 10 % der ursprünglich angelegten Primärfollikel, die dann im Rahmen der normalen Menstruationszyklen aufgebraucht werden. Gegen Ende der reproduktiven Phase werden immer weniger Follikel rekrutiert und letztlich sind keine funktionsfähigen Follikel mehr vorhanden, die auf die hypophysäre Stimulation reagieren könnten.

Zwischen dem 40. und 55. Lebensjahr kommt es über einen Zeitraum von zwei bis fünf Jahren zunächst zu unregelmäßigen Ovulationen und schließlich zum Sistieren der Regelblutung: Menopause. Im Mittel tritt in Deutschland die letzte Regelblutung (= Menopause) im 51. Lebensjahr auf. Obwohl sich das Lebensalter zunehmend verlängert (☞ Kap. 11.8.1), bleibt seit Beginn guter Dokumentationen das mittlere Alter, in dem die Menopause erfolgt, gleich. Dementsprechend verlängert sich zunehmend der Zeitraum nach der Menopause. Heute verbringt eine Frau fast die Hälfte ihres Erwachsenenalters in einem Zustand des Östrogendefizits. In den letzten zwei Jahren vor der Menopause fallen zunächst die Progesteronspiegel ab, später dann auch die Östrogenspiegel. Östrogene werden zwar in geringem Umfang auch weiterhin durch Umwandlung von in der Nebenniere produzierten Androgenen im Fettgewebe synthetisiert, jedoch sind diese Mengen völlig unzureichend, um die frühere ovarielle Produktion zu ersetzen. Wichtige Folgen der **reduzierten Östrogenspiegel** sind

- die Zunahme des Knochenabbaus (Osteoporose)
- ein erhöhtes Risiko von arteriosklerotisch bedingten kardiovaskulären Erkrankungen durch steigende Cholesterinspiegel (gleiches Risiko wie für Männer durch fehlende Östrogen-Abschirmung).

In der Übergangsphase zur **Postmenopause** (Zeitraum nach der letzten Blutung) treten auch zahlreiche vegetative und psychische Symptome auf, z. B. Hitzewellen und depressive Verstimmung. Ferner leiden viele Frauen in der Postmenopause unter einer Atrophie der Vaginalschleimhaut, die zu Dyspareunie und

Tab. 11.4	Vergleich der Menopause mit dem altersassoziierten Hypogonadismus des Mannes	
	Menopause	**altersassozierten Hypogonadismus des Mannes**
Beginn	abrupt, innerhalb von ein bis zwei Jahren	schleichend über Jahrzehnte
Ausmaß	vollständiger Verlust von Progesteron und Östradiol	partieller Verlust von Testosteron
Häufigkeit	alle Frauen	ca. 20–30 % der Männer
Ursache	primäres Ovarialversagen	nachlassende hypothalamische Funktion

gehäuften Infektionen führt, und einer leichten Inkontinenz.

Trotz der zahlreichen nachteiligen Effekte des Östrogenmangels in der Postmenopause wird die **Hormonersatztherapie** aufgrund negativer Ergebnisse großer klinischer Studien heute zurückhaltend eingesetzt, da gehäuft Karzinome der Brustdrüse und Lungenembolien auftraten.

Altersassozierter Hypogonadismus des Mannes

Bei etlichen Männern sinkt der Spiegel des Sexualhormons Testosteron nach dem 45. Lebensjahr allmählich ab. Aufgrund einer spiegelbildlichen Zunahme des Bindungsproteins Sexualhormon-bindendes Globulin (SHBG) ist das freie Testosteron davon besonders betroffen und sinkt jährlich um etwa 1 %. Bei etwa 20 % der 60-jährigen Männer liegen die Testosteronspiegel im erniedrigten Bereich, wenn die Normwerte junger Männer angewandt werden.

Der sinkende Testosteronspiegel ist auf eine verminderte Produktion von LH zurückzuführen, die am ehesten auf einer nachlassenden Produktion der übergeordneten hypothalamischen Gonadotropin-Releasinghormone (GnRH, ☞ Kap. 11.3.2) beruht. Ferner nimmt die Zahl der Leydig-Zellen ab.

Mögliche **Symptome** des Testosteronmangels sind Kraftlosigkeit, Muskelschwäche, Osteoporose, Anämie, Libidoverlust, Hitzewellen und Depressionen. Pilot-Studien zum Ersatz des Testosterons bei älteren Männern zeigen positive Effekte, größere klinische Untersuchungen fehlen aber gänzlich, so dass die Nutzen-Risiko-Bilanz einer solchen Therapie unklar ist.

Die Folgen der altersassoziierten Veränderungen der Geschlechtshormone bei Männern und Frauen zeigt Tabelle 11.4.

Altersassoziierte Veränderungen der Schilddrüsenfunktion

Im Alter reagieren fast alle Gewebe empfindlicher auf Schilddrüsenhormone. Daher können Schilddrüsenhormon-Konzentrationen, die bei jungen Erwachsenen völlig normal sind und keine Symptome hervorrufen, für alte Menschen bereits zu hoch sein und klinische Zeichen einer Schilddrüsenüberfunktion verursachen.

12 Funktionsprinzipien des Nervensystems

A. Hick, R. Merker, J. Hartmann

12.1	Ruhemembranpotential	244	12.3.5	Postsynaptische Potentiale ... 253
12.1.1	Ionenkonzentrationen und Transportmechanismen ... 244		12.3.6	Wirkmechanismen der Transmittersubstanzen . 254
12.1.2	Das Ruhepotential als Gleichgewichtspotential 245		12.3.7	Synaptische Plastizität ... 255
12.1.3	Nernst-Gleichung ... 245		12.3.8	Elektrische Synapsen ... 255
12.2	Signalübertragung in Zellen ... 245		12.4	Signalverarbeitung im Nervensystem .. 255
12.2.1	Passive elektrische Eigenschaften ... 246		12.4.1	Elementarmechanismen ... 255
12.2.2	Aktionspotential ... 247 Schnelles Na⁺-System ... 247 Ablauf des Aktionspotentials ... 248 Refraktärität ... 248		12.4.2	Erregungsvorgänge in kleinen neuronalen Netzen ... 256 Divergenz und Konvergenz ... 256 Neuronale Hemmung ... 256
12.2.3	Fortleitung des Aktionspotentials ... 248		12.5	Funktionsprinzipien sensorischer Systeme ... 257
12.2.4	Elektrische Reizung ... 249		12.5.1	Sensoren ... 257 Sensortypen ... 257 Primäre und sekundäre Sinneszellen ... 258
12.3	Signalübertragung zwischen Zellen ... 250			
12.3.1	Struktur der Synapsen ... 250			
12.3.2	Transmitterfreisetzung ... 250		12.5.2	Transduktion und Signalweiterleitung ... 258 Sensorpotential: Amplitudenkodierung ... 258 Reizweiterleitung: Frequenzkodierung ... 259 Rezeptive Felder ... 259
12.3.3	Transmitterwirkung ... 251			
12.3.4	Erregungsübertragung an der motorischen Endplatte ... 252 Muskelrelaxantien ... 252 Acetylcholin-Esterase-Hemmer ... 253		12.5.3	Adaptation ... 259
			12.5.4	Empfindung und Wahrnehmung ... 259

Lernziel!
- Entstehung und Aufrechterhaltung des Ruhemembranpotentials
- Aktionspotential und seine Phasen
- Signalverarbeitung in und zwischen den Zellen
- zentrale Verarbeitung von Reizen
- Grundlagen sensorischer Systeme.

Es gibt im menschlichen Organismus viele Milliarden Nervenzellen **(Neurone),** an denen sich Zellleib (Soma) und Zellausläufer unterscheiden lassen. **Neuriten** oder **Axone** nennt man diejenigen Ausläufer, die Erregungsprozesse vom Zellleib weg führen, **Dendriten** dagegen solche, die Erregungsvorgänge zum Zellleib hin transportieren. Als **Axonhügel** wird der Teil des Neurons bezeichnet, aus dem ein Axon entspringt (☞ Abb. 12.2). Neurone können viele Tausend Verbindungen zu anderen Nerven- oder Sinneszellen **(Synapsen)** haben. Über diese Verbindungen werden Erregungen aufgenommen oder weitergegeben.
Erregungen, die von der Peripherie zentralwärts laufen, nennt man **Afferenzen,** vom ZNS in Richtung Peripherie abgegebene Impulse bezeichnet man als **Efferenzen.**
Grundlage aller Erregungsvorgänge ist das **Ruhemembranpotential** der Zelle (☞ Kap. 12.1), das in jeder Körperzelle durch aktive, Energie-verbrauchende Ionenpumpen (☞ Kap. 1.3.2) zum Extrazellulärraum

12 Funktionsprinzipien des Nervensystems

hin aufrechterhalten wird. Die Besonderheit erregbarer Zellen (Nerven-, Sinnes-, Muskelzellen) besteht aber darin, dass eine Abnahme des Ruhemembranpotentials (Depolarisation) über die Aktivierung von Ionenkanälen ein **Aktionspotential** (☞ Kap. 12.2.2) auslösen kann. Voraussetzung dafür ist, dass die Aktivierung ein bestimmtes **Schwellenpotential** überschreitet. Eine solche Abnahme des Ruhemembranpotentials wird beispielsweise durch adäquate Reizung von **Sensoren** (Sinnes-„Rezeptoren"; ☞ Kap. 12.5) ausgelöst.

Die in Form von Aktionspotentialen sichtbar werdende Erregung kann entweder **kontinuierlich** oder sprunghaft **(saltatorisch,** ☞ Kap. 12.2.3) entlang der Nerven fortgeleitet werden. Erreicht die Erregung auf diesem Weg eine chemische Synapse, führt sie dort zur Ausschüttung von Überträgerstoffen und damit zur chemischen Aktivierung eines weiteren Neurons (☞ Kap. 12.3).

Untereinander sind Neurone in charakteristischer Weise vernetzt. Diese elementaren **neuronalen Verschaltungen** (☞ Kap. 12.4) bilden die Grundlage für die höheren sinnesphysiologischen Funktionen von Wahrnehmung und Empfindung (☞ Kap. 12.5).

12.1 Ruhemembranpotential

Das Ruhemembranpotential ist die Potentialdifferenz zwischen der Innen- und der Außenseite einer Zelle im Ruhezustand. Diese Potentialdifferenz wird durch unterschiedliche Ionenkonzentrationen auf beiden Seiten der Zellmembran hervorgerufen. Die Konzentrationsunterschiede werden durch Energie verbrauchende Transportprozesse aufrechterhalten.

12.1.1 Ionenkonzentrationen und Transportmechanismen

Die Membran jeder Körperzelle besteht aus einer Phospholipid-Doppelschicht mit einer Dicke von ca. 4–5 nm: **Einheitsmembran** (☞ Kap. 1.3.2, Abb. 1.2). Die Ionenkonzentrationen auf beiden Seiten der Membran weichen erheblich voneinander ab (☞ Tab. 1.1). So finden sich K^+-Ionen intrazellulär in ca. 30fach höherer Konzentration als im Extrazellulärraum, während die intrazelluläre Na^+-Konzentration ca. 12-mal niedriger ist als die extrazelluläre (☞ Abb. 12.1).

Bei freier Diffusion würden sich solche Konzentrationsunterschiede früher oder später ausgleichen. Dies wird jedoch durch die Struktur der Zellmembran verhindert, die für Ionen praktisch undurchlässig ist (☞ Kap. 1.3.2). Ionen können die Membran nur über spezialisierte Transportmechanismen passieren, so dass eine gezielte Steuerung der Ionenströme möglich ist.

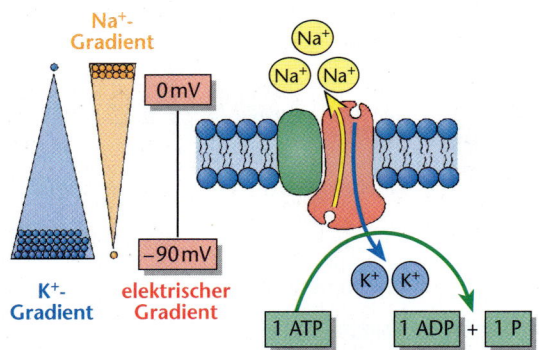

Abb. 12.1 Ionenverteilung über der Zellmembran. Einfluss auf die Gleichgewichtseinstellung des Ruhemembranpotentials haben vor allem: Na^+-Gradient, K^+-Gradient, elektrischer Gradient und die Aktivität der Na^+-K^+-ATPase.

Ionenpumpen und Ionenkanäle

Für die Entstehung des Ruhepotentials sind zwei Transportmechanismen wichtig:
- **Ionenpumpen:** Sie leisten unter ATP-Verbrauch aktive Transportprozesse gegen einen Konzentrationsgradienten (☞ Abb. 1.5b).
- **Ionenkanäle:** Sie gestatten je nach Erregungszustand der Membran eine erleichterte oder erschwerte Diffusion für bestimmte Ionen (☞ Abb. 1.5a). Zur Beschreibung der Kanal-Durchgängigkeit dient die **Ionenleitfähigkeit g** (1/Ohm, Einheit: Siemens), der reziproke Wert des **selektiven Membran-Widerstandes** für ein bestimmtes Ion. Der jeweiligen Leitfähigkeit entspricht eine bestimmte **Öffnungswahrscheinlichkeit** des zugehörigen Ionen-Kanalsystems.

Na^+-K^+-ATPase

Die wichtigste Ionenpumpe, die Na^+-K^+-ATPase, sorgt für den Auswärtstransport von Na^+ und Einwärtstransport von K^+ durch die Membran im Verhältnis von 3 : 2.

Dieser Pumpvorgang ist elektrogen, weil bei jedem Mal netto eine positive Ladung aus der Zelle entfernt wird, so dass ein elektrischer Strom über die Membran fließt. Die Hauptfunktion der Na^+-K^+-ATPase besteht darin, die über die Ionenkanäle entlang der Konzentrationsgradienten für Na^+ und K^+ fließenden Ionenströme auszugleichen. Die Pumpe schafft damit die Voraussetzungen für Erregungsprozesse, spielt bei diesen selbst aber keine Rolle.

> **Klinik!**
>
> **Pharmaka** oder **Gifte** können die Funktion der Na^+-K^+-ATPase beeinträchtigen. So kommt es beispielsweise durch Herzglykoside wie Ouabain (g-Strophanthin) zu einer spezifischen Hemmung, während Dinitrophenol oder Kaliumcyanid eine unspezifische Hemmung verursachen.

12.1.2 Das Ruhepotential als Gleichgewichtspotential

Für die Entstehung des Membranruhepotentials sind vor allem die **K⁺-Kanäle** wichtig, da die Na⁺-Kanäle in Ruhe überwiegend geschlossen sind. Die K⁺-Kanäle dagegen stehen weit offen. Zusätzlich ist die intrazelluläre Konzentration von K⁺ hoch, so dass für K⁺-Ionen eine osmotische Tendenz zum Ausstrom besteht: K⁺-Ionen diffundieren durch die Membran und lagern sich an deren Außenseite an. Dort werden sie durch die negativ geladenen organischen Anionen des Intrazellulärraums (Phosphate, Proteine) „festgehalten". Die Anionen wollen den K⁺-Ionen aus Gründen der Elektroneutralität entlang dem sich aufbauenden elektrischen Gradienten (außen positiv, innen negativ) folgen, aber wegen ihrer Größe können sie die Membranporen nicht passieren. Auf diese Weise stellt sich für K⁺ zwischen osmotischem Gradienten und elektrischem Gradienten ein Gleichgewicht ein. Das aus dieser Gleichgewichtseinstellung zwischen osmotischem und elektrischem Gradienten resultierende Ruhepotential über der Zellwand ist daher ein **Gleichgewichtspotential.** Beim Gleichgewichtspotential ist die elektrochemische Potentialdifferenz für das betreffende Ion = 0. Ein Nettotransport für dieses Ion über die Membran findet nicht statt, d. h. es strömen genauso viele Ionen in die Zelle hinein wie aus der Zelle heraus.

Die außen positive und innen negative Ladung der Zellen entsteht also durch die Arbeit einer **elektrogenen Ionenpumpe** (Na⁺-K⁺-ATPase, Netto-Transport positiver Ladungen aus dem Zellinnern) und der über Ionenkanäle gesteuerten selektiv besseren Permeabilität für positive K⁺-Ionen. Dieses Ruhemembranpotential gegen eine extrazelluläre Referenzelektrode liegt für die meisten Zellen bei ca. –70 mV. Eine stärkere Negativierung des Ruhepotentials bezeichnet man als **Hyperpolarisation,** eine Abnahme zu weniger negativen oder sogar positiven Werten hin als **Depolarisation.**

Die ausschließliche Betrachtung der K⁺-Ionen (K⁺-Gleichgewichtspotential) ist eine Vereinfachung. In Wirklichkeit ist das Ruhemembranpotential ein Mischpotential, das zwischen Na⁺-Gleichgewichtspotential (+61 mV) und K⁺-Gleichgewichtspotential (–90 mV) liegt. Es ist allerdings deutlich in Richtung K⁺-Gleichgewichtspotential verschoben, weil die K⁺-Kanäle im Vergleich zu den Na⁺-Kanälen unter Ruhebedingungen erheblich durchlässiger sind.

Merke!
- Membranruhepotential: –70 mV
- K⁺-Ionen Konzentration intrazellulär 30-mal höher als extrazellulär: 155 vs. 5 mmol/l
- Na⁺-Ionen-Konzentration intrazellulär 12-mal niedriger als extrazellulär: 12 vs. 145 mmol/l.

12.1.3 Nernst-Gleichung

Das aus dem Abgleich von osmotischem und elektrischem Gradienten für ein bestimmtes Ion resultierende Gleichgewichtspotential über einer Membran lässt sich durch die **Nernst-Gleichung** aus den Konzentrationen dieses Ions innerhalb (C_i) und außerhalb der Zelle (C_a) bestimmen:

$$E = \frac{R \cdot T}{z \cdot F} \cdot \ln \frac{C_a}{C_i}$$

Hierbei bedeuten E die Spannung des Membranpotentials [mV], z die Wertigkeit des Ions (negativ bei Anionen), R ist die allgemeine Gaskonstante, T die absolute Temperatur in Kelvin und F die Faraday-Konstante. Die Ionenkonzentration auf der Außenseite der Membran bezeichnet C_a, die auf der Innenseite C_i. Diese kompliziert anmutende Formel lässt sich durch das Einsetzen aller Konstanten, die Umwandlung in den dekadischen Logarithmus sowie die Annahme von Körpertemperatur (37 ° = 310 K) und eines einwertigen, positiven Kations (z. B. Na⁺) drastisch vereinfachen:

$$E = 61\,\text{mV} \cdot \log \frac{C_a}{C_i}$$

Beachte: Die Ionenkonzentration an der Außenseite der Membran (C_a) steht bei diesen Formulierungen der Nernst-Gleichung im Zähler. Manchmal wird aber der Logarithmus oder die ganze rechte Seite der Gleichung mit negativem Vorzeichen angegeben. Dabei muss dann der Logarithmus entsprechend invertiert werden, und C_a wandert in den Nenner (Prinzip: $\log x/y = -\log y/x$). Die resultierenden Ergebnisse sind natürlich identisch.

Ein Beispiel: Bei Körpertemperatur liege die extrazelluläre Konzentration eines positiven Kations C_a 10-mal höher als die intrazelluläre Konzentration C_i. Dies gibt z. B. das Konzentrationsverhältnis der Na⁺-Ionen beidseits der Zellmembran wieder. Man erhält:

$$E = 61\,\text{mV} \cdot \log \frac{10}{1} = 61\,\text{mV} \cdot (1 - 0)$$
$$= 61\,\text{mV}$$

Das Gleichgewichtspotential für Na⁺-Ionen liegt also bei +61 mV.

12.2 Signalübertragung in Zellen

Axone, die vom Zellleib wegführenden Ausläufer einer Nervenzelle, sind Einzelfasern mit rundem Querschnitt. Sie können im Extremfall über einen Meter lang sein. Die Durchmesser liegen im Mikrometerbereich (1–15 µm). Vielfach sind sie von **Markscheiden** (Myelinscheiden) umhüllt (☞ Abb. 12.2), die von **Schwannzellen** (im peripheren Nervensys-

12 Funktionsprinzipien des Nervensystems

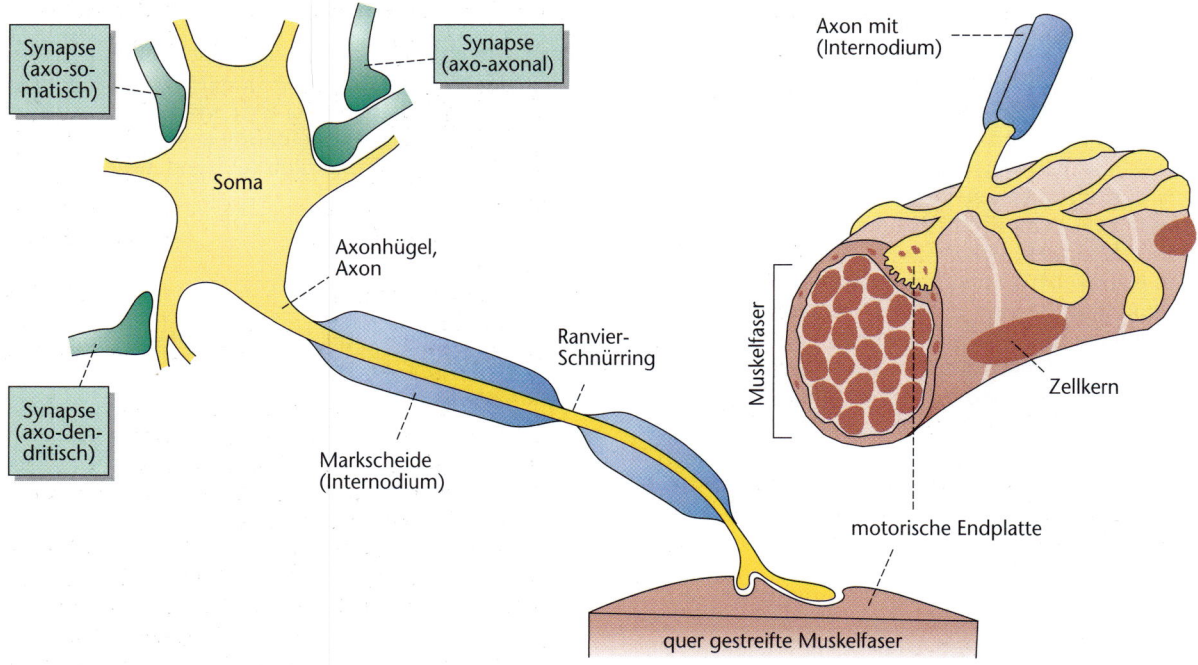

Abb. 12.2 Neuron mit drei verschiedenen Synapsentypen, markhaltigem Axon und motorischer Endplatte.

tem) oder von **Gliazellen** (im ZNS) gebildet werden. Man spricht dann von markhaltigen Fasern. Das Myelin wirkt wie eine Isolierschicht, die einen gut leitenden Kern, das Axoplasma, umhüllt. Als **Internodien** bezeichnet man die myelinisierten Abschnitte der Nervenfaser, als **Ranvier-Schnürringe** die myelinfreien Bezirke dazwischen, die in Abständen von 2–3 mm auftreten.

12.2.1 Passive elektrische Eigenschaften

Die Erregungsausbreitung in marklosen wie auch in markhaltigen Nervenfasern beruht auf der Existenz depolarisierender elektrischer Ströme zwischen erregten und unerregten Membranabschnitten. Diese depolarisierenden Ströme können beispielsweise vom Generatorpotential einer Rezeptorzelle (☞ Kap. 12.5, Abb. 12.15) ausgehen. Die passive Ausbreitung einer solchen Erregung in der Nervenfaser, annähernd vergleichbar der Stromleitung in einem Kabel, nennt man **elektrotonisch**.

Membran- und Längswiderstand

Die Geschwindigkeit dieses passiven elektrotonischen Ausbreitungsprozesses wird von zwei Eigenschaften der Nervenfaser beeinflusst: dem Membranwiderstand und dem Längswiderstand.

- Der **Membranwiderstand** ist in Nerven mit dicken Myelinscheiden höher, weil die Myelinschichten gute elektrische Isolatoren darstellen. Da hoher Membranwiderstand die Erregung im Nerven „festhält", leiten gut myelinisierte Fasern die Erregung besser als schwach oder gar nicht ummarkte.

- Der **Längswiderstand** im Axon ist umso geringer, je dicker die Faser ist. Mit zunehmendem Durchmesser der Nervenfaser nimmt der Längswiderstand im Quadrat ab. Geringerer Längswiderstand bedeutet eine schnellere elektrotonische Erregungsleitung.

Die Geschwindigkeit der Erregungsausbreitung ist also am höchsten in dicken, gut myelinisierten Axonen.

Membrankapazität und Membranlängskonstante

Zwar steigt bei dickeren Fasern auch die **Membrankapazität**, d. h. die Fähigkeit der Membran, Ladung wie ein physikalischer Kondensator zu speichern, was die Leitungsgeschwindigkeit reduziert. Der leitungsverzögernde Effekt einer gesteigerten Membrankapazität wird durch die Senkung des Längswiderstands aber mehr als ausgeglichen. Zudem wird durch die Myelinisierung die Membrankapazität gesenkt.

Ein Maß für die elektrotonische Ausbreitung eines Stromes im Nerven ist die **Membranlängskonstante** λ. Sie gibt (in mm) die Entfernung vom Reizort an, in der noch 37 % der Amplitude des ursprünglichen Reizpotentials nachweisbar sind. Sie liegt zwischen 0,1 und 5 mm und ist umso größer, je besser die elektrotonische Leitfähigkeit der Nervenfaser ist, d. h. sie steigt mit dem Grad der Myelinisierung und der Faserdicke an. Je größer λ, desto geringer ist das sog. **Dekrement**, d. h. die Amplitudenabnahme des Stromes im Nerven (☞ Abb. 12.3).

12.2 Signalübertragung in Zellen

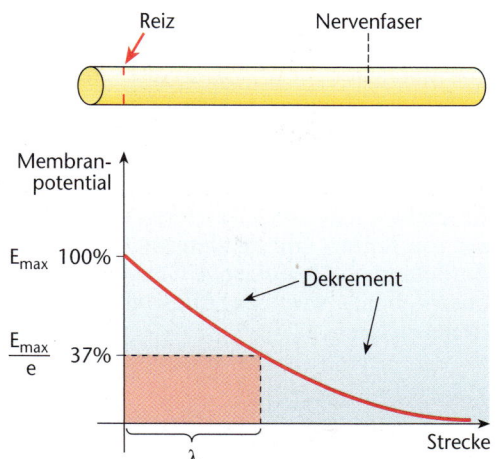

Abb. 12.3 Abnahme des Membranpotentials (Dekrement) in Abhängigkeit von der Entfernung des Reizortes. E_{max} = maximale Membranpotentialänderung, e = Basis des natürlichen Logarithmus, λ = Membranlängskonstante.

12.2.2 Aktionspotential

Treffen depolarisierende Reize auf erregbare Zellen, verschieben sie das Ruhemembranpotential zu positiveren Werten. Das **Schwellenpotential** wird erreicht, wenn das Ruhepotential um mindestens **10–30 mV** ansteigt. Wird die Membran über das Schwellenpotential hinaus depolarisiert, kommt es zur schnellen und massenhaften **Öffnung von Na$^+$-Kanälen** (Ausnahme: Photosensoren; hier schließen sich die Na$^+$-Kanäle bei Depolarisation; ☞ Kap. 17.2.2). Diese Aktivierung des schnellen, spannungsgesteuerten Na$^+$-Systems ist eine **stereotype Reaktion** auf unterschiedliche Reizqualitäten.

Schnelles Na$^+$-System

Bei normalem Ruhepotential (–70 mV) ist das schnelle Na$^+$-System zu 60 % inaktiviert. Die restlichen 40 % der Na$^+$-Kanäle sind unter Membran-Ruhebedingungen geschlossen, aber aktivierbar (☞ Abb. 12.4). Die Aktivierung (Öffnung) erfolgt durch depolarisierende Reize, z. B. durch die Erregung einer Sensorzelle (☞ Kap. 12.5, Abb. 12.15).

In welchem Maße eine Depolarisation der Membran die Na$^+$-Leitfähigkeit fördert, ist von bestimmten Bedingungen abhängig:

- Eine **langsame Depolarisation** mit allmählichem Anstieg des Membranpotentials vom Ruhepotential auf Werte von ca. –50 mV (Vordepolarisation), z. B. als Summation unterschwelliger Reize, führt zu einer **zunehmenden Inaktivierung** der Na$^+$-Kanäle und damit zu einer **reduzierten Erregbarkeit.**
- Bestimmte **Pharmaka oder Gifte** wie z. B. Tetrodotoxin (TTX) oder Succinylcholin (☞ Abb. 12.10f) können zur völligen Ausschaltung des Na$^+$-Systems führen.
- Mittel zur örtlichen Betäubung (**Lokalanästhetika**) blockieren reversibel den Na$^+$-Kanal (in geringerem Maß auch den K$^+$-Kanal) und verhindern damit vorübergehend die Weiterleitung von sensiblen und nozizeptiven Reizen.
- Auch die **extrazelluläre Ca^{2+}-Konzentration** ist von Bedeutung: Erhöhte Werte erhöhen das Schwellenpotential und erschweren dadurch die Aktivierung des schnellen Na$^+$-Systems. Ca^{2+}-Absenkung führt dagegen zu gesteigerter Erregbarkeit der Membran (bis hin zum Bild der Tetanie mit Muskelkrämpfen).
- Schließlich ist die **Stärke der reizbedingten Depolarisation** von Bedeutung: Ein unterschwelliger Reiz bewirkt lediglich eine lokale Erregung, also eine umschriebene Membrandepolarisation mit nur geringer Erhöhung der Na$^+$-Leitfähigkeit.

Eine vorherige Hyperpolarisation der Membran (stärkere Negativierung auf etwa –100 mV) steigert die Na$^+$-Kanal-Öffnung maximal.

Wird das Schwellenpotential überschritten, kommt es zu einer schnellen Öffnung von Na$^+$-Kanälen und einem Na$^+$-Einstrom in die Zelle. Über eine positive Rückkopplung bewirkt diese initiale Öffnung eine weitere Zunahme der Na$^+$-Permeabilität bis auf das 400fache des Ausgangswerts. Dabei wird das Membranpotential vorübergehend positiv, ohne allerdings das Na$^+$-Gleichgewichtspotential von +61 mV (☞ Kap. 12.2) zu erreichen. Denn schon bald setzen gegenregulatorische Prozesse ein, inaktivieren das schnelle Na$^+$-System und erhöhen die K$^+$-Leitfähigkeit (☞ Abb. 12.5). Der hierdurch gesteigerte K$^+$-Aus-

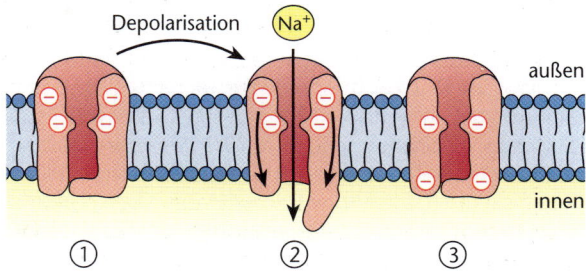

Abb. 12.4 Funktionszustände des Na$^+$-Kanals: (1) Kanal geschlossen, aber aktivierbar = Ruhezustand, späte Repolarisationsphase, (2) Kanal offen = Depolarisation, (3) Kanal inaktiviert = Endphase der Depolarisation oder Dauerdepolarisation.

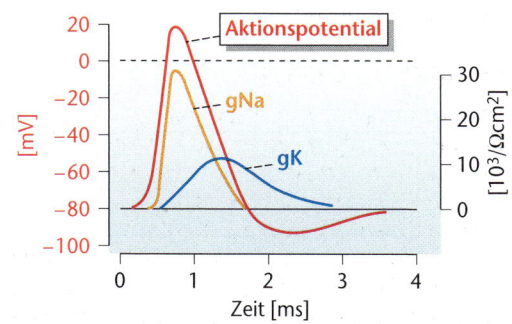

Abb. 12.5 Veränderungen der Membranleitfähigkeit für Na$^+$ (gNa) und K$^+$ (gK) im Verlauf eines Aktionspotentials.

strom leitet die Repolarisation, d. h. die Rückkehr zum Ruhemembranpotential ein.

Im Verhältnis zur Gesamtkonzentration der Ionen auf beiden Seiten der Zellmembran ist die Anzahl der bei Re- und Depolarisation während eines Aktionspotentials durch die Membran strömenden Na^+- oder K^+-Ionen vernachlässigbar klein. Deshalb sind Ionenpumpen für die Re- und Depolarisation unmittelbar ohne Bedeutung, da nennenswerte Konzentrationsverschiebungen auch durch wiederholte Auslösung von Aktionspotentialen nicht entstehen. Die Hauptaufgabe der Ionenpumpen ist es vielmehr, die durch permanente Diffusion entlang der Konzentrationsgradienten entstehenden Ionenströme auszugleichen, die um mehrere Größenordnungen über den Re- oder Depolarisationsströmen liegen (☞ Kap. 1.3.2). Na^+- und K^+-Konzentrationen innerhalb und außerhalb der Zelle werden durch Depolarisation und Repolarisation praktisch nicht verändert.

Ablauf des Aktionspotentials

Stellt man die mit der Aktivierung des schnellen Na^+-Systems beginnenden Potentialänderungen in Abhängigkeit von der Zeit dar, ergibt sich das charakteristische Bild des Aktionspotentials (☞ Abb. 12.6):

- Sein Beginn ist gekennzeichnet durch eine rasche positive Potentialänderung. Dieser ca. 0,2–0,5 ms dauernde Abschnitt wird als **Aufstrich** bezeichnet. Er entspricht der **Aktivierung des schnellen Na^+-Systems.** Den über die Nulllinie hinausgehenden positiven Anteil des Aktionspotentials nennt man „**Overshoot**".
- In der anschließenden **Repolarisationsphase** kehrt die Zelle zum ursprünglichen Ruhepotential zurück, bedingt durch rasche Inaktivierung des Na^+-Systems und die allmählich einsetzende Erhöhung der Membranleitfähigkeit für K^+-Ionen (☞ Abb. 12.6).
- Variabel in Art und Ausprägung sind die Potentialverläufe nach Ende des Aktionspotentials, die sog. **Nachpotentiale,** welche zunächst hyperpolarisierend (aufgrund einer anhaltend erhöhten Membranleitfähigkeit für K^+-Ionen) und dann depolarisierend sein können (☞ Abb. 12.6).
- Die Gesamtdauer eines Aktionspotentials beträgt ca. 1–2 ms (Ausnahme Herzmuskelzelle: mit 200–400 ms; ☞ Kap. 3.1.1).

Alle überschwelligen Reize bewirken ein in Form und Verlauf von Reizart und Reizintensität unabhängiges Aktionspotential. Diese relative Gleichförmigkeit des Aktionspotentials wird als **Alles-oder-Nichts-Verhalten** bezeichnet.

> **Merke!**
> Ablauf des **Aktionspotentials:**
> - Schwellendepolarisation
> - Aktivierung des schnellen Na^+-Systems → Depolarisation (Aufstrich und Overshoot)
> - Aktivierung von K^+-Kanälen und Deaktivierung des Na^+-Systems → Repolarisation, Nachpotentiale.

Refraktärität

Die Phase der Nichterregbarkeit nach überschwelligem depolarisierenden Reiz heißt **Refraktärphase** (☞ Abb. 12.6). In diesem Zeitraum ist die Auslösung eines weiteren Aktionspotentials auch bei maximaler Erregung zunächst unmöglich: absolute Refraktärphase (bis ca. 2 ms nach Beginn des Aktionspotentials). Weil die **absolute Refraktärzeit** in etwa der Dauer des Aktionspotentials entspricht, ergibt sich rechnerisch eine Frequenzlimitierung der reizbedingten Erregung auf 500/s.

In der **relativen Refraktärphase,** die ca. 2 ms nach Beginn der Membrandepolarisation einsetzt und 2–3 ms anhält, ist das Schwellenpotential zur Auslösung eines neuen Aktionspotentials noch deutlich erhöht. Die in dieser Phase durch stärkere Reize auslösbaren Aktionspotentiale weisen deutlich kleinere Amplituden auf, wobei aber die typische Gestalt des Aktionspotentials erhalten bleibt. Die Refraktärität beruht in dieser Phase auf einer **Inaktivierung des schnellen Na^+-Systems.**

12.2.3 Fortleitung des Aktionspotentials

Die elektrotonische Erregungsausbreitung verläuft im Nerven im Prinzip in ähnlicher Weise wie in einem Stromkabel (☞ Kap. 12.2.1). Im Gegensatz zum Stromkabel können jedoch im Nerven diese elektrotonischen Ströme ein Aktionspotential auslösen, wenn sie die dafür nötige Reizschwelle überschreiten. Der **Axonhügel** eines Neurons (☞ Abb. 12.2), auch **Initialsegment** genannt, ist die bevorzugte Stelle für die Auslösung eines solchen Aktionspotentials. Die Richtung, in der sich das Aktionspotential fortpflanzt, wird durch die Refraktärität der zuvor erregten Bezirke erzwungen.

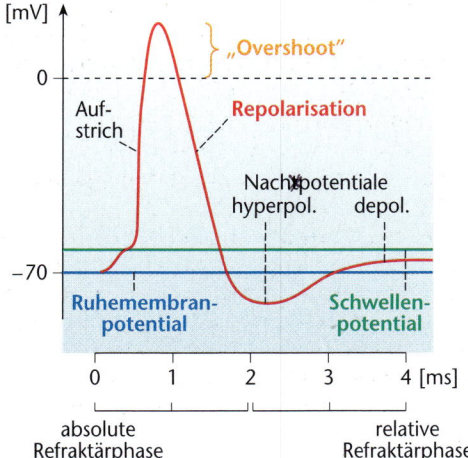

Abb. 12.6 Ruhepotential bei −70 mV, Schwellenpotential bei −60 mV.

12.2 Signalübertragung in Zellen

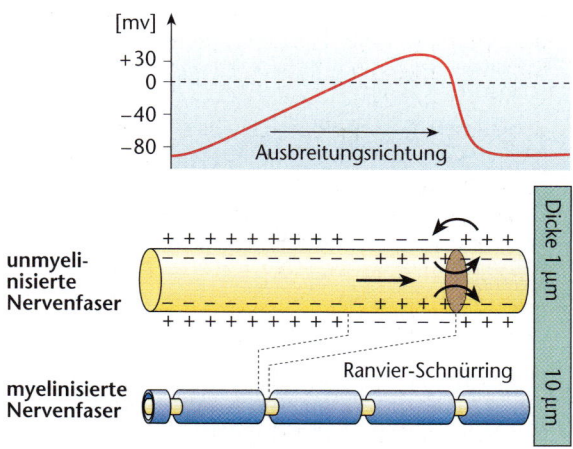

Abb. 12.7 Fortleitung des Aktionspotentials in marklosen und markhaltigen Axonen.

venleitgeschwindigkeit (**NLG**) gehört zum Standard-Repertoire neurologischer Facharztpraxen. Sie dient u.a. zur Diagnostik von metabolischen (z. B. diabetischen), alkoholtoxischen und immunologisch bedingten Polyneuropathien.

> **Klinik!**
>
> Die **Multiple Sklerose** ist durch zentrale Demyelinisierungs-Herde gekennzeichnet, in denen die Markscheiden der Nervenfasern aufgelöst werden. Der Verlauf ist schubweise mit meist unvollständiger Besserung. Klinisch sind Lähmungen der Augenmuskeln mit Doppelbildern ein charakteristisches Frühzeichen. Im Verlauf kommt es zu weiteren Lähmungen und Sensibilitätsstörungen. Die Diagnose wird durch Kernspintomograhie (MRT) und Liquor-Analyse gestellt.

Nicht nur bei der elektrotonischen Erregungsausbreitung, sondern auch bei der Fortleitung von Aktionspotentialen erzielen markhaltige Fasern höhere Geschwindigkeiten als marklose (☞ Abb. 12.7):

- Bei **marklosen** Nervenfasern entstehen Aktionspotentiale kontinuierlich über der (marklosen) Membran, wann immer der elektrotonische Strom den Schwellenwert erreicht. Durch diesen ständigen Aufbau von Aktionspotentialen bleibt die Leitungsgeschwindigkeit in marklosen Fasern gering.
- Bei **markhaltigen** Fasern dagegen können Aktionspotentiale nur im Bereich der Ranvier-Schnürringe aufgebaut werden. Zwischen den Schnürringen, im Bereich der myelinisierten Internodien, wird die Erregung rein elektrotonisch, praktisch verlustlos und schnell zum nächsten Schnürring transportiert. Zusätzlich enthält die Zellmembran im Bereich der Schnürringe eine erhöhte Zahl von spannungsabhängigen Na^+-Kanälen, so dass der schnelle Na^+-Einstrom dort besonders rasch erfolgen kann. Weil die Serie der Aktionspotentiale die Internodien überspringt, spricht man von **saltatorischer Erregungsleitung**.

Die elektrotonische Ausbreitung der Erregungswelle im Bereich der Internodien ist **temperaturabhängig**; bei Körpertemperatur verläuft sie etwa viermal so schnell wie bei Zimmertemperatur.

Einen Überblick der einzelnen markhaltigen und marklosen Nervenfaserklassen und ihrer Leitungsgeschwindigkeiten gibt ☞ Tabelle 16.2.

Pathophysiologie

Bei Krankheitsprozessen, die mit einer Zerstörung der Markscheiden, d. h. mit einer **Demyelinisierung** peripherer Nerven einhergehen, kommt es zu motorischen und sensiblen Ausfällen bzw. Störungen (Paresen, Parästhesien, Dysästhesien). Diese Nervenschädigungen lassen sich an einer **Verlangsamung** der Leitungsgeschwindigkeit im Elektroneurogramm (ENG) erkennen. Die Messung der peripheren Ner-

12.2.4 Elektrische Reizung

Bisher wurde die physiologische, adäquate Reizung von Membranstrukturen erregbarer Zellen beschrieben. Es gibt aber auch die Möglichkeit einer inadäquaten, gleichwohl effektiven Reizung, z. B. durch Applikation von elektrischem Strom.

Die elektrische Reizung von Nervenfaserbündeln wird in der Medizin experimentell, diagnostisch und therapeutisch eingesetzt und betrifft dabei in der Regel viele erregbare Zellen oder Nervenfasern zugleich. Traditionell wird **Gleichstrom** verwendet. Aufgrund der positiven Ladung der Membranaußenseite löst die negative Elektrode (Kathode) Membrandepolarisationen aus: **Katelektrotonus.** Die positive Elektrode (Anode) bewirkt dagegen eine Hyperpolarisation: **Anelektrotonus.**

Nach überschwelliger elektrischer Reizung einer Nervenfaser wird das entstehende Aktionspotential in zwei Richtungen weitergeleitet: **orthodrom,** d. h. in der physiologischen Fortleitungsrichtung des betreffenden Nerven oder **antidrom,** d. h. entgegen der normalen Fortleitungsrichtung.

Um die jeweilige Ansprechbarkeit einer erregbaren Struktur (z. B. peripherer Nerv, Myokard) präzise zu beschreiben, hat man die Beziehung von erforderlicher Reizstärke und Reizzeit mithilfe der Begriffe Rheobase und Chronaxie charakterisiert (☞ Abb. 12.8):

- Die **Rheobase** ist die (Schwellen-)Stromstärke, welche bei extrem langer Reizzeit gerade noch eine Reizantwort hervorrufen würde.
- Die **Chronaxie** ist die Zeit, während der ein Reizstrom mit doppelter Rheobasenstärke wirken muss, um eine Nervenerregung auszulösen. Sie ist eine temperaturabhängige, aber nicht vom Hautwiderstand abhängige Größe.
- Als **Grenzwert der Reizantwort** bezeichnet man das Produkt aus Chronaxie und doppelter Rheobase.

Die Ermittlung der genannten Parameter hat in der Medizin praktische Bedeutung z. B. bei der Herstel-

12 Funktionsprinzipien des Nervensystems

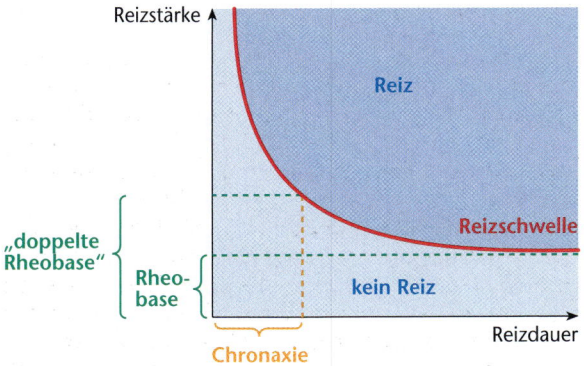

Abb. 12.8 Abhängigkeit der Reizschwelle von der Reizstärke und der Reizdauer. [3]

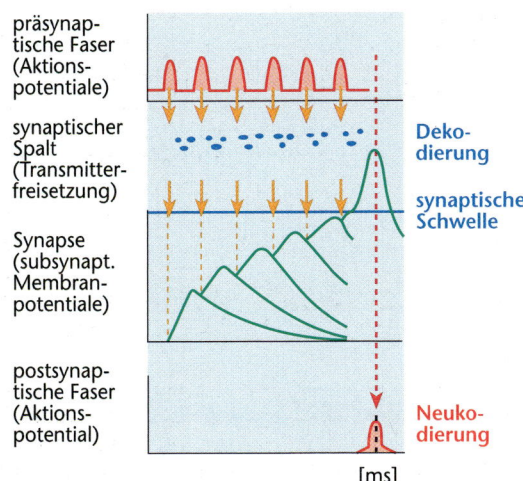

Abb. 12.9 Schematische Darstellung des De- bzw. Neukodierungsprozesses an einer Synapse. Bei der Dekodierung werden die elektrischen Signale in chemische umgesetzt. Bei der Neukodierung wird das durch die Transmitter ausgelöste lokale Membranpotential in ein Aktionspotential umgewandelt, das nach zentral geleitet wird.

lung und Anpassung von Herzschrittmachern (☞ Kap. 3.2.6) sowie für die Elektrotherapie partieller Nervenausfälle (Paresen), etwa nach traumatischer Schädigung. **Hochfrequenter Wechselstrom** bewirkt keine Nervenerregung mehr, da die Dauer der negativen Halbwelle des Stroms zu kurz ist, um eine Schwellendepolarisation zu erreichen (Frequenzlimitierung des Aktionspotentials, ☞ Kap. 12.2.2). Stattdessen sind unter Bedingungen der Hochfrequenz (und Hochspannung) vor allem **thermische Schädigungen** (Hitzekoagulation) zu erwarten.

> **Klinik!**
> Medizinisch genutzt wird hochfrequenter Wechselstrom z. B. bei der **Hochfrequenzkauterisation,** bei der die thermische Koagulation umschriebener Gewebeareale zur Blutstillung eingesetzt wird.

12.3 Signalübertragung zwischen Zellen

12.3.1 Struktur der Synapsen

Als **Synapse** bezeichnet man den Kontaktbereich eines Neurons mit einer Effektorzelle (Muskel, Drüse) oder einem anderen Neuron. Sie dient der Informationsübertragung von einer Zelle auf die andere (☞ Abb. 12.9). Im Bereich der Synapse sind die Zellmembranen der beiden beteiligten Zellen eng benachbart: Der sie trennende synaptische Spalt hat eine Weite von 10–100 nm.
Subsynaptisch heißt der Membrananteil der Zielzelle im unmittelbaren Kontaktgebiet. Ihn umgibt die **postsynaptische Zone,** die durch die Interaktion des Transmitters mit seinem Rezeptor gehemmt (hyperpolarisiert) oder erregt (depolarisiert) werden kann.
Je nach Art der Verbindungen unterscheidet man (☞ Abb. 12.2):
- axo-axonale
- axo-dendritische
- axo-somatische
- dendro-dendritische Synapsen.

Die Zeit vom Eintreffen des Aktionspotentials an der präsynaptischen Endigung bis zur Auslösung von Ladungsverschiebungen an der subsynaptischen Membran der Zielzelle wird als **synaptische Latenz** bezeichnet; sie beträgt für die meisten Synapsen 0,5 ms und mehr.
Synapsen haben **Ventilfunktion,** d. h. sie leiten Erregungen nur in einer Richtung weiter. Der Transmitter kann allerdings auch an Rezeptoren seiner Herkunftsfaser, sog. **Autorezeptoren,** andocken und bremsende Wirkung entfalten: **negative Rückkopplung.**

12.3.2 Transmitterfreisetzung

Die periphere oder zentrale Erregung (Information) wird von den Axonen der Neurone in Form eines chemischen Überträgerstoffes (Transmitter) weitergeleitet. Dieser Transmitter wird im präsynaptischen Fortsatz des Axons in Vesikeln gespeichert und über Exozytose in den synaptischen Spalt abgegeben.
Jedes Neuron verfügt nach dem **Dale-Prinzip** über nur einen Transmittertyp. An manchen Synapsen können jedoch gleichzeitig mit dem Transmitter **Cotransmitter** wie z. B. ATP oder bestimmte Peptide ausgeschüttet werden, so dass das Dale-Prinzip keine absolute Gültigkeit hat.
Die Transmitter werden synapsennah in den präsynaptischen Vesikeln gespeichert. Zur Freisetzung der Transmitter aus den Vesikeln, die abgestuft in **Transmitter-Quanten** erfolgt (ein Acetylcholin-Quantum z. B. entspricht ca. 1000 Molekülen), sind Ca^{2+}-Ionen erforderlich, die im Verlauf der Depolarisation durch spannungsabhängige Ca^{2+}-Kanäle in die präsynaptische Nervenregion einströmen. Verlängert sich die präsynaptische Depolarisationsdauer oder wird die Aktionspotentialfrequenz gesteigert, strömen vermehrt Ca^{2+}-Ionen in die präsynaptische Nervenendi-

gung ein. Die Zahl der freigesetzten Überträgerstoffquanten ist abhängig von der einströmenden Ca^{2+}-Menge. Auf diese Weise ist eine **Abstufung der synaptischen Erregungsübertragung** möglich. Offenbar hängen auch präsynaptische Hemmung oder Bahnung (☞ Kap. 12.4.1) mit einer Beeinflussung der präsynaptischen Ca^{2+}-Aufnahme zusammen.

Eine Erhöhung der extrazellulären Mg^{2+}-Konzentration, führt zu einer Verringerung des Ca^{2+}-Ionen-Einstroms, da Ca^{2+} und Mg^{2+} um dieselben Ionenkanäle konkurrieren: Die Ca^{2+}-abhängige Transmitterfreisetzung aus der präsynaptischen Nervenendigung geht zurück.

Der freigesetzte Transmitter bindet an Rezeptoren der nachgeschalteten Zelle. Durch die Bindung des Transmitters an den Rezeptor wird die Öffnungswahrscheinlichkeit von Na^+- und K^+-Kanälen in der postsynaptischen Membran gesteigert. Zwei Rezeptortypen mit zwei verschiedenen Mechanismen sind hierbei zu unterscheiden:

Ionotrope Rezeptoren

Die Bindung des Transmitters (= Ligand) an den Rezeptor öffnet einen Ionenkanal. Rezeptorfunktion und Ionenkanal sind in einem Molekül vereinigt: **direkt ligandengesteuerte Kanäle.** Ionotrope Rezeptoren sind durch eine schnelle Aktivierung gekennzeichnet.

- Rezeptoren, die Na^+-Kanäle öffnen, führen zur Erregung der subsynaptischen Zelle. Liganden solcher exzitatorischen ionotropen Rezeptoren sind Acetylcholin (nikotinerger Rezeptor an der motorischen Endplatte, ☞ unten), Glutamat (NMDA-Rezeptoren, ☞ Kap. 20.4.4) und Serotonin.
- Rezeptoren, die Cl^--Kanäle öffnen, hemmen die subsynaptische Zelle. Typische Liganden solcher inhibitorischer ionotroper Rezeptoren sind GABA und Glycin (☞ Tab. 12.1).

Metabotrope Rezeptoren

Die Bindung des Transmitters an den Rezeptor aktiviert ein G-Protein, das in der Folge entweder selbst unmittelbar Ionenkanäle öffnet oder eine Kaskade chemischer Reaktionen auslöst, die zur Öffnung von Ionenkanälen über Second-messenger-Mechanismen (cAMP, IP_3, ☞ Kap. 1.4.3) führen: **indirekt ligandengesteuerte Kanäle.** So wird durch die Bindung von **Acetylcholin** (ACh) an muskarinerge ACh-Rezeptoren ein G-Protein aktiviert, das zu einem benachbarten K^+-Kanal diffundiert und diesen öffnet. Eine längere Folge metabolischer Reaktionen (cAMP-Kaskade) führt nach der Aktivierung von β-adrenergen Rezeptoren durch Noradrenalin (z. B. am Herzen, ☞ Kap. 3.5.2) zu einer Phosphorylierung von Ca^{2+}-Kanälen. Hierdurch wird der Ca^{2+}-Einstrom erhöht.

12.3.3 Transmitterwirkung

Transmitter können in ihrer chemischen Struktur ganz verschieden sein: Aminosäuren, Oligopeptide, Monoamine, Acetylcholin, opiatähnliche Substanzen.

Nach Bindung an den Rezeptor und der dadurch meist ausgelösten Permeabilitätserhöhung der postsynaptischen Membran für Na^+- und/oder K^+-Ionen hängt der resultierende Gesamteffekt nur von der Effektorzelle bzw. von ihrer **Rezeptorzone** ab. Der Transmitter ist hierbei ohne Bedeutung. So hat z. B. Acetylcholin ganz unterschiedliche Wirkungen an der quergestreiften Muskelzelle und am Herzmuskel. Die **Rezeptorwirkung** eines Transmitters wird durch seine **Inaktivierung** limitiert. Diese Inaktivierung kann durch **Abbau** (z. B. Acetylcholin durch das Enzym Cholinesterase) oder **Abtransport** und **axonale Wiederaufnahme** in die präsynaptische Nervenendigung erfolgen (z. B. Noradrenalin).

Tab. 12.1 Pharmakon- und Giftwirkungen an Synapsen

Pharmakon bzw. toxische Substanz	Angriffsort	Wirkungsmechanismus
Strychnin (☞ Kap. 12.3.5)	Rückenmark	verdrängt Glycin von den subsynaptischen Rezeptoren → relative Enthemmung der Motoneurone, Muskelkrämpfe
Tetanustoxin (☞ Kap. 12.3.5)	Rückenmark	verhindert die Glycin-Freisetzung aus inhibitorischen Interneuronen → Endeffekt wie bei Strychnin
Botulinustoxin	motorische Endplatte (präsynaptische Faser)	hemmt die Freisetzung von Acetylcholin aus präsynaptischen Speichervesikeln → schlaffe Lähmung
Alkylphosphate (z. B. E605)	motorische Endplatte (synaptischer Spalt)	irreversible Hemmung der Cholinesterase → Krämpfe
Neostigmin, Physostigmin	motorische Endplatte (synaptischer Spalt)	reversible Hemmung der Cholinesterase → Aufhebung der Curarewirkung, bei hoher Dosierung Krämpfe
Curare	motorische Endplatte (synaptischer Spalt)	verdrängt Acetylcholin vom Rezeptor → keine depolarisierende Wirkung, schlaffe Lähmung
Succinylcholin	motorische Endplatte (synaptischer Spalt)	Dauerdepolarisation der Endplatte → schlaffe Lähmung

Autoinhibition

Unter Autoinhibition versteht man die Hemmung der Transmitter-Ausschüttung durch Bindung des Transmitters an Autorezeptoren, die an der präsynaptischen Nervenendigung lokalisiert sind (☞ Kap. 12.4.1).

Desensitierung

Eine absinkende Öffnungswahrscheinlichkeit ligandengesteuerter Ionenkanäle trotz gleich bleibend hoher Transmitterkonzentrationen im synaptischen Spalt wird als Desensitierung des Rezeptors bezeichnet. Die Desensitierung dient als Schutz vor zu starken oder zu lang andauernden Aktivierungen der Synapsen.

Pharmakologische Beeinflussung

Zahlreiche Pharmaka können in den Transmitter-Stoffwechsel eingreifen:
- **α-Methyldopa** wird im Gehirn zum „falschen Transmitter" α-Methyl-Noradrenalin umgewandelt, das (wie das Pharmakon Clonidin) zentrale $α_2$-Rezeptoren aktiviert. Es besitzt eine deutlich höhere Affinität zum $α_2$-Rezeptor als der physiologische Transmitter Noradrenalin. Dadurch wird das zentrale sympathische Vasomotorenzentrum gehemmt, der totale periphere Widerstand und damit der Blutdruck sinken ab.
- **Reserpin,** ebenfalls ein Blutdruck-senkendes Mittel, beeinträchtigt die Speicherung von Noradrenalin in den präsynaptischen Vesikeln zentraler und peripherer Neurone. Das gebildete Noradrenalin wird dadurch von der intrazytoplasmatischen Monoaminoxidase abgebaut, die verfügbare Transmittermenge wird reduziert und die Aktivität der adrenergen Neurone gehemmt.
- **Cholinesterase-Hemmer** wie Neostigmin verlangsamen den Abbau von Acetylcholin im synaptischen Spalt (☞ Kap. 12.3.4).
- **Wiederaufnahme-Hemmer** hemmen die Wiederaufnahme von Transmittern wie Noradrenalin oder Serotonin in die präsynaptische Faser und sind dadurch antidepressiv wirksam (☞ Kap. 12.3.6).
- **β-Rezeptoren-Blocker** konkurrieren als kompetetive Antagonisten mit Adrenalin um die Bindung an Adrenozeptoren (☞ Kap. 4.2.3).

12.3.4 Erregungsübertragung an der motorischen Endplatte

Eine spezielle Synapsenform ist die motorische Endplatte der quergestreiften Muskulatur (☞ Abb. 12.10). Jede einzelne Muskelfaser verfügt über eine solche Endplatte, die ihre synaptische Verbindung mit dem innervierenden Motoneuron bildet. Der synaptische Spalt hat eine vergleichsweise geringe Weite von 10–20 nm, die synaptische Latenz beträgt 0,2 ms. Durch die Öffnung rezeptorgesteuerter Kanäle in der subsynaptischen Membran durch Acetylcholin (in Gegenwart von Ca^{2+}) erhöht sich die Na^+- und K^+-Permeabilität. Das daraus resultierende Potential breitet sich elektrotonisch aus; seine Dauer beträgt 6–22 ms. In der Peripherie der Endplatte entsteht das Aktionspotential, das allseits über die Muskelfaser fortgeleitet wird.

Muskelrelaxantien

Muskelrelaxantien sind Pharmaka, die zur Muskelerschlaffung führen (erwünscht z. B. bei vielen operativen Eingriffen und bei maschineller Beatmung). Ihre Wirkung entfalten sie durch die Beeinflussung der motorischen Endplatten.
Es lassen sich zwei Wirkprinzipien unterscheiden:

Succinylcholin

Succinylcholin (Suxamethonium) bewirkt eine **Dauerdepolarisation** der postsynaptischen Endplattenmembran mit Depolarisationsblock, da durch die Dauerdepolarisation die Na^+-Kanäle inaktiviert werden (☞ Abb. 12.10f).

Curare

Curare (d-Tubocurarin) dagegen ist ein „**Stabilisationsblocker**": Als kompetitiver Antagonist von Acetylcholin verdrängt es die Acetylcholinmoleküle von den Rezeptoren der motorischen Endplatte. Curare bindet zwar an den Rezeptor, entfaltet aber keine Wirkung. Auf diese Weise wird der Aufbau eines depolarisierenden Endplattenpotentials erschwert, das Membranruhepotential also stabilisiert (☞ Abb. 12.10b).

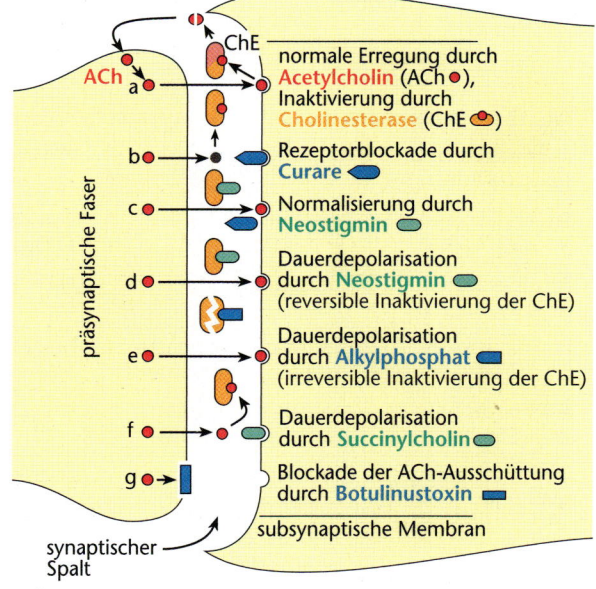

Abb. 12.10 Pharmakologische und toxikologische Wirkungen an der motorischen Endplatte. ChE = Cholinesterase, ACh = Acetylcholin.

Acetylcholin-Esterase-Hemmer

Neostigmin, Physostigmin

Die Curare-Wirkung ist durch **Neostigmin** oder **Physostigmin** aufhebbar, die durch (reversible) **Hemmung der Cholinesterase** die Konzentration von Acetylcholin im synaptischen Spalt erhöhen. Dadurch konkurriert eine gesteigerte Anzahl von ACh-Molekülen mit dem Curare, das dann seinerseits aus der Bindung verdrängt wird. So tritt eine Normalisierung der Verhältnisse auf (☞ Abb. 12.10c). Bei Überdosierung dieser **Acetylcholin-Esterase-Hemmer** kommt es allerdings zu einer Dauerdepolarisation an der motorischen Endplatte, die ihrerseits durch eine Inaktivierung des Na$^+$-Systems die weitere Auslösung von Aktionspotentialen unmöglich macht und dadurch eine Muskellähmung zur Folge hat (☞ Abb. 12.10d). Bei höheren Dosen wirken diese Cholinesterase-Hemmer auch an den nikotinergen Acetylcholinrezeptoren der vegetativen Ganglien (☞ Kap. 14.2.2). Folgen sind Tränen- und Speichelfluss, Bronchospasmen, Pupillenverengung (Miosis) und Bradykardie.

Organische Phosphorsäureester

Auch organische Phosphorsäureester (Alkylphosphate wie z. B. das Insektizid E 605) sind Cholinesterase-Hemmer. Allerdings ist ihre Hemmwirkung auf die Cholinesterase irreversibel (☞ Abb. 12.10e). Wie Neostigmin und Physostigmin wirken sie sowohl an der Skelettmuskulatur als auch an den vegetativen Ganglien.

Botulinustoxin

Die Muskellähmung durch Botulinustoxin (produziert vom Bakterium Clostridium botulinum, z. B. in verdorbenen Konserven) beruht dagegen auf einer Störung des Freisetzungsmechanismus für Acetylcholin aus den präsynaptischen Speichern (☞ Abb. 12.10g).

> **Klinik!**
> Die Muskel-lähmende Wirkung von **Botulinustoxin** kann durch lokale Injektion in spastische Muskelanteile auch therapeutisch genutzt werden, z. B. bei infantiler Zerebralparese oder beim „Schiefhals" (Torticollis spasticus). Darüber hinaus wird es heute auch in der kosmetischen Chirurgie zur Behandlung von Falten und zur lokalen Therapie der Hyperhidrose (ACh ist ein Transmitter an den Schweißdrüsen) eingesetzt.

Mögliche Störungen der neuromuskulären Übertragung sind zusammenfassend in Abbildung 12.11 dargestellt.

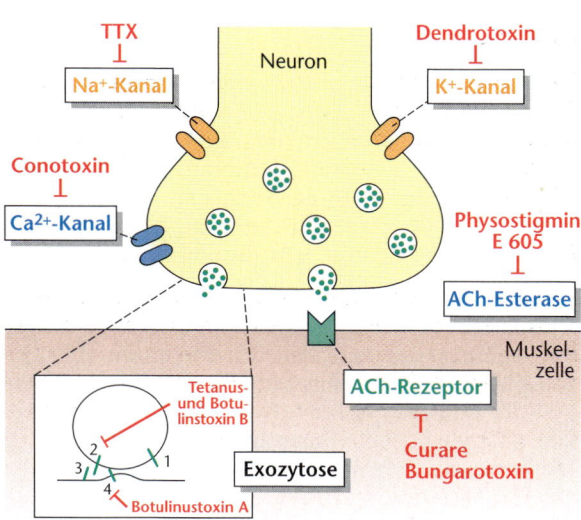

Abb. 12.11 Störung der neuromuskulären Übertragung. Dargestellt sind verschiedene Medikamente bzw. Gifte und ihre jeweiligen Ansatzpunkte. 1 = Synaptotagmin, 2 = Synaptobrevin, 3 = Syntaxin, 4 = SNAP-25; TTX=Tetrodotoxin (Gift des Kugelfisches).

12.3.5 Postsynaptische Potentiale

Die vom Transmitter am postsynaptischen Rezeptor ausgelösten Potentialveränderungen lassen sich in zwei Klassen von Synapsenpotentialen unterteilen: das ezitatorische und das inhibitorische postsynaptische Potential.

Exzitatorisches postsynaptisches Potential (EPSP)

Beim EPSP wird die subsynaptische Membran vorwiegend für Na$^+$, in geringerem Maß für K$^+$ vermehrt permeabel. Es kommt zu einer Depolarisation der subsynaptischen Membran mit einer elektrotonischen Erregungsausbreitung auf die postsynaptischen Areale. Beim Erreichen der Reizschwelle wird ein Aktionspotential im Axonhügel ausgelöst. Zum Überschreiten der Reizschwelle genügt ein einzelnes EPSP nicht: Hierzu ist die **Summation** mehrerer exzitatorischer postsynaptischer Potentiale erforderlich. Typischer Transmitter für die Auslösung von EPSP ist **Glutamat**. Die Erregung zentraler nozizeptiver Neurone durch Glutamat (☞ Kap. 16.5.2) wird durch **Glycin** und γ-**Aminobuttersäure (GABA)** antagonisiert.

Inhibitorisches postsynaptisches Potential (IPSP)

Das IPSP ist Ausdruck einer Hemmung der Erregungsausbreitung im postsynaptischen Bereich. Die Interaktion von Transmitter und Rezeptor führt zu einer Permeabilitätssteigerung der postsynaptischen Membran für K$^+$- oder Cl$^-$-Ionen, die eine Hyperpolarisation zur Folge hat. Diese **Hyperpolarisation** erschwert die Erregungsweiterleitung über die Synapse. Typische IPSP auslösende Transmitter sind **GABA** und **Glycin.**

12 Funktionsprinzipien des Nervensystems

> **Klinik!**
> **GABA** ist der bedeutendste inhibitorische Neurotransmitter im ZNS. Die sedierenden, Angst-lösenden und Muskel-relaxierenden Wirkungen der **Benzodiazepine** (klassischer Vertreter: Diazepam) erklären sich aus ihrer agonistischen Wirkung auf den GABA-Rezeptor. Die Substanz Bicucullin ist ein GABA-Antagonist (Auslösung von Muskelkrämpfen, ☞ Abb. 12.12).

Das **Tetanustoxin** und das Gift **Strychnin** sind Gegenspieler des hemmenden Transmitters Glycin (☞ Tab. 12.2). Sie verhindern die über Glycin vermittelte postsynaptische Hemmung an Motoneuronen im Rückenmark, indem sie die Glycin-Freisetzung blockieren (Tetanustoxin) bzw. kompetitiv Glycin-antagonistisch wirken (Strychnin).

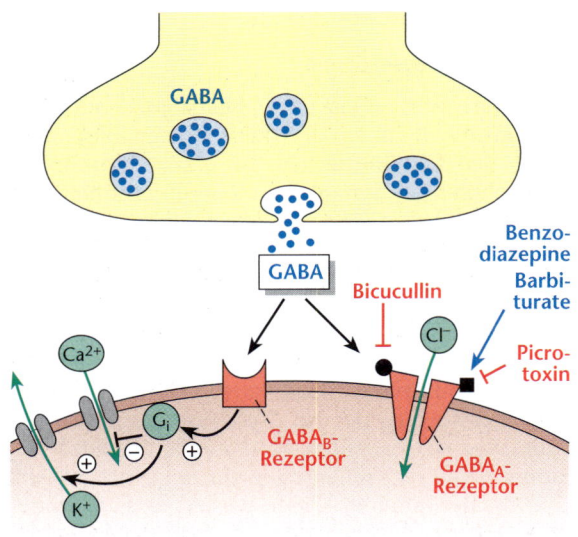

Abb. 12.12 Synaptische Übertragung durch GABA.

12.3.6 Wirkmechanismen der Transmittersubstanzen

Acetylcholin

Acetylcholin aktiviert die motorische Endplatte (☞ Kap. 12.3.4), löst aber auch EPSP in Motoneuronen des Rückenmarks aus. Zusätzlich zu diesen nikotinergen Wirkungen hat Acetylcholin zahlreiche muskarinische Effekte im postganglionären Bereich des N. vagus (☞ Kap. 14.2.2).

Noradrenalin

Noradrenalin wirkt peripher aktivierend auf postganglionäre sympathische Fasern (☞ Kap. 14.2.2). Daneben scheint Noradrenalin im ZNS aber auch an der Entstehung von psychischen Stimmungen beteiligt zu sein. Ein relativer Mangel an Noradrenalin und Serotonin im ZNS wird für die Entstehung von Depressionen mitverantwortlich gemacht („Amin-Hypothese" der Depression).

Tab. 12.2 Vorkommen und Wirkungsweise von Transmittersubstanzen

Transmitter	Vorkommen, Wirkort	lokale Wirkung
Acetylcholin	motorische Endplatte	erregend (Kap. 12.3.4)
	Motoneurone des Rückenmarks	erregend (EPSP)
	zentrale Neurone in Großhirn, motorischen Kernen und Basalganglien	Renshaw-Hemmung (☞ Kap. 12.4.2, Abb. 12.14 und Kap. 15.1.4)
	präganglionäre vegetative Fasern	erregend
	postganglionäre parasympathische Fasern	erregend (☞ Kap. 14.2)
	spezialisierte sympathische Fasern	komplex (☞ Kap. 14.2)
Noradrenalin	postganglionäre sympathische Fasern	komplex (☞ Kap. 14.2)
	zentrale Neurone (Hirnstamm)	komplex
Dopamin	zentrale Neurone (Hypothalamus, Basalganglien [☞ Kap. 15.3.2], Mittelhirn)	komplex
Serotonin	Zentrale Neurone (Hypothalamus, Hirnstamm)	komplex
Glutamat	zentrale Neurone (Frontalhirn, Kleinhirn, zentrales Höhlengrau, Hinterwurzeln des Rückenmarks)	erregend, „Schmerzgedächtnis" (☞ Kap. 16.5.2), Engrammbildung (☞ Kap. 20.4.4)
Glycin	Interneurone des Rückenmarks	postsynaptische Hemmung (IPSP)
GABA	supraspinale Interneurone (Großhirn, Nucleus vestibularis lateralis)	präsynaptische und postsynaptische Hemmung

12.4 Signalverarbeitung im Nervensystem

> **Klinik!**
> Trizyklische Antidepressiva sind Medikamente zur Behandlung der **Depression,** die durch eine präsynaptische Wiederaufnahme-Hemmung von Noradrenalin wirken, die Noradrenalin-Konzentration im synaptischen Spalt also erhöhen. Das trizyklische Antidepressivum Clomipramin hemmt zusätzlich die Serotonin-Wiederaufnahme und hat deshalb neben einer antidepressiven auch eine angstlösende (anxiolytische) Wirkkomponente. Selektive Serotonin-Wiederaufnahme-Hemmer (SSRI = selektive Serotonin-Reuptake-Inhibitoren) wie z. B. Fluoxetin (Prozac®) sind durch antriebssteigernde, stimmungsaufhellende und angstlösende Wirkungen charakterisiert.

Dopamin

Dopamin reguliert im Striatum die extrapyramidale Motorik (☞ Kap. 15.3) und hemmt in der Hypophyse die Freisetzung von Prolactin (☞ Kap. 11.6). Es spielt aber auch eine wesentliche Rolle bei der Steuerung von Wahrnehmungs- und Denkprozessen im Bereich des mesolimbischen Systems und des präfrontalen Kortex.

12.3.7 Synaptische Plastizität

Potenzierung

Die Verstärkung der Erregungsreaktion durch vorangehende gleichartige Reize lässt sich im postsynaptischen Bereich am Phänomen der **tetanischen Potenzierung** nachweisen. Nach einem tetanischen Reiz, d. h. einer hochfrequenten Serie von Reizimpulsen, ist die Amplitude der am Ende der Reizserie registrierten exzitatorischen postsynaptischen Potentiale pro Einzelreiz deutlich höher als vorher. Überdauert diese Potenzierung der Reizantwort den tetanischen Reiz, spricht man von **posttetanischer Potenzierung.** Hierbei handelt es sich um den Effekt einer erhöhten präsynaptischen Ca^{2+}-Konzentration. Man kann diese Ca^{2+}-Speichervorgänge als eine Vorstufe von „Gedächtnis" auffassen (☞ Kap. 20.4.4).

Depression

Bei Erschöpfung der Ca^{2+}- oder der Transmittervorräte kann anstelle der Potenzierung eine **tetanische** bzw. **posttetanische Depression** auftreten: Pro Reiz wird dann eine geringere Transmittermenge freigesetzt als bei einem isolierten Einzelreiz.

Langzeitpotenzierungen

Langzeitpotenzierungen, die auf wiederholter Aktivierung glutamaterger zentraler Synapsen mit Amplitudenzunahme der EPSP beruhen, können bereits als einfache Form von Gedächtnis **(Engrammbildung)** verstanden werden. Diese Glutamat-Wirkung ist an postsynaptische AMPA/Kainat- und NMDA-Rezeptoren gebunden (☞ Kap. 20.4.4), die z. B. in der Hippocampus-Region, aber auch in den Hinterhörnern des Rückenmarks vorkommen.
Es wird vermutet, dass Glutamat auf dem geschilderten Weg auch zur **Chronifizierung von Schmerzzuständen** durch anhaltende Übererregung nozizeptiver Neurone (☞ Kap. 16.5.2) beiträgt.

12.3.8 Elektrische Synapsen

Neben den chemischen Synapsen, bei denen die Informationsübertragung zwischen den Zellen durch einen chemischen Überträgerstoff erfolgt, gibt es im Körper auch unmittelbare Verbindungen zwischen verschiedenen Zellen, die der direkten Informations- und Erregungsübertragung dienen. Diese elektrischen Synapsen verbinden als **Gap junctions** z. B. Gliazellen oder Zellen der Synzytien von Myokard und glatter Muskulatur. Im Bereich dieser direkten elektrischen Verbindung zwischen verschiedenen Zellen kann die Erregungsübertragung **elektrotonisch** von Zelle zu Zelle erfolgen.

12.4 Signalverarbeitung im Nervensystem

12.4.1 Elementarmechanismen

Durch das Zusammenwirken verschiedener Synapsen und durch die Wechselwirkungen der an einer Nervenzelle einlaufenden Erregungen werden die komplexeren neuronalen Reaktionen des Organismus gesteuert. Vier Grundphänomene lassen sich hierbei unterscheiden:
- Bahnung
- Summation
- Okklusion
- Hemmung.

Bahnung

Treffen Aktionspotentiale in hoher Frequenz im präsynaptischen Bereich ein, kommt es zu einer Steigerung der Transmitterfreisetzung pro einlaufendes Aktionspotential. Dieser Vorgang wird als präsynaptische Bahnung bezeichnet und beruht auf einer Ca^{2+}-**Anreicherung** im Bereich der präsynaptischen Axon-Endigung.

Summation

Die Summation synaptischer Erregungen, z. B. an einer Ganglienzelle, erhöht die Wahrscheinlichkeit, dass in deren Axonhügel ein Aktionspotential entsteht. Die **räumliche** Summation ist die dominierende Erscheinungsform: Erregungen werden über mehrere Neuriten zugeführt. Ein Beispiel für räumliche Summation ist die Vergrößerung der Zentren der rezeptiven Felder beim Übergang vom Hell- zum Dunkelsehen (☞ Kap. 17.2.3). **Zeitlich** summiert sich die Erregung bei hoher Frequenz (über 100/s) der einlaufenden Aktionspotentiale.

Okklusion

Im Gegensatz zur Bahnung spricht man von Okklusion, wenn der Reizerfolg mehrerer kurz hintereinander einlaufender Reize kleiner ist als die Summe der Reizerfolge von Einzelreizen in größerem Abstand. Hierbei stören sich die gleichzeitig einlaufenden Einzelreize, während sie sich bei der Bahnung gegenseitig verstärken.

Hemmung

Die neuronale Hemmung synaptischer Übertragungen greift prä- und postsynaptisch an.
- Die **präsynaptische Hemmung** ist über axo-axonale Synapsen realisiert (☞ Abb. 12.14). Dabei bewirkt der Transmitter des hemmenden Neurons eine verminderte Freisetzung des eigentlichen Transmitters. Beispiel einer solchen präsynaptischen Hemmung ist die axo-axonale Hemmung der Erregungsübertragung von Ia-Fasern auf α-Motoneurone im Rückenmark (☞ Kap. 15.1.4). Hemmender Transmitter an der axo-axonalen Synapse ist in diesem Fall GABA, das in der präsynaptischen Endigung der Ia-Faser die Leitfähigkeit für Ca^{2+} und Na^+ herabsetzt. Es gibt auch eine präsynaptische Hemmung durch den synaptisch freigesetzten Wirkstoff selbst, der ab einer bestimmten Konzentration hemmende Rezeptoren seiner Herkunftsfaser aktiviert und damit seine eigene Freisetzung bremst – ein Beispiel für eine lokale negative Rückkopplung (☞ Kap. 14.2.4).
- Bei der **postsynaptischen Hemmung** wird die synaptische Erregung dadurch gebremst, dass ein hemmendes Neuron (z. B. mit dem Transmitter Glycin) im Bereich der postsynaptischen Membran eine Hyperpolarisation, d. h. ein inhibitorisches postsynaptisches Potential, erzeugt. Dadurch wird die Erregung dieser postsynaptischen Membran durch präsynaptische Nervenendigungen erschwert.
- Als **deszendierende Hemmung** bezeichnet man einen Hemmungstyp, bei dem durch efferente Impulse die Reizschwelle eines Sensors angehoben wird. Dadurch wird die Empfindlichkeit des Fühlers erniedrigt, z. B. bei Mechano-, Thermo- und Schmerzsensoren (☞ Kap. 16.6), den Haarzellen des Innenohrs (☞ Kap. 18.2.3) und den Geruchssensoren (☞ Kap. 19.2.2).

12.4.2 Erregungsvorgänge in kleinen neuronalen Netzen

Durch die synaptische Verbindung verschiedener Neurone entstehen schnell Gebilde von extremer Komplexität. An kleinen Neuronenverbänden lassen sich jedoch einige Grundmuster der neuronalen Verschaltung studieren, die das Verständnis der komplexeren Leistungen erleichtern.

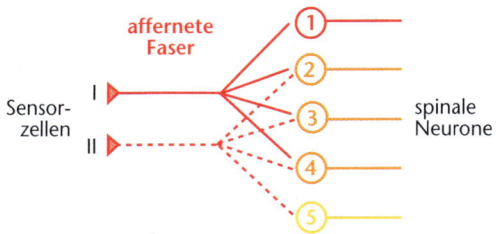

Abb. 12.13 Schematische Darstellung von Divergenz- und Konvergenzprinzip. Die Zellen I und II geben ihre Erregungen jeweils an vier Neurone weiter (**Divergenz**), dabei erhalten die Neurone 2–4 jeweils Impulse von beiden Sensorzellen (**Konvergenz**).

Divergenz und Konvergenz

Von **Divergenz** einer Erregung spricht man, wenn diese von ursprünglich einer Nerven- oder Sinneszelle über mehrere Kollateralen auf weitere Nervenzellen übergreift (☞ Abb. 12.13). Die Divergenz von Erregungen verteilt Informationen einzelner Zellen auf einen größeren Nervenzellenverband.
Konvergenz der Erregung liegt vor, wenn eine Vielzahl von Afferenzen ein gemeinsames Neuron erreichen. Ein Beispiel hierfür ist das α-Motoneuron, auf das, als gemeinsame Endstrecke der Motorik, etwa 6000 Afferenzen konvergieren (☞ Kap. 15.1.3).

Neuronale Hemmung

Grundsätzlich müssen zwei Typen neuronaler Hemmung unterschieden werden: die **Vorwärtshemmung** (Feedforward-Hemmung, antegrade Hemmung) und die **Rückwärtshemmung** (Feedback-Hemmung, rekurrente Hemmung).

Vorwärtshemmung

Bei der Vorwärtshemmung werden die zu hemmenden Neurone **unabhängig von ihrem Erregungszustand** gehemmt.
Ein typisches Beispiel für eine Vorwärtshemmung ist die sog. **Antagonisten-Hemmung** (reziproke Hemmung) im Bereich der Extremitätenmuskulatur. Hierbei werden durch die Innervierung eines Beuger-Neurons über Interneurone gleichzeitig hemmende Impulse an die Neurone der antagonistisch wirkenden Strecker-Muskulatur gegeben (☞ Abb. 12.14a und Kap. 15.1.4).

Rückwärtshemmung

Die Rückwärtshemmung (= rekurrente Hemmung) berücksichtigt in ihrer Verknüpfung den Erregungszustand der zu hemmenden Neurone: Sie werden umso stärker gehemmt, je stärker sie aktiviert sind. Dieses Rückkopplungsprinzip setzt voraus, dass die hemmenden Neurone eine Rückmeldung über den aktuellen Erregungszustand der zu hemmenden Neurone erhalten.

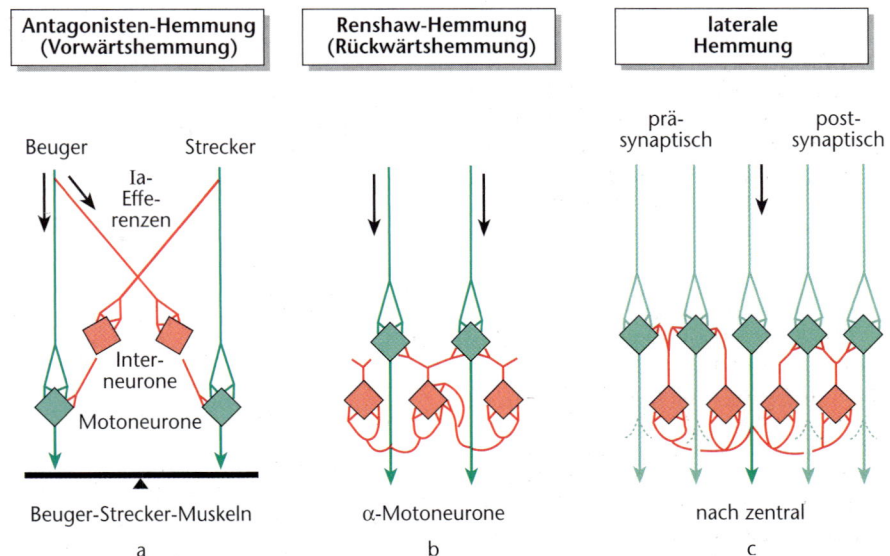

Abb. 12.14 Die verschiedenen Typen neuronaler Hemmung. **a**: Antagonisten-Hemmung. **b**: Renshaw-Hemmung. **c**: Laterale Hemmung (präsynaptisch und postsynaptisch). Hemmende Interneurone rot.

Eine Rückwärtshemmung ist ebenfalls auf der Ebene der Motoneurone in der sog. **Renshaw-Hemmung** realisiert: Die α-Motoneurone innervieren schon im Rückenmark über Kollateralen Interneurone, die wiederum mit hemmenden Synapsen am Zellkörper der Motoneurone enden (Transmitter: Glycin). Durch diesen Rückkopplungskreis wird die Renshaw-Hemmung der Motoneurone umso stärker, je stärker ihre eigene Impulsaktivität ist (☞ Abb. 12.14b).

Laterale Hemmung

Wirken im Rahmen einer Hemmung die hemmenden Interneurone nicht auf die sie innervierende Zelle (wie bei der Renshaw-Hemmung), sondern vorwiegend auf benachbarte Zellen inhibierend, spricht man von einer **lateralen** oder einer **Umfeld-Hemmung**. Auf diese Weise entsteht ein Erregungspunkt, der von einem Hemmungsfeld umgeben ist (☞ Abb. 12.14c). Eine solche Hemmungsform findet man z. B. in den neuronalen Netzen der Retina, wo sie der Kontrastverstärkung dient.

12.5 Funktionsprinzipien sensorischer Systeme

12.5.1 Sensoren

Sensortypen

Sinnes-„Rezeptoren" werden besser als Sensoren bezeichnet, um Verwechslungen mit den Rezeptoren von Übertragerstoffen zu vermeiden – eine terminologische Präzisierung, die sich zunehmend durchsetzt.

Reiztransduktion

Der Sensor, als erstes Glied der Informationskette eines Sinnessystems, kann als **Wandler** (Transducer) aufgefasst werden, der Reize aus Außen- und Innenwelt des Organismus in eine für das Nervensystem verständliche Sprache übersetzt: **Reiztransduktion**. Diese Reiztransduktion wird dadurch erreicht, dass bestimmte physikalische oder chemische Reize durch Öffnung von Ionenkanälen eine Änderung des Ruhepotentials am Sensor auslösen. Man unterscheidet hierbei z. B. eine mechanisch ausgelöste (**Mechanosensoren**) von einer ligandenvermittelten Ionenkanalöffnung (**Chemosensoren**).

Adäquate Reize

Unter adäquaten Reizen versteht man die spezifische Reizart (Wärme, Licht, Schall etc.), durch die ein bestimmter Sensortyp optimal erregt wird (auch inadäquate Reize, z. B. ein Schlag aufs Auge oder direkte elektrische Stimulation, können in begrenztem Rahmen effektiv sein).
Nach ihrer adäquaten Reizart lassen sich die folgenden Sensortypen unterscheiden:
- Photosensoren
- Mechanosensoren
- Thermosensoren
- Chemosensoren.

Schmerzsensoren sind durch alle Reizmodalitäten erregbar.

Sensormorphologie

Hinsichtlich der Sensormorphologie unterscheidet man:
- freie Nervenfasern (Beispiel: Schmerzsensoren, ☞ Kap. 16.5.1)

- spezialisierte Sensorendigungen von Nervenfasern (Beispiel: Mechanosensoren der Haut, ☞ Kap. 16.1)
- spezialisierte Sinneszellen.

Sensortypen

Hinsichtlich der **Charakteristik des von den Sensoren registrierten Reizes** lassen sich verschiedene Sensortypen unterscheiden:
- **Intensitätssensoren:** Das Antwortverhalten ist direkt proportional zur Reizintensität. Intensitätssensoren, wie die Drucksensoren der Haut, werden deshalb auch als **Proportionalsensoren (P-Sensoren)** bezeichnet. Intensitätssensoren gehören zu der Gruppe der langsam adaptierenden, tonischen Sensoren.
- **Geschwindigkeitssensoren** registrieren nicht die bloße Intensität, sondern die Geschwindigkeit, mit der sich die Reizintensität ändert. Solche Sensoren finden sich z. B. in den Haarfollikeln. Geschwindigkeitsdetektoren werden auch als **Differentialsensoren (D-Sensoren)** angesprochen, da sie nicht die Reizintensität, sondern deren erste Ableitung (Differential) nach der Zeit (= Geschwindigkeit der Reizänderung) registrieren. Solche D-Sensoren sind im Allgemeinen schnell adaptierende, phasische Sensoren.
- **Mischtypen,** die sowohl Reizintensität als auch Reizgeschwindigkeit registrieren, werden als **Proportional-Differentialsensoren** bezeichnet **(PD-Sensoren).**
- **Beschleunigungssensoren** registrieren die Beschleunigung einer Änderung der Reizintensität (die 2. Ableitung der Reizintensität nach der Zeit). Solche Beschleunigungssensoren sind die Vibrations-Sensoren im subkutanen Fettgewebe, die Vater-Pacini-Körperchen (☞ Kap. 16.1.3).

Merke!
- **Intensitätssensoren:** Proportionalsensoren, z. B. Drucksensoren
- **Geschwindigkeitssensoren:** Differentialsensoren, z. B. Haarfollikelsensoren
- **Beschleunigungssensoren:** Vibrationssensoren, z. B. Vater-Pacini-Körperchen.

Die Spezifität eines Sinnesorgans, das Unverwechselbare einer Sinnesempfindung, ist einerseits durch die Spezialisierung des peripheren Sensors auf den adäquaten Reiz, andererseits durch zentralnervöse Integrationsvorgänge (☞ Kap. 20.2.2) bedingt.

Primäre und sekundäre Sinneszellen

Bei den **primären Sinneszellen** ist die Sensorzone Teil eines afferenten Neurons oder elektrisch mit einem solchen gekoppelt (z. B. Geruchszellen, Sinnessensoren der Haut): Die Erregung des Sensors

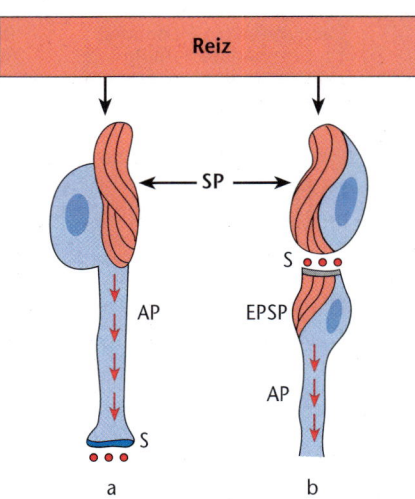

Abb. 12.15 Der Weg vom Reiz zum Aktionspotential in primären (a) und sekundären (b) Sinneszellen. SP = Sensorpotential, AP = Aktionspotential, S = Synapse, EPSP = exzitatorisches postsynaptisches Potential.

führt am Axonhügel derselben Zelle zur Auslösung von Aktionspotentialen (☞ Abb. 12.15a).
Bei **sekundären Sinneszellen** ist die synaptische Übertragung von der Sensorzelle auf ein zweites, afferentes Neuron erforderlich (z. B. Geschmackssensoren, Sensoren des Innenohres), das dann Aktionspotentiale bildet und über sein Axon fortleitet (☞ Abb. 12.15b).

Merke!
- **primäre Sinneszellen:**
  - Photosensoren (☞ Abb. 17.7)
  - Geruchssensoren (☞ Abb. 19.2)
  - Spinalganglienzellen mit Sensoren der somatoviszeralen Sensibilität (☞ Abb. 16.1)
- **sekundäre Sinneszellen:**
  - Sensoren des Innenohrs (☞ Abb. 18.6)
  - Geschmackssensoren.

12.5.2 Transduktion und Signalweiterleitung

Sensorpotential: Amplitudenkodierung

Die von einem adäquaten Reiz ausgelöste Membranerregung ist in ihrer Höhe der Reizstärke proportional. Sie entspricht – mit Ausnahme der retinalen Photosensoren, die auf Belichtung mit einer Hyperpolarisation reagieren – einer mehr oder weniger starken Depolarisation des Sensors. Ungeklärt ist vielfach noch, welche biochemischen Prozesse im Sensor zwischen dem jeweils adäquaten Reiz und der stereotypen Membrandepolarisation vermitteln. Relativ gut erforscht sind die Zusammenhänge für die Photosensoren (☞ Kap. 17.2.2) und die Geschmackssensoren (☞ Kap. 19.1.1).

Letzter Schritt ist in jedem Fall die **graduierte Aktivierung nicht-selektiver Kationenkanäle,** die von den spannungsgesteuerten Na$^+$-Kanälen, welche das Aktionspotential auslösen (☞ Kap. 12.3.2), zu unterscheiden sind.

Die durch den Reiz ausgelöste Membrandepolarisation kann örtlich begrenzt (unterschwellig) bleiben (lokale Antwort) oder ein **Sensorpotential** bilden. Ein Sensorpotential kann auch durch die Summation mehrerer lokaler Antworten entstehen. Beim Sensorpotential handelt es sich um eine **abgestufte Antwort** auf den Reiz, bei der die Amplitude des Sensorpotentials mit der Reizstärke zunimmt: **Amplitudenkodierung der Reizintensität.**

Reizweiterleitung: Frequenzkodierung

Die Höhe des elektrotonisch weitergeleiteten Sensorpotentials wird bei Überschreiten der Membranschwelle (10–30 mV über dem Ruhepotential) in eine Folge von Aktionspotentialen umkodiert. Je höher das Sensorpotential, desto mehr Aktionspotentiale pro Zeiteinheit werden ausgelöst: **Frequenzkodierung.** Das Sensorpotential wird deshalb auch als **Generatorpotential** (d. h. Potential, das eine modulierte Impulsfolge generiert) bezeichnet.

Rezeptive Felder

Primäre rezeptive Felder

Das Axon einer Sensorzelle ist oft verzweigt und jede dieser Verzweigungen (Kollateralen) kann über eigene Sensorstrukturen verfügen. Das gesamte Gebiet, über das die Sensorzelle auf diese Weise Informationen erhält, wird als primäres rezeptives Feld dieser Zelle bezeichnet. Es kann z. B. bei einem Mechanosensor aus verschiedenen, nicht notwendig unmittelbar benachbarten Hautarealen bestehen.

Zentrale rezeptive Felder

Auch bei den nachgeschalteten Neuronen des ZNS lassen sich rezeptive Felder abgrenzen. Die Größe dieser zentralen rezeptiven Felder wird durch die Zahl der auf das betreffende zentrale Neuron konvergierenden primär afferenten Nervenfasern bestimmt. Erhält das zentrale Neuron Afferenzen von vielen afferenten Nervenfasern, ist das rezeptive Feld groß und das sensorische Auflösungsvermögen daher gering (z. B. Rumpf-Neurone im primär sensorischen Kortex). Konvergieren Informationen von nur wenigen Afferenzen auf das zentrale Neuron, resultiert ein kleines zentrales rezeptives Feld, das hohe räumliche Auflösungen ermöglicht (z. B. Fingerspitzen-Neurone).

12.5.3 Adaptation

Adaptation ist die Gewöhnung eines Sinnesorgans an einen Dauerreiz. Solche Gewöhnungsvorgänge gibt es auf drei Ebenen:

- im ZNS (Habituation, ☞ Kap. 20.4.1)
- an peripheren Synapsen (☞ Kap. 12.3.1)
- an Sensoren.

Ein entscheidender Anteil der Gesamt-Adaptation geschieht bereits auf Sensor-Ebene: Bei einschleichenden Reizen mit langsamer Depolarisation kann sich das Schwellenpotential immer weiter nach oben verschieben, so dass nachfolgende Reize leichter unterschwellig bleiben (keine Auslösung von Aktionspotentialen) oder unterschwellig werden (Sistieren oder Frequenzabnahme von Aktionspotentialen bei gleich bleibendem Reiz). Beruht die Adaptation auf einer zunehmenden Inaktivierung des schnellen Na$^+$-Systems (☞ Kap. 12.2.2), spricht man auch von **Akkommodation.**

Nach der Adaptationscharakteristik unterscheidet man:

- **tonische Sensoren** (SA-Sensoren, slowly adapting sensors), z. B. Dehnungssensoren, Barosensoren und Schmerzsensoren
- **phasische Sensoren** (RA-Sensoren, rapidly adapting sensors), z. B. die Vater-Pacini-Körperchen der Haut (☞ Kap. 16.1.3).

Elektrophysiologisch entspricht diesem unterschiedlichen Adaptationsverhalten eine langsame oder schnelle Amplitudenreduktion des Generatorpotentials bei konstanter Reizung.

12.5.4 Empfindung und Wahrnehmung

Sinnessysteme

Informationen über Vorgänge im Körperinneren und in der Außenwelt werden dem Organismus über spezialisierte Sinnessysteme vermittelt, deren Aktivierung zu charakteristischen Sinnesempfindungen führt. Ein Sinnessystem ist die funktionelle Einheit von Sensor, zuführenden Afferenzen (zentripetale Leitungsbahnen), Strukturen im ZNS und vom ZNS wegführenden Efferenzen (zentrifugale Leitungsbahnen).

Sinnesmodalitäten

Unter Sinnesmodalität versteht man eine Gruppe ähnlicher Sinneseindrücke, die durch ein bestimmtes Organ vermittelt werden. Die spezifische Sinnes-„Energie" ist die Fähigkeit eines Sinnesorgans, auch bei inadäquater Reizung seine spezifische Empfindungsmodalität zu „erzeugen": Beim Schlag auf das Auge „sieht man Sterne".

Die fünf menschlichen Sinnesmodalitäten sind:

- Sehen und Hören als die **Fernsinne**
- Riechen und Schmecken als die phylogenetisch älteren **Nahsinne**
- Fühlen als **komplexer Sinn der Außen- und Binnenwahrnehmung** mit Tastsinn, Temperatursinn, Schmerzsinn, Lage- und Stellungssinn.

Sinneswahrnehmung

Mit dem Begriff der Sinneswahrnehmung wird im physiologischen Sprachgebrauch das Bewusstwerden

Tab. 12.3 Einteilung der Sinne nach Modalitäten und Qualitäten		
Empfindungsmodalität	Empfindungsqualität	Sensortyp
Gesichtssinn	Helligkeit bzw. Dunkelheit und Farben	Photosensor
Gehörsinn	unterschiedliche Tonhöhen	Zilien-tragender Mechanosensor
Geruchssinn	unterschiedliche Duftnoten	Chemosensor
Geschmackssinn	sauer, salzig, süß und bitter	Chemosensor

von durch Reizen ausgelösten sensorischen Vorgängen beschrieben. Eine Sensoraktivität (z. B. im Bereich der Propriozeption, ☞ Kap. 16.3) muss nicht mit dem Auftreten von Empfindungen einhergehen, entweder weil sie unterschwellig bleibt oder weil sie prinzipiell von der Sphäre bewusster Wahrnehmung ausgeschlossen ist.

Grunddimensionen der Sinneswahrnehmung sind:
- **Qualität:** Differenzierung innerhalb der Modalität, z. B. süß, sauer etc. innerhalb des Geschmackssinns (☞ Tab. 12.3)
- **Intensität:** Quantität, Reizstärke (z. B. Lautstärke eines Tons); Intensitätsänderung eines Sinnesreizes kann zu einem Umschlag der Qualität führen: „warm" wird „heiß" etc.
- **Extensität:** zeitliche, örtliche Ausdehnung.

Psychophysikalische Zusammenhänge

Die **Psychophysik** erforscht und beschreibt den Zusammenhang von Reizintensität und Empfindungsstärke.

Absolut- und Unterschiedsschwelle

Psychophysikalische Messungen sind nicht „objektiv" wie z. B. EEG-Registrierungen bei akustischer oder optischer Reizung, sondern auf subjektive Mitarbeit angewiesen. Bei der Bestimmung der **Absolutschwelle** wird diejenige objektive Reizintensität ermittelt, die gerade noch eine Empfindung auslöst. Die **Unterschiedsschwelle** beschreibt den Betrag einer Reizänderung, der zur subjektiven Empfindung eines Unterschiedes zweier Reize nötig ist. Auf diese Weise kann ein auf subjektiven Kriterien beruhender eigenmetrischer Empfindungsbereich ermittelt werden. Interessanterweise ist die Unterschiedsschwelle nicht proportional zur Reizstärke, sondern zum **relativen Reizzuwachs.**

Weber-Regel

Dieser relative Reizzuwachs, bei dem ein Unterschied wahrgenommen wird, ist für jede einzelne Sinnesmodalität im Bereich mittlerer Reizstärken konstant: **Weber-Regel.** So wird ein Tonhöhenunterschied schon bei 0,3 % Tonhöhenänderung im Vergleich zum Ausgangswert als Unterschied wahrgenommen, die Lichtstärke muss sich aber schon um mindestens 1–2 % verändern, um als unterschiedlich wahrgenommen zu werden. Die entsprechenden Werte für Mechanosensoren, Geschmack und Geruch liegen deutlich höher.

Fechner- und Stevens-Gesetz

In einer Verallgemeinerung der Weber-Regel formulierte **Fechner** das sog. **Grundgesetz der Psychophysik,** welches besagt, dass die subjektive Empfindung (E) dem Logarithmus der objektiven Reizstärke (S) proportional ist, wobei k eine von der Sinnesmodalität abhängige Konstante darstellt:

$$E = k \cdot \log S$$

Mit diesem „Gesetz" lässt sich beispielsweise die Beziehung zwischen Lautstärkeempfindung (E) und real einwirkendem Schalldruck (S) gut beschreiben.

Dieser von Fechner gefundene Zusammenhang zwischen Reizstärke und Empfindungsstärke wurde von Stevens auf der Basis einer kontinuierlichen Rationalskala im **Stevens-Gesetz** präziser ausgedrückt. Danach hängt die Empfindungsstärke E in Form einer Potenzfunktion von der Differenz zwischen Reizstärke (S) und Reizschwelle (S_0) ab:

$$E = (S - S_0)^a \cdot k$$

Hierbei ist k eine Konstante, die von der Skalierung des Reizes abhängt. Der Exponent „a" nimmt für jede Sinnesmodalität charakteristische Werte an (zwischen 0,33 und 7,0). Je größer der Exponent, desto größer sind die schon durch kleine Reizänderungen ausgelösten Empfindungsänderungen. So reagiert der Temperatursinn mit einem Exponenten von 0,96 bereits auf kleine Temperaturänderungen mit deutlichen Empfindungsänderungen.

Empfindungsmessung

Die Empfindungen des Probanden können dabei mit verschiedenen Verfahren registriert („skaliert") werden, z. B. über ein Handdynamometer, welches dem Probanden ermöglicht, seine Empfindung durch mehr oder weniger starken Druck auf das Dynamometer zu quantifizieren. Untersucht man verschiedene Sinnesmodalitäten und trägt die gefundenen Potenzfunktionen in einem logarithmischen System als Geraden auf (Steigung der Geraden = Exponent der Potenzfunktion) so erhält man die in Abbildung 12.16 dargestellten Beziehungen.

Es wird deutlich, dass der Lichtsinn mit vier Zehnerpotenzen den größten Bereich der relativen Reizintensität in noch unterschiedlich wahrgenommene

12.5 Funktionsprinzipien sensorischer Systeme

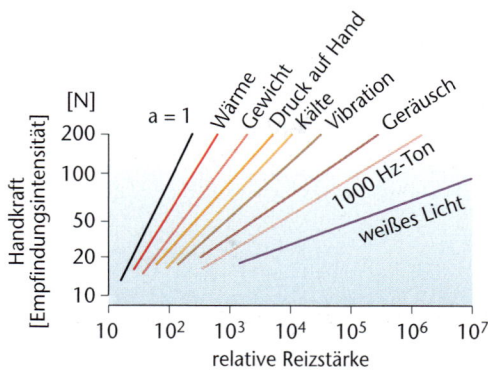

Abb. 12.16 Reizstärke und Empfindungsintensität bei verschiedenen Sinnesmodalitäten. Die Empfindungsintensität wurde durch die auf ein Handdynamometer ausgeübte Kraft (in Newton [N]) gemessen. Zum Vergleich ist der Verlauf für den Exponenten a = 1 gezeigt.

Empfindungen umsetzen kann: Sein Arbeitsbereich ist von allen Sinnen am größten. Auch die Zuordnung von physikalischen Tonschwingungen zu empfundenen Tonhöhen erstreckt sich über einen weiten Intensitätsbereich. Temperatur- und Gewichtssinn dagegen reagieren schon auf geringe Änderungen der Reizintensität mit großen Änderungen der Empfindung, aber nur innerhalb einer relativ schmalen „Bandbreite".

Es ist nicht verwunderlich, dass die Präzision und die interindividuelle Konstanz solcher Empfindungsmessungen recht gering sind – was deutlich macht, dass die subjektiven Empfindungen nicht nur durch den objektiven Reiz, sondern auch durch subjektiv unterschiedliche erlernte Reaktionsweisen und zentralnervöse Modifikationen beeinflusst werden.

13 Muskelphysiologie

A. Hick, J. Hartmann

13.1	**Quergestreifte Muskulatur**............ 263	13.1.5	Typen und Trophik der Skelettmuskulatur.... 273
13.1.1	Feinbau der Skelettmuskelfasern......... 263		Schnelle und langsame Muskelfasern....... 273
	Innervation....................... 263	13.1.6	Grundzüge der Pathophysiologie
	Zellulärer Aufbau 264		am Skelettmuskel 274
13.1.2	Erregungs-Kontraktions-Koppelung 266	**13.2**	**Glatte Muskulatur**................. 275
13.1.3	Kontraktionsmechanismus............. 267	13.2.1	Feinbau der glatten Muskulatur.......... 275
13.1.4	Muskelmechanik 269		Filamentsystem.................... 275
	Muskelkraft 269		Innervation der glatten Muskulatur........ 276
	Elastische Eigenschaften des Skelettmuskels.. 270	13.2.2	Kontraktionsauslösung............... 276
	Kontraktionsformen des Skelettmuskels..... 270	13.2.3	Kontraktionsablauf................. 277
	Muskelarbeit 272		
	Muskelleistung und Wirkungsgrad 273		

Lernziel!
- Eigenschaften quergestreifter und glatter Muskulatur
- Grundlagen des muskulären Kontraktionsmechanismus
- Prinzipien der Muskelmechanik.

Muskeln sind nicht nur an mehr oder weniger sportlichen Bewegungen (quergestreifte Muskulatur), sondern auch an unspektakulärer Haltearbeit z. B. in den Muskelschichten der Blutgefäße beteiligt (glatte Muskulatur). Dabei können alle Kontraktionsformen der Muskulatur auf die elementare Wechselwirkung von Aktin- und Myosinfilamenten zurückgeführt werden. Für das Verständnis des Ablaufs dieser Kontraktionsvorgänge sind genauere histologisch-anatomische Kenntnisse erforderlich (☞ Kap. 13.1.1). Die Koppelung der elektrischen Nervenimpulse an die mechanische Kontraktion bildet den Ausgangspunkt des Kontraktionsablaufs der quergestreiften Muskulatur (☞ Kap. 13.1.2). Die makroskopisch sichtbare Kontraktion beruht auf molekularer Ebene auf einem „Gleitfilamentmechanismus", der als zentrales Thema der Muskelphysiologie in Kapitel 13.1.3 im Einzelnen dargestellt ist. Die Muskelmechanik (☞ Kap. 13.1.4) beschäftigt sich mit den Mechanismen der muskulären Kraftentwicklung, den elastischen Eigenschaften (Ruhe-Dehnungs-Kurve) und den Kontraktionsformen des Muskels sowie der Berechnung von Muskelarbeit und Muskelleistung. Es schließt sich eine Gegenüberstellung der beiden Typen quergestreifter Muskulatur (☞ Kap. 13.1.5) und eine Einführung in die Pathophysiologie klinisch wichtiger Erkrankungen wie der Myasthenia gravis an (☞ Kap. 13.1.6).
Die Physiologie der glatten Muskulatur (☞ Kap. 13.2) wird im Vergleich zur Physiologie der Skelettmuskulatur oft nur in knapper Form behandelt. Kenntnisse des Feinbaus, der Mechanismen der Kontraktionsauslösung und des charakteristischen Kontraktionsablaufs sind jedoch für die Klinik besonders wichtig. Alle inneren Organe, der Magen-Darm-Trakt, das Gefäßsystem oder auch die Harnwege sind mit glatter Muskulatur ausgestattet, deren Kontraktion unter pathologischen Bedingungen zu charakteristischen klinischen Symptomen (z. B. Nierenkoliken) führen kann.

13.1 Quergestreifte Muskulatur

13.1.1 Feinbau der Skelettmuskelfasern

Innervation

Die quergestreifte Muskulatur oder Skelettmuskulatur macht etwa 40 % des Körpergewichts aus und verbraucht in Ruhe 20 % des aufgenommenen Sauer-

13 Muskelphysiologie

stoffs. Neben der **Stütz- und Haltefunktion** dient sie zusammen mit Sehnen, Knochen und Gelenken vor allem der **Bewegung**.

Die Skelettmuskulatur wird von den motorischen Fasern der Spinalnerven segmental innerviert, im Gesichtsbereich durch die motorischen Fasern der Hirnnerven. Das motorische Neuron (Motoneuron) nimmt seinen Ursprung in den Vorderhornzellen des Rückenmarks bzw. in den motorischen Kernen der Hirnnerven im Hirnstamm. Die Gesamtheit der von einem Motoneuron innervierten Muskelfasern wird als **motorische Einheit** bezeichnet.

Die Erregungsübertragung vom motorischen Neuron auf den Skelettmuskel erfolgt über die **motorische Endplatte,** einen spezialisierten Kontaktbereich zwischen Nerv und Muskel (☞ Kap. 12.3.4). Dabei wird Acetylcholin vom Motoneuron in den synaptischen Spalt entleert, das die postsynaptische Muskelmembran depolarisiert. Hierbei entstehen durch einzelne Acetylcholin-„Quanten", die aus etwa 1000 Acetylcholinmolekülen bestehen, zunächst die sog. **Miniatur-Endplattenpotentiale.** Werden hinreichend viele Quanten freigesetzt, summieren sich diese Miniaturpotentiale zu einem **Endplattenpotential** mit höherer Amplitude, das ein Aktionspotential auslöst, welches eine Muskelkontraktion zur Folge hat.

Zellulärer Aufbau

Die Muskelzelle der Skelettmuskulatur wird auch als **Muskelfaser** bezeichnet. Diese anatomisch-histologische Muskelfaser, die als Synzytium aus mehreren in der Entwicklung miteinander verschmolzenen Zellen besteht und daher mehrere Zellkerne beinhaltet, ist von der in der Umgangssprache so bezeichneten sichtbaren „Muskelfaser" zu unterscheiden. Eine solche makroskopisch sichtbare Muskelfaser ist immer ein **Muskelbündel,** also eine Einheit von mehreren anatomisch-histologischen Muskelfasern. Mehrere Muskelbündel bilden dann den Muskel.

Unter dem Lichtmikroskop erkennt man die typische Querstreifung der Skelettmuskelfaser, die sich aus der regelmäßigen Anordnung ihrer kontraktilen Proteine **Aktin** und **Myosin** ergibt. Der Faserdurchmesser liegt bei 15–200 µm, die Länge kann bis zu 15 cm betragen. Die Zellmembran, das **Sarkolemm,** besteht aus einer Plasmamembran und einer kollagenhaltigen Schicht, die an den Enden der Muskelfaser in die Sehnen übergeht.

Das Sarkolemm umschließt das **Sarkoplasma** (Zytoplasma der Muskelzelle), in dem die **Myofibrillen** liegen. Diese bestehen aus den kontraktilen Proteinen Aktin und Myosin.

Neben den Myofibrillen befinden sich im Sarkoplasma das **sarkoplasmatische Retikulum** (= endoplasmatisches Retikulum der Skelettmuskelzelle), mehrere Zellkerne, reichlich Mitochondrien **(Sarkosomen)** und andere sarkoplasmatische Einschlüsse wie Lysosomen, Fetttröpfchen, Glykogen etc.

Die Skelettmuskelfaser besteht aus mehreren hundert bis einigen tausend Myofibrillen. Diese wiederum setzen sich aus je ca. 1500 Myosin- und 3000 Aktinfilamenten zusammen, den sog. **Myofilamenten.**

> **Merke!**
> Die alphabetische Ordnung entspricht der hierarchischen Ordnung:
> - Faser = Muskelzelle (Synzytium)
> - Fibrille = von Tubuli umgebenes Filamentbündel
> - Filament = Aktin- und Myosinmoleküle.

Myofibrillen

Die Myofibrillen werden durch proteinhaltige Haltestrukturen, die lichtmikroskopisch sichtbaren **Z-Scheiben** (im Schnittbild: Z-Streifen), in ca. 2 µm lange **Sarkomere** unterteilt (☞ Abb. 13.1). Das Sarkomer ist die kleinste kontraktile Einheit des Muskels, die sich durch Verschieben der Myofilamente gegenein-

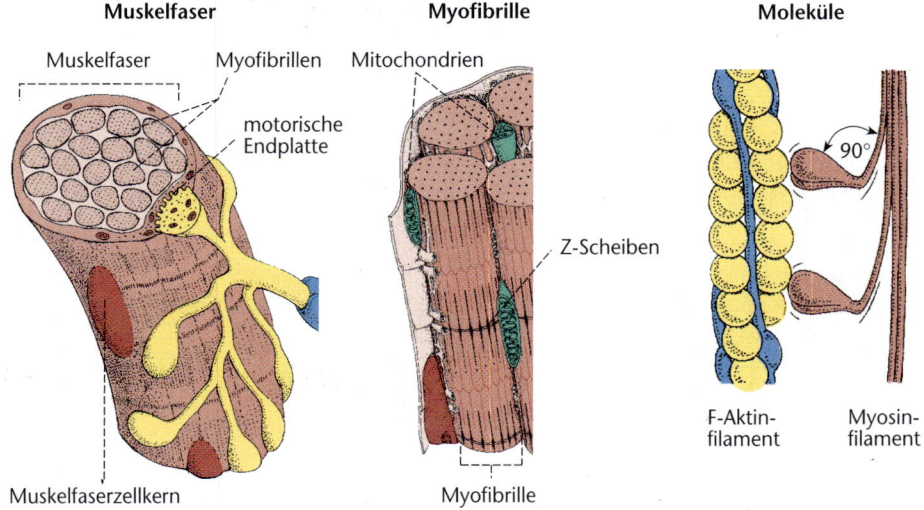

Abb. 13.1 Aufbau der Skelettmuskelfaser.

ander verkürzt. Durch synchrone Verkürzung aller Sarkomere verkürzt sich die Myofibrille, dadurch die Muskelfaser, das Muskelbündel und schließlich der gesamte Muskel.

Die dünnen Aktinfilamente sind in den **Z-Scheiben** verankert. Sie ragen bürstenartig zwischen die im Zentrum des Sarkomers parallel zu ihnen liegenden dicken Myosinfilamente. Indem sich die Aktinfilamente gegen die Myosinfilamente verschieben, kommt es zur Muskelkontraktion.

Durch die regelmäßige Anordnung der Filamente resultiert die typische Querstreifung der Skelettmuskulatur, die im Lichtmikroskop in Form von Banden sichtbar wird. Dabei erstreckt sich die (anisotrope) **A-Bande** über den Bereich der dicken Myosinfilamente in der Sarkomermitte. Der (isotropen) **I-Bande** an beiden Enden des Sarkomers liegen die dünnen Aktinfilamente zugrunde. Die von Aktinfilamenten freie mittlere Zone der A-Bande ist die **H-Zone.** Die nur im Elektronenmikroskop sichtbare **M-Linie** entsteht wahrscheinlich durch Eiweißstrukturen, welche die Myosinfilamente halten. Zwischen den Myosinfilamenten und den Z-Streifen ist das Protein **Titin,** eine sehr lange Polypeptidkette, wie eine Sprungfeder aufgespannt. Titin hilft den elastischen Dehnungswiderstand aufzubauen, der ein Auseinanderdriften der in sich verschieblichen Sarkomere verhindert. (☞ Abb. 13.2).

Myofilamente

Myosinfilament

Das Myosinfilament besteht aus etwa 200 länglichen Myosinmolekülen, die spiralförmig umeinander gedreht sind. Die Schwanzteile der Moleküle bilden zusammen den Körper des Myosinfilaments; die nach außen ragenden Myosinköpfe stellen die für die Kontraktion wichtigen **Querbrücken** dar. Die Querbrücken (Myosinköpfe) des Myosinfilaments verbinden sich während einer Kontraktion mit den Aktinfilamenten und ziehen diese an sich entlang zur Sarkomermitte hin.

Aktinfilament

Das Aktinfilament ist aus den drei Proteinen Aktin, Tropomyosin und Troponin aufgebaut (☞ Abb. 13.3).

- Das **Aktinprotein** besteht aus zwei spiralförmig ineinander verdrillten Ketten, den F-Aktin-Molekülen. Diese F-Aktin-Moleküle sind ihrerseits aus kleineren kugelförmigen Untereinheiten, den G-Aktin-Molekülen zusammengesetzt, so dass man sich das Aktinprotein als zwei umeinander gedrehte Perlenketten vorstellen kann, deren einzelne Perlen die G-Aktin-Moleküle sind. An diesen G-Aktin-Molekülen greifen die Myosin-Querbrücken im Rahmen der Muskelkontraktion an.
- **Tropomyosin** liegt in den Windungen des F-Aktin-Moleküls. Im Ruhezustand bedeckt es die Bindungsstellen für die Myosin-Querbrücken, so dass keine Verbindung zwischen Aktin und Myosin hergestellt werden kann.
- **Troponin** ist ein aus drei Untereinheiten bestehendes Molekül, das dem Aktin- und dem Tropomyosin aufliegt. Jede der drei Troponin-Untereinheiten hat eine spezielle Bindungsstelle: für Aktin (Troponin-A), für Tropomyosin (Troponin-P) und für Calcium (Troponin-C).

> **Merke!**
>
> Das **Aktinfilament** besteht aus:
> - F-Aktin-Ketten: „Perlenketten"
> - Tropomyosin: bedeckt die Myosin-Bindungsstellen
> - Troponin: drei Untereinheiten, Ca^{2+}-Bindestelle.

Sarkoplasmatisches Retikulum

Das hochdifferenzierte endoplasmatische Retikulum des Skelettmuskels, das sarkoplasmatische Retikulum, spielt als Calciumspeicher für die Muskelkontraktion eine wichtige Rolle. Da es in Muskelfaserlängsrichtung verläuft, wird es auch als **longitudinales System** bezeichnet (☞ Abb. 13.4).

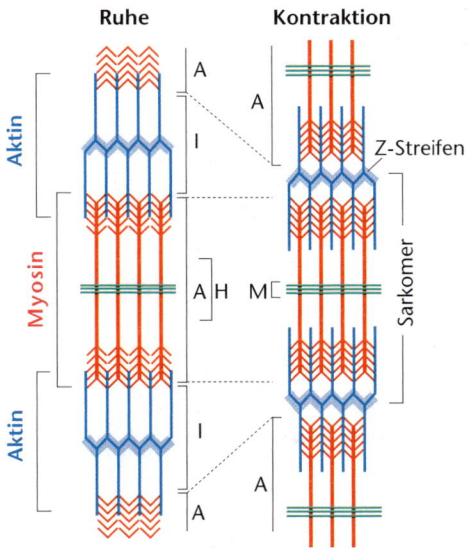

Abb. 13.2 Mikroskopische Struktur des Sarkomers in Ruhe und bei Kontraktion: I-Bande (I), A-Bande (A), Z-Streifen (Z), H-Zone (H) und M-Linie (M). Erklärung im Text.

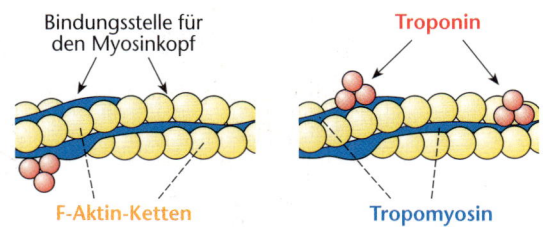

Abb. 13.3 Aufbau des Aktinfilaments aus Aktin, Tropomyosin und Troponin.

13 Muskelphysiologie

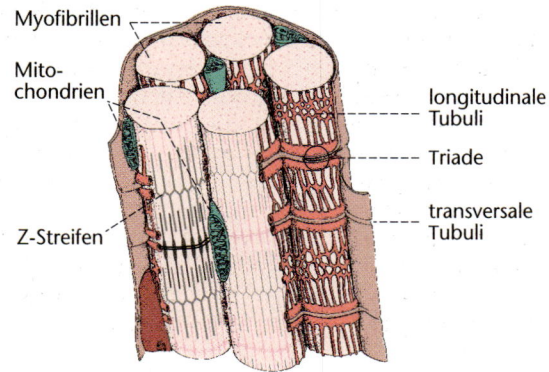

Abb. 13.4 Sarkoplasmatisches Retikulum (= longitudinales System) und transversales System im Muskelfaserlängsschnitt. Zu sehen sind die Tubuli des longitudinalen Systems, die Zellmembraneinstülpungen des transversalen Systems und ihre triadenförmige Anordnung im Längsschnitt an der Grenze von A- und I-Bande (Triade).

> **Merke!**
> Sarkoplasmatisches Retikulum: Calciumspeicher.

Transversales System

Einstülpungen des Sarkolemms quer zur Muskelfaser, die sog. **T-Tubuli,** bilden das transversale System. Sie durchziehen die gesamte Muskelfaser und stehen, da es sich ja um eine Einstülpung der Plasmamembran handelt, mit dem Extrazellulärraum in Verbindung (im Gegensatz zum longitudinalen System!).
An der Grenze von A- und I-Bande kommen die T-Tubuli des transversalen Systems in engen Kontakt mit den terminalen Zisternen des longitudinalen Systems (sarkoplasmatisches Retikulum) und bilden im Muskelfaserlängsschnitt eine Triade: in der Mitte der T-Tubulus, zu beiden Seiten jeweils die terminale Zisterne des sarkoplasmatischen Retikulums.
Der Skelettmuskel verfügt anders als der Herzmuskel über zwei T-Tubuli pro Sarkomer, jeweils an der Grenze von A- und I-Bande. Im Herzmuskel dagegen findet man pro Sarkomer nur einen T-Tubulus. Aufgabe der T-Tubuli des transversalen Systems ist die **rasche Ausbreitung der Aktionspotentiale** über die gesamte Muskelfaser.

Es ist ein geschlossenes System ohne Verbindung zum Extrazellulärraum, seine aufgetriebenen Endbläschen bezeichnet man als **terminale Zisternen.** Die Myofibrillen sind im Zellinnern vollständig vom sarkoplasmatischen Retikulum umgeben.
Im Innern des sarkoplasmatischen Retikulums ist die Calciumkonzentration ca. 10 000fach höher als im Sarkoplasma. Dies ist eine aktive Leistung der Calciumpumpe in der Membran des sarkoplasmatischen Retikulums. Zusätzlich kann das Protein Calsequestrin durch eine ausgeprägte Calciumbindungskapazität Calcium im Innern des sarkoplasmatischen Retikulums anreichern.
Aufgabe des sarkoplasmatischen Retikulums und speziell der terminalen Zisternen ist die **rasche Freisetzung von Ca^{2+}** für die Muskelkontraktion nach Eintreffen eines Aktionspotentials.

13.1.2 Erregungs-Kontraktions-Koppelung

Ein über das Motoneuron zum Muskel gelangtes Aktionspotential führt zur Depolarisation des Sarkolemms. Entlang der Zellmembraneinstülpung des transversalen Systems breitet sich das Aktionspotential nun rasch über die gesamte Muskelfaser aus. In Höhe der Triade liegen die T-Tubuli (transversales System) und das sarkoplasmatische Retikulum (longitudinales System) sehr eng nebeneinander. Die Erregung des transversalen Systems erfasst somit leicht das longitudinale System. Die Übertragung der Erre-

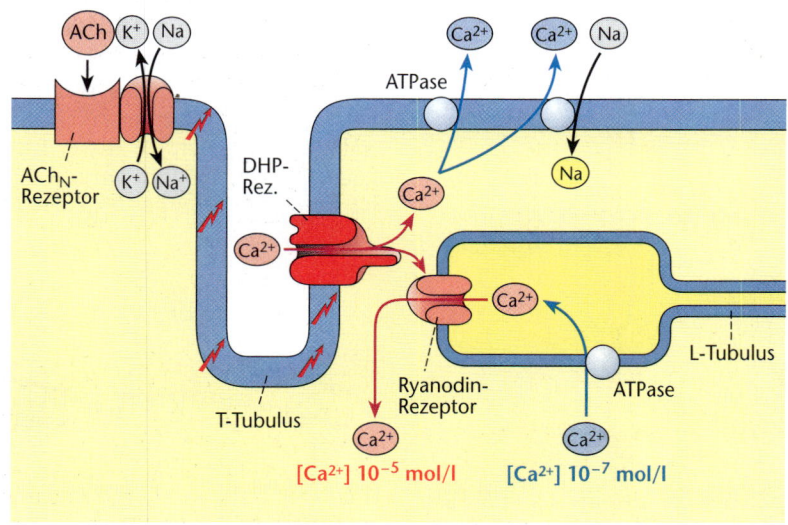

Abb. 13.5 Schema der elektromechanischen Kopplung. DHP-Rez. = Dihydropyridin-Rezeptor, Ach_N-Rezeptor = nikotinerger Acetylcholin-Rezeptor. [3]

gung vom transversalen auf das longitudinale System vollzieht sich in zwei Schritten (☞ Abb. 13.5):
- Durch die Depolarisation des Sarkolemms werden in der Wand des transversalen Tubulus gelegene spannungssensitive, Dihydropyridin-empfindliche Ca^{2+}-Kanäle geöffnet.
- Die auf diese Weise aus dem transversalen System ins Sarkoplasma gelangten Ca^{2+}-Ionen diffundieren zu in der Wand des sarkoplasmatischen Retikulums gelegenen Ca^{2+}-Kanälen vom Ryanodinrezeptor-Typ.

Durch die Öffnung dieser Ca^{2+}-Kanäle wird ein Ca^{2+}-Ionenausstrom aus den Speichern des longitudinalen Systems in das Sarkoplasma ausgelöst. Dadurch steigt die sarkoplasmatische Calciumkonzentration von 0,01–0,1 µmol/l auf 1–10 µmol/l.

Dieser rasche Anstieg auf eine hohe intrazelluläre Ca^{2+}-Konzentration ist die Grundlage der **elektromechanischen Kopplung:** Der elektrische Reiz (Aktionspotential) führt über die Freisetzung des Calciums zu einer mechanischen Muskelaktion; der Muskel kontrahiert sich. Dieser Mechanismus der elektromechanischen Kopplung mit einem **initialen Ca^{2+}-Trigger-Einstrom** (Dihydropyridin-empfindliche Ca^{2+}-Kanäle) und der nachfolgenden Freisetzung größerer Mengen von Ca^{2+}-Ionen aus dem sarkoplasmatischen Retikulum (Ca^{2+}-Kanäle vom Ryanodinrezeptor-Typ) verläuft im Herzmuskel und im Skelettmuskel in analoger Weise (☞ Kap. 3.1.3). Im Herzmuskel wie im Skelettmuskel kommt das zur Aktivierung der kontraktilen Proteine erforderliche Ca^{2+} überwiegend aus dem sarkoplasmatischen Retikulum, in der glatten Muskulatur dagegen überwiegend aus dem Extrazellulärraum (☞ Kap. 13.2.3).

Das freigesetzte Calcium diffundiert zu den Myofilamenten und lagert sich dort der Calcium-Bindungsstelle von Troponin-C an. Durch Konformitätsänderungen der Troponinmoleküle verändert sich die Lage des Tropomyosins, so dass jetzt die Bindungsstellen für Myosinköpfe am G-Aktin-Molekül frei werden. Nun können sich die Myosinköpfe an das Aktin-Molekül anlagern. Dies ist die Voraussetzung für die eigentliche Muskelverkürzung, welche nach dem im folgenden Abschnitt geschilderten Kontraktionsmechanismus (Filamentgleitmechanismus) abläuft.

Merke!
Ca^{2+} bindet an Troponin-C → Tropomyosin gibt Myosin-Bindungsstellen am Aktin frei.

13.1.3 Kontraktionsmechanismus

Der Filamentgleitmechanismus lässt sich in die folgenden Schritte zerlegen:
- Nachdem die Myosinbindungsstelle am G-Aktin mit Hilfe von Calcium freigelegt wurde, kann sich dort ein Myosinkopf anlagern.
- Dieser muss jedoch vorher durch die Spaltung von gebundenem ATP aktiviert und auf ein erhöhtes Energieniveau gehoben werden. Diese ATP-Spaltung übernimmt die im Myosinkopf lokalisierte ATPase, die ATP unter Energiefreisetzung zu ADP und freiem Phosphat (P_i) spaltet.
- Die ATP-Spaltung bewirkt eine Konformationsänderung im Myosinkopf, durch die Energie ähnlich wie in einer gespannten Spiralfeder im Myosinkopf gespeichert wird.
- Der auf diese Weise aktivierte Myosinkopf bindet sich nun an die Bindungsstellen des Aktinfilaments. Dieser Vorgang wird auch als **Querbrückenbildung** zwischen Aktin- und Myosinfilament bezeichnet.
- Der Myosinkopf bindet sich zunächst in einem Winkel von 90° an das Aktinfilament, kippt dann um 45° ab und zieht dadurch das Aktinfilament in Richtung Sarkomermitte (☞ Abb. 13.6).
- Nach der Verkippung ändert sich die Konformation des Myosinkopfes. Dadurch nimmt er einen energieärmeren, entspannten Zustand ein. Dies erlaubt die erneute Bindung eines ATP-Moleküls.
- Durch die Bindung dieses neuen ATP-Moleküls löst sich der Myosinkopf vom Aktinfilament, bevor durch Spaltung des ATP der Kontraktionszyklus erneut beginnt.

Die makroskopisch sichtbare Muskelkontraktion setzt sich aus einer Vielzahl dieser elementaren Myosinkopf-Verkippungen zusammen. Dadurch gleiten die Aktinfilamente, gezogen von den Myosinfilamenten, nach und nach zur Mitte des Sarkomers, wodurch sich über die Verkürzung einer Vielzahl von Sarkomeren der Muskel insgesamt verkürzt: **Filamentgleitmechanismus.**

Merke!
Energie zur Muskelkontraktion: ATP-Spaltung durch ATPase im Myosinkopf.

Beachtet werden sollte, dass die Breite der A-Bande, welche die Myosinfilamente enthält, sich während der Kontraktion nicht verändert. Im Gegensatz dazu wird die aus Aktinfilamenten bestehende I-Bande immer verkürzt, da die dünnen Aktinfilamente während des Kontraktionsvorganges zwischen die dicken Myosinfilamente gezogen werden.

Wichtig ist auch, dass erst die erneute Bindung eines ATP-Moleküls die Verbindung von Myosinkopf und Aktinfilament löst. Falls kein ATP zur Verfügung stehen sollte, wie z. B. nach dem Tod, verharren die am Aktin gebundenen Myosinköpfe in ihrer Stellung.

Klinik!
Die **Totenstarre,** die durch eine während des Kontraktionsvorgangs „erstarrte Muskulatur" mit fixierten Aktin-Myosin-Querbrücken gekennzeichnet ist, beruht auf einem ATP-Mangel. Die fixierten Aktin-Myosin-Verbindungen werden erst durch enzymatische Andauung der Proteine aufgelöst.

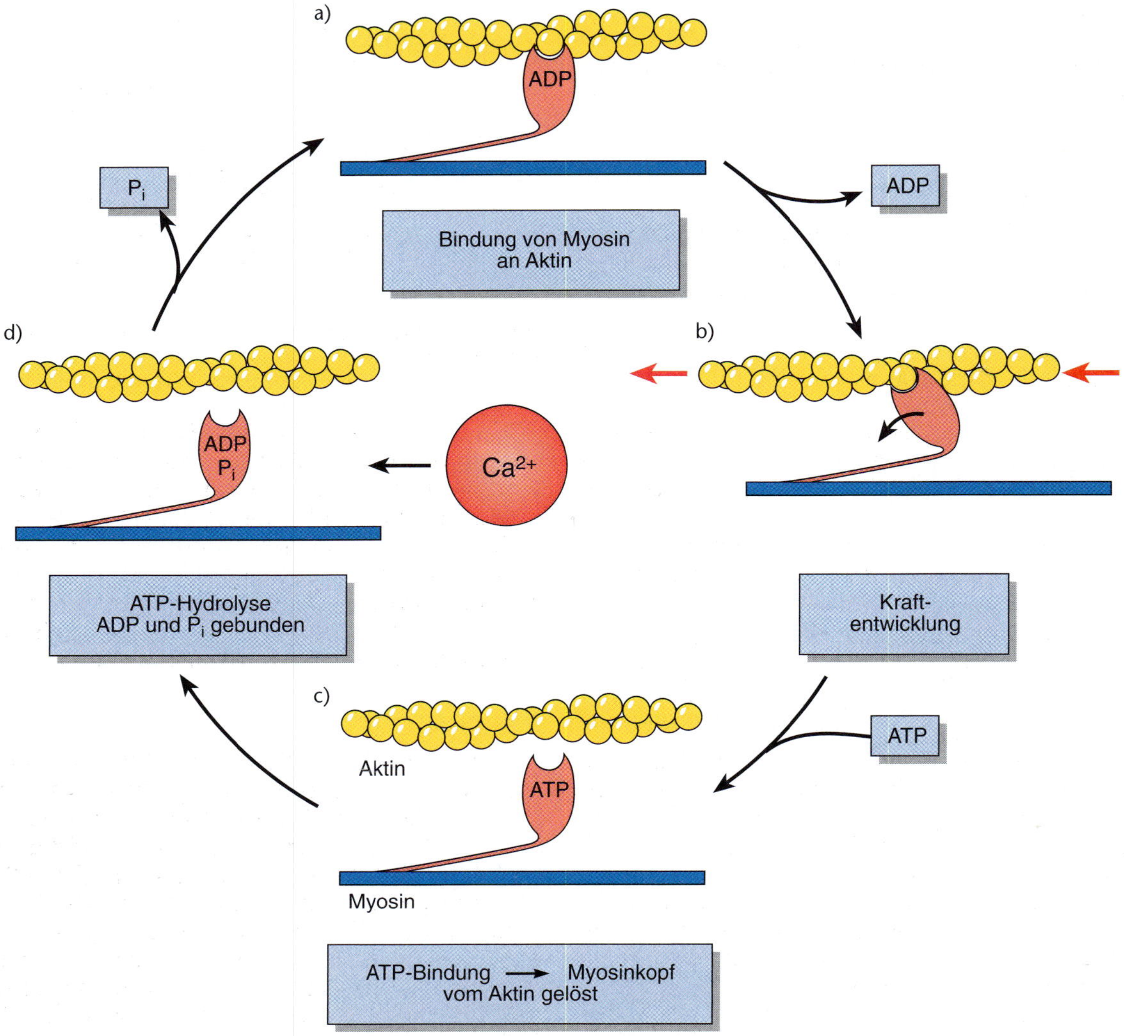

13 Muskelphysiologie

Abb. 13.6 Querbrückenbildung und Filamentgleitmechanismus. Myosin bindet an Aktin (a). Unter Abgabe des ADP legt sich der Myosinkopf um und verschiebt dabei das Aktin relativ zum Myosin, wobei Kraft entwickelt wird (b). Unter Aufnahme von ATP kann sich der Myosinkopf vom Aktin lösen (c). Vermutlich unter Kontrolle des freien Calciumspiegels kommt es zur Hydrolyse des ATP. Dabei wird ein anorganisches Phosphat (P_i) freigesetzt (d). Daraufhin bindet das Myosin erneut an das Aktin und der Querbrückenzyklus beginnt von vorn. [3]

Der Zyklus des Filamentgleitmechanismus beginnt erneut mit der Bindung des Myosinkopfs an das G-Aktin, falls weiterhin eine hinreichende Ca^{2+}-Konzentration (> 1 μmol/l) im Sarkoplasma besteht. Ansonsten kommt der Kontraktionsvorgang zum Erliegen, bis hinreichend hohe Ca^{2+}-Konzentrationen wieder die Zugänglichkeit der Myosin-Bindestellen am Aktin-G-Molekül garantieren.

Das Anheften und Loslösen geschieht nicht bei allen Myosinköpfen gleichzeitig, da es sonst zu ruckartigen Bewegungen kommen würde. Vielmehr sind zu jedem Zeitpunkt etwa gleich viele Köpfe gebunden, die aber jeweils nur einen Teil der Gesamtmenge darstellen.

Wenn keine weiteren Aktionspotentiale eintreffen, wird Calcium aktiv unter ATP-Verbrauch mit einer Calciumpumpe (Ca^{2+}-ATPase) aus dem Sarkoplasma in das sarkoplasmatische Retikulum (longitudinales System) zurücktransportiert. Der abfallende Ca^{2+}-Spiegel bringt den Filamentgleitmechanismus zum Stillstand (☞ Abb. 13.7).

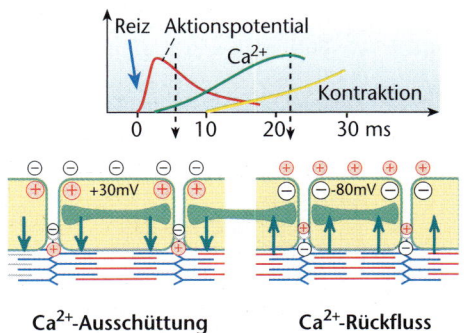

Abb. 13.7 Zeitlicher Ablauf: Reiz, Aktionspotential, Ca^{2+}-Freisetzung, Kontraktion. Grün = sarkoplasmatisches Retikulum.

> **Merke!**
> **Voraussetzung der Muskelkontraktion:** Ca^{2+} intrazellulär > 1 µmol/l.

13.1.4 Muskelmechanik

Nachdem bisher die Muskelkontraktion auf molekularer Ebene betrachtet wurde, sollen jetzt die Kontraktionseigenschaften des gesamten Muskels dargestellt werden.

Muskelkraft

Die Muskelkraft des Gesamtmuskels, also die Summe der Zugkräfte der einzelnen Muskelfasern, kann im Wesentlichen über zwei Mechanismen gesteuert werden:
- durch Rekrutierung motorischer Einheiten
- durch Änderung der Aktionspotentialfrequenz.

Rekrutierung motorischer Einheiten

Als motorische Einheit werden die von einem Motoneuron versorgten Muskelfasern angesprochen, die typischerweise nicht benachbart, sondern über den ganzen Muskel verteilt und zwischen die Muskelfasern anderer motorischer Einheiten eingeschoben sind. Zur Innervation der einzelnen Fasern einer motorischen Einheit spaltet sich das Motoneuron in eine Vielzahl von Kollateralen auf.

Die **Steuerung der Kontraktionskraft** eines Muskels erfolgt nun dadurch, dass je nach erforderlichem Kraftaufwand mehr oder weniger motorische Einheiten innerviert, „rekrutiert" werden. Je kleiner die motorischen Einheiten, d. h. je weniger Muskelfasern von einem Motoneuron versorgt werden, umso feiner kann die Muskelkraft reguliert werden. So versorgt z. B. ein Motoneuron der Augenmuskulatur nur wenige Muskelfasern, wohingegen die großen motorischen Einheiten der Rückenmuskulatur viele Muskelfasern umfassen, da bei ihnen die Feinregulierung eine untergeordnete Rolle spielt.

Generell werden bei dieser Aktivierung motorischer Einheiten auf Rückenmarksebene kleine motorische Einheiten, die mit kleinen Motoneuronen verbunden sind, vor den größeren motorischen Einheiten aktiviert.

Änderung der Aktionspotentialfrequenz

Ein weiterer Mechanismus zur Regulierung der Muskelkraft ist die Änderung der Aktionspotentialfrequenz. Dabei ist zu beachten, dass die Muskelkraft der quergestreiften Skelettmuskulatur nicht wie im Herzmuskel über eine unterschiedlich hohe Calciumausschüttung reguliert wird. Vielmehr kommt es nach einem überschwelligen Aktionspotential stets zur maximalen Freisetzung von Calcium aus dem sarkoplasmatischen Retikulum und anschließend zu einer maximalen Einzelzuckung der Skelettmuskelfaser. Dies

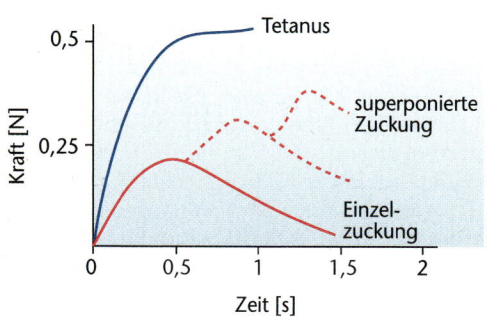

Abb. 13.8 Kraftentwicklung in Abhängigkeit von der Zeit bei Einzelzuckung, Superposition und Tetanus.

wird als die **Alles-oder-Nichts-Regel** der Skelettmuskulatur bezeichnet. Allerdings führt eine maximale Einzelzuckung nicht zu einer maximal möglichen Verkürzung der Muskelfaser, da eine Einzelzuckung zu kurz ist, um das Filamentgleiten bis zur maximal möglichen Endstellung in Gang zu halten. Zu einer weiteren Verkürzung kommt es, wenn ein zweiter Reiz eintrifft und wenn die zweite Zuckung die erste überlagert (**Superposition**, ☞Abb. 13.8).

Tetanische Kontraktion

Von einer tetanischen Kontraktion (**Tetanus**) spricht man, wenn die Frequenz der eintreffenden Reize so groß ist, dass die Einzelzuckungen verschmelzen (☞ Abb. 13.8). In einer tetanischen Kontraktion entwickelt eine Muskelfaser die **maximal mögliche Kontraktionsspannung und Kontraktionskraft.** Die entstandene Muskelkraft ist etwa viermal so groß wie die einer Einzelzuckung. Im Gegensatz zur Superposition, wo die zytosolische Calciumkonzentration zwischen den Reizen immer wieder absinkt, bleibt sie beim Tetanus hoch.

Die Fähigkeit zu tetanischen Kontraktionen ermöglicht eine Abstufung der Kontraktionskraft durch Anpassung der Aktionspotentialfrequenz. Voraussetzung für die Entstehung einer tetanischen Kontraktion ist, dass die Dauer des Aktionspotentials wesentlich kürzer ist als die der Einzelzuckung. Das ist im Skelettmuskel der Fall, nicht jedoch im Herzmuskel, bei dem das Aktionspotential länger andauert und tetanische Kontraktionen daher nicht möglich sind.

Kontraktur

Vom Tetanus zu unterscheiden ist die Kontraktur, unter der man eine reversible Dauerkontraktion des Muskels versteht, die nicht durch Aktionspotentiale ausgelöst wird. Ursache der Kontraktur ist eine **Dauerdepolarisation** der Muskelzellmembran, die z. B. durch Koffein oder Eintauchen in eine isotone (150 mmol/l) Kaliumlösung ausgelöst werden kann.

> **Merke!**
> **Tetanische Kontraktion:** Superposition von Einzelzuckungen → Kraftsteigerung.

Elastische Eigenschaften des Skelettmuskels

Die in den Muskeln erzeugte Kraft wird über elastische Strukturen wie Sehnen, Sarkolemm, Querbrücken, Blutgefäße, Nerven und Bindegewebe auf das Skelett übertragen.

Zum Verständnis der Muskelmechanik ist es deshalb wichtig, vor einer Betrachtung des aktiven Kontraktionsverhaltens der Skelettmuskulatur die passiven dehnungselastischen Eigenschaften des Muskels zu untersuchen.

Es werden daher zuerst die Eigenschaften des ruhenden, passiv gedehnten Muskels anhand der Ruhe-Dehnungs-Kurve dargestellt, bevor auf das aktive Kontraktionsverhalten eingegangen wird.

Ruhe-Dehnungs-Kurve

Dehnt man den ruhenden Muskel, entsteht eine Spannung. Diese steigt mit zunehmender Dehnung des Muskels, also mit zunehmender Muskellänge. Im Gegensatz zu einem ideal elastischen Körper nimmt bei zunehmender Dehnung des Muskels die Spannung überproportional zu.

Dieser überproportionale Spannungsanstieg im Verlauf einer passiven Muskeldehnung kommt durch **elastische Strukturen** zustande, die parallel zu den Muskelfasern angeordnet sind:
- das Sarkolemm
- das longitudinale System
- das Bindegewebe zwischen den einzelnen Fasern.

Dadurch nimmt die Elastizität des Muskels, also die Fähigkeit des Muskels, dem passiven Zug durch Dehnung nachzugeben, mit zunehmender Dehnung ab. Die Spannung (der „Widerstand") des Muskels steigt. Dies zeigt die Ruhe-Dehnungs-Kurve, in welcher die im Muskel registrierte Spannung gegen die Muskellänge nach Dehnung aufgetragen ist (☞ Abb. 13.9).

Kontraktionsformen des Skelettmuskels

Auf der Grundlage seiner elastischen Eigenschaften, d. h. auf der Basis der Ruhe-Dehnungs-Kurve, kann der Skelettmuskel aber durch eine Kontraktion auch aktiv Kraft entwickeln. Je nach den äußeren Bedingungen unterscheidet man hierbei die **isometrische** von der **isotonischen Kontraktion**. Besondere Kontraktionsformen sind
- die Unterstützungskontraktion
- die Anschlagskontraktion
- die auxotonische Kontraktion.

Isometrische Kontraktion

Wird ein Muskel an seinen beiden Enden fixiert und dann zu einer Kontraktion gereizt, kontrahiert er sich, ohne dass er sich verkürzt: isometrische Kontraktion. Dabei entsteht bei konstanter Muskellänge (Isometrie) im Muskelinnern durch die Kontraktion eine Spannung, die mit an den fixierten Muskelenden angebrachten Spannungsmessern registriert werden kann. Eine solche isometrische Kontraktion kann nun ausgehend von verschiedenen Graden der Vordehnung eines Muskels, d. h. von verschiedenen Punkten der Ruhe-Dehnungs-Kurve (☞ Abb. 13.9), ausgelöst werden. Die Kontraktionskraft eines Muskels verändert sich dabei in Abhängigkeit von der Vordehnung des Muskels bei Kontraktionsbeginn. Misst man die maximale Kraft, die der Skelettmuskel bei verschiedener Vordehnung unter isometrischen Bedingungen entwickeln kann und trägt diese in einem Koordinatensystem auf, erhält man die **Kurve der isometrischen Maxima** (☞ Abb. 13.10).

Die **totale Kraftentwicklung** des Muskels wird in der Kurve der isometrischen Maxima bestimmt. Von dieser Kraftentwicklung muss die zur Vordehnung aufgewandte Kraft, die sich in der Ruhe-Dehnungs-Kurve widerspiegelt, abgezogen werden. Dann erhält man die **aktive Kontraktionskraft,** die ein Muskel bei einer bestimmten Vordehnung erzeugen kann.

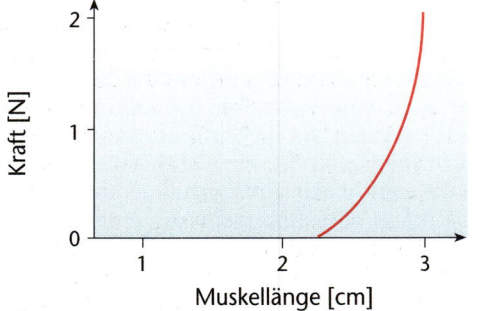

Abb. 13.9 Ruhe-Dehnungs-Kurve eines Froschmuskels: Bei passiver Dehnung steigt die Spannung im Muskel und daher die für eine weitere Dehnung erforderliche Kraft überproportional an.

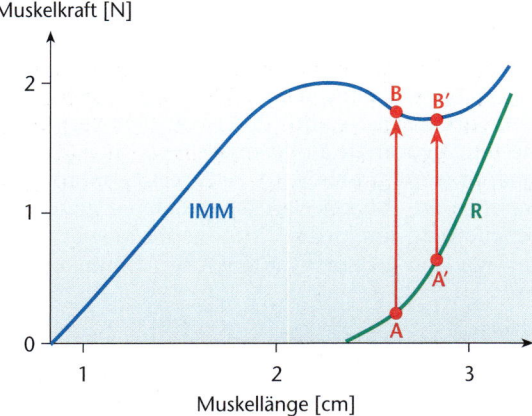

Abb. 13.10 Kurve der isometrischen Maxima und Ruhe-Dehnungs-Kurve. R = Ruhe-Dehnungs-Kurve; IMM = Kurve der isometrischen Maxima. Bei einer von Punkt A ausgelösten isometrischen Kontraktion entwickelt der Muskel aktiv die Kraft, die der Strecke A–B entspricht. Die Kraft von A bis zum Nullpunkt der Kraftskala entspricht der Kraft, mit der der Muskel passiv vorgedehnt wurde (z. B. in der Versuchsanordnung). Bei größerer passiver Vordehnung, z. B. auf Punkt A' der Ruhe-Dehnungs-Kurve, resultiert eine niedrigere aktive isometrische Kraftentfaltung (B').

Unabhängig von der Vordehnung und der Kraftentwicklung leistet ein sich isometrisch kontrahierender Muskel keine Arbeit (Arbeit = Kraft × Weg), da er sich nicht verkürzt und daher keinen „Weg" zurücklegt. Die vom Muskel bei dieser isometrischen Kontraktion umgesetzte Energie wird daher ausschließlich als Wärme nach außen abgegeben.

Merke!
Isometrische Kontraktion: keine Verkürzung → keine Arbeit (nur Wärmeentwicklung)!

Beziehung von Kontraktionskraft und Sarkomerlänge

Zeichnet man die gemessene totale Kraft gegen die jeweilige Sarkomerlänge auf, so findet man ein Kraftmaximum bei einer Sarkomerlänge zwischen 2,0–2,2 μm.
Diese Sarkomerlänge von 2,0–2,2 μm entspricht der Ruhelänge des Sarkomers in einem nicht gedehnten Muskel, bei der sich die Aktin- und Myosinfilamente vollständig überlagern. In dieser Stellung können alle Myosin-Querbrücken eine Verbindung zum Aktinfilament eingehen und so eine maximale Spannung entwickeln.
Wird das Sarkomer vorgedehnt, überlagern sich Aktin- und Myosinfilamente nur noch teilweise. Die Kraftentwicklung kann daher nicht maximal sein, weil nicht mehr alle Querbrücken einen Angriffspunkt an den Aktinfilamenten haben, und die resultierende Gesamtkraft somit zwangsläufig geringer ausfällt.
Bei einer Vordehnung des Sarkomers auf über 3,6 μm ist eine Muskelkontraktion nicht mehr möglich, da sich Aktin- und Myosinfilamente überhaupt nicht mehr überlappen (☞ Abb. 13.11).

Isotonische Kontraktion

Während bei einer isometrischen Kontraktion die Muskellänge unverändert bleibt, kommt es bei einer isotonischen Kontraktion zu einer **Verkürzung des Muskels.** Durch diese Verkürzung des Muskels bleibt die im Inneren des Muskels wirkende Spannung konstant: isotonische Kontraktion.

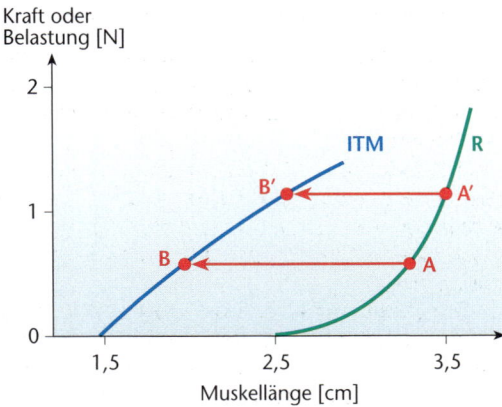

Abb. 13.12 Kurve der isotonischen Maxima und Ruhe-Dehnungs-Kurve. R = Ruhe-Dehnungs-Kurve; ITM = Kurve der isotonischen Maxima. Bei geringer Vordehnung (Punkt A auf der Ruhe-Dehnungs-Kurve) kann sich der Muskel isotonisch um die Strecke AB verkürzen. Bei größerer passiver Vordehnung, z. B. auf Punkt A' der Ruhe-Dehnungs-Kurve resultiert eine geringere isotonische Muskelverkürzung (Strecke A'B').

Wie die Kraftentwicklung bei der isometrischen Kontraktion, hängt auch die Muskelverkürzung bei der isotonischen Kontraktion von der **Vordehnung,** d. h. von der Belastung des Muskels, ab. Je größer die Vordehnung, z. B. über ein an einem Muskelende angebrachtes Gewicht, desto geringer die mögliche Muskelverkürzung (Hubhöhe). Analog zu den Versuchen bei isometrischer Kontraktion lässt sich aus den bei verschiedenen Vordehnungen ausgelösten isotonischen Kontraktionen eine Kurve der maximal möglichen isotonischen Muskelverkürzungen bestimmen: **Kurve der isotonischen Maxima** (☞ Abb. 13.12).

Unterstützungskontraktion

Bei der isotonischen Kontraktion beeinflusst die Vordehnung die maximal mögliche Muskelverkürzung. Will man die maximale Muskelverkürzung (Hubhöhe) des Muskels bei unterschiedlichen Gewichtsbelastungen, unabhängig von der durch diese Gewichte verursachten Vordehnung bestimmen, muss das vom Muskel zu hebende Gewicht „unterstützt" werden, damit eine Vordehnung vermieden wird.
In dieser Versuchsanordnung kontrahiert sich der Muskel zunächst isometrisch also ohne Verkürzung, bis die entwickelte Kraft dem zu hebenden Gewicht entspricht. Dann erst kommt es zu einer je nach Belastung unterschiedlich starken isotonischen Muskelverkürzung (☞ Abb. 13.13, z. B. Hochheben eines Eimers vom Boden). Entscheidend bei diesen Versuchen ist, dass die Muskelkontraktion auch bei unterschiedlich schweren Gewichten immer bei gleicher Ausgangslänge des Muskels (z. B. bei seiner Ruhelänge) erfolgt, weil die Versuchsanordnung eine Vordehnung des Muskels durch das zu hebende Gewicht ausschließt.
Auch für die maximal möglichen Unterstützungskontraktionen bei unterschiedlicher Gewichtsbelastung

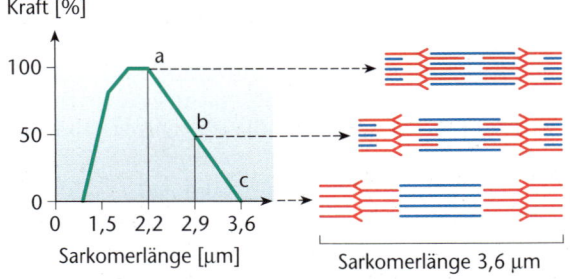

Abb. 13.11 Beziehung zwischen Sarkomerlänge, Kontraktionskraft und Filamentüberlappung.

13 Muskelphysiologie

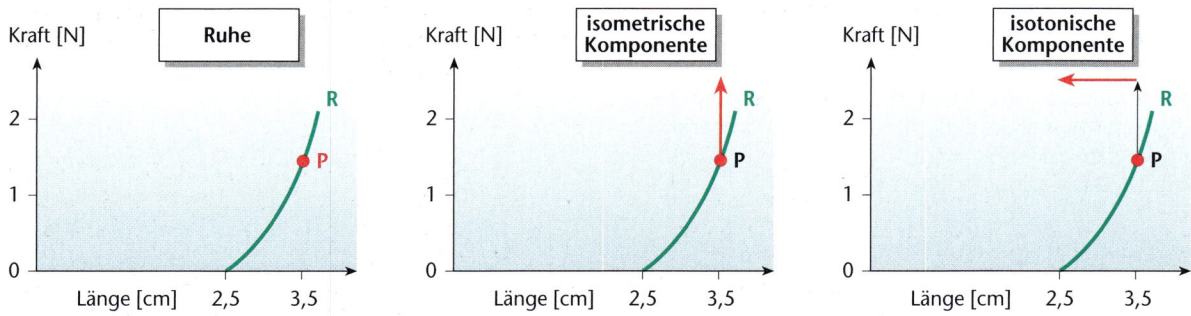

Abb. 13.13 Ablauf einer Unterstützungskontraktion ausgehend von Punkt P der Ruhe-Dehnungs-Kurve (R).

und (definitionsgemäß) konstanter Muskellänge, lässt sich ein kurvenförmiger Verlauf bestimmen (**Kurve der Unterstützungsmaxima,** ☞ Abb. 13.14). Die Kurve der Unterstützungsmaxima zeigt, dass auch bei konstanter Vordehnung die maximal mögliche Muskelverkürzung mit zunehmender Gewichtsbelastung abnimmt.

Anschlagskontraktion

Eine Muskelkontraktion, bei der auf eine erste isotonische Verkürzungsphase eine isometrische Anspannungsphase folgt, wird als Anschlagskontraktion oder Anschlagszuckung bezeichnet. Sie stellt also das Spiegelbild der Unterstützungszuckung dar. Beispiel einer Anschlagskontraktion ist der Kieferschluss: Ober- und Unterkiefer bewegen sich zunächst ohne Kraftentwicklung aufeinander zu (Muskelverkürzung); wenn sich die Zahnreihen berühren schließt sich eine isometrische Kontraktionskomponente an.

Auxotonische Kontraktion

Isometrische, isotonische Unterstützungskontraktion und Anschlagskontraktion sind unter bestimmten experimentellen Bedingungen ermittelte Kontraktionsformen der Skelettmuskulatur. Unter In-vivo-Bedingungen kommen diese „reinen" Kontraktionsformen nicht vor. In vivo ändern sich Muskelspannung und Muskellänge vielmehr fast immer gleichzeitig. Diese Kontraktionsform wird als auxotonische Kontraktion bezeichnet und ist von der Unterstützungskontraktion und der Anschlagskontraktion zu unterscheiden, bei der sich Muskelspannung und Muskellänge in der Versuchsapparatur nacheinander ändern.

Die gleichzeitige Änderung von Muskelspannung und Muskellänge beruht darauf, dass der Muskel mittels elastischer Elemente (Sehnen) am Skelett befestigt ist. Diese elastischen Elemente wirken einerseits fixierend, erhöhen also im Sinne einer isometrischen Kontraktion die Spannung im Muskel; andererseits sind sie aber nachgiebig, d. h. der Muskel kann sich wie bei einer isotonischen Kontraktion zugleich auch verkürzen.

> **Merke!**
> **Auxotonische Kontraktion:** gleichzeitige Veränderung von Muskellänge (isotonische Kontraktion) und Muskelspannung (isometrische Kontraktion).

Muskelarbeit

Die Muskelarbeit ist wie jede Arbeit das Produkt von Kraft und Weg. Aus den Längen-Kraftdiagrammen der Abbildungen 13.12 und 13.14 lässt sich also die vom Muskel im Rahmen der einzelnen Kontraktionsformen geleistete Arbeit als Fläche zwischen Längen- und Kraftänderung direkt ablesen. Die zugehörigen Rechtecke der Muskelarbeit bei drei verschiedenen Unterstützungskontraktionen sind in Abbildung 13.14 eingezeichnet. Man sieht, dass die geleistete Arbeit bei mittlerer Last größer ist als bei sehr kleiner oder sehr großer Belastung. Wenn sich der Muskel unbelastet verkürzt oder wenn sich der Muskel rein isometrisch kontrahiert und sich also nicht verkürzt

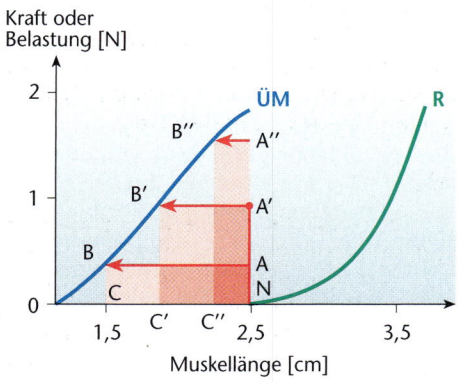

Abb. 13.14 Kurve der Unterstützungsmaxima (ÜM) bei einer konstanten Muskellänge von 2,5 cm an Punkt N der Ruhe-Dehnungs-Kurve R (Ruhelänge des Muskels). Untersucht wurden drei Belastungsstufen mit steigender Belastung A, A' und A", die jeweils zu einer unterschiedlichen, mit steigender Belastung abnehmenden Muskelverkürzung B, B' und B" führten. Die eingezeichneten Rechtecke ABCN, A'B'C'N und A"B"C"N entsprechen der geleisteten Muskelarbeit (Kraft × Weg). Bei mittlerer Belastung ist die geleistete Arbeit am größten (A'B'C'N).

(zu hebende Last ≥ isometrischer Maximalkraft), ist die geleistete Arbeit gleich Null.

Beziehung zwischen Last und Verkürzungsgeschwindigkeit

Die Verkürzungsgeschwindigkeit eines Muskels unter Belastung hängt ebenso wie die Hubhöhe von der Größe der Belastung ab. Die Verkürzungsgeschwindigkeit ist umso schneller, je geringer die Last ist: **Hill'sche Kraft-Geschwindigkeits-Relation.** Der vom Muskel während der Verkürzung zu hebenden Last setzt dieser mit seiner Kontraktion die entsprechende Kontraktionskraft entgegen. Der zu hebenden Last entspricht daher die Kontraktionskraft. Man kann also der Abbildung 13.15 auch entnehmen, dass mit zunehmender Verkürzungsgeschwindigkeit die mögliche Kontraktionskraft abnimmt. Dies entspricht der Beobachtung, dass schwere Lasten nur entsprechend langsam gehoben werden können, während schnelle Bewegungen nur bei geringem Kraftaufwand möglich sind.

Muskelleistung und Wirkungsgrad

Muskelleistung

In Abbildung 13.15 wird der Muskel mit Gewichten bis zu 20 kg belastet. Diese Belastung von 20 kg entspricht einer Kraft von ca. 200 N:

Kraft (N) = Masse (kg) × Erdbeschleunigung (ca. 10 m/s²)

Die Muskelleistung ist das Produkt aus Muskelkraft und Verkürzungsgeschwindigkeit. Die Fläche des Rechteckes ABC0 in Abb 13.15 (Belastung 10 kg, Verkürzungsgeschwindigkeit 2 m/s) entspricht daher einer Muskelleistung von:

100 N × 2 m/s = 200 Watt
Leistung (W) = Kraft (N) × Geschwindigkeit (m/s)

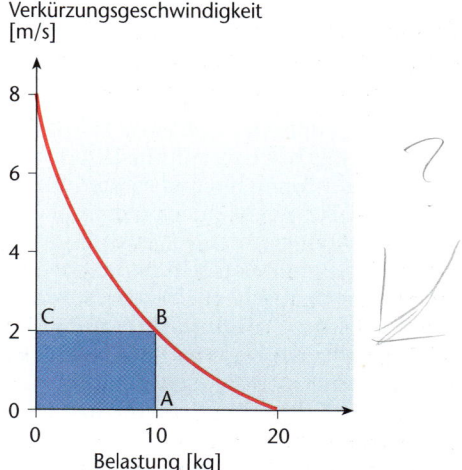

Abb. 13.15 Beziehung zwischen Gewichtsbelastung und Verkürzungsgeschwindigkeit. Das Rechteck ABC0 entspricht der Muskelleistung als Produkt aus Muskelkraft und Verkürzungsgeschwindigkeit.

Die maximal mögliche Leistung ist (wie die Arbeit) bei mittlerer Belastung, bzw. bei einer mittleren Verkürzungsgeschwindigkeit, am größten.

Wirkungsgrad

Der Wirkungsgrad eines Muskels ist derjenige Teil der von ihm verbrauchten Energie, der in Arbeit (Kraft × Weg) umgesetzt werden kann. Der Wirkungsgrad eines Skelettmuskels liegt normalerweise zwischen 20 und 30 %, die übrige Energie geht als Wärme verloren. Hierbei unterscheidet man die **Initialwärme,** die durch die Energie verbrauchenden Prozesse der Muskelverkürzung selbst entsteht, von der **Erholungswärme,** die durch Energie verbrauchende Erholungsprozesse wie Ionenpumpen und ATP-Regeneration anfällt.

> **Merke!**
> Wirkungsgrad des Skelettmuskels: 20–30 %.

13.1.5 Typen und Trophik der Skelettmuskulatur

Schnelle und langsame Muskelfasern

Den unterschiedlichen Anforderungen an die Muskulatur entsprechen verschiedene Muskelfasertypen. So gibt es Muskeln, die eher eine Haltefunktion ausüben (Rückenmuskulatur) und andere, die sehr schnelle und kräftige Bewegungen ausführen können (Extremitätenmuskulatur).
Histologisch lassen sich die Muskelfasertypen in den **schnellen, weißen** Fasertyp (Typ II B) und den **langsamen roten** Fasertyp (Typ I) einteilen (Merkwort: „schneeweiß", schnelle Muskelfasern sind weiß).
- Muskeln mit Haltefunktion sind überwiegend vom langsamen (roten) Fasertyp. Diese Muskulatur muss nicht schnell, sondern ausdauernd arbeiten: **tonische Muskelfasern.**
- Die Extremitätenmuskeln dagegen verfügen überwiegend über weiße (schnelle) Fasern, die sich rasch kontrahieren können, jedoch ebenso rasch ermüden: **phasische Muskelfasern.**

ATPase-Aktivität

Ob eine Muskelfaser sich schnell oder langsam kontrahiert, hängt von der ATPase-Aktivität des Myosinkopfes ab. Schnelle Muskelfasern haben Myosinköpfe mit einer hohen ATPase-Aktivität. Die Filamentgleitzyklen können daher mit großer Geschwindigkeit ablaufen. Umgekehrt ist es bei den langsamen Fasern, deren ATPase-Aktivität niedrig ist.
Je höher die ATPase-Aktivität, umso höher ist natürlich auch der ATP-Verbrauch. Dies erklärt den pro Zeiteinheit größeren ATP-Verbrauch der schnellen (weißen) Fasern.

13 Muskelphysiologie

Myoglobingehalt

Rote und weiße Fasern unterscheiden sich aber noch in anderen Punkten: So verfügen **rote Fasern** über einen höheren Myoglobingehalt als die weißen Fasern, was ihre Rotfärbung erklärt. Dieses Myoglobin steht als zusätzlicher Sauerstoffträger dem **aeroben** Stoffwechsel zur Verfügung. Ihre enzymatische Ausrüstung ist auf **Ausdauerleistung** eingestellt.

Energieversorgung

Weiterhin weisen rote Fasern eine weit größere Zahl von **Mitochondrien** und **Kapillaren** auf als die weißen Fasern. Letztere beziehen ihre Energie hauptsächlich aus dem **anaeroben** Stoffwechsel. Durch eine extrem hohe glykolytische Kapazität können sie sehr schnell Energie zur Verfügung stellen. Sie sind nicht in dem Maße auf die Sauerstoffzufuhr angewiesen wie die roten Fasern, ermüden dafür aber sehr schnell, sobald ihre Glykogenvorräte erschöpft sind. Ihre Versorgung mit Kapillaren ist gering, sie enthalten wenig Mitochondrien und **große Glykogenspeicher**.

Innervation

- Motoneurone, die die **roten Fasern** versorgen, haben kleine Zellkörper und dünne Nervenfasern. Dem entspricht, dass der Faserdurchmesser der roten Muskelfaser wie auch die Größe der aus roten Fasern gebildeten motorischen Einheit gering ist.
- Der versorgende Nerv der **weißen Fasern** entspringt hingegen einem Motoneuron mit großem Zellkörper und dickeren Nervenfasern. Auch die weiße Faser ist dicker und die aus den weißen Fasern bestehende motorische Einheit größer als bei den roten Muskelfasern.

Die kleineren motorischen Einheiten der roten Muskulatur werden bei der Muskelkraftrekrutierung zuerst aktiviert. Sie entwickeln ihre maximale Kraft schon bei einem geringeren Aktivierungsniveau als die großen Faserverbände der weißen Muskulatur.

Die nervale Versorgung beeinflusst auch die in einer Muskelfaser ablaufenden enzymatischen Reaktionen und entscheidet also letztlich darüber, zu welchem Fasertyp eine motorische Einheit gehört. Ersetzt man z. B. das Motoneuron einer aus roten Muskelfasern bestehenden motorischen Einheit durch das größere Motoneuron einer aus weißen Fasern bestehenden Einheit, so passen sich die Eigenschaften der vormals roten Muskelfaser den veränderten Innervationsverhältnissen an: Der sich zuvor langsam kontrahierende rote Muskel kontrahiert sich unter der vertauschten Innervation schnell und auch die Ausstattung mit Mitochondrien und Kapillaren sowie die Enzymausstattung ändert sich.

Leistungsanpassung

Bei häufiger Aktivierung steigern Muskeln ihre Leistungsfähigkeit. Je nach Muskelfasertyp ändern sich verschiedene Parameter.

Rote Fasern steigern ihren Gehalt an Myoglobin, Mitochondrien und Kapillaren. Dabei wird die Masse des Muskels wenig geändert.

Weiße Fasern steigern die Zahl ihrer Myofibrillen und den Glykogenvorrat. Der Faserdurchmesser und damit der Muskeldurchmesser nimmt zu. Hierbei ändern sich zwar das Zellvolumen und die Zellmasse, nicht aber die Anzahl der Muskelzellen! Eine solche Zellvolumenvergrößerung wird als **Hypertrophie** bezeichnet.

Im Gegensatz dazu nimmt bei der **Hyperplasie** die Zellzahl zu. Eine Muskelzellhyperplasie kommt jedoch nur sehr selten bei extremen Dauerbelastungen vor. Dabei spalten sich einige wenige der vorher hypertrophierten Muskelzellen. Insgesamt betrifft die Muskelzellhyperplasie, auch wenn sie eintritt, nur einen ganz geringen Prozentsatz der hypertrophierten Muskelfasern.

> **Merke!**
> - **weiße (schnelle) Muskelfasern:**
>   - schnelle Bewegungen
>   - hohe ATPase-Aktivität
>   - niedrigerer Myoglobingehalt, weniger Mitochondrien und Kapillaren, größere Glykogenvorräte → überwiegend anaerober Stoffwechsel
>   - Versorgung durch Motoneurone mit großem Zellkörper
> - **rote (langsame) Muskelfasern:**
>   - Stützmuskulatur
>   - niedrige ATPase-Aktivität
>   - höherer Myoglobingehalt, mehr Mitochondrien und Kapillaren → überwiegend aerober Stoffwechsel
>   - Versorgung durch Motoneurone mit kleinem Zellkörper.

13.1.6 Grundzüge der Pathophysiologie am Skelettmuskel

Auswirkung einer Denervierung

Wird ein motorischer Nerv durchtrennt (Denervierung), geht der distale Anteil des Nervs bis zu den motorischen Endplatten zugrunde (**absteigende Degeneration**). Die betroffenen Muskelfasern sind schlaff gelähmt; sie atrophieren und werden auf der gesamten Oberfläche für Acetylcholin empfindlich (nicht nur, wie es physiologisch wäre, im subsynaptischen Bereich). Dadurch finden sich in denervierten Muskeln oft feine, mechanisch unwirksame spontane Kontraktionen einzelner Fasern (**Fibrillationen**). Bei elektrischer Reizung des durchtrennten motorischen Nervs zeigt sich eine typische Entartungsreaktion und eine Verlängerung der Chronaxie (☞ Kap. 12.2.4).

Bis zu drei Monate nach der Denervierung kann sich der Nerv bei Wiederherstellung der Nervenkontinuität (z. B. durch neurochirurgische Nervennaht) vollständig regenerieren. Aus dem intakten proximalen Nervenende wächst das Axon im Bindegewebsschlauch des degenerierten Nervs mit einer Geschwindigkeit von etwa 1 mm/Tag in Richtung Peripherie und bildet bei Erreichen der Muskelfasern neue motorische Endplatten. Hält die Denervierung länger an, erlischt die Fähigkeit des Nervs, sich zu regenerieren.

Myotonien

Unter einer Myotonie versteht man das abnorme Andauern einer Muskelkontraktion (**Dekontraktionshemmung**) über mehrere Sekunden auch nach Beendigung des auslösenden Reizes. Grundlage der Myotonie sind die nach einer zunächst noch physiologischen Kontraktion der motorischen Einheit anhaltenden **repetitiven Kontraktionen** einzelner Muskelfasern, die unabhängig von jeder Innervation sind.

Die Myotonie kann als isolierte Krankheit oder auch nach Denervierung, nach Spinalanästhesie oder Blockade der motorischen Endplatte mit Curare auftreten. Man kann sie durch **Beklopfen** des betroffenen Muskels (sehr eindrücklich auch an der Zunge zu beobachten) provozieren oder Anhand des typisch verlängerten Handschlags testen. Meistens können die Betroffenen nach einigen wiederholten Kontraktionen anschließend wieder eine normale Bewegung durchführen.

In der Regel sind vor allem die **Extremitätenmuskeln** befallen. Es wird vermutet, dass eine Verschiebung des Kalium-Gleichgewichtes über der Muskelzellmembran eine Mitursache ist. In der Kälte verstärkt sich die Symptomatik.

Myasthenia gravis

Die Myasthenia gravis ist eine Erkrankung, bei der es als Folge einer gestörten neuromuskulären Überleitung zu **abnormer Muskelermüdbarkeit** und schließlich zu einer **Lähmung** der Skelettmuskulatur kommt. Die zunehmende Muskelschwäche mit schließlich vollständiger Lähmung erklärt sich durch die Produktion von **Autoantikörpern gegen die Acetylcholin-Rezeptoren** der motorischen Endplatte. Durch diese Antikörper werden die motorischen Endplatten immunologisch angegriffen und zerstört. Solche Autoantikörper sind bei 80–90 % der Patienten mit Myasthenia gravis nachweisbar.

Im **Anfangsstadium** der Erkrankung sind vor allem die **Augenmuskeln** betroffen (kleine motorische Einheiten, viele Endplatten). Typisch sind Lidlähmung (Ptose) und Doppelbilder. Die weitere Ausbreitung erfolgt immer von proximal nach distal. Bei Befall der Interkostalmuskulatur und des Zwerchfells tritt der Tod durch Lähmung der Atemmuskulatur ein.

Klinik!

Mit Hilfe der **Elektromyographie (EMG)** werden Potentialschwankungen vom Muskel abgeleitet, die durch die Aktivierung einer oder mehrerer motorischer Einheiten erzeugt werden. In den Muskel eingestochene Nadelelektroden registrieren die elektrische Aktivität des Muskels. Die abgeleiteten Potentiale werden verstärkt und über einen Oszillographen sichtbar gemacht. Dies erlaubt in der Klinik die Differenzierung verschiedener Muskelerkrankungen anhand der registrierten Aktivitätsmuster.

13.2 Glatte Muskulatur

13.2.1 Feinbau der glatten Muskulatur

Die glatte Muskulatur besteht aus spindelförmigen Zellen, die mit einer Länge von 20–500 µm und einem Durchmesser von 2–5 µm um etwa einen Faktor 20 kleiner sind als Skelettmuskelzellen. Man unterscheidet zwei verschiedene Arten glatter Muskulatur:
- Single-unit-Muskeltyp
- Multi-unit-Muskeltyp.

Single-unit-Muskeltyp

Die Single-unit-Muskelzellverbände kontrahieren sich auf eine Erregung praktisch zeitgleich. Einige Hunderte bis Millionen Zellen reagieren als Einheit (Single unit). Die einzelnen Zellen verfügen nicht wie die Skelettmuskelfasern über eine individuelle nervale Versorgung. Ihre Zellmembranen sind an vielen Stellen eng miteinander verknüpft. Zusätzlich können durch Gap junctions (elektrische Synapsen) Ionen von einer Zelle in die andere fließen, so dass Aktionspotentiale rasch und unmittelbar von Zelle zu Zelle fortgeleitet werden können.

Diese Art glatter Muskulatur findet man vor allem in der Wand der meisten **viszeralen Organe,** wie Darm, Gallengänge, Ureteren, Uterus und in vielen Blutgefäßen. Die Kontraktionssteuerung der Single-unit-Muskelzellverbände wird vorwiegend durch **hormonelle, mechanische und Umgebungsfaktoren** kontrolliert. Die direkte nervale Kontrolle ist zweitrangig.

Multi-unit-Muskeltyp

Dieser Typ glatter Muskulatur besteht aus Zellen, die ähnlich wie die Skelettmuskelfasern, jeweils von einem eigenen Nervenast versorgt werden. Durch eine basalmembranähnliche Schicht sind sie **elektrisch voneinander isoliert.** Jede Zelle kann sich unabhängig von den anderen kontrahieren. Die Kontraktion wird anders als beim Single-unit-Muskeltyp vor allem durch **Nervenimpulse** kontrolliert. Beispiele für den Multi-unit-Muskeltyp findet man im **Ziliarmuskel**, in der **Iris** des Auges und in den **Musculi erectores pili.**

Filamentsystem

Als morphologisches Korrelat der Muskelkontraktion findet man auch in den glatten Muskelfasern Aktin und Myosin als kontraktile Proteine. Sie sind den

kontraktilen Proteinen in der Skelettmuskulatur ähnlich, aber nicht mit ihnen identisch.
Troponin-C, das im Skelettmuskel die Kontraktion kontrolliert, ist in der glatten Muskulatur nicht vorhanden. Seine Funktion übernimmt in der glatten Muskulatur das **Calmodulin.**

> **Merke!**
> Glatte Muskulatur: Calciumbindung an Calmodulin statt an Troponin-C.

Anders als im Skelettmuskel sind Aktin und Myosin auch nicht regelmäßig angeordnet, so dass mikroskopisch keine Querstreifung sichtbar wird. Das Verhältnis von Aktin zu Myosin beträgt etwa 15 : 1. Auch sind die **Aktinfilamente viel länger** als im Skelettmuskel, was die maximale Kontraktionsfähigkeit der glatten Muskulatur steigert.

Die Muskelzellen der glatten Muskulatur sind nicht in Sarkomere gegliedert. Eine den Z-Scheiben vergleichbare Struktur, an der die Aktinfilamente befestigt sind, findet sich jedoch auch in der glatten Muskulatur. Es handelt sich hierbei um die sog. **Dense bodies,** Proteinstrukturen, die sowohl in der Nähe der Zellwand, als auch verstreut im Zellinneren lokalisiert sind. Diese Dense bodies sind z. T. untereinander verknüpft und können so die Kraft, die durch die Kontraktion entsteht, auf benachbarte Zellen übertragen.

Innervation der glatten Muskulatur

Die einzelnen Zellen des Multi-unit-Zellverbandes werden in der Regel jeweils durch eigene Nervenäste versorgt. Anders als z. B. beim Skelettmuskel, gibt es keine besonderen neuromuskulären Synapsen wie die motorische Endplatte. Die Neurotransmitter des autonomen Nervensystems werden aus endständigen Auftreibungen der Nervenfasern in der Nähe der Muskelzellen, den sog. **Varikositäten,** ausgeschüttet. Dabei kann der synaptische Spalt einige nm bis einige µm breit sein. Bei den Multi-unit-Muskeltypen ist er meist, wie bei der motorischen Endplatte, sehr eng (10–20 nm).

Nerval wird die glatte Muskulatur vom **vegetativen Nervensystem** über die Transmitter **Acetylcholin** und **Noradrenalin** versorgt. In vielen Fällen wird eine Kontraktion der glatten Muskulatur jedoch nicht nerval, sondern durch **Umgebungsfaktoren** (pH-Wert, CO_2-Konzentration, Sauerstoffmangel) oder durch **Hormone** (Histamin, Serotonin, Oxytocin, Angiotensin etc.) ausgelöst. Dabei können die lokalen und hormonalen Faktoren sowohl eine Muskelentspannung als auch eine Kontraktion auslösen. Entscheidend hierfür ist nicht die Art des Transmitters, sondern der am Zielorgan vorhandene **Rezeptortyp** (inhibitorisch oder exzitatorisch).

13.2.2 Kontraktionsauslösung

Eine Kontraktion der glatten Muskulatur kann durch folgende Einflüsse ausgelöst werden:
- Transmittersubstanzen
- mechanische Faktoren
- spontane autonome Kontraktion (Eigenrhythmus)
- metabolische Faktoren
- hormonale Faktoren.

In Ruhe liegt das Membranpotential der glatten Muskulatur bei etwa –50 bis –60 mV. Ein Aktionspotential wird hier nicht wie im Skelettmuskel durch den schnellen Na^+-Einstrom, sondern durch einen Ca^{2+}-**Einstrom** ausgelöst. Die Calciumkanäle öffnen sich aber viel langsamer als die Natriumkanäle des Skelettmuskels. So kommt es zu den **langsamen Aktionspotentialen,** die typisch für die glatte Muskulatur sind.

Formen von Aktionspotentialen

Wenn ein Aktionspotential entsteht, hat es entweder die Form eines Spike-Potentials oder die eines Aktionspotentials mit Plateau (☞ Abb. 13.16).
- **Spike-Potentiale** gleichen den spitzen Aktionspotentialen des Skelettmuskels, sie sind allerdings mit 50–100 ms deutlich länger (Skelettmuskel: 1–5 ms).
- **Aktionspotentiale mit Plateau** weisen wie die Aktionspotentiale des Herzmuskels eine verzögerte Repolarisation auf, die für die Plateauphase verantwortlich ist. Die Dauer des Aktionspotentials beträgt einige 100 bis einige 1000 Millisekunden. Diese langen Plateau-Aktionspotentiale sind die

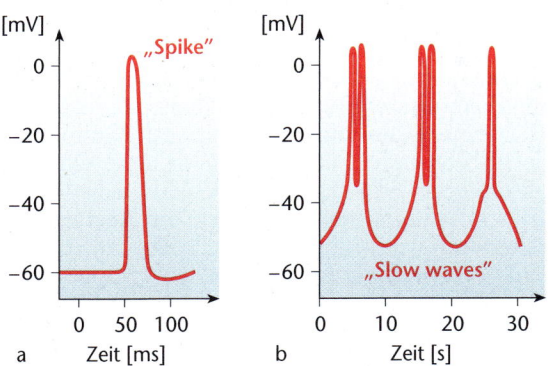

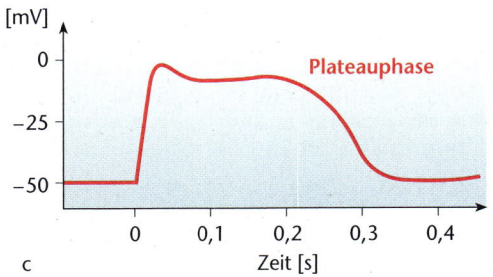

Abb. 13.16 Aktionspotentiale in der glatten Muskulatur. **a:** „Spike"-Aktionspotential. **b:** Aktionspotentiale auf dem Boden von „Slow-waves". **c:** Aktionspotential mit Plateauphase.

Grundlage lang anhaltender Muskelkontraktionen z. B. in den Ureteren oder im Uterus.

Daneben existiert eine dritte Art von Potentialen in der glatten Single-unit-Muskulatur: die **Slow-wave-Potentiale.** Es handelt sich um langsame Potentialschwankungen, die vorwiegend in sich autonom kontrahierender glatter Muskulatur auftreten (z. B. in der Darmwand). Überschreiten die langsamen Schwankungen das Schwellenpotential, wird ein Aktionspotential ausgelöst. Dadurch können regelmäßige rhythmische Kontraktionsabläufe, wie z. B. im Darm, entstehen.

Nicht jede Depolarisation der glatten Muskelzelle löst jedoch ein Aktionspotential aus. Im Gegensatz zum Alles-oder-Nichts-Verhalten des Skelettmuskels können auch unterschwellige Erregungen der glatten Muskulatur durchaus eine Kontraktion auslösen. So entstehen beispielsweise an den Multi-unit-Fasern der glatten Muskulatur eher selten Aktionspotentiale. Die mehr oder weniger starke Depolarisation zieht lediglich einen entsprechend starken Calciumeinstrom nach sich, der mit einer Kontraktion einhergeht.

13.2.3 Kontraktionsablauf

Wie im Skelettmuskel wird im glatten Muskel Ca^{2+} für die Muskelkontraktion benötigt. Das sarkoplasmatische Retikulum, das im Skelettmuskel als Calciumspeicher dient, ist in der glatten Muskulatur jedoch nur sehr spärlich entwickelt. Einige sarkoplasmatische Tubuli liegen membranständig in der Nähe sog. **Caveoli.** Diese Membraneinstülpungen, die eine den T-Tubuli vergleichbare Funktion übernehmen, sind jedoch ebenfalls nur rudimentär ausgebildet.

Der **Hauptcalciumvorrat** der glatten Muskelzelle liegt **extrazellulär.** Durch Diffusion erreicht ein großer Teil das Zellinnere und die Myofilamente. Diese Diffusion ist nur aufgrund der kleineren Zellgröße der glatten Muskelzellen möglich. Neben der Diffusion gelangt das Calcium auch über hormongesteuerte Calciumkanäle ins Zytoplasma.

Diese Mechanismen sind deutlich langsamer als die durch T-System und sarkoplasmatisches Retikulum sehr schnelle elektromechanische Koppelung im Skelettmuskel: Die **Latenzzeit** vom Beginn des Calciumeinstroms bis zur Kontraktion ist mit ca. 300 ms um den Faktor 50 größer als beim Skelettmuskel.

Intrazellulär bindet sich das eingeströmte Ca^{2+} an das Protein Calmodulin, das in der glatten Muskulatur das Skelettmuskelprotein Troponin C ersetzt. Der weitere **molekulare Kontraktionsablauf** unterscheidet sich vom Kontraktionsablauf in der Skelettmuskulatur. Im Einzelnen lassen sich die folgenden fünf Schritte abgrenzen:

1. Der Calmodulin-Calcium-Komplex verbindet sich mit einer am Myosinkopf gebundenen Myosin-Kinase (Myosin-light-chain-Kinase, MLCK), die dadurch aktiviert wird.
2. Unter ATP-Verbrauch wird die leichte Kette des Myosinkopfes durch die Myosin-Kinase phosphoryliert. Dabei wird ATP zu ADP gespalten.
3. Diese Phosphorylierung erlaubt die Verbindung zwischen Aktin und dem Myosinkopf sowie eine Kontraktion mit Querbrückenbildung und Filamentgleiten ähnlich wie im Skelettmuskel.
4. Die Aktin-Myosin-Bindung wird durch Abspaltung des in Schritt 2 an den Myosinkopf angelagerten Phosphat-Moleküls durch ein spezielles Enzym, die Myosin-Phosphatase (Myosin-Light-Chain-Phosphatase, MLCP), wieder getrennt.
5. Der Kontraktionsvorgang wird beendet, indem Calcium über ATP-getriebene Ca^{2+}-Pumpen oder über Na^+-Ca^{2+}-Austauscher wieder in den Extrazellulärraum befördert wird.

Besonderheiten der glatten Muskulatur

Insgesamt ist die Kontraktion der glatten Muskulatur durch folgende Besonderheiten im Vergleich zum Skelettmuskel gekennzeichnet:

- Der Filamentgleitmechanismus läuft wesentlich **langsamer** ab (Faktor 1 : 10 bis 1 : 300), da die ATPase-Aktivität des Myosins in der glatten Muskulatur viel geringer ist.
- Der **Energieverbrauch** ist daher ebenfalls um den Faktor 1 : 10 bis 1 : 300 geringer.
- Die **Latenzzeit** zwischen Exzitation und Kontraktion ist wesentlich länger.
- Die **Kraftentwicklung** kann durch eine verlängerte Verbindungszeit zwischen Aktin und Myosin oft größer sein.
- Der glatte Muskel kann sich u.a. aufgrund des anderen Längenverhältnisses zwischen Aktin und Myosin viel **stärker verkürzen** als der Skelettmuskel: Die Myosinköpfe können auf den viel längeren Aktinfasern der glatten Muskelzellen eine größere Strecke „wandern" als auf den relativ kurzen Aktinfasern der Skelettmuskulatur.
- Die Aufrechterhaltung einer einmal aufgebauten Kontraktionsspannung benötigt nur noch einen Bruchteil der Anfangsenergie („**Latch**"-**Mechanismus).** Der **Energieverbrauch** der glatten Muskelzelle beträgt deshalb bei lang anhaltenden Dauerkontraktionen oft nur wenige Prozent der im Skelettmuskel für eine vergleichbare Kontraktion aufzuwendenden Energie.
- Die glatte Muskulatur passt sich einer **anhaltenden Dehnung** (z. B. durch Füllung eines Hohlorgans) flexibel und weitgehend ohne lang anhaltende Druckerhöhung an: Nach einem kurzen initialen Druckanstieg herrscht bereits einige Sekunden nach der Dehnung wieder der Ausgangsdruck. Dieses Verhalten wird als **Plastizität** oder **Stress-Relaxation** des glatten Muskels bezeichnet (☞ Abb. 13.17).

Andererseits stellt eine **Dehnung** für die glatte Muskulatur zunächst auch einen **Kontraktionsreiz** dar, da durch die Dehnung die Ca^{2+}-Konzentration im Sarkoplasma erhöht wird. Diese Besonderheiten erlauben es der glatten Muskulatur, sich den speziellen Anforderungen ihres Einsatzgebietes anzupassen:

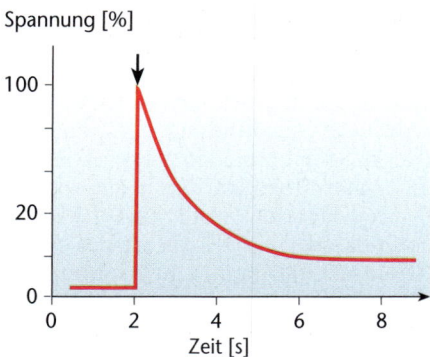

Abb. 13.17 Plastisches Verhalten eines glatten Muskels: Nach plötzlicher Dehnung (Pfeil) steigt die Spannung nur kurzzeitig an und kehrt dann fast zum Ausgangswert zurück.

- möglichst große Füllungsvolumina bei geringen Druckschwankungen in den Hohlorganen (z. B. Harnblase)
- langes Aufrechterhalten eines Muskeltonus, oft über viele Stunden, wie in Magen, Blase, Sphinktermuskulatur etc. unter möglichst geringem Energieverbrauch
- großes Verkürzungspotential z. B. für die peristaltischen Darmbewegungen.

Klinik!

Bei einer **Harnleiterkolik** kommt es zu starken, anfallsartigen Schmerzzuständen, die vom Rücken über den Unterbauch in die Leiste ausstrahlen. Ursache ist ein Abflusshindernis im Ureter, z. B. ein Harnleiterstein. Proximal des Hindernisses steigt der Druck im Ureter rasch an. Dieser Druckanstieg führt zu einer Dehnung der glatten Muskulatur mit einer Erhöhung der Ca^{2+}-Konzentration im Sarkoplasma (☞ oben). Folge ist eine gesteigerte Peristaltik des Ureters. Dehnung und Hyperperistaltik in Verbindung mit der lokalen Schleimhautreizung durch den Harnleiterstein sind die Ursache der Schmerzattacken. Bleibt die Obstruktion des Harnleiters längere Zeit bestehen, weitet sich der Ureter durch Stress-Relaxation beträchtlich aus.

14 Vegetatives Nervensystem

A. Hick, J. Hartmann

14.1	Morphologische Grundlagen	279	14.2.3	Zelluläre Mechanismen der Rezeptorwirkung . 285
14.1.1	Zentraler Anteil von Sympathikus und Parasympathikus	279	14.2.4	Kontrolle der Transmitterfreisetzung . 286
14.1.2	Peripherer Anteil von Sympathikus und Parasympathikus	281	14.2.5	Abbau der Transmittersubstanzen . 286
	Sympathikus	281	14.2.6	Nebennierenmark . 286
	Parasympathikus	282	14.3	Funktionelle Organisation . 287
14.2	Signalübertragung	282	14.3.1	Vegetative Reflexe . 287
14.2.1	Prä- und postganglionäre Transmitter	282	14.3.2	Vegetative Steuerung der Organfunktionen . 288
14.2.2	Rezeptortypen	282		Bronchien . 288
	Cholinerge Rezeptoren	283		Verdauungstrakt . 288
	Adrenerge Rezeptoren	284		Miktion . 290
			14.3.3	Pathophysiologie: Vegetative Folgen der Querschnittslähmung . 290

Lernziel!
- morphologische und funktionelle Grundlagen des Vegetativums
- Signalübertragung im vegetativen Nervensystem
- Einflüsse des Vegetativums auf Organ- und Körperfunktionen.

Das vegative Nervensystem innerviert die glatte Muskulatur in Gefäßen, viszeralen Organen und Drüsen. Durch Einfluss auf Stoffwechselprozesse passt es den Organismus wechselnden äußeren und inneren Bedingungen an.

Die unterschiedlich lokalisierten und funktionell verschiedenen Anteile des vegetativen Nervensystems werden als **Sympathikus** und als **Parasympathikus** bezeichnet. Zentraler Anteil (☞ Kap. 14.1.1) und peripherer Anteil (☞ Kap. 14.1.2) weisen jeweils charakteristische funktionelle Eigenschaften auf. Eingehende Kenntnisse der Signalübertragungsmechanismen im vegetativen Nervensystem (☞ Kap. 14.2) sind wegen der Möglichkeit gezielter pharmakologischer Eingriffe klinisch wichtig. Von spezieller Bedeutung sind die peripheren Rezeptortypen und Transmittersubstanzen, welche die einzelnen Organfunktionen aktivieren oder bremsen (☞ Tab. 14.3). Auch im vegetativen Nervensystem laufen Reflexe ab (☞ Kap. 14.3.1). Speziell behandelt werden die parasympathisch gesteuerten Defäkations- und Miktionsreflexe. Die ebenfalls sympathisch und parasympathisch gesteuerten Genitalreflexe werden in Kapitel 11 im Zusammenhang von Sexualentwicklung und Reproduktionsphysiologie besprochen. Die Steuerung wichtiger Organsysteme durch das vegetative Nervensystem wird in Kapitel 14.3.2 dargestellt.

14.1 Morphologische Grundlagen

14.1.1 Zentraler Anteil von Sympathikus und Parasympathikus

Zentrale Anteile von Sympathikus und Parasympathikus liegen im Rückenmark und im Hirnstamm.
Die zentralen Ganglien des **Sympathikus** befinden sich im Nucleus intermediolateralis des **thorakolumbalen Rückenmarkes,** d. h. im Bereich der Segmente C8–L1 (☞ Abb. 14.1).
Die zentralen Ganglien des **Parasympathikus** liegen zum einen im Bereich des Hirnstamms in den **Hirnnervenkernen.** Zum anderen finden sich parasympathische Neurone im Nucleus intermediolateralis des **Sakralmarkes** im Bereich der Segmente S2–S4 (☞ Abb. 14.2).

14 Vegetatives Nervensystem

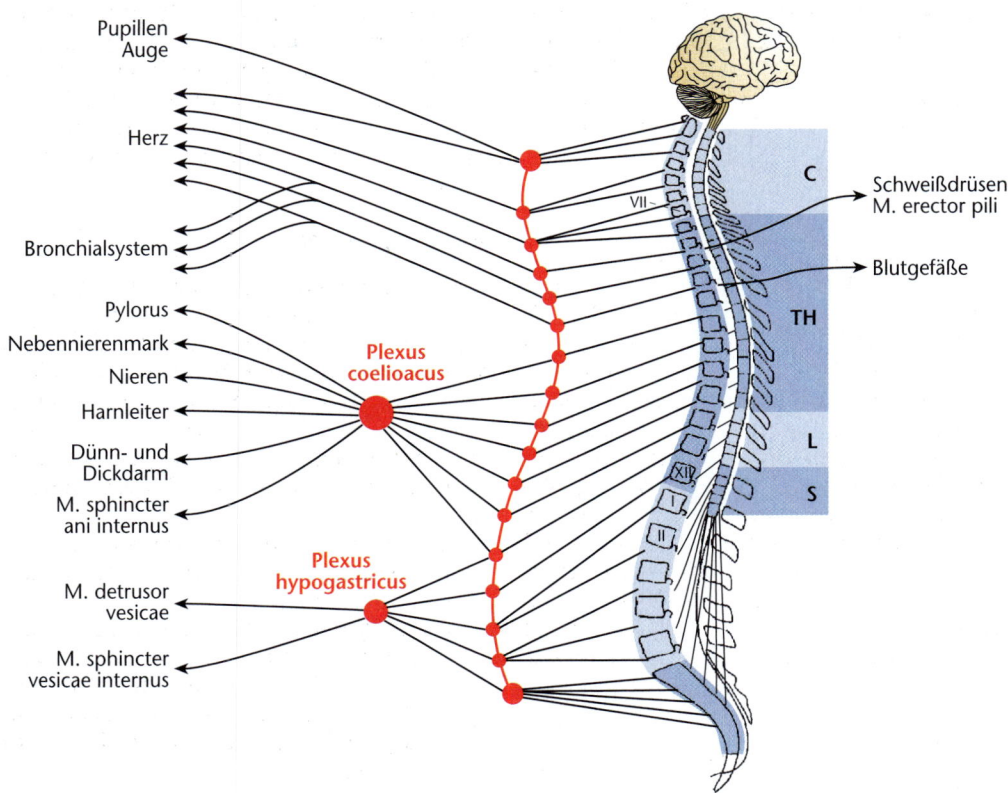

Abb. 14.1 Das sympathische Nervensystem.

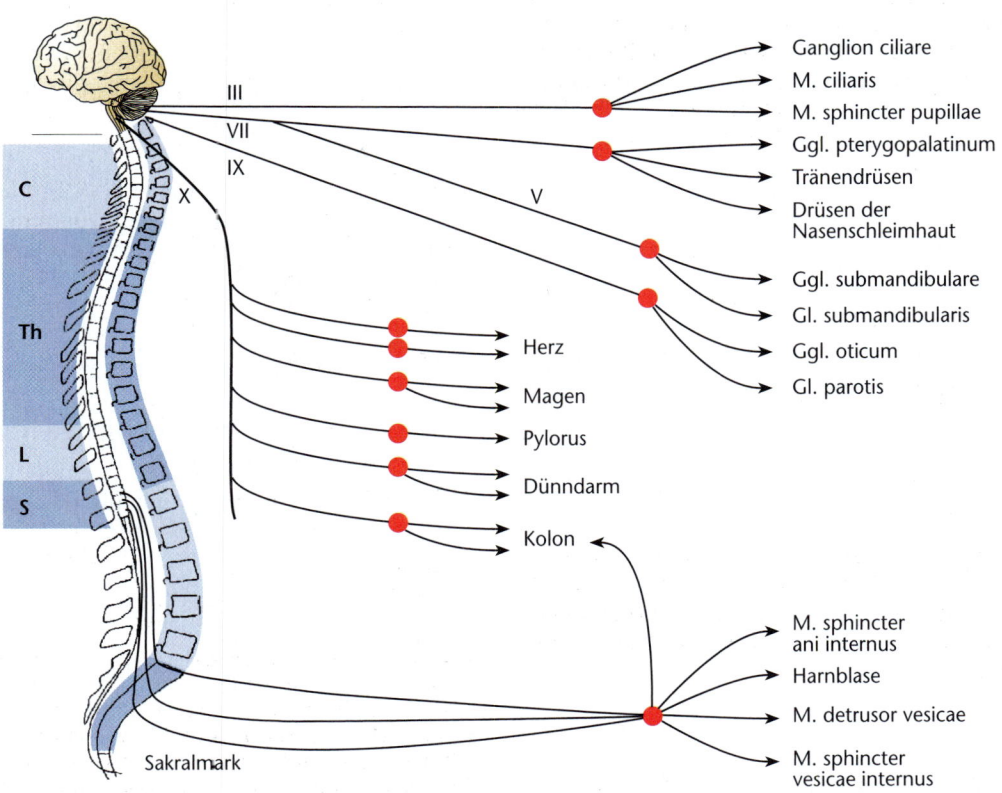

Abb. 14.2 Das parasympathische Nervensystem.

Diese sympathischen und parasympathischen Gebiete von Hirnstamm und Rückenmark werden von übergeordneten Strukturen wie dem limbischen System, dem Hypothalamus, der Formatio reticularis und anderen vegetativen Zentren des Hirnstamms gesteuert.

Hypothalamus

Im Hypothalamus wird u.a. die Regulation des Herzkreislaufsystems, der Körpertemperatur, des Flüssigkeitshaushaltes, der Nahrungsaufnahme, des Sexualtriebes und des Abwehr- und Fluchtverhaltens koordiniert. **Afferente Impulse** erreichen den Hypothalamus vom Thalamus, dem limbischen System und über die spinobulboretikulären Bahnen von Körperoberfläche und Körperinnerem. Mittels spezieller Neurone im medialen Hypothalamus werden wichtige Parameter des inneren Milieus gemessen: Temperatur, Ionen- und Glucosekonzentrationen, Hormonspiegel im Blut. Vom Hypothalamus ausgehende **Efferenzen** führen zum einen zur Hypophyse und damit zum Hormonsystem, zum anderen über polysynaptische Bahnen via Formatio reticularis in die vegetativen Zentren des Rückenmarkes.

Limbisches System

Das vegetative Nervensystem unterliegt insgesamt viel weniger der willkürlichen Kontrolle als das somatische. Über das limbische System beeinflussen jedoch **Emotionen** und **affektives Verhalten** wie Wut, Angst oder Freude die körperlichen Vorgänge. So führt z. B. Angst über eine Aktivierung des sympathischen Anteils des vegetativen Nervensystems zu Reaktionen wie Schweißausbruch, Steigerung der Herzfrequenz, erhöhtem Blutdruck, vermehrter Muskeldurchblutung, Kontraktion der Sphinkteren der inneren Organe und Pupillendilatation.

> **Merke!**
> - **Sympathikus:**
>   – thorakolumbales Rückenmark C8–L1
> - **Parasympathikus:**
>   – Sakralmark
>   – Hirnnervenkerne.

14.1.2 Peripherer Anteil von Sympathikus und Parasympathikus

Im Gegensatz zum somatischen Nervensystem besteht die periphere Efferenz von Sympathikus und Parasympathikus aus zwei hintereinander geschalteten Neuronen: dem **präganglionären** und dem **postganglionären** Neuron.

Sympathikus

Im sympathischen System liegt der Zellkörper des **präganglionären Neurons** in den **Seitenhörnern** der Rückenmarkssegmente C8 bis L1, also im Bereich von Brustmark und erstem Lendenmarkssegment. Der Zellkörper des **postganglionären Neurons** befindet sich im sog. **Grenzstrang.** Dieser Grenzstrang ist eine paarige Ganglienkette, die rechts und links der Wirbelsäule von der Hirnbasis bis zum Os sacrum verläuft.

Präganglionäre Neurone

Der periphere Anteil des Sympathikus verlässt als präganglionäres, myelinisiertes Neuron segmentweise das Seitenhorn des Brust- und Lendenmarkes. Dabei verläuft er ein kurzes Stück zusammen mit dem somato-efferenten Nerven im Spinalnerv. Über den Ramus communicans albus gelangt er zum Grenzstrang. Für die Verbindung zwischen prä- und postganglionärem Neuron gibt es dann drei Möglichkeiten (☞ Abb. 14.3):
- Das präganglionäre Neuron kann im Grenzstrangganglion auf das postganglionäre Neuron umgeschaltet werden.
- Das präganglionäre Neuron kann den Grenzstrang ohne Umschaltung verlassen und erst in einem der unpaaren prävertebralen Ganglien des Plexus solaris (G. coeliacum, G. mesentericum superius et inferius) auf das postganglionäre Neuron umgeschaltet werden.

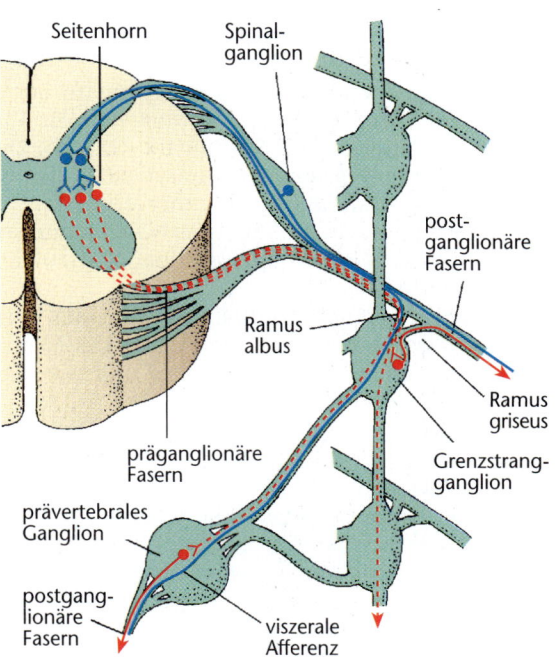

Abb. 14.3 Der vegetative spinale Reflexbogen. Die viszerale Afferenz (blau) erreicht über die sensible Spinalganglienzelle das Hinterhorn. Über mehrere Interneurone gelangt sie zur vegetativen efferenten Ganglienzelle in den Seitenhörnern des Rückenmarks. Die präganglionären vegetativen Fasern (rot) verlassen über die Vorderwurzeln das Rückenmark und werden in den vegetativen Ganglien auf das postganglionäre Neuron umgeschaltet.

14 Vegetatives Nervensystem

- Das präganglionäre Neuron wird zwar innerhalb des Grenzstrangs auf das postganglionäre Neuron umgeschaltet, dies erfolgt aber in einem höheren oder tieferen Grenzstrangganglion.

Postganglionäre Neurone

Die postganglionären Neurone, die entweder den Grenzstrang oder die prävertebralen Ganglien verlassen, versorgen in ihrem weiteren Verlauf unmittelbar die Endorgane des sympathischen Nervensystems und die glatte Muskulatur der verschiedenen Organe. Einige postganglionäre marklose Fasern verlaufen über den Ramus communicans griseus zurück zum Spinalnerven und versorgen vor allem die Blutgefäße, die Schweißdrüsen und die Musculi erectores pili. Diese sympathischen Fasern machen ca. 8 % der Fasern eines somatischen Nervs aus.

Parasympathikus

Wie der Sympathikus besteht auch der Parasympathikus aus einem präganglionären und einem postganglionären Neuron. Jedoch sind im Vergleich zum Sympathikus die Axone der präganglionären Neurone wesentlich länger als die der postganglionären Neurone. Die parasympathischen Ganglien, in denen die präganglionären auf die postganglionären Fasern umgeschaltet werden, sind nämlich nicht rückenmarksnah (wie im Grenzstrang), sondern überwiegend in Nähe der zu versorgenden Organe oder sogar in der Wand des Erfolgsorgans selbst gelegen. Die **kurzen postganglionären Axone** sind oft nur 1 mm bis einige cm lang.
Die **zentralen Ganglien** des Parasympathikus liegen einerseits in den Kernen der Hirnnerven III, VII, IX, X und andererseits im Sakralmark (S2–S4). Der periphere kraniale Anteil des Parasympathikus verlässt den Hirnstamm mit den Hirnnerven:
- Der parasympathische Anteil des **N. oculomotorius** (III) versorgt den M. sphincter pupillae und den M. ciliaris.
- Der parasympathische Anteil des **N. facialis** (VII) versorgt die Tränendrüse, die Drüsen des Nasen-Rachen-Raumes, die sublingualen und die submandibulären Drüsen.
- Der parasympathische Anteil des **N. glossopharyngeus** (IX) versorgt die Gl. parotis.
- Der parasympathische Anteil des **N. vagus** (X) versorgt die Brusteingeweide, die Oberbauchorgane und den Intestinaltrakt bis zum Cannon-Böhm-Punkt (Übergang vom linken zum mittleren Drittel des Colon transversum). Im N. vagus verlaufen ca. 75 % aller parasympathischen Fasern.
- Der periphere sakrale Anteil des Parasympathikus zieht vom Sakralmark in den Plexus sacralis. Von dort versorgt er als N. pelvicus die Geschlechtsorgane, die Harnblase, den unteren Teil der Ureteren, das Rektum und das Colon descendens.

14.2 Signalübertragung

14.2.1 Prä- und postganglionäre Transmitter

Acetylcholin, Noradrenalin und Adrenalin sind die im vegetativen Nervensystem bei der Übertragung der nervalen Impulse eingesetzten Transmittersubstanzen. Die verschiedenen Synapsen (☞ Kap. 12.3.) haben jeweils charakteristische Übertragersubstanzen:
- In allen **präganglionären Neuronen,** sowohl im Sympathikus als auch im Parasympathikus, wird die Erregung durch den Transmitter **Acetylcholin** übertragen. Acetylcholin ist weiterhin die Transmittersubstanz in den postganglionären parasympathischen Neuronen.
- Dagegen ist in fast allen **postganglionären sympathischen** Fasern **Noradrenalin** für die Reizweiterleitung zuständig. Nur im Bereich der **Schweißdrüsen** gibt es eine Ausnahme von dieser Regel: Während die Schweißdrüsen von Handflächen und Fußsohlen und die apokrinen Drüsen der Axilla noch wie üblich vorwiegend über postganglionäre noradrenerge Fasern mit dem Transmitter Noradrenalin versorgt werden, bedient sich die postganglionäre sympathische Innervation aller übrigen Schweißdrüsen, der Mm. erectores pili und einiger Blutgefäße Acetylcholin als Übertragersubstanz.

> **Klinik!**
> Zur Therapie der **fokalen Hyperhidrose,** also der übermäßigen Schweißbildung, wird Botulinustoxin eingesetzt. Dabei wird das Toxin unter die Haut, in die Nähe der Schweißdrüsen gespritzt. Es hemmt dort die Freisetzung des Transmitters Acetylcholin. Dies wird an Händen, Füßen und in der Axilla mit Erfolg durchgeführt, was dafür spricht, dass auch hier cholinerge postganglionäre Fasern vorkommen.

> **Merke!**
> Transmitter:
> - **präganglionär:**
>   – Acetylcholin
> - **postganglionär:**
>   – parasympathisch: Acetylcholin
>   – sympathisch: Noradrenalin
> - Ausnahme **Schweißdrüsen** (sympathisch):
>   – Handflächen und Fußsohlen, apokrine Drüsen der Axilla: Noradrenalin
>   – übrige Schweißdrüsen, Mm. erectores pili: Acetylcholin.

14.2.2 Rezeptortypen

Die Erregungsfortleitung zwischen prä- und postsynaptischem Neuron sowie zwischen postsynaptischem Neuron und Erfolgsorgan wird über ein Rezeptorpro-

14.2 Signalübertragung

tein vermittelt. Die Bindung des Transmitters an den Rezeptor verändert das Membranpotential in der den Rezeptor tragenden Zelle und löst dadurch in dieser Zelle eine Erregung aus.

Durch die Aktivierung eines Rezeptorproteins kann auch eine enzymatische Reaktion im Zellinneren eingeleitet werden. So aktiviert beispielsweise die Bindung von Noradrenalin an einen entsprechenden Rezeptor das Enzym Adenylatcyclase. Dieses Enzym fördert die Bildung von cAMP (3,5-cyclo-Adenosinmonophosphat), das als Second messenger verschiedene intrazelluläre Enzyme (v.a. Proteinkinasen) aktivieren kann (☞ Kap. 1.4.3).

Nach den an ihnen angreifenden Übertragersubstanzen werden die Rezeptoren in cholinerge und adrenerge Rezeptoren eingeteilt.

Cholinerge Rezeptoren

Cholinerge Rezeptoren, die durch Acetylcholin aktiviert werden, lassen sich weiter in muskarinerge und nikotinerge Rezeptoren unterteilen. Diese Unterscheidung gründet sich auf die selektive Aktivierung dieser Rezeptoren durch Muskarin (Gift des Fliegenpilzes) bzw. Nikotin im Rahmen pharmakologischer Untersuchungen.

m-Cholinozeptoren

Die **muskarinergen Rezeptoren** (m-Cholinozeptoren) finden sich an allen Effektorzellen, die von postganglionären parasympathischen Fasern innerviert werden. Außerdem sind auch die wenigen von cholinergen, postganglionären sympathischen Fasern innervierten Organe (Schweißdrüsen, Mm. erectores pili) mit cholinergen Rezeptoren vom Muskarintyp besetzt.

n-Cholinozeptoren

Nikotinerge Rezeptoren (n-Cholinozeptoren) befinden sich auf den Zellkörpern der postganglionären Neurone, im Bereich der in den vegetativen Ganglien gelegenen Synapsen zwischen präganglionärem und postganglionärem Neuron. Dies gilt sowohl im sympathischen als auch im parasympathischen System. Daneben sind auch die neuromuskulären Synapsen der quergestreiften Skelettmuskulatur nikotinerg (Blockade durch Curare).

Pharmakologische Beeinflussung

Die Unterscheidung in muskarinerge und nikotinerge Rezeptoren ist von praktischer medizinischer Bedeutung: Jeder der beiden Rezeptoren kann durch verschiedene Substanzen oder Pharmaka selektiv aktiviert oder blockiert werden.

Die Agonisten an Acetylcholinrezeptoren, welche die Wirkung von Acetylcholin an den Rezeptoren imitieren, werden als **Parasympathomimetika** bezeichnet. Die Antagonisten, die die Wirkung von Acetylcholin hemmen oder blockieren, heißen entsprechend **Parasympatholytika** (☞ Tab. 14.1).

Direkte Parasympathomimetika

Direkte Parasympathomimetika nennt man Substanzen, welche anstelle von Acetylcholin direkt die Rezeptoren besetzen und die Wirkung des Acetylcholins unmittelbar imitieren. Je nach Struktur können die direkten Parasympathomimetika an muskarinergen, nikotinergen oder beiden Rezeptortypen angreifen.

Indirekte Parasympathomimetika

Indirekte Parasympathomimetika wirken, indem sie die Acetylcholinesterase hemmen und somit den Abbau von Acetylcholin verhindern, welches nun in erhöhter Konzentration im synaptischen Spalt vorliegt. Da die indirekten Parasympathomimetika über eine höhere Acetylcholinkonzentration wirken, beeinflussen sie sowohl muskarinerge als auch nikotinerge Rezeptoren in gleicher Weise. Aufgrund ihres Wirkprinzips werden die indirekten Parasympathomimetika auch als **Acetylcholin-Esterase-Hemmer** (☞ Kap. 12.3.4) bezeichnet.

Parasympatholytika

Parasympatholytika sind Substanzen, welche eine starke Affinität zu den cholinergen Rezeptoren haben und diese besetzen, ohne dort eine Wirkung zu entfalten. Diese Rezeptoren werden dadurch blockiert, die Wirkung von Acetylcholin wird behindert: **kompetitive Hemmung**.

Tab. 14.1 Parasympathomimetika und Parasympatholytika

	muskarinerge Rezeptoren	nikotinerge Rezeptoren
direkte Parasympathomimetika	Acetylcholin Muskarin Pilocarpin Carbachol	Acetylcholin Nikotin
indirekte Parasympathomimetika	Physostigmin, Neostigmin, Nitrostigmin (= E 605)	
Parasympatholytika	Atropin Scopolamin	Hexamethonium (vegetative Ganglien) Pancuronium (neuromuskuläre Endplatte) „Curare"

> **Merke!**
> Die indirekten Parasympathomimetika wirken in gleicher Weise auf muskarinerge und nikotinerge Rezeptoren.

> **Merke!**
> - **muskarinerge** Rezeptoren an:
>   - parasympathisch innervierten Organen
>   - cholinerg-sympathisch innervierten Organen (Schweißdrüsen, Mm. erectores pili)
> - **nikotinerge** Rezeptoren an:
>   - vegetativen Ganglien (Sympathikus und Parasympathikus)
>   - Skelettmuskulatur.

Adrenerge Rezeptoren

Adrenerge Rezeptoren (**Adrenozeptoren**) werden durch Noradrenalin, Adrenalin und Dopamin aktiviert. Nach pharmakologischen Gesichtspunkten können die adrenergen Rezeptoren in α-, β- und Dopamin-Rezeptoren unterteilt werden. Alle drei Rezeptor-Typen existieren in mindestens zwei Subtypen, den $α_1$- und $α_2$-, den $β_1$- und $β_2$-, bzw. den D_1- und D_2-Rezeptoren. Die Unterscheidung dieser Subklassen gründet sich vor allem auf die unterschiedliche Erregbarkeit der einzelnen Rezeptoren gegenüber verschiedenen Pharmaka.

Pharmakologische Beeinflussung

Wie beim parasympathischen Nervensystem lassen sich agonistisch wirkende **Sympathomimetika** von antagonistisch wirkenden **Sympatholytika** unterscheiden. Die Gruppe der Sympathomimetika umfasst:
- Substanzen, die aufgrund einer zu den natürlichen Transmittern (Adrenalin, Noradrenalin, Dopamin) ähnlichen Struktur direkt am Rezeptor wirken können (**direkte Sympathomimetika**)
- Substanzen, die ihre mimetische Wirkung indirekt entfalten (**indirekte Sympathomimetika**, ☞ Tab. 14.2). Im Gegensatz zum parasympathischen Nervensystem beruht diese indirekte Wirkung jedoch nicht auf einer Hemmung des Transmitterabbaus (Acetylcholin-Esterase-Hemmer), sondern auf einer verstärkten Speicherung und Ausschüttung der adrenergen Übertragersubstanzen sowie auf einer Hemmung der inaktivierenden Wiederaufnahme der Transmitter in die Nervenendigungen (**Re-Uptake-Hemmer**).

Typische, an den einzelnen adrenergen Rezeptoren agonistisch und antagonistisch wirkende Substanzen sind in Tabelle 14.2 aufgeführt.

Hinsichtlich der natürlichen Sympathomimetika Adrenalin und Noradrenalin gilt die Regel, dass α-Rezeptoren stärker durch Noradrenalin als durch Adrenalin, β-Rezeptoren dagegen überwiegend durch Adrenalin, weniger durch Noradrenalin aktiviert werden. Diese global geringere Wirkung von Noradrenalin an β-Rezeptoren beruht darauf, dass Noradrenalin fast ausschließlich auf die $β_1$-Rezeptoren und nur sehr gering auf $β_2$-Rezeptoren wirkt, während Adrenalin beide β-Rezeptorenklassen aktivieren kann.

Die unterschiedliche Verteilung der sympathischen und parasympathischen Rezeptoren im Körper mit den entsprechenden Reaktionen der Organe bei Innervation gibt die Tabelle 14.3 wieder. Die Kenntnis der hier aufgeführten sympathischen und parasympathischen Effekte ist sowohl für den klinischen Alltag (Abschätzung von Nebenwirkungen) als auch für die Beantwortung der IMPP-Fragen zum vegetativen Nervensystem unerlässlich.

> **Merke!**
> - **Adrenalin:**
>   - niedrige (physiologische) Dosis → β-Rezeptoren aktiviert
>   - hohe (pharmakologische) Dosis → α-Rezeptoren aktiviert
> - **Noradrenalin** → überwiegend α-Rezeptoren aktiviert.

Tab. 14.2 Sympathomimetika und Sympatholytika

	α-Rezeptoren	β-Rezeptoren	Dopamin-Rezeptoren
direkte Sympathomimetika	Noradrenalin > Adrenalin ($α_1$ und $α_2$) Methoxamin ($α_1$) Clonidin ($α_2$)	Adrenalin ($β_1$ und $β_2$) Noradrenalin ($β_1$ sehr stark, $β_2$ sehr schwach) Orciprenalin ($β_1$ und $β_2$) Dobutamin ($β_1$) Fenoterol ($β_2$) Salbutamol ($β_2$) Terbutalin ($β_2$)	Dopamin Noradrenalin (D_1 und D_2) Apomorphin (D_1) Bromocriptin (D_2)
indirekte Sympathomimetika	Ephedrin, Amphetamin		
Sympatholytika	Phenoxybenzamin ($α_1$ und $α_2$) Prazosin ($α_1$) Yohimbin ($α_2$)	Propranolol ($β_1$ und $β_2$) Metoprolol ($β_1$) Butoxamin ($β_2$)	Metoclopramid (D_2)

Tab. 14.3 Antwortverhalten vegetativ innervierter Organe bei Stimulierung des sympathischen bzw. parasympathischen Systems

Organ bzw. Organsystem	Rezeptortyp	Sympathikus	Parasympathikus
Auge			
M. dilatator pupillae	α_1	Kontraktion	0
M. sphincter pupillae	0	0	Kontraktion
M. ciliaris	0	0	Kontraktion
Herz			
Sinusknoten	β_1	positiv chronotrop	negativ chronotrop
Vorhöfe	β_1	positiv inotrop	negativ inotrop
AV-Knoten und Reizleitungsgewebe	β_1	positiv dromotrop	negativ dromotrop
Ventrikel	β_1	positiv inotrop	0
Blutgefäße			
Koronargefäße	β_2	Dilatation	0
Gehirngefäße	α_1	Vasokonstriktion	?
Muskelgefäße	α_1 / β_2 / cholinerg	Konstriktion / Dilatation / Dilatation	0
Hautgefäße	α_1	Konstriktion	0
Lunge			
Bronchialmuskulatur	β_2	Relaxation	Kontraktion
Intestinaltrakt			
longitudinale und zirkuläre Muskulatur	β_1	Tonusabnahme	Tonussteigerung
Sphinkteren	α_1	Kontraktion	Relaxation
Harnblase			
M. detrusor vesicae	β_2	Relaxation	Kontraktion
M. sphincter internus	α_1	Kontraktion	0
exokrine Drüsen			
Schweißdrüsen	cholinerg	Sekretion	0
Speicheldrüsen	α_1	dickflüssiger Speichel	dünnflüssiger Speichel
Tränendrüsen	?	0?	Sekretion
Verdauungsdrüsen	?	0?	Sekretion
Bronchialdrüsen	?	0?	Sekretion
Leber	β_2	Glykogenolyse	0
Muskel	β_2	Glykogenolyse	0
Fettgewebe	β_1	Lipolyse	0
Pankreas	α_2	Insulinsekretion ↓	0
Niere	β_1	Reninfreisetzung ↑	0
Uterus	β_2 / α_1	Relaxation / Kontraktion	0

14.2.3 Zelluläre Mechanismen der Rezeptorwirkung

Nach der Bindung der Übertragersubstanz an die cholinergen oder adrenergen Rezeptoren wird die Wirkung in unterschiedlicher Weise auf die Zielzellen übertragen:

- Aktivierung **nikotinerger Cholinozeptoren** führt zur direkten Öffnung von Ionenkanälen. Durch den darauf folgenden Na$^+$-Ionen-Einstrom wird die Zielzelle depolarisiert.
- Aktivierung von **muskarinergen Cholinozeptoren** oder von **α_1-Adrenozeptoren** führt über eine Wirkung auf G-Proteine zur Aktivierung von Phospholipase C im Rahmen der IP$_3$-Kaskade (☞ Kap. 1.4.3).
- **α_2-, β_1- und β_2-Adrenozeptoren** wirken über eine Aktivierung der cAMP-Kaskade (☞ Kap. 1.4.3).

14.2.4 Kontrolle der Transmitterfreisetzung

Die Freisetzung der Transmittersubstanzen des vegetativen Nervensystems (Adrenalin, Noradrenalin und Acetylcholin) unterliegt einer **Rückkopplungsregulation** auf synaptischer Ebene. Dabei wird die Freisetzung der Transmittersubstanzen aus der präsynaptischen Nervenendigung durch die Aktivierung von an dieser Nervenendigung lokalisierten präsynaptischen Rezeptoren reguliert.

Präsynaptische adrenerge Rezeptoren

Am präsynaptischen Anteil einer adrenergen Endigung finden sich adrenerge α- und β-Rezeptoren. In den präsynaptischen Spalt freigesetztes Noradrenalin hemmt über eine Aktivierung der **präsynaptischen α_2-Rezeptoren** seine eigene Freisetzung im Sinne einer **negativen Rückkopplung**. Niedrige Konzentrationen von Noradrenalin oder zirkulierendem Adrenalin aus dem Nebennierenmark wirken dagegen vorwiegend an den **präsynaptischen β-Rezeptoren**, die eine weitere Freisetzung von Noradrenalin aus den präsynaptischen Vesikeln im Sinne einer **positiven Rückkopplung** fördern.

Präsynaptische cholinerge Rezeptoren

Daneben trägt die präsynaptische adrenerge Endigung auch noch **muskarinerg-cholinerge Rezeptoren**. Auf diese Weise wirkt bei Organen, die sowohl sympathisch als auch parasympathisch innerviert sind, das von einem benachbarten cholinergen Neuron freigesetzte Acetylcholin hemmend auf eine Noradrenalinausschüttung. Umgekehrt tragen präsynaptische cholinerge Endigungen adrenerge α_2-Rezeptoren, so dass von adrenergen Endigungen freigesetztes Noradrenalin die Ausschüttung von Acetylcholin aus diesen cholinergen Fasern blockieren kann. Auf diese Weise kommt es zwischen cholinergen und adrenergen Fasern zu einer wechselseitigen Hemmung der Transmitterfreisetzung (☞ Abb. 14.4).

> **Merke!**
> Präsynaptische α_2-Rezeptoren hemmen die Transmitterfreisetzung (Acetylcholin, Noradrenalin).

14.2.5 Abbau der Transmittersubstanzen

Nach der Reizweiterleitung auf das postganglionäre Neuron oder das jeweils zu versorgende Organ werden die Transmitter wieder abgebaut. Dabei wird Acetylcholin durch das Enzym **Acetylcholin-Esterase** in Acetat und Cholin gespalten und das Cholin anschließend in die präsynaptische Nervenendigung rückresorbiert.

Das in den Synapsenspalt sezernierte **Noradrenalin** dagegen wird zu 50–80 % unverändert von der präsynaptischen Endigung wieder aufgenommen. Das verbleibende Noradrenalin wird zum größten Teil über die Blutbahn abtransportiert, ein kleiner Teil enzymatisch abgebaut (Monoaminooxidase, Catechol-O-Methyl-Transferase).

Das von den Zellen des Nebennierenmarks sezernierte **Adrenalin** wird unmittelbar in die Blutbahn abgegeben und gelangt auf diesem Weg humoral zu seinen Effektorzellen. Es wird auf ähnliche Weise wie Nordadrenalin abgebaut.

> **Klinik!**
> Medikamente, die die Cholinesterase reversibel hemmen werden als **Parasympathikomimetika** eingesetzt (☞ Tab. 12.1 und Abb. 12.10). Vergiftungen mit Alkylphosphaten (E 605), die in Pflanzenschutzmitteln vorkommen, führen zur irreversiblen Hemmung der Cholinesterase. Dies führt zu den entsprechenden, diagnostisch wegweisenden Vergiftungserscheinungen wie z. B. Miosis, Bronchorrhoe, Hyperperistaltik usw.

14.2.6 Nebennierenmark

Das Nebennierenmark (NNM) ist ein Bestandteil des vegetativen Nervensystems. Entwicklungsgeschichtlich handelt es sich um eine Ansammlung modifizierter, postganglionärer sympathischer Nervenzellen, deren Neurone nur noch rudimentär vorhanden sind. Die Innervation dieser Zellen erfolgt, wie die der übrigen vegetativen Ganglien, präganglionär cholinerg.

Sekretion

Die NNM-Zellen sezernieren zu 80 % Adrenalin und zu 20 % Noradrenalin (im Gegensatz zu den sonstigen postganglionären sympathischen Neuronen, die ausschließlich Noradrenalin ausschütten). Die Erfolgsorgane des NNM liegen weit von den Neuronen entfernt im gesamten Körper verteilt und die Transmitter erreichen diese über den Blutweg.

Die vom NNM sezernierten Katecholamine (Adrenalin und Noradrenalin) wirken auf diejenigen Organe,

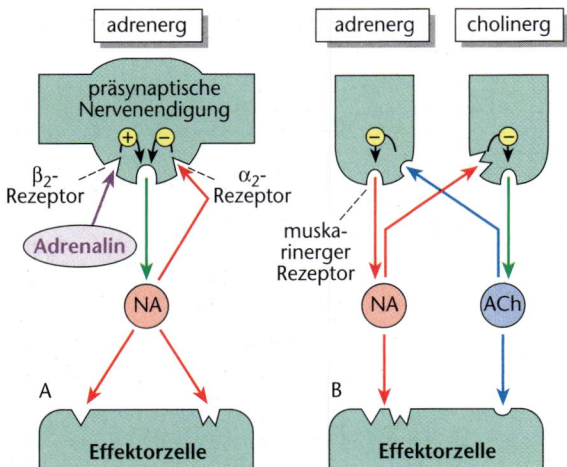

Abb. 14.4 Präsynaptische Kontrolle der Transmitterfreisetzung im vegetativen Nervensystem. NA = Noradrenalin, ACh = Acetylcholin.

die nicht oder nur wenig durch postganglionäre Fasern innerviert sind. Sie regulieren vor allem auch metabolisch-energetische Prozesse, wie die Mobilisierung freier Fettsäuren aus dem Fettgewebe und die Bereitstellung von Glucose und Lactat aus Leber-Glykogen (☞ Tab. 14.4). Diese Wirkungen werden durch β-Rezeptoren in Leber ($β_2$) und Fettzellen ($β_1$) vermittelt.

Stressreaktion

In Notfallsituationen sowie unter körperlicher und seelischer Belastung beträgt die Katecholaminausschüttung ein Vielfaches der Ruheausschüttung. Zentren im ZNS wie das limbische System und der Hypothalamus sind maßgeblich an der Steuerung dieser Stressreaktion beteiligt. Hierbei kommt es zu einem gesteigerten Transport von Sauerstoff und oxidierbaren Substanzen in Richtung Herz, Gehirn und Skelettmuskulatur. Gleichzeitig werden die Arterien in der Muskulatur und im Herzen über $β_2$-Rezeptoren dilatiert sowie Arterien der Viszeralorgane und der Haut über $α_1$-Rezeptoren zur Konstriktion veranlasst. Neben einer allgemeinen Venokonstriktion kommt es weiterhin zu einer Bronchodilatation und einer Steigerung des Herzminutenvolumens (☞ Tab. 14.4).

Unterschiede zu Katecholaminen aus sympathischen Fasern

Die vom NNM sezernierten Katecholamine unterscheiden sich in ihrer Wirkung auf die Erfolgsorgane nicht von den aus den postganglionären sympathischen Fasern freigesetzten Katecholaminen. Die Katecholamine des NNM haben jedoch eine 5–10fach längere Wirkdauer, da ihr Abtransport mit dem Blut nur langsam vonstatten geht. Weiterhin hat das vom NNM überwiegend ausgeschüttete Adrenalin eine wesentlich stärkere metabolische Wirkung als das von den postganglionären sympathischen Fasern sezernierte Noradrenalin. Insgesamt erfolgt die sympathische Versorgung des Organismus simultan auf beiden Wegen.

> **Merke!**
> Das **Nebennierenmark** sezerniert überwiegend **Adrenalin**.

> **Klinik!**
> Vor einer Behandlung mit **β-Rezeptorenblockern** (z. B. im Rahmen einer Herzinsuffizienz) ist stets auszuschließen, dass der Patient an Asthma bronchiale leidet. Auch wenn die herzwirksamen β-Rezeptorenblocker vorwiegend an $β_1$-Rezeptoren wirken, beeinflussen sie doch auch in geringerem Ausmaß die $β_2$-Rezeptoren und könnten so durch die Aufhebung des bronchodilatatorischen Einflusses eine Asthma-Attacke auslösen!

14.3 Funktionelle Organisation

14.3.1 Vegetative Reflexe

Ähnlich wie im somatischen spricht man auch im vegetativen Nervensystem von Reflexen, wenn auf Rückenmarksebene eintreffende viszero- oder somatosensible Afferenzen vegetative efferente Reaktionen nach sich ziehen. Im Gegensatz zu den meist einfachen somatischen Reflexen setzt sich der vegetative Reflexbogen aus mindestens vier Neuronen zusammen **(polysynaptischer Reflex)**. Vegetative Reflexe können segmental angeordnet sein oder auch mehrere Segmente überschreiten (☞ Abb. 14.3).

Tab. 14.4 Wichtigste Wirkungen der Katecholamine des Nebennierenmarks			
Organ	Rezeptor	Wirkung	übergeordneter Effekt
Herz	$β_1$	positiv inotrop, chronotrop und dromotrop	Steigerung der Herzleistung, erhöhte Anfälligkeit für Herzrhythmusstörungen
Bronchien	$β_2$	Dilatation	Ventilation ↑, Sauerstoffaufnahme
Arterien			
Herz (Koronarien)	$β_2$	Dilatation	Durchblutung ↑ → höheres O_2 und Energieangebot
Muskel	$β_2$	Dilatation	Durchblutung ↑ → höheres O_2 und Energieangebot
Haut	$α_1$	Konstriktion	Durchblutung ↓ → bessere Versorgung anderer Gewebe
Viszera	$α_1$	Konstriktion	Durchblutung ↓ → bessere Versorgung anderer Gewebe
Venen	$α_1$	Konstriktion	venöser Rückstrom ↑ → Herzleistung ↑ (Frank-Starling)
Muskel	$β_2$	Glykogenolyse	Energieträger ↑ → Bereitstellung für Herz, Muskel und Hirn
Leber	$β_2$	Glykogenolyse	Energieträger ↑ für Hirn und Muskel
Fettgewebe	$β_1$	Lipolyse	Energieträger ↑
Niere	$β_1$	Renin-Freisetzung	Blutdruck ↑ → Herzleistung ↑ (Frank-Starling)

Es lassen sich die sog. **Eingeweidereflexe (viszero-viszerale Reflexe)** von den **gemischten Reflexen** unterscheiden. Gemischte Reflexe kommen durch Verbindungen zwischen vegetativen und somatischen Bahnen zustande. Dabei können somatische Afferenzen vegetative (viszerale) Efferenzen bewirken (kuti-viszerale Reflexe) oder umgekehrt vegetative Afferenzen somatische oder Hautaffektionen zur Folge haben (viszero-somatische bzw. viszero-kutane Reflexe).

Viszero-viszeraler Reflex

Ein Beispiel für einen viszero-viszeralen Reflex ist die reflektorische **Blutdruckregulation.** Dehnungsrezeptoren in den großen Blutgefäßen (Aorta und A. carotis) messen den arteriellen Blutdruck und geben ihre Information an vegetative Zentren im Hirnstamm weiter. Von dort werden über vegetative Efferenzen die Herzfrequenz und der Gefäßtonus v.a. der Blutdruck-regulierenden Arteriolen angepasst.

Kuti-viszeraler Reflex

Eine Reizung von Temperatur-, Druck-, und Schmerzrezeptoren der Haut führt über das Spinalganglion, die Hinterwurzel und mehrere Interneurone zur Innervation der im Nucleus intermediolateralis liegenden, vegetativen präganglionären Zellkerne im Thorakolumbal-, oder Sakralmark. Über den efferenten vegetativen Schenkel werden auf diese Weise die inneren Organe beeinflusst. So kommt es beispielsweise durch die Zuführung von Wärme auf die Bauchhaut zu einer reflektorischen Entspannung der glatten Eingeweidemuskulatur **(Wärmflaschenprinzip).**

Viszero-kutane Reflex

Umgekehrt können Reizungen innerer Organe, z. B. durch Entzündungen, sichtbare Hautrötungen nach sich ziehen.
Über den Spinalnerven und das Spinalganglion tritt die viszerale Afferenz ins Rückenmark ein und leitet die Information über ein Interneuron zum vegetativen präganglionären Neuron, das seinerseits in einem vegetativen Ganglion auf postganglionäre Fasern verschaltet wird. Diese wiederum sorgen in dem zum Spinalnerven zugehörigen Segment für eine Gefäßerweiterung, die als Hautrötung sichtbar wird.
Auch die gesteigerte Berührungsempfindlichkeit **(Hyperästhesie)** eines umschriebenen Hautareals bei Erkrankungen innerer Organe wird als viszero-kutaner Reflex aufgefasst. So kann eine Hyperästhesie im rechten Schulterbereich auf Erkrankungen der Gallenwege hinweisen. Man vermutet, dass viszerale Afferenzen (in diesem Fall aus der Gallenblase) zusammen mit nozizeptiven Afferenzen (aus dem Bereich der Schulter) auf dieselben Neurone des Tractus spinothalamicus konvergieren (☞ Kap. 16.6.3). Der auf die Hautoberfläche bezogene viszerale Schmerz wird als „**übertragener Schmerz"** bezeichnet (☞ Kap. 16.5.4). Die entsprechenden Hautareale heißen nach dem Erstbeschreiber **Head'sche Zonen**.
Spezielle viszerale Reflexe sind die Genitalreflexe (☞ Kap. 11.4.1) und die Entleerungsreflexe von Blase und Darm (☞ Kap. 14.3.2).

14.3.2 Vegetative Steuerung der Organfunktionen

In der Folge sollen die wichtigsten Steuerungsfunktionen des vegetativen Nervensystems in den einzelnen Organbereichen besprochen werden. Hierbei sei für die Darstellung der vegetativen Steuerung des Herzens und des Kreislaufsystems auf die Kapitel 3.5.2 und 4.2.3 verwiesen.

Bronchien

Die direkte Versorgung der Bronchien mit Fasern von Sympathikus oder Parasympathikus ist eher spärlich, vor allem in den peripheren Abschnitten. Dementsprechend spielen die **Katecholamine des NNM** eine größere Rolle bei der sympathischen Erregung der glatten Bronchialmuskulatur als die postganglionären Fasern.

> **Klinik!**
> **Katecholamine** wirken im Bronchialbaum über eine Aktivierung von β_2-Rezeptoren bronchodilatatorisch. Folglich werden sog. β_2-Sympathomimetika in der Behandlung des **Asthma bronchiale** eingesetzt. Sie wirken (fast) selektiv auf β_2-Rezeptoren der Bronchien. Die β_1-Rezeptoren des Herzmuskels, deren Aktivierung eine Tachykardie auslösen würde, werden durch therapeutische Dosen nur wenig erregt.
> Der **Parasympathikus** hat nur geringe bronchokonstriktorische Wirkung, die jedoch bei einem hyperreagiblen Bronchialsystem (z. B. bei Asthma bronchiale) von Bedeutung sein kann. Zusätzlich stimuliert der Parasympathikus die Sekretion der Bronchialdrüsen, deren im Übermaß sezernierter zäher Schleim ebenfalls für die Asthma-Erkrankung charakteristisch ist. Daher erklärt sich der Einsatz von Parasympatholytika wie Ipratropiumbromid als Aerosol bei Asthma bronchiale.

> **Merke!**
> β_2-Sympathomimetika wirken als Asthmamittel **bronchodilatatorisch.**

Verdauungstrakt

Der Verdauungstrakt wird von einem eigenen **Darmnervensystem** versorgt. Dieses besteht aus dem **Plexus myentericus** (Auerbach) zwischen der äußeren Längs- und der inneren Ringmuskulatur und dem **Plexus submucosus** (Meissner), der in der Submukosa liegt. Die beiden Plexus sind eine Ansammlung von Ganglien und Neuronen, welche die Darmwand in ihrer gesamten Länge durchziehen.

Der **Plexus myentericus** sorgt vor allem für die Aufrechterhaltung des globalen Darmtonus, für die rhythmischen Darmbewegungen und für die Peristaltik.

Der **Plexus submucosus** hingegen nimmt besonders viele sensorische Signale aus der Darmwand auf und kontrolliert die kontraktile Aktivität der in der Schleimhaut liegenden Muskelzellen (Lamina muscularis mucosae). Weiterhin gewährleistet er durch die Koordination von Durchblutung, Sekretion von Verdauungsenzymen und Absorption von Nahrungsbestandteilen eine regelrechte Verdauungsfunktion in den einzelnen Darmabschnitten (☞ Kap. 7.2.1).

Parasympathische Versorgung

Der kraniale Anteil des Parasympathikus versorgt den Verdauungstrakt hauptsächlich über den **Nervus vagus,** dessen Fasern vor allem zum Ösophagus, Magen, Pankreas und zum Kolon bis zum Cannon-Böhm-Punkt ziehen. Die vagale Versorgung des Dünndarms ist spärlich.

Die efferenten Neurone machen einen Anteil von etwa 20 % der Vagusfasern aus. 80 % sind Afferenzen aus dem Verdauungstrakt, die hauptsächlich Informationen an die vegetativen Zentren in der Medulla liefern und an vagalen Reflexen beteiligt sind, die wiederum einen Teil der gastrointestinalen Funktionen kontrollieren.

Sakrale parasympathische Fasern ziehen im **Nervus pelvicus** zum distalen Kolonende, zu Sigmoid, Rektum und Anus. Sie steuern maßgeblich den **Defäkationsreflex** (☞ unten).

Die präganglionären parasympathischen Neurone ziehen in die Meißner- und Auerbach-Plexus und werden dort auf postganglionäre Neurone umgeschaltet. Sie stimulieren die Verdauungsvorgänge, indem sie die Peristaltik verstärken, die Sphinkteren öffnen, die Sekretion der Verdauungsenzyme fördern sowie die Durchblutung der Darmwand und damit die Absorption erhöhen.

Sympathische Versorgung

Sympathische Fasern aus den Segmenten Th5–L2 ziehen zu den verschiedenen prävertebralen Ganglien (G. coeliacum, G. mesentericum superius et inferius) und von dort als postganglionäre Fasern den Blutgefäßen folgend in die vegetativen Plexus der Darmwand. Eine Aktivierung der sympathischen Fasern hemmt die Verdauungsfunktionen:
- Die Peristaltik wird verlangsamt, im Extremfall sogar ganz blockiert.
- Die Durchblutung der Arterien, vor allem aber der Venen, wird vermindert, was in Schocksituationen dem Organismus einige hundert Milliliter Blut zusätzlich zur Verfügung stellen kann.
- Die Sphinkteren werden geschlossen.

Sowohl die sympathische als auch die parasympathische Innervation des Darms wirkt über eine Beeinflussung des aus Plexus myentericus und Plexus submucosus bestehenden Darmnervensystems. Hinsichtlich der Grundsteuerung der Darmmotorik sind die beiden Darmplexus jedoch auf die vegetative Innervation nicht angewiesen, sondern arbeiten weitgehend autonom (☞ Kap. 7.2.5).

Defäkationsreflexe

Man unterscheidet einen intrinsischen von einem parasympathischen Defäkationsreflex:
- Beim **intrinsischen Defäkationsreflex** werden Dehnungsrezeptoren in der Darmwand aktiviert und senden ihre Impulse zum Plexus myentericus, der schwache peristaltische Wellen vom Kolon in Richtung Anus in Gang setzt. Inhibitorische Neurone lassen den internen Sphinkter erschlaffen. Der externe Sphinkter unterliegt dann wieder der willkürlichen Kontrolle. Seine Öffnung führt letztlich zur Defäkation.
- Beim **parasympathischen Defäkationsreflex** werden die von den Dehnungsrezeptoren der Darmwand ausgehenden afferenten Impulse ins anospinale Zentrum des Sakralmarks weitergeleitet. Efferente parasympathische Neurone verlassen im Nervus pelvicus das Rückenmark und innervieren den myenterischen Plexus in Kolon, Sigmoid, Rektum und Anus, was zu starken peristaltischen Kontraktionen in diesen Darmbereichen führt. Der weitere Ablauf ist dann wie beim intrinsischen Defäkationsreflex.

Pathopysiologie

Bei **Rückenmarksdurchtrennung** oberhalb des Sakralmarkes bleibt der parasympathische Defäkationsreflex für mehrere Wochen bis Monate erloschen, um danach dauerhaft wiederzukehren. Die willkürliche Kontrolle des externen Sphinkters (quergestreifte Muskulatur) geht allerdings verloren. Eine Zerstörung des Sakralmarkes führt jedoch zum bleibenden Verschwinden des parasympathischen Defäkationsreflexes. Lediglich der schwächere intrinsische Defäkationsreflex bleibt erhalten.

Weitere Reflexe

Außer dem Defäkationsreflex gibt es noch eine Reihe weiterer Reflexe, die inhibitorisch auf die Darmmotorik wirken und im Extremfall einen Ileus herbeiführen können. Gemeinsam ist diesen Reflexen, dass eine **Reizung innerer Organe** eine Hemmung der Peristaltik bewirkt. Man unterscheidet
- den peritoneo-intestinalen Reflex (Affektion des Peritoneums, z. B. nach Bauchoperation)
- den reno-intestinalen Reflex (Affektion der Niere, z. B. durch Nierensteine)
- den vesiko-intestinalen Reflex (Affektion der Harnblase, z. B. im Rahmen einer Entzündung).

14 Vegetatives Nervensystem

Ein aktivierender Darmreflex ist der gastro-kolische Reflex, der auf eine Magenfüllung reflektorisch mit einer verstärkten Kolon-Peristaltik reagiert.

> **Klinik!**
>
> Das **Reizdarmsyndrom** ist eine funktionelle Störung des Magen-Darm-Trakts ohne diagnostizierbares morphologisches oder biochemisches Korrelat. Häufig sind die vegetativen Reflexe gestört. Außerdem kommt es zu einer gesteigerten und als sehr unangenehm empfundenen Wahrnehmung von Verdauungsvorgängen, die normalerweise nicht zum Bewusstsein gelangen. Da die Patienten keine greifbare Pathologie aufweisen, werden sie häufig von einem Arzt zum anderen Arzt geschickt. Entscheidend ist, eine fassbare, zugrunde liegende Krankheit auszuschließen (Ausschlussdiagnostik). Erster Schritt der Therapie ist es, den Patienten umgehend über die harmlose Art des Krankheitsbildes aufzuklären, dabei aber seine individuellen Beschwerden unbedingt ernst zu nehmen. Neben Entspannungsübungen kommen auch Pharmaka zum Einsatz, die die Peristaltik regulieren können. Das Reizdarmsyndrom ist nicht selten, 10–20 % der westlichen Bevölkerung weisen entsprechende Symptome auf!

Miktion

Die Entleerung der Harnblase ist ein durch den spinalen Miktionsreflex über den **Parasympathikus** gesteuerter Vorgang, der jedoch sowohl hemmenden als auch erregenden Impulsen übergeordneter Zentren in Hirnstamm und Kortex unterliegt.

Miktionsreflex

Dehnungsrezeptoren in der Harnblasenwand werden durch die allmähliche Füllung der Blase aktiviert und senden ihre Afferenzen ins Sakralmark (S2–S3) und in supraspinale Zentren. Nach polysynaptischer Umschaltung ziehen die im Nervus pelvicus austretenden parasympathischen Efferenzen zurück zum Blasenkörper (M. detrusor vesicae) und zum Blasenhals, wo speziell angeordnete Muskeln den internen Blasensphinkter bilden (M. sphincter vesicae internus). Je nach Füllungsgrad der Blase nimmt die Frequenz der Blasenwandkontraktionen zu, der interne Sphinkter erschlafft.

Bei ausreichender Blasenfüllung führt dann die willkürliche Erschlaffung des vom N. pudendus innervierten, quergestreiften M. sphincter vesicae externus zur Miktion.

Der **Parasympathikus** ist also für die Kontraktion des M. detrusor vesicae und die Erschlaffung des internen Sphinkters zuständig. Der **Sympathikus** spielt bei der Kontrolle der Blasenfunktion eher eine untergeordnete Rolle. Seine Wirkung ist der des Parasympathikus entgegengesetzt, eine sympathische Stimulation bewirkt eine Erschlaffung des Blasenmuskels und eine Kontraktion des inneren Sphinkters.

Pathophysiologie

Bei der Durchtrennung des Rückenmarks oberhalb des Sakralmarks kommt es nach dem anfänglichen spinalen Schock, der Wochen oder Monate dauern kann, zur Wiederherstellung des Blasenentleerungsreflexes. Dabei ist die Modulation durch supraspinale Zentren (willkürliche Kontraktion oder Erschlaffung des M. sphincter externus) jedoch dauerhaft unmöglich geworden.

> **Merke!**
>
> Defäkations- und Miktionsreflex werden über das Sakralmark vom **Parasympathikus** gesteuert.

14.3.3 Pathophysiologie: Vegetative Folgen der Querschnittslähmung

Eine vollständige Durchtrennung des Rückenmarkes (Querschnittslähmung, Spinalisation) führt neben sofortigen, bleibenden, motorischen und sensorischen Ausfällen kaudal der Störung in den ersten vier bis sechs Wochen zu einer völligen **Areflexie**, die auch die vegetativen Reflexe betrifft. Außer dem Wiederauftreten motorischer Reflexe (v.a. Flexorreflexe erst der Zehen und Sprunggelenke, dann auch der Knie und Hüftgelenke) kommt es bei einigen vegetativen Reflexen ebenfalls zu einer Erholung, die therapeutisch von großer Bedeutung für den querschnittsgelähmten Patienten sein kann.

Ein Beispiel für einen wiedergekehrten kuti-visceralen Reflex ist eine nach anfänglichem komplettem Ausfall zunächst überschießend starke Schweißreaktion bei Hautreizung, z. B. durch Bettwäsche.

Auch die sog. **Reflexblase** ist ein Beispiel für einen wiederkehrenden viszero-viszeralen Reflex. Nachdem in den ersten sechs Wochen nach der Querschnittslähmung das Bild einer atonischen schlaffen Blase vorherrscht, erholt sich im Anschluss die reflektorische Kontraktion des M. detrusor vesicae als Reaktion auf eine entsprechende Füllung der Harnblase. Dieser viszero-viszerale Reflex lässt sich durch entsprechende Konditionierung in einen kuti-viszeralen Reflex umwandeln, wobei ein Beklopfen der Bauchhaut im entsprechenden Hautsegment eine Kontraktion des Detrusormuskels auslöst und auf diese Weise, trotz fehlender zentraler Steuerung, eine kontrollierte Harnblasenentleerung möglich wird.

15 Motorik

A. Hick, J. Hartmann

15.1	Spinale Motorik	292	15.3	Basalganglien	301
15.1.1	Muskelspindeln	292	15.3.1	Funktionsschleifen	303
	Feinbau	292	15.3.2	Transmittersysteme der Basalganglien	303
	Afferente und efferente Innervation	292	15.3.3	Pathophysiologie	304
	Muskelspindeln als Dehnungssensoren	292		Morbus Parkinson	304
15.1.2	Andere Sensoren	293		Chorea	305
	Sehnenorgane	293		Athetose	305
	Gelenksensoren	294		Ballistisches Syndrom	305
	Hautsensoren	294	15.4	Kleinhirn	305
15.1.3	Motoneurone	294	15.4.1	Funktionelle Anatomie	305
	Motorische Einheit	295		Funktionelle Abschnitte des Kleinhirns	305
15.1.4	Reflexe	295		Aufbau der Kleinhirnrinde	306
	Monosynaptische Reflexe	295		Kletterfasern und Moosfasern	307
	Disynaptische Antagonisten-Hemmung	296		Synaptische Verschaltungen in der Kleinhirnrinde	307
	Reflexe der Sehnenorgan-Afferenz (Ib-Afferenz)	297	15.4.2	Aufgaben des Kleinhirns	308
	γ-Spindelschleife	297	15.4.3	Pathophysiologie	308
	α-γ-Coaktivierung	297	15.5	Motorischer Kortex	309
	Polysynaptische Reflexe	297	15.5.1	Areale des Motorkortex	309
	Reflexhemmung	298	15.5.2	Somatotopische Organisation	310
	Intersegmentale Reflexe	298	15.5.3	Multiple Repräsentation	310
15.1.5	Pathophysiologie: Querschnittslähmung	299	15.5.4	Efferente Verbindungen	310
15.2	Hirnstamm-Motorik	299		Tractus corticospinalis	311
15.2.1	Funktionelle Anatomie	299		Kortikale Efferenzen zum Hirnstamm	311
15.2.2	Motorische Funktionen des Hirnstamms	300	15.5.5	Pathophysiologie: Halbseitenlähmung	311
	Statische Reflexe	300			
	Statokinetische Reflexe	300			
	Nahrungsaufnahmereflexe	300			
	Schutzreflexe	301			
15.2.3	Pathophysiologie	301			

> **Lernziel!**
> - Steuerung der Motorik auf spinaler Ebene
> - zentrale Anteile der Motorik
> - Einflüsse von Hirnstamm, Basalganglien und Kleinhirn.

Die motorischen Systeme des Menschen sind hierarchisch organisiert. Die spinale Motorik (☞ Kap. 15.1) stellt dem Organismus einen Vorrat an Reflexmechanismen zur Verfügung. Die Hirnstamm-Motorik (☞ Kap. 15.2) ermöglicht überwiegend elementare Haltungsfunktionen der Stützmotorik. An Zielbewegungen und dem Entwurf von Bewegungsprogrammen sind die höheren motorischen Zentren beteiligt: Basalganglien (☞ Kap. 15.3), Kleinhirn (☞ Kap. 15.4) und motorischer Kortex (☞ Kap. 15.5).

15 Motorik

15.1 Spinale Motorik

Grundlage der spinalen Motorik ist der **Reflex**. Als „Sinnesorgane" im afferenten Schenkel des Reflexbogens dienen **Muskelspindeln** und **Sehnenorgane**. Den ausführenden, efferenten Anteil des Reflexbogens bilden als „letzte gemeinsame Endstrecke" (Sherrington) die **α-Motoneurone** in den Vorderhörnern des Rückenmarks.

15.1.1 Muskelspindeln

Feinbau

Muskelspindeln bestehen aus spezialisierten Muskelzellen, den intrafusalen Fasern (lat. fusus = Spindel), die in eine Bindegewebskapsel eingeschlossen sind und mit unterschiedlicher Häufigkeit in jedem Muskel vorkommen. Sie sind an beiden Enden über Bindegewebsfasern mit der umgebenden Arbeitsmuskulatur verbunden.

Morphologie

Morphologisch lassen sich in den Muskelspindeln die kurzen, dünnen **Kernkettenfasern** (kettenförmige Anordnung der Zellkerne) von den langen, dickeren **Kernsackfasern** (sackförmige Anordnung der Zellkerne) unterscheiden (☞ Abb. 15.1).
Die Dichte der Muskelspindeln ist in kleinen Muskeln, so z. B. in den Augenmuskeln, die Präzisionsbewegungen ausführen müssen, besonders groß. In großen, rumpfnahen Muskeln, die gröbere Bewegungsaufgaben zu erfüllen haben, ist sie dagegen niedriger.

Afferente und efferente Innervation

Jede Muskelspindel wird von **dicken, markhaltigen Ia-Fasern** sensibel versorgt. Die Aufzweigungen der Fasern sind in ringförmig-spiraliger Weise mit der Kernregion von Kernsackfasern verbunden (**anulospiralige Endigung**). Neben dieser primären sensiblen Endigung findet sich in vielen Muskelspindeln eine zusätzliche sekundäre sensible Innervation durch dünnere **Fasern der Gruppe II**. Diese enden in Form von blütendoldenartigen Aufzweigungen (**Flower-spray-Endigungen**) fast ausschließlich an Kernkettenfasern. Diese afferenten Fasern der Gruppe II haben eine niedrigere Leitungsgeschwindigkeit als die dicken, markhaltigen Ia-Fasern.
Die efferente Innervation der Muskelspindeln besteht aus **Aγ-Fasern,** deren zugehörige Motoneurone im Vorderhorn als γ-Motoneurone bezeichnet werden. Diese γ-Fasern enden an den peripheren Abschnitten der intrafusalen Fasern, und zwar in Form von γ-**Endplatten** an den Kernsackfasern und als γ-**Endnetze** an Kernkettenfasern.
Einen Überblick über die verschiedenen Fasertypen gibt Tabelle 16.2.

> **Merke!**
> **Muskelspindelinnervation:**
> **Afferenzen:**
> – schnelle Ia-Fasern
> – langsamere Gruppe-II-Fasern
> **Efferenzen:**
> – Aγ-Fasern (γ-Motoneurone).

Muskelspindeln als Dehnungssensoren

Die Muskelspindeln arbeiten als **Dehnungssensoren** des Muskels und sind parallel zur Arbeitsmuskulatur angeordnet. Bei normaler Ruhelänge des Muskels fließen in mittlerer Dichte afferente Impulse über die Ia-Fasern von den Muskelspindeln zum Rückenmark. Bei Dehnung des Muskels nimmt die Entladungsfrequenz der Ia-Fasern zu, bei isotonischer Kontraktion des Muskels nimmt die Entladungsfrequenz entsprechend ab.
Die Muskelspindeln messen also überwiegend die **Länge** des Muskels. Bei isometrischer Kontraktion bleibt die Entladungsrate gleich oder nimmt etwas ab, da bei jeder isometrischen Kontraktion zwar die Gesamtlänge des Muskels konstant bleibt, im Einzelnen jedoch eine gewisse Verkürzung der kontraktilen und eine Dehnung der elastischen Elemente erfolgt.

Klasse-Ia-Fasern

Genauere Analysen zeigen, dass Muskelspindeln über die primären Ia-Fasern nicht nur die Länge, d. h. die Dehnung des Muskels, messen, sondern auch die

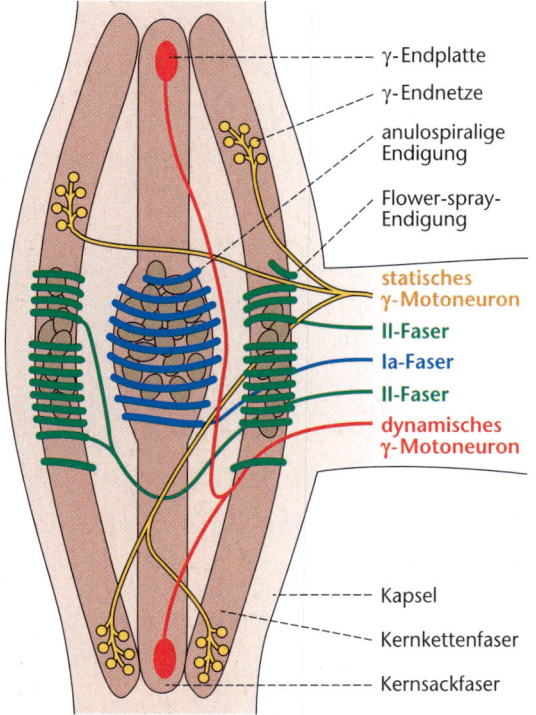

Abb. 15.1 Aufbau und Innervation einer Muskelspindel.

Dehnungsgeschwindigkeit. So wird während eines Dehnungsreizes zunächst eine starke Zunahme der Entladungsaktivität beobachtet (dynamische Komponente). Wird die Dehnung des Muskels beendet, geht die Entladungsrate zurück. Jetzt ist sie in einem mittleren Dehnungsbereich nur noch proportional zur Muskellänge (statische Komponente). In der Regeltechnik bezeichnet man solche Sensoren mit statischer und dynamischer Empfindlichkeit als **Proportional-Differential-Fühler** (PD-Sensoren, ☞ Kap. 12.5.1).

Klasse-II-Fasern

Auch die doldenblütenartig endenden sekundären sensiblen Fasern der Klasse II sind Dehnungssensoren. Sie haben jedoch eine höhere Reizschwelle und eine geringere dynamische Empfindlichkeit als die Klasse-I-Fasern.

Die Entladungsrate der afferenten Fasern von Muskelspindeln kann nicht nur durch den Kontraktionszustand der extrafusalen Muskulatur, sondern auch durch die Kontraktion der intrafusalen Muskelfasern in den Muskelspindeln selbst modifiziert werden. Eine Aktivierung der in der Peripherie dieser intrafusalen Fasern endigenden γ-Motoneurone führt zu einer Dehnung ihrer zentralen Anteile und damit zu einer Erregung der dort ansetzenden sensiblen Endigungen (Klasse-Ia- und Klasse-II-Fasern). Durch diese efferente Innervation der Muskelspindeln kann die intrafusale Vorspannung und damit die Empfindlichkeit des Dehnungssensors reguliert werden.

Fusimotorische γ-Fasern

Bei den fusimotorischen γ-Fasern lassen sich **dynamische Fasern** von **statischen Fasern** unterscheiden (☞ Abb. 15.1).
* Eine Aktivierung der dynamischen fusimotorischen Fasern erhöht die Empfindlichkeit der Muskelspindel für Änderungen der Dehnungsgeschwindigkeit.
* Eine höhere Impulsrate in statischen fusimotorischen Fasern bewirkt eine vermehrte Entladungsrate der Muskelspindel bei gegebener, konstanter Dehnung.

> **Merke!**
> Muskelspindeln messen **Muskellänge** (= Muskeldehnung) und **Dehnungsgeschwindigkeit** (PD-Sensoren)

15.1.2 Andere Sensoren

Sehnenorgane

Sehnenorgane sind neben den Muskelspindeln das zweite „Sinnesorgan", das Informationen über den Dehnungszustand der Muskulatur an das Rückenmark weiterleitet.

Sehnenorgane bestehen aus ungefähr zehn extrafusalen Muskelfasern, die nahe dem muskulären Ursprung der Sehne in einer Bindegewebskapsel zusammengefasst sind und durch **afferente Fasern der Klas-**

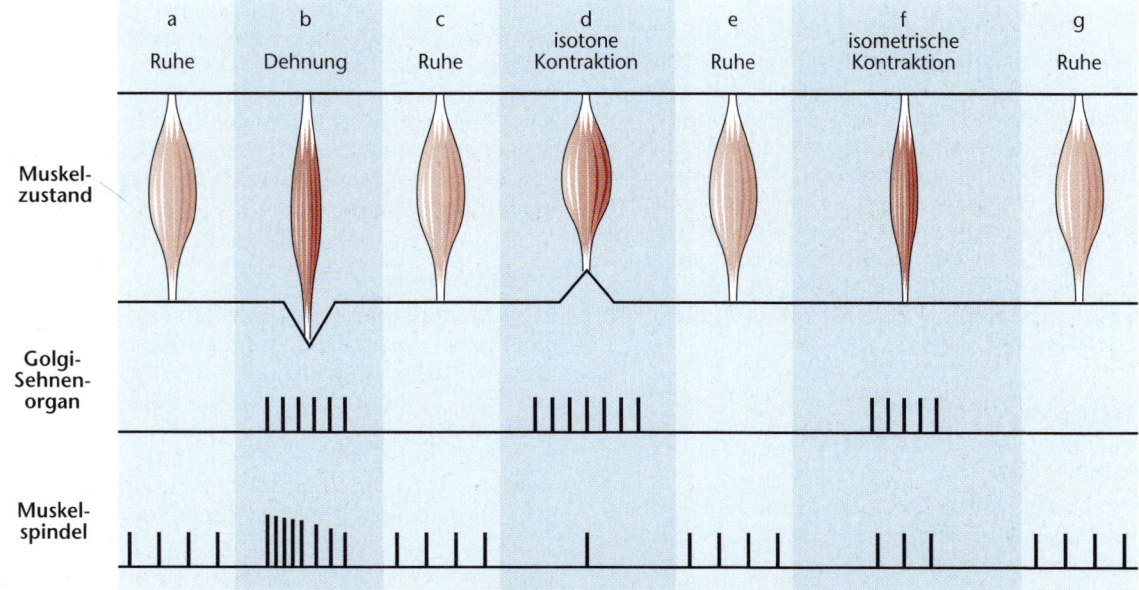

Abb. 15.2 Impulsverhalten der afferenten Ia-Fasern von Muskelspindeln und Golgi-Sehnenorganen. **a:** Skelettmuskel in Ruhe. **b:** passive Dehnung führt zu einer Steigerung der Impulsfrequenz aus den Ia-Fasern der Muskelspindeln und der Golgi-Sehnenorgane. **c:** Entdehnung führt zu einem entsprechenden Rückgang der Impulsfrequenz. **d:** Bei isotonischer Kontraktion nimmt die Impulsrate der Muskelspindeln ab (vorausgesetzt es findet keine γ-Coaktivierung statt), die der Golgi-Sehnenorgane nimmt zu. **e:** Ruhe. **f:** Bei isometrischer Kontraktion steigt die Impulsrate der Sehnenorgane, die der Muskelspindeln bleibt nahezu konstant. **g:** Ruhe.

se Ib innerviert werden. Die Sehnenorgane sind nicht wie die Muskelspindeln parallel zur Arbeitsmuskulatur, sondern **in Serie** zu ihr angeordnet.

Verharrt der Muskel in seiner Ruhelänge, bleiben die Sehnenorgane stumm. Bei Dehnung dagegen entladen sich die Sehnenorgane. Bei isotonischer Kontraktion des Muskels wird die Sehne während der Kontraktion stärker gedehnt, so dass die Entladungsrate der Sehnenorgane zunimmt. Auch nach Erreichen des Kontraktionszustandes bleibt die Sehne jedoch gedehnt, d. h. die Sehnenorgane entladen weiter. Ebenso steigt bei isometrischer Kontraktion die Entladungsrate an (☞ Abb. 15.2). Die Sehnenorgane sind also **Dehnungssensoren,** die vorwiegend die Spannung des Muskels registrieren. Hierbei ist ihre Empfindlichkeit überwiegend statischer Natur, sie arbeiten als **Proportionalfühler** (P-Sensoren).

Zur Aktivierung der Sehnenorgane genügt bereits die Kontraktion weniger motorischer Einheiten.

Gelenksensoren

Die Gelenksensoren ähneln histologisch den Sehnensensoren. Sie entladen proportional zur Stellung eines Gelenks und zur Geschwindigkeit der Gelenkbewegungen **(PD-Sensoren).** Charakteristisch ist eine geringe Adaptation bei gleich bleibenden Gelenkstellungen. An jedem Gelenk gibt es unterschiedliche Sensorpopulationen, die jeweils bei bestimmten Gelenkbewegungen (z. B. Außenrotation, Innenrotation) entladen. Die zentrale Verarbeitung dieser afferenten Impulse über die Gelenkstellungen vollzieht sich überwiegend in Neuronen des Thalamus.

Hautsensoren

Auch die verschiedenen Mechano- und Nozizeptoren der Haut sowie die freien Nervenendigungen der Muskulatur sind in die spinalen sensomotorischen Reflexbögen integriert. Sie sind über polysynaptische Reflexwege mit den motorischen Vorderhornzellen verbunden. Wegen der engen Verbindung mit dem polysynaptischen Flexor-Reflex werden die Afferenzen aus Hautsensoren, Gelenksensoren und freien Nervenendigungen, die über **Klasse-III- und -IV-Fasern** vermittelt werden, auch als **Flexor-Reflex-Afferenzen (FRA)** bezeichnet.

15.1.3 Motoneurone

α-Motoneurone

Die Innervation der extrafusalen Muskulatur, d. h. der Arbeitsmuskulatur des Skelettmuskels, ist die Aufgabe der α-Motoneurone in den Vorderhornzellen des Rückenmarks. Auf diese α-Motoneurone konvergieren eine Fülle von Impulsen. Hierbei handelt es sich nicht nur um die Afferenzen von Haut-, Muskel- und Gelenksensoren, sondern auch um zentrale steuernde Einflüsse kortikospinaler Bahnen. Zusätzlich bestehen enge polysynaptische Verbindungen der verschiedenen Neurone auf Rückenmarksebene. Die Aktivität eines α-Motoneurons wird durch die Integration dieser verschiedenen Zuflüsse bestimmt. Das α-Motoneuron bildet dann die **gemeinsame motorische Endstrecke** (Sherrington), in der diese Afferenzen verarbeitet und in eine einzige Efferenz umgesetzt werden. Die efferenten Fasern der α-Motoneurone sind durch einen großen Durchmesser (15 µm) und eine hohe Leitungsgeschwindigkeit charakterisiert (Aα-Fasern).

Im Einzelnen lassen sich große, phasische α-Motoneurone von kleinen, tonischen α-Motoneuronen unterscheiden.

Große, phasische α-Motoneurone

Die dickeren Axone der großen, phasischen α-Motoneurone innervieren jeweils eine größere Zahl von Skelettmuskelfasern (große motorische Einheiten). Diese Fasern sind **weiße, ATPase-reiche Muskelfasern** mit hoher Verkürzungsgeschwindigkeit, aber schneller Ermüdbarkeit (☞ Kap. 13.1.5). Dementsprechend sind sie für tonische Haltearbeit schlecht, für **phasische Kontraktionen** aber gut geeignet, was die Bezeichnung der sie innervierenden Neurone als phasische Motoneurone erklärt. Diese Optimierung der Motoneurone auf die Auslösung rascher, kurzfristiger Muskelaktionen zeigt sich auch daran, dass die initiale Entladungsrate nach Aktivierung in der Folge rasch abfällt **(schnelle Adaptation).**

Kleine, tonische α-Motoneurone

Spiegelbildlich dazu ist das System der kleinen, tonischen α-Motoneurone strukturiert. Ihre dünneren Axone mit geringer Leitungsgeschwindigkeit versorgen **rote, ATPase-arme, wenig ermüdbare** und sich langsam kontrahierende Muskelfasern. Diese Muskeln übernehmen vorwiegend **tonische Haltearbeiten.** Dementsprechend führt auch eine anhaltende Erregung der tonischen α-Motoneurone nicht zu einem nennenswerten Rückgang ihrer Impulsaktivität **(fehlende Adaptation).**

γ-Motoneurone

Die γ-Motoneurone im Vorderhorn des Rückenmarks innervieren ausschließlich die **intrafusale Muskulatur der Muskelspindeln.** Die Leitungsgeschwindigkeit ihrer Axone vom Typ Aγ liegt bei 20 m/s. Es lassen sich dynamische γ-Motoneurone von statischen γ-Motoneuronen unterscheiden. Ihre jeweilige Aktivierung erhöht die Empfindlichkeit der Muskelspindeln für dynamische bzw. statische Reize.

> **Merke!**
> **γ-Motoneurone** innervieren die intrafusalen Muskelfasern.

Motorische Einheit

Eine motorische Einheit besteht aus einem motorischen Neuron und den von ihm innervierten Muskelfasern. Je nach der Anzahl dieser von einem Neuron versorgten Muskelfasern können motorische Einheiten von ganz unterschiedlicher Größe sein. So bilden im M. rectus oculi lateralis nur 13 Fasern eine motorische Einheit, während im Biceps brachii eine solche Einheit 750 Fasern umfasst. Je feiner die Bewegungen eines Muskels abgestimmt werden müssen, aus desto weniger Fasern bestehen seine motorischen Einheiten, d.h. desto mehr Motoneurone innervieren den betreffenden Muskel.

15.1.4 Reflexe

Ein Reflex ist die **stereotype Antwort** eines Organismus auf verschiedenste Reize. Im Folgenden soll zunächst der typische Aufbau eines einfachen Reflexbogens beschrieben werden, bevor auf zusammengesetzte polysynaptische Reflexe und ihre Bedeutung für die Stütz- und Zielmotorik eingegangen werden kann.

Aufbau eines Reflexbogens

Ein Reflexbogen umfasst:
- einen Sensor
- einen afferenten Schenkel
- ein oder mehrere zentrale Neurone
- einen efferenten Schenkel
- einen Effektor.

Den afferenten Schenkel bilden die afferenten Fasern der Sensoren (z.B. die Klasse-I-Neurone der Muskelspindeln). Den efferenten Schenkel bilden entweder die Axone der Motoneurone oder die postganglionären Fasern des autonomen Nervensystems. Als Effektoren bezeichnet man die verschiedenen Erfolgsorgane des Reflexes wie Muskulatur, Herz, Drüsen etc. Die **Reflexzeit**, die Zeit vom Beginn des Reizes bis zur Auslösung der Reflexaktion, ist überwiegend durch die **Leitungszeit** der beteiligten Strukturen bedingt.

Monosynaptische Reflexe

In der einfachsten Form enthält der Reflexbogen nur eine zentrale Synapse: monosynaptischer Reflex. Ein Beispiel für einen solchen Reflex ist der **Muskeldehnungsreflex**. Eine Aktivierung der Muskelspindelendigungen (durch Dehnung) führt – nach einer kurzen Latenzzeit – über eine direkte, monosynaptische Verbindung der afferenten Ia-Fasern mit einem Motoneuron dieses Muskels zur Kontraktion des Muskels.

> **Merke!**
> **Muskeldehnungsreflex:**
> Afferenzen über Ia-Fasern
> Efferenz über α-Motoneurone.

Zum Verständnis wichtig ist, dass auch bei dieser einfachsten Reflexform die Reflexantwort nicht in jedem Fall automatisch erfolgt, da das efferente α-Motoneuron neben der Afferenz aus dem Muskel auch eine Fülle weiterer Impulse von anderen neuronalen Systemen erhält, die seine Aktivität und seine Reflexantwort modifizieren können.

Muskeleigenreflex

Ein klinisch wichtiges Beispiel für einen solchen monosynaptischen Muskeldehnungsreflex ist der **Patellarsehnenreflex**. Obwohl die Auslösung dieses Reflexes durch einen Schlag auf die Patellarsehne geschieht, handelt es sich, wie bei allen anderen „Sehnenreflexen", um einen echten Muskelreflex. In der Klinik werden solche monosynaptischen Dehnungsreflexe, die durch Beklopfen einer Sehne ausgelöst werden, als **T-Reflexe** (tendo, lat. Sehne) bezeichnet. Da Sensor und Effektor im selben Organ liegen spricht man auch von **Muskeleigenreflexen**. Die klinische Bedeutung der Muskeleigenreflexe beruht darauf, dass die zentralen Neurone für jeden Reflex in genau abgrenzbaren Segmenten des Rückenmarks lokalisierbar sind. So finden sich die zentralen Neurone des Patellarsehnenreflexes in den Segmenten L2–L4 des Lumbalmarks. Weitere klinisch wichtige Muskeleigenreflexe sind:
- der **Achillessehnenreflex** (ASR, Segment L5–S2)
- der **Bizepssehnenreflex** (BSR, Segment C5–C6)
- der **Trizepssehnenreflex** (TSR, Segment C6–C7).

Reflexbahnung

Monosynaptische Dehnungsreflexe können durch willkürliche Innervation anderer Muskelgruppen verstärkt oder gebahnt werden. So kommt es während des sog. **Jendrassik-Handgriffs,** bei dem der Patient aufgefordert wird, seine vor der Brust ineinander gehakten Hände auseinander zu ziehen, zu einer bahnenden Mitinnervation der für den Patellarsehnenreflex verantwortlichen Motoneurone aus dem Lumbalmark.

Elektromyographie

Auch durch die direkte elektrische Reizung von in der Muskulatur verlaufenden afferenten Ia-Fasern aus den Muskelspindeln können Muskeleigenreflexe ausgelöst werden **(H-Reflexe)**. Dies macht man sich in der Klinik bei der Elektromyographie zunutze. Über einem den Muskel verlassenden Nerv werden perkutan niedrige Stromreize (20–35 V) appliziert, welche die Ia-Fasern depolarisieren und mit einiger Latenz entsprechend der Laufstrecke (20–30 ms) einen Reflex auslösen **(H-Antwort)**. Bei höheren Reizstärken (ab 35 V) werden in zunehmendem Maße auch direkt die Axone der α-Motoneurone erregt, eine unmittelbare Kontraktion der Muskulatur mit geringer Latenz (5–10 ms) ist die Folge **(M-Antwort,** ☞ Abb. 15.3a). Die dieser Kontraktion zuzuordnenden Ausschläge im Elektromyogramm werden als **M-Wellen** bezeich-

15 Motorik

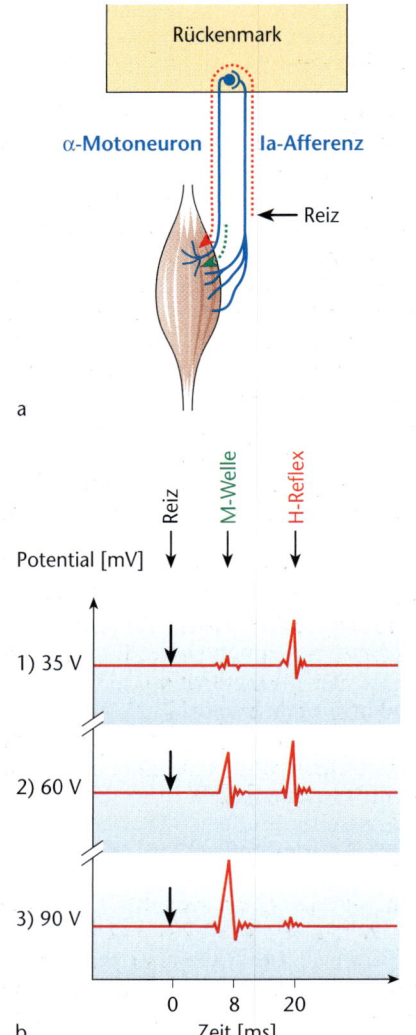

Abb. 15.3a: Verschaltungsschema von H-Reflex (rot) und M-Welle (grün). **b:** Elektromyographische Registrierung.

Klinik!

Gesteigerte Muskeleigenreflexe findet man bei kortikalen Schädigungen, die zu einer „Enthemmung" der spinalen Reflexschleife führen. So sind beim typischen **Schlaganfall** mit einer beinbetonten Hemiparese durch ischämische Schädigungen im Bereich des kontralateralen Gyrus praecentralis Patellarsehnenreflex und Achillessehnenreflex auf der gelähmten Seite stärker ausgeprägt als auf der gesunden Seite. Diagnostisch verwertbar sind nur **Seitendifferenzen,** da die Intensität der Reflexantwort individuell sehr unterschiedlich ausgeprägt ist.

Disynaptische Antagonisten-Hemmung

Eine Aktivierung der afferenten Ia-Fasern führt jedoch nicht allein zu einer Kontraktion der agonistischen Muskulatur. Die Impulse dieser afferenten Ia-Fasern bewirken vielmehr auch – über ein hemmendes Interneuron – eine Hemmung der antagonistischen Motoneurone des gleichen Segments. Diese **disynaptische, reziproke Hemmung** der antagonistischen Muskulatur wird wegen der Kürze der neuronalen Verschaltung auch als **direkte Hemmung** bezeichnet. Damit z. B. der Unterschenkel beim Beklopfen der Patellarsehne ausschlagen kann, ist also zum einen eine Aktivierung der streckenden Agonisten durch den monosynaptischen Muskeleigenreflex und zum anderen, über dieselben Ia-Afferenzen aus den Muskelspindeln, eine disynaptische Hemmung der beugenden Antagonisten, also ein Fremdreflex, erforderlich (☞ Abb. 15.4).

net. Mit steigender direkter M-Antwort nimmt die reflektorische H-Antwort immer mehr ab, bis sie schließlich ganz ausgelöscht wird (☞ Abb. 15.3b). Nach einer reflektorischen Muskelkontraktion wird im Elektromyogramm eine kurze Zeit (100–500 ms) der postreflektorischen Innervationsstille **(Silent period)** beobachtet. Dafür verantwortlich sind:
- eine Entdehnung der Muskelspindeln mit fehlender Aktivierung von afferenten Ia-Fasern
- eine Dehnung der Sehnenorgane mit Aktivierung afferenter Ib-Fasern (autogene Hemmung, ☞ unten)
- eine Hemmung der α-Motoneurone über die Renshaw-Zellen (☞ unten)
- hyperpolarisierende Nachpotentiale der Aktionspotentiale des Motoneurons.

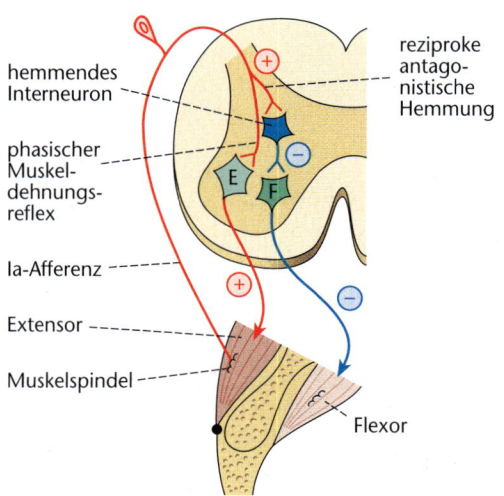

Abb. 15.4 Reflexbogen des monosynaptischen, über Ia-Afferenzen der Muskelspindeln vermittelten Dehnungsreflexes der Muskulatur. Monosynaptische Aktivierung der Agonisten (Extensoren), disynaptische, „direkte" Hemmung der Antagonisten (Flexoren). E = Extensorneuron, F = Flexorneuron.

Reflexe der Sehnenorgan-Afferenz (Ib-Afferenz)

Die Verschaltung der Ib-Afferenzen aus den Golgi-Sehnenorganen verläuft spiegelbildlich zu derjenigen der Ia-Afferenzen aus den Muskelspindeln: Ib-Afferenzen hemmen über di- oder trisynaptische Verbindungen die agonistischen Motoneurone: Selbsthemmung oder **autogene Hemmung** (☞ Abb. 15.5). Daneben haben sie, wenn auch nicht konstant, disynaptische und polysnaptische erregende Verbindungen zu den antagonistischen Motoneuronen.

Der Reflexbogen der Sehnenorgan-Afferenzen (Ib) hat die Aufgabe, die Spannung des Muskels zu begrenzen.

γ-Spindelschleife

Ein Dehnungsreflex der Muskulatur kann nicht bloß durch eine Dehnung der extrafusalen Arbeitsmuskulatur, sondern auch durch die Aktivierung der γ-Motoneurone mit Kontraktion der intrafusalen Muskelfasern ausgelöst werden. Durch diese Kontraktion der intrafusalen Muskelfasern wird der zentrale Anteil der Muskelspindel gedehnt, die afferenten Ia-Fasern also aktiviert. In der Folge kommt es zu einer monosynaptisch-reflektorischen Aktivierung der α-Motoneurone und einer Kontraktion der extrafusalen Muskulatur. Dieser Mechanismus, bei dem die Muskellänge der Muskelspindellänge folgt, wird auch als γ-Spindelschleife bezeichnet.

Neben der Aktivierung der agonistischen Muskulatur hemmt die γ-Spindelschleife über polysynaptische Reflexe die Antagonistenmuskulatur.

> **Merke!**
> **γ-Spindelschleife:** Kontraktion der intrafusalen Muskelfasern (γ-Motoneurone) führt zur Kontraktion der extrafusalen Muskulatur (α-Motoneurone).

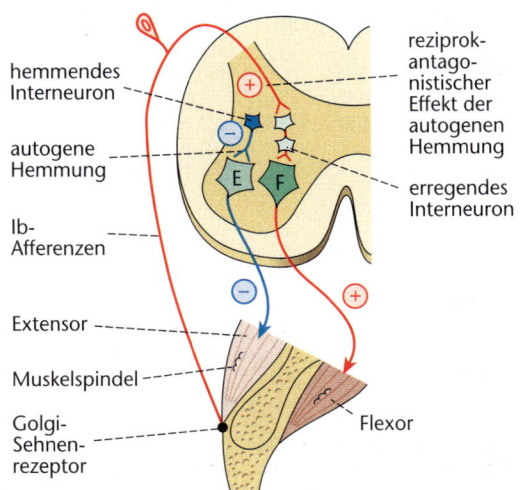

Abb. 15.5 Reflexe der Sehnenorgan-Afferenzen (Ib-Afferenzen). E = Extensorneuron, F = Flexorneuron.

α-γ-Coaktivierung

Prinzipiell kann die Muskellänge also auf zwei Arten verkürzt werden:
- **direkt** durch die Aktivierung der α-Motoneurone
- **indirekt** über eine Aktivierung der γ-Motoneurone. Diese bewirkt über eine Kontraktion der intrafusalen Muskulatur und eine Aktivierung von afferenten Ia-Fasern letztlich ebenfalls eine Aktivierung von α-Motoneuronen.

Physiologischerweise arbeiten beide Systeme eng zusammen, α- und γ-Motoneurone werden bei einer Muskelbewegung meist gleichzeitig innerviert (α-γ-Coaktivierung; α-γ-Kopplung). Hierbei verhindert die γ-Innervation ein Erschlaffen der Muskelspindeln während der durch die α-Motoneurone induzierten Kontraktion der extrafusalen Muskulatur. Dadurch bleiben der Regelbereich der Muskelspindeln und ihre Empfindlichkeit zur Feinabstimmung der Muskellänge erhalten.

Die Erregung dynamischer γ-Motoneurone erhöht die Empfindlichkeit für schnelle Längenänderungen (**differentielle Empfindlichkeit**), die Aktivierung statischer γ-Motoneurone steigert die Empfindlichkeit für die Muskellänge (**proportionale Empfindlicheit**). Die indirekte Aktivierung von α-Motoneuronen über die γ-Spindelschleife fördert außerdem den ablaufenden Kontraktionsvorgang im Sinne einer verstärkenden **Servounterstützung.**

Polysynaptische Reflexe

Abgesehen von den oben geschilderten monosynaptischen und disynaptischen Muskelreflexen laufen alle anderen Reflexe des Körpers über mehrere hintereinander geschaltete Neurone und sind also **polysynaptische Reflexe.** Sensor und Effektor des Reflexes liegen meist nicht im gleichen Organ, so dass es sich um **Fremdreflexe** handelt.

Polysynaptische Reflexe unterscheiden sich von den einfachen Muskeleigenreflexen auch durch die größere Bewegungsvielfalt. So liegen den basalen Bewegungsmustern der Fortbewegung, der Nahrungsaufnahme und des Schutzes vor schädlichen Umwelteinflüssen polysynaptische Reflexe zugrunde (Lokomotionsreflex, Nutritionsreflex, Schutzreflex).

Flexor- und gekreuzter Extensor-Schutzreflex

Eine schmerzhafte Reizung der Haut führt zu einem Wegziehen der betroffenen Extremität. Dieses Wegziehen wird über eine Beugung (Flexion) in den entsprechenden Gelenken (z. B. Sprung-, Knie- und Hüftgelenk) realisiert. Der entsprechende Reflex ist ein typischer polysynaptischer Schutzreflex und wird als **Flexorreflex** bezeichnet. Neben der Aktivierung der Flexoren kommt es über inhibitorische Interneurone zugleich zu einer Erschlaffung der Extensoren der betroffenen Extremität. Zusätzlich kreuzen dieselben Schmerzafferenzen auf Rückenmarksebene und bewirken dadurch eine Zunahme des Extensorentonus der kontralateralen Extremität (**gekreuz-**

15 Motorik

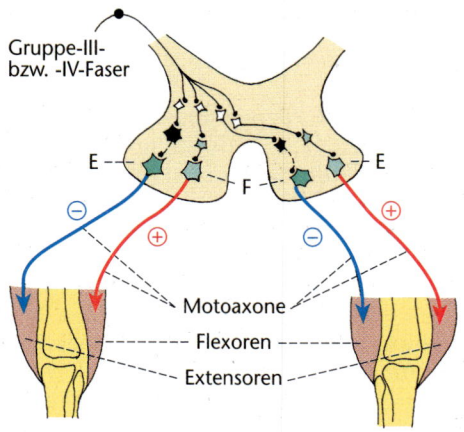

Abb. 15.6 Polysynaptischer Flexor- und gekreuzter Extensor-Schutzreflex. E = Extensorneuron, F = Flexorneuron.

ter **Extensorreflex**) und eine korrespondierende Abnahme des Flexorentonus der kontralateralen Seite (☞ Abb. 15.6).

Resultat dieser vier Reflexbögen ist ein Wegziehen der durch den Schmerzreiz betroffenen Extremität und eine zusätzliche reflektorische Stützung der kontralateralen Extremität.

Bauchhaut- und Kremasterreflex

Weitere Beispiele eines polysynaptischen Reflexes sind der Bauchhaut- und der Kremasterreflex. Beim Bestreichen der Bauchhaut mit einem spitzen Gegenstand kommt es zur Kontraktion der gleichseitigen Bauchmuskulatur. Die Sensoren sitzen in den Mechanozeptoren der Haut, der Effektor ist die Bauchmuskulatur: **Fremdreflex**. Ebenso ist dies beim Kremasterreflex: Das Bestreichen der Oberschenkelinnenseite führt hierbei zum Hochziehen des ipsilateralen Hodens.

Besonderheiten der polysynaptischen Reflexe

Im Gegensatz zum monosynaptischen Reflex, bei dem ein unterschwelliger Reiz keinen Reflex auslöst, können sich beim polysynaptischen Reflex unterschwellige Reize durch Integration und Speicherung in den zwischengeschalteten Interneuronen zu einem überschwelligen Reiz summieren (**Summation**).

Bei überschwelligen Reizen kann durch eine Steigerung der Intensität die Reflexzeit, also die Zeit zwischen Reizbeginn und Reflexantwort, verkürzt werden. Die Reflexzeit hängt beim polysynaptischen Reflex somit von der Reizstärke ab. Beim monosynaptischen Reflex dagegen ist die Reflexzeit bei auslösenden Reizen verschiedener Stärke immer identisch. Zusätzlich kann bei polysynaptischen Reflexen die Reflexantwort bei hohen Reizstärken auf bislang nicht beteiligte Muskelgruppen ausstrahlen, was als **Irradiation** bezeichnet wird.

Weitere charakteristische Phänomene bei polysynaptischen Reflexen sind:

- **Habituation:** Reizwiederholung am gleichen Ort und mit gleicher Intensität bewirkt ein Nachlassen der Reflexaktivität, bei gleich bleibender Erregbarkeit der Sensoren (!).
- **Dishabituation:** Wechsel des Reizortes, der Reizstärke oder ein reizfreies Intervall führen zum Wiederauftreten der Reflexantwort.
- **Sensitivierung:** Wiederholte schmerzhafte Reize senken die Reflexschwelle und verkürzen die Reflexzeit.
- **Konditionierung:** Lern- und Adaptationsvorgänge führen zu langfristigen Veränderungen der Reflexantwort.
- **Lokalzeichen:** Die Reflexantwort variiert in Abhängigkeit vom genauen Reizort.

Reflexhemmung

Die Reflexbahnen des Rückenmarks werden bereits auf Rückenmarksebene in ihrer Aktivität kontrolliert. So geben die Motoneurone Kollateralen an inhibitorische Interneurone ab, welche die Aktivität dieser Motoneurone hemmen. Diese hemmenden Interneurone werden als **Renshaw-Zellen** bezeichnet. Diese Hemmung ist eine typische **Feedback-** oder **Rückwärts-Hemmung,** bei der die gehemmten Zellen (Motoneurone) über Afferenzen zu den hemmenden Zellen (Renshaw-Zellen) ihre eigene Hemmung auslösen (☞ Abb. 15.7 und Kap. 12.4.2).

Neben den Renshaw-Zellen gibt es auch andere Typen von inhibitorischen Interneuronen, die beispielsweise im Bereich der präsynaptischen Endigung von Ia-Afferenzen an den α-Motoneuronen die Erregungsübertragung blockieren (**präsynaptische Hemmung**).

Auch die hemmenden Zellen können wiederum ihrerseits gehemmt werden. Eine solche „Hemmung der Hemmung", die letztlich eine gesteigerte neuronale Aktivität zur Folge hat, wird als **Disinhibition** bezeichnet.

Intersegmentale Reflexe

Das Reflexgeschehen im Rückenmark bleibt nicht auf den Bereich eines Segments beschränkt. Interneurone im Rückenmark senden auf- und absteigende Fa-

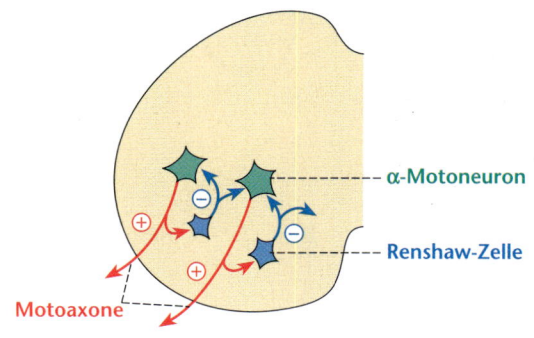

Abb. 15.7 Die Renshaw-Hemmung.

sern an benachbarte Rückenmarkssegmente. Diese **propriospinalen Bahnen** ziehen sich über das gesamte Rückenmark und stehen mit autonomen Neuronenverbänden des Rückenmarks in Verbindung, welche die **Rückenmarksautomatismen,** d. h. die selbstständigen motorischen Leistungen des Rückenmarks, koordinieren. Zu diesen Rückenmarksautomatismen gehört z. B. die **spinale Lokomotion,** d. h. die selbstständige Lauftätigkeit ohne Mitwirkung höherer Zentren. Auch der Schreitreflex des Neugeborenen (Schreitbewegung beim Berühren einer Unterlage mit den Füßen) ist eine solche spinale Lokomotion, die in den ersten Monaten mit zunehmender Reifung der supraspinalen Kontrolle wieder verloren geht, bevor nach etwa einem Jahr die endgültige supraspinal gesteuerte Fortbewegung einsetzt.

15.1.5 Pathophysiologie: Querschnittslähmung

Eine vollständige Durchtrennung des Rückenmarks wirkt sich **kaudal** des betroffenen Segments aus. Zu beobachten sind:
- Lähmung aller willkürlichen Muskelbewegungen
- Ausfall aller Empfindungen
- komplette Areflexie aller autonomen (☞ Kap. 14.3.1) und motorischen Reflexe **(spinaler Schock).**

Die ausgefallenen Reflexe erholen sich nach der Verletzung in einem typischen Vier-Stadien-Muster:
- komplette Areflexie (1. Monat)
- kleine reflektorische Bewegungen der Großzehe (2. Monat)
- Flexorreflexe, zuerst der Zehen (Babinski-Zeichen: Dorsalflexion der Großzehe, Fächerung der Zehen), dann von Knie- und Hüftgelenken (3. bis 6. Monat). Diese Flexorreflexe können von gekreuzten Extensorreflexen begleitet sein.
- Flexorreflexe und gesteigerte Extensorreflexe (Extensorspasmen). Hierdurch kann kurzfristiges, nicht unterstütztes Stehen (spinales Stehen) möglich werden (ab dem 6. Monat).

Die Ursache für den vier bis sechs Wochen anhaltenden spinalen Schock mit kompletter Areflexie ist noch unklar. Möglicherweise führt der Wegfall zentraler, hemmender Impulse auf hemmende spinale Interneurone (Wegfall der zentralen **Disinhibition**) zu einer starken Reflexunterdrückung auf spinaler Ebene.

> **Merke!**
> **Querschnittslähmung:**
> zuerst: komplette Areflexie kaudal der Läsion (spinaler Schock)
> dann: Flexorreflexe
> später: Flexor- und Extensorreflexe.

15.2 Hirnstamm-Motorik

Aufgaben des Hirnstamms

Aufgabe des Hirnstamms in der Motorik ist die Koordination der Muskelaktivität zur **Aufrechterhaltung der Stellung des Körpers im Raum.** Erst dadurch werden die durch höhere Zentren gesteuerten gezielten Bewegungen (Zielmotorik) möglich. Der Hirnstamm beeinflusst zum einen direkt die spinalen Reflexe, vor allem über die Erregung und Hemmung von α- und γ-Motoneuronen. Dies geschieht über absteigende (deszendierende) Bahnen, die ihren Ursprung in verschiedenen Kerngebieten des Hirnstamms haben (z. B. Nucleus ruber, Nucleus vestibularis lateralis, Formatio reticularis).

Zum anderen integriert der Hirnstamm aber auch Informationen aus höher gelegenen Hirnabschnitten (Kortex, Kleinhirn) und den Sinnesorganen, welche die Leistungen des Hirnstamms modifizieren und den aktuellen Erfordernissen des Organismus anpassen.

15.2.1 Funktionelle Anatomie

Der Hirnstamm im physiologischen Sinn umfasst **Medulla oblongata, Pons** und **Mesenzephalon** (Mittelhirn). Wichtige Kerngebiete des Hirnstamms, deren efferente Neurone die Motorik kontrollieren, sind der **Nucleus ruber,** die **Vestibulariskerne** (besonders der laterale Deiters-Kern) sowie pontine und medulläre Anteile der **Formatio reticularis.**
- Die **Hauptafferenzen** erhalten die Kerngebiete des Hirnstammes vom Gleichgewichtsorgan, von den Propriozeptoren des Halses, vom Kleinhirn und vom Motorkortex.
- Die **Hauptefferenzen** sind der Tractus rubrospinalis, der Tractus vestibulospinalis und der Tractus reticulospinalis.

Tractus rubrospinalis

Vom Nucleus ruber, der im Mesenzephalon in Höhe der Vierhügelplatte liegt, zieht der Tractus rubrospinalis nach kaudal in Richtung Rückenmark.
Unmittelbar nach Verlassen des Nucleus ruber kreuzt er zur Gegenseite, verläuft im Rückenmark ventral und endet in der grauen Substanz dorsal der motorischen Kerngebiete.
Sein Einfluss ist erregend auf α- und γ-Flexormotoneurone und hemmend auf die entsprechenden Extensorneurone.

Tractus vestibulospinalis

Der Tractus vestibulospinalis, der seinen Ursprung im Deiters-Kern (Nucleus vestibularis lateralis) hat, verläuft ungekreuzt abwärts zum Rückenmark und endet an den medialen Anteilen des Vorderhorns. Er wirkt entgegengesetzt zum Tractus rubrospinalis erregend auf die α- und γ-Extensormotoneurone und hemmend auf die Flexorneurone.

Tractus reticulospinales

Aus der Formatio reticularis ziehen zwei Bahnen abwärts:
- Der **Tractus reticulospinalis medialis** verläuft ungekreuzt zum Rückenmark. Er enthält Fasern aus dem pontinen Gebiet der Formatio reticularis. Sie wirken erregend auf α- und γ-Extensoren und hemmend auf die Flexoren.
- Der **Tractus reticulospinalis lateralis** führt sowohl gekreuzte als auch ungekreuzte Fasern aus dem medullären Anteil der Formatio reticularis. Seine Fasern erregen α- und γ-Flexormotoneurone und hemmen die Extensoren.

15.2.2 Motorische Funktionen des Hirnstamms

Reflexe dienen einer optimalen und schnellen Anpassung des Organismus an veränderte Umwelt- und Lagebedingungen. Die motorischen Zentren des Hirnstamms koordinieren eine Vielzahl von Reflexen, zu denen die statischen und die statokinetischen Reflexe, wie auch die Reflexe zur Nahrungsaufnahme und die Schutzreflexe gehören. Die Hirnstammreflexe bewirken dabei ein reibungsloses Zusammenspiel mehrerer Körperfunktionen, das zumeist unbewusst abläuft und in vielen Fällen bewusst nicht so zuverlässig zu leisten wäre.

Statische Reflexe

Unter dem Begriff der statischen Reflexe fasst man die **Haltereflexe** und die **Stellreflexe** zusammen, deren Aufgabe es ist, die Körperhaltung und das Gleichgewicht im Liegen, Stehen und Sitzen aufrechtzuerhalten.

Haltereflexe

Propriozeptoren des Halses und Sensoren des Gleichgewichtsorgans melden den motorischen Zentren des Hirnstamms jede veränderte Haltung des Kopfes:
- im Verhältnis zum Körper: **tonische Halsreflexe**
- im Verhältnis zum umgebenden Raum: **tonische Labyrinthreflexe.**

Diese tonischen Hals- und Labyrinthreflexe dienen dem Erhalt von Gleichgewicht und Körperhaltung bei Lageänderungen des Kopfes im Verhältnis zum Körper oder zum Raum. Daneben korrigieren sie auch die Tonusverteilung der Körpermuskulatur. Lageänderungen des Kopfes im Verhältnis zum Körper oder im Verhältnis zum umgebenden Raum führen zu Tonusänderungen der Extremitätenmuskulatur: Jede neu eingenommene Position muss durch einen ausreichenden Tonus der neu belasteten Muskeln stabilisiert werden. Muskeln, die nach der Lageänderung weniger belastet sind, können im Tonus nachlassen. Diese Anpassung übernehmen die Haltereflexe über die vom Hirnstamm deszendierenden erregenden oder hemmenden Impulse auf Flexoren- und Extensorenmuskulatur.

Stellreflexe

Reflexe, die für das Aufrichten in die normale Körperstellung aus verschiedenen Lagen heraus erforderlich sind, nennt man Stellreflexe. Der Körper richtet sich hierbei immer in einer festgelegten Reihenfolge auf:
- Der Kopf wird in Normalstellung gebracht: **Labyrinth-Stellreflex**
- Der Rumpf folgt dem Kopf in die Normalstellung: **Hals-Stellreflex**.

Zusammenfassend dienen die Halte- und Stellreflexe dem Einnehmen der Grundstellung und dem Aufrechterhalten einer bestimmten Haltung durch Aktivierung der entsprechenden Muskeln und Anpassung des Muskeltonus.

Statokinetische Reflexe

Statokinetische Reflexe sind Reflexe, die durch **Bewegungen** ausgelöst werden oder selbst Bewegungen darstellen. Bei der Auslösung der statokinetischen Reflexe spielt das Vestibularsystem eine wesentliche Rolle.

Beispiel eines statokinetischen Reflexes sind die **reflektorischen Kopf- und Augenbewegungen** bei Drehung des Körpers. Dabei drehen sich Kopf und Augen kompensatorisch im Gegensinn zur Drehbewegung des Körpers. Dieser Reflex dient der möglichst konstanten Aufrechterhaltung der optischen Sinneseindrücke.

Auch die sog. **Liftreaktion,** ein Reflex zur Aufrechterhaltung des Gleichgewichtes bei Sprung und Lauf, ist ein statokinetischer Reflex. Hierbei kommt es bei einer Beschleunigung nach unten zu einem erhöhten Extensortonus (z. B. Durchstrecken der Beine im Aufzug bei plötzlichem Abwärtsfahren). Eine Beschleunigung nach oben führt umgekehrt zu einem erhöhten Flexortonus.

Nahrungsaufnahmereflexe

Vom Säuglingsalter an wird die Nahrungsaufnahme durch eine Vielzahl von Reflexen gesteuert.

Saugreflex

Der Saugreflex, ein polysynaptischer Reflex, ermöglicht den Saug- und Schluckvorgang in Koordination mit der normalen Atmung. Sensoren des Reflexbogens sind die Mechanosensoren der Lippen, Effektoren die Muskeln von Lippen, Zunge, Rachen, Brustkorb und Zwerchfell.

Reflektorische Speichelsekretion

Die Speichelsekretion wird durch unbedingte und bedingte Reflexe gesteuert. Der unbedingte Reflex wird ausgelöst, indem die Speise im Mund Mechanosensoren, Geschmacksknospen und Chemosensoren erregt. Hierbei kommt es zu einer reflexbedingten Zunahme der Speichelsekretion. Der bedingte Reflex zur Speichelsekretion ist eine erlernte Reaktionsweise auf der Basis des entsprechenden unbedingten Reflexes. Dabei nimmt, nach entsprechender Konditionierung, schon beim bloßen Gedanken an Nahrung die Speichelsekretion zu („Das Wasser läuft im Mund zusammen").

Es handelt sich dabei um vegetative Reflexe, da die Speicheldrüsen parasympathisch und sympathisch innerviert werden.

Kaureflexe

Der Kauvorgang ist ebenfalls reflexgesteuert und dient der Koordination von Kaumuskulatur, Zunge, Wangenmuskulatur, Mundbodenmuskulatur und Gaumen.

Schluckreflex

Der Schluckvorgang wird durch ein Reflexzentrum in der Medulla oblongata reguliert. Dabei laufen die afferenten Erregungen über den N. glossopharyngeus, die efferenten Impulse über N. hypoglossus, N. trigeminus, N. glossopharyngeus und N. vagus.

Die Berührung des Gaumenbogens, des Zungengrundes oder der Rachenhinterwand durch die Nahrung löst den Schluckvorgang aus. Die Muskeln der Mundhöhle, des Rachens, des Kehlkopfes und des Ösophagus, die sich nach einem reflektorischen Programm koordinieren und in festgelegter Reihenfolge kontrahieren, befördern den Bissen in den Magen.

> **Merke!**
> **unbedingter Reflex:** angeboren
> **bedingter Reflex:** erlernt, konditionierbar.

Schutzreflexe

Auch Schutzreflexe werden vom Hirnstamm koordiniert. Klinisch wichtig sind hier vor allem zwei Reflexe:
- **Kornealreflex:** Berühren der Kornea führt zu einem Lidschlag. Beim bewusstlosen Patienten weist ein beidseitig fehlender Kornealreflex auf eine Hirnstammschädigung hin.
- **Hustenreflex:** Ein Fremdkörper in der Trachea löst einen Hustenreiz aus.

> **Klinik!**
> Ist der Reflexbogen des Kornealreflexes z. B. durch **Fazialisparese** (efferenter Schenkel) oder **Trigeminus-Läsion** (afferenter Schenkel) gestört, wird das Auge nicht mehr adäquat geschützt. Es kann zur Austrocknung von Horn- und Bindehaut kommen. Schlimmstenfalls kann es durch den fehlenden Schutzreflex zu einer mechanischen Schädigung und Infektion kommen.

15.2.3 Pathophysiologie

Verletzungen im Bereich des Hirnstamms können zu charakteristischen Veränderungen der Motorik führen. Es entsteht ein Ungleichgewicht zwischen Erregung und Hemmung der Extremitätenmuskulatur, da durch Zerstörung oder Unterbrechung einzelner deszendierender Bahnen die verbleibenden Bahnen einen übermäßig starken Einfluss auf die Muskulatur haben.

Bei einer Unterbrechung der Verbindung zwischen Hirnstamm und Hirnrinde (z. B. durch schwere Gehirnblutungen oder Hirnverletzungen) kommt es zum Bild der **Dezerebrationsstarre.** Durch diese „Isolierung" des Hirnstamms ist eine modifizierende Wirkung der Hirnrinde und anderer höherer Hirnanteile auf die Leistung des Hirnstamms nicht mehr möglich: Der Organismus wird nur noch vom Hirnstamm gesteuert.

Kommt es zu einer Unterbrechung **kaudal des Nucleus ruber,** entsteht eine Tonuserhöhung der gesamten Extensormuskulatur, weil nach Abtrennung des Nucleus ruber die Erregung der Extensormotoneurone durch den Deiters-Kern überwiegt und der hemmende Einfluss des Nucleus ruber auf die Extensoren nicht mehr wirksam werden kann.

Liegt die Unterbrechung **kaudal des Deiters-Kerngebiets,** löst sich die Dezerebrationsstarre wieder, da dann die überwiegende Aktivierung der Extensoren durch den Deiters-Kern ebenfalls wegfällt.

15.3 Basalganglien

Als Basalganglien im physiologischen Sinn bezeichnet man
- das **Striatum** (= Nucleus caudatus und Putamen)
- den **Globus pallidus**
- die **Substantia nigra**
- den **Nucleus subthalamicus.**

(Aus anatomischer Sicht zählen die Substantia nigra und der Nucleus subthalamicus nicht zu den Basalganglien.)

Es handelt sich bei den Basalganglien um subkortikale Kerngebiete in der Tiefe des Gehirns, die in unmittelbarer Nachbarschaft zum Thalamus liegen.

Aufgaben der Basalganglien

Wichtige Aufgaben der Basalganglien sind die **Kontrolle komplexer Bewegungen** wie Schreiben, Papierschneiden, Ballspielen und andere Geschicklichkeitsbewegungen. Die Reihenfolge und das exakte Zusammenspiel der Bewegungen werden ebenso von den Basalganglien koordiniert wie die Bewegungsgeschwindigkeit und die Bewegungsausmaße. Informationen aus allen Teilen der Hirnrinde erreichen die Basalganglien vor allem über die Kerngebiete des Striatum (Putamen und Nucleus caudatus): **Eingänge der Basalganglien.** Sie werden dann über den Globus pallidus pars interna (GPi) und die Substantia nigra pars reticulata (SNr), die **Ausgänge der Basalganglien,** zum Nucleus ventralis anterior und zum Nucleus ventralis lateralis (zusammen Nucl. ventralis anterolateralis) des Thalamus geleitet und von dort zurück über thalamokortikale Bahnen zur Hirnrinde, wo die dann modifizierten kortikalen Impulse in Bewegungen umgesetzt werden.

Die Basalganglien sind somit eine weitere Station auf dem Weg der kortikalen Efferenzen in die Außenwelt. Sie dienen wie das Kleinhirn (☞ Kap. 15.4) der Erstellung eines Bewegungsprogramms, welches den Aufgaben angepasst ist, die der Organismus zu erfüllen hat. Während das Kleinhirn vor allem die schnellen Bewegungen kontrolliert, werden die langsamen und gleichmäßigen („raupenförmigen") Bewegungsabläufe vorwiegend von den Basalganglien reguliert.

Funktionell bedeutsame Strukturen

Erfahrungsgemäß bereitet das Verständnis der Basalganglienfunktion und der Störungen dieses Systems einige Schwierigkeiten. Bevor ein (zugegeben kompliziertes) internes Verschaltungsschema skizziert wird, soll zunächst vereinfachend und vereinfacht auf einige funktionell bedeutsamen Anteile der Basalganglien eingegangen werden.

Striatum

Das Striatum hat verschiedene funktionelle Abschnitte. Ganz grob kann man aber sagen, dass ihm eher eine die **Motorik hemmende** Funktion zukommt. Seine Afferenzen erhält es über erregende glutamaterge Nervenfasern aus dem Kortex sowie über überwiegend hemmende dopaminerge Fasern aus der Substantia nigra. Diese Fasern können direkt oder über zwischengeschaltete cholinerge Neurone wirken. Die Efferenzen des Striatum sind GABAerg und projizieren hemmend in das Pallidum sowie im Sinne einer Rückkoppelung in die Substantia nigra (☞ Abb. 15.8).

Beim **Morbus Parkinson** (☞ Kap. 15.3.3) fehlen durch die Degeneration der dopaminergen Fasern die hemmenden Afferenzen aus der Substantia nigra. Das Striatum ist in seiner bewegungshemmenden Funktion unkontrolliert. Es kommt also zu einer sekundären Überfunktion des Striatums, was die reduzierte Motorik (Akinese, Hypokinese) erklärt.

Bei der **Chorea** (erbliche Form: **Chorea Huntington**) kommt es zu einer Degeneration des Striatums. Durch die fehlende Bewegungshemmung lässt sich die hyperkinetische Symptomatik erklären (☞ Kap. 15.3.3).

Pallidum

Das Pallidum ist ganz vereinfacht gesagt ein **funktioneller Antagonist des Striatums,** das **Bewegungsimpulse fördert** oder bahnt. Aber auch im Pallidum gibt es neben den Motorik-fördernden Anteilen (laterales Pallidumsegment) hemmende Anteile (mediales Pallidumsegment), wenn auch weniger. Neben den hemmenden Afferenzen aus dem Striatum erhält es Zuflüsse aus dem Ncl. subthalamicus und dem Thalamus. Seine Efferenzen projizieren über den Thalamus (Nucl. ventralis anterolateralis) in die motorische Hirnrinde. Außerdem ziehen hemmende Fasern in den Nucl. subthalamicus.

Nucleus subthalamicus

Dem Nucl. subthalamicus kommt eine insgesamt eher **Bewegungsimpulse hemmende** Funktion zu. Besonders die Bewegungen der stammnahen Extremitätenmuskeln werden gehemmt. Der Nucl. subthalamicus erhält hemmende Impulse aus den Teilen des Pallidums, die die Motorik fördern, und sendet seinerseits erregende Impulse zu den wenigen die Motorik hemmenden Teilen des Pallidums. Weitere regulatorische Afferenzen stammen aus dem Kortex und den unspe-

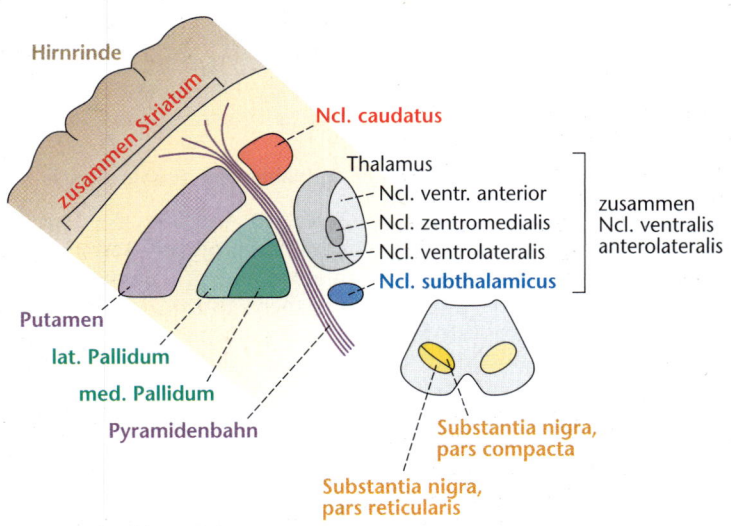

Abb. 15.8 Funktionelle Anatomie der Basalganglien.

zifischen Thalamus-Bereichen. Ein Ausfall des Nucl. subthalamicus führt zum Krankheitsbild des **Ballismus,** dessen Pathophysiologie im Kapitel 15.3.3 erklärt wird.

> **Merke!**
> **Eingänge der Basalganglien:**
> Putamen und Nucleus caudatus (= Striatum) → Zuflüsse aus dem Kortex
> **Ausgänge der Basalganglien:**
> Globus pallidus pars interna (GPi) und Substantia nigra pars reticulata (SNr) → Weiterleitung an den Thalamus (Nucleus ventralis anterolateralis)
> Striatum: Motorik hemmend
> Pallidum: Motorik fördernd
> Nucl. subthalamicus: Motorik hemmend (besonders proximale Extremitäten).

15.3.1 Funktionsschleifen

Die eintreffenden Afferenzen und die austretenden Efferenzen der Basalganglien verlaufen in sog. Funktionsschleifen. Das bedeutet, dass Informationen aus bestimmten Kortexarealen (☞ Kap. 15.5) in den zugehörigen Arealen der Basalganglien verschaltet und über den Thalamus wieder zurück zur Hirnrinde projiziert werden. Im Einzelnen lassen sich u.a. folgende Funktionsschleifen abgrenzen:

Skeletomotorische Funktionsschleife

Informationen aus prämotorischen, motorischen und somatosensorischen Hirngebieten treffen im Putamen ein, laufen über Pallidum oder Substantia nigra zu motorischen Thalamusgebieten und von dort zurück zur Area 6 der Großhirnrinde. Die Neurone dieser Schleife beeinflussen Bewegungsparameter wie Richtung, Kraft oder Bewegungsamplitude. Ein Teil dieser Schleife, die über spezialisierte motorische Thalamuskerne läuft, dient besonders der Kontrolle der **Mund- und Gesichtsmotorik.**

Okulomotorische Funktionsschleife

Die okulomotorische Schleife übernimmt die Kontrolle der **Augenbewegungen.** Hierbei kommen die Zuflüsse aus den Arealen, die für die Blickmotorik zuständig sind (Area 8 und Area 7 nach Brodmann). Über Nucleus caudatus, Pallidum, Substantia nigra und Thalamus projiziert die Schleife dann zurück zu den frontalen kortikalen Augenfeldern der Area 7 und 8.

Komplexe Funktionsschleifen

Hierbei handelt es sich um Systeme, welche Informationen aus Assoziationsfeldern über die Basalganglien und den Thalamus zurück zu anderen Assoziationsfeldern projizieren. Einzelheiten sind wenig erforscht, doch leiden Patienten mit Läsionen im Bereich von Assoziationsfeldern und Basalganglien unter Störungen des generellen Antriebs und von Einzeltrieben (Hunger, Sexualität).

Die komplexen Schleifen sind vermutlich an der Kontrolle der **Motivation,** der Wahl von **Strategien** und an **kognitiven Leistungen** beteiligt. So werden bei Patienten mit Erkrankungen der Basalganglien Störungen im Bereich dieser komplexen Funktionen und deren Einbau in die normale Motorik beobachtet.

15.3.2 Transmittersysteme der Basalganglien

Die wichtigsten **Afferenzen** der Basalganglien stammen von der **Hirnrinde.** Ihre Haupteintrittsstelle ist das Striatum mit seinen beiden Anteilen Nucleus caudatus und Putamen (Eingang der Basalganglien). Die Verbindungen sind **streng topologisch** organisiert.

Die **Efferenzen** verlassen die Basalganglien vorwiegend über den Globus pallidus pars interna (GPi) und die Substantia nigra pars reticulata (SNr), die Ausgänge der Basalganglien (☞ Abb. 15.9). Alle Efferenzen (bis auf einzelne Faserstränge, die direkt zum Tectum ziehen) werden im Nucleus ventralis anterior und im Nucleus ventralis lateralis des Thalamus umgeschaltet, ziehen von dort wieder zur Hirnrinde und werden bei der Bewegungsausführung mitberücksichtigt.

Glutamat

Glutamat ist der Transmitter der zum Corpus striatum ziehenden, von den Pyramidenzellen des Motorkortex ausgehenden exzitatorischen kortikostriatalen Bahnen.

GABA

Der Transmitter der efferenten, vorwiegend inhibitorischen Bahnen zum Thalamus, die vom Globus pallidus (pars interna) ausgehen, ist γ-Amino-Buttersäure (GABA). Die vom Striatum ausgehende Hemmung der Pars externa des Globus pallidus (GPe) wird durch enkephalinhaltige GABAerge Neurone vermittelt. (Enkephalin ist ein sog. Cotransmitter, der die Wirkung des eigentlichen Transmitters GABA potenzieren kann.)

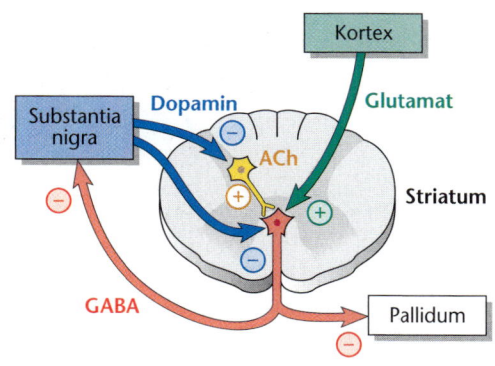

Abb. 15.9 Afferenzen und Efferenzen des Striatums mit den entsprechenden Transmittern.

15 Motorik

Der beschriebene Informationsfluss der Afferenzen hin zu den Basalganglien und der Efferenzen weg von den Basalganglien wird durch verschiedene Systeme moduliert. Eine Störung dieser Modulationsmechanismen führt zu einer gravierenden Beeinträchtigung der Basalganglienfunktion.

Dopamin

Ein besonders gut erforschtes Modulationssystem ist das **Dopaminsystem,** welches eine entscheidende Rolle in der Pathogenese der Parkinson-Erkrankung spielt.

Die **dopaminergen Fasern,** die von der Substantia nigra zum Striatum führen (nigrostriatale Fasern), modulieren in den Neuronenverbänden des Striatums die dort eintreffenden Informationen des Kortex, die durch den Transmitter Glutamat vermittelt werden.

Außerdem bewirkt eine Aktivierung dieser aus der Substantia nigra pars compacta (SNc) entspringenden dopaminergen Fasersysteme über verschiedene Zwischenstufen in Striatum, Globus pallidus pars externa (GPe) und Nucleus subthalamicus eine Hemmung der inhibitorischen GABAergen Neurone, die vom Globus pallidus pars interna (GPi) zum Thalamus ziehen. Diese Hemmung der vom GPi ausgehenden inhibitorischen Einflüsse auf den Thalamus führt zu einer Enthemmung der motorischen Thalamuskerne. In Abbildung 15.10 sind alle Anteile der Basalganglien und ihre komplexen Verschaltungen zusammengefasst. Dieses Schema soll dem Verständnis dienen – wenn es zum Gegenteil führt, sollte man sich nicht verunsichern lassen und sich mit den Fakten aus dem Text zufrieden geben.

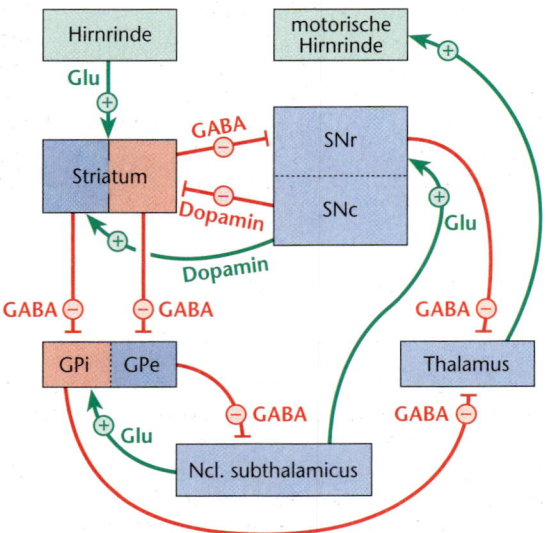

Abb. 15.10 Internes Verschaltungsschema der Basalganglien. GPi = Globus pallidus pars interna, GPe = Globus pallidus pars externa, SNr = Substantia nigra pars reticulata, SNc = Substantia nigra pars compacta, Glu = Glutamat, grün = exzitatorische Bahnen, rot = inhibitorische Bahnen.

Wichtig für das Verständnis ist, dass es **zwei Wege** vom Striatum zur Pars interna des Globus pallidus gibt:
- **direkter Weg:** durch die Hemmung der Hemmung des Thalamus („minus mal minus gibt plus") **bewegungsfördernd**
- **indirekter Weg:** über Globus pallidus pars externa und Nucl. subthalamicus. Dieser Weg ist eher **bewegungshemmend** („dreimal minus").

15.3.3 Pathophysiologie

Die Bedeutung der Basalganglien für harmonisch ablaufende Bewegungen wird besonders bei den Krankheitsbildern sichtbar, die durch Störungen der Basalganglienfunktion verursacht sind. Man kann die Symptome, die bei diesen Basalganglienerkrankungen auftreten, in Plus-Symptome und ein Minus-Symptom einteilen.

Plus-Symptome
- **Rigor:** erhöhter Muskeltonus
- **Ballismus:** unwillkürliche Schleuderbewegungen der Extremitäten
- **Athetose:** wurmförmige Bewegungen, vorwiegend der Rumpfmuskulatur
- **Chorea:** Tick-artige Zuckungen einzelner Muskelgruppen
- **Ruhetremor:** Zittern in Ruhe, auch ohne Bewegungsintention (im Gegensatz zum Intentionstremor bei Kleinhirnschäden).

Minus-Symptom
- **Akinese** (Bewegungslosigkeit).

Je nach Störung der Modulationssysteme oder dem Ausfall von Transmittern kommt es zu folgenden unterschiedlichen Krankheitsbildern:

Morbus Parkinson

Die Parkinson-Krankheit entsteht durch eine **Unterfunktion des Dopaminsystems.** Ursache hierfür ist ein Untergang der Dopamin-Neurone in der Substantia nigra. Als Folge sinkt auch der Dopamingehalt des Striatum stark ab, da die Zahl dort endender dopaminerger Neuriten aus der Substantia nigra durch Untergang ihrer Mutterzellen ebenfalls abnimmt. So werden die kortikostriatalen Impulse nicht mehr moduliert, was eine typische Symptomentrias von **Rigor, Tremor** und **Akinese** zur Folge hat.
- Der **Rigor** (muskuläre Hypertonie) zeigt sich in einer Verstärkung der tonischen (nicht der phasischen!) Dehnungsreflexe. Bei langsamen Bewegungen ist der Widerstand der Muskulatur verstärkt; typischerweise gibt der wächserne Widerstand nach einer bestimmten passiven Bewegungsstrecke plötzlich ruckartig nach: **Zahnradphänomen.**
- Der **Tremor** ist ein Ruhetremor mit groben Zitterbewegungen der Finger („Pillendrehen"), evtl. auch der Lippen und anderer Körperteile.

- Die **Akinese** äußert sich in der Schwierigkeit, eine Bewegung in Gang und zu Ende zu bringen, es kann zum gelegentlichen „Einfrieren" der Motorik mitten im Bewegungsablauf kommen. Auch die Mimik ist akinetisch, d. h. ausdrucksarm: **mimische Starre**. Eine besondere Schwierigkeit für den Parkinson-Patienten besteht darin, motorische Bewegungen verschiedener Muskelgebiete gleichzeitig durchzuführen, was bei fast allen komplexen Bewegungsabläufen erforderlich ist. Die begleitenden Schwingbewegungen der Arme beim Gehen fehlen; kleine Schritte, eine gebeugte Haltung und eine monotone Sprache ergänzen das Krankheitsbild. Die Akinese des Morbus Parkinson erklärt sich aus der **Überaktivität der Ausgangskerne** der Basalganglien **(Globus pallidus pars interna)** welche die motorischen Thalamuskerne hemmen (☞ Abb. 15.10). Dies führt zu einer vertieften **motorischen Hemmung**.

Zusammenfassend ist bei der Parkinson-Erkrankung die Bewegungsplanung durch einen **Mangel an Dopamin im nigrostriatalen Bahnsystem** gestört. Hierdurch kommt es zu einem Ungleichgewicht mit **Überwiegen der cholinergen Neurone** im Striatum, was die typische Symptomatik erklärt.

L-Dopa, das im Gegensatz zu Dopamin die Blut-Hirn-Schranke passiert, ist das Medikament der Wahl zur Behandlung der Akinese. Rigor und Tremor werden durch L-Dopa in geringerem Maße beeinflusst. Auch **Anticholinergika** (z. B. Biperiden) spielen eine Rolle in der Behandlung. Sie helfen besonders gut gegen den Tremor.

Chorea

Bei der Chorea Huntington (benannt nach dem Erstbeschreiber) handelt es sich um eine Erkrankung, die durch **Tick-artige Muskelzuckungen** (typisch: Grimassieren der Gesichtsmuskulatur) gekennzeichnet ist. Im weiteren Verlauf kommt es auch zu psychischen Veränderungen, affektiver Enthemmung und Demenz. Ursache ist ein Zelluntergang von GABAergen und cholinergen Zellen im Striatum. Dadurch entfällt die Hemmung der Neurone, die vom Striatum zur Substantia nigra ziehen, und es entsteht eine **überschießende Aktivität der dopaminergen Substantia-nigra-Neurone**.

Auch dieser Erkrankung liegt also ein Ungleichgewicht der verschiedenen Transmittersubstanzen zugrunde, diesmal mit einem **Überwiegen der dopaminergen Impulse**.

Athetose

Bei der Athetose kommt es zu Degenerationen im **Corpus striatum** und im **Pallidum**. Dadurch ist der Erregungszufluss über den Thalamus zur Hirnrinde gestört. Symptome sind langsame, wurmförmige Hyperkinesien vor allem der distalen Extremitäten. Hände und Füße nehmen ohne Unterlass bizarre Stellungen ein. Diese pathologischen Bewegungen gehen fließend ineinander über. Auch die Gesichtsmimik ist bizarr grimassierend, das Sprechen schlecht artikuliert, da die Koordination der Sprech- und Atemmuskeln gestört ist.

Ballistisches Syndrom

Das Syndrom tritt fast nur halbseitig auf, weswegen man auch von **Hemiballismus** spricht. Durch Läsionen im **Nucleus subthalamicus** und in den Bahnverbindungen zum Pallidum kommt es zu einer **Enthemmung prämotorischer Rindenfelder**. Als Symptome resultieren unwillkürliche, plötzlich einsetzende, schleudernde, weit ausfahrende Bewegungen auf der Gegenseite (Kreuzung der Pyramidenbahn!), die bei starken Sinnesreizen oder vor beabsichtigten Bewegungen stärker werden und so stark sein können, dass die Patienten das Gleichgewicht verlieren und umfallen. Diese Hyperkinesien betreffen vor allem den Schulter- und Beckengürtel.

15.4 Kleinhirn

Das Kleinhirn ist im Gegensatz zum Hirnstamm kein lebenswichtiges Organ. Es spielt jedoch eine entscheidende Rolle bei der Bewegungskoordination.

Aufgaben des Kleinhirns

Das Kleinhirn
- optimiert und korrigiert die Stützmotorik
- koordiniert die Zusammenarbeit zwischen Stützmotorik und Zielmotorik
- kontrolliert die langsame Zielmotorik
- liefert die Bewegungsprogramme für die schnelle Zielmotorik.

Vom Kleinhirn ziehen wichtige Efferenzen zum Hirnstamm und koordinieren die von dort ausgehenden Impulse zu den Motoneuronen des Rückenmarks. Andere Efferenzen ziehen über den Thalamus zum Motorkortex und sind dort am Aufbau der Bewegungsprogramme beteiligt. Das Kleinhirn selbst empfängt Afferenzen vor allem aus dem Labyrinth, dem Rückenmark und dem motorischen Kortex.

15.4.1 Funktionelle Anatomie

Funktionelle Abschnitte des Kleinhirns

Nach seinen Afferenzen und Efferenzen kann man das Kleinhirn (vereinfacht) in funktionelle Abschnitte einteilen (☞ Abb. 15.11).
Die Gliederung nach den **Afferenzen** entspricht den drei quer zur Längsachse angeordneten entwicklungsgeschichtlichen Anteilen des Kleinhirns:
- Archizerebellum
- Paläozerebellum
- Neozerebellum.

Nach den abgehenden **Efferenzen** können drei Längszonen unterschieden werden:

15 Motorik

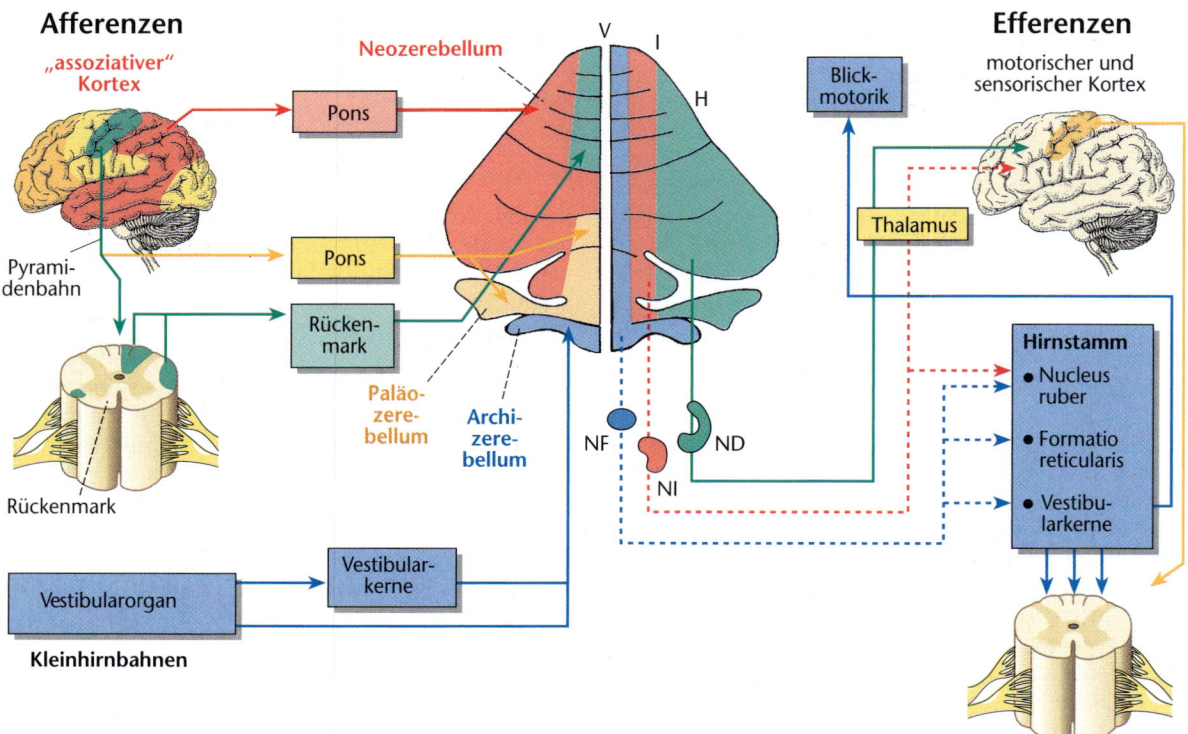

Abb. 15.11 Funktionelle Gliederung des Kleinhirns nach Afferenzen und Efferenzen. NF = Nucleus fastigii, NI = Nucleus interpositus, ND = Nucleus dentatus, V = Vermis, I = Pars intermedia, H = Kleinhirnhemisphäre.

- Vermis
- Pars intermedia
- die beiden Hemisphären.

Kleinhirnafferenzen

Das **Archizerebellum** (Vestibulozerebellum) besteht aus dem Flocculus und dem Nodulus des Kleinhirns und erhält über die Vestibulariskerne vor allem Gleichgewichts- und Beschleunigungsinformationen aus den Bogengangs- und den Makulaorganen.
Im **Paläozerebellum** (Spinozerebellum), das aus Anteilen des Kleinhirnwurms und den paravermalen Zonen besteht, enden vom Rückenmark einlaufende Informationen aus dem Bewegungsapparat und von der Körperoberfläche. Weiterhin erreichen das Paläozerebellum „Kopien" der motorischen Efferenzen der Pyramidenbahn.
Das die beiden Kleinhirnhemisphären umfassende **Neozerebellum** (Pontozerebellum) empfängt über die Brückenkerne Bewegungsentwürfe vom assoziativen motorischen Kortex.

Kleinhirnefferenzen

Grundsätzlich ziehen alle Kleinhirnefferenzen erst zu den drei Kleinhirnkernen (Nucleus fastigii, Nucleus interpositus, Nucleus dentatus) und erst von hier aus zu den weiteren Zielgebieten.
Vom **Vermis** ausgehende Efferenzen ziehen über den Nucleus fastigii zu den motorischen Kernen des Hirnstamms.

Von der **Pars intermedia** ziehen die Efferenzen über den Nucleus interpositus zum Nucleus ruber und über den Thalamus zum motorischen Kortex.
Die von den **Hemisphären** ausgehenden Efferenzen ziehen zum Nucleus dentatus. Von dort laufen sie wie die Efferenzen der Pars intermedia zum Nucleus ruber und zu Thalamus und Motorkortex.

Aufbau der Kleinhirnrinde

Man kann die Kleinhirnrinde in drei Schichten einteilen, die jeweils für sie typische Zellen enthalten und verschiedene Aufgaben haben:
- äußere Molekularschicht
- mittlere Purkinje-Zellschicht
- innere Körnerschicht (☞ Abb. 15.12).

Molekularschicht

Diese äußere Schicht der Kleinhirnrinde enthält drei Zelltypen:
- Korbzellen
- Sternzellen
- Lugarozellen.

Die Axone der Korbzellen und der Sternzellen ziehen in die mittlere Zellschicht zu den Purkinje-Zellen, wobei die Sternzellen an den Dendriten und die Korbzellen am Zellkörper der Purkinje-Zellen enden. Der Axonverlauf der Lugarozellen ist noch nicht bekannt.

15.4 Kleinhirn

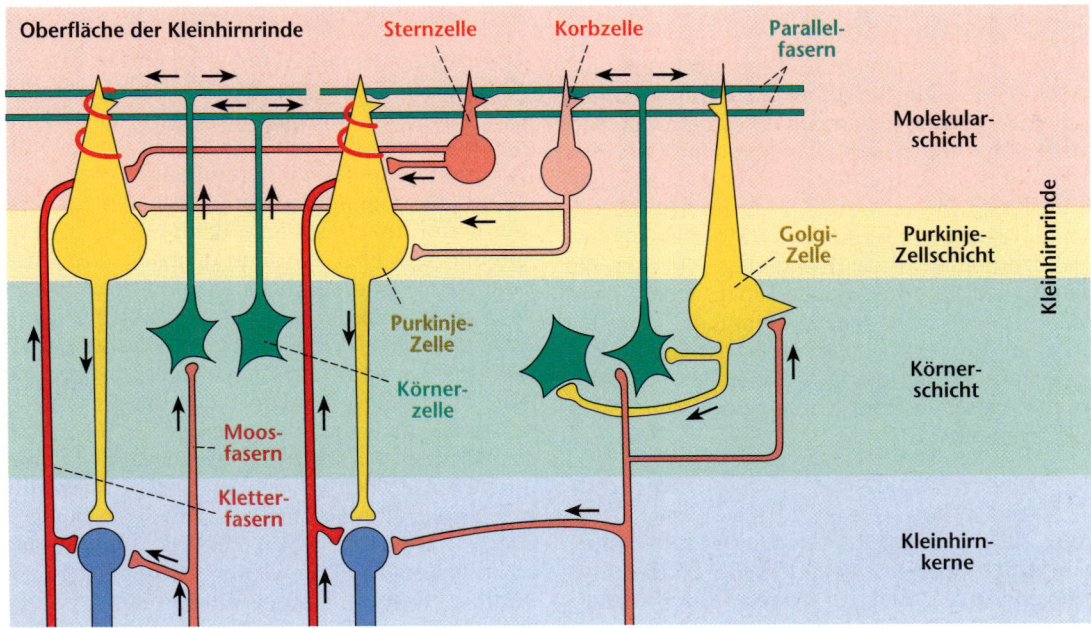

Abb. 15.12 Kleinhirnrinde: Zellschichten und neuronale Verknüpfungen.

Purkinje-Zellschicht

In der Purkinje-Zellschicht liegen die großen Purkinje-Zellen, deren Dendriten sich baumartig in der Molekularschicht verzweigen. Die Axone ziehen zu den Kleinhirn- und zu den Vestibulariskernen. Die Axone der Purkinje-Zellen sind die **einzige Efferenz der Kleinhirnrinde**.

Körnerschicht

In der inneren Körnerschicht findet man **Körner-** und **Golgi-Zellen.** Die Axone beider Zelltypen ziehen zur Molekularschicht und verzweigen sich dort. Die Axone der Körnerzellen bilden dort typische T-förmige Verzweigungen, die als sog. **Parallelfasern** in der Molekularschicht parallel zur Kleinhirnoberfläche verlaufen und Synapsen mit allen dortigen Nervenendigungen eingehen.

Kletterfasern und Moosfasern

Die aus der unteren Olive (Nucleus olivaris inferior) stammenden Afferenzen enden im Kleinhirn als **Kletterfasern.** Alle übrigen Afferenzen bilden die sog. **Moosfasern.**

Kletterfasern

Die Kletterfasern treten in der Körnerschicht in die Kleinhirnrinde ein und ziehen bis zur Molekularschicht, wo sie an den Dendriten der **Purkinje-Zellen** „emporklettern". Jede Kletterfaser versorgt bis zu 15 Purkinje-Zellen (Divergenz). Aber jede Purkinje-Zelle wird nur von einer Kletterfaser erreicht.

Moosfasern

Die Moosfasern, die ein Vielfaches der Kletterfasern ausmachen, enden an den **Körnerzellen** in der Körnerschicht. Durch Kollateralbildung erreicht eine einzelne Moosfaser sehr viele Kleinhirnrindenzellen.

> **Merke!**
> einzige Efferenz der Kleinhirnrinde: Axone der Purkinje-Zellen
> Afferenzen aus der unteren Olive: Kletterfasern
> alle übrigen Afferenzen: Moosfasern.

Synaptische Verschaltungen in der Kleinhirnrinde

Eine Besonderheit der synaptischen Verschaltung der Kleinhirnrindenzellen ist, dass sämtliche Neurone der Kleinhirnrinde mit Ausnahme der Körnerzellen **hemmend** wirken. Alle erregenden Impulse werden dadurch nach höchstens zwei Synapsen wieder gehemmt. Man vermutet, dass dieses schnelle „Löschen" von Information für die Koordination von schnellen Bewegungen erforderlich ist.

Die **Kletterfasern** sind über die olivären Kerne des Hirnstamms umgeschaltete Afferenzen aus dem Rückenmark. Sie erregen die **Purkinje-Zellen,** die ihrerseits hemmende Synapsen bilden.

Die **Moosfasern** erregen die **Körnerzellen** und diese aktivieren – als die **einzigen erregenden** Neurone der Kleinhirnrinde – alle übrigen Nervenzellen.

Alle anderen neuronalen Impulse sind dann hemmend:
- Die Golgi-Zellen (Körnerschicht) hemmen die Körnerzellen.

- Stern- und Korbzellen (Molekularschicht) hemmen die Purkinje-Zellen.
- Purkinje-Zellen hemmen die Kleinhirnkerne.

Eine anhaltende Ruheentladung der Purkinje-Zellen bewirkt eine tonische Hemmung der Kleinhirnkerne. Überträgersubstanz dieser hemmenden Purkinje-Zell-Efferenzen (wie aller übrigen hemmenden Synapsen im Kleinhirn) ist **GABA** (γ-Amino-Buttersäure). Eine Erregung von Kletter- oder Moosfasern führt zu einer Vertiefung dieser Hemmung. Eine direkte Hemmung der Purkinje-Zellen über Stern- oder Korbzellen und eine indirekte Hemmung über die Golgi-Zellen führt dagegen zu einer „Hemmung der hemmenden Wirkung" der Purkinje-Zellen (**Disinhibition**) und damit zu einer Erregung der Neurone in den Kleinhirnkernen.

> **Merke!**
> **Erregung der Purkinje-Zellen** durch Moos- oder Kletterfasern: Vertiefung der GABAergen Purkinje-Hemmung an Vestibularis- und Kleinhirnkernen.

15.4.2 Aufgaben des Kleinhirns

Das Kleinhirn verarbeitet Afferenzen vor allem aus den Vestibulariskernen, dem Rückenmark und dem Motorkortex. Etwa die Hälfte dieser Afferenzen endet als Moosfasern in der Kleinhirnrinde. Die vom Rückenmark aufsteigenden Bahnen werden in der Olive umgeschaltet (spino-oliväre Bahnen) und ziehen als Kletterfasern bis in die Molekularschicht der Kleinhirnrinde. Die einlaufenden Informationen zur Stellung des Körpers im Raum, zur Stellung von Gelenken und Muskulatur sowie zu den geplanten Bewegungsentwürfen werden in den neuronalen Netzen des Kleinhirns verarbeitet. Hieraus resultieren Impulse zur Steuerung der Motorik, die das Kleinhirn über seine drei efferenten Systeme und die Kleinhirnkerne verlassen (Vermis, Pars intermedia, Hemisphären).

Vermis: Stützmotorik

Hauptaufgabe des Vermis ist die Koordination der Stützmotorik. Hierfür hat er direkten Zugang zu den motorischen Zentren des Hirnstamms, die Haltung, Tonus, stützmotorische Bewegung und das Körpergleichgewicht kontrollieren.

Pars intermedia: Kurskorrektur

Die Kurskorrektur langsamer zielmotorischer Bewegungen und ihre Koordination mit der Stützmotorik sind Aufgabe der Pars intermedia. Kollateralen des Tractus corticospinalis und die rückläufigen Efferenzen zum Motorkortex gestatten es der Pars intermedia, die Stützmotorik mit der vom Motorkortex geplanten Zielmotorik zu koordinieren. Ebenso sind auf diesem Weg über den Nucleus ruber und mittels der Rückmeldung zum Motorkortex Kurskorrekturen möglich.

Hemisphären: schnelle Zielmotorik

Die Kleinhirnhemisphären erhalten von assoziativen Kortexfeldern, die weite Bereiche von Frontal-, Parietal-, Temporal- und Okzipitallappen umfassen, Informationen über die vom Organismus geplanten Bewegungsentwürfe (**zerebro-zerebelläre Bahnen**). Aus diesen Bewegungsentwürfen des Kortex erstellen die Kleinhirnhemisphären dann ein Bewegungsprogramm, das über Nucleus dentatus und Thalamus schließlich dem spezifischen Motorkortex (Areae 4 und 6; ☞ Kap. 15.5.1) zur Ausführung übergeben wird. Auf diese Weise wird eine reibungslose Durchführung der schnellen Zielmotorik gewährleistet.

Die Bewegungsprogramme der Kleinhirnhemisphären sind vor allem für die erlernte, schnelle Zielmotorik wichtig, wo somatosensorische Rückmeldungen nicht nötig oder wegen der großen Bewegungsgeschwindigkeit nicht möglich sind (Musizieren, Sport etc.). Diese schnelle Zielmotorik ist ohne entsprechende Koordination mit der Stützmotorik nicht ausführbar. Deshalb bestehen auch hier Verbindungen zum Nucleus ruber und damit zum Hirnstamm.

> **Merke!**
> **Vermis:** Stützmotorik: Haltung und Tonus
> **Pars intermedia:** Kurskorrektur für langsame Zielbewegungen
> **Kleinhirnhemisphären:** schnelle Zielmotorik: Umwandlung von Bewegungsentwürfen in Bewegungsprogramme.

15.4.3 Pathophysiologie

Störungen der Kleinhirnfunktion führen typischerweise zu einer **gestörten Muskelkoordination bei Bewegungen**. Auch der Muskeltonus kann nicht mehr bedarfsgerecht reguliert werden. Im Einzelnen kommt es zu den folgenden Symptomen:

Asynergie

Unter Asynergie werden Störungen zusammengefasst, bei denen die Muskelinnervation den Ansprüchen der Bewegungsentwürfe nicht entspricht. Man beobachtet:

- **Bewegungsdekomposition:** Die Bewegungsanteile laufen nicht mehr gleichzeitig, sondern hintereinander ab.
- **Dysmetrie:** Das Ausmaß der Bewegungen ist unangepasst (zu kurz oder zu weit).
- **zerebelläre Ataxie:** Der Gang ist breitbeinig und unsicher (griech. ataxia = Unordnung).
- **Adiadochokinese:** Schnell aufeinander folgende Bewegungen mit wechselnder Richtung sind nicht mehr möglich (z. B. Glühbirne einschrauben) oder stark erschwert (**Dysdiadochokinese**).

Intentionstremor

Während einer Bewegung, nicht aber in Ruhe, tritt **starkes Zittern** der bewegten Extremitäten auf. Im Extremfall kann durch die starken Zitterausschläge jede gezielte Bewegung unmöglich werden, das intendierte Ziel wird verfehlt.

Hypotonus der Muskulatur

Bei einer Schädigung vor allem der Hemisphären wird ein erniedrigter Muskeltonus mit **Muskelschwäche** und rascher Ermüdbarkeit der Muskulatur beobachtet. Isolierte **Vermisläsionen** führen dagegen eher zu einem **muskulären Hypertonus.**

Pathologischer Nystagmus

Hierunter versteht man **unwillkürliche, spontane, rhythmische Bulbusbewegungen** in horizontaler oder vertikaler Schlagrichtung, mit rascher und langsamer Phase. Die Benennung des Nystagmus erfolgt nach der Schlagrichtung der schnellen Phase.

Skandierende Sprache

Der **Sprachfluss** ist **stockend** und mühsam, jede einzelne Silbe betont; außerdem kann eine „verwaschene" Artikulation auffällig sein.

Dysmetrie, Adiadochokinese und Intentionstremor sind typische Schädigungen bei Läsionen der **Kleinhirnhemisphären.**

Ataxie und pathologischer Nystagmus sind dagegen eher typisch für Schädigungen der **medialen Kleinhirnanteile.**

Die klassische **zerebelläre Symptomentrias nach Charcot** umfasste: Nystagmus, Intentionstremor und skandierende Sprache.

Bei der Beurteilung zerebellärer Symptome muss bedacht werden, dass Kleinhirnausfälle in der Regel vom Zentralnervensystem gut kompensiert werden, so dass ein Betroffener im Alltag relativ unauffällig sein kann – insbesondere, so lange die Ausfälle durch optische Sinneseindrücke ausgeglichen werden können.

> **Klinik!**
>
> **Chronischer Alkoholmissbrauch** kann zu einer Kleinhirnschädigung führen. Pathophysiologische Grundlage ist eine Zerstörung von Purkinje-Zellen im vorderen Vermis-Bereich und in den angrenzenden Vorderlappen der Kleinhirnhemisphären. Klinisch ist dieses alkoholische „**Lobus-anterior-Syndrom**" durch eine Gangataxie gekennzeichnet.

15.5 Motorischer Kortex

Der motorische Kortex ist die „letzte supraspinale Station", das ausführende Organ, welches alle Informationen über Bewegungsantrieb und Bewegungsentwurf sammelt und schließlich, nachdem es von den Basalganglien und dem Kleinhirn die passenden Bewegungsprogramme abgerufen hat, die Bewegungsausführung veranlasst.

Der **Bewegungsantrieb** entsteht im limbischen System und im Frontalhirn (☞ Kap. 20.8.2). Im limbischen System entstehen Emotionen, Motivation und Triebe. Das Frontalhirn koordiniert das Verhalten mit den Plänen und Motivationen.

Der **Bewegungsentwurf** stammt aus den sog. assoziativen Rindenarealen. Das sind Rindenfelder, die weder motorische noch sensorische Projektionen haben, sondern „höheren Funktionen" zugeordnet sind und die u.a. an Raum- und Formerkennen von Körper und Außenwelt beteiligt sind.

Von diesen assoziativen Rindenarealen gelangt der Bewegungsentwurf zum Kleinhirn und zu den Basalganglien. Dort werden die für die Verwirklichung des Entwurfs erforderlichen **Bewegungsprogramme** konzipiert. Die Bewegungsprogramme für schnelle Bewegungen werden im Kleinhirn, jene für langsame, sog. rampenförmige Bewegungen in den Basalganglien zusammengestellt.

Über den Thalamus gelangen diese Programme zum motorischen Kortex, der dann die **Bewegungsausführung** veranlasst.

> **Merke!**
>
> **Bewegungsentwurf:** Assoziationskortex → Kleinhirn und Basalganglien → Thalamus → Motorkortex.

15.5.1 Areale des Motorkortex

Die Hirnrinde kann aufgrund der unterschiedlichen Anordnung und Dichte von Neuronen in einzelne Bezirke eingeteilt werden. Nach dieser **zytoarchitektonischen Gliederung von Brodmann** (1909) lassen sich 50 Areale (Felder) der Hirnrinde definieren, denen sich (zum Teil) bestimmte Funktionen zuordnen lassen (☞ Abb. 15.13).

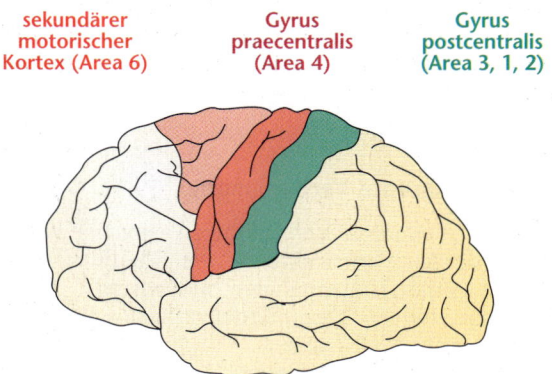

Abb. 15.13 Lage von Gyrus praecentralis (entspricht in etwa der Area 4 nach Brodmann) und Gyrus postcentralis (Area 3,1,2). Frontal des Gyrus praecentralis liegt das sekundär motorische Rindenfeld der Area 6.

15 Motorik

Eine elektrische Reizung der **Felder 4 und 6** (nach Brodmann), die im Gyrus praecentralis im Frontalhirn gelegen sind, führt im Experiment zu einer Bewegung von Muskelgruppen der kontralateralen Extremität. Diese Gebiete werden deshalb als **motorische Areale** der Großhirnrinde oder als Motorkortex bezeichnet.

15.5.2 Somatotopische Organisation

Aufgrund elektrischer Reizversuche und klinischer Beobachtungen können umschriebenen kortikalen Zellgebieten des Motorkortex genau definierte Muskelgebiete des Körpers zugeordnet werden: **somatotopische Organisation.** Projiziert man die von den einzelnen Nervenzellarealen des Motorkortex versorgten peripheren Muskelgebiete auf den Gyrus praecentralis, entsteht das Bild eines „**motorischen Homunculus**", bei dem bestimmte Muskelgebiete entsprechend ihrer funktionellen Bedeutung durch überdurchschnittlich große Kortexareale repräsentiert werden, wie z. B. die Handmuskulatur (☞ Abb. 15.14).

15.5.3 Multiple Repräsentation

Die motorischen Körperfunktionen sind jedoch nicht allein im Gyrus praecentralis (Area 4) lokalisiert. Unmittelbar frontal dieses **primären motorischen Kortex** (Area 4), liegt der benachbarte **sekundäre motorische Kortex** (Area 6; supplementär-motorischer Kortex, ☞ Abb. 15.13). Er unterstützt den primären Kortex beim Ausführen einer Bewegung, vor allem bei feinen Bewegungen der Hände und Füße. Diese Lokalisation von motorischen Funktionen in verschiedenen Kortexregionen bezeichnet man als „multiple Repräsentation".

Außerdem besitzen sowohl der primäre als auch der sekundäre Motorkortex neben den motorischen auch sensorische Projektionen. Die entsprechenden Motorkortex-Areale werden deshalb auch als **primärer oder sekundärer moto-sensorischer Kortex** angesprochen. Ebenso finden sich auch in den primären und sekundären sensorischen Rindenfeldern (Areae 3, 1, 2) motorische Projektionen, so dass diese sensorischen Rindenfelder auch als senso-motorische Rindenfelder bezeichnet werden, die ebenfalls im Sinne der multiplen Repräsentation, motorische Funktionen wahrnehmen.

15.5.4 Efferente Verbindungen

Zahlreiche afferente Verbindungen erreichen von untergeordneten Hirnstrukturen wie Kleinhirn, Basalganglien und Thalamus den motorischen Kortex. Mächtige efferente Faserbündel verlassen die motorischen Areale der Hirnrinde.
Diese motorischen Efferenzen erreichen nur zum kleineren Teil monosynaptisch, zum größeren Teil aber über Interneurone die Motoneurone des Rückenmarks.

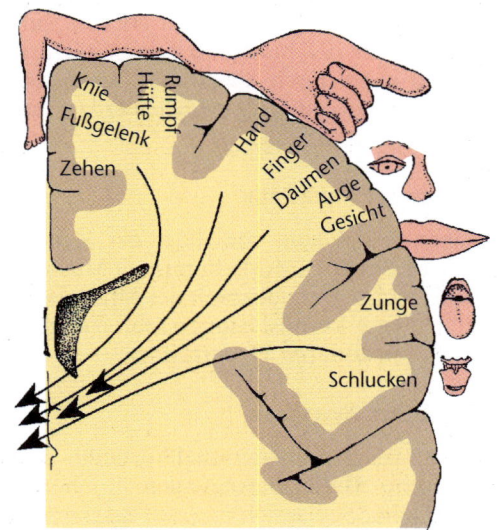

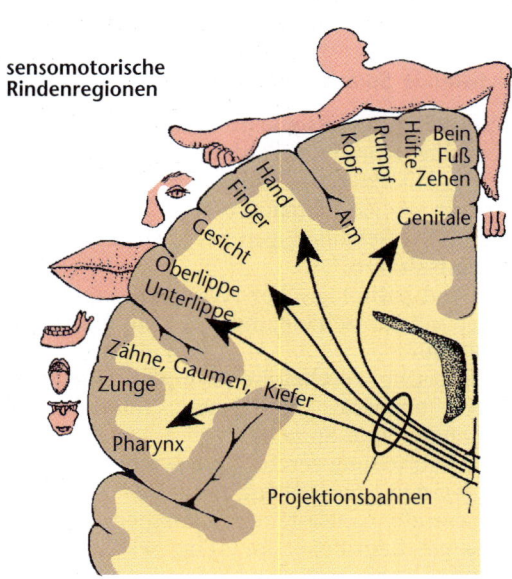

Abb. 15.14 Repräsentation der peripheren Körpermuskulatur im Gyrus praecentralis (motorische Rindenregionen) und der korrespondierenden sensiblen Gebiete im Gyrus postcentralis (sensorische Rindenregionen). Funktionell wichtige Muskelgebiete (z. B. Hand-, Gesichts- und Zungenmuskulatur) werden durch relativ größere Kortexareale versorgt als funktionell weniger wichtige Muskulatur (z. B. Fußmuskeln). Dies wird durch die entsprechend verzerrte Projektion der Muskelregionen des menschlichen Körpers wiedergegeben: „motorischer Homunculus".

Andere Faserbahnen ziehen zum **Hirnstamm,** wo sie dann auf dessen absteigende Bahnen, z. B. den Tractus rubrospinalis oder die Tractus reticulares, umgeschaltet werden, um auf diesem Wege an den spinalen Motoneuronen zu enden. Weitere efferente Fasern ziehen zur **Pons**, zum **Kleinhirn** und zu den **Hinterstrangkernen** in der Medulla oblongata. Auch den **Thalamus** erreichen motorische Efferenzen, wodurch die Informationsübertragung in den Thalamuskernen modifiziert werden kann.

Es wird deutlich, dass die kortikalen motorischen Efferenzen zu praktisch allen wichtigen Hirnzentren ziehen (und nicht nur zu den Motoneuronen der Vorderhörner). Diese breite Vernetzung ist nötig, um das vom Motorkortex ausgeführte Bewegungsprogramm in Stärke, Richtung, Geschwindigkeit, Haltung etc. zu modifizieren und wechselnden Umgebungsbedingungen anzupassen.

Tractus corticospinalis

Die klassische und am besten erforschte Efferenz des Motorkortex ist der **Tractus corticospinalis**, die sog. **Pyramidenbahn**, welche zu 30 % aus der Area 4 (dem primären Motorkortex), zu 30 % aus der Area 6 (dem sekundären Motorkortex) und zu 40 % aus den sensomotorischen Arealen 1–3 entspringt.

In dieser Pyramidenbahn ziehen etwa eine Million efferenter Fasern über **Capsula interna,** Hirnschenkel, Pons, Pyramide und Pyramidenkreuzung zum Rückenmark (☞ Abb. 15.15).

75–90 % der Fasern kreuzen in der Pyramidenkreuzung zur Gegenseite und bilden anschließend den Tractus corticospinalis lateralis, der im dorsolateralen Rückenmarksquadranten abwärts zieht. Die restlichen ungekreuzten Fasern (Tractus corticospinalis anterior) steigen im antero-medialen Rückenmark ab, um meistens schon in Zervikal- oder Thorakalsegmenten zu enden, wo ein Teil dieser ipsilateralen Pyramidenbahnfasern auf segmentaler Ebene in der Commissura alba dann doch noch zur Gegenseite kreuzt.

Innerhalb der Pyramide verlässt ein Teil der Fasern den Tractus corticospinalis, um als Tractus corticobulbaris die motorischen Anteile der Hirnnervenkerne zu versorgen. Unmittelbar vom Tractus corticospinalis zweigen auch eine Reihe weiterer Kollateralen zu anderen Hirnteilen ab: Thalamus, Nucleus ruber, Pons, Olive, Hinterstrangkerne.

Im Rückenmark enden die Axone entweder an Interneuronen (die Mehrzahl) oder monosynaptisch (der kleinere Anteil) an den Vorderhornzellen des Rückenmarks.

Die Leitungsgeschwindigkeit beträgt für den kleineren markhaltigen Teil der Fasern ca. 60–120 m/s. Diese Fasern kommen von den **Betz'schen Riesenpyramidenzellen** des Gyrus praecentralis. Die meisten Axone sind jedoch marklos und haben eine Leitungsgeschwindigkeit von 1 m/s bis 25 m/s.

In seinem Gesamteffekt wirkt der Tractus corticospinalis erregend auf die Muskulatur der Flexoren und hemmend auf die Extensorenmuskulatur.

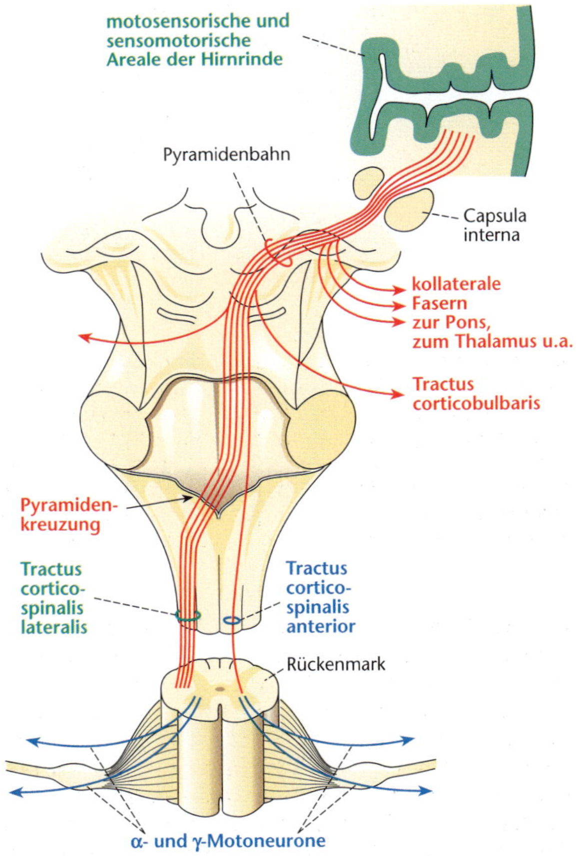

> **Merke!**
> **Quellgebiete der Pyramidenbahn:**
> 30 % primärer Motorkortex (Area 4)
> 30 % sekundärer Motorkortex (Area 6)
> 40 % sensomotorischer Kortex (Areae 1–3).

Kortikale Efferenzen zum Hirnstamm

Die vom Kortex zum Hirnstamm ziehenden Tractus corticorubralis und corticoreticularis haben vor allem die Funktion, die **Stützmotorik zu koordinieren.** Sie unterstützen die vom Tractus corticospinalis ausgelöste Zielmotorik: Gezielte Bewegungen setzen eine kontrollierte Körperhaltung voraus. Die zum Hirnstamm laufenden Efferenzen stammen aus denselben motorischen Rindenarealen wie der Tractus corticospinalis. Sie werden immer noch aufgrund des anatomisch getrennten Verlaufs als **extrapyramidale motorische Bahnen** der Pyramidenbahn gegenübergestellt, was wegen der engen Verflechtung von Stütz- und Zielmotorik physiologisch gesehen wenig sinnvoll ist. Im Hirnstamm werden die kortikorubralen und kortikoretikulären Bahnen dann auf die zum Rückenmark absteigenden Tractus rubrospinalis und reticulospinalis umgeschaltet.

15.5.5 Pathophysiologie: Halbseitenlähmung

Ein besonders wichtiges Krankheitsbild, welches durch eine Läsion des Tractus corticospinalis zustande kommt, ist die Halbseitenlähmung (= kapsuläre Hemiplegie, „**Schlaganfall**"). Die Erkrankung äußert sich in einer halbseitigen Lähmung der Muskulatur

Abb. 15.15 Aufbau der Pyramidenbahn.

(Hemiplegie). „Kapsulär" bezeichnet hierbei den Ort der Schädigung, die Capsula interna, als Teil der Pyramidenbahn, gelegen zwischen Thalamus und Nucleus caudatus auf der einen Seite sowie Pallidum und Putamen auf der anderen Seite. Für die Schädigung ist in vielen Fällen eine **Blutung aus der A. lenticulostriata,** einem Ast der A. cerebri media, in den Bereich der Capsula interna verantwortlich (z. B. bei arteriellem Hypertonus). Die Folge ist im akuten Stadium eine schlaffe Lähmung der Muskulatur der Gegenseite (die Pyramidenbahn kreuzt kaudal der Capsula interna). Nach einigen Tagen bis Wochen geht sie in eine spastische Lähmung über.

Die Fasern der Pyramidenbahn sind in der inneren Kapsel topographisch geordnet, so dass je nach dem Ort der Läsion bestimmte Körperabschnitte mehr als andere von der Lähmung betroffen sein können (z. B. armbetonte oder beinbetonte Hemiplegie). Zusätzlich zu den kortikospinalen Fasern der primären motorischen Rinde ziehen auch die zum Nucleus ruber, zum Striatum, zur Olive und zum Kleinhirn laufenden motorischen Fasern durch die Capsula interna. Diese Fasern werden von einer kapsulären Schädigung demnach ebenfalls betroffen. Dadurch werden die subkortikalen motorischen Systeme (Hirnstamm, Basalganglien, Kleinhirn) nicht mehr hinreichend über die vom Motorkortex eingeleiteten Bewegungen unterrichtet. Ein Ungleichgewicht zwischen den die Motorik hemmenden und den erregenden Bahnen der Stützmotorik ist die Folge. Klinisch entsteht das Bild der **Spastik,** die durch muskuläre Tonuserhöhung mit gesteigerten Eigenreflexen und dem Neuauftreten von pathologischen Reflexen gekennzeichnet ist. Von einer spastischen Lähmung sind vor allem die der Schwerkraft entgegengesetzten Muskeln betroffen. Es überwiegt die **tonische Dauerinnervation** von **Armbeugern und Beinstreckern.**

Da das periphere Neuron intakt ist, kommt es bei der kapsulären Halbseitenlähmung nicht – wie bei einer peripheren Nervenläsion – zur Muskelatrophie. Die **Reflexe** sind nicht nur erhalten, sondern **pathologisch verstärkt,** da durch die Schädigung des Tractus corticospinalis die **supraspinale Hemmung aufgehoben** ist.

Typisch ist weiterhin ein **Verlust der Feinmotorik:** Beim Versuch einer gezielten Bewegung wird die ganze Extremität innerviert **(Massenbewegungen).** Auch die grobe Kraft ist gemindert.

16 Somatoviszerale Sensibilität

R. Merker, J. Hartmann

16.1	Tastsinn	313
16.1.1	Drucksensoren	313
16.1.2	Berührungssensoren	314
16.1.3	Vibrationssensoren	314
16.1.4	Tastpunkte und Empfindungsschwellen	315
16.2	Temperatursinn	315
16.2.1	Temperatursensoren	315
16.2.2	Funktionelle Organisation	317
16.3	Tiefensensibilität	317
16.4	Viszerale Sensorik	318
16.5	Nozizeption	318
16.5.1	Nozizeptoren	318
16.5.2	Adaptation und Schmerzverstärkung	318
16.5.3	Schmerzqualitäten	319
	Schmerzbewertung	319
16.5.4	Spezielle Schmerzformen	319
16.5.5	Störungen der Schmerzempfindung	320
16.5.6	Schmerzausschaltung	321
16.6	Sensorische Informationsverarbeitung	321
16.6.1	Reizweiterleitung	321
16.6.2	Sensorische Bahnen im Rückenmark	321
16.6.3	Hinterstrang- und Vorderseitenstrangsystem	322
	Hinterstrangsystem	322
	Vorderseitenstrangsystem	323
16.6.4	Efferente Modifikation der Sensorik	323

Lernziel!
- Aufnahme, Verarbeitung und Modulation sensorischer Informationen
- Entstehung von Schmerzen sowie Grundzüge ihrer (Patho-)Physiologie
- anatomische Prinzipien der sensorischen Reizleitung mit Blick auf die klinische Bedeutung

Nach Sehen, Hören, Schmecken und Riechen gilt das **Fühlen** als der fünfte Sinn. Er ist allerdings an kein kompaktes Sinnesorgan, nicht einmal an eine einheitliche Population von Sinneszellen gebunden. Die **Sensibilität** (Fühlsinn) ist vielmehr auf eine Vielzahl unterschiedlicher und verstreuter Fühler verteilt, die in Haut und angrenzenden Schleimhäuten, in der Subkutis, in den Strukturen des Bewegungsapparats und in den Eingeweiden liegen.

In der Fühlsphäre unterscheidet man die Sinnesmodalitäten **Exterozeption** (Haut- und Schleimhäute), **Propriozeption** (Bewegungsapparat, ☞ Kap. 15.1 und Kap. 16.3), **Enterozeption** (innere Organe, viszerale Sensorik, ☞ Kap. 16.4) und **Nozizeption** (Schmerzempfinden, ☞ Kap. 16.5).

Submodalitäten der Hautsensorik sind **Tastsinn** (☞ Kap. 16.1) und **Temperatursinn** (☞ Kap. 16.2). Die **Sinnesqualitäten** des Tastsinns sind Druck, Berührung und Vibration (☞ Abb. 16.1), die Sinnesqualitäten des Temperatursinns Wärme und Kälte. Einen Überblick über registrierte Sinnesqualität und Charakteristika der wichtigsten Rezeptoren gibt Tabelle 16.1.

16.1 Tastsinn

16.1.1 Drucksensoren

Die Drucksensoren der Haut sind **Proportionalfühler,** d.h. ihre Impulsrate ist direkt proportional der Reizintensität. Deshalb werden sie auch als **Intensitätsdetektoren** bezeichnet. Sie reagieren auf das Ausmaß einer Hautverformung und auf die Größe der betroffenen Hautfläche. Sie zeigen ein **langsames Adaptationsverhalten:** slowly adapting = **SA-Sensoren.** Die Dauer ihrer Aktivität hängt von der Dauer des Druckreizes ab.

16 Somatoviszerale Sensibilität

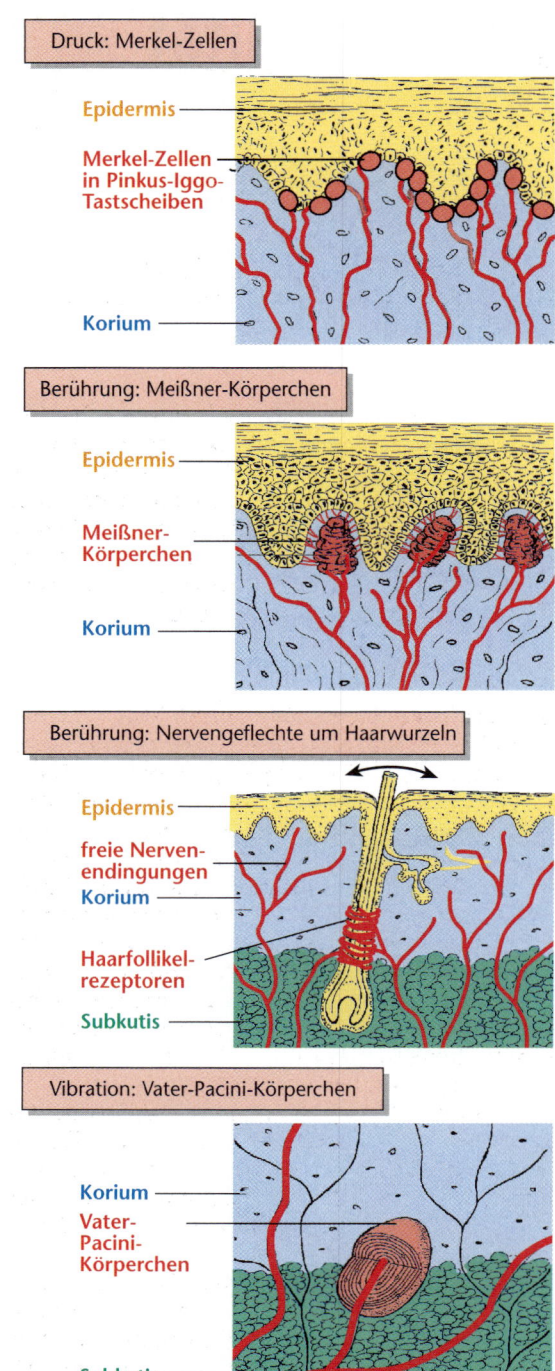

Abb. 16.1 Mechanosensoren von Haut und Subkutis.

anhaltenden Druck senkrecht zur Hautoberfläche: **SA-I-Sensoren**.

Ruffini-Endkörperchen

In den tieferen Schichten des Koriums und in der Subkutis finden sich als Drucksensoren noch die Ruffini-Endkörperchen, die auch in submukösem Bindegewebe und in Gelenkkapseln vorkommen. Die Ruffini-Sensoren reagieren vor allem auf die Dehnung des Gewebes: **SA-II-Sensoren**.

16.1.2 Berührungssensoren

Meißner-Körperchen

Berührungssensoren der unbehaarten Haut sind die histologisch als Meißner-Körperchen bezeichneten Strukturen, die unmittelbar unter der Epidermis in den Papillen des Koriums liegen. Sie erfassen Scherkräfte und sind **Differentialfühler**, d. h. sie reagieren auf die **Geschwindigkeit einer Reizänderung**, in diesem Fall auf die Geschwindigkeit, mit der eine druckbedingte Hautdeformation ausgelöst wird. Die **Adaptation** erfolgt **schnell**, d. h. innerhalb von 50–500 ms: rapidly adapting = **RA-Sensoren**.

Haarfollikelsensoren

Berührungssensoren der behaarten Haut sind die Haarfollikelsensoren, die ebenfalls als Differentialfühler auf die Auslenkungsgeschwindigkeit der Haarschäfte ansprechen.

Die **Kitzelempfindung** wird wahrscheinlich nicht über die spezifischen Berührungssensoren, sondern über freie Nervenendigungen vermittelt.

> **Merke!**
> **Drucksensoren:**
> - Merkel-Zellen (unbehaarte Haut)
> - Pinkus-Iggo-Tastscheiben (behaarte Haut)
> - Ruffini-Endkörperchen (Korium und Subkutis)
>
> **Berührungssensoren:**
> - Meißner-Körperchen (unbehaarte Haut)
> - Haarfollikelsensoren (behaarte Haut).

16.1.3 Vibrationssensoren

Vater-Pacini-Körperchen

Die Sinnesqualität Vibration wird von den Vater-Pacini-Körperchen erfasst. Diese sind im subkutanen Fettgewebe (also nicht im Korium!), aber auch im Bereich von Gelenken, Sehnen, Bändern, Faszien, Knochen, Blutgefäßen sowie im Bauchraum lokalisiert. Der adäquate Reiz der Vater-Pacini-Körperchen ist die **Beschleunigung**, mit der sich eine Hautdeformation entwickelt. Diese Eigenschaft prädestiniert sie zur Erfassung von Vibrationen, die durch eine stetig wechselnde Beschleunigung der Reizimpulse gekennzeichnet sind (Beispiel: Sinusschwingung). Die Vater-

Merkel-Zellen

In der unbehaarten Haut entsprechen die Drucksensoren den Merkel-Zellen, in der behaarten Haut sind die Merkel-Zellen gruppenweise zu makroskopisch gerade eben noch sichtbaren Tastscheiben (0,3 mm Durchmesser), den sog. **Pinkus-Iggo-Tastscheiben** zusammengefasst. Die Merkel-Zellen reagieren auf

16.2 Temperatursinn

Tab. 16.1 Sinnesqualität, Sensortyp und Sensorverhalten

Sinnesqualität	Rezeptor	Charakteristikum
Druck	Merkel-Zellen Pinkus-Iggo-Tastscheiben Ruffini-Körperchen	Intensitätsdetektoren (Proportionalfühler), langsam adaptierend
Berührung	Meißner-Körperchen Haarfollikelrezeptoren	Geschwindigkeitsdetektoren (Differentialfühler), schnell adaptierend
Vibration	Vater-Pacini-Körperchen	Beschleunigungsdetektoren, sehr schnell adaptierend
Wärme/Kälte	Warmrezeptoren Kaltrezeptoren	Proportional- und Differentialfühler, Adaptation zwischen 20 °C und 40 °C

Pacini-Körperchen **adaptieren sehr rasch** und verfügen über die **niedrigste Reizschwelle** aller Mechanosensoren (ausgenommen die des Innenohres).
Die optimale Reizfrequenz für die Vater-Pacini-Körperchen liegt zwischen 150 und 300 Hz. Durch Druck oder Vibration werden Ionenkanäle in den von Lamellen umschlossenen sensorischen Nervenendigungen aktiviert. Vater-Pacini-Sensoren sind **primäre Sinneszellen** und leiten die Aktionspotentiale über ihr eigenes Axon fort.

> **Merke!**
> **Vater-Pacini-Körperchen:**
> - Vibrationssensoren
> - subkutan gelegen
> - rasche Adaptation
> - niedrigste Reizschwelle
> - Frequenzoptimum 150–300 Hz.

> **Klinik!**
> **Polyneuropathien** sind Erkrankungen der peripheren Nerven, die nicht durch ein Trauma erklärlich sind. Ursächlich können angeborene Störungen, Stoffwechselstörungen, das Guillain-Barré-Syndrom u.v.m. zu Grunde liegen. In Deutschland sind die beiden häufigsten Ursachen **Alkoholmissbrauch** und **Diabetes**. Es finden sich motorische, sensible und vegetative Symptome. Am frühesten ist die Sensibilität gestört, meist im distalen Bereich der Extremitäten. So berichten die Patienten häufig über Missempfindungen in strumpf- bzw. handschuhförmigen Bereichen. Von den sensiblen Qualitäten geht häufig der Vibrationssinn als Erster verloren. Seine Abschwächung kann in einfacher Weise durch das Aufsetzen einer Stimmgabel auf die Haut über einem Knochenvorsprung geprüft werden.

16.1.4 Tastpunkte und Empfindungsschwellen

Tastpunkte

Untersuchungen haben gezeigt, dass nicht überall, sondern nur an bestimmten Stellen der Hautoberfläche, den Tastpunkten, Druck- und Berührungsempfindungen hervorgerufen werden können. Ursache hierfür ist die ungleichmäßige Verteilung der Mechanorezeptoren in der Haut. Die Konzentration dieser Tastpunkte ist dabei in verschiedenen Körperarealen sehr unterschiedlich. In berührungsempfindlichen Hautregionen wie den Fingerkuppen und den Lippen liegt sie um ein Vielfaches höher als z. B. am Rücken oder an Oberschenkeln und Oberarmen.

Unterschiedsschwellen

Entsprechend der unterschiedlichen Dichte der Tastpunkte differiert auch das Auflösungsvermögen (die Trennschärfe) der Berührungsempfindung der Haut, was sich durch Bestimmung der räumlichen Unterschiedsschwelle (Raumschwelle) ermitteln lässt. Hierbei werden, z. B. mit einem Stechzirkel, entweder mit beiden Enden zugleich (**simultane Raumschwelle**) oder nacheinander (**sukzessive Raumschwelle**) auf der Haut benachbarte Reize gesetzt. Dabei zeichnen sich Hautareale mit hoher Tastpunktdichte, z. B. die Fingerbeere, durch eine geringe räumliche Unterschiedsschwelle aus, d. h. auch eng benachbarte mechanische Reize werden noch als getrennt wahrgenommen: hohes Auflösungsvermögen.
Die kleinsten und die größten der in unterschiedlichen Hautarealen messbaren simultanen Raumschwellen der Druckempfindung finden sich auf der Zungenspitze mit 1–2 mm und am Rücken mit 55–75 mm und verhalten sich somit etwa wie 1 : 50 (☞ Abb. 16.2).
Die sukzessive Unterschiedsschwelle ist im Allgemeinen deutlich kleiner als die simultane: Beispielsweise erbringt eine Tastbewegung zur Erfassung einer Oberflächenstruktur, die sukzessive verschiedene Oberflächeneigenschaften zu erfassen sucht, bei gleicher Reizfläche differenziertere Informationen als die rein passive, simultane Berührung der Gesamtoberfläche.

16.2 Temperatursinn

16.2.1 Temperatursensoren

Im Bereich der Haut verfügt der Organismus nicht etwa über einen einheitlichen Sensortyp, der im Sinne einer durchgehenden Thermometerskala arbeitet,

16 Somatoviszerale Sensibilität

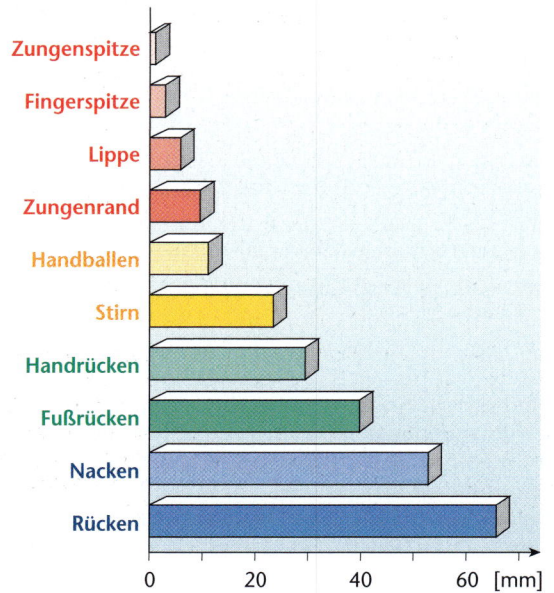

Abb. 16.2 Räumliche Unterschiedsschwellen beim Erwachsenen.

einen größeren Teil der Kaltfasern, der der Faserklasse III Aδ angehört (☞ Tab. 16.2).

Kaltsensoren

Kaltsensoren liegen in oder unmittelbar unterhalb der Epidermis. Da das Absinken der Hauttemperatur ihr adäquater Reiz ist, zeigen sie eine steigende Entladungsfrequenz bei fallender Temperatur mit einem Maximum zwischen 32 und 16 °C (Gesamtmessbereich: 43 bis 5 °C). Eigentümlicherweise erfolgt ein zweiter Anstieg der Impulsrate bei Temperaturen über 45 °C mit paradoxer Kälteempfindung, z. B. beim Eintauchen in ein zu heißes Bad. Subjektiv wird bei weniger als 32 °C Kälte empfunden, bei Temperaturen unter 5 °C tritt Schmerz durch Reizung der Nozizeptoren auf. Eine **inadäquate Reizung** der Kältesensoren kann z. B. durch **Menthol-Applikation** auf Haut oder Schleimhäute ausgelöst werden (kühlender Effekt vieler Salben).

Warmsensoren

Warmsensoren liegen im Korium, also tiefer als die Kaltsensoren. Sie steigern ihre Impulsrate mit steigender Hauttemperatur, ihr Aktivitätsverhalten ist spiegelbildlich zu dem der Kaltsensoren. Ihr Messbereich beginnt bei 30 °C, ihre höchste Empfindlichkeit bzw. das Aktivitätsmaximum zeigen sie oberhalb der Körperkerntemperatur zwischen 40 und 45 °C (☞ Abb. 16.4). Bei noch höheren Temperaturen kommt es durch Nozizeptorenreizung zum **Hitzeschmerz**. Eine **inadäquate Reizung** von Warmsensoren mit Auslösung von Wärmegefühl ist z. B. durch **intravenöse Calcium-Gabe** oder durch Gabe bestimmter **Röntgenkontrastmittel** möglich.

sondern über zwei informationsvermittelnde Systeme, den **Kaltsinn** und den **Warmsinn**. Analog zu den Tastpunkten lassen sich Kaltpunkte und Warmpunkte lokalisieren, wobei die Kaltpunkte, mit Ausnahme der Areale um die Gesichtsöffnungen, zahlenmäßig deutlich überwiegen (☞ Abb. 16.3).

Den Kalt- und Warmpunkten entsprechen zwei Sensorpopulationen, die Warm- und Kaltsensoren. Es handelt sich dabei um freie Nervenendigungen, die histologisch von Schmerzfasern nicht zu unterscheiden sind. Sie sind marklos (Faserklasse IV C) bis auf

Ein Stückchen Haut von der Größe dieser Felder enthält durchschnittlich…

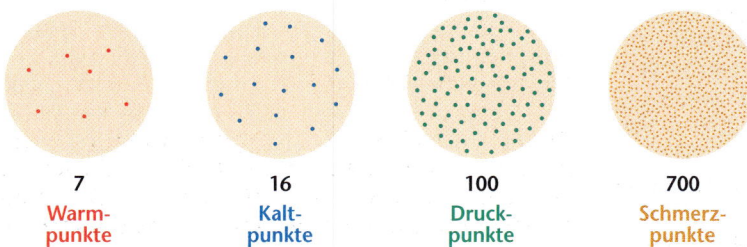

Abb. 16.3 Dichte von Warm-, Kalt-, Druck- und Schmerzpunkten auf der Hautoberfläche.

Tab. 16.2 Einteilung und Eigenschaften afferenter Nervenfasern			
Fasergruppe Lloyd/Hunt (Erlanger/Gasser)	Durchmesser [µm]	Leitungsgeschwindigkeit [m/s]	versorgte Struktur
I (Aα) markhaltig	15	70–120	Muskelspindeln
II (Aβ) markhaltig	5–10	30–70	Mechanosensoren (Haut)
III (Aδ) markhaltig	ca. 3	10–30	Thermosensoren (Kälte) Schmerzsensoren (Sofortschmerz)
IV (C) marklos	1	0,5–2	Thermosensoren (Wärme) Schmerzsensoren (Spätschmerz)

16.3 Tiefensensibilität

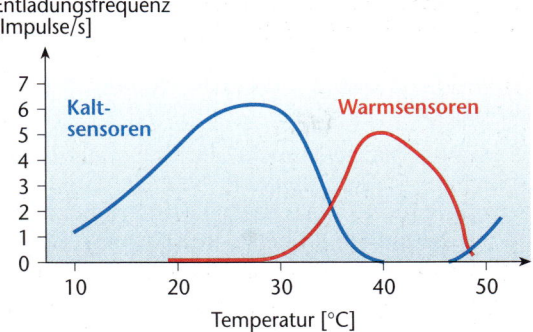

Abb. 16.4 Ansprechen von Kalt- und Warmsensoren auf unterschiedliche Temperaturreize.

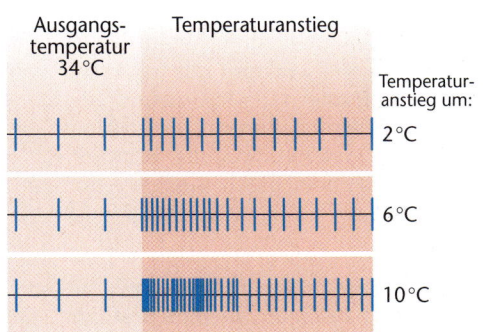

Abb. 16.5 Impulsrate eines Warmsensors bei Anstieg der Ausgangstemperatur von 34 °C um 2 °C, 6 °C und 10 °C. Die schnelle Impulsrate zu Beginn des Temperaturstiegs ist Ausdruck des „Differential-Verhaltens" des Warmsensors (Empfindlichkeit auf Temperaturänderung). Die im weiteren Verlauf bei höherer Temperatur konstant höhere Impulsrate charakterisiert das „Proportional-Verhalten" des Warmsensors (Impulsrate ist proportional zur absoluten Temperatur).

> **Merke!**
> - Kaltpunkte sind häufiger als Warmpunkte.
> - Warm- und Kaltsensoren sind PD-Fühler.
> - Kaltsensoren finden sich in der Epidermis, Warmsensoren im Korium.

16.2.2 Funktionelle Organisation

Sowohl Warm- als auch Kaltsensoren sind **Proportional-Differential-Fühler**:
- Bei unveränderter Hauttemperatur geben sie Impulse mit nahezu konstanter Frequenz ab, wobei eine proportionale Beziehung zwischen der Impulsrate und der absoluten Hauttemperatur besteht (Proportional-Verhalten).
- Bei konstanter Indifferenztemperatur, d. h. einer Hauttemperatur, bei der weder Warm- noch Kaltempfindung besteht (31–36 °C), arbeiten sowohl Kalt- als auch Warmsensoren mit einer konstanten, niedrigen Impulsrate. Die fehlende subjektive Temperaturempfindung erklärt sich durch die bereits erwähnten zentralnervösen Regulationsmechanismen, die eine Weiterleitung der Temperaturafferenzen und damit eine bewusste Wahrnehmung der für den Körper wenig bedeutsamen Indifferenztemperatur unterdrücken.
- Bei Temperaturen ≤ 20 °C oder ≥ 40 °C herrscht dagegen eine ständige Kalt- bzw. Warmempfindung. Die Impulsrate von Kalt- bzw. Warmsensoren ist so weit angestiegen, dass sie die zentralnervöse efferente Gegenregulation übertrifft und durch die Weiterleitung ins Gehirn eine bewusste Temperaturempfindung zur Folge hat.

Auf eine rasche Änderung der Hauttemperatur reagieren die Sensoren mit einem überproportionalen Anstieg (oder Abfall) der Entladungsrate (Differential-Verhalten, ☞ Abb. 16.5). Neben der absoluten Temperatur und der Geschwindigkeit einer Temperaturänderung beeinflusst auch die Größe der Reizfläche die Temperaturempfindung: Bei kleinen Hautflächen ist die Schwelle zur Auslösung einer Warm- oder Kaltempfindung höher.

Regulationsmechanismen

Die gleich bleibende Körpertemperatur, die **Homoiothermie** des Organismus, ist durch einen Regelmechanismus im Hypothalamus gesichert, der von thermosensiblen Zellen in der Blutbahn bzw. von Thermo-Enterozeptoren in ZNS, Muskulatur und inneren Organen über die Bluttemperatur bzw. die Körperkerntemperatur informiert wird. Aufgrund der normalerweise immer vorhandenen Temperaturdifferenz zwischen Körperkern und Außenwelt geht ein ständiger Wärmestrom durch die Haut. Die besondere Bedeutung der Thermosensoren der Haut liegt darin, dass die intrakutane Temperatur näherungsweise die (für den Körper nicht messbare) Außentemperatur wiedergibt. Entsprechende Messwerte (kritische Abkühlung der Hauttemperatur) ermöglichen schon vor Absinken der Bluttemperatur eine zentrale Gegenregulation.

16.3 Tiefensensibilität

Die Tiefensensibilität oder **Propriozeption** (auch kinästhetische Sensibilität genannt) wird in Stellungs-, Bewegungs- und Kraftsinn unterteilt. Für die Orientierung im Raum (Raumlagesinn) ist die Mitwirkung des Vestibularapparates erforderlich (☞ Kap. 18.1). Der weit überwiegende Teil der kinästhetischen Sinnesinformationen erreicht das Bewusstsein nicht.

Stellungssinn

Der Mensch kann auch ohne visuelle Kontrolle recht genaue Angaben über die Position seiner Extremitäten und die Stellung seiner Gliedmaßen zueinander machen. Diese Qualität der Tiefensensibilität wird als **Stellungssinn** bezeichnet. Ihm zugrunde liegen Informationen über die Winkelstellung der Gelenke. Eine Adaptation findet nur in sehr geringem Maße statt.

Bewegungssinn

Der Bewegungssinn erlaubt die bewusste Wahrnehmung von Richtung und Geschwindigkeit einer Änderung von Gelenkstellungen und zwar unabhängig davon, ob die Gelenkbewegung aktiv (durch eigene Muskelaktivität) oder passiv zustande kommt.

Kraftsinn

Der Kraftsinn gestattet es, die jeweils angemessene Muskelkraft einzusetzen, um eine bestimmte Gelenkbewegung auszuführen oder um eine bestehende Gelenkstellung aufrechtzuerhalten.

Kutane Sensoren haben für die drei genannten Sinnesqualitäten keine wesentliche Bedeutung. Vielmehr sind sog. **Propriozeptoren,** welche Reize aus dem Bereich des Bewegungsapparates verarbeiten, die entscheidenden Sinnesfühler. Im Einzelnen handelt sich um **Muskelspindeln, Golgi-Sehnenorgane** und **Gelenksensoren** (☞ Kap. 15.1.1 und 15.1.2).

16.4 Viszerale Sensorik

Ganz im Dienst der Aufrechterhaltung der Homöostase des inneren Milieus stehen die Sensoren für Blutgase, Blutdruck, Blut- und Lungenvolumen sowie osmotischen Druck.
- **Chemosensoren** liegen in Glomus aorticum und Glomus caroticum und reagieren vor allem auf einen Anstieg des CO_2-Partialdrucks bzw. der H^+-Ionen-Konzentration. Sie bewirken gegebenenfalls über im N. glossopharyngeus und N. vagus laufende Afferenzen eine Steigerung der Atemtätigkeit (☞ Kap. 5.7.1).
- **Osmosensoren** im Hypothalamus veranlassen bei steigendem osmotischem Druck des Blutes die Freisetzung von Adiuretin, das über eine verstärkte Wasserretention diesem Anstieg des osmotischen Drucks entgegenwirkt (☞ Kap. 10.2.3).
- **Pressosensoren** mit Proportional-Differential-Eigenschaften (PD-Fühler) finden sich in der Wand von Aorta, A. carotis communis und anderen Arterien. Die Afferenzen laufen zum Rautenhirn und zur Formatio reticularis (☞ Kap. 4.2.3).
- **Volumensensoren** in den Herzvorhöfen sind in der Lage, bei Reizung nicht nur die Adiuretin-Ausschüttung der Neurohypophyse zu hemmen, sondern auch das atriale natriuretische Peptid (ANF), eine diuretisch wirkende Substanz, freizusetzen (☞ Kap. 10.7.4).
- **Dehnungssensoren** in der Lunge steuern im Rahmen eines Reflexkreises den normalen Rhythmus von Ein- und Ausatmung (Hering-Breuer-Reflex, ☞ Kap. 5.7.1).

Durch die Impulse **viszeraler Sensoren** können vegetative Reflexe ausgelöst werden (☞ Kap. 14.3.1).

16.5 Nozizeption

16.5.1 Nozizeptoren

Schmerzpunkte

Die Hautoberfläche ist nicht überall, sondern nur an bestimmten Stellen, den sog. Schmerzpunkten, für nozizeptive Reize empfindlich. Diese Schmerzpunkte sind in wesentlich höherer Zahl nachweisbar als Druck-, Kalt- oder Warmpunkte, was auf eine erheblich höhere Nozizeptorendichte in der Haut zurückzuführen ist (☞Abb. 16.3). Die Schmerzempfindung wird über freie Nervenendigungen vermittelt. Sie finden sich in Haut, Schleimhäuten, Bindegewebe, Skelettmuskulatur, Periost, Sehnen, Faszien, Gelenkkapseln, in der Wandung von Blutgefäßen, in Hirnhäuten und serösen Häuten (nicht jedoch in den parenchymatösen Organen selbst, auch nicht im Hirngewebe).

Schmerzreize

Als standardisierter Schmerzreiz zur Schmerzmessung dient eine lokale Hauterwärmung von 47°C, bei der nicht Thermosensoren, sondern Nozizeptoren erregt werden. Dies beruht darauf, dass ein adäquater Reiz für Nozizeptoren nicht eindeutig definierbar ist: Jeder mechanische, chemische oder thermische Vorgang, der die Gewebeintegrität verletzt, und viele der im Gewebe, vorwiegend im Rahmen von Entzündungsvorgängen entstehenden Substanzen, wie Acetylcholin, Histamin, Bradykinin, Serotonin, Prostaglandine, H^+-Ionen, Substanz P, aber auch zahlreiche körperfremde Stoffe können einen Schmerzreiz auslösen: Nozizeptoren sind **polymodal,** d. h. durch unterschiedliche Reizarten erregbar.

> **Merke!**
> **Reizung der Nozizeptoren** durch:
> - Gewebeverletzung
> - Bradykinin
> - Substanz P
> - Prostaglandine
> - H^+-Ionen
> - Histamin
> - Acetylcholin.

16.5.2 Adaptation und Schmerzverstärkung

Wie die klinische Erfahrung zeigt, **adaptieren** Schmerzsensoren bei gleich bleibendem Schmerzreiz praktisch **nicht.** Die Schmerzempfindung lässt erst nach, wenn die Noxe sich abschwächt oder aufgehoben wird. Nozizeptoren arbeiten somit als **reine Proportional-Fühler.**

Die **Schmerzempfindung** ist keineswegs eine alleinige Funktion der peripheren Nozizeptoren-Aktivität. Eine Gewebeverletzung führt über die Freisetzung exzitatorischer Transmitter (Glutamat, Aspartat, Substanz P) zur Aktivierung von AMPA- und NMDA-Rezeptoren an nozizeptiven Neuronen im Rückenmark. Diese Aktivierung führt zu einer Schmerzverstärkung und einer erhöhten Schmerzempfindlichkeit in der Umgebung der Gewebeverletzung (zum Mechanismus dieser synaptischen Lern- und Verstärkungsvorgänge an AMPA- und NMDA-Rezeptoren durch posttetanische Potenzierungen ☞ Kap. 20.4.4).

Die Stimulation spinaler nozizeptiver Neurone führt auch zur reflektorischen Aktivierung motorischer und vegetativer spinaler Neurone: Muskelverspannungen und Schwitzen sind die Folge.

> **Merke!**
> - **reine Proportional-Fühler:** Merkel-Tastscheiben, Ruffini-Endkörperchen, Nozizeptoren
> - **reine Differential-Fühler:** Meißner-Körperchen, Haarfollikelsensoren.

16.5.3 Schmerzqualitäten

Somatischer Schmerz

Oberflächenschmerz

Der von der Haut ausgehende Oberflächenschmerz umfasst zwei unterschiedliche Empfindungskomponenten. So ruft ein Nadelstich einen Schmerz mit hellem Charakter hervor, der relativ genau lokalisiert werden kann, aktivierende Wirkung hat und von kurzer Dauer ist. An diesen ersten Schmerz schließt sich meist ein zweiter Schmerz mit eher dumpfem Charakter und längerer Dauer an. Für den schnellen Schmerz (nach ca. 0,25 s) sind markhaltige Fasern der Klasse III (Aδ) zuständig, für die verzögerte, 0,5 bis 2 s später einsetzende dumpfe Schmerzempfindung marklose Fasern der Klasse IV (C, ☞ Tab. 16.2).

Tiefenschmerz

Dem Oberflächenschmerz der Haut setzt man den Tiefenschmerz aus Muskeln, Gelenken, Knochenhaut oder Bindegewebsstrukturen entgegen (auch Zahn- und Kopfschmerzen sind ihm zuzurechnen).

Viszeraler Schmerz

Oberflächenschmerz und Tiefenschmerz zusammen bezeichnet man als somatischen Schmerz. Ihm wiederum steht der viszerale Schmerz aus dem Eingeweidebereich gegenüber, dessen Charakter dem Tiefenschmerz ähnelt: dumpf, bohrend, schwer lokalisierbar, inaktivierend. Die Übermittlung des viszeralen Schmerzes übernehmen marklose Fasern der Klasse IV (C).

Die **viszeralen Schmerzfasern** sind vorwiegend in den serösen Häuten, Organkapseln und Ausführungsgängen gelegen und laufen mit N. vagus, N. splanchnicus und den Nn. pelvici zentralwärts. Die viszeralen Nozizeptoren sprechen speziell auf Ischämie, passive Dehnung und Kontraktionen glatter Muskulatur an.

Dabei reagiert das parietale Peritoneum auf alle Schmerzreize weit empfindlicher als das viszerale Peritoneum. Der Eingeweideschmerz hat eine Tendenz zur **Ausstrahlung** in die Umgebung. Nicht selten kommt es dabei, wie auch beim Tiefenschmerz, zu **vegetativen Begleitreaktionen** in Form von Blutdruckschwankungen, Übelkeit, Tränenfluss und Schweißausbrüchen. Auch **affektive Begleitphänomene**, wie beispielsweise starke Unlust- und Krankheitsgefühle, sind typisch.

Schmerzbewertung

Im Gegensatz zur Schmerzempfindung ist die durch zentrale Weiterverarbeitung der Empfindung entstandene Schmerzbewertung überwiegend erlernt. Relativ schmerzunempfindliche Personen nennt man **indolent**. Angstvolle Erwartung kann bekanntlich die Intensität einer Schmerzempfindung deutlich steigern, während umgekehrt Ablenkung, Scheinmedikamente (Plazebos) und suggestive Techniken (Hypnose) eine mehr oder minder deutliche Schmerzlinderung zu bewirken vermögen. Bekannt ist, dass Psychotherapie, autogenes Training (als autosuggestives Verfahren) und Hypnose nicht nur Schmerzzustände bei psychosomatischen Beschwerden lindern, sondern auch z. B. den Schmerzmittelbedarf bei organischen Erkrankungen mit chronischen Schmerzen senken können.

16.5.4 Spezielle Schmerzformen

Jucken

Jucken gilt als Spezialfall des Schmerzes. Durch eine Unterbrechung des Vorderseitenstranges im Rückenmark (☞ Kap. 16.6.3) lässt sich neben der Schmerz- auch die Juckempfindung ausschalten. Außerdem konnte nachgewiesen werden, dass Juckpunkte im Bereich der Haut mit Schmerzpunkten identisch sind. Andererseits entsteht Jucken ausschließlich in den oberflächlichen Hautschichten und scheint an das Vorhandensein chemischer Substanzen wie Histamin gebunden zu sein, so dass vermutlich eine spezialisierte Nozizeptorenpopulation für die Vermittlung der Juckempfindung zuständig ist.

Projizierter Schmerz

Projizierter Schmerz entsteht durch inadäquate (mechanische, entzündliche) Reizung eines Nervenstamms oder eines Ganglions, wobei die zentralwärts weitergeleiteten Impulse eine Schmerzempfindung im weiter peripher gelegenen Innervationsbereich der gereizten Nervenfasern vortäuschen. Ein typisches Beispiel ist der sog. **Bandscheibenvorfall.** Hierbei kommt es meist in Höhe von L4/L5 durch prolabiertes Bandscheibengewebe zur Kompression des zugehörigen Spinalnervs im Bereich der Hinterwurzel mit Reizung der nozizeptiven Fasern, die u.a. aus dem lateralen Ober- und Unterschenkelbereich stammen. Dorthin wird der Schmerz im Rahmen der zentralen Verarbeitung der einlaufenden Impulse projiziert.

Auch der durch Anstoßen des Ellenbogens („Musikantenknochen") über eine Reizung des N. ulnaris ausgelöste Schmerz im Bereich der Finger ist ein projizierter Schmerz.

> **Klinik!**
> In vielen Fällen von **Neuralgie** („Nervenschmerz"), z. B. bei der Trigeminus-Neuralgie, scheint dem Beschwerdebild ein solcher Projektionsmechanismus aufgrund einer chronischen Irritation weiter zentral liegender Nervenstrukturen (z. B. Trigeminusganglion) zugrunde zu liegen. Der Patient klagt dabei über Schmerzen im peripheren Ausbreitungsgebiet des Nervs.

Übertragener Schmerz

Von übertragenem Schmerz spricht man, wenn nach nozizeptiver Reizung innerer Organe der Schmerz nicht oder nicht nur am Ort der Reizeinwirkung, sondern auch im Bereich der Hautoberfläche empfunden wird (Beispiel: Schmerzen im linken Arm bei Angina pectoris infolge koronarer Herzerkrankung). Der Schmerz wird dabei immer auf die Hautbezirke übertragen, für deren Innervation dasjenige Rückenmarkssegment zuständig ist, welches auch das betroffene innere Organ versorgt. Die Übertragung erfolgt also in das zugehörige **Dermatom**. Zum Mechanismus der Schmerzübertragung gibt es eine Reihe von Hypothesen. Wahrscheinlichste Grundlage der Schmerzübertragung ist die Tatsache, dass viszerale und somatische Schmerzafferenzen aus demselben Rückenmarkssegment zum Teil auf dieselben Neurone in den Hinterhörnern des Rückenmarks konvergieren. Hierbei können die an der Schmerzverarbeitung beteiligten höheren zentralnervösen Strukturen den einlaufenden Schmerzimpuls nicht eindeutig der Peripherie oder den inneren Organen zuordnen. Sie beziehen ihn deshalb im Sinne eines Plausibilitätsurteils auf die Körperperipherie, da Schmerzimpulse in der Vergangenheit ihre Ursache meist in peripheren Reizen hatten.

Head'sche Zonen

Als Head'sche Zonen bezeichnet man diejenigen Hautbezirke bzw. Dermatomanteile, die auf diese Weise bestimmten inneren Organen zugeordnet werden können (☞ Abb. 16.6). Ihre Kenntnis ist für die ärztliche Diagnostik von großer Bedeutung. Analog zu den Dermatomen sind die **Myotome** diejenigen Muskelfaserareale, die motorisch aus demselben Rückenmarkssegment innerviert werden, in dem nozizeptive Afferenzen eintreffen.

> **Klinik!**
> Die **muskuläre Abwehrspannung** bei Erkrankungen oder Verletzungen der Bauchorgane beruht auf einer schmerzreflektorischen Innervation der korrespondierenden Myotome.

16.5.5 Störungen der Schmerzempfindung

Hyper- und Hypalgesie

Unter **Hyperalgesie** versteht man eine erhöhte Empfindlichkeit auf Schmerzreize. Eine kutane Hyperalgesie kann zum Bild des übertragenen Schmerzes gehören; meist ist eine Hautschädigung (z. B. durch Strahleneinwirkung) die Voraussetzung. **Hyperästhesie** ist eine erhöhte Empfindlichkeit für nicht-noxische Reize, z. B. Luftzug.

Die Begriffe **Hypalgesie** und **Analgesie** bezeichnen eine herabgesetzte bzw. völlig aufgehobene Schmerzempfindlichkeit.

Selten gibt es eine **kongenitale Schmerzunempfindlichkeit:** die betroffenen Kinder ziehen sich durch das Fehlen der Schmerzempfindung rasch schwere, verstümmelnde Verletzungen zu und sterben meist früh. **Erworbene Ausfälle der Schmerzempfindung** kommen vor bei Verletzungen peripherer Nerven oder Rückenmarksläsionen (z. B. beim Brown-Séquard-Syndrom), ferner bei metabolisch-toxisch oder entzündlich bedingten Polyneuropathien, jedoch stets in Kombination mit anderen Sensibilitätsdefekten.

Anästhesie

Unter Anästhesie versteht man den völligen Ausfall sensibler und nozizeptiver Afferenzen durch mechanische Schädigung peripherer Nerven oder Applikation von Lokalanästhetika (örtliche Betäubung durch lokale Infiltration oder Leitungsanästhesie des proxi-

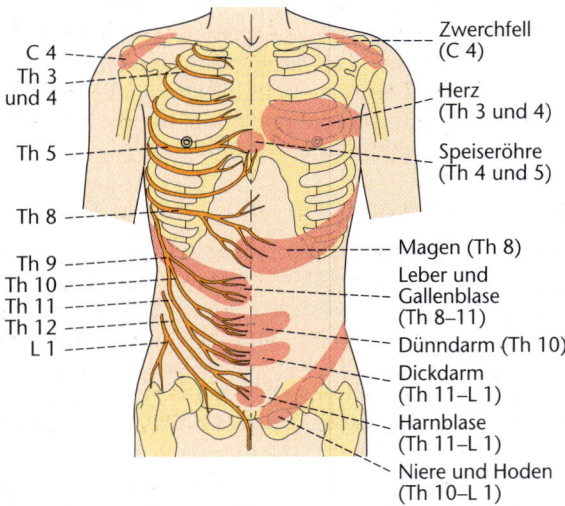

Abb. 16.6 Head'sche Zonen. Bei Erkrankungen der aufgeführten inneren Organe sind übertragene Schmerzen in den korrespondierenden Hautbezirken möglich.

malen Nervenstammes). Die Lokalanästhetika hemmen den schnellen Na⁺-Ionen-Einstrom an der Zellmembran und damit die Ausbildung und Weiterleitung von Aktionspotentialen, so dass vom anästhesierten Nerven keine Informationen nach zentral weitergeleitet werden können.

Phantomschmerz

Der Phantomschmerz wird im Bereich nicht mehr vorhandener, amputierter Körperteile empfunden. Man bringt ihn mit Nervengewebsgeschwülsten im Bereich der Absetzungsstelle (Amputationsneurom) in Zusammenhang. In letzter Zeit mehren sich aber auch Hinweise, dass es während der Amputation zu einer starken Aktivierung zentraler, sensorischer Areale kommt, die zu fortbestehenden Symptomen führen kann. Daher wird bereits in vielen Kliniken neben der Allgemeinnarkose (schaltet das Bewusstsein aus, blockiert aber nicht die Schmerzleitung) auch eine Regional-Anästhesie (Leitungs-Block) der betroffenen Extremität durchgeführt, um die Fortleitung ans Gehirn zu unterbinden.

Zentraler Schmerz

Da der Schmerz als bewusste Empfindung zentral entsteht und, wie gezeigt, den Betroffenen keineswegs immer sachgemäß über die Peripherie unterrichtet, kann auch das Phänomen des rein zentralen Schmerzes ohne jede Mitwirkung von Nozizeptoren oder nozizeptiven Rückenmarksbahnen nicht erstaunen. Schwerste derartige Schmerzzustände kommen bei Schädigung des Thalamus, der zentralen Schaltstation für die somatoviszerale Sensibilität vor. Einzig mögliche Therapie ist die neurochirurgische Zerstörung der verantwortlichen Thalamusareale.

16.5.6 Schmerzausschaltung

Endogene Opioide

Das ZNS selbst enthält Peptide (Endorphine, Enkephaline), die mit neuronalen Opiatrezeptoren reagieren und als starke körpereigene, endogene Analgetika wirken. Diese endogenen Opioide (β-Endorphin, Dynorphin, Enkephalin) wirken als Transmitter schmerzhemmender Neurone. Die unterschiedliche Schmerzempfindlichkeit in verschiedenen psychischen Situationen dürfte über eine unterschiedlich starke Endorphin-Ausschüttung vermittelt werden.

Das **β-Endorphin** wird aus der Hormonvorstufe Pro-Opiomelanocortin (POMC) im Hypophysenvorderlappen gebildet. Aus derselben Vorstufe entsteht auch Adrenocorticotropin (ACTH) und Melanozyten-stimulierendes Hormon (MSH, ☞ Kap. 10.2.2)

Pharmakologische Schmerzdämpfung

Schmerzen können auch pharmakologisch unterdrückt werden. Die **narkotischen Analgetika** dämpfen zugleich mit der Schmerzempfindung das Bewusstsein. Hierzu zählen das Morphin, die Opiate sowie die synthetischen Opioide. Die **nicht-narkotischen Analgetika,** die meist auch entzündungshemmende Eigenschaften haben und z. T. über eine Prostaglandin-Synthese-Hemmung wirken, sind in der Regel schwächer analgetisch wirksam. In diese Klasse gehört z. B. die Acetylsalicylsäure.

Aber auch Psychopharmaka, die über einen zentralen Angriffspunkt die Schmerzverarbeitung und -wahrnehmung beeinflussen, können analgetisch wirksam sein, wie z. B. Diazepam, Neuroleptika oder Antidepressiva (sog. Coanalgetika).

Andere Verfahren zur Schmerztherapie

Die analgetische Wirkung von **Akupunktur** und anderen biophysikalischen Verfahren beruht vermutlich zumindest teilweise auf einer Umkehrung der Mechanismen, die für die Entstehung des chronifizierten oder übertragenen Schmerzes verantwortlich sind. Die gezielte kutane Reizung führt aufgrund synaptischer Hemmungen oder zentraler Interferenzen zur Linderung von viszeralem oder Tiefenschmerz.

Auch mittels **Elektrostimulation** von Nerven und Rückenmarksbahnen ist es möglich, Schmerzen in den zugehörigen peripheren Gebieten auszuschalten, vermutlich durch Aktivierung hemmender Efferenzen.

16.6 Sensorische Informationsverarbeitung

16.6.1 Reizweiterleitung

Die Afferenzen der einzelnen Sinnessensoren werden über unterschiedliche Nervenfasern zum ZNS weitergeleitet (☞ Tab. 16.2):
- Die Afferenzen der **Muskelspindeln** (Dehnungssensoren) laufen über sehr schnelle (dicke, markhaltige) Fasern der Klasse I (Aα).
- Die Aktionspotentiale der verschiedenen **Haut-Mechanosensoren** werden über markhaltige Fasern der Klasse II (Aβ) geleitet.
- **Thermosensoren** und **Nozizeptoren** verfügen über relativ langsam leitende Axone der Klassen III (Aδ) und IV (C).

16.6.2 Sensorische Bahnen im Rückenmark

Die sensiblen Fasern der Peripherie ziehen zu den pseudounipolaren Neuronen der Spinalganglien, deren dendritische Fortsätze sie sind. Die Neuriten dieser Neurone treten dann über die Dorsalwurzel ins Rückenmark ein. Hier ziehen sie gebündelt in verschiedenen Strängen zentralwärts oder werden auf Interneurone umgeschaltet. Im Einzelnen lassen sich folgende Systeme unterscheiden:
- Im **Hinterstrang,** der in der Medulla oblongata an den Hinterstrangkernen endet, laufen die Neuriten von Mechanosensoren aus Muskeln, Haut, Gelenken und Viszera.

- In der **Kleinhirnseitenstrangbahn** ziehen die propriozeptiven Neuriten mit Informationen über die Tiefensensibilität.
- Die Neuriten der die Schmerz- und Temperaturempfindung registrierenden Neurone enden im Hinterhorn und werden dort auf Interneurone umgeschaltet. Die Neuriten dieser Interneurone ziehen dann im **Vorderseitenstrang** der Gegenseite zentralwärts.

Außerdem können die sensiblen Afferenzen unmittelbar (monosynaptisch) oder durch Einschaltung von Interneuronen (polysynaptisch) an Motoneuronen des entsprechenden Rückenmarksegments enden. Dies ist die Basis der Muskeleigen- und Fremdreflexe (☞ Kap. 15.1.4).

16.6.3 Hinterstrang- und Vorderseitenstrangsystem

Bei der Weiterleitung der somato-sensorischen Afferenzen in Richtung Gehirn lassen sich zwei Systeme unterscheiden:
- spezifisches Hinterstrangsystem (phylogenetisch jünger): Es leitet „spezifische" Afferenzen einer jeweils exakt abgrenzbaren Sinnesmodalität.
- unspezifisch Vorderseitenstrangsystem (phylogenetisch älter): Hier konvergieren Impulse verschiedener Sinnesmodalitäten (☞ Abb. 16.7).

Hinterstrangsystem

Das Hinterstrangsystem mit dreimaliger synaptischer Umschaltung transportiert insbesondere Impulse der kutanen Mechanosensoren sowie der Tiefensensibilität und trägt entscheidend zur Information des Kortex über die Körperperipherie bei. Die Sinnesdaten von Druck, Berührung, Vibration und Propriozeption, also der epikritischen Sensibilität, laufen zunächst in den Neuriten der **Spinalganglien (1. Neuron)** und der Hinterstrangbahn (Tractus spinobulbaris) ohne Umschaltung zu den Hinterstrangkernen der **Medulla oblongata,** wo das **2. Neuron** lokalisiert ist. Im **Lemniscus medialis** (mittlere Schleifenbahn) kreuzen die Neuriten dieses 2. Neurons dann zur Gegenseite und ziehen, zusammen mit mechanorezeptiven Afferenzen aus dem sensorischen Trigeminushauptkern, zum **Thalamus.** Das dort gelegene **3. Neuron** vermittelt die einlaufenden Afferenzen zum **Kortex** des Großhirns. Der Thalamus fungiert hier als Verteilerstation aller afferenten Systeme zum Neokortex: „Tor zum Bewusstsein".

Sein Ventrobasalkern ist als **spezifischer Thalamuskern** somatotopisch aufgebaut, d. h. bestimmte Kerngebiete beziehen sich auf bestimmte Körperanteile. So ist im Nucleus ventralis posterolateralis der Körper als Ganzes, im Nucleus ventralis posteromedialis das Gesicht repräsentiert. Die spezifischen Thalamuskerne erhalten zusätzliche Afferenzen aus dem Nucleus dentatus des Kleinhirns.

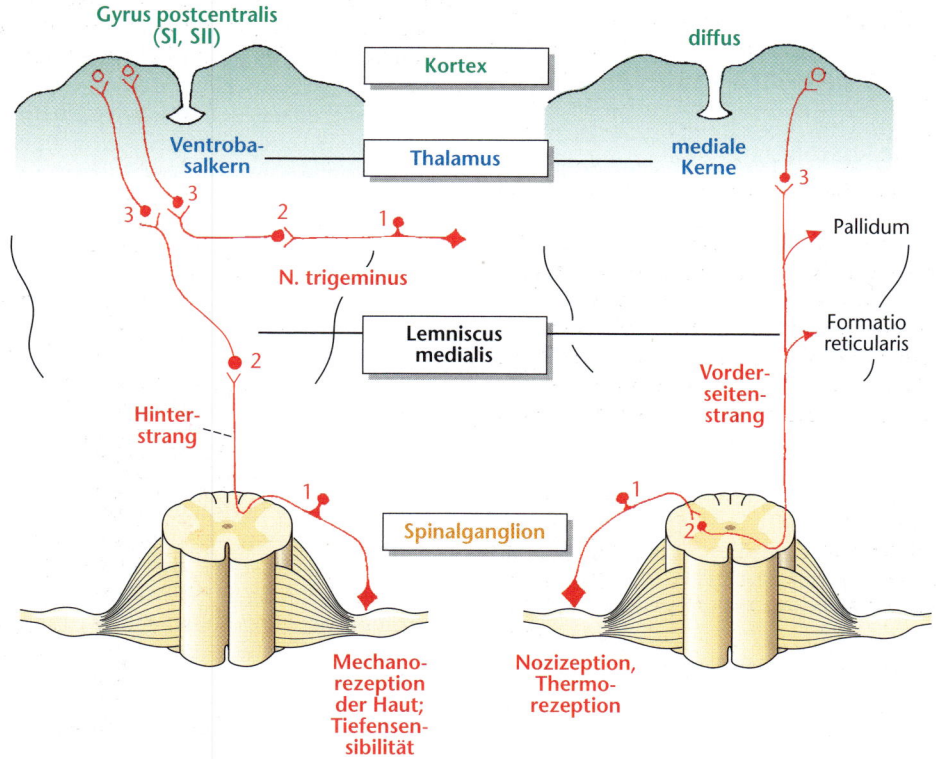

Abb. 16.7: Spezifisches Hinterstrangsystem und unspezifisches Vorderseitenstrangsystem der Somatosensorik.

16.6 Sensorische Informationsverarbeitung

Auch die vom Thalamus versorgten **somatosensorischen Kortexareale** S I (Gyrus postcentralis) und S II bilden die Körperperipherie somatotop ab. Nachbarschaftsverhältnisse bleiben dabei gewahrt, nicht jedoch in jedem Fall die realen Größenverhältnisse. Die bereits peripher mit überproportionaler Sensorendichte ausgestatteten Zonen wie Lippen und Finger sind hier beispielsweise überproportional repräsentiert (☞ Kap. 15.5.1, Abb. 15.14).

Eine Irritation oder Zerstörung der thalamokortikalen Verbindungen (z. B. durch Verletzungen oder Tumoren) führt u.a. zum Symptom der räumlichen Agnosie **(Stereo-Agnosie),** die durch die Unfähigkeit zur räumlichen Orientierung beim Wegfall optischer Informationen gekennzeichnet ist. Bei geschlossenen Augen kann beispielsweise ein Gegenstand nicht durch Betasten allein identifiziert werden, ein Finger nicht zur Nasenspitze geführt werden.

Vorderseitenstrangsystem

Das weniger leicht abgrenzbare Vorderseitenstrangsystem (☞ Abb. 16.7) befördert u.a. die Afferenzen von Thermo- und Nozizeption. Im Gegensatz zum lemniskalen Leitungssystem erreichen die Impulse aus der Peripherie die kortikalen Areale meist erst nach zahlreichen Umschaltungen. Auch eine klare Somatotopie, wie sie für das lemniskale System typisch ist, besteht nicht.

Die Afferenzen werden im Rückenmark nach Eintritt über die Hinterwurzel im **Hinterhorn** umgeschaltet **(2. Neuron)** und verlaufen nach sofortiger Kreuzung zur Gegenseite im Vorderseitenstrang, speziell im Tractus spinothalamicus und spinoreticularis, zentralwärts. Die Afferenzen ziehen im Anschluss über die **Formatio reticularis** zu unspezifischen, medialen, intralaminären Thalamuskernen und erreichen dann diffus praktisch alle Bereiche des Kortex. Vom unspezifischen somatosensorischen System bestehen Verbindungen zu vegetativen Zentren und zum limbischen System.

Ein Teil der nozizeptiven Afferenzen aus dem Vorderseitenstrangsystem (wie die epikritischen Afferenzen des lemniskalen Systems) wird im **Ventrobasalkern** (Nucleus ventralis posteolateralis) des Thalamus auf das **3. Neuron** umgeschaltet und erhält damit Anschluss zum Gyrus postcentralis des Kortex. Auf diesem Weg kommt es zur **bewussten Schmerzempfindung.**

> **Merke!**
> - **Hinterstrangsystem:** Oberflächen- und Tiefensensibilität (Ventrobasalkern des Thalamus)
> - **Vorderseitenstrangsystem:** Temperatur- und Schmerzempfindung (unspezifische Thalamuskerne).

> **Klinik!**
> Der teils gekreuzte (Schmerz und Temperatur), teils ungekreuzte (Berührung, Druck, Vibration) Verlauf sensibler Afferenzen auf spinaler Ebene ist die Erklärung, warum es nach halbseitiger Rückenmarksdurchtrennung **(Brown-Séquard-Syndrom)** zu einer sog. **dissoziierten Empfindungsstörung** kommt. (☞ Abb. 16.8) Unterhalb der Läsion besteht auf der gleichen Seite (ipsilateral) neben einer Lähmung der Muskulatur ein Defekt der epikritischen Sensibilität, d. h. der Berührungs-, Druck- und Vibrations- sowie der Tiefenwahrnehmung (Unterbrechung des Hinterstrangs). Kontralateral findet sich dagegen eine eingeschränkte oder aufgehobene Temperatur- und Schmerzempfindung (Unterbrechung des Vorderseitenstrangs). Reflektorische Reaktionen auf Rückenmarksebene sind jedoch weiterhin auslösbar.

Die am unspezifischen System beteiligte **Formatio reticularis** hat vielfältige, keineswegs vollständig verstandene Funktionen. U.a. steuert sie die kortikale Erregbarkeit (Bewusstseinslage, Schlaf-Wach-Rhythmus) und ist beteiligt am Zustandekommen affektiv-emotionaler Reaktionen **(Arousal reaction)** wie auch vegetativer und motorischer Reflexe.

16.6.4 Efferente Modifikation der Sensorik

Von höheren Zentren des ZNS ausgehende Fasersysteme können in den Hinterhörnern des Rückenmarks die Umschaltung von Haut-Afferenzen auf das 2. Neuron hemmend oder fördernd beeinflussen. Dadurch kann das Ausmaß der nach zentral weiterge-

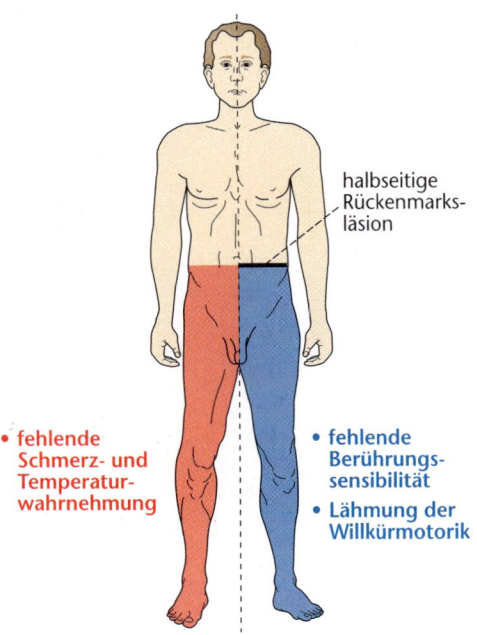

Abb. 16.8 Brown-Séquard-Syndrom.

leiteten Haut-Afferenzen auf Rückenmarksebene im Sinne einer zentralen efferenten Kontrolle gesteuert werden. Dieses auch bei Temperatur- und Schmerzafferenzen gültige Prinzip der zentralen efferenten Modifikation afferenter Zuflüsse ist mitverantwortlich für die unterschiedliche Berührungs-, Temperatur- und Schmerzempfindlichkeit bei verschiedenen zentralnervösen Zuständen: z. B. stärkere Schmerzwahrnehmung bei Angst, geringere Schmerzwahrnehmung bei Wut.

17 Visuelles System

R. Merker, J. Hartmann

17.1	**Dioptrischer Apparat** 326	17.2.3	Neuronale Verarbeitungsprozesse 336
17.1.1	Anatomische Grundlagen 326		Horizontales und vertikales System 336
17.1.2	Das Auge als optisches System 326		Konvergenz und Divergenz 336
17.1.3	Akkommodation 327		Rezeptive Felder 337
	Presbyopie 328		Einteilung der Ganglienzellen 337
17.1.4	Abbildungsfehler 328		Kontrastverstärkung und Simultankontrast . . . 338
	Aberrationen 328		Nachbilder 338
	Refraktionsanomalien 329	17.3	**Sehbahn** 338
17.1.5	Pupille 330	17.4	**Informationsverarbeitung im visuellen System** 340
	Naheinstellungsreaktion 330		
	Lichtreaktion 330	17.4.1	Corpus geniculatum laterale 340
17.1.6	Augeninnendruck 331	17.4.2	Visueller Kortex 340
17.1.7	Tränenflüssigkeit 332	17.5	**Sehschärfe (Visus)** 341
17.1.8	Augenspiegelung 332	17.6	**Farbensehen** 342
17.1.9	Okulomotorik 332	17.7	**Räumliches Sehen** 342
17.2	**Signalverarbeitung in der Retina** 333		Binokulares räumliches Sehen 342
17.2.1	Photosensoren der Retina 333		Monokulares räumliches Sehen 343
	Zapfen und Stäbchen 333	17.8	**Entwicklung des Lichtsinnes** 343
	Hell-Dunkel-Adaptation 334		
17.2.2	Reiztransduktion an den Photosensoren 335		
	Elektroretinogramm 336		

Lernziel!
- funktioneller Aufbau
- Physiologie der Netzhaut und Reizverarbeitung
- Sehbahn und zentrale Verarbeitung
- Sehschärfe (Visus)
- Grundlage von räumlichem und Farbensehen.

Der für die klinische Praxis relevanteste Teil der Sehphysiologie beschäftigt sich mit den Eigenschaften des Auges als dioptrischem Apparat (☞ Kap. 17.1). Vermittelt werden Kenntnisse zur Berechnung von Brechkraft und Akkommodationsbreite und zum Verständnis der wichtigsten Refraktionsanomalien (Kurzsichtigkeit, Weitsichtigkeit und Astigmatismus). Die retinale Signalverarbeitung (☞ Kap. 17.2) ist aus physiologischer Sicht besonders interessant. Die Photorezeption von Stäbchen und Zapfen ist bis auf die molekulare Ebene aufgeklärt. Die retinale Verarbeitung der optischen Information erfolgt in einfachen Neuronen-Netzen, wie sie auch in Computern simuliert werden können. Die Kenntnis der Sehbahn (☞ Kap. 17.3) und der Informationsverarbeitung im visuellen System (☞ Kap. 17.4) gestattet die Lokalisation bestimmter Hirntumoren oder -läsionen. Die Berechnung der Sehschärfe (☞ Kap. 17.5) ist nicht nur für künftige Augenärzte relevant. Die Abschnitte zum Farbensehen (☞ Kap. 17.6) und zum räumlichen Sehen (☞ Kap. 17.7) geben Basisinformationen zu Themen, mit denen eingehender zu beschäftigen sich loh-

17 Visuelles System

nen würde. Die Entwicklung des beidäugigen Sehens (☞ Kap. 7.8) kann durch nicht korrigiertes frühkindliches Schielen dauerhaft beeinträchtigt werden.

17.1 Dioptrischer Apparat

17.1.1 Anatomische Grundlagen

Der Augapfel enthält **Kornea und Linse** als brechende Medien und ist an seiner hinteren inneren Oberfläche mit der Netzhaut **(Retina)** ausgekleidet, deren lichtsensibler Teil durch die Ora serrata begrenzt wird. An das Pigmentepithel der Retina schließt sich nach außen eine gefäßreiche Schicht, die Chorioidea, an, die ihrerseits von der Sklera (Lederhaut) umhüllt ist (☞ Abb. 17.1).

Der Sehnerv **(N. opticus)** erreicht nasal von der Stelle des schärfsten Sehens, der **Fovea centralis,** die Netzhaut. Im Bereich der Eintrittsstelle des Sehnervs befinden sich keine lichtempfindlichen Strukturen. Diese Eintrittsstelle wird daher auch als **blinder Fleck** bezeichnet (☞ Abb. 17.2). Sie ist für die Lücke im temporalen Gesichtsfeld verantwortlich. Gesichtsfeldausfälle können mit Hilfe der Perimetrie (☞ Kap. 17.3) bestimmt werden.

> **Klinik!**
> Die den Bulbus oculi nach vorn begrenzende Hornhaut (Kornea) ist zur Erhaltung ihrer Struktur auf regelmäßige Vitamin-A-Zufuhr angewiesen. Bei **Vitamin-A-Mangel** (z. B. bei Unterernährung) kommt es zum Krankheitsbild der **Xerophthalmie** mit Hornhauttrübung und evtl. Hornhautnekrose **(Keratomalazie).** Zugleich besteht bei Vitamin-A-Mangel **Nachtblindheit** (Hemeralopie), da dieses Vitamin zur Synthese von Sehfarbstoff benötigt wird (☞ Kap. 17.2.1).

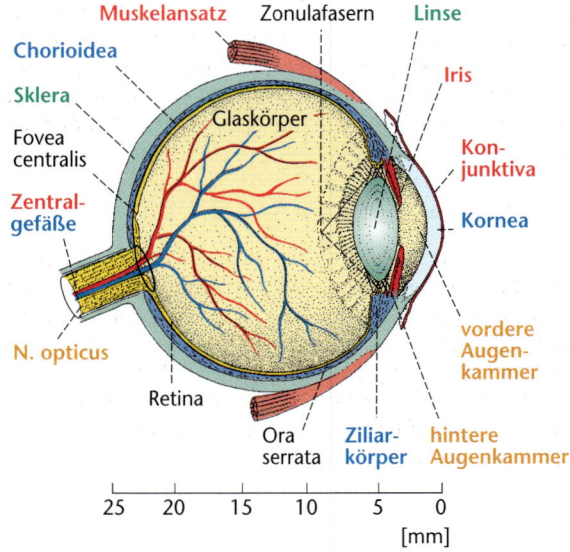

Abb. 17.1 Aufbau des Bulbus oculi.

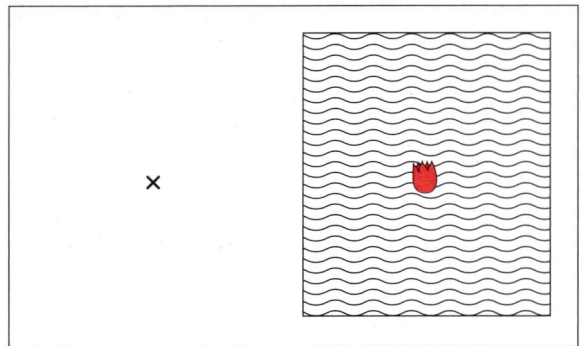

Abb. 17.2 Test des blinden Flecks. Wenn man das Kreuz mit dem rechten Auge aus einer bestimmten Distanz (ca. 15 cm) betrachtet und fixiert, verschwindet die Figur, weil sie auf den blinden Fleck der Netzhaut projiziert wird.

17.1.2 Das Auge als optisches System

Das menschliche Auge ist ein aus mehreren brechenden Medien und sphärischen Grenzflächen bestehendes optisches System, das mit einem nicht genau zentriert zusammengesetzten Linsensystem vergleichbar ist. In guter Näherung kann man das Auge als optisches System mit zwei brechenden Flächen (Kornea und Linse) ansehen. In einem solchen optischen System unterscheidet man die folgenden Anteile (☞ Abb. 17.3):

- **optische Achse:** Verbindungslinie zwischen den beiden Brennpunkten
- **Hauptebenen (H_1, H_2):** die auf gedachte Ebenen reduzierten brechenden Medien; die Schnittpunkte der Hauptebenen mit der optischen Achse heißen Hauptpunkte.
- **Brennpunkte (F_1, F_2):** Schnittpunkte der achsenparallel einfallenden Strahlen mit der optischen Achse
- **Knotenpunkte:** Schnittpunkte der ungebrochen durch das Auge gehenden Strahlen mit der optischen Achse. Bildseitiger Winkel und gegenstandsseitiger Winkel zur optischen Achse sind bei Strahlen durch den Knotenpunkt identisch (keine Brechung), ihre Richtung ändert sich also nicht.

Bei zwei brechenden Medien lässt sich das Brechungsverhalten des Auges also mit insgesamt sechs

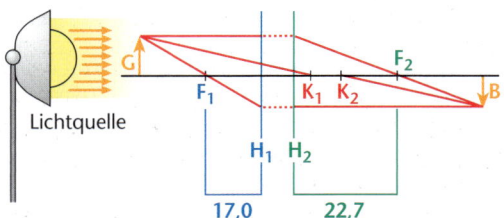

Abb. 17.3 Schematische Darstellung eines aus zwei brechenden Medien zusammengesetzten optischen Systems. L = Lichtquelle, G = Gegenstand; B = Bild; F_1 und F_2 sind die beiden Brennpunkte des Systems entsprechend den beiden brechenden Hauptebenen H_1 und H_2. K_1, K_2 = Knotenpunkte.

Kardinalpunkten (zwei Hauptpunkten, zwei Brennpunkten, zwei Knotenpunkten) beschreiben.
In einem solchen Modell liegt das retinale Bild ca. 24 mm hinter der Korneavorderfläche. Die hintere Brennweite des Auges (H_2-F_2) ist mit 22,7 mm größer als die vordere Brennweite (H_1-F_1) mit 17,0 mm.
Ein noch weiter vereinfachtes, das sog. **reduzierte Auge,** besteht dann lediglich aus einer (fiktiven) brechenden Fläche mit einem Knotenpunkt und einem Hauptpunkt.

Dioptrischer Apparat

Das Auge erfüllt die Funktion, eine optische Abbildung der Umwelt auf der Netzhaut zu entwerfen. Dabei entsteht ein verkleinertes, umgekehrtes Bild (die umgekehrte Abbildung der Außenwelt auf der Netzhaut wird durch die zentralnervöse Weiterverarbeitung in die aufrechte Sehwelt umgewandelt). Der hierzu erforderliche **dioptrische Apparat** setzt sich zusammen aus
- Hornhaut (**Kornea**)
- vordere und hintere **Augenkammer** (mit Kammerwasser gefüllt)
- Regenbogenhaut **(Iris),** umschließt die **Pupille**
- **Linse**
- **Glaskörper** (nimmt den größten Teil des Augapfel-Volumens ein).

In technischen Vergleichen gesprochen, bildet die Kornea mit der Linse das Objektiv, die Iris die Blende und die Retina den Film der „Augenkamera".
Hornhaut, Kammerwasser, Linse und Glaskörper sind die brechenden Flächen bzw. Medien. Die vier brechenden Grenzflächen dieser Medien sind:
- Luft/Kornea
- Kornea/Kammerwasser
- Kammerwasser/Linse
- Linse/Glaskörper.

Eine Veränderung dieser Grenzflächen, z. B. von Luft/Kornea in Wasser/Kornea beim Unterwassersehen, verändert die Brechkraft und führt daher zu unscharfem Sehen. Beim Unterwassersehen nimmt die Brechkraft um etwa 65 % ab.

Bestimmung der Brechkraft

Die brechenden Medien des Auges sind durch zwei Charakteristika gekennzeichnet: den Brechungsindex und die Brechkraft.
- Der **Brechungsindex** eines Mediums gibt das Verhältnis der Lichtgeschwindigkeit im Vakuum zu der im jeweiligen Medium an. Er beträgt für Luft 1,0, für Wasser 1,33, kaum mehr für Kammerwasser und Glaskörper (1,336), ist geringfügig höher für die Kornea (1,376) und vergleichsweise hoch für die Linse (1,41).
- Die **Brechkraft** (D) des Auges wird in Dioptrien (dpt) gemessen. Sie ist umgekehrt proportional der Brennweite (f) des optischen Systems in Metern:

$$D[dpt] = \frac{1}{f[m]}$$

Je kleiner also die Brennweite, d. h. der Abstand des Brennpunkts vom brechenden Medium, desto größer die Brechkraft.
Außerdem lässt sich die Brechkraft (D) eines optischen Systems aus der Kenntnis von **Gegenstandsweite** und **Bildweite** berechnen. Die Gegenstandsweite (g) ist die Entfernung des Gegenstands vom brechenden Medium in Metern, die Bildweite (b) entsprechend die Entfernung des Bildes im Auge vom brechenden Medium. Dabei gilt:

$$\frac{1}{g} + \frac{1}{b} = \frac{1}{f} = D$$

Befindet sich der Gegenstand in unendlicher oder sehr großer Entfernung, geht $1/g$ gegen Null. Die Brechkraft D ist dann nur noch umgekehrt proportional zur Bildweite:

$$D = \frac{1}{b}$$

Auf diese Weise können Brennweite und Brechkraft durch Messung der Bildweite für unendlich entfernte Gegenstände ermittelt werden.
Die Brechkraft der Kornea beträgt 43 dpt, die der Linse im flachsten Zustand 19 dpt. Nach der **Gullstrand-Formel,** welche die Brechkraft beider Medien, ihren Abstand und den Brechungsindex der zwischen ihnen gelegenen Kammerwasserflüssigkeit berücksichtigt, liegt die **Gesamtbrechkraft** des Auges in Ruhe bei **58 dpt.**

17.1.3 Akkommodation

Die Brechkraft des Auges ist jedoch nicht konstant. Vielmehr besitzt das Auge die Fähigkeit, seine Brechkraft der Enfernung des scharf abzubildenden Gegenstands anzupassen. Grundlage dieser **Akkommodation** ist eine veränderte Brechkraft der Linse, die beim Jugendlichen zwischen 19 und 34 dpt betragen kann. Die Brechkraft der Linse wird durch die Kontraktion des glatten, parasympathisch innervierten Ziliarmuskels verändert.

Nahakkommodation

Eine Kontraktion des Ziliarmuskels hat eine passive Entspannung der Zonulafasern zur Folge, die an der Linse ansetzen. Die Linse folgt daher ihrer Eigenelastizität und nimmt eine kugeligere Form ein, wodurch die Wölbung der Linsenvorderfläche zunimmt und die Linsenbrechkraft steigt. So können nahe gelegene Gegenstände scharf abgebildet werden: **Nahakkommodation.**

Fernakkommodation

Umgekehrt führt die Erschlaffung des Ziliarmuskels zu einer passiven Anspannung der Zonulafasern. Dadurch wird die Linse in eine flachere Form gezogen, ihre Wölbung und damit ihre Brechkraft nimmt ab. So können „unendlich" weit entfernte Gegenstände scharf auf der Netzhaut abgebildet werden: **Fernakkommodation**.

Bestimmung der Akkomodationsbreite

Die Akkommodationsbreite dieses Systems, d. h. der maximale Brechkraftunterschied zwischen Nah- und Fernakkommodation, beträgt im jugendlichen Alter bis zu 15 dpt. Sie entscheidet darüber, in welchem Entfernungsbereich Gegenstände wahrgenommen werden können. Dabei ist der **Fernpunkt** der am weitesten entfernte und der **Nahpunkt** der augennächste Punkt, der noch scharf auf der Retina abgebildet werden kann. Der zwischen Fern- und Nahpunkt gelegene Bereich ist die **Akkommodationsstrecke**. Aus dem Abstand von Fern- und Nahpunkt des Auges in Metern lässt sich die Akkommodationsbreite des Auges in Dioptrien berechnen:

$$\text{Akkommodationsbreite [dpt]} = \frac{1}{\text{Nahpunkt [m]}} - \frac{1}{\text{Fernpunkt [m]}}$$

Dazu ein Rechenbeispiel:
Der Fernpunkt eines Auges liege bei 2 m, der Nahpunkt bei 20 cm. Die Akkommodationsbreite beträgt:

$$\frac{1}{0,2} - \frac{1}{2} = 5 - 0,5 = 4,5 \text{ [dpt]}$$

Chromatische Abberation

Im dioptrischen Apparat des Auges wird kurzwelliges (blaues) Licht stärker gebrochen als langwelliges (rotes) Licht **(chromatische Aberration)**. Wenn ein roter Gegenstand scharf auf der Netzhaut abgebildet werden soll, muss daher stärker akkommodiert werden als für einen blauen Gegenstand. Die zentralen bildverarbeitenden neuronalen Strukturen ziehen aus dem Maß der erforderlichen Akkommodation Rückschlüsse auf die Entfernung des Gegenstandes: Je mehr akkommodiert werden muss, desto näher ist der Gegenstand. Deshalb erscheinen rote Gegenstände dem Betrachter – bei gleicher objektiver Distanz – näher als blaue. Diese physiologischen Gegebenheiten werden in der Malerei genutzt: blaue oder bläuliche Gegenstände erscheinen weiter entfernt als rötliche (Farbperspektive).

Presbyopie

Mit zunehmendem Alter sinkt die Elastizität der Linse und damit ihre Fähigkeit, sich unter Brechkraftzunahme kugelig zusammenzuziehen. Dadurch können Gegenstände, die sich nahe am Auge befinden, zunehmend schlechter scharf wahrgenommen werden, der Nahpunkt entfernt sich vom Auge. Liegt der Nahpunkt jenseits von 33 cm, spricht man von **Altersweitsichtigkeit** (Presbyopie), ein ab dem 50. Lebensjahr praktisch generalisiertes Phänomen. Die Akkommodationsbreite des presbyopen Auges ist deutlich eingeschränkt, während der Fernpunkt des Auges unverändert bleibt. Dies ist der Grund, warum Kurzsichtigkeit (zu naher Fernpunkt) nicht durch Weitsichtigkeit (zu ferner Nahpunkt) ausgeglichen werden kann. Auch hierzu ein Rechenbeispiel:
Liegt der noch scharf wahrnehmbare Nahpunkt im presbyopen Auge z. B. bei 50 cm, berechnet sich bei normalem Fernpunkt (im Unendlichen) die Akkommodationsbreite als:

$$\frac{1}{0,5} - \frac{1}{\infty} = 2 - 0 = 2 \text{ [dpt]}$$

In hohem Alter kann die Akkommodation vollständig verloren gehen, so dass der Nahpunkt schließlich ebenfalls im Unendlichen liegen müsste, weil die Akkommodationsbreite dann rechnerisch 0 dpt beträgt. Allerdings wird auch in diesem Fall nicht nur unendlich Entferntes scharf gesehen, weil die von der Blenden- bzw. Pupillenweite abhängige Tiefenschärfe nach wie vor gegeben ist.

> **Merke!**
> **Akkommodationsbreite:**
> - Jugendliche bis 15 dpt
> - in hohem Alter 0 dpt.

Pharmakologische Beeinflussung

Da die Akkommodation über den M. ciliaris gesteuert wird, der parasympathisch innerviert ist, kann sie auch pharmakologisch leicht beeinflusst werden:
- **Parasympatholytika** wie Atropin führen zu einer Blockierung der Parasympathikus-Wirkung am Ziliarmuskel; dieser erschlafft, die Linse flacht sich durch die Zugwirkung der Zonulafasern ab: **Fernakkommodation**.
- Durch **Parasympathomimetika** wie Neostigmin wird der Ziliarmuskel verstärkt stimuliert, die Zonulafasern erschlaffen, die Linse rundet sich mit Brechkraftzunahme: **Nahakkommodation**.

17.1.4 Abbildungsfehler

Aberrationen

Verglichen mit einem idealen optischen System weist das Auge des Menschen schon physiologischerweise Abbildungsfehler auf:
- **chromatische Aberration:** stärkere Brechung von kurzwelligem, blauen Licht (☞ Kap. 17.1.3)
- **sphärische Aberration:** stärkere Brechung am Rand des Auges als in der Nähe der optischen Achse; kann durch Engstellung der Pupille reduziert werden.

Refraktionsanomalien

Die medizinisch wichtigen Abbildungsstörungen beruhen auf Störungen der Brechungsfunktion des Auges, welche die Schärfe des Netzhautbildes beeinträchtigen: Refraktionsanomalien oder **Ametropien**. Bei Normalsichtigkeit (**Emmetropie**) liegt der Fernpunkt im Unendlichen, der Nahpunkt ist ca. 10–30 cm entfernt.

Bei den Ametropien entspricht entweder die Bulbuslänge nicht der normalen Brechkraft (**Achsenametropie**) oder die Brechungsfähigkeit der Linse ist gestört (**Brechungsametropie**). Daneben können Anomalien der Hornhautkrümmung vorliegen (**Astigmatismus**), die ebenfalls ein unscharfes Retinabild verursachen (☞ Tab. 17.1).

Bei den Achsenametropien infolge zu langer oder zu kurzer Bulbusachse ist die Brechkraft normal. Es besteht eine Anomalie der Brechkraft relativ zur Bulbuslänge.

Tab. 17.1 Refraktionsanomalien des Auges (Ametropien)

Anomalie	Krankheitsbild	Therapie
Achsenametropie	Myopie Hyperopie	Zerstreuungslinse Sammellinse
Hornhautverkrümmung	Astigmatismus	Zylindergläser
Brechungsametropie	Aphakie Presbyopie	Sammellinse, Kunstlinse Sammellinse

Kurzsichtigkeit

Bei der Kurzsichtigkeit (**Myopie**) ist der Augapfel im Verhältnis zur (normalen) Brechkraft zu lang. Das Bild eines Gegenstands bei Fernakkommodation entsteht vor der Netzhaut und ist deswegen auf der Netzhaut bereits wieder zerstreut und daher unscharf. Bei einer Myopie von z. B. 5 dpt liegt der Fernpunkt bei lediglich 1/5 Meter, statt, wie bei Emmetropie, im Unendlichen. Der Nahpunkt und die Akkommodationsbreite (in Dioptrien) sind hierbei nicht verändert. Die Akkommodationsstrecke ist wegen des zu nahen Fernpunkts dennoch verkürzt. Die Korrektur erfolgt durch **konkave Linsen, sog. Minusgläser (Zerstreuungslinsen)**, in diesem Beispiel durch eine Linse mit –5 Dioptrien (☞ Abb. 17.4).

Brillengläser haben üblicherweise alle eine konvexe Vorderfläche und eine konkave Hinterfläche; die Eigenschaften der Gesamtlinse (konkav, konvex) ergeben sich hierbei aus der Relation der beiden Krümmungsflächen.

> **Merke!**
> **Kurzsichtigkeit:** Gegenstandsbild liegt **vor** der Netzhaut.

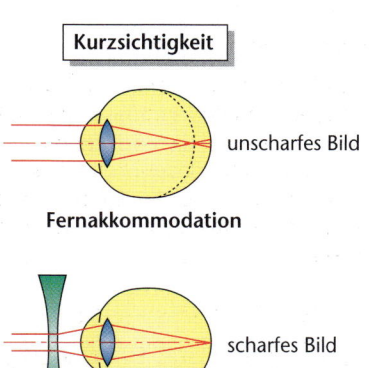

Abb. 17.4 Myopie und ihre Korrektur durch eine zerstreuende Linse (negative Dioptrien). Ursache der Myopie ist der zu lange Bulbus. Ein naher Gegenstand kann scharf gesehen werden; bei Fernakkommodation dagegen liegt das Bild vor der Netzhaut, was eine unscharfe Wahrnehmung zur Folge hat.

Weitsichtigkeit

Bei der Weitsichtigkeit (**Hyperopie** oder **Hypermetropie**) ist der Augapfel relativ zu kurz oder die Brechkraft des Auges zu schwach. Einer Hyperopie kann daher eine **Achsenametropie** oder eine **Brechungsametropie** zugrunde liegen. Die bereits besprochene Altershyperopie (Presbyopie) ist eine Brechungsametropie, da die Linse aufgrund ihres altersbedingten Elastizitätsverlustes nicht mehr in der Lage ist, die erforderliche Brechkraft zur Nahakkommodation bereitzustellen.

In jedem Fall liegt das Bild beim hyperopen, fernakkommodierten Auge **hinter** der Netzhaut (☞ Abb. 17.5). Besteht noch eine hinreichende Nahakkommodationsfähigkeit, wie bei der Hyperopie aufgrund eines zu kurzen Bulbus, kann mit einer Steigerung der Brechkraft erreicht werden, dass das Bild ferner Gegenstände durch die akkommodationsbedingt verstärkte Brechkraft wieder scharf auf der Netzhaut er-

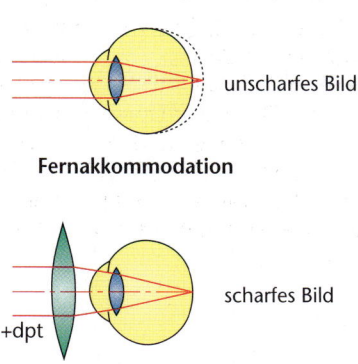

Abb. 17.5 Hyperopie und ihre Korrektur durch eine Sammellinse.

scheint. So versuchen hyperope Kinder, die noch über eine normale Akkommodationsfähigkeit verfügen, lange Zeit durch Nahakkommodation die Hyperopie auszugleichen. Kopfschmerzen und ein Einwärtsschielen (Strabismus convergens) können die Folge sein, da die Nahakkommodation mit einer konvergierenden Einwärtsbewegung beider Augenbulbi verbunden ist.

Die Therapie der Hyperopie besteht in der Verwendung von **Plusgläsern** (konvexen bzw. **Sammellinsen**).

Die objektive Quantifizierung einer Refraktionsanomalie gelingt (z. B. bei Kindern und unkooperativen Erwachsenen) durch die **Skiaskopie** (sog. Schattenprobe) oder die **Refraktometrie** (Scharfstellen einer auf die Netzhaut projizierten Strichfigur).

> **Merke!**
> **Weitsichtigkeit:** Gegenstandsbild liegt **hinter** der Netzhaut.

Astigmatismus

Im Gegensatz zu den Achsenametropien beruht das unscharfe Retinabild beim Astigmatismus darauf, dass aufgrund einer Krümmungsanomalie der Hornhaut kein scharfes Netzhautbild zustande kommt. Schon normalerweise ist die Kornea nicht ideal rotationssymmetrisch, sondern stärker in vertikaler als in horizontaler Richtung gekrümmt: **physiologischer Astigmatismus.** Dieser ist nicht pathologisch, so lange der daraus resultierende Brechkraftunterschied innerhalb der Kornea 0,5 dpt nicht überschreitet.

Krankheitswert hat ein Astigmatismus mit stärkerer oder irregulärer Ausprägung der regionalen Brechkraftdifferenzen, der durch das Ophthalmometer nachgewiesen werden kann. Der Astigmatismus kann angeboren oder, z. B. durch narbige Schrumpfungsprozesse der Kornea, erworben sein. Die Bezeichnung **Stabsichtigkeit** verweist darauf, dass beim pathologischen Astigmatismus keine punktförmige Vereinigung parallel einfallender Strahlen auf der Retina möglich ist, da durch die regional unterschiedliche Brechkraft der Kornea kein einheitlicher hinterer Brennpunkt, sondern lediglich eine „Brennlinie" entsteht.

Eine Korrektur des Astigmatismus ist durch **Zylindergläser,** die nur in einer Ebene (horizontal oder vertikal) sammelnde (Pluszylinder) oder zerstreuende optische Wirkung (Minuszylinder) haben, möglich. Bei irregulären Brechkraftunterschieden in der Kornea (**irregulärer Astigmatismus**) ist die Verordnung von **Kontaktlinsen** erforderlich.

Anisometrie und Aphakie

Als Anisometropie bezeichnet man das Vorliegen verschiedener oder unterschiedlich ausgeprägter Refraktionsanomalien an beiden Augen.

> **Klinik!**
> Eine besondere Refraktionsanomalie tritt bei der **Linsenlosigkeit (Aphakie),** z. B. nach einer Staroperation, auf. Da die zusätzliche Brechkraft der Linse fehlt, liegt der Brennpunkt des optischen Systems weit hinter der Retina. Durch eine Sammellinse von +10 bis +12 dpt, entsprechend der normalen Linsenbrechkraft, kann die Anomalie wieder korrigiert werden. Alternativ werden heutzutage ersatzweise Kunstlinsen eingesetzt.

17.1.5 Pupille

Naheinstellungsreaktion

Pupillenweite, Linsenkrümmung (Akkommodation) und die Stellung der Bulbi zueinander werden reflektorisch aufeinander abgestimmt. Für die zentrale Steuerung dieser Vorgänge ist das Mittelhirndach (Tectum) verantwortlich. Bei der Fixierung eines nahe gelegenen Objekts finden sich als Naheinstellungsreaktion die folgenden reflektorisch gekoppelten Anpassungen des **Pupillennahreflexes:**
- Miosis (eng gestellte Pupille)
- Nahakkommodation (maximale Linsenkrümmung)
- Einwärtsdrehung beider Bulbi in Richtung Nase: Konvergenzreaktion.

Bei der Nahakkommodation kontrahieren sich also die Mm. sphincteres pupillae, die Ziliarmuskeln und die Mm. recti mediales.

Bei Dunkelheit und Blick in die Ferne werden die entgegengesetzten Veränderungen im Sinne von Mydriasis (Weitstellung der Pupille), Abflachung der Linse (Fernakkommodation) und Auswärtsbewegung der Bulbi (Divergenz) beobachtet.

Lichtreaktion

Die **Pupillenweite** wird über die retinale Leuchtdichte geregelt, wobei die Beleuchtungsstärke im Verhältnis 1 : 16, die entsprechende Lichtmenge im Verhältnis 1 : 30 variiert werden kann. Der Pupillendurchmesser bewegt sich dabei zwischen 1,5 und 8 mm; er unterliegt ständigen leichten Schwankungen in Abhängigkeit vom vegetativen Tonus. Beim Gesunden sind beide Pupillen rund und gleich weit. Bei Belichtung eines Auges verengt sich die Pupille des direkt beleuchteten Auges **(direkte Lichtreaktion),** aber auch reflektorisch die Pupille des nicht beleuchteten Auges **(konsensuelle Lichtreaktion).**

Miosis

Die Engstellung der Pupille (Miosis) bei Belichtung kommt im Sinne eines raschen Blendschutzes schneller zustande als eine Pupillenerweiterung (Mydriasis). Die Miosis wird durch den ringförmigen M. sphincter pupillae bewirkt, der vom **Edinger-Westphal-Kern,**

17.1 Dioptrischer Apparat

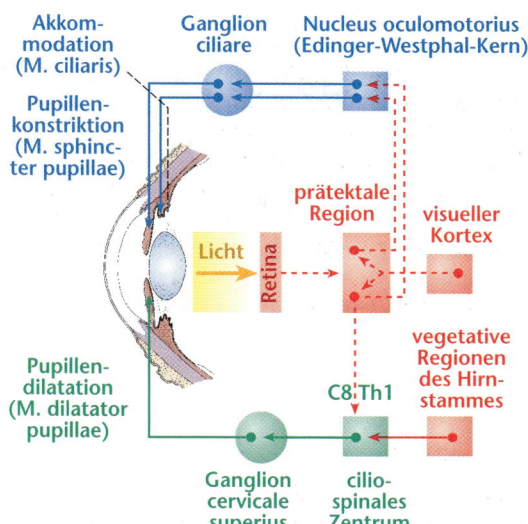

Abb. 17.6 Schematische Darstellung des Pupillenreflexes.

dem vegetativen, parasympathischen Teil des Okulomotoriuskerns im Hirnstamm, versorgt wird. Die präganglionären parasympathischen Fasern des Edinger-Westphal-Kerns werden im Ganglion ciliare umgeschaltet, bevor die postganglionären Fasern den M. sphincter pupillae (und den M. ciliaris) erreichen (☞ Abb. 17.6).

Eine geringe Pupillenweite fördert den Kammerwasserabfluss, da sich durch die Entfaltung der Iris der Kammerwinkel vergrößert und der dort beginnende **Schlemm-Kanal** als Abflussweg des Kammerwassers besser zugänglich wird.

> **Klinik!**
>
> Bei einem Typ des **Glaukoms** (Engwinkelglaukom) kommt es durch einen gestörten Kammerwasserabfluss zur Erhöhung des Augeninnendrucks. Deshalb werden sog. Miotika (z. B. Parasympathomimetika wie Pilocarpin) in den Bindehautsack gegeben, die die Pupille verengen. Dadurch vergrößert sich der Kammwinkel und das Kammerwasser kann besser abfließen. Mydriatika, die sonst z. B. beim Spiegeln des Augenhintergrunds üblicherweise eingesetzt werden, müssen beim Glaukom strengstens vermieden werden.

Pharmakologische Beeinflussung

Zu auffälliger **Miosis** kommt es u.a. bei starken vestibulären Reizen sowie durch Pharmaka und Gifte: Alkylphosphate vom Typ des E 605, Morphin-Abkömmlinge und Parasympathomimetika.

Mydriasis

Eine Weitstellung der Pupille (Mydriasis) wird durch den M. dilatator pupillae bewirkt, der von sympathischen Efferenzen aus dem ziliospinalen Zentrum des Rückenmarks in Höhe von C8/Th1 innerviert wird. Bevor diese sympathischen Efferenzen den M. dilatator pupillae erreichen, werden sie im Ganglion cervicale superius umgeschaltet (☞ Abb. 17.6). Bei Schädigung des Ganglion cervicale superius, typisch z. B. durch ein benachbartes Bronchialkarzinom der Lungenspitze, wird die sympathische Innervation des Auges unterbrochen. Folge ist die sog. **Horner-Trias** mit:

- Miosis
- Ptosis (hängendes Lid durch fehlende Innervation des M. tarsalis superior)
- Enophthalmus (Zurücksinken des Bulbus in die Augenhöhle durch den Ausfall des M. orbicularis).

Pharmakologische Beeinflussung

Pharmakologisch kann eine Mydriasis durch **Parasympatholytika** wie Atropin und durch **Sympathomimetika** erreicht werden.

> **Merke!**
>
> - **Pupillenweitstellung (Mydriasis)** durch:
>   - Sympathikuswirkung
>   - Atropin
> - **Pupillenengstellung (Miosis)** durch:
>   - Parasympathikuswirkung
>   - Morphin
>   - E605 (Parasympathomimetikum).

Pupillenstarre

Eine Pupillenstarre (fehlende Engstellung bei Beleuchtung) kann folgende Ursachen haben:

- Erblindung des beleuchteten Auges, z. B. durch Retina-Schädigung oder Sehnervenläsion; die konsensuelle Lichtreaktion bei Belichtung des gesunden Auges und die von der Belichtung unabhängige Naheinstellungsreaktion sind jedoch erhalten.
- Wirkung von Pharmaka, z. B. Atropin als Antagonist des parasympathischen Überträgerstoffs Acetylcholin
- Neurolues als Spätstadium einer Syphilisinfektion. Hierbei besteht eine Miosis mit reflektorischer Pupillenstarre bei Beleuchtung infolge einer Atrophie des N. opticus. Die Pupillenverengung im Rahmen der Naheinstellungsreaktion ist jedoch ungestört.

17.1.6 Augeninnendruck

Die Kugelgestalt des Bulbus wird durch den **Augeninnendruck** von ca. 15,5 mmHg aufrechterhalten. Der Augeninnendruck wird mithilfe der **Tonometrie** bestimmt. Grundlage des Augeninnendrucks ist die Produktion von Kammerwasser, einem Ultrafiltrat des Blutplasmas, das mit einer Geschwindigkeit von 2 µl/min vom Processus ciliaris der hinteren Augenkammer (zwischen Iris und Linse) sezerniert wird. Dieses Kammerwasser gelangt durch die Pupille in die vordere Augenkammer (zwischen Hornhaut

und Iris) und fließt über das Trabekelwerk des Kammerwinkels in den Schlemm-Kanal ab.
Bei Verklebung des Kammerwinkels, z. B. infolge einer Entzündung in diesem Bereich (Iridozyklitis), kommt es deshalb zu einer Augeninnendruckerhöhung **(Glaukom, Grüner Star),** da das stetig sezernierte Kammerwasser nicht mehr abfließen kann. Dieses Krankheitsbild kann zu einer Druckschädigung des N. opticus (zunächst mit Gesichtsfeldausfällen bzw. Vergrößerung des blinden Flecks) sowie zu einer Schädigung der Retina führen.

> **Merke!**
> **Normaler Augeninnendruck:** 10–21 mmHg.

17.1.7 Tränenflüssigkeit

Die Tränenproduktion **(Lakrimation)** wird parasympathisch stimuliert. Über den N. facialis (N. intermedius) erreichen vegetative Fasern die Tränendrüse. Die Tränenflüssigkeit, die ebenso wie das Kammerwasser ein Ultrafiltrat des Blutplasmas darstellt, wird kontinuierlich gebildet. Sie schützt die Hornhaut vor Austrocknung und wirkt durch ihren Gehalt an Lysozym, das wegen seiner geringen Molekülgröße ultrafiltrierbar ist, bakterizid. Alle 10–20 Sekunden (sog. Break-up time) reißt der dünne Tränenfilm ab, wodurch über afferente Fasern des N. trigeminus vermittelt reflektorisch ein Lidschlag ausgelöst wird. Eine verkürzte Break-up time deutet auf eine fehlerhafte Tränenproduktion hin.

17.1.8 Augenspiegelung

Die Augenspiegeluntersuchung beruht auf der Nutzung der retinalen Lichtreflexion: Das durch die Pupille ins Auge geleitete Licht wird von der Retina reflektiert und kehrt z. T. auf dem gleichen Weg zurück. Durch die Lupenwirkung der brechenden Medien entsteht im Auge eines entsprechend postierten Beobachters ein vergrößertes Bild des leuchtend roten Augenhintergrundes.
Im Allgemeinen wird die Pupille des Probanden durch ein Mydriatikum weitgestellt. Zur Beurteilung der Fovea centralis muss der Blick des Probanden geradeaus gerichtet sein, zur Betrachtung der Sehnervenpapille um etwa 15° nach nasal.
Mit dem Augenspiegel können die folgenden Strukturen des Augenhintergrunds beurteilt werden:
- Sehnervenpapille
- von der Papille ausstrahlende Blutgefäße der Netzhaut
- die Retina selbst, speziell die Fovea centralis (Stelle des schärfsten Sehens).

Mit dieser Untersuchungsmethode besteht zudem die einmalige diagnostische Möglichkeit, ohne Eingriff ins Körperinnere ein Bild vom **Zustand der kleinen Blutgefäße** und der **Mikrozirkulation** zu gewinnen. Sichtbar werden Veränderungen der Netzhaut z. B. bei Bluthochdruck, Diabetes oder Arteriosklerose.

Darüber hinaus kann die Inspektion der Sehnervenpapille erste Hinweise auf einen gesteigerten Hirndruck liefern (Stauungspapille).
Man unterscheidet dabei eine direkte und eine indirekte Methode.

Direkte Augenspiegelung
- ergibt ein aufrechtes Bild
- gestattet die Beurteilung von Details (15fache Vergrößerung)
- erfordert Akkommodationsruhe und den Ausgleich bestehender Refraktionsanomalien.

Indirekte Augenspiegelung
- ergibt ein umgekehrtes Bild
- gestattet einen guten Überblick (4fache Vergrößerung)
- erfordert die Zwischenschaltung einer Sammellinse (13–15 dpt)
- erlaubt die Nahakkommodation des Untersucherauges.

> **Merke!**
> Die direkte Methode ohne zwischengeschaltete Sammellinse wird auch als Augenspiegeln im aufrechten Bild, die indirekte Methode als Augenspiegeln im umgekehrten Bild bezeichnet.

17.1.9 Okulomotorik

Die Wahrnehmungsleistung des Auges ist kein passiver Vorgang; sie ist vielmehr auf eine koordinierte Augenbewegung (Okulomotorik) angewiesen. Hierbei sind die **konjugierten Augenbewegungen,** bei denen sich beide Bulbi in die gleiche Richtung bewegen, von den **konvergenten** oder **divergenten** Augenbewegungen zu unterscheiden, bei denen sich beide Bulbi gegensinnig einstellen.

Sakkaden

Beim normalen Umherblicken wandern die Augen mit raschen ruckförmigen Bewegungen **(Sakkaden)** von einem fixierten Punkt zum nächsten und erschließen dadurch das **Blickfeld.** Dieses muss vom **Gesichtsfeld** unterschieden werden, das bei ruhendem Augen bestimmt wird. Zwischen den 10–80 ms dauernden Sakkaden sind **Fixationsperioden** von 0,2–0,6 Sekunden Dauer eingeschoben.

Augenfolgebewegungen

Das Bild eines bewegten Objektes wird durch **gleitende Augenfolgebewegungen** möglichst präzise in der Mitte der Fovea centralis gehalten. Ist die Objektgeschwindigkeit für die langsame Augenfolgebewegung zu groß, wird versucht, das Objekt durch rasche Korrektursakkaden und zusätzliche Kopfbewegungen möglichst lange im Bereich des zentralen Sehens zu halten.

Nystagmus

Die Kombination aus einer langsamen Augenfolgebewegung und einer schnellen Rückstellsakkade in die Gegenrichtung wird als Nystagmus bezeichnet. Dabei gibt die **Richtung der schnellen Rückstellsakkade** definitionsgemäß die **Richtung des Nystagmus** an. Folgen die Augen also einem bewegten Objekt nach links, etwa beim Betrachten einer Rheinhöhenburg aus dem Fenster eines Intercityzugs, so schließt sich beim Verschwinden der Burg aus dem Blickfeld an diese langsame Folgebewegung eine rasche Rückstellsakkade nach rechts an. Man spricht von einem Nystagmus nach rechts und aufgrund der Auslösung durch bewegte optische Reize präziser von einem **optokinetischen Nystagmus**.

Zentrale Steuerung der Augenbewegungen

Die Bewegungsfolgen der Augen werden von den blickmotorischen Zentren des Hirnstamms koordiniert. Dabei werden die **horizontalen** Augenbewegungen von der paramedianen Formatio reticularis des Brückenbereiches kontrolliert: **paramediane pontine Formatio reticularis** (PPFR). Läsionen in diesem Bereich führen zu einer horizontalen Blicklähmung zur Seite der Läsion. Die **vertikalen** Augenbewegungen gehen von Neuronen in der **mesenzephalen Formatio reticularis** (MFR) aus. Diese beiden Regionen der Formatio reticularis stehen mit den Kernen der drei Hirnnerven zur Versorgung der Augenmuskeln (N. abducens, N. trochlearis, N. oculomotorius) in Verbindung.

> **Klinik!**
> Bei **Läsionen des Hirnstamms** (z. B. durch Tumoren oder Schlaganfall) können Störungen der Augenbewegungen erste Hinweise auf die genaue Lokalisation geben.

Messung der Augenbewegungen

Mit der **Elektronystagmographie** (Elektrookulographie) können die Augenbewegungen registriert werden. Das Prinzip der Ableitung besteht darin, dass das Auge ein elektrischer Dipol ist, bei dem die Kornea den positiven und die Retina den negativen Pol darstellt. Auf diese Weise lassen sich Spannungsdifferenzen zwischen oberem und unterem sowie zwischen äußerem und innerem Orbitarand registrieren, deren Amplitude sich bei Augenbewegungen ändert.

17.2 Signalverarbeitung in der Retina

17.2.1 Photosensoren der Retina

Adäquater Reiz für die Photosensoren der Retina ist das Licht, d. h. elektromagnetische Schwingungen des Wellenlängenbereichs von 400 bis 760 nm. Das ist nur ein kleiner Ausschnitt des Spektrums elektromagnetischer Wellen; unsichtbar sind bereits die ultravioletten (300 nm) und infraroten (830 nm) Anteile.

Die Photosensoren haben den niedrigsten Exponenten aller Sinnesfühler in der Stevens-Potenzfunktion (☞ Kap. 12.5.4, Abb. 12.16). Dem entspricht ihr sehr großer Arbeitsbereich, der sich von Lichtstärken von 10^{-6} Candela (bewölkter Nachthimmel) bis zu 10^7 Candela (sonnenbestrahlte Schneefelder) erstreckt.

Es handelt sich bei den Photosensoren um spezialisierte Sinneszellen, deren Außensegmente für die eigentliche Lichtwahrnehmung verantwortlich sind. Diese Außensegmente sind Strahlen-absorbierende Fortsätze der Sinneszellen, die dem durch die Pupille einfallenden Licht abgewandt sind.

> **Klinik!**
> Zur gefäßreichen Chorioidea hin wird die Retina vom melaninhaltigen Pigmentepithel begrenzt. Bei Trennung der retinalen Sensorenschicht vom Pigmentepithel spricht man von **Netzhautablösung**. Da die Sensorenschicht aber durch die Choriodea versorgt wird, wird ihr Stoffwechsel durch eine solche Ablösung unterbrochen: Die Sensoren im betroffenen Netzhautbereich gehen zugrunde.

Zapfen und Stäbchen

Die Fähigkeit zur Lichtwahrnehmung beruht auf dem Vorhandensein von **Sehpigmenten**, die aus einer Proteinkomponente sowie aus 11-cis-Retinal, einem Vitamin-A-Abkömmling, bestehen. Es gibt zwei Typen von Sensoren, die sich nach der Art der Sehpigmente, der Morphologie und der topographischen Anordnung unterscheiden. (☞ Abb. 17.7 und Tab. 17.2).

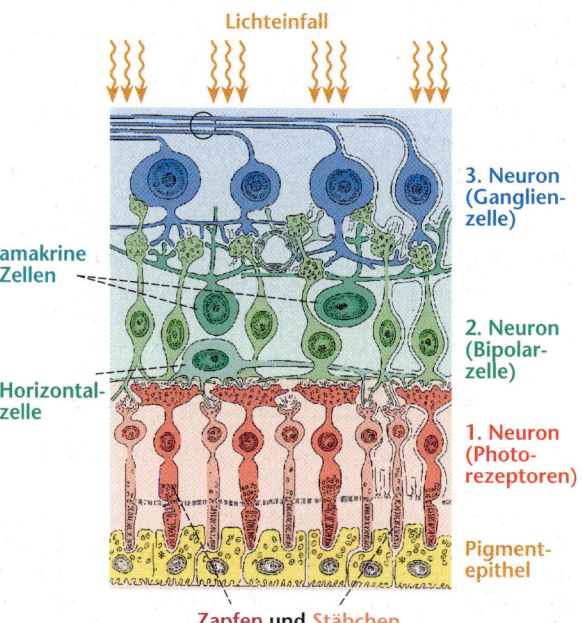

Abb. 17.7 Aufbau der Netzhaut.

17 Visuelles System

Tab. 17.2 Photopisches (Zapfen) und skotopisches (Stäbchen) Sehen im Überblick

Sensortyp	Zapfen	Stäbchen
Sehpigment	drei Typen	Rhodopsin
Farbensehen	ja	nein
Empfindlichkeitsmaximum bei	550 nm	510 nm
rezeptive Felder	antagonistisch	einheitlich
Kontrast	hoch	gering
Sehschärfe	normal	erniedrigt
Dunkeladaptation in	1 min	2 h
Flimmerfusionsfrequenz	ca. 70/s	ca. 20/s

Zapfen

Die Zapfen, insgesamt 6–7 Millionen, kommen in besonders hoher Konzentration in der Fovea centralis vor, wo jedem Zapfen eine eigene Ganglienzelle zugeordnet ist (1 : 1-Verbindung). Von anderen Netzhautbezirken konvergieren dagegen durchschnittlich 250 Zapfen auf eine Ganglienzelle. Ihr Empfindlichkeitsmaximum liegt im Schnitt bei 550 nm. Zapfen dienen dem Tageslichtsehen, dem Farbensehen (photopischen Sehen); sie adaptieren schnell, innerhalb von Sekunden bis max. 1 Minute.

Drei Zapfenpigmente, die aus **11-cis-Retinal** und einer jeweils unterschiedlichen Proteinkomponente **(Zapfen-Opsin)** bestehen, sind bekannt. Jeder Zapfen enthält jeweils nur eines dieser drei Zapfenpigmente. Die Absorptionsmaxima der drei Zapfenpigmente liegen bei 440 nm (Blau), 540 nm (Grün) und 570 nm (Rot). Dies ist die Grundlage des **trichromatischen Farbensehens** auf Sensorebene (☞ Kap. 17.6).

Die **Flimmer-Verschmelzungsfrequenz** des Zapfen-(Tages-)sehens, d.h. die Frequenz, bei der einfallende Lichtreize keinen Flimmereindruck mehr hervorrufen, liegt bei ca. 65–80 Reizen pro Sekunde.

Stäbchen

Die Anzahl der Stäbchen beträgt 120–130 Millionen. Sie finden sich vorwiegend in der retinalen Peripherie und nicht in der Fovea centralis. Das Sehpigment der Stäbchen ist das **Rhodopsin.** Das Empfindlichkeitsmaximum liegt bei 510 nm und damit zwischen dem der „blau" und dem der „grün" wahrnehmenden Zapfen.

Das Stäbchen-System dient dem **Nacht-Sehen,** dem **skotopischen Sehen.** Die Flimmer-Verschmelzungsfrequenz beim skotopischen Sehen liegt bei ca. 20–25 Lichtreizen/s.

Merke!
- **Zapfen:**
  - Farben-Sehen
  - in hoher Konzentration in der Fovea centralis
- **Stäbchen:**
  - Schwarz-Weiß-Sehen
  - Nacht-Sehen
  - in der Peripherie, nicht in der Fovea centralis.

Hell-Dunkel-Adaptation

Am Dämmerungs-Sehen **(mesopisches Sehen)** sind zunächst auch noch die Zapfen beteiligt. Bei weiterem Abfall der Lichtstärke (Nacht-Sehen) sind schließlich nur noch die Stäbchen aktiv. Dieser Übergang zu reinem Stäbchensehen wird in der Adaptationskurve durch den sog. **Kohlrausch-Knick** markiert (☞ Abb. 17.8).

Vollständige Dunkeladaptation bedeutet eine Empfindlichkeitssteigerung um das 10^7fache, die nach etwa zwei Stunden erreicht ist (innerhalb von 30 min kommt es bereits zu einer Anhebung auf das 10^5fache).

Dunkeladaptation

Die Dunkeladaptation beruht auf vier verschiedenen Mechanismen:
- Durch die Weitstellung der Pupille kann das ins Auge einfallende Licht um den Faktor 30 zunehmen.
- Eine Erhöhung der Rhodopsin-Konzentration in den Stäbchen steigert die Lichtempfindlichkeit der Sensoren. Hierbei regelt der Lichteinfall selbst, vor allem aus dem grün-blauen Bereich, die Konzentration des Sehfarbstoffs: Bei starkem Lichteinfall zerfällt viel Rhodopsin, bei schwachem Lichteinfall steigt die Rhodopsinkonzentration und mit ihr die Lichtempfindlichkeit. Deshalb kann man

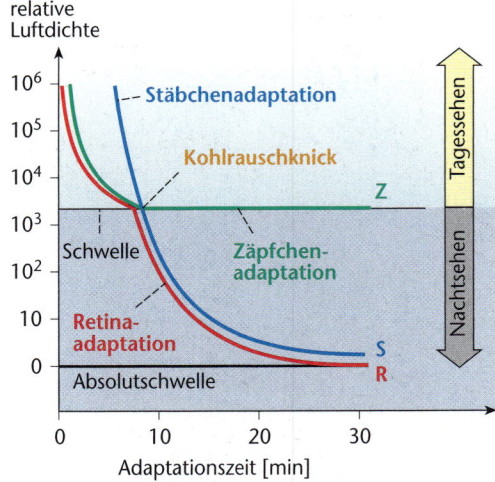

Abb. 17.8 Adaptationsverlauf von Stäbchen (S) und Zapfen (Z). Die Adaptationskurve der Retina (R) setzt sich aus den Adaptationskurven von Zapfen und Stäbchen zusammen. Wird die Adaptationsschwelle der Zapfen unterschritten, ist nur noch monochromatisches Stäbchensehen möglich.

sich mit einer bei Tageslicht getragenen roten Brille (wie z. B. früher von Radiologen verwendet), die nur für den roten Anteil des sichtbaren Lichts (> 600 nm) durchlässig ist, die hohen Rhodopsin-Konzentrationen und damit die Dunkeladaptation der Stäbchen weitgehend erhalten.
- Bei nachlassender Lichtstärke wird ein größerer Bereich der Netzhaut zur Aktivierung einer Ganglienzelle herangezogen: **räumliche Summation**.
- Durch „längeres Hinschauen" können kurze, noch unterschwellige Lichtreize überschwellig werden und eine Erregung auslösen. Auch diese **zeitliche Summation** steigert die Empfindlichkeit der Retina.

Nacht-Sehen

Folgende vier Besonderheiten beim Nacht-Sehen sind zu beachten:
- Da bei vollständiger Dunkeladaptation die Sehleistung allein eine Stäbchenfunktion ist, verschiebt sich das spektrale Empfindlichkeitsmaximum des Auges bei Dunkeladaptation von 550 nm (mittlere Empfindlichkeit der drei Zapfenpopulationen) nach 510 nm (Empfindlichkeitsmaximum der Stäbchen). Dadurch werden blaue Farbtöne im Dunkeln heller wahrgenommen: **Purkinje-Phänomen**.
- Bei **Hemeralopie** (Nachtblindheit), z. B. infolge eines Vitamin-A-Mangels, sind die „nachtsichtigen" Stäbchen geschädigt. Die Dunkeladaptation folgt deshalb lediglich der Adaptationskurve der Zapfen (Kurve Z in Abb. 17.8); der Kohlrausch-Knick beim Übergang zum Stäbchensehen fehlt.
- Die Fixierung schwach leuchtender Objekte, d. h. ihre Abbildung auf der Fovea centralis, ist bei Dunkeladaptation nicht möglich. Dies beruht darauf, dass die Fovea centralis nur Zapfen aufweist, die ja bei Dunkeladaptation inaktiv sind. Das schwach leuchtende Objekt, z. B. ein Stern am Nachthimmel, kann dagegen wieder sichtbar werden, wenn an ihm „vorbeigeschaut" wird, d. h. wenn sein Bild auf stäbchenhaltige, nachtaktive Netzhautbezirke in unmittelbarer Nachbarschaft der Fovea centralis fällt.
- Die Flimmer-Verschmelzungsfrequenz nimmt mit zunehmender Dunkeladaptation von 65–80/s (Zapfensehen) auf 20–25/s (Stäbchensehen) ab.

> **Klinik!**
>
> Bei der **Retinopathia pigmentosa** kommt es zu einer zunehmenden Pigmenteinlagerung in die Netzhaut. Charakteristischerweise erfolgt dies von peripher progressiv nach zentral. Dadurch kommt es zu einer tunnelartigen Einschränkung des Gesichtsfelds und zu zunehmender Nachtblindheit wegen des Untergangs bzw. der funktionellen Behinderung von Stäbchenzellen durch das Pigment.

17.2.2. Reiztransduktion an den Photosensoren

Die Sehpigmente in den Photosensoren wandeln das einfallende Licht in ein elektrisches Signal um: **photoelektrische Transduktion**. Im Einzelnen unterscheidet man die folgenden Schritte:
- Bei Belichtung reagiert das 11-cis-Retinal, das im Rhodopsin des Sehpigments an ein Protein gebunden ist, mit einer Konformationsänderung und lagert sich über All-trans-Retinal zu **Metarhodopsin II** um (☞ Abb. 17.9). Diesen Konformationsänderungen entspricht das erste, sehr kurze (< 1 ms) **primäre Sensorpotential** (Early receptor potential, ERP).

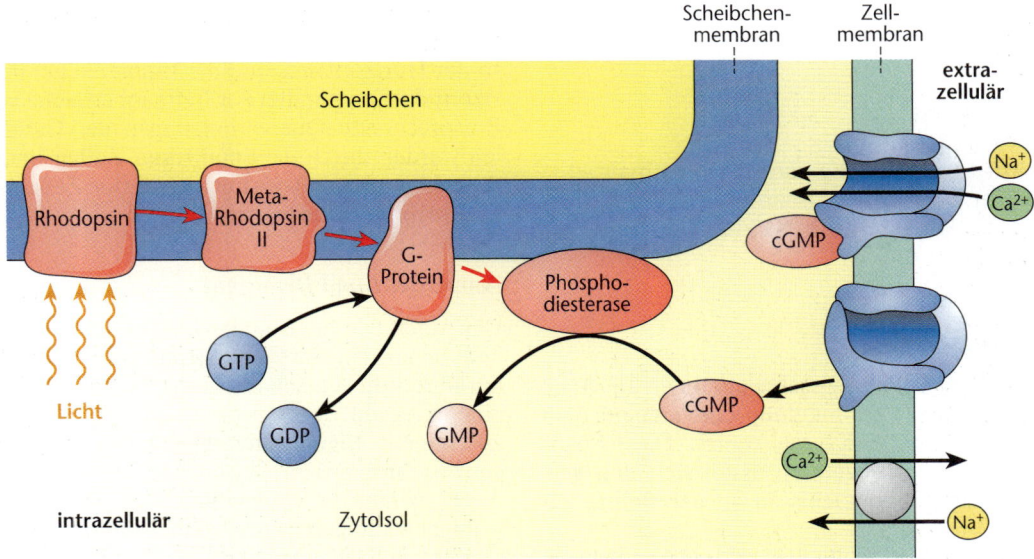

Abb. 17.9 Transduktion des Lichtreizes in den Stäbchen. Ausgangspunkt ist die Umwandlung des in der Scheibchenmembran der Stäbchen gelegenen Rhodopsins in Metarhodopsin II. Endpunkt ist der durch den Abfall des cGMP-Spiegels ausgelöste Verschluss des Na^+-Ca^{2+}-Kanals in der Zellmembran, der eine Hyperpolarisation der Stäbchenzelle zur Folge hat. (Details siehe Text).

17 Visuelles System

- Metarhodopsin II aktiviert nun ein G-Protein (Transducin, ☞ Kap. 1.4.3).
- Das G-Protein stimuliert eine Phosphodiesterase zur vermehrten Hydrolysierung von cGMP zu GMP.
- Dieser Abfall des cGMP-Spiegels unter Belichtung führt zum **Verschluss von Na$^+$-Kanälen,** was eine **Hyperpolarisation** der Sensorzelle zur Folge hat.
- Diese Hyperpolarisation ist der Auslöser des **sekundären Sensorpotentials** (Late receptor potential, LRP).
- Über einen Na$^+$-Ca^{2+}-Antiport werden anschließend wieder Na$^+$-Ionen in die Zelle aufgenommen, während Ca^{2+}-Ionen aus der Zelle entfernt werden. Da Ca^{2+}-Ionen die cGMP-Synthese hemmen, kann durch diesen Ca^{2+}-Abtransport wieder vermehrt cGMP gebildet werden. Dadurch öffnen sich die Na$^+$-Kanäle wieder: Der depolarisierende Na$^+$-Strom beginnt wieder zu fließen und die Stäbchenzelle kehrt zum Ruhezustand zurück.

Im Gegensatz zu allen anderen Sinneszellen wird also bei Stäbchen und Zapfen das **Aktionspotential** des Sensors **durch Hyper- und nicht durch Depolarisation** ausgelöst. Dies ist möglich, weil die Membran der Photosensoren in Ruhe, d. h. im Dunkeln, eine hohe Leitfähigkeit für Na$^+$-Ionen aufweist. Dieser in den Sensor strömende **Natrium-Dunkelstrom** hält das Ruhemembranpotential von Stäbchen und Zapfen in einem nur schwach negativen Bereich von −25 bis −40 mV (zum Vergleich: normales Ruhepotential = −70 mV, ☞ Kap. 12.1.2). So kann durch eine Hyperpolarisation auf negativere Membranpotentiale ein Sensorpotential ausgelöst werden. Dieses Sensorpotential nimmt mit der Tiefe der Hyperpolarisation, d. h. mit der Intensität der Lichtreize zu. Erst in den Ganglienzellen wird das Sensorpotential in eine Folge von Aktionspotentialen umkodiert: Je negativer das Sensorpotential (je stärker die Hyperpolarisation), desto höher ist die Aktionspotential-Frequenz.

> **Merke!**
> **Reiztransduktion:**
> - Belichtung
> - Konformationsänderung von 11-cis-Retinal
> - aktiviertes G-Protein hydrolysiert cGMP
> - Abfall des cGMP schließt Na$^+$-Kanäle
> - Hyperpolarisation.

Elektroretinogramm

Die elektrischen Spannungsschwankungen am Auge bei Belichtung oder Verdunkelung kann man mit dem Elektroretinogramm (ERG) registrieren. Diese Spannungsschwankungen (Wellen) lassen sich den verschiedenen Erregungsereignissen an der Retina zuordnen.

- So entspricht die **a-Welle** dem sekundären Sensorpotential, während das primäre Sensorpotential mit dem ERG nicht registriert werden kann.
- Eine anschließende **b-Welle** spiegelt die Aktivität bipolarer Neurone der Retina wider, die für die Weiterverarbeitung der Sensorpotentiale zuständig sind.
- Die **c-Welle** entspricht Potentialänderungen der Pigmentepithelzellen.
- Die **d-Welle** gibt die elektrischen Reaktionen von Sensorzellen und bipolaren Zellen auf den „Licht-aus"(Off)-Reiz wieder.

Die Methode erlaubt bei Sehstörungen die Unterscheidung zwischen Netzhautprozessen und zentralnervösen Schädigungen.

17.2.3 Neuronale Verarbeitungsprozesse

Horizontales und vertikales System

Die Retina enthält neben den Photosensoren weitere Nervenzellen (Neurone), die mit den Photosensoren in Form eines **vertikalen** und eines **horizontalen Systems** verbunden sind (☞ Abb. 17.7).

Vertikales System

Vertikal organisiert ist der zentripetale Informationsfluss vom Auge in Richtung Sehbahn. Die Sensorpotentiale der Photosensoren werden an **Bipolarzellen** als 2. Neuron der Netzhaut weitergeleitet. Die Bipolarzellen, mit der Fähigkeit zur Hyper- oder Depolarisation, verrechnen die von den Photosensoren einlaufenden Erregungen. Es folgen als 3. Neuron die **Ganglienzellen.** Diese erzeugen ein Aktionspotential, das über ihre Axone, die den Nervus opticus bilden, weitergeleitet wird. An den Synapsen zwischen Bipolar- und Ganglienzellen enden Efferenzen aus dem Zwischenhirnbereich, so dass auch im Auge eine zentrale efferente Kontrolle der weitergeleiteten Information verwirklicht ist.

Horizontales System

In der Horizontalen sind die Bipolarzellen über **Horizontalzellen** parallel zur Retinaoberfläche vernetzt. Entsprechende Quervernetzungen der Ganglienzellen werden durch die **amakrinen Zellen** hergestellt. Sowohl Horizontal- als auch amakrine Zellen sind **inhibitorische Interneurone.**

Konvergenz und Divergenz

Der Aufbau des neuronalen Netzes der Retina ermöglicht bereits eine einfache Signalverarbeitung. So laufen durch die Verschaltung des Netzes Impulse von einer Vielzahl von Sensoren auf einer Ganglienzelle zusammen: **Signalkonvergenz.** Die Signalkonvergenz ist umso größer, je weiter in den Außenbezirken der Netzhaut die Ganglienzelle gelegen ist. Für die weniger wichtigen Informationen aus dem peripheren Gesichtsfeld stehen also im Verhältnis zu den Sensoren weniger Ganglienzellen zur Verfügung: Die neuronale Auflösungsfähigkeit ist geringer. Aber auch

17.2 Signalverarbeitung in der Retina

umgekehrt erreichen die Impulse der Sensorzellen aufgrund der Weiterleitung über die bipolaren Zellen nicht nur jeweils eine, sondern immer mehrere Ganglienzellen: **Signaldivergenz.** Insgesamt überwiegt jedoch die Signalkonvergenz von 120 Millionen Sensorzellen auf etwa 1 Million Ganglienzellen.

Rezeptive Felder

Durch die lateralen inhibitorischen Impulse der Horizontalzellen kommt es in der Retina zur Ausbildung sog. **rezeptiver Felder** (RF). Diese rezeptiven Felder umfassen jeweils das Netzhautareal, durch dessen Reizung eine Ganglienzelle erregt oder gehemmt werden kann. Damit stellen sie das Einzugsgebiet dieser Ganglienzelle dar.

Sie haben charakteristischerweise eine konzentrische Gestalt mit kreisförmigem Zentrum und ringförmiger Peripherie, wobei Zentrum und Peripherie antagonistisch organisiert sind: Reizung der Peripherie und Reizung des Zentrums führen zu gegensätzlichen Effekten (☞ Abb. 17.10).

Ein rezeptives Feld in den Außenbezirken der Netzhaut ist wesentlich größer als in der Fovea centralis, da in der Netzhautperipherie sehr viele Sensoren auf eine Ganglienzelle konvergieren, wohingegen in der Fovea centralis eine 1 : 1-Verbindung zwischen Sensoren und Ganglienzellen besteht. Im Durchschnitt konvergieren ca. 130 Sensoren auf eine Ganglienzelle bzw. auf eine Optikusfaser, d. h. ein durchschnittliches rezeptives Feld umfasst ein Netzhautareal mit 130 Sensoren.

Bei Dunkeladaptation vergrößert sich das Zentrum der rezeptiven Felder auf Kosten der Peripherie: Die Lichtempfindlichkeit steigt, gleichzeitig wird aber die Sehschärfe geringer.

Einteilung der Ganglienzellen

Antwort auf Lichtreize

Die Ganglienzellen der rezeptiven Felder lassen sich nach ihrem Antwortverhalten auf Lichtreize in drei Klassen einteilen:

- **On-Zentrum-Ganglienzellen** reagieren auf Belichtung des Feldzentrums mit Depolarisation und erhöhter Aktionspotentialfrequenz. Eine Belichtung der Peripherie dagegen führt zur Hyperpolarisation mit Rückgang der Entladungsfrequenz. Diese Hyperpolarisation wird über die inhibitorischen Synapsen der Horizontalzellen und der amakrinen Zellen an den Ganglienzellen vermittelt. Bei gleichzeitiger Belichtung von Zentrum und Peripherie resultiert insgesamt eine erhöhte Aktionspotentialrate, die jedoch geringer ist als bei alleiniger Belichtung des Zentrums (☞ Abb. 17.11).
- **Off-Zentrum-Ganglienzellen** reagieren in spiegelbildlicher Weise: Eine Abnahme der Leuchtdichte im Zentrum ihres rezeptiven Feldes ist ihr adäquater Reiz (☞ Abb. 17.11).
- **On-Off-Ganglienzellen** reagieren auf Belichtung mit einer Erhöhung der Aktionspotentialfrequenz im Sinne einer kurzen „On"-Antwort. Auch bei Verdunkelung steigt, allerdings kurzfristig, die Entladungsfrequenz („Off"-Antwort). On-Off-Ganglienzellen reagieren deshalb besonders intensiv auf über ihr rezeptives Feld bewegte Hell-Dunkel-Kontraste.

Leitungsgeschwindigkeit

Nach der Leitungsgeschwindigkeit ihrer Axone lassen sich drei retinale Ganglienzellklassen unterscheiden:

- **α-Zellen** (M-Zellen, 10 % der retinalen Ganglienzellen): Diese größten Ganglienzellen der Retina (magnozelluläres System) sind durch dicke, markhaltige und dadurch schnell leitende Axone charakterisiert. Sie verfügen über große rezeptive Fel-

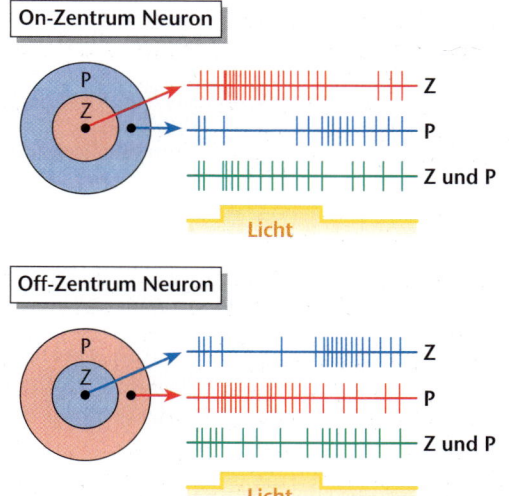

Abb. 17.10 Schematische Darstellung der funktionellen Organisation retinaler Ganglienzellen. Z = Lichtreiz auf das Zentrum, P = Lichtreiz auf die Peripherie des rezeptiven Feldes.

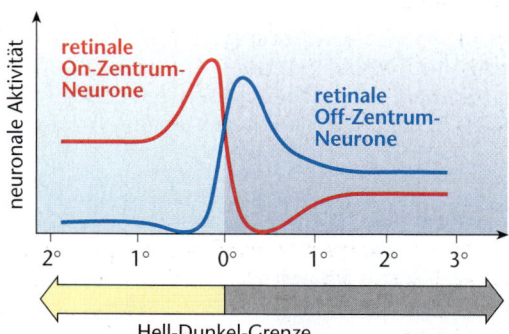

Abb. 17.11 Abhängigkeit des Aktivitätsniveaus retinaler Ganglienzellen (On-Zentrum- bzw. Off-Zentrum-Neurone) von der Lage ihrer rezeptiven Felder zur Hell-Dunkel-Grenze. Die maximale Impulsrate der Ganglienzellen wird in Nähe der Hell-Dunkel-Grenze erreicht, wo Peripherie und Zentrum ihrer rezeptiven Felder jeweils gegensinnig belichtet sind.

der, antworten rasch, phasisch und unabhängig von der Wellenlänge des Lichts schon auf kleine Beleuchtungsunterschiede. Aufgabe der α-Zellen ist die **Erfassung von Objekten** und ihrer **Bewegungen im Raum.**

- **β-Zellen** (80 %) bilden das parvozelluläre Gangliensystem und zeichnen sich durch kleinere Zellkörper mit dünneren, weniger markhaltigen und langsamer leitenden Axonen aus. Sie sind farbempfindlich, ihre rezeptiven Felder sind klein: hohe Detailauflösung. Sie reagieren langsamer und tonisch auf Belichtung und dienen der **Farb- und Detailwahrnehmung.**
- **γ-Zellen** (10 %) sind kleine, konische Zellen (koniozelluläres System) mit dünnen, markarmen Axonen. Sie enthalten bewegungsempfindliche On-Off-Neurone und Ganglienzellen zur Steuerung der **Pupillenmotorik.**

Neurone der α- und β-Zellen ziehen über den Thalamus zur Area V1 (☞ Kap. 17.4.2), die γ-Zellen projizieren ins Mittelhirn.

Kontrastverstärkung und Simultankontrast

An einer Hell-Dunkel-Grenze wird die dunkle Seite dunkler und die helle Seite heller wahrgenommen als die grenzfernen Teile von heller oder dunkler Fläche. Auch erscheint ein grauer Kreis in heller Umgebung dunkler als in dunkler Umgebung; man spricht vom **Simultankontrast** (☞ Abb. 17.12). Diese Phänomene der Kontrastverstärkung an Hell-Dunkel-Grenzflächen beruhen auf der gegensinnigen Reaktion von Peripherie und Zentrum der rezeptiven Felder bei Einwirkung von Licht.

Da bei Dunkeladaptation in den rezeptiven Feldern die Größe der Zentren auf Kosten der Peripherie zunimmt, ist die Kontrastverstärkung bei Dunkeladaptation deutlich geringer bzw. beim skotopischen Nacht-Sehen völlig aufgehoben. Sowohl On-Zentrum- als auch Off-Zentrum-Neurone haben die höchste neuronale Aktivierung, wenn Zentrum und Peripherie ihrer rezeptiven Felder in gegensinnig belichteten Gebieten liegen. Ein On-Zentrum-Neuron beispielsweise, bei dem die Peripherie im Dunkeln und das Zentrum im Hellen liegen, ist stärker aktiviert als ein vollständig im Hellen liegendes On-Zentrum-Neuron. Dies beruht auf dem Wegfall der hemmenden Impulse aus der belichteten Peripherie. Dadurch haben die unmittelbar an Grenzlinien gelegenen On- und Off-Zentrum-Neurone, bei denen Peripherie und Zentrum verschieden belichtet sind, eine höhere Impulsrate als gleichmäßig belichtete On- und Off-Zentrum-Neurone fern der Hell-Dunkel-Grenzlinien.

Nachbilder

Im Sinne einer „lokalen Adaptation" verfügt auch die Netzhaut über ein elementares „Gedächtnis" für Lichtreize. Die Projektion eines leuchtend weißen Musters auf die Netzhaut senkt die Empfindlichkeit der auf diese Weise belichteten Netzhautareale. Beim anschließenden Blick auf eine weiße Wand erscheint deshalb ein schwarzes Negativbild des projizierten Musters als Nachbild und Ausdruck einer reduzierten Aktivität der zuvor an starke Belichtung „gewöhnten" Neurone. An der Entstehung dieses **Sukzessivkontrastes** sind neben der Netzhaut auch zentrale Anpassungsvorgänge beteiligt. Auch beim Farbensehen treten entsprechende Nachbilder in der Komplementärfarbe auf:

„Als ich gegen Abend in ein Wirtshaus eintrat und ein wohlgewachsenes Mädchen mit blendend weißem Gesicht, schwarzen Haaren und einem scharlachroten Mieder zu mir ins Zimmer trat, blickte ich sie, die in einiger Entfernung vor mir stand, in der Halbdämmerung scharf an. Indem sie sich nun darauf hinwegbewegte, sah ich auf der mir entgegenstehenden weißen Wand ein schwarzes Gesicht, mit einem hellen Schein umgeben, und die übrige Bekleidung der völlig deutlichen Figur erschien von einem schönen Meergrün" (Goethe, J. W. v., Zur Farbenlehre, Erste Abteilung V, 52).

17.3 Sehbahn

Die räumliche Gestalt der Reizeinwirkung auf die Netzhaut bleibt auf allen Stationen der Sehbahn erhalten: **Retinotopie.** Dabei ist jedoch die Projektion der Netzhautabbildung in höhere Hirnzentren nicht flächengetreu: Das kleine Gebiet der Fovea centralis hat eine erheblich größere zentrale Repräsentation als die flächenmäßig größere Netzhautperipherie.

Die mit den 120 Millionen Sensoren der Retina wahrgenommene Information konvergiert über die Bipolarzellen (2. Neuron) auf etwa 1 Million Ganglienzellen (3. Neuron). Die Axone der Ganglienzellen bilden den **N. opticus,** dessen Durchtritt durch die Bulbuswandung als Sehnervenpapille des Augenhintergrunds mit dem Augenspiegel sichtbar ist.

Werden die Sensoren der Fovea centralis selektiv geschädigt, z. B. durch Methylalkohol, Nikotin oder Blei, bildet sich ein zentraler Gesichtsfeldausfall **(Zentralskotom)** derselben Seite aus.

Im **Chiasma opticum,** der Sehnervkreuzung, treffen sich die Nervi optici beider Seiten, wobei die temporalen Bündel ungekreuzt auf der gleichen Seite, die nasalen Fasern gekreuzt auf der Gegenseite weiterlaufen (☞ Abb. 17.13).

Simultankontrast

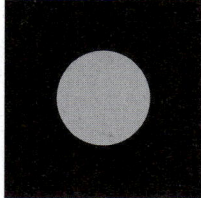 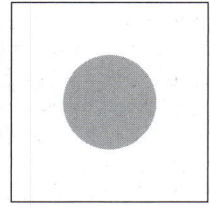

Abb. 17.12 Beispiel für Simultankontrast. Der Kreis wirkt in schwarzer Umgebung deutlich heller. [2]

17.3 Sehbahn

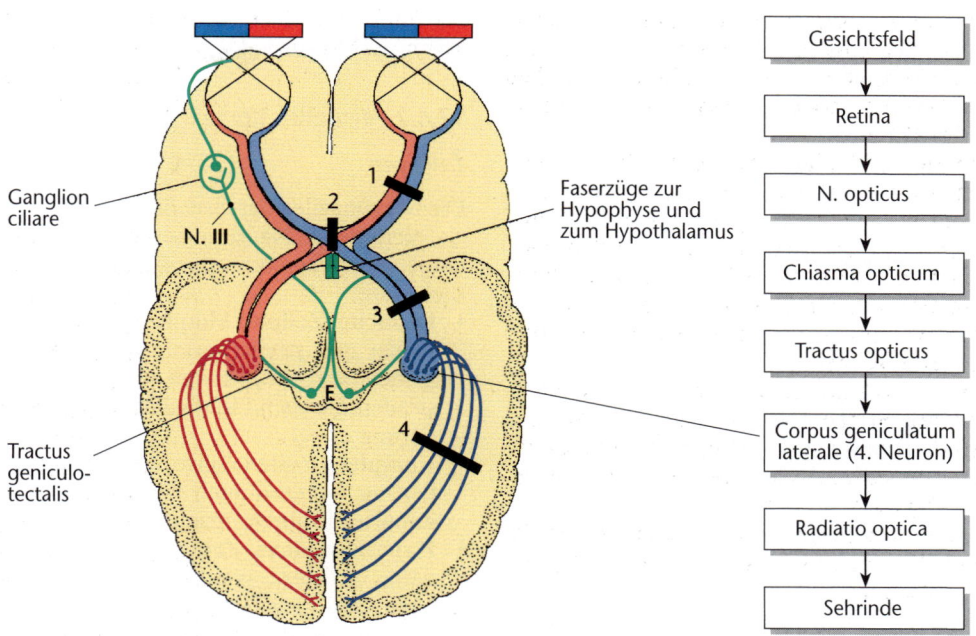

Abb. 17.13: Schematische Darstellung der Sehbahn. E = Edinger-Westphal-Kern; N III = Parasympathischer Anteil des N. oculomotorius. Eingezeichnet sind vier mögliche Läsionen im Verlauf der Sehbahn:
1 = Durchtrennung des Sehnerven mit einseitiger Amaurosis: ○ ●
2 = Chiasma-Läsion mit bitemporaler Hemianopsie („Scheuklappenblindheit"): ◐ ◑
3 = Schädigung des Tractus opticus mit homonymer Hemianopsie der Gegenseite: ◐ ◐
4 = Schädigung der Sehstrahlung mit homonymer Hemianopsie der Gegenseite: ◐ ◐

Aus der Chiasmaregion zweigen Fasern ab, die Informationen über Lichtreize an Hypothalamus und Hypophyse vermitteln.

Klinik!
Eine Chiasma-Schädigung, z. B. durch einen Tumor der eng benachbarten Hypophyse, kann sich, durch Unterbrechung der dort kreuzenden Fasern von den nasalen Retinahälften, als **bitemporale Hemianopsie,** d. h. als Ausfall beider temporalen Gesichtsfeldhälften bemerkbar machen.

Der **Tractus opticus** führt die ungekreuzten Sehnervenfasern der gleichen Seite sowie die gekreuzten Fasern der Gegenseite zum Corpus geniculatum laterale ins Zwischenhirn. Jeder Tractus enthält die Sehinformation aus dem kontralateralen Gesichtsfeld. Eine Tractusschädigung drückt sich daher in einer **kontralateralen homonymen Hemianopsie,** d. h. in einem Ausfall beider Gesichtsfeldhälften der Gegenseite aus. So führt eine Schädigung des rechten Tractus opticus zu einem Ausfall der linken Gesichtsfeldhälften beider Augen: der temporalen am linken und der nasalen am rechten Auge.

Das **Corpus geniculatum laterale** (4. Neuron) ist ein erstes Integrationszentrum der Sehbahn. Seine Aufgaben sind die Weiterleitung und die Filterung der einlaufenden optischen Informationen. Im Einzelnen lassen sich folgende von ihm ausgehende Faserzüge unterscheiden:
- Projektionsfasern zu den Colliculi superiores zur Steuerung der Augenmotorik.
- Der Tractus geniculotectalis mit Afferenzen der Retina für die Pupillomotorik. Er zieht vom Corpus geniculatum laterale über die Nuclei praetectales (basal der Colliculi superiores) zum Edinger-Westphal-Kern. Über diese Bahn wird der Pupillenreflex gesteuert.
- Die **Sehstrahlung** (Radiatio optica) zu den Nervenzellen des primären visuellen Kortex (V1, Area 17), der Area striata des Okzipitallappens. Läsionen im Bereich der Sehstrahlung bewirken wie die Läsionen des Tractus opticus eine homonyme Hemianopsie.

In der **Area 17** (V1), dem kortikalen Zielgebiet der Sehbahn, finden sich überwiegend Körnerzellen und nur wenig Pyramidenzellen. Eine solche granuläre Rinde ist typisch für ein **primäres sensorisches Rindenfeld.** Die großzelligen Schichten des visuellen Kortex erhalten Informationen aus dem skotopischen System, die kleinzelligen aus dem photopischen.

Die Area V1 ist als **primär visueller Kortex** das „Eingangstor" der visuellen Informationen im Kortex. Von dort werden die übrigen Areae (V2–V4, ☞ Kap. 17.4.2) und visuelle Rindenfelder im Gebiet des Scheitellappens in den Prozess der Informationsverarbeitung einbezogen (☞ Kap. 17.4.2).

> **Merke!**
> - **Läsion des Chiasmas:** bitemporale Halbseitenblindheit (Hemianopsie)
> - **Läsion des Tractus opticus:** Ausfall der kontralateralen Gesichtsfeldhälften beider Augen (homonyme Hemianopsie).

Bestimmung des Gesichtsfeldes

Die oben in Verbindung mit der Anatomie der Sehbahn erwähnten typischen Gesichtsfeldausfälle, nämlich
- Zentralskotom (Fovea centralis)
- einseitige Amaurose (N. opticus)
- bitemporale Hemianopsie (Chiasma opticum)
- homonyme Hemianopsie (Tractus opticus oder Radiatio optica)

lassen sich mit dem **Perimeter** nachweisen. Die Gesichtsfeldbestimmung **(Perimetrie)** erfolgt monokular bei fixiertem Kopf und in Blickrichtung fixiertem Auge. Temporal reicht das Gesichtsfeld bis zu 105 Grad. In den äußersten Randbezirken ist, wegen des ausschließlichen Vorkommens von Stäbchen, keine Farberkennung möglich.

Da in den peripheren Netzhautgebieten weniger rotempfindliche als blau-empfindliche Zapfen vorkommen, ist das Gesichtsfeld für rotes Licht kleiner als für blaues Licht.

17.4 Informationsverarbeitung im visuellen System

17.4.1 Corpus geniculatum laterale

Die in sechs Schichten angeordneten Ganglienzellen des Corpus geniculatum laterale (CGL) sind **retinotop** angeordnet, d. h. benachbarte Retinagebiete werden auf benachbarte Ganglienzellbereiche abgebildet. Wie die Ganglienzellen der Retina verfügen die Zellen des CGL über konzentrische rezeptive Felder. Die Neurone der **magnozellulären Schichten** sind durch große rezeptive Felder und hohe Leitungsgeschwindigkeiten charakterisiert und dadurch besonders zur **Bewegungsanalyse** geeignet. Sie erhalten ihre Zuflüsse von den α-**Ganglienzellen** der Retina (☞ Kap. 17.2.3).

Die Neurone der **parvozellulären Schichten** werden von den β-**Ganglienzellen** der Retina versorgt. Sie sind durch kleinere, farbempfindliche rezeptive Felder, ausgeprägten Hell-Dunkel-Antagonismus und geringere Leitungsgeschwindigkeit charakterisiert. Ihre Aufgabe ist die Verstärkung von **Hell-Dunkel-Kontrasten** und die Analyse von **Farben** und **Formen**. Die Aktivität der Neurone des CGL wird durch Zuflüsse aus dem visuellen Kortex (☞ Kap. 17.4.2) modifiziert: Feedbackschleife der visuellen Informationsverarbeitung. Daneben können Zuflüsse aus dem Hirnstammbereich die Aktivität der Ganglienzellen des CGL modifizieren: So kommt es zur Reduktion der Informationsverarbeitung im Schlaf und zur Steigerung bei Stressreaktionen.

17.4.2 Visueller Kortex

Zelltypen

Die Nervenzellen des visuellen Kortex sind höher spezialisiert als die Neurone des Corpus geniculatum laterale. Sie reagieren spezifisch auf differenziertere Lichtreize:
- **Einfache Zellen (Simple cells),** deren rezeptive Felder aus streifenförmig angeordneten On-Off-Zonen bestehen, werden am stärksten durch einen streifenförmigen Lichtbalken mit passender Orientierung erregt.
- **Komplexe Zellen** registrieren nicht nur die Orientierung, sondern auch die Bewegung eines Lichtimpulses in ihrem rezeptiven Feld.
- **Hyperkomplexe Zellen** schließlich werden nur dann aktiviert, wenn die bewegten Strukturen auch eine genau bestimmte Länge oder eine bestimmte räumliche Konfiguration (Ecken, Kanten) aufweisen.

Kortikale Säulen

Diese Zelltypen des visuellen Kortex sind, wie in anderen Hirnregionen auch, in Form von etwa 1 mm starken kortikalen Säulen („**Kolumnen**") mit senkrechtem Verlauf durch alle Schichten der Hirnrinde organisiert. Dabei gibt es Säulen, die vorwiegend durch Impulse aus einem der beiden Augen erregt werden **(okuläre Dominanzsäulen).** Zwischen solchen Dominanzsäulen finden sich Neurone, die gleich stark vom linken und vom rechten Auge aktiviert werden und damit die binokulare Integration des Sehens übernehmen.

Areale

Neben dem primär visuellen Kortex V1 (Area 17) dienen auch andere Kortexareale wie die Gebiete V2 (Area 18) und weitere Regionen wie V3 und V4, die sich nicht mehr mit den Brodmann'schen Area-Grenzen decken, der visuellen Signalverarbeitung. Insgesamt sind, wie Untersuchungen an Affen zeigen konnten, etwa 30 % der kortikalen Neurone mit der Verarbeitung von optischen Informationen beschäftigt. Dabei kann in den einzelnen Regionen eine Spezialisierung der Informationsverarbeitung beobachtet werden:
- **V2-Neurone** reagieren vorwiegend auf Konturen in bestimmter räumlicher Anordnung und auf Konturunterbrechungen.
- **V3-Neurone** werden vor allem von Bewegungen aktiviert.
- **V4-Neurone** sind durch farbspezifische rezeptive Felder gekennzeichnet.

Gestaltwahrnehmung

Ähnlich wie im auditorischen Kortex sind Neurone der Sehrinde auf bestimmte, komplexe Reizkonfigurationen spezialisiert. Diese Spezialisierung ist Grundlage der „abstrahierenden" Leistungen des visuellen Kortex bei der **Gestaltwahrnehmung.** Eine solche aktive Abstraktionsleistung gestattet es uns z. B., einen komplexen Gegenstand in einer reduzierten Skizze wiederzuerkennen. Hierbei ergänzt der visuelle Kortex die vorliegende Skizze, die etwa nur die Konturen eines Gegenstandes enthält, zur vollständigen Gestalt **(Gestaltergänzung).** Auf dieser Gestaltergänzung, die je nach Umgebung auf unterschiedliche Weise erfolgen kann, beruht eine Reihe von optischen Täuschungen. Auch die „Gestalt-Wechsel" zwischen Figur und Hintergrund, bei denen der Betrachter beispielsweise bei Konzentration auf die Form einer Vase, bei Betrachtung des Hintergrundes aber zwei Gesichter im Profil wahrnimmt, erklären sich durch solche zentralen Gestaltergänzungen (☞ Abb. 17.14). Dieses Prinzip wird auch bei dem in der Psychologie zur Persönlichkeitsdiagnostik eingesetzten **Rorschach-Test** ausgenutzt. Die Probanden werden gefragt, welche Figuren sie in den scheinbar ungeordneten Tintenklecksen der Testtafeln zu erkennen glauben. Es wird davon ausgegangen, dass die Art der gesehenen Gestalten von der Struktur der deutenden Persönlichkeit abhängig ist.

Klinik!

Die Schädigung der primären Sehrinde (Area 17) führt zur **Rindenblindheit,** d. h. zu einem je nach Größe der Läsion umschriebenen Gesichtsfeldausfall.
Bei einer Schädigung der extrastriären, sekundären optischen Zentren tritt jedoch keine Blindheit, sondern eine komplexe **Störung der Wahrnehmungsfähigkeit** auf. Schädigungen von V4 führen zu einer kortikalen Farbwahrnehmungsstörung, bei Läsionen von V2 ist das Erkennen von Objekten **(Objektagnosie)** oder Schriftzeichen gestört **(Alexie).**

17.5 Sehschärfe (Visus)

Der **Visus** oder das räumliche Auflösungsvermögen **(Sehschärfe)** ist definiert als der kleinste Sehwinkel, unter dem zwei Punkte noch getrennt wahrgenommen werden können. Der Visus-Normalwert von 1,0 (Einheit: Winkelminute^{-1}) bedeutet, dass der Abstand der zwei noch getrennt wahrnehmbaren Punkte eine Winkelminute beträgt.

Bestimmung der Sehschärfe

Der **Landolt-Ring** (☞ Abb. 17.15) als das normierte Testobjekt der Sehschärfe weist eine Lücke auf, die bei entsprechender Entfernung der Testperson (5 m) eine Breite von einer Sehwinkelminute hat. Kann der Proband (unter den Bedingungen des fovealen Sehens) diese Lücke erkennen, ist sein Visus normal. Muss er sich aber der Tafel mit dem Landolt-Ring beispielsweise bis auf 1 m nähern, um die Lücke wahrzunehmen, beträgt sein Visus 1 m/5 m = 0,2. Außer den Landolt-Ringen stehen zur Prüfung noch Bild- und Schrifttafeln zur Verfügung.
Der Visus ist bei Dunkeladaptation physiologischerweise verringert. Dies beruht auf dem reinen Stäbchensehen mit Wegfall der Fovea centralis als der Stelle schärfsten Sehens und auf der geringeren Kontrastverstärkung in der Retina durch die Umgestaltung der rezeptiven Felder (Vergrößerung des Zentrums auf Kosten der Peripherie).
Der Visus kann vor Korrektur etwa bestehender Refraktionsanomalien bestimmt werden **(Visus sine correctione)** oder nach Ausgleich der Refraktionsanomalie durch entsprechende Linsen **(Visus cum correctione).** Ein eingeschränkter Visus beruht nicht immer auf einer Refraktionsanomalie. So kann auch bei normalen Refraktionsverhältnissen im Auge die Sehschärfe reduziert sein, beispielsweise durch Netzhauterkrankungen.

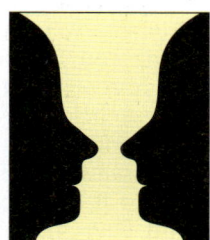

Abb. 17.14 Beispiel des „Gestalt-Wechsels".

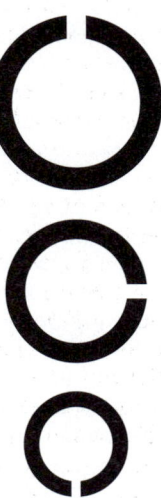

Abb. 17.15 Landolt-Ringe.

17.6 Farbensehen

Die Farbwahrnehmung wird bestimmt durch:
- Farbton
- Sättigung
- Helligkeit.

Die Sensoren des Farbensehens sind die Zapfen der Retina. Sie enthalten drei Typen von Sehpigmenten, deren Absorptionsmaxima etwa im Bereich von Rot, Grün und Blau liegen. Zur Erklärung des Farbensehens wurden im 19. Jahrhundert zwei Theorien entwickelt:

- Nach der **Dreifarbentheorie** entsteht die Farbwahrnehmung durch Mischung aus den Primärfarben Purpurrot, Blaugrün, Blauviolett, die in der Netzhaut durch die drei Zapfentypen mit unterschiedlicher spektraler Empfindlichkeit repräsentiert werden.
- Die **Gegenfarbentheorie** stützt sich auf die Beobachtung, dass Rot und Grün, Gelb und Blau sowie weiß und schwarz in der Wahrnehmung jeweils als Gegensätze empfunden werden (☞ die Beobachtung Goethes im Wirtshaus). Die Farbwahrnehmungen lassen sich dabei durch jeweils unterschiedliche Gleichgewichte zwischen diesen drei Gegensatzpaaren erklären.

Beide Theorien haben teilweise Recht und lassen sich zur **Zonentheorie** zusammenfassen: Danach gilt die Dreifarbentheorie auf Sensorebene (drei Sehpigmente und drei Rezeptortypen) und die Gegenfarbentheorie auf Ganglienzellebene: Farbantagonistisch aktivierbare Ganglienzellen sind als rezeptive Felder organisiert (☞ Kap. 17.2.3). Ein roter Lichtreiz beispielsweise kann im Zentrum eines rezeptiven Feldes gelegene Rot-Rezeptoren aktivieren, während die in der Peripherie gelegenen Grünrezeptoren gehemmt werden. Im Ergebnis kommt es zu einer Verstärkung des Farbkontrastes.

Störungen des Farbensinns

Unter Störungen des Farbensinns **(Farbenblindheit)** leiden ca. 8 % der Männer und 0,4 % der Frauen. Der überwiegende Männeranteil erklärt sich durch den X-chromosomal-rezessiven Erbgang. Bei Mangel eines der drei Zapfensehpigmente spricht man von trichromaten Farbanomalien. Fehlt eines der drei Pigmente vollständig, werden die Erkrankten auch als Dichromaten bezeichnet.

Trichromate Störungen (Anomalien):
- Protanomalie: Rotschwäche
- Deuteranomalie: Grünschwäche
- Tritanomalie: Blauviolettschwäche.

Dichromate Störungen (Anopien):
- Protanopie: Rotblindheit
- Deuteranopie: Grünblindheit
- Tritanopie: Blauviolettblindheit.

Tritanomalie und Tritanopie sind sehr selten.

Prüfung der Farbtüchtigkeit

Die Prüfung der Farbtüchtigkeit erfolgt qualitativ mit den **Ishihara-Farbtafeln.** Die mosaikartig aus Farbpunkten zusammengesetzten Zahlen dieser Tafeln können nur von Farbtüchtigen korrekt erkannt werden. Das **Anomaloskop** nach Nagel (ein Farbenmischgerät) basiert auf dem Prinzip, dass Protanomale mehr Rot, Deuteranomale mehr Grün zumischen, um den Farbton Gelb zu erhalten.

Eine totale Farbenblindheit **(Monochromasie)** ist selten (< 0,01 %). Die Betroffenen haben zusätzlich eine Störung der Helladaptation und werden deshalb bei Tageslicht leicht geblendet. Auch ihr Visus ist vermindert. Zwar finden sich in der Retina Zapfen, diese enthalten jedoch als Sehpigment den Stäbchenfarbstoff Rhodopsin.

17.7 Räumliches Sehen

Binokulares räumliches Sehen

Die Wahrnehmung der dreidimensionalen Gestalt unserer Umwelt **(räumliches Sehen)** ist eine gemeinsame Leistung beider Augen. Durch den Abstand der Augen voneinander werden identische Gegenstände der äußeren Welt auf den beiden Netzhäuten jeweils unterschiedlich abgebildet. Eine Ausnahme bilden lediglich die Gegenstände, die auf einem Kreis **(Horopterkreis)** liegen, der durch die Knotenpunkte beider Augen und den Fixationspunkt bestimmt wird.

Diese auf dem Horopterkreis gelegenen Gegenstände (☞ Objekt A in Abb. 17.16) werden auf **korrespondierende Netzhautareale** beider Augen abgebildet; d. h. Objekt A aus Abbildung 17.16 projiziert sich in beiden Augen auf die gleiche Seite der Retina (in diesem Fall auf die Punkte A' und A'', beide links der Fovea centralis). Dadurch kann das Objekt auch ohne Fusionsmechanismen als ein Gegenstand wahrgenommen werden. Dem entspricht die punktförmig eindeutige Projektion von Objekten auf dem Horopterkreis in die Retina des sog. Zyklopenauges, das als eine geometrisch konstruierte Zusammenfassung des Strahlenganges beider Augen angesehen werden kann.

Bei außerhalb oder innerhalb des Horopterkreises gelegenen Objekten dagegen wird der Gegenstand auf nicht miteinander korrespondierende Netzhautareale abgebildet. Das Objekt B projiziert sich im linken Auge rechts der Fovea (Punkt C), im rechten Auge dagegen links der Fovea (Punkt D). Im Zyklopenauge resultiert daher keine einheitliche Projektion des Objekts. Vielmehr entstehen zwei Projektionsstrahlen, die zur Wahrnehmung von Doppelbildern führen, falls eine entsprechende zentrale Kompensation ausbleibt. Der Abstand dieser beiden Projektionsstrahlen setzt sich aus den disparaten Projektionswinkeln α und β beider Augen zusammen. Nimmt die Summe dieser beiden Winkel $\alpha + \beta$, die auch als **Querdisparation** bezeichnet wird, über ein bestimmtes Maß hinaus zu, kann die binokulare Fusion die vom Auge ge-

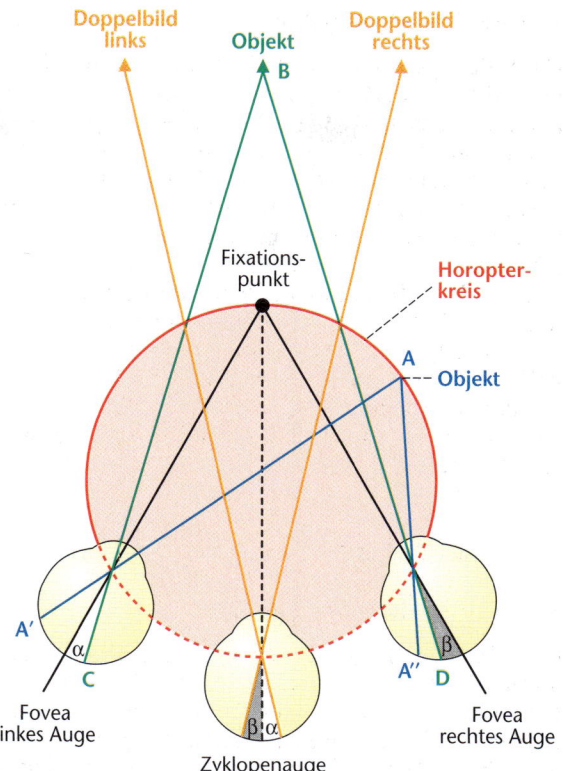

Abb. 17.16 Schema des Binokularsehens. Das auf dem Horopterkreis gelegene Objekt A projiziert sich auf die korrespondierenden Netzhautregionen A' und A''. Das außerhalb des Horopterkreises gelegene Objekt B wird dagegen auf den nicht korrespondierenden Netzhautregionen C und D abgebildet (Summe der Winkel α und β = Querdisparation).

meldeten querdisparaten Bildinformationen nicht länger unterdrücken: Die Doppelbilder werden wahrgenommen.

Die binokulare Fusion ist eine Leistung der Neurone des primären visuellen Kortex (V1, Area 17). Das räumliche Sehen beruht also auf einer adäquaten zentralen Verarbeitung der Querdisparation von auf der Netzhaut abgebildeten Objekten. Je größer die vom visuellen Kortex noch zu einem Bild fusionierbare Querdisparation, desto stärker die räumliche Tiefenwahrnehmung.

Da diese Querdisparation mit zunehmender Entfernung des Objekts vom Auge immer geringer wird und im Unendlichen gegen Null geht, ist die binokulare räumliche Wahrnehmung bei Objekten der unmittelbaren Umgebung („Nahwirkraum") am stärksten ausgeprägt.

> **Klinik!**
> Pathologische Doppelbilder (**Diplopie**) treten vor allem bei Lähmung von Augenmuskeln auf; sie sind z. B. ein Frühsymptom der Muskellähmungen durch Botulinustoxin und auch bei Myasthenia gravis oder Multipler Sklerose.

Monokulares räumliches Sehen

Auch mit einem Auge allein können, in gewissen Grenzen, Informationen über die räumliche Anordnung von Objekten gewonnen werden. Hierbei sind allerdings für die Erschließung der dreidimensionalen Ordnung der Dinge zusätzliche zentrale Berechnungen erforderlich, aus denen sich die Raumstruktur indirekt ableiten lässt.

Im Einzelnen beruht die monokulare Tiefenwahrnehmung auf:
- Erfahrung: Differenz von Bildgröße und wahrer Größe
- Wahrnehmung perspektivischer Verkürzungen
- Licht-Schatten-Effekten
- Verdeckung entfernter Gegenstände durch näher gelegene
- Berücksichtigung von Relativ-Bewegungen der Objekte bei Kopfbewegungen des Betrachters
- Verminderung von Farbsättigung und Schärfe entfernter Gegenstände aufgrund von Luftschwebeteilchen.

Mit Hilfe dieser Mechanismen kann auch die räumliche Lage von fernen Gegenständen, bei denen das binokulare Sehen (mangels Querdisparation) keine Rauminformationen liefert, erkannt werden.

Diese indirekt erschlossene Rauminformation reicht jedoch für Tätigkeiten, bei denen eine exakte räumliche Wahrnehmung im Nahbereich erforderlich ist (z. B. in der Mikrochirurgie), die nur das echte Binokularsehen liefern kann, nicht aus.

17.8 Entwicklung des Lichtsinnes

Die Entwicklung des beidäugigen Sehens beim Kind ist erst mit vier bis fünf Jahren abgeschlossen. Voraussetzung ist eine normale Benutzung **beider** Augen, da sonst eine angemessene Aktivierung der Sehrinde nicht erfolgt. Tritt vor diesem Alter aufgrund einer Störung der binokularen Augenbewegung Schielen (Strabismus) auf, droht bei fehlender Behandlung die Gefahr der Schwachsichtigkeit eines Auges durch Nichtgebrauch: **Schielamblyopie.** Hierbei beruht der Verlust der Sehfähigkeit des schielamblyopen Auges nicht auf einer Störung im retinalen Bereich, sondern auf einer **fixierten zentralen Inaktivierung** der von diesem Auge einlaufenden Sinnesinformationen. Durch diese Inaktivierung eines Auges versucht das ZNS die ansonsten beim Schielen auftretenden Doppelbilder zu unterdrücken, um so Konstanz und Eindeutigkeit der Wahrnehmungswelt zu sichern. Zur Therapie wird die gesunde Seite zeitweise mit einer Augenklappe verdeckt, um somit das betroffene Auge, bzw. die entsprechenden Kortexareale zu fordern und zu fördern.

18 Vestibuläres und auditorisches System

R. Merker, J. Hartmann

18.1	**Vestibuläres System**	346		Reizübertragung und Schallkodierung im Hörnerv	352
18.1.1	Aufbau und Funktion des Vestibularapparats	346		Hörbahn	353
	Makulaorgane	346	18.2.5	Psychophysik des Hörens	353
	Bogengangsorgane	346		Schalldruckpegel	353
	Sinnesepithel	347		Lautstärke	354
18.1.2	Informationsverarbeitung im vestibulären System	348		Unterschiedsschwellen und Hörbereich	354
				Richtungshören	355
18.1.3	Funktionsprüfungen des vestibulären Systems	348	18.2.6	Hörprüfungen	355
18.1.4	Pathophysiologie	349		Versuche nach Weber und Rinne	355
				Audiometrie	356
18.2	**Auditorisches System**	350	18.2.7	Pathophysiologie	356
18.2.1	Aufbau des Gehörorgans	350		Schallleitungsstörungen	356
18.2.2	Schallleitung	351		Schallempfindungsstörungen	356
18.2.3	Cochlea-Funktion	351		Differentialdiagnostik: Fowler-Test	357
	Wanderwellentheorie	351	18.3	**Stimme und Sprache**	357
	Reiztransduktion in den Haarzellen	352	18.3.1	Phonationsorgane	357
	Empfindlichkeitseinstellung	352	18.3.2	Phonation und Artikulation	357
	Mikrofonpotentiale	352	18.3.3	Pathophysiologie	358
18.2.4	Informationsverarbeitung im auditorischen System	352			

Lernziel!
- Funktionsprinzipien des Gleichgewichtsorgans
- Grundlagen des Hörens
- Physiologie von Stimme und Sprache.

Gleichgewichtsorgan und Hörorgan bilden gemeinsam das innere Ohr. Sie liegen im **knöchernen Labyrinth** des Felsenbeins (härtester Knochen des menschlichen Körpers). Im knöchernen Labyrinth findet sich das **häutige Labyrinth**, das aus einem **vestibulären Anteil (Gleichgewichtsorgan)** und einem **cochleären Anteil (Hörorgan)** besteht, die beide von Perilymphe umgeben und mit Endolymphe gefüllt sind. Der Endolymphraum des Vestibularapparates kommuniziert über den Sacculus mit dem Ductus cochlearis des Hörorgans.

Das Vestibulum, ein erweiterter Perilymphraum am ovalen Fenster, stellt die Verbindung von vestibulärem und cochleärem Perilymphsystem her (☞ Abb. 18.1). Die Sinnesrezeptoren des vestibulären Systems sind in den Makula- und Bogengangsorganen lokalisiert, deren Informationen zentral weiterverarbeitet werden. Durch einfache Funktionsprüfungen können Störungen des vestibulären Systems erkannt werden (☞ Kap. 18.1).

Die Sinnesrezeptoren des auditorischen Systems befinden sich in der Cochlea. Der Umgebungsschall erreicht sie über das äußere Ohr, das Mittelohr und das Schallleitungssystem der Gehörknöchelchen. Die Weiterverarbeitung der aufgenommenen Informationen erfolgt in der Hörbahn. Die Beziehungen zwischen akustischem Reiz und menschlicher Hörwahrnehmung werden in Kapitel 18.2.5 dargestellt. Auch für das auditorische System gibt es einfache klinische Prüfungen mit denen sich Funktionsstörungen erkennen und lokalisieren lassen (☞ Kap. 18.2).

Die Grundlagen zur Physiologie von Stimme und Sprache werden in Kapitel 18.3 erläutert.

18 Vestibuläres und auditorisches System

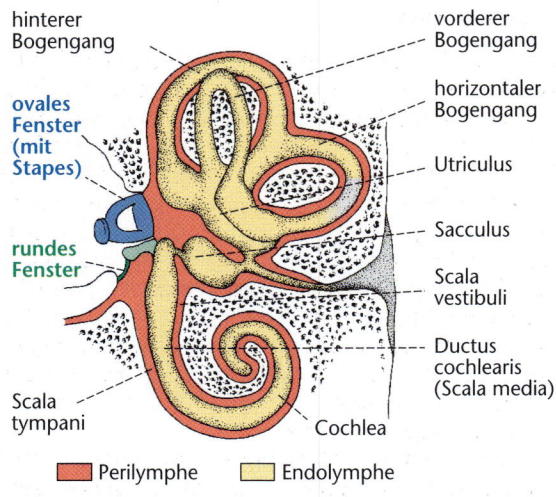

Abb. 18.1 Schematische Übersicht des menschlichen Innenohrs.

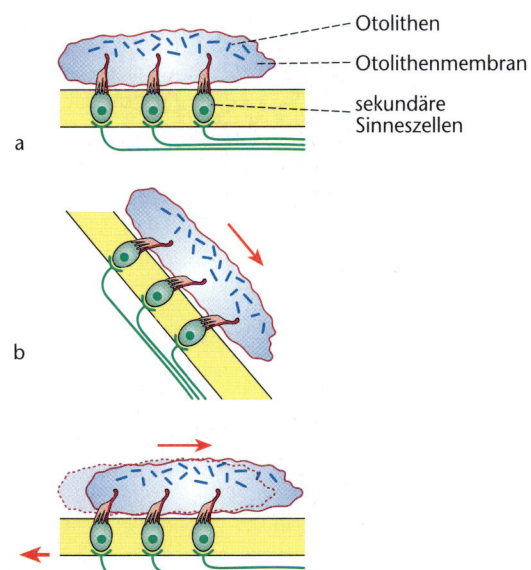

Abb. 18.2 Reizung der Makulaorgane. a: Macula utriculi in Ruhe. b: statische Auslenkung der Macula utriculi (z. B. durch eine Neigung des Kopfes). c: dynamische Auslenkung der Macula utriculi (z. B. durch eine Transversalbeschleunigung in der Horizontalebene).

18.1 Vestibuläres System

Fühler des Gleichgewichtssinnes sind die **Makulaorgane** von Sacculus und Utriculus sowie die **Bogengangsorgane** im horizontalen, im vorderen vertikalen und im hinteren vertikalen Bogengang. Sie enthalten **Mechanorezeptoren**. Ihre Funktion ist es,

- Informationen über die räumliche Lage und die Bewegung des Körpers zu liefern (zusammen mit Gesichtssinn und peripheren Mechanosensoren)
- durch Beteiligung der Makulaorgane an reflektorischen Prozessen, die überwiegend vom Kleinhirn koordiniert werden und die Stützmotorik betreffen, das körperliche Gleichgewicht zu wahren
- durch Mitwirkung der Bogengangsorgane bei der Regulierung der Blickmotorik das Bild auf der Retina stabil zu halten.

Die Aktivität des Vestibularapparats ist nicht an die Gravitation geknüpft. Auch unter Bedingungen der Schwerelosigkeit geht ein ständiger Erregungsstrom von Makula- und Bogengangsorganen aus.

18.1.1 Aufbau und Funktion des Vestibularapparats

Makulaorgane

Der annähernd vertikal gelagerte **Sacculus** und der annähernd horizontal liegende **Utriculus** bilden mit ihren Makulaorganen den **Statolithenapparat** (☞ Abb. 18.2), der die Lage des Kopfes im Schwerefeld der Erde registriert. Die Zilien tragenden Sinnesepithelien der Makulaorgane sind von einer gallertigen Masse bedeckt; die Dichte dieser Statolithenmembran ist durch Calcit-Einlagerungen im Vergleich zur Endolymphe erhöht. Es kommt daher bei **Translationsbeschleunigungen** (Linearbeschleunigungen) wie z. B. der Gravitationsbeschleunigung zu einer Relativbewegung zwischen Sinnesepithel und Statolithenmembran. Dies führt zu einer Abscherung der Zilien, die den adäquaten Reiz für die Mechanosensoren der Makulaorgane darstellt. Da wir der Schwerkraft ständig ausgesetzt sind, nehmen wir diese schon gar nicht mehr bewusst war. Anders ist dies, wenn wir beispielsweise mit einem Fahrstuhl fahren. Hier spüren wir die Translationsbewegung noch sehr eindrücklich.

> **Merke!**
> - Macula sacculi: senkrechte Translationsbewegungen
> - Macula utriculi: vertikale Translationsbewegungen.

Bogengangsorgane

Der **Bogengangsapparat** besteht aus den drei mit dem Utriculus verbundenen **Ductus semicirculares,** die ungefähr senkrecht zueinander stehen. Im Bereich der Ampulle der Bogengänge trägt die äußere Bogengangswand auf der **Crista ampullaris** ein ebenfalls zilientragendes Sinnesepithel, bedeckt von einem Gallertgebilde, der **Cupula.** (☞ Abb. 18.3) Im Gegensatz zur Statolithenmembran enthält die Cupula keine Kristalle. Cupula und Endolymphe haben vielmehr die gleiche Dichte. Deshalb sind einfache Translationsbeschleunigungen praktisch unwirksam. Die Trägheitsströmung der Endolymphe führt jedoch zu einer Cupulaablenkung bei **Winkelbeschleunigung** (Drehbeschleunigung).

18.1 Vestibuläres System

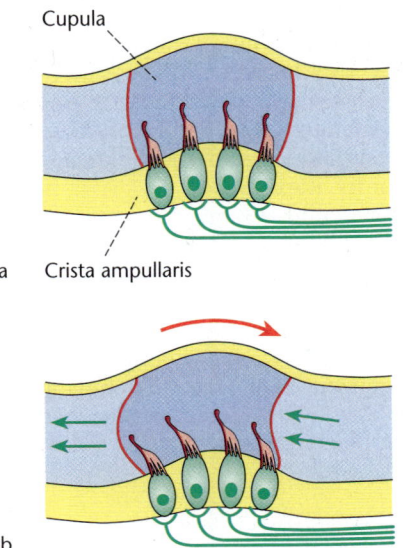

Abb. 18.3 Reizung der Cupulaorgane. a: Cupula in Ruhe. b: Auslenkung der Cupula und der Haarzellen nach links durch eine Drehbewegung des knöchernen Schädels nach rechts.

Reiztransduktion

Die Auslenkung der Stereozilien in Richtung des Kinoziliums dehnt die sog. **Tip-links,** die als vertikale Verbindungen („Links") von der Spitze („Tip") eines Stereoziliums zum dahinter liegenden Stereozilium ziehen. Hierdurch werden K^+-Kanäle geöffnet und die Haarzellen depolarisiert. (Zum genaueren Mechanismus ☞ Kap. 18.2.1. und 18.2.3). Daraufhin strömen auch Ca^{2+}-Ionen in die Zelle ein, was die Freisetzung der erregend wirkenden Transmitter-Aminosäure Glutamat in den synaptischen Spalt fördert. Die vermehrte Transmitterfreisetzung erhöht das exzitatorische postsynaptische Potential (EPSP; ☞ Kap. 12.3.5) der afferenten Nervenfaser, so dass Aktionspotentiale ausgelöst werden.

Aber auch ohne Auslenkung der Stereozilien wird kontinuierlich Glutamat in den synaptischen Spalt freigesetzt, so dass Aktionspotentiale in der afferenten Nervenfaser entstehen. Diese Ruheaktivität der Sinneszellen wird durch die Bewegungsrichtung der Stereozilien modifiziert: Abscherung in Richtung des Kinoziliums steigert die Aktivität, Abscherung vom Kinozilium weg reduziert die Aktivität.

Sinnesepithel

Das Sinnesepithel von Makula- und Bogengangsapparat besteht aus Haarzellen (Typ I und II) mit jeweils ca. 50 Stereozilien und einem Kinozilium. Eine Abscherung der Stereozilien in Richtung des längeren Kinoziliums ist der adäquate Reiz für diese sekundären Sinneszellen (ohne eigenes Axon), die praktisch nicht adaptieren (☞ Abb. 18.4).

Entladungsmuster

Die senkrecht aufeinander stehenden Makulaorgane von Utriculus und Sacculus geben dem Körper vorwiegend Informationen über die **Stellung des Kopfes** im Raum. Da die Zilien des Sinnesepithels teilweise in entgegengesetzte Richtungen weisen, werden bei Kopfneigung immer einige Sinneszellen aktiviert, während andere inaktiviert werden. Es kann also keine Bewegungsrichtung angegeben werden, die alle Sinneszellen zur Aussendung von Aktionspotentialen veranlasst.

Die Anordnung der die Bewegung registrierenden Zilien (Kinozilien) in den Bogengangsorganen ist dagegen regelmäßig. In den horizontalen Bogengängen führt eine Cupulaauslenkung in Richtung Utriculus (utriculopetal) zu einer erhöhten Impulsfrequenz; in den vertikalen Bogengängen steigt die Entladungsrate bei einer Cupulaauslenkung vom Utriculus weg (utriculofugal). Hierbei verhalten sich die Entladungsraten der Bogengänge von rechtem und linkem Innenohr immer gegensinnig, d. h. hohe Entladungsraten beispielsweise des rechten horizontalen Bogengangs gehen mit niedrigen Entladungsraten des linken horizontalen Bogengangs einher.

Die **Entladungsrate** der Sinneszellen der Bogengänge ist dabei bei lang dauernden Drehbewegungen (z. B. Drehstuhl) der **Winkelbeschleunigung** proportional: Bei gleich bleibender Winkelgeschwindigkeit geht die Impulsrate nach der initialen Beschleunigungsphase deutlich zurück, bleibt jedoch erhöht. Bei kurz dauernden Winkelbeschleunigungen dagegen (z. B. Kopfdrehung) ist die Impulsrate der Sinneszellen aufgrund der Dämpfung des Systems aus Cupula und Endolymphe der Winkelgeschwindigkeit proportional. Bei Negativbeschleunigung (Abstoppen einer Dreh-

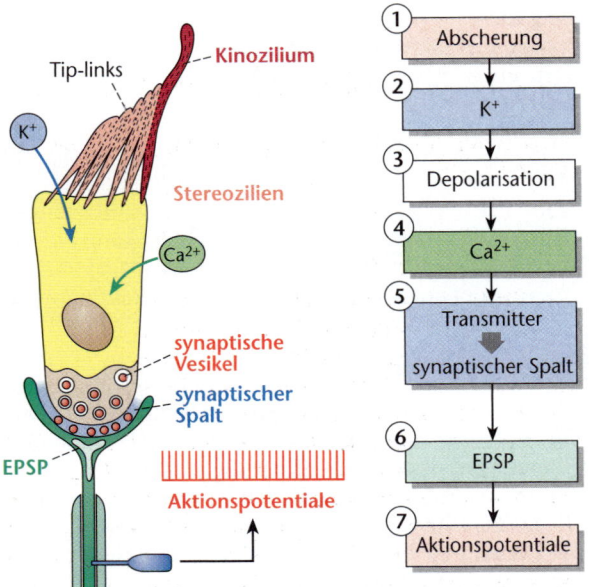

Abb. 18.4 Reiztransduktion an den Haarzellen des Vestibularapparates. EPSP = exzitatorisches postsynaptisches Potential (Erklärung siehe Text).

18 Vestibuläres und auditorisches System

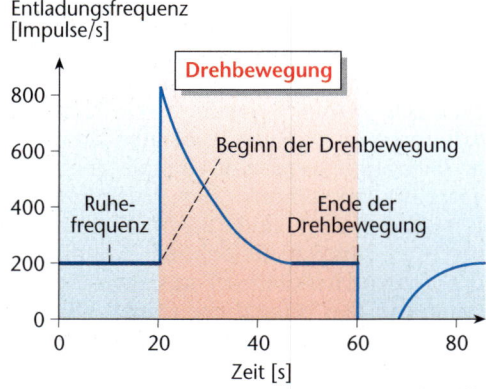

Abb. 18.5 Antwort einer Haarzelle auf einen Drehbewegungsreiz. Die Impulsfrequenz steigt initial sehr stark an, nähert sich mit der Zeit wieder der Ruhefrequenz, um dann nach dem Abstoppen der Bewegung genau die entgegengesetzten Phänomene zu zeigen.

bewegung) sinkt die Frequenz der Aktionspotentiale unter den Ruhewert ab. In jedem Fall sind **Beschleunigungskräfte** der adäquate Reiz. (☞ Abb. 18.5)

> **Merke!**
> - **Linearbeschleunigung:** Reizung der Makulaorgane
> - **Drehbeschleunigung:** Reizung der Bogengangsorgane
> - **erhöhte Impulsfrequenz:**
>   – horizontale Bogengänge bei Cupulaauslenkung zum Utriculus hin
>   – vertikale Bogengänge bei Cupulaauslenkung vom Utriculus weg
>   – Merkhilfe: Horizontale – hin; Vertikale – weg.

18.1.2 Informationsverarbeitung im vestibulären System

Von den sekundären Sinneszellen des vestibulären Systems laufen die Informationen nach synaptischer Übertragung auf afferente Fasern der Neurone des Ganglion vestibuli (1. Neuron) im N. vestibularis zentralwärts. Diese Fasern weisen eine hohe Ruheaktivität auf, die für die Regulation der Stützmotorik wichtig ist. Der Nerv läuft als Teil des N. vestibulocochlearis (VIII. Hirnnerv) zum 2. Neuron, das in den gleichseitigen vier Vestibulariskernen (Nucleus vestibularis superior, medialis, lateralis und inferior) in der Rautengrube der Medulla oblongata gelegen ist. Hier treffen außerdem Afferenzen von den Hinterwurzeln des Rückenmarks ein.

Die aufbereiteten vestibulären Informationen werden anschließend weiterverteilt in Richtung:
- Kleinhirn (Archizerebellum): Steuerung der Stützmotorik (☞ Kap. 15.4.2).
- Formatio reticularis, von hier aus über den Tractus reticulospinalis zu α- und γ-Motoneuronen: Tonuskontrolle von Extensoren und Flexoren (☞ Kap. 15.2.1)
- Tractus vestibulospinalis im Rückenmark: Stimulation der Extensoren, Hemmung der Flexoren (☞ Kap. 15.2.1).
- Augenmuskelkerne: Blickmotorik (☞ Kap. 17.1.9).
- Hypothalamus: Verknüpfung mit dem vegetativen Nervensystem, vegetative Begleitreaktionen bei Kinetosen (☞ Kap. 18.1.4).
- Thalamus und Gyrus postcentralis: bewusste Raumorientierung.

Die vestibulären Impulse aus Makula- und Bogengangsorganen spielen eine wichtige Rolle für die motorische **Reflextätigkeit** (☞ Kap. 15.1 und 15.2.).

Der Deiters-Kern ist der wichtigste Ausgangspunkt von Efferenzen zum Vestibularapparat, die etwa 10 % der Vestibularis-Fasern ausmachen und wahrscheinlich der Empfindlichkeitseinstellung dienen.

18.1.3 Funktionsprüfungen des vestibulären Systems

Vestibulärer Nystagmus

Ein in der klinischen Praxis besonders wichtiger statokinetischer Reflex ist der vestibuläre Nystagmus, dessen Untersuchung Auskunft über die Funktionsfähigkeit des vestibulären Systems geben kann. Die Funktion des vestibulären Nystagmus ist eine Blickstabilisierung bei Drehbewegungen des Kopfes. Bei einer langsamen Drehbewegung des Kopfes versuchen die Augen zunächst den Fixationspunkt beizubehalten, indem sie eine langsame gegenläufige Bewegung ausführen. Kurz vor Erreichen der maximalen Auslenkung der Augen kommt es zu einer ruckartigen Augenbewegung (Sakkade) in Drehrichtung, durch welche die Drehbewegung des Kopfes „eingeholt" wird. Die Nystagmus-Richtung wird nach der Richtung dieser schnellen Einholbewegung benannt. Ein Nystagmus kann nicht nur in der horizontalen, sondern auch in der vertikalen Ebene oder kombiniert auftreten.

> **Klinik!**
> Ein in Ruhe, ohne Drehbewegungen, auftretender **Spontannystagmus** ist pathologisch. Er kann auf Erkrankungen des vestibulären Organs (Morbus Menière) oder auf zerebelläre Erkrankungen hindeuten.

Rotatorischer Nystagmus

Wichtig ist, dass bei der Nystagmus-Prüfung die **visuelle Fixation ausgeschaltet** ist, da sonst durch das Überwiegen der visuellen über die vestibulären Informationen ein Nystagmus unterdrückt werden könnte. Diese Ausschaltung der visuellen Fixation wird durch die **Frenzel-Brille** erreicht, bei der starke Sammellinsen von +20 dpt eine künstliche, extreme Myopie ohne Fixierungsmöglichkeit erzeugen. Der Beobachter hingegen kann die Bewegungen der Bulbi wie unter einer Lupe wahrnehmen.

18.1 Vestibuläres System

Tab. 18.1 Nystagmusformen

Nystagmus	Reiz	Nystagmusrichtung		
optokinetisch	Umweltbewegung	gegen die Umweltbewegung		
vestibulär	Stoppen der Rotation	gegen die Rotationsrichtung		
rotatorisch	Rotation	in Richtung der Rotation		
kalorisch	Kältereiz Wärmereiz	von der gespülten Seite weg zur gespülten Seite hin		
Drehrichtung	**Pathologie/Test**	**Nystagmusrichtung**	**Deviationsrichtung (langsame Komponente)**	**Fallneigung, Gang- und Zeigeabweichung**
rechts		rechts	links	
nach Abstoppen		links	rechts	rechts
links		links	rechts	
nach Abstoppen		rechts	links	links
	Ausfall rechts	links	rechts	rechts
	Ausfall links	rechts	links	links
	warme Spülung rechts	rechts	links	links
	kalte Spülung rechts	links	rechts	rechts

Experimentell lässt sich ein Nystagmus durch rotatorische oder kalorische Reizung der Bogengangs-Cupula erzeugen.

Bei der **rotatorischen Reizung** wird der Kopf um 30° nach vorne gebeugt, wodurch der laterale Bogengang eine horizontale Lage erhält. Dann wird die Versuchsperson auf einem Drehstuhl gleichförmig gedreht und die Drehung anschließend plötzlich gestoppt. Die Richtung des jetzt unter der Frenzel-Brille zu beobachtenden postrotatorischen Nystagmus ist der Drehrichtung entgegengesetzt.

Kalorischer Nystagmus

Bei der **kalorischen Prüfung** wird der Kopf im Sitzen um 60° nach hinten gelagert. Dadurch erhält der horizontale Bogengang eine vertikale Lage. Jetzt erzeugt eine **Warmspülung** des Gehörgangs durch Reizung der dem Gehörgang unmittelbar benachbarten Wand des horizontalen Bogengangs einen Nystagmus zur gereizten Seite. Eine **Kaltspülung** ruft dagegen einen Nystagmus zur Gegenseite hervor (☞ Tab. 18.1). Der Nystagmus wird hierbei durch eine **temperaturinduzierte Endolymphströmung** im horizontalen Bogengang ausgelöst.

> **Merke!**
> **Kalorischer Nystagmus:**
> - Warmspülung → Nystagmus zur gereizten Seite
> - Kaltspülung → Nystagmus zur Gegenseite.
>
> Merkhilfe: kalorischer Nystagmus: Wärme suchend, Kälte meidend.

18.1.4 Pathophysiologie

Kinetosen

Bei starken Umweltbewegungen, z. B. auf See, kann es zu einer Kinetose (Bewegungskrankheit) mit vegetativen Störungen (Übelkeit, Schweißausbruch, Erbrechen) kommen. Man nimmt an, dass hierfür ein sensorisches „Informationschaos" (Widerspruch zwischen optischer und vestibulärer Information) verantwortlich ist, das über die Formatio reticularis und den N. vagus ein solches Beschwerdebild verursacht. Es hilft, die Informationen so gut es geht in Einklang zu bringen. Beispielsweise sollte man im Flugzeug oder auf See den Horizont fixieren oder die Augen schließen. Für besonders schwere Fälle gibt es auch Medikamente, die die Aktivität des Vestibularorgans dämpfen sollen (z. B. Scopolamin, ein Parasympathikolytikum, das zentral wirkt). Da sie aber auch die Konzentrationsfähigkeit und das Reaktionsvermögen beeinflussen, sollte der Patient danach keine Fahrzeuge steuern oder Maschinen bedienen.

Labyrinthausfall

- Bei **akutem einseitigem Ausfall** des Vestibularapparats kommt es zu Übelkeit und Erbrechen mit Drehschwindel und Nystagmus zur gesunden Seite. Es besteht eine Fallneigung meist in Richtung der erkrankten Seite. Durch reflektorische Prozesse sind der Flexorentonus der gleichen Seite und der Extensorentonus der Gegenseite erhöht.
- Ein **chronischer einseitiger Labyrinthausfall** kann dagegen durch zentrale Habituationsvorgänge relativ gut kompensiert werden und bleibt oft im Hellen vollständig verborgen (Kompensation durch visuelle Informationen).

18 Vestibuläres und auditorisches System

- Ein **doppelseitiger akuter Ausfall** des Vestibularisapparates zeigt eine geringere Symptomatik als der einseitige Ausfall, da die Symmetrie der fehlenden Informationen einen zentralen Ausgleich erleichtert.

Klinik!
Der **Morbus Menière** ist eine Erkrankung des vestibulocochleären Systems, bei der ein Überdruck im endolymphatischen System besteht. Die Ursache dieses Überdrucks ist nicht vollständig geklärt; er entsteht entweder durch eine Störung der Rückresorption von Endolymphflüssigkeit oder durch eine pathologisch gesteigerte Produktion dieser Flüssigkeit. Der Überdruck im Endolymphraum führt zu Nystagmus, Drehschwindel, Gleichgewichtsstörungen und zu vegetativen Erscheinungen, eventuell auch zu einer akuten Schwerhörigkeit.
Beim **paroxysmalen Lagerungsschwindel** lösen sich Otolithen und treiben in der Endolymphe umher. Dies führt zur inadäquaten Reizung der Cupula-Organe, was einen starken Schwindel verursachen kann, der sich auch beim Hinlegen erst nach einiger Zeit bessert.

Merke!
- Die Phänomene zu Beginn einer Rotationsbewegung sind genau entgegengesetzt zu den Phänomenen nach Beendigung der Drehbewegung.
- Die Phänomene bei Drehung in eine Richtung sind immer genau spiegelbildlich zu den Phänomenen bei Drehung in die Gegenrichtung.
- Die Nystagmusrichtung ist immer der Richtung der Fallneigung entgegengesetzt.

18.2 Auditorisches System

Das Gehör enthält die mit Abstand **empfindlichsten Mechanosensoren** (= Vibrationsempfänger) des menschlichen Organismus; die Schwellenempfindlichkeit ist noch größer als die des Auges, das zusammen mit dem Gehör die sog. **Fernsinne** bildet. Adäquater Reiz sind Longitudinalwellen (-schwingungen) der Luft.
Zur Terminologie: Die Adjektive „auditorisch/auditiv" bezeichnen physiologische, das Adjektiv „akustisch" physikalische Prozesse; so ist z. B. der Schalldruck ein akustischer, der Schwellenschalldruck des Gehörorgans ein auditorischer Begriff.

18.2.1 Aufbau des Gehörorgans

Äußeres Ohr
Zum **äußeren Ohr** gehört die **Ohrmuschel,** die eine gewisse Bedeutung für das Richtungshören hat (Kap. 18.2.5) und den Schall wie ein Trichter bündelt, sowie der sich bis zum Trommelfell erstreckende **äußere Gehörgang.**

Mittelohr
Hinter dem Trommelfell beginnt das **Mittelohr,** das u.a. aus der **Paukenhöhle** und den **Gehörknöchelchen** Hammer (Malleus), Amboss (Incus) und Steigbügel (Stapes) besteht. Der Hammer ist fest mit dem Trommelfell verbunden und überträgt über den Amboss die durch Schallereignisse ausgelösten Trommelfellschwingungen auf den ins ovale Fenster eingepassten Steigbügel. Dieses **ovale Fenster** grenzt das luftgefüllte Mittelohr vom perilymphatischen Raum des Innenohrs ab. Die **Tuba auditiva** verbindet das Mittelohr mit dem Rachenraum und sorgt für die Angleichung an den atmosphärischen Druck.

Innenohr
Das innere Ohr enthält neben dem Vestibularorgan das Hörorgan, welches aufgrund seines Verlaufs in ansteigenden Windungen auch als **Schnecke (Cochlea)** bezeichnet wird. Die Cochlea (Abb. 18.6) besteht aus drei übereinander liegenden, flüssigkeitsgefüllten Kanälen:
- Scala tympani
- Scala media
- Scala vestibuli

Scala tympani und Scala vestibuli enthalten die **Perilymphe,** eine transzelluläre Flüssigkeit, die in ihrer Zusammensetzung dem Liquor ähnelt. Sie kommunizieren an der Spitze der Schnecke **(Helicotrema).** Die Scala media ist mit **Endolymphe** gefüllt und enthält das eigentliche Hörorgan, das **Corti-Organ.**
Die Endolymphe ist eine kaliumreiche, natriumarme Flüssigkeit. Ihre Zusammensetzung entspricht somit eher dem intrazellulären Ionenmilieu. Die Scala media wird auch als Ductus cochlearis oder als Endolymphschlauch angesprochen. Sie ist durch die **Reissner-Membran** von der Scala vestibuli und durch die **Basilarmembran** von der Scala tympani abgetrennt.

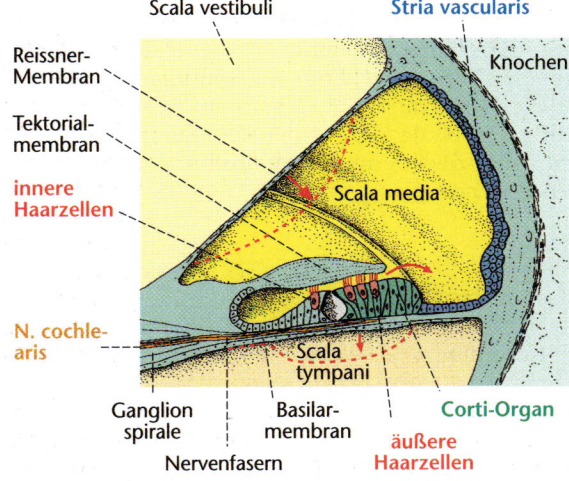

Abb. 18.6 Schematischer Schnitt durch die Cochlea.

Die Basilarmembran ist eine biegungssteife, innen am Knochen fixierte Platte, die sich vom ovalen Fenster bis zum Helicotrema hin wesentlich verbreitert. Die Basilarmembran trägt das Corti-Organ, dessen Rezeptoren die Zilien tragenden und von der Tektorialmembran bedeckten **inneren** und **äußeren Haarzellen** sind. Diese sekundären Sinneszellen fungieren nicht bloß als **Umwandler** mechanischer Energie, sondern auch als **Verstärker**. Die Transmittersubstanz der inneren Haarzellen ist **Glutamat**.

Es gibt etwa 3500 innere und 12 000 äußere Haarzellen. 90 % der Nervenfasern der bipolaren Ganglienzellen des Ganglion spirale verlaufen zu den zahlenmäßig unterlegenen inneren Haarzellen, wobei mehrere Fasern an einer Zelle enden. Nur 10 % der Fasern ziehen zu den äußeren Haarzellen, wo eine Faser mehrere Rezeptoren versorgt. Der zweite Ast der bipolaren Neurone im Ganglion spirale bildet dann den Hörnerv, den N. cochlearis.

Die **Stria vascularis,** ein blutgefäßreicher Bezirk an der äußeren Zirkumferenz der Scala media, ist reich an Ionenpumpen, z. B. für Kalium, und trägt zur Aufrechterhaltung des positiven endocochleären Potentials von etwa +80 mV bei. Die Potentialdifferenz von 150 mV zwischen dem endocochleären Raum und dem negativen Membranpotential der Haarzellen (−70 mV) ist für die Transduktion der Hörreize wichtig (☞ Kap. 18.2.3).

Klinik!
Störungen des Potentialaufbaus, wie sie z. B. durch die toxische Wirkung von Entwässerungsmitteln (Diuretika) auf die Ionenpumpen der Stria vascularis entstehen können, führen zu einer Hörminderung.

18.2.2 Schallleitung

Luftleitung

Durch Hebelwirkung der Gehörknöchelchen und vor allem durch die Flächenrelation zwischen Trommelfell und ovalem Fenster (17 : 1), resultiert für die das Innenohr erreichende Schallamplitude insgesamt ein **Verstärkungsfaktor von 22.** Die Einheit von Trommelfell und Gehörknöchelchen dient aber auch der Anpassung der unterschiedlichen Schallwellenwiderstände (Schallwellenimpedanzen) von Luft im Mittelohr (niedrig) und perilymphatischer Flüssigkeit im Innenohr (hoch). Ohne eine solche **Impedanzanpassung** würde bei dieser **Luftleitung** ein erheblicher Schallenergieverlust durch Reflexion am ovalen Fenster auftreten. Der Gewinn an Hörleistung durch die Impedanzanpassung liegt zwischen 10 und 20 dB.

Die Resonanzfrequenz von Mittelohr und Gehörgang verstärkt die Schallimpulse im Bereich mittlerer Frequenzen.

Auch die beiden Mittelohrmuskeln – M. stapedius (innerviert durch den N. facialis) und M. tensor tympani (innerviert durch den N. trigeminus) – modifizieren die Schallübertragung bei Luftleitung. Ihre Kontraktion bewirkt eine (geringe) Minderung der Schwingungsamplituden und damit eine Reizdämmung (Schallschutz), speziell auch einen „Klirrschutz" bei höheren Frequenzen.

Klinik!
Zu den Symptomen einer **Fazialislähmung** gehört deshalb die Hyperakusis (pathologische Feinhörigkeit mit evtl. schmerzhafter Hörwahrnehmung).

Knochenleitung

Bei der Knochenleitung ist die Mitwirkung des Mittelohrs nicht erforderlich, die Schallenergie wird vielmehr durch direkte Anregung des Innenohrs über schwingende Schädelknochen übertragen. Die Knochenleitung spielt bei der normalen Hörwahrnehmung eine untergeordnete Rolle. Allerdings kann sie wichtige diagnostische Informationen zur Unterscheidung von Mittelohr- und Innenohrschädigung liefern (☞ Kap. 18.2.6, Hörprüfungen).

18.2.3 Cochlea-Funktion

Wanderwellentheorie

Bei Beschallung des Trommelfells kommt es, normale Mittelohrverhältnisse vorausgesetzt, zu einer Druckeinwirkung auf das ovale Fenster und zu Volumenverschiebungen in Scala vestibuli und Scala tympani bis hin zum runden Fenster. Dabei entstehen Deformierungen des Endolymphschlauchs, die eine zur Spitze der Schnecke wandernde Wellenbewegung der Basilarmembran zur Folge haben: **Wanderwellentheorie** des Hörvorgangs.

Die elastische Rückstellkraft der Basilarmembran nimmt zum Helicotrema hin ab; die Ausbreitungsgeschwindigkeit der schallinduzierten Wanderwellen wird deshalb zur Spitze hin geringer, ihre Wellenlänge kürzer. Für jede Wanderwelle gibt es einen Ort innerhalb des Endolymphschlauchs, wo ihre Amplitude maximal ist. Dieser Ort des Amplitudenmaximums ist von der Frequenz des einwirkenden Schallreizes abhängig: Je niedriger die am ovalen Fenster einwirkende Ausgangsfrequenz, desto weiter wandert die Welle, bevor sie ihr Amplitudenmaximum erreicht und eine maximale Auslenkung der Basilarmembran bewirkt. Für hohe Frequenzen liegt das Amplitudenmaximum also nahe am ovalen Fenster, für tiefe Frequenzen nahe am Helicotrema. Die auf die Perilymphflüssigkeit einwirkenden Schallreize werden je nach dem Ort der durch sie bewirkten maximalen Basilarmembranauslenkung auf unterschiedlichen Abschnitten des Endolymphschlauchs „abgebildet", ein Phänomen, das als **Frequenzdispersion** bezeichnet wird (☞ Abb. 18.7).

Die Sinneszellen des Corti-Organs werden am Ort des Amplitudenmaximums durch die Auslenkung der Basilarmembran maximal erregt (Einorttheorie); unterschiedlich hohe Frequenzen aktivieren daher jeweils

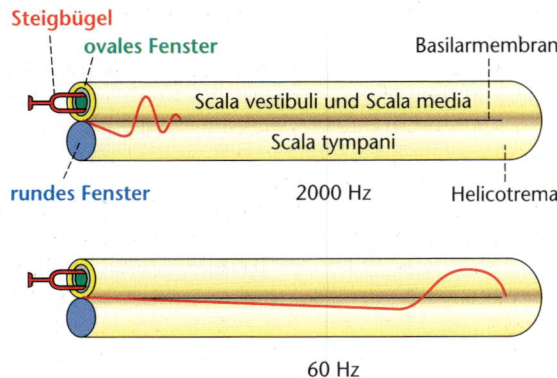

Abb. 18.7 Wanderwellen in der Cochlea (abgerolltes Modell): Hochfrequente Schallreize haben ihr Amplitudenmaximum nahe dem ovalen Fenster, niederfrequente Reize wandern weit in Richtung Helicotrema.

räumlich getrennte Haarzell-Populationen. Dabei führt die durch die Basilarmembranauslenkung bewirkte Bewegung der Tektorialmembran zu einer Abscherung der Zilien und damit zur Aktivierung von Ionenkanälen und zum Aufbau eines Rezeptorpotentials (☞ unten). Das **Rezeptorpotential** der Haarzelle ist der **Zilienauslenkung** proportional.

Merke!
Geschwindigkeit und Wellenlänge der Wanderwellen nehmen zum Helicotrema hin ab.

Reiztransduktion in den Haarzellen

Die Umwandlung der mechanischen Zilienauslenkung in Rezeptorpotentiale der Haarzellen (Reiztransduktion) ist offenbar an die hohe Potentialdifferenz von 150 mV zwischen der Endolymphe in der Scala media (endocochleäres Potential: +80 mV) und Haarzell-Membranpotential (−70 mV) geknüpft. Durch Abscherung der Zilien werden K^+-Kanäle geöffnet und aus der K^+-reichen Endolymphflüssigkeit (140 mmol/l!) der Scala media strömen K^+-Ionen in die Haarzellen ein.

Die äußeren Haarzellen reagieren auf diese Depolarisation mit einer Längenänderung. Diese oszillierenden Längenänderungen der äußeren Haarzellen treten mit hoher Frequenz (bis zu 20 kHz!) auf. Im Ergebnis wird durch diese von den äußeren Haarzellen generierten Schwingungen zusätzliche Schallenergie produziert. Die Wanderwelle wird dadurch lokal gezielt verstärkt und zugespitzt und die Empfindlichkeit des Hörorgans dadurch deutlich verstärkt: Absenkung der Frequenzunterschiedsschwelle und Steigerung der Ortsselektivität.

An den inneren Haarzellen folgt auf die Depolarisation ein Ca^{2+}-Ionen-Einstrom, wodurch (analog zu den Vorgängen an den Haarzellen des Gleichgewichtsorgans, ☞ Kap. 18.1.1) aus synaptischen Vesikeln vermehrt der Transmitter Glutamat freigesetzt wird. Dieser bindet an postsynaptische AMPA-Rezeptoren und erzeugt dadurch EPSPs (☞ Kap. 12.3.5) in den Nervenendigungen des Hörnervs. Als Folge werden Na^+-Kanäle geöffnet und Aktionspotentiale gebildet, die entlang der Hörbahn fortgeleitet werden können (☞ Kap. 18.2.4).

Empfindlichkeitseinstellung

Die Empfindlichkeit der Haarzellrezeptoren wird durch efferente Fasern aus dem **olivocochleären Bündel** des kontralateralen Nucleus olivaris im Mittelhirnbereich modifiziert. Eine Empfindlichkeitseinstellung erreichen sie überwiegend durch **Hemmung** in Form von **negativer Rückkopplung**. Überträgerstoff dieser efferenten regulatorischen Fasern ist **Acetylcholin**. Damit ist eine aktive „Ausfilterung" von störenden Umgebungsgeräuschen, so etwa beim „Lauschen", realisierbar.

Mikrofonpotentiale

Entgegen früheren Anschauungen entsprechen die vom runden Fenster des Innenohrs registrierbaren Mikrofonpotentiale, die der Schalleinwirkung proportional sind und den Schalldruckverlauf recht genau wiedergeben, nicht den summierten elementaren Rezeptorpotentialen der Haarzellen.

Diese Mikrofonpotentiale haben nämlich im Gegensatz zu den Rezeptorpotentialen der Haarzellen
- keine Latenz
- keine Refraktärzeit
- keine messbare Schwelle
- keine Adaptation.

Damit unterscheiden sie sich deutlich von jedem Nervenaktionspotential. Die genaue Herkunft der Mikrofonpotentiale bleibt unklar.

18.2.4 Informationsverarbeitung im auditorischen System

Reizübertragung und Schallkodierung im Hörnerv

Die von den inneren Haarzellen kommenden afferenten Fasern sind zu 90 % myelinisiert. Das erste bipolare Neuron des afferenten Systems liegt im **Ganglion spirale**, dessen 30 000–40 000 Neuriten sich zum N. acusticus bündeln. Jede dieser Akustikusfasern, die Afferenzen aus einem bestimmten Ort der Cochlea transportiert, wird durch eine **charakteristische Schallfrequenz (CF)** optimal erregt. Diese optimale Beschallungsfrequenz lässt sich aus sog. Tuning (Abstimm)-Kurven ermitteln, bei denen die erforderliche Schwellenlautstärke zur Faseraktivierung in Abhängigkeit von der Reizfrequenz aufgetragen ist. Die Frequenz eines Schallimpulses wird also wie in der Cochlea nach dem **Ortsprinzip** kodiert, d. h. jede Nervenfaser des N. cochlearis kodiert für eine bestimmte, ihr charakteristische Schallfrequenz.

Die Dauer des Schallreizes wird durch die Dauer der Faseraktivierung, seine Intensität durch die Stärke der Aktivierung übermittelt, wobei höhere Schalldrücke mit höheren Entladungsraten einhergehen. Bei höheren Schalldruckpegeln ist aber auch eine Fasererregung durch Frequenzen möglich, die sich von der charakteristischen Frequenz unterscheiden. Dadurch erklärt sich die Aktivierung („Rekrutierung") benachbarter Fasern.

Hörbahn

In allen Abschnitten der Hörbahn ist das **tonotope Prinzip** verwirklicht. Von der Cochlea aus wird über fünf bis acht Neurone mit frühzeitiger Kreuzung (überwiegend auf dem Niveau des 2. Neurons) das **primäre kortikale Projektionsfeld,** der Gyrus temporalis transversus im Oberabschnitt des Temporallappens, erreicht.

Die Hörbahn verläuft sowohl gekreuzt als auch ungekreuzt. Zahlenmäßig überwiegt der Anteil der gekreuzten Fasern. Zu einer maximalen Aktivierung aller Leitungsbahnanteile kommt es oft erst bei binauraler Beschallung. Wird die Hörrinde einer Hirnhälfte geschädigt, bleibt das Gehör wegen der Verbindung beider Cochleae mit beiden akustischen Rindenfeldern erhalten. Den Verlauf der Hörbahn zeigt Abbildung 18.8.

- Das 1. Neuron ist die bipolare Ganglienzelle im **Ganglion spirale** (1), deren Neurit als Teil des N. vestibulocochlearis zum **Nucleus cochlearis dorsalis** (2a) und **ventralis** (2b) (2. Neuron) im Bereich der Rautengrube zieht. Während die Neurone des ventralen Nucleus cochlearis noch überwiegend ein ähnliches Antwortverhalten wie die Neurone des Ganglion spirale zeigen (optimale Erregung durch Töne mit charakteristischer fester Frequenz), reagieren die Neurone des dorsalen Nucleus cochlearis bereits überwiegend auf komplexere Schallreize (z. B. Töne mit wechselnder Frequenz).
- Vom dorsalen Nucleus cochlearis kreuzt die Stria acustica dorsalis zu den beiden Kernen des **Corpus trapezoideum** (Trapezkörper, 3a und 3b) und zieht von da zum ipsilateralen und zum kontralateralen **Nucleus olivaris superior** (4).
- In den Kerngebieten des Nucleus olivaris superior kommen erstmals Informationen aus beiden Ohren zusammen, was die Grundlage für **räumliches Hören** und **auditorische Raumorientierung** darstellt. Die Zerstörung des Nucleus olivaris superior führt zum vollständigen Verlust des räumlichen Hörens.
- Vom Nucleus olivaris superior zieht die Hörbahn im **Lemniscus lateralis** (Schleifenbahn) zu den **Colliculi inferiores** (6) der Vierhügelplatte.
- Abzweigungen zu den Colliculi superiores stellen eine Verbindung mit der Sehbahn her, die für die Okulomotorik wichtig ist.
- Nächste Schaltstelle ist das **Corpus geniculatum mediale** (7). Von dort ziehen die Fasern als Radiatio acustica zu den Rinden-Neuronen der Gyri temporales transversi (Brodmann-Area 41; primäre Hörrinde, 8).

Nicht mehr zur Hörbahn im eigentlichen Sinne sind Fasersysteme zu zählen, welche die Verbindung von der primären Hörrinde zu den sekundären auditorischen Rindenfeldern, z. B. zur Area 42 (Speicherung von Hörempfindungen) und zu den tertiären akustischen Zentren (z. B. zum Wernicke-Sprachzentrum, ☞ Kap. 20.7), herstellen.

Im Verlauf der Hörbahn findet sich eine kontinuierlich **steigende Reizspezifität** der neuronalen Reaktion; so gibt es z. B. bereits im Nucleus cochlearis dorsalis On- und Off-Neurone. Schon auf der subkortikalen Ebene der Colliculi inferiores findet eine Selektion von Phonemen statt. Spezialneurone der zentralen Hörbahn schließlich sprechen nur auf zeitliche und andere Muster von kodierten Schallereignissen an.

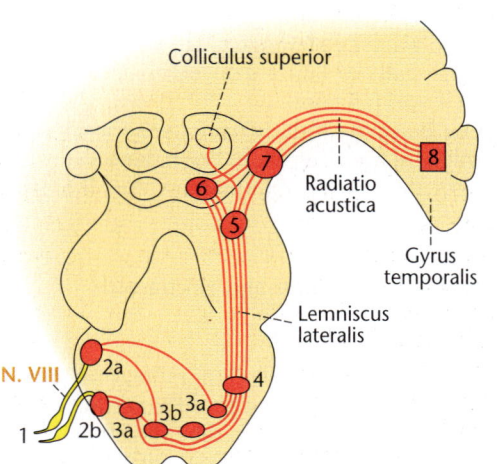

Abb. 18.8 Schematischer Verlauf der Hörbahn (stark vereinfacht).
1 = Ganglion spirale; 2a = Nucleus cochlearis dorsalis; 2b = Nucleus cochlearis ventralis; 3a = Nucleus ventralis corporis trapezoidei; 3b = Nucleus dorsalis corporis trapezoidei; 4 = Nucleus olivaris superior; 5 = Nucleus lemnisci lateralis; 6 = Kerngebiet des Colliculus inferior; 7 = Corpus geniculatum mediale; 8 = primäre Hörrinde. Eingezeichnet sind der besseren Übersichtlichkeit halber nur die Kerngebiete einer Seite (mit Ausnahme der Kerne des Trapezkörpers).

> **Merke!**
> **Hörbahn:**
> - fünf bis acht Neurone
> - Kreuzung überwiegend auf dem Niveau des 2. Neurons
> - zentrale präkortikale Schaltstelle: Corpus geniculatum mediale.

18.2.5 Psychophysik des Hörens

Zum Verständnis der Leistungsfähigkeit des Hörorgans ist die Kenntnis einiger physikalischer und physiologischer Messgrößen erforderlich.

Schalldruckpegel

Die **Frequenz** eines Schalls, die subjektiv als Tonhöhe wahrgenommen wird, wird in Hertz (Hz) gemessen. Eine Frequenzverdopplung bedeutet eine Veränderung der Tonhöhe um eine Oktave. Der Hörbereich junger Menschen liegt zwischen 18 Hz und 20 kHz. Der **Schalldruck** wird wie jeder physikalische Druck in Newton pro Quadratmeter (N/m²), d. h. in **Pascal (Pa),** gemessen.

Bestimmung des Schalldruckpegels

Da die im Hörbereich auftretenden Schalldrücke recht klein sind, wird die Stärke eines Schallreizes meist nicht als Schalldruck, sondern als **Schalldruckpegel (L)** in **Dezibel (dB)** angegeben. Der Schalldruckpegel ist eine logarithmische Verhältniszahl, welche die Stärke des einwirkenden Schalldrucks (p_x) im Verhältnis zum Bezugsschalldruck (p_0) von $2 \cdot 10^{-5}$ Pa (Absolutschwelle der Hörempfindung bei 3000 Hz) wiedergibt:

$$L = \log_{10} \cdot \frac{p_x}{p_0} \cdot 20$$

Einem Schalldruck p_x von z. B. $2 \cdot 10^{-2}$ Pa entspricht also ein Schalldruckpegel (L) von:

$$\log_{10} \frac{2 \cdot 10^{-2}}{2 \cdot 10^{-5}} \cdot 20 = \log_{10} 10^3 \cdot 20 = 60 \text{ [dB]}$$

Aufgrund des logarithmischen Maßes und der Multiplikation mit 20 entspricht eine Zunahme des Schalldruckpegels um 20 dB einer Verzehnfachung des Schalldrucks. Eine Verdopplung des Schalldrucks erhöht den Schalldruckpegel um 6 dB.

In Dezibel angegeben werden audiometrisch ermittelte Hörverluste wie auch die Toleranzgrenzen für Lärmbelastung im Rahmen der Arbeitsmedizin (modifizierte dB-Skala).

> **Merke!**
> Schalldruckpegel steigt um 40 dB ≙ 100facher Schalldruck.

Lautstärke

Vom physikalischen Schalldruck ist die physiologisch-subjektiv empfundene **Lautstärke** eines Tons, die in Phon gemessen wird, zu unterscheiden.

Diese subjektive Lautstärke wird über den Vergleich mit der Lautstärke und dem Schalldruckpegel eines Referenztons von 1000 Hz ermittelt. Bei dieser Frequenz sind Dezibel und Phonskala deshalb identisch: Ein 1000 Hz-Ton mit dem Schalldruckpegel von 60 dB hat definitionsgemäß auch einen Lautstärkepegel von 60 Phon. Bei höheren oder tieferen Tonfrequenzen ist jedoch ein höherer Schalldruck erforderlich, um die gleiche Lautstärkeempfindung und damit denselben Lautstärkepegel zu erreichen. Dies zeigen die in Abbildung 18.9 eingezeichneten **Isophone** (Linien gleichen Lautstärkepegels). Die unterste Isophone ist die Hörschwellenkurve. Die mittlere Hörschwelle liegt bei 4 Phon. Flüstern hat etwa 10 Phon, Umgangssprache 50 Phon, Maschinenlärm ca. 100 Phon.

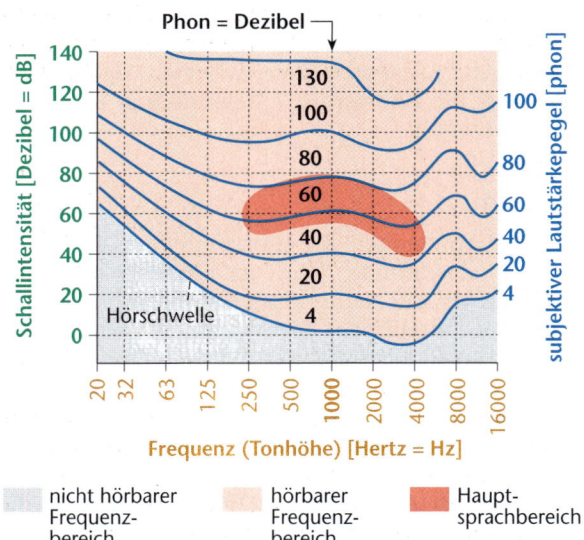

Abb. 18.9 Kurven als gleich empfundener Lautstärken (Isophone) bei unterschiedlichen Tonfrequenzen. Bezugspunkt der Lautstärkenmessung ist der Schalldruckpegel eines Tons von 1000 Hz. Am empfindlichsten ist das Gehör zwischen 2000 und 5000 Hz (niedrigste Schalldruckpegel).

Bestimmung der Lautheitsempfindung

Die Phonskala gibt an, bei welchen Schalldruckpegeln ein Testton und ein Vergleichston unterschiedlicher Frequenz gleich laut empfunden werden. Will man die **Lautheitsempfindung** und deren Zunahme bei steigenden Schalldrücken direkt messen, wird ermittelt, wie viel mal lauter (2×, 4× etc.) Versuchspersonen einen Testton empfinden als einen Referenzton von 1000 Hz und 40 dB. Die so bestimmte **Lautheit** eines Tones wird in **sone** angegeben. Ein zweimal lauterer Ton als der Referenzton hat eine Lautheit von 2 sone, ein halb so lauter Ton dementsprechend eine Lautheit von 0,5 sone.

Die Lautheitsempfindung nach der sone-Skala korreliert mit dem Schalldruck in Form der Steven-Potenzfunktion mit einem Exponenten von 0,6 (☞ Kap. 12.5.4).

Unterschiedsschwellen und Hörbereich

Absolutschwelle

Die Absolutschwelle des Gehörs liegt bei einer Frequenz von 3000 Hz bei 2×10^{-5} Pa. Die Schallschwelle ist frequenzabhängig, wie die Intensitätsschwellenkurve (☞ Abb. 18.9) zeigt. Die niedrigsten Werte und damit die höchste Schallempfindlichkeit des Ohrs findet man zwischen 2000 und 5000 Hz.

Intensitätsunterschiedsschwelle

Die Intensitätsunterschiedsschwelle gibt an, ab welchem Unterschied im Schalldruckpegel zwei Töne als unterschiedlich laut empfunden werden. Sie liegt bei etwa 1 dB, wobei die **sukzessive Unterschiedsschwelle** (zwei Töne nacheinander) niedriger ist als die **simultane Unterschiedsschwelle** (zwei Töne zugleich).

Schmerzschwelle

Ab einer Lautstärke von 130 Phon oder einer Frequenz von mehr als 20 kHz (Ultraschall) werden Schallreize als schmerzhaft empfunden: Schmerzschwelle.

Frequenzunterschiedsschwelle

Töne können jedoch nicht nur hinsichtlich ihrer Lautstärke, sondern auch hinsichtlich ihrer Tonhöhe (Frequenz) unterschieden werden. Die Frequenzunterschiedsschwelle beträgt im optimalen Bereich (um 1000 Hz) bei nacheinander angebotenen Tönen **(sukzessive Frequenzunterschiedsschwelle)** 0,3 %, d. h. im Bereich von 1000 Hz genügen bereits 3 Hz Frequenzunterschied zur Wahrnehmung einer unterschiedlichen Tonhöhe.

Menschliches Hörfeld

Die menschlichen Hörwahrnehmungen umfassen insgesamt einen Frequenzbereich zwischen 18 und 18 000 Hz (< 18 Hz = Infraschall, > 18 000 Hz = Ultraschall) und einen Lautstärkebereich zwischen 4 und 130 Phon. Dieser Bereich kann in einem Koordinatensystem mit der Schallfrequenz auf der x-Achse und der Lautstärke auf der y-Achse als Fläche dargestellt werden: **Hörfläche** (Hörfeld). Die Hörfläche umfasst das Musikfeld und das kleinere Sprachfeld. Die beim Sprechen erzeugten Frequenzen und Lautstärken finden sich in einem mittleren Bereich dieses Diagramms mit Frequenzen zwischen 300 und 3000 Hz und Lautstärken zwischen 40 und 80 Phon: **Hauptsprachbereich** (☞ Abb. 18.9).

Richtungshören

Das Richtungshören beruht auf **Intensitäts- und Laufzeitdifferenzen,** die sich ergeben, wenn ein Schallereignis auf beide Ohren einwirkt.
Oberhalb von 500 Hz sind bereits Seitendifferenzen des Schalldruckpegels von 1 dB verwertbar, die schon allein durch den Schallschatten des Kopfes bewirkt werden. Auch Laufzeitunterschiede des Schalls zwischen beiden Ohren werden ausgewertet. Dabei können bereits Schallverspätungen von 10^{-5} Sekunden (!) sicher unterschieden werden, was einer Schallquellenabweichung um 3° von der Mittellinie entspricht. Schalldruck- und Laufzeitdifferenzen werden im Nucleus olivaris superior zur Gewinnung eines räumlichen Eindrucks ausgewertet. Unter Mitwirkung von Colliculus inferior und auditorischem Kortex entsteht ein akustisches Raumbild. Zuflüsse aus dem visuellen System (Colliculus superior) vervollständigen die so gewonnene „Raumkarte".

Zum räumlichen Hören trägt aber auch die **Ohrmuschel** bei. Je nach Einfallswinkel werden die Schallereignisse durch die Richtcharakteristik der Ohrmuschel mehr oder weniger stark verzerrt. Auch aus diesen unterschiedlichen Verzerrungen kann vom ZNS die Schallrichtung ermittelt werden.

18.2.6 Hörprüfungen

Versuche nach Weber und Rinne

Bei Schwerhörigkeit oder Taubheit ist die wichtigste Frage zunächst die nach dem Ort der Läsion:
- Innenohr → Schall**empfindungs**störung
- Mittelohr → Schall**leitungs**störung.

Diese Unterscheidung kann auf einfache Weise mit den klassischen Versuchen nach Rinne und Weber gelingen.

Rinne-Versuch

Beim Rinne-Versuch wird eine angeschlagene Stimmgabel auf das Mastoid der Testperson gesetzt und dann, wenn der Ton über die Knochenleitung nicht mehr wahrnehmbar ist, vor den Gehörgang derselben Seite gehalten. Ein normaler Befund (positiver Rinne-Versuch) liegt vor, wenn die Schwingung infolge Luftleitung wieder gehört wird, denn normalerweise hat die Luftleitung eine um ca. 40 dB niedrigere Hörschwelle als die Knochenleitung. Pathologisch (negativ) fällt der Versuch aus, wenn die Luftleitung gestört ist, also in der Regel bei Mittelohrerkrankungen, welche die Schallleitung über Gehörknöchelchenkette und Trommelfell beeinträchtigen.

Weber-Versuch

Beim Weber-Versuch wird die Stimmgabel in der Medianlinie des Schädels aufgesetzt. Normalerweise wird der Ton in beiden Ohren gleich laut gehört. Seitendifferenzen sind pathologisch. Zur Interpretation einer Seitendifferenz muss bekannt sein, welches Ohr schwerhörig ist. Dabei spricht die Wahrnehmung des Tons auf der gesunden Seite für einen Innenohrschaden des schwerhörigen Ohres, die Tonwahrnehmung auf der schwerhörigen Seite dagegen für einen Mittelohrprozess als Ursache der Schwerhörigkeit.
Die Lateralisation in das gesunde Ohr bei Innenohrschädigung beruht auf einer geringeren Empfindlichkeit des erkrankten Innenohrs für Schallreize, die in einen Richtungseindruck umgesetzt wird. Dass bei Mittelohrprozessen in das erkrankte Ohr lateralisiert wird, beruht auf drei Faktoren:
- Der Schallabtransport im erkrankten Mittelohr ist gestört. Dadurch geht im erkrankten Ohr weniger durch Knochenleitung übertragene Schallenergie verloren.
- Die Cochlea der erkrankten Seite ist an einen geringen Geräuschpegel adaptiert und dadurch empfindlicher.

- Die entzündlich veränderten und dadurch schwereren Gehörknöchelchen verbessern die Anregungsbedingungen des Innenohrs bei Knochenleitung.

Merke!
- negativer Rinne-Versuch → Mittelohrerkrankungen
- Seitendifferenz beim Weber-Versuch:
  - Tonwahrnehmung durch das erkrankte Ohr → Mittelohrschaden
  - Tonwahrnehmung durch das gesunde Ohr → Innenohrschaden.

Audiometrie

Die Prüfung der Hörleistung wird als Audiometrie bezeichnet. Man unterscheidet subjektive Methoden, die auf die Kooperation der Patienten angewiesen sind, von Methoden, welche die Hörleistung objektiv messen.

Subjektive Verfahren

Wichtigste subjektive Methode ist die **Schwellenaudiometrie**. Die Schwellenaudiometrie ist eine Tonaudiometrie (im Gegensatz zur Sprachaudiometrie, die z. B. bei der Anpassung von Hörgeräten Verwendung findet). Hierbei wird für eine Reihe von Frequenzen der Schwellenschalldruckpegel bestimmt, bei dem der Proband gerade eben eine Hörempfindung angibt. Dieses Audiogramm wird für Luft- und Knochenleitung ermittelt. Bei der grafischen Darstellung wird die normale Hörschwelle als gerade Linie dargestellt. Hörminderungen werden in Dezibel nach unten abgetragen.

Objektive Verfahren

Ein objektives Verfahren zur Messung der Hörfunktion beruht auf der Aufzeichnung der durch akustische Reize ausgelösten Reaktionspotentiale von Hirnstamm und Hirnrinde, die als evozierte Potentiale bezeichnet werden. Diese Form der Audiometrie **(Evoked response audiometry, ERA)** gestattet es, objektive Hörschwellen zu bestimmen und die dem akustischen Reiz folgenden neuronalen Verarbeitungsprozesse zu beurteilen.
Auch die Audiometrie durch **Impedanzmessung** ist nicht auf subjektive Mitarbeit angewiesen. Sie erfasst die akustische Impedanz des Trommelfells (Tympanometrie) oder die kontralaterale Impedanzänderung durch den Stapediusreflex.
Die objektiven Testverfahren werden insbesondere in der gutachterlichen Tätigkeit eingesetzt, weil man so Simulanten überführen kann.

18.2.7 Pathophysiologie

Schalleitungsstörungen

Schalleitungsschwerhörigkeit beruht auf einer Mittelohrschädigung durch traumatische, degenerative, infiltrative oder tumoröse Prozesse wie z. B. bei Trommelfellperforation, Otosklerose, Otitis media oder Cholesteatom. Der Hörverlust betrifft besonders niedrige und mittlere Frequenzen (☞ Abb. 18.10).

Schallempfindungsstörungen

Eine Schallempfindungsstörung beruht entweder auf einer Schädigung des Innenohrs (Degeneration oder Untergang von Haarzellen) oder auf retrocochleären Krankheitsprozessen, die den N. acusticus bzw. das ZNS betreffen.

Haarzellschädigungen

Schädigung vom Haarzell-Typ können verursacht sein durch:
- toxische Wirkungen bestimmter Pharmaka (Aminoglykosid-Antibiotika, Diuretika)
- Lärmschädigung (Knalltrauma).

Es sind vor allem die hohen Frequenzen betroffen (im Alltag: die Verständlichkeit von Konsonanten). Als **Temporary threshold shift (TTS)** bezeichnet man hierbei die reversiblen, als **Permanent threshold shift (PTS)** die irreversiblen Höreinbußen.
Die Lärmschädigung tritt in der Regel symmetrisch auf und beginnt mit Hörlücken bei 4000 oder 6000 Hz **(Hochtonverlust),** die sich später bis zur oberen Hörgrenze ausdehnen können. Die Hörschwelle für tiefe Frequenzen (bis 1000 Hz) bleibt normal (☞ Abb. 18.10).
Entscheidend für die Traumatisierung ist der Schalldruckpegel, nicht die Frequenz der einwirkenden Schallreize. **85 dB** gelten als Grenze zum schädlichen Bereich (ein Walkman kann einen Schalldruckpegel von 110 dB erreichen!). Geschädigt werden zuerst die äußeren, dann die inneren Haarzellen in der basalen Windung der Schnecke (Bereich der hohen Frequenzen).

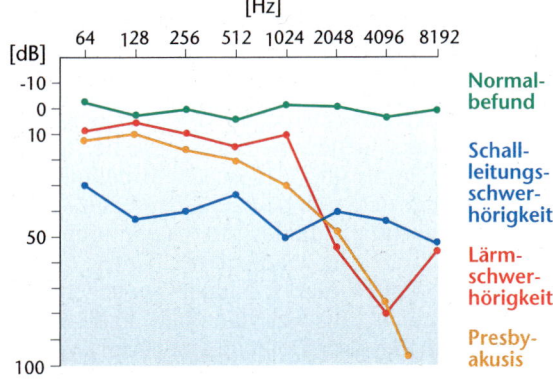

Abb. 18.10 Audiogramme bei Luftleitung.

Retrocochleäre Schädigung

Bei einer retrocochleären Schädigung sind in erster Linie die hohen, aber auch die mittleren Frequenzen betroffen. Bei einer peripheren Schädigung im Bereich des N. acusticus, z. B. einem Tumor des N.acusticus (Akustikusneurinom), werden die Leitungsbahnen durch Kompression geschädigt. Bei einer im ZNS gelegenen zentralen Störung werden praktisch immer auch andere neurologische Störungen beobachtet.

Presbyakusis

Der Altersschwerhörigkeit oder **Presbyakusis** liegt eine Schädigung vom gemischt cochleär-retrocochleären Typ zugrunde. U.a. führen degenerative Prozesse im Corti-Organ zu einem Sinneszellverlust in den basalen Anteilen der Cochlea. Dadurch kommt es zu einer Einschränkung des Hörvermögens zuerst für hohe Frequenzen (☞ Abb. 18.10); die obere Frequenzgrenze kann bis auf 5 kHz absinken.

> **Merke!**
> **Presbyakusis** (Altersschwerhörigkeit): Degeneration von Sinneszellen in den basalen Cochleaabschnitten → eingeschränktes Hörvermögen für hohe Frequenzen.

Differentialdiagnostik: Fowler-Test

In allen drei Fällen des Innenohrschadens (toxische Schädigung, Lärmschädigung, Presbyakusis) weist der **Fowler-Test** ein positives „Recruitment" (**Lautheitsausgleich**) nach: Am erkrankten Ohr ist zu Beginn aufgrund der erhöhten Schwelle ein höherer Schalldruck nötig als auf der normalen Seite. Dann aber genügt auf der kranken Seite eine geringere Schalldruckerhöhung, um die gleiche Steigerung der Lautstärkeempfindung zu erzielen wie am gesunden Ohr. Letztlich wird bei höheren Schalldrücken ein Punkt erreicht, wo der gleiche Schalldruck auf beiden Ohren auch die gleiche Lautstärkeempfindung hervorruft – trotz der Innenohrschädigung einer Seite. Dieses als **positives Recruitment** bezeichnete Phänomen beruht darauf, dass die Anzahl der aktivierten Nervenfasern mit der Reizintensität steigt. Die Tuningkurven der Nervenfasern überlappen sich im Bereich größerer Reizintensität, die Nervenfasern reagieren nicht mehr nur bei ihrer jeweiligen charakteristischen Frequenz (CF), sondern auch bei benachbarten Frequenzen. Auf diese Weise können die durch Schädigung des Corti-Organs verloren gegangenen Frequenzbereiche durch die unspezifische Aktivierung der Nervenfasern bei hohen Schalldrücken „ersetzt" werden, was den schließlich identischen Lautheitseindruck im kranken und im gesunden Ohr erklärt.

Bei einem retrocochleären Schaden oder auch bei einem Mittelohrschaden tritt kein positives Recruitment auf, da alle Haarzellen und N.-cochlearis-Fasern intakt sind und der Hörverlust nicht durch unspezifische Rekrutierung zusätzlicher Fasern überspielt werden kann.

18.3 Stimme und Sprache

18.3.1 Phonationsorgane

In Analogie zu einem Musikinstrument kann man beim menschlichen Phonationsapparat einen **Windraum** (Lungen, Bronchien, Trachea) von einem **Ansatzrohr** (Rachenraum, Gaumensegel, Mundhöhle, Zunge, Kaumuskulatur, Nasennebenhöhlen) unterscheiden. Das Ansatzrohr umschließt einen schwingungsfähigen, verformbaren Luftraum.

Dazwischen liegen die **Stimmbänder**. Sie begrenzen mit den Stimmlippen die spaltförmige, wandelbare Stimmritze (**Glottis**) des Kehlkopfs, durch welche die Ausatemluft des Windraums hindurchtritt. Von den Kehlkopfmuskeln muss der **M. cricoarytaenoideus posterior** („Posticus") erwähnt werden, weil er als Einziger die Stimmritze erweitert.

18.3.2 Phonation und Artikulation

Phonation

Bei der Phonation (**Stimmbildung**) versetzt die Ausatemluft des Windraums die Stimmbänder in hörbare Schwingungen.

Die durch den exspiratorischen Luftstrom angeregten Stimmbänder führen sog. **Bernoulli-Schwingungen** (mit rhythmischer Unterbrechung des exspiratorischen Luftstroms) aus. Spannung und Öffnungsweite der Stimmlippen bestimmen dabei die **Grundfrequenz** der Sprechstimme. Die Sprechlage von Mann und Frau differiert aufgrund der unterschiedlichen Kehlkopfgröße um ca. 1 Oktave. Der Stimmumfang beträgt normalerweise zwei (bis drei) Oktaven, der Frequenzbereich insgesamt 70–1200 Hz (Gesang). Von den Geräuschanteilen her sind Frequenzspitzen bis 15 kHz möglich. Beim Singen können Schalldruckpegel bis 100 dB erreicht werden.

Artikulation

Zur Artikulation trägt das Ansatzrohr bei.
- **Vokale** sind stimmhafte Laute, die durch **Formanten** ihren spezifischen Klangcharakter erhalten. Formanten entstehen als Resonanzschwingungen im Ansatzrohr durch charakteristische Konfigurationsänderungen der Mundhöhle; die Formanten haben jeweils spezifische Frequenzbänder.
- **Konsonanten** sind dagegen Geräusche, Schallereignisse mit buntem Frequenzgemisch.

Bei den einzelnen Schallereignissen muss unterschieden werden zwischen:
- **Ton:** Schwingung mit nur einer Frequenz (Tonhöhe)

- **Klang:** Schall mit mehreren Frequenzen im Verhältnis einfacher ganzer Zahlen (Grundton, Obertöne)
- **Geräusch:** Gemisch von Schwingungen beliebiger Frequenzen (z. B. Konsonant)
- **Laut:** von den Sprachorganen hervorgebrachter Schall (Vokale und Konsonanten).

18.3.3 Pathophysiologie

Bei im Kehlkopfbereich wachsenden bösartigen Tumoren kann die Entfernung des Kehlkopfes (Laryngektomie) nötig werden. In diesem Fall ist eine **Ersatzstimmbildung** erforderlich. Hierbei kann bei entsprechendem Training die Speiseröhre (Ösophagus) zum Windraum werden („Ösophagussprache").

Bei einer doppelseitigen Parese des N. laryngeus inferior **(Rekurrensparese)** kommt es zur Stimmlosigkeit (Aphonie), da die Stimmritze durch Ausfall fast aller Kehlkopfmuskeln halb offen steht (Flüstersprache ist dabei möglich). Eine einseitige Lähmung hat eine mehr oder weniger starke Heiserkeit zur Folge.

Vital bedrohlich ist dagegen die Lähmung des M. cricoarytaenoideus posterior **(Postikusparese),** wie sie bei partieller Rekurrensparese vorkommt: Der „Postikus" ist der einzige Erweiterer der Stimmritze; sein doppelseitiger Ausfall gefährdet die Atmung.

Bei der sog. **Bulbärparalyse** sind die motorischen Hirnnervenkerne im Hirnstamm geschädigt, welche die Zungen- und Rachenmuskulatur innervieren. Da eine korrekte Innervation dieser Muskeln für eine normale Artikulation unverzichtbar ist, findet sich bei den Betroffenen typischerweise eine kloßige Sprache.

Eine zentrale Sprachstörung ist die **motorische Aphasie** mit der Unfähigkeit zu Phonation und Artikulation (bei erhaltenem Sprachverständnis). Es handelt sich hierbei um eine Apraxie, d. h. um eine Störung zentraler Handlungsprogramme bei intaktem Sinnes- und Erfolgsorgan. In diesem Fall ist das Broca-Sprachzentrum (☞ Kap. 20.7) geschädigt, z. B. durch einen Schlaganfall (Apoplex).

19 Chemische Sinne: Geruch und Geschmack

R. Merker, J. Hartmann

19.1	Geschmackssinn	359	19.2	Geruchssinn	361
19.1.1	Geschmackssensoren	360	19.2.1	Geruchssensoren	361
	Signaltransduktion	360	19.2.2	Riechbahn	361
19.1.2	Geschmacksbahn	360		Pathophysiologie	362
	Pathophysiologie	360			

Lernziel!
- Grundlagen von Geschmack und Geruch und ihr Zusammenspiel.

Geschmacks- und Geruchssinn lassen sich als **chemische Sinne** zusammenfassen; im Unterschied zu den Chemosensoren der Blutbahn registrieren sie jedoch Reize der äußeren Umwelt und dienen so der Exterozeption. Gelöste Schmeck- und Riechstoffmoleküle vermögen bereits in sehr geringer Konzentration die entsprechenden Sensoren zu aktivieren.

Die chemischen Sinne weisen für adäquate Reize eine hohe Empfindlichkeit, also eine **niedrige Schwelle** auf. Der Arbeitsbereich, innerhalb dessen Intensitätsunterschiede zwischen einzelnen Reizen wahrgenommen werden können, umfasst etwa das 500fache des Schwellenwerts und ist damit – verglichen mit dem der Fernsinne – eher bescheiden.

Charakteristisch sind die im Vergleich zu anderen Sinnesmodalitäten relativ **hohen Unterschiedsschwellen;** ein Reiz wird erst dann als merklich stärker empfunden, wenn er den Ausgangsreiz um mindestens 20 % übertrifft.

Hervorzuheben ist das **stark ausgeprägte Adaptationsvermögen** der chemischen Sinne; z. B. wird ein anfänglich intensiv wahrgenommener Geruch nach wenigen Minuten kaum noch bemerkt.

19.1 Geschmackssinn

Beim Erwachsenen finden sich Geschmackssensoren nur im Bereich der Zunge, beim Kind außerdem noch im Bereich der Wangenschleimhaut und des harten Gaumens. Die Sinnesmodalität „Geschmack" umfasst die vier Qualitäten **süß, salzig, sauer** und **bitter** mit unterschiedlichen regionalen Empfindlichkeitsmaxima im Bereich der Zunge (☞ Abb. 19.1). Allerdings ist diese topographische Zuordnung nicht sehr ausgeprägt: Alle vier Geschmacksqualitäten können grundsätzlich in allen Zungenbereichen wahrgenommen werden. Lediglich die Wahrnehmung des Bittergeschmacks ist überwiegend im hinteren Zungenbereich lokalisiert.

Am Schmeckvorgang wesentlich beteiligt sind neben den Geschmackssensoren auch der Geruchssinn und außerdem der N. trigeminus mit Fasern von Thermosensoren und Nozizeptoren (z. B. bei der Registrierung eines „scharfen" Geschmacks).

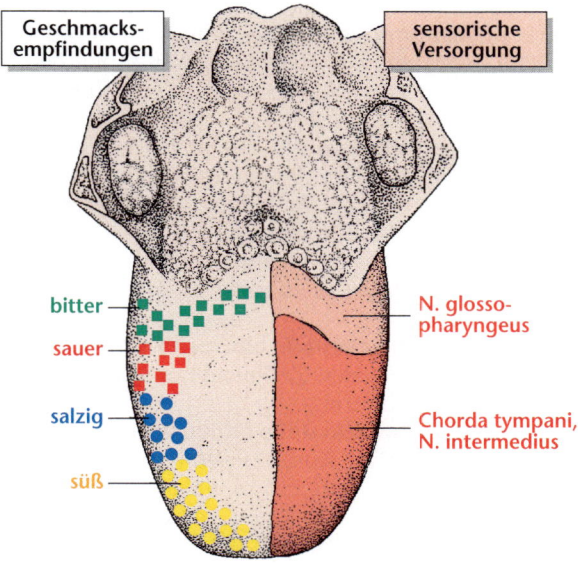

Abb. 19.1 Regionale Empfindlichkeitsmaxima für die verschiedenen Geschmacksqualitäten (links) und die sensorische Innervation (rechts).

19 Chemische Sinne: Geruch und Geschmack

19.1.1 Geschmackssensoren

Funktionelle Grundeinheit des Geschmackssinns ist die **Geschmacksknospe** aus ca. 50 Sinnes- und Stützzellen, in deren Öffnung (Porus) die gelösten Schmeckstoffe gelangen müssen, um einen Reiz auszulösen. Verbände von Geschmacksknospen bilden die makroskopisch sichtbaren Geschmackspapillen:
- Papillae vallatae am Zungengrund
- Papillae foliatae am hinteren Zungenrand
- Papillae fungiformes am Zungenrand und an der Zungenspitze.

Die Papillae filiformes der Zunge enthalten keine Sinneszellen.

Geschmackssensoren sind **sekundäre Sinneszellen,** d. h. sie verfügen über kein eigenes Axon. Sie unterliegen einer Mauserung; ihre Lebensdauer beträgt etwa zehn Tage.

Der einzelne Sensor kann auf Stoffe verschiedener Geschmacksqualitäten reagieren; die Aufschlüsselung ist eine Funktion nachgeschalteter Stationen. Im Unterschied zum Geruchssinn sind nicht die jeweiligen Molekülstrukturen der Stoffe entscheidend, wohl aber die Konzentration (NaCl löst z. B. in niedriger Konzentration die Geschmacksempfindung süß aus), die Zeitdauer der Einwirkung und die betroffene Flächengröße. Auch Temperatur und Speichelmenge spielen eine Rolle.

Das **Adaptationsvermögen** ist bereits peripher (auf Sensorebene) stark ausgeprägt. Die höchste Empfindlichkeit besteht für Bitterstoffe wie Chinin; durch reflektorische Vorgänge kann es dabei zu Würge- und Brechreiz kommen. Empfindlichkeitsverstellungen über zentrale Efferenzen sind möglich; z. B. kann die Kochsalz-Akzeptanz bei NaCl-Verarmung des Körpers steigen.

Signaltransduktion

Für jede der vier Geschmacksqualitäten konnte ein eigener Signaltransduktionsmechanismus aufgedeckt werden, wobei ein einzelner Sensor an seiner Membran mehrere dieser Transduktionsmöglichkeiten aufweisen kann:
- **Süße Geschmacksstoffe** öffnen entweder direkt apikale Na^+-Kanäle (Aminosäuren bei neutralem pH) oder verschließen über Aktivierung des cAMP-Second-messenger-Systems K^+-Kanäle an der basolateralen Zellmembran (Zucker). In beiden Fällen kommt es zu einer Depolarisation der Sensorzelle.
- **Saure Geschmacksstoffe** blockieren direkt K^+-Kanäle an der apikalen Zellmembran mit der Folge einer Depolarisation.
- **Salzige Geschmacksstoffe** führen über die erhöhte extrazelluläre Na^+-Konzentration zu einem Einstrom von Na^+-Ionen und zu einer Depolarisation der Sensorzelle.
- **Bittere Geschmacksstoffe** (Chinin, Nikotin) setzen über das IP_3-Second-messenger-System Ca^{2+}-Ionen aus intrazellulären Speichern frei.

Die Depolarisation wie auch die erhöhte Ca^{2+}-Konzentration führen zu einer Transmitterfreisetzung aus der Sensorzelle, wodurch die Informationsübertragung auf das afferente Axon der Geschmacksbahn erfolgt.

Die Axone eines Geschmacksneurons sind jeweils mit einer Vielzahl von Sensorzellen synaptisch verbunden, und haben ihre höchste Empfindlichkeit für eine bestimmte Geschmacksqualität. Auf diese Weise lässt sich für jedes Neuron ein **Geschmacksprofil** ermitteln, in dem die vier Geschmacksqualitäten in unterschiedlichem Ausmaß repräsentiert sind.

19.1.2 Geschmacksbahn

Die Aufschlüsselung dieses Geschmacksprofils vollzieht sich in den aufsteigenden Abschnitten der Geschmacksbahn, wo sich zunehmend geschmacksspezifischere Neurone finden.
- **Afferente Geschmacksfasern** (Klasse-III-Fasern) sind dendritische Ausläufer von bipolaren Neuronen, deren Zellleiber in Ganglien des N. facialis und des N. glossopharyngeus liegen. Dabei enthält der N. facialis Fasern aus den vorderen zwei Zungendritteln mit Informationen über „süße", „salzige" und „saure" Geschmacksempfindungen, die über den N. intermedius und die Chorda tympani zum Ganglion geniculi ziehen.
- Der N. glossopharyngeus enthält die Geschmacksfasern für die „bittere" Geschmackswahrnehmung aus dem hinteren Zungendrittel.
- Die Schmeckfasern von N. facialis und N. glossopharyngeus erlangen schließlich im **Nucleus tractus solitarii** der Medulla oblongata Anschluss an das 2. Neuron. Hier bestehen reflektorische Verknüpfungen zur Kau- und Schlundmuskulatur sowie zu den Zentren der Speichelbildung (Salivation). Über den Lemniscus medialis wird der Thalamus (Nucleus ventralis posteromedialis) erreicht.
- Das 3. Neuron vermittelt zum **insulären Kortex** im Bereich des Operculum unterhalb des Gyrus postcentralis. Die primären kortikalen Geschmacksfelder sind den sensiblen Repräsentanzen der Mundhöhle eng benachbart. Wohl erst hier sind Neuronengruppen vollständig auf die einzelnen Geschmacksqualitäten spezialisiert.

Bei Erregung der Geschmackssensoren kommt es reflektorisch zu einer Steigerung der Sekretion von **Speichel** (parasympathische Fasern des N. facialis und N. glossopharyngeus) und **Magensaft** (N. vagus). Auch die Zusammensetzung des Sekrets ändert sich je nach Muster der Sensoraktivierung.

Pathophysiologie

Ein Fehlen bzw. eine Herabsetzung der Geschmacksempfindung heißt **Ageusie** bzw. **Hypogeusie. Dysgeusie,** ein „schlechter Geschmack im Mund" ohne objektives Korrelat, tritt z. B. bei Karzinomleiden auf. Ein beim Essen auftretender Tränenfluss wird als **Krokodilstränenphänomen** bezeichnet. Es hat seinen Ursprung vermutlich in fehlerhaft in die Tränendrüse (statt in die Speicheldrüse) eingewachsenen Fasern des N. facialis. Dies beobachtet man zum Beispiel nach einer Fazialisläsion oder -lähmung.

> **Merke!**
> - Geschmackssensoren sind sekundäre Sinneszellen mit einer Lebensdauer von zehn Tagen.
> - Ein Sensor reagiert auf verschiedene Geschmacksqualitäten.
> - N. facialis: vordere zwei Drittel der Zunge (süß, salzig, sauer)
> - N. glossopharyngeus: hinteres Drittel der Zunge (bitter)
> - 2. Neuron im Nucleus tractus solitarii
> - 3. Neuron im insulären Neokortex.

19.2 Geruchssinn

Der Mensch vermag, auch wenn er ein **Mikrosmat** (ein Wesen mit vergleichsweise gering ausgeprägtem Geruchssinn) ist, dennoch einige tausend Geruchsqualitäten zu unterscheiden. Eine strenge Klassifizierung mit einzelnen Grundqualitäten wie etwa beim Geschmackssinn ist nicht möglich. Stattdessen hat man versucht, aus einander ähnlichen Geruchsempfindungen Duft- bzw. Qualitätsklassen des Geruchssinnes abzuleiten, die jeweils durch bestimmte „Standarddüfte" charakterisiert werden (☞ Tab. 19.1).

19.2.1 Geruchssensoren

Das Riechepithel der Regio olfactoria (insgesamt ca. 5 cm^2) im Bereich der oberen, teils auch der mittleren Nasenmuschel umfasst etwa 10^7 Sensoren, die ähnlich wie die Geschmackssinneszellen einer ständigen Regeneration unterliegen (Erneuerung alle 60 Tage). Es handelt sich um primäre, mit einem eigenen marklosen Axon ausgestattete Sinneszellen, die an einem Pol 5–20 Kinozilien (Riechhärchen) tragen.
Ihre bioelektrische Aktivität kann als **Elektroolfaktogramm** (EOG) von der Riechschleimhaut abgeleitet werden.
Adäquater Reiz für die rasch adaptierenden Sensoren, die vorwiegend Reizänderungen (nicht Reizintensitäten) wahrnehmen (Differentialfühler), sind gasförmige hydro- und lipophile Stoffe. Diese Stoffe werden in der Schleimschicht der Regio olfactoria gelöst und liegen an den Sensoren in flüssiger Phase vor. Wahrscheinlich kann jede einzelne Sensorzelle auf verschiedene Stoffgruppen reagieren. Eine Zuordnung der Sinneszellen zu verschiedenen Stoffgruppen (wie beim Geschmackssinn) ist nicht möglich. Durch die Bindung an den Sensor wird ein G-Protein aktiviert.
Je nach Sensortyp verläuft die weitere Aktivierung dann entweder über das cAMP- oder das IP$_3$-System (☞ Kap. 1.4.3). Über diese Second-messenger-Systeme werden Ionenkanäle der Zellmembran geöffnet. Die entstehende Depolarisation wird noch im Axonhügel der Sinneszelle selbst in Aktionspotentiale umgesetzt: primäre Sinneszellen (☞ Kap. 12.5.1).
Die absolute Empfindlichkeit ist hoch und wesentlich ausgeprägter als bei den Geschmackssensoren. Schon die Bindung eines einzigen Moleküls an einen Sensor kann über die Aktivierung der Second-messenger-Systeme ein Aktionspotential in der Riechzelle auslösen: **intrazelluläre Signalverstärkung.**
Die Wahrnehmungsschwelle („etwas" riechen) liegt niedriger als die spezifische oder Erkennungsschwelle. Für das stark ausgeprägte Adaptationsvermögen sind vor allem zentrale Mechanismen verantwortlich.

19.2.2 Riechbahn

Die marklosen Axonbündel der primären Geruchssensoren laufen als **Fila olfactoria** durch die Lamina cribrosa des Siebbeins zum **Bulbus olfactorius,** wo sie auf die **Mitralzellen** (2. Neuron) konvergieren. Der Bulbus ist ein phylogenetisch sehr alter Gehirnteil. Hier wirken Interneurone (periglomeruläre Zellen, Körnerzellen) und efferente Fasern, die z. T. von kontralateral stammen, vor allem im Sinne rekurrenter Hemmung (☞ Kap. 12.4.2).
Mitralzellen-Axone bilden den **Tractus olfactorius,** der zur Area praepiriformis und zum Lobus piriformis des Kortex zieht, einem entwicklungsgeschichtlich alten Kortexareal. Eine Repräsentanz im Neokortex fehlt (im Unterschied zum Geschmackssinn). Das Erregungsmuster vieler Sensoren (Geruchsprofil) ergibt die bewusst wahrgenommene Geruchsqualität (☞ Abb. 19.2).

Tab. 19.1 Klassifizierung von Geruchsempfindungen in Qualitätsklassen			
Duftklasse	**repräsentative Verbindung**	**riecht nach**	**Standardduft**
ätherisch	Benzylacetat	Birnen	1,2-Dichloräthan
blumig	Geraniol	Rosen	d-1-β-Phenyläthylmethylkarbinol
moschusartig	Moschus	Moschus	1,5-Hydroxypentadekansäurelacton
kampferartig	Kampfer	Eukalyptus	1,8-Cineol
stechend	Ameisensäure, Essigsäure	Essig	Ameisensäure
faulig	Schwefelwasserstoff	faulen Eiern	Dimethylsulfid

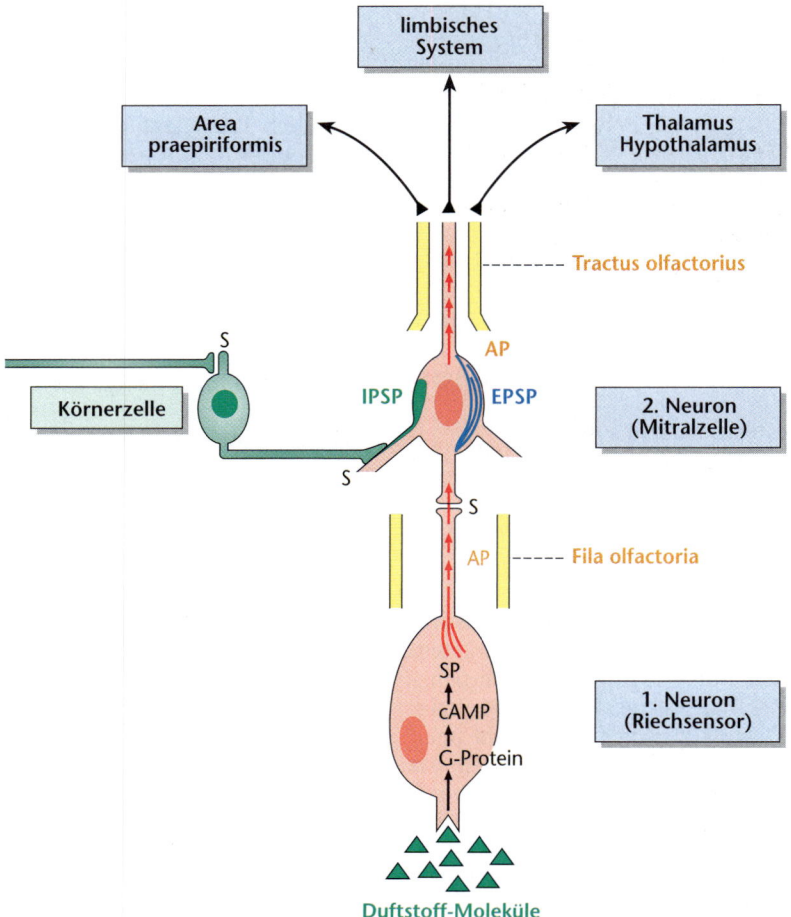

Abb. 19.2 Geruchsrezeption (primäre Sinneszellen), Transduktion und Riechbahn. Der Weg der Erregung ist grün markiert. SP = Sensorpotential; AP = Aktionspotential; EPSP = erregendes postsynaptisches Potential; IPSP = inhibitorisches postsynaptisches Potential; S = Synapse. Die Körnerzellen vermitteln inhibitorische Impulse zentralnervöser Efferenzen.

Die Geruchsbahn unterhält Verbindungen
- zum Hypothalamus (vegetatives Nervensystem)
- zum Thalamus (bewusste Wahrnehmung)
- zu Hippocampus und Corpus amygdaloideum (= limbisches System, Affektlage)
- zur Formatio reticularis (Arousal reaction).

Pathophysiologie

Von einer **partiellen Anosmie**, d. h. einem fehlenden Wahrnehmungsvermögen für bestimmte Geruchsqualitäten, ist ca. 1 % der Bevölkerung betroffen. Die Störung kann angeboren oder erworben sein. Eine bloße Herabsetzung der Geruchswahrnehmung nennt man **Hyposmie**.

> **Klinik!**
> Unter **Parosmie** versteht man eine Geruchstäuschung, wie sie bei Hirntumoren, Epilepsie und auch in der Schwangerschaft vorkommen kann, während die **Phantosmie** (Geruchshalluzination) zu den Symptomen einer Schizophrenie gehören kann.

Im Rahmen bestimmter Erkrankungen können die Bulbi olfactorii fehlen (Aplasie). Die Geruchswahrnehmung kann dann stellvertretend von Faserendigungen von N. trigeminus (Nasenschleimhaut), N. glossopharyngeus und N. vagus übernommen werden. Bei der Wahrnehmung „brennender", „stechender" oder „scharfer" Geruchsqualitäten sind auch unter physiologischen Bedingungen die freien Nervenendigungen des N. trigeminus beteiligt.

> **Klinik!**
> Bei der Diagnostik von Geruchs- und Geschmacksstörungen kommen bestimmte Substanzen zum Einsatz, die entweder spezifisch die Geschmackssensoren (z. B. Kochsalz), die Geruchssensoren (z. B. Vanillearoma) oder aber freie Endigungen des N. trigeminus reizen (z. B. Essigsäure). Somit sind differenzierte Aussagen über die Art der Störung und auch über die wahrscheinliche Lokalisation möglich. Außerdem können Simulanten überführt werden, die sich in Unkenntnis der anatomisch-physiologischen Verhältnisse in Widersprüche verstricken.

19.2 Geruchssinn

> **Merke!**
> **Geruchssinn:**
> - keine Zuordnung von Sinneszellen zu bestimmten Geruchsstoffen
> - keine Repräsentanz des Geruchssinns im Neokortex
> - ständige Regeneration der primären, bipolaren, zilientragenden Sinneszellen.

20 Integrative Leistungen des Zentralnervensystems

A. Hick, J. Hartmann

20.1	**Organisation des Cortex cerebri** 366	20.4.3	Gedächtnisstörungen 375
20.1.1	Funktionelle Einteilung................. 366	20.4.4	Neuronale Grundlagen................. 376
	Die Assoziationsfelder 366		Potenzierung und Depression........... 376
20.1.2	Zytoarchitektonische Einteilung 367	20.5	**Wachen und Schlafen** 377
20.1.3	Bauelemente kortikaler Schaltkreise 367	20.5.1	Zirkadiane Rhythmen................. 377
	Transmittersubstanzen 368	20.5.2	Schlafen 377
	Bedeutung der funktionellen kortikalen Module 368		Schlafstadien 377
	Homotyper und heterotyper Kortex...... 369		REM-Schlaf 378
20.1.4	Eingänge und Ausgänge des Kortex 369		Schlaf und Traum 378
	Kortikale Afferenzen.................. 369		Schlaftheorien...................... 379
	Kortikale Efferenzen.................. 370	20.6	**Bewusstsein** 379
20.2	**Elektrophysiologie des Kortex**........ 370	20.7	**Sprachregionen** 380
20.2.1	Aktionspotentiale 370		Broca-Sprachregion 380
20.2.2	Entstehung und Ableitung elektrischer Potentiale 370		Wernicke-Sprachregion 381
	Das Elektroenzephalogramm (EEG)...... 371		Hemisphärendominanz der Sprachregion ... 381
	Spezielle Potentialtypen 372		Benennen eines gesehenen Gegenstandes ... 381
20.3	**Hirnstoffwechsel und Hirndurchblutung** 372	20.8	**Triebverhalten, Motivation und Emotion** 381
	Regionale Hirndurchblutung 373	20.8.1	Hunger und Durst 381
	Darstellung von Hirnstoffwechsel und Hirndurchblutung 373		Durst 382
			Hunger 382
20.4	**Lernen und Gedächtnis** 373	20.8.2	Limbisches System................... 382
20.4.1	Lerntheorien....................... 373	20.8.3	Hypothalamische Verhaltensprogramme..... 383
			Funktionen der Kerngebiete des Hypothalamus 383
20.4.2	Gedächtnistheorien 374	20.8.4	Monoaminerge Systeme 383

Lernziel!
- Organisation und Funktion der Hirnrinde
- Elektrophysiologie, Hirnstoffwechsel und -durchblutung im Dienste bzw. als sichtbares Zeichen der Hirnfunktion
- Grundlagen von Bewusstsein, Verhalten und Emotion.

Die integrativen Leistungen des ZNS sind übergeordnete Aktivitäten des Organismus, die wie Motorik, Sensorik und Vegetativum vom ZNS gesteuert werden. Dazu gehören:
- Lernen (☞ Kap. 20.4)
- Wachen und Schlafen (☞ Kap. 20.5)
- Bewusstsein (☞ Kap. 20.6)
- Sprache (☞ Kap. 20.7)
- Motivation und Emotion (☞ Kap. 20.8.).

An diesen Leistungen sind Kortexareale beteiligt, die außerhalb der umschriebenen motorischen und sensorischen Gebiete liegen (☞ Kap. 20.1). Bei diesen Kortexarealen handelt es sich vor allem um präfrontale und parieto-temporo-okzipitale Regionen, die zusammen mit den limbischen Arealen die sog. **Assoziationsfelder** oder unspezifischen Felder bilden (☞ Abb. 20.1). Die elektrischen Aktivitäten des Kortex lassen sich als Elektroenzephalogramm (EEG) von der Schädeloberfläche ableiten (☞ Kap. 20.2). Eine adäquate Energieversorgung (☞ Kap. 20.3) gewährleistet eine ungestörte Funktion des Kortex.

20.1 Organisation des Cortex cerebri

20.1.1 Funktionelle Einteilung

Die Oberfläche der Hirnrinde, die grob morphologisch uniform aussieht, kann funktionell in verschiedene Felder (Areae) eingeteilt werden (☞ Abb. 20.1). Diese Einteilung ergab sich nach klinischen und experimentellen Beobachtungen an Menschen (vor allem an Kriegsopfern mit Hirnläsionen) und Tieren. Dabei wurden entweder elektrische Reizungen in bestimmten Rindenbezirken vorgenommen oder Ausfallerscheinungen nach der Entfernung von Rindenanteilen beobachtet.

Heutzutage kann auch die Hirnaktivität bestimmter Areale gemessen (Positronen-Emissions-Tomographie [PET], ☞ Kap. 20.3) werden. So konnte ein Zusammenhang zwischen bestimmten Hirnarealen und ihren Funktionen erschlossen werden.

Die Assoziationsfelder

Assoziationsfelder sind die Kortexgebiete, deren primäre Aufgaben weder motorisch noch sensorisch sind. Die Assoziationsfelder empfangen, analysieren und verarbeiten Informationen von verschiedenen kortikalen und subkortikalen Regionen.

Wie die Abbildung 20.1 zeigt, nehmen sie einen großen Teil der Hirnrinde ein und grenzen jeweils an sekundäre motorische und sensorische Felder.

Drei Gebiete werden im engeren Sinn als Assoziationsfelder angesehen. Ihnen können aufgrund klinischer und experimenteller Beobachtungen spezielle Aufgaben zugeordnet werden:
- limbischer Kortex
- parieto-temporo-okzipitaler Kortex
- präfrontaler Kortex (☞ Tab. 20.1)

Limbischer Kortex

Der limbische Kortex, der im vorderen Pol des Temporallappens, im ventralen Anteil des Frontallappens und im Gyrus cinguli liegt, ist Teil des **limbischen Systems**, das maßgeblich daran beteiligt ist, andere kortikale Areale zu aktivieren. Gedächtnisleistungen werden über die Beeinflussung der **Motivation** sehr stark vom limbischen System mitgesteuert.

Parieto-temporo-okzipitaler Kortex

Im parieto-temporo-okzipitalen Kortex laufen visuelle, motorische und sensorische Informationen aus dem ganzen Körper zusammen. Hier werden die Stellung des Körpers im Raum und die Stellung der einzelnen Körperabschnitte zueinander analysiert. Diese Region spielt damit eine wichtige Rolle in der **Kontrolle von Körperbewegungen.** Bei einer Schädigung dieses parieto-temporo-okzipitalen Kortex kommt es zu einer „Vernachlässigung" visueller und somatosensorischer Reize aus der kontralateralen Körperhälfte: z. B. Links-Neglect bei rechtsseitiger Schädigung.

Im hinteren Teil des oberen Temporallappens liegt hinter dem primären Hörzentrum das **Wernicke-Areal,** welches in der dominanten Hemisphäre stärker entwickelt ist als in der nicht dominanten. Dort fließen aus verschiedenen sensorischen Gebieten Informationen zusammen. Es dient als sensorisches Sprachzentrum vor allem der **Spracherkenntnis** und ist deshalb für die überwiegend sprachbasierten „intellektuellen" Funktionen außerordentlich wichtig.

Eine weitere Leistung der parieto-temporo-okzipitalen Rinde, in einem dorsal des Wernicke-Zentrums gelegenen Bereich, ist das **visuelle Sprachverständnis.** Bei einer Zerstörung dieses Bereichs können die Betroffenen gesprochene, nicht aber gelesene Worte verstehen. In den am weitesten lateral gelegenen Feldern des vorderen Okzipitallappens und des hinteren Temporallappens liegt ein Gebiet, das vor allem für die **Benennung von Gegenständen** zuständig ist.

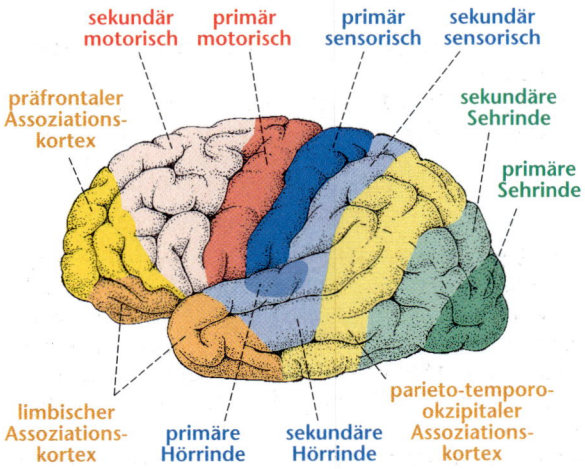

Abb. 20.1 Hirnrinde mit motorischen, sensorischen und assoziativen Arealen.

Tab. 20.1	Assoziationsfelder des Kortex
limbischer Kortex	Gedächtnisleistungen, emotional-affektive Aspekte
parieto-temporo-okzipitaler Kortex	sensorische Aufgaben, Sprache, Intelligenz
präfrontaler Kortex	höhere motorische Aufgaben, Planungen und komplexe Gedankengänge

20.1 Organisation des Cortex cerebri

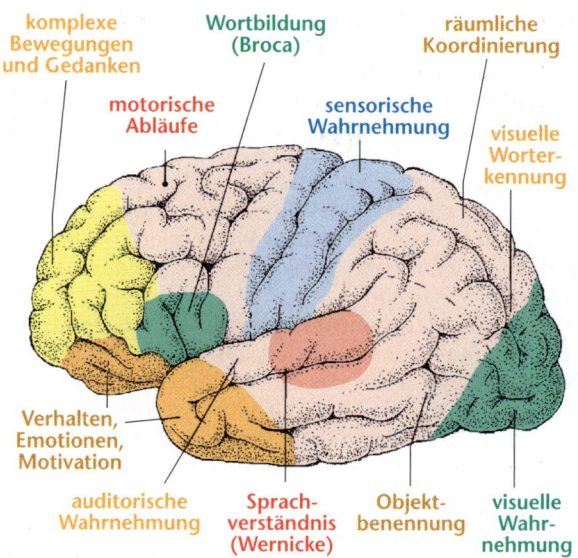

Abb. 20.2 Übersicht über die Leistungen der assoziativen Kortexareale.

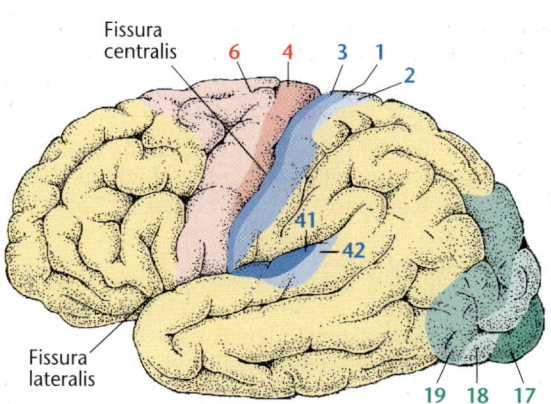

Abb. 20.3 Zytoarchitektonische Felder nach Brodmann.

Präfrontaler Kortex

Im präfrontalen Assoziationskortex werden Muster und Reihenfolge von **komplexen Bewegungen** entworfen. Über einen mächtigen Faserstrang aus dem parieto-temporo-okzipitalen Assoziationskortex erhält dieser Rindenabschnitt einen Großteil seiner Informationen. Vom präfrontalen Kortex aus bestehen auch Verbindungen zum Striatum der Basalganglien. Im präfrontalen Kortex werden jedoch nicht nur motorische Informationen verarbeitet. Diese Region ist auch für die **Entwicklung längerer Gedankengänge** unverzichtbar.

Im hinteren Teil der präfrontalen Rinde und schon teilweise im prämotorischen Kortex liegt das **motorische Sprachzentrum (Broca)**, das vor allem Bewegungsmuster für einzelne Wörter und kurze Sätze erstellt. Von diesem Areal aus werden die Muskeln von Larynx und Mundhöhle sowie die Atemmuskeln koordiniert. Dieses Feld steht in enger Verbindung zum sensorischen Sprachzentrum des Wernicke-Areals.

Abbildung 20.2 zeigt im Überblick die Verteilung der Einzelleistungen auf die Gebiete des Assoziationskortex.

20.1.2 Zytoarchitektonische Einteilung

Außer nach funktionellen Gesichtspunkten kann die Hirnrinde auch aufgrund zytoarchitektonischer Kriterien (Zellform, Anordnung und Dichte der Neurone) in Neuronenfelder eingeteilt werden. Nach diesen Kriterien konnte Brodmann (1909) 50 Felder unterscheiden (☞ Abb. 20.3).

Die Areae 4 und 6 entsprechen dabei den primären und sekundären motorischen Feldern, die Areae 3, 1 und 2 den primären und sekundären sensorischen Feldern. Die Areae 41 und 42 beherbergen die primären und sekundären auditorischen Felder. In den Areae 17, 18 und 19 liegen die primären, sekundären und teriären visuellen Felder.

Zu beachten ist, dass für die kortikalen Teilleistungen zwar in erster Linie die zugeordneten Brodmann-Areae zuständig sind, jedoch können auch andere Felder die entsprechenden Leistungen übernehmen. So ist z. B. nach Zerstörung der primären motorischen Felder allenfalls die Feinmotorik der Finger stärker beeinträchtigt, die restliche Motorik jedoch kaum.

Weitergehende Untersuchungen haben gezeigt, dass nicht nur die motorischen Areale, sondern alle Kortexgebiete Fasern an die Vorderhörner des Rückenmarks abgeben. Daraus kann man schließen, dass die primären und sekundären motorischen Felder nicht allein für die Ausführung motorischer Leistungen zuständig sind.

> **Merke!**
> - **Areae 3, 1, 2**: primäre und sekundäre **sensorische** Felder
> - **Areae 4, 6**: primäre und sekundäre **motorische** Felder.
> - **Area 41, 42**: primäre und sekundäre **auditorische** Felder
> - **Area 17, 18, 19**: primäre, sekundäre und teriäre **visuelle** Felder

20.1.3 Bauelemente kortikaler Schaltkreise

Die Hirnrinde des Menschen und der höheren Säugetiere besteht zu 90 % aus dem sog. **Neokortex** oder Isokortex, einer ca. 2–5 mm dicken Schicht im Bereich der äußeren Hirnoberfläche. Der phylogenetisch ältere **Allokortex** ist histologisch anders aufgebaut und findet sich lediglich im Inneren des Temporallappens.

In diesem Abschnitt wird nur der Aufbau des Neokortex besprochen, der phylogenetisch jüngsten und am weitesten differenzierten Hirnrinde.

Aufbau des Neokortex

Der Neokortex wird wegen seines gleichmäßigen sechsschichtigen Aufbaus auch Isokortex (iso = gleich) genannt.

Jede Schicht enthält typische Zellen und Fasern, wobei die Ausprägung der einzelnen Schichten je nach Aufgabe des Kortexareals etwas variiert (☞ Tab. 20.2).

Molekularschicht (1)

Der Faserreichtum der Molekularschicht stammt vor allem von den aufsteigenden langen Dendriten aus der inneren Pyramidenschicht und den tangential zur Oberfläche ziehenden Axonen der Sternzellen aus der inneren Körnerschicht.

In der Molekularschicht und in der äußeren Körnerschicht treffen unspezifische Informationen aus tiefer liegenden Hirnabschnitten ein, die das Aktivitätsniveau der Hirnrinde kontrollieren. Dies spielt eine entscheidende Rolle für Lernverhalten, Bewusstsein und die Aufnahmefähigkeit.

Äußere Körnerschicht und äußere Pyramidenschicht (2 + 3)

Von den Neuronen dieser beiden Schichten ziehen Fasern zu tieferen kortikalen Gebieten. Gleichzeitig treffen auch Afferenzen aus anderen Kortexgebieten ein. Die Neurone dieser Schichten dienen der interkortikalen Informationsvermittlung.

Innere Körnerschicht (4)

Die hier verstreut liegenden kleinen Neurone (**Sternzellen**) sind von dicht gepackten Fasern umgeben. In dieser Schicht treffen die meisten sensorischen Informationen ein, ebenso wie die Impulse, die vom Thalamus zur Hirnrinde ziehen.

Die eintreffenden und verschalteten Informationen gelangen sowohl zu höher als auch zu tiefer liegenden Schichten der Hirnrinde und bilden dort hemmende und erregende Synapsen. **Hemmende Synapsen** bestehen vor allem mit den basalen Dendriten der Pyramidenzellen in der inneren Pyramidenschicht. Diese hemmenden Synapsen kontrollieren die Efferenzen, welche über die Pyramidenzellen die Hirnrinde verlassen. Aufgrund der korbartigen Struktur ihrer hemmenden Fasern an den Dendriten der Pyramidenzellen werden diese Sternzellen auch **Korbzellen** genannt.

Innere Pyramidenschicht (5)

Die in dieser Schicht liegenden **großen Pyramidenzellen** senden ihre apikalen Dendriten in die Molekularschicht, wo sie mit den unterschiedlichsten dort eintreffenden Afferenzen verschaltet werden. Durch den senkrechten Verlauf der apikalen Dendriten quer durch alle Schichten können vielfältige Informationen auf diese Dendriten konvergieren. Dies geschieht in den meisten Fällen über erregende axo-dendritische Synapsen.

An den basalen, tangential verlaufenden Dendriten der Pyramidenzellen greifen zahlreiche hemmende Synapsen (vor allem der Sternzellen) an, welche die Efferenzen, die die Hirnrinde verlassen, modulieren. Die Axone dieser und der 6. Schicht ziehen in weiter entfernte Abschnitte des ZNS, wie den Hirnstamm und das Rückenmark. Dort kontrollieren sie die **Willkür-** und die **Reflexmotorik.** Die Fasern des Tractus corticospinalis entstammen ebenfalls dieser Schicht. Im Gyrus praecentralis (motorischer Kortex) ist diese Schicht besonders stark entwickelt. Dies gibt ebenfalls einen Hinweis darauf, dass dieser Bezirk eng mit der motorischen Steuerung verknüpft ist.

Spindelzellschicht (6)

Aus dieser Schicht ziehen zahlreiche Axone zum Thalamus. Über diese kortiko-thalamischen Bahnen erhält der Thalamus Informationen aus der Hirnrinde, die zur Steuerung seiner integrierenden Funktion für fast alle Afferenzen zum Kortex dienen.

Transmittersubstanzen

Die Transmittersubstanzen im Neokortex sind nur zum Teil bekannt. Glutamat oder Aspartat sind wahrscheinlich die Transmitter der Pyramidenbahn. GABA (γ-Amino-Buttersäure) ist der Transmitter an den hemmenden Sternzellensynapsen der Korbzellen. Weiterhin finden sich Noradrenalin, Dopamin, Acetylcholin und Neuropeptide wie VIP und CCK als synaptische Überträgerstoffe.

Bedeutung der funktionellen kortikalen Module

Im Kortex sind jeweils benachbarte Neurone für die Funktion eines Organs, Rezeptors oder Muskels zuständig. Sie sind meist in Form von **kortikalen Säulen**

Tab. 20.2 Schichten des Neokortex von außen nach innen	
1. Molekularschicht	faserreich, zellarm
2. äußere Körnerschicht	dicht liegende, kleine Neurone, kleine Pyramidenzellen
3. äußere Pyramidenschicht	mittelgroße Pyramidenzellen
4. innere Körnerschicht	Sternzellen (verschieden große Neurone)
5. innere Pyramidenschicht	mittlere und große Pyramidenzellen, Betz-Riesenpyramidenzellen im Gyrus praecentralis mit langen Dendriten zur Molekularschicht
6. Spindelzellschicht	spindelförmige Zellen

oder von Modulen angeordnet, wobei eine Säule oder ein Modul jeweils spezifische, organbezogene Aufgaben wahrnimmt. Die vertikale Organisation dieser Säulen spiegelt sich in den vielfältigen, in vertikaler Richtung verschalteten Dendriten und Axonen wider.

Homotyper und heterotyper Kortex

Nach von Economo unterscheidet man fünf Grundtypen von zytoarchitektonischen Arealen. Diese Grundtypen beruhen auf dem unterschiedlichen Verteilungsmuster der verschiedenen Nervenzelltypen in den Schichten der Hirnrinde. Nach einer einfacheren Einteilung lassen sich die Typen 2, 3 und 4 als homotype Areale und die Schichten 1 und 5 als heterotype Areale zusammenfassen:

- Die **homotypen Rindenareale** enthalten alle sechs Schichten des Kortex in typischer Weise.
- Die **heterotypen Areale** enthalten nicht alle Schichten in typischer Weise, sondern einzelne Schichten sind entweder besonders entwickelt oder verkümmert. Man unterscheidet zwei heterotype Kortexformen:
  - Im **granulären Kortex** ist besonders die **innere Körnerschicht** (Lamina granularis interna) stark entwickelt. Diese innere Körnerschicht ist ja die Schicht mit den meisten sensorischen Afferenzen. Man findet diesen Kortextyp dementsprechend auch vorwiegend in den **sensorischen Kortexarealen.**
  - Im **agranulären Kortex** ist die **innere Pyramidenschicht** besonders entwickelt, wohingegen die innere Körnerschicht kaum ausgebildet ist. Dieser Typ findet sich, entsprechend der Funktion der Pyramidenzellen als motorischer Efferenzen, bevorzugt in **motorischen Hirnarealen.**

> **Merke!**
> **Funktionen des Neokortex:**
> - Molekularschicht (1): Aktivitätsniveau, Bewusstsein, Lernverhalten
> - äußere Körnerschicht (2) und äußere Pyramidenschicht (3): interkortikale Informationsvermittlung
> - innere Körnerschicht (4): sensorische Afferenzen
> - innere Pyramidenschicht (5): motorische Efferenzen der großen Pyramidenzellen
> - Spindelzellschicht (6): Efferenzen zum Thalamus

20.1.4 Eingänge und Ausgänge des Kortex

Die Ein- und Ausgänge des Kortex sind vielfältiger Natur. Man muss zwischen Bahnen unterscheiden, die den Kortex verlassen, um subkortikale Gebiete wie z. B. Thalamus, Pons und Rückenmark zu erreichen, und solchen, die intrakortikal verlaufen und so die zahlreichen afferenten und efferenten Leistungen koordinieren.

Für die afferenten Eingänge spielt der Thalamus eine große Rolle, da praktisch alle sensorischen Afferenzen im Thalamus umgeschaltet werden, bevor sie die Hirnrinde erreichen. Eine Ausnahme stellen die olfaktorischen Erregungen dar, die ohne Umschaltung zur Hirnrinde gelangen.

Kortikale Afferenzen

Die Hauptafferenzen erhält die Hirnrinde über **thalamokortikale Bahnen.** Die engen Verbindungen zwischen Kortex und Thalamus über die kortikothalamischen und thalamokortikalen Bahnen werden oft auch als **thalamokortikales System** bezeichnet.

Eine gemeinsame Schädigung von Hirnrinde und Thalamus zieht viel größere Schädigungen nach sich als eine Hirnrindenschädigung alleine, da die thalamokortikale Erregung eine der wichtigsten Voraussetzungen für die intakte Hirnrindenfunktion ist. Im thalamokortikalen System unterscheidet man spezifische und unspezifische Bahnen, denen jeweils spezifische bzw. unspezifische Thalamuskerngebiete zugeordnet sind.

Spezifische Thalamuskerne

In den drei spezifischen Thalamuskernen werden Informationen des sensorischen, motorischen und assoziativen Kortex verschaltet (☞ Tab. 20.3):

- Das **Corpus geniculatum laterale** als spezifischer Kern des visuellen Systems projiziert seine Afferenzen in die Sehrinde (Area striata).
- Das **Corpus geniculatum mediale** als spezifischer Kern des auditorischen Systems projiziert in die primäre Hörrinde der Gyri temporales transversi (Heschl'sche Windung im oberen Temporallappen).
- Der **Ventrobasalkern** (Nucleus ventralis posterolateralis und Nucleus ventralis posteromedialis) als der spezifische somatosensorische Thalamuskern projiziert in die sensorischen Kortexareale der Areae 3, 1, 2 (nach Brodmann) im Bereich des Gyrus postcentralis.

Tab. 20.3 Spezifische Thalamuskerne: Systeme, afferente Bahnen und zugeordnete kortikale Areale

System	spezifischer Thalamuskern	afferente Bahn	kortikales Zielgebiet
somatosensorisches System	Ventrobasalkern	Lemniscus medialis	Gyrus postcentralis
auditorisches System	Corpus geniculatum mediale	Lemniscus lateralis	Gyri temporales transversi
visuelles System	Corpus geniculatum laterale	Tractus opticus	Area striata

20 Integrative Leistungen des Zentralnervensystems

> **Merke!**
> **Spezifische Thalamuskerne:**
> - Corpus geniculatum laterale: visuelles System
> - Corpus geniculatum mediale: auditorisches System
> - Ventrobasalkern: somatosensorisches System.

Unspezifische Thalamuskerne

Das unspezifische thalamokortikale System ist eine **Kontrollinstanz** für zentrale Leistungen, die keinen fest definierten anatomischen und physiologischen Strukturen zugeschrieben werden können. Das unspezifische System koordiniert den Schlaf-Wach-Rhythmus, Blutdruckreaktionen, Emotionen und das allgemeine Erregungsniveau der Hirnrinde. Außerdem steuert es wichtige Schutzreflexe wie Atem-, Schluck-, Nies- und Hustenreflex sowie vegetative Körperfunktionen. Anders als die von den spezifischen Thalamuskernen ausgehenden Projektionen sind die Afferenzen der unspezifischen Kerne zum Kortex diffus und nicht umschriebenen Kortexarealen zugeordnet.

Kortikale Efferenzen

Bei den kortikalen Efferenzen unterscheidet man:
- **Projektionsfasern:** kortikofugale Fasern zu subkortikalen Kerngebieten, z. B. Tractus corticospinalis
- **Assoziationsfasern:** Fasern zu kortikalen Arealen derselben Hemisphäre
- **Kommissurenfasern:** Fasern zu kortikalen Arealen der kontralateralen Hemisphäre, die überwiegend über den Balken (Corpus callosum) ziehen.

20.2 Elektrophysiologie des Kortex

20.2.1 Aktionspotentiale

Auch von kortikalen Neuronen können Ruhe- und Aktionspotentiale bestimmt werden. Bei Pyramidenzellen z. B. liegt das Ruhepotential zwischen −60 und −80 mV, die Amplitude des Aktionspotentials beträgt 60 bis 100 mV. Die Aktionspotentialfrequenz kortikaler Neurone liegt meistens unterhalb von 10 Hz. Wegen fehlender Nachpotentiale können Pyramidenzellen Aktionspotentiale mit einer Frequenz von bis zu 100 Hz entladen.

Gliazellen als K^+-Puffer

Neurone im ZNS sind eng von Gliazellen umgeben. Ihr unmittelbarer Extrazellulärraum ist daher eng (15 nm breite Spalträume) und kommuniziert nur langsam mit dem Blutplasma. Bei erhöhter Erregungsfrequenz dieser zentralen Neurone (mit Ausstrom von K^+, ☞ Kap. 12.1.2) können sich daher in diesen Extrazellulärspalten relativ hohe K^+-Konzentrationen bilden: bis 10 statt normal 4 mmol/l. Solche hohen extrazellulären K^+-Konzentrationen depolarisieren die Neurone und können an der Entstehung der hochfrequenten, krampfartigen Entladungsmuster von epileptischen Anfällen beteiligt sein.

Gliazellen dienen hier als Puffer, indem sie bei hohen extrazellulären K^+-Konzentrationen K^+-Ionen aufnehmen. Werden die Gliazellen durch diese K^+-Aufnahme selbst depolarisiert, geben sie diese Depolarisation elektrotonisch an benachbarte Gliazellen weiter, mit denen sie durch Gap junctions verbunden sind. Gliazellen können durch K^+-Einstrom zwar depolarisiert werden, die Auslösung von Erregungen ist jedoch nicht möglich, da Gliazellen nicht über eine ausreichende Menge von potentialabhängigen Na^+- und Ca^{2+}-Kanälen verfügen.

20.2.2 Entstehung und Ableitung elektrischer Potentiale

Die elektrische Aktivität des Kortex kann mit auf der Hirnrinde platzierten Elektroden abgeleitet und kontinuierlich aufgezeichnet werden. Diese fast nur experimentell oder im Rahmen der Epilepsiechirurgie eingesetzten, direkten Ableitungen über der Hirnrinde bezeichnet man als **Elektrokortikogramm (ECoG)**. Im klinischen Alltag verwendet man Ableitungen von der Kopfhaut, wobei die Potentialschwankungen in gleicher Weise als **Elektroenzephalogramm (EEG)** registriert werden können. Die Messungen zeigen Potentialschwankungen mit Frequenzen zwischen 0,5–40 Hertz und Amplituden bis zu 100 µV: Durch den elektrischen Widerstand des zwischen Kopfhaut und Gehirnoberfläche liegenden Gewebes beträgt die Amplitude des EEG $1/10$ der ECoG-Amplitude. Auch finden sich im EEG durch die ableitungstechnisch bedingte Ausmittelung der registrierten Impulse über ein größeres Kortexareal weniger schnelle Potentialschwankungen, so dass das EEG niederfrequenter als das ECoG ist.

Die im EEG registrierten Potentiale spiegeln nicht direkt die Aktionspotentiale wider, sondern sind Ausdruck der erregenden und hemmenden postsynaptischen Potentiale (EPSP und IPSP, ☞ Kap. 12.3.5) vor allem an den Pyramidenzellen.

Positive Potentialschwankungen im EEG entsprechen erregenden postsynaptischen Potentialen der tieferen Hirnrindenschichten oder hemmenden postsynaptischen Potentialen der oberflächlichen Schichten. Umgekehrt verhält es sich mit den negativen Schwankungen.

Die elektrischen Impulse zur Kortexaktivierung gehen vorwiegend von subkortikalen Strukturen aus. So bestimmt der Thalamus die elektrische Aktivität der Hirnrinde. Der Rhythmus des Thalamus selbst wiederum wird von der Formatio reticularis vorgegeben (synchronisiert) oder aufgelöst (desynchronisiert).

20.2 Elektrophysiologie des Kortex

Das Elektroenzephalogramm (EEG)

Die Ableitungspunkte des EEG auf dem Schädeldach und die hierüber aufgezeichneten Potentialschwankungen der Hirnrinde bei einem ruhenden, wachen Menschen zeigt Abbildung 20.4.

Mithilfe des EEG können Amplitude, Frequenz, Form, Lage und Ausbreitung der Potentialschwankungen beurteilt werden. Die EEG-Ableitungen sind entweder **unipolar,** d. h. eine differente Elektrode wird auf der Kopfhaut und eine indifferente Elektrode z. B. am Ohr angebracht, oder **bipolar,** d. h. zwei Elektroden befinden sich auf der Kopfhaut.

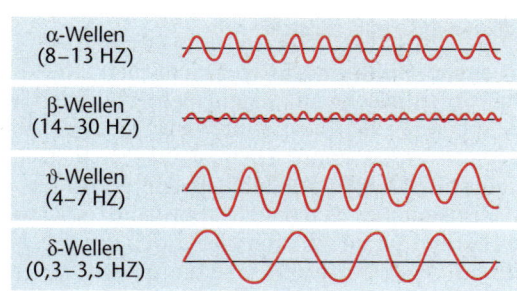

Abb. 20.5 EEG-Wellenformen beim Gesunden.

- Der in Abbildung 20.5 zu Beginn aufgezeichnete α-Rhythmus ist der vom Thalamus induzierte **Grundrhythmus** elektrischer Hirnrindenaktivität, der beim gesunden, wachen Erwachsenen mit geschlossenen Augen vorherrscht. Die Frequenz der **α-Wellen** liegt zwischen **8–13 Hz**. Ein EEG mit α-Rhythmus nennt man auch ein **synchronisiertes EEG**. Die Amplitude der α-Wellen ist über den okzipitalen Hirnregionen am größten.
- Augenöffnen oder eine gerichtete Aufmerksamkeit blockiert den α-Rhythmus: Es entsteht ein **β-Rhythmus** oder ein **desynchronisiertes EEG**. Der β-Rhythmus ist mit **14–30 Hz** höherfrequenter als der α-Rhythmus.
- Die **Einschlafphase** ist im EEG durch niederfrequente ϑ-**Rhythmen** (Frequenz: **4–7 Hz**) mit größerer Amplitude gekennzeichnet (ϑ = theta).
- Noch niedrigere Frequenzen haben die δ-**Wellen (0,3–3,5 Hz)**. Sie charakterisieren die **Tiefschlafphase**.

ϑ- und δ-Wellen kommen beim wachen Erwachsenen nicht vor. Das kindliche EEG bietet auch im Wachzustand langsamere Rhythmen, so dass δ-Wellen beim Kind nichts Ungewöhnliches sind.

Das EEG dient in der klinischen Praxis der Diagnostik normaler und krankhafter Hirnrindenfunktionen. Das EEG ändert sich z. B. bei einem Hirntumor, da dann die elektrische Leitfähigkeit des Hirngewebes verändert ist. Ebenso können Durchblutungsstörungen zu EEG-Veränderungen führen, d. h. Frequenz, Amplitude, Form, Ausbreitung und Lage der Wellen (Potentialschwankungen) weichen vom Normalbild ab. Haupteinsatzgebiet des EEG ist aber die **Epilepsiediagnostik**. Hierbei finden sich im EEG typische pathologische **Krampfpotentiale** (☞ Abb. 20.6).

Die Krampfpotentiale sind Ausdruck der gesteigerten Erregbarkeit kortikaler Neurone, die auf bestimmte Auslöser hin (Schlafentzug, Lichtblitze, Medikamente etc.) zu einer generalisierten kortikalen Erregung mit motorischen Entäußerungen führen kann (Krampfanfall). Diese unkoordinierten elektrischen Entladungen können Teile des Kortex oder die gesamte Hirnrinde betreffen, sie können bereits spontan oder erst nach Provokation (z. B. durch Schlafentzug) auftreten.

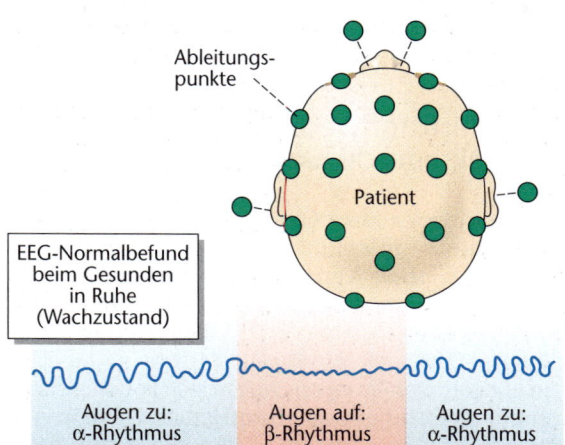

Abb. 20.4 Normales EEG eines ruhenden, wachen Erwachsenen, unipolare Ableitung. Das Öffnen der Augen führt zur Desynchronisation des vorher bestehenden synchronen α-Rhythmus.

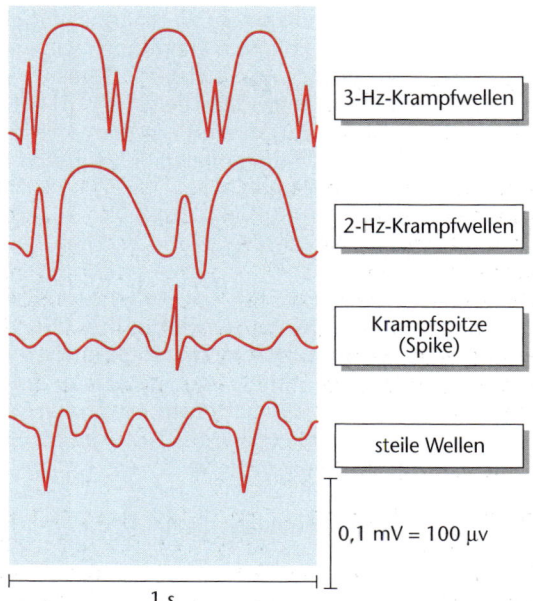

Abb. 20.6 Krampfpotentiale: 3-Hz-Krampfwellen („Spike-and-wave"-Komplexe), langsamere 2-Hz-Krampfwellen, eine Krampfspitze und „steile Wellen".

20 Integrative Leistungen des Zentralnervensystems

Nulllinien-EEG und Hirntod

Von einem **Nulllinien-EEG** spricht man, wenn keinerlei Potentialschwankungen mehr registriert werden und nur noch eine isoelektrische Linie aufgezeichnet werden kann. Dies ist meist ein Zeichen für eine irreversible Schädigung der Hirnrinde und des Hirnstammes (Thalamus, Formatio reticularis). Der **Hirntod** ist jedoch nicht nur durch das sog. Nulllinien-EEG gekennzeichnet, sondern auch durch Bewusstlosigkeit, Areflexie, Pupillenstarre, fehlende Spontanatmung und Atonie der Muskulatur.

> **Merke!**
> - α-Wellen (8–13 Hz): synchronisiertes EKG
> - β-Wellen (14–30 Hz): desynchronisiertes EKG
> - ϑ-Wellen (4–7 Hz): Einschlafphase
> - δ-Wellen (0,3–3,5 Hz): Tiefschlafphase.

Spezielle Potentialtypen

Mit besonderen Summationstechniken, die die Potentialschwankungen des Kortex verstärken, können weitere elektrische Potentiale sichtbar gemacht werden.

Bereitschaftspotential

Etwa eine Sekunde vor dem Beginn einer Bewegung lässt sich über beiden Hirnhälften mit einem Schwerpunkt über dem supplementär-motorischen Kortex (Area 6 nach Brodmann) und über dem Vertex (höchst gelegener Abschnitt der Schädelkalotte im Bereich der Sagittalnaht) ein langsam ansteigendes, oberflächennegatives Potential ableiten. Dieses Potential wird Bereitschaftspotential genannt und geht einer beabsichtigten, geplanten Handlung regelmäßig voraus. Es tritt beidseitig auf. Etwa 50–100 ms vor der geplanten Bewegung folgt dem beidseitigen Bereitschaftspotential dann auf der zur Bewegung kontralateralen Seite ein sog. **Motorpotential** im Bereich des Gyrus praecentralis (Area 4).

Evozierte Potentiale

Die im Anschluss an eine Reizung peripherer Rezeptoren oder anderer sensorischer Strukturen (Nerven, Bahnen, Kerngebieten) kortikal hervorgerufenen Potentialschwankungen nennt man evozierte Potentiale. Sie sind die mit Summationstechniken sichtbar gemachte, unmittelbare elektrische Antwort des Kortex auf die verschiedensten Reize.

Somatisch evozierte Potentiale (SEP)

Die Reizung peripherer somatischer Nerven führt zu sog. somatisch evozierten Potentialen (SEP). Sie werden zunächst als primäre evozierte Potentiale nur über den somatotopisch zugeordneten Gebieten des Gyrus postcentralis registriert. Später treten länger anhaltende, sekundäre evozierte Potentiale in ausgedehnteren Kortexbereichen auf.

Akustisch oder visuell evozierte Potentiale (AEP, VEP)

Andere evozierte Potentiale sind die akustisch (AEP) oder visuell evozierten Potentiale (VEP). Dabei führt eine Sinnesreizung der entsprechenden Sinnesmodalität (Töne, Licht) zu charakteristischen Potentialschwankungen. Bei den AEP ist die Auflösung der Registrierung so groß, dass die einzelnen Schaltstellen der Hörbahn im Kurvenverlauf sichtbar werden, da Potentialgipfel immer im Anschluss an eine synaptische Verschaltung auftreten.

> **Klinik!**
> Die große klinische Bedeutung der evozierten Potentiale besteht in der Möglichkeit einer objektiven Überprüfung zentraler und peripherer Leitungsbahnen, die hierdurch z. B. auch bei bewusstlosen oder nicht kooperativen Patienten (Simulanten) möglich ist.

Kortikale Gleichspannungspotentiale

Kortikale Gleichspannungspotentiale entstehen wahrscheinlich durch Depolarisation apikaler, vom unspezifischen System ausgehender Dendriten in der ersten und zweiten Hirnrindenschicht. Dies führt zu einer Gleichspannungsdifferenz, die zwischen einer Elektrode an der Kortexoberfläche und einer in der weißen Substanz platzierten Elektrode messbar ist. Auch hier treten Potentialschwankungen auf. So wird die im Wachzustand negative Oberfläche des Gehirns beim Einschlafen positiv, wohingegen Weckreaktionen ebenso wie Aktivitätssteigerungen, Krampfentladungen und Sauerstoffmangel zu einer weiteren Negativierung der Hirnoberfläche führen.
Die Messung der kortikalen Gleichspannungspotentiale ist nur mit großem technischem Aufwand möglich, ihre klinische Bedeutung deshalb sehr gering.

20.3 Hirnstoffwechsel und Hirndurchblutung

Mehr als jedes andere Organ ist das Gehirn auf eine ununterbrochene Zufuhr von Glucose und Sauerstoff angewiesen. Die Verbrauchszahlen sind entsprechend eindrucksvoll: In 24 Stunden benötigt das Gehirn eines Erwachsenen ca. 75 l Sauerstoff und 115 g Glucose.
Die nur geringen Reserven zeigen sich vor allem dann, wenn die Versorgung unterbrochen ist. Nach weniger als fünf Minuten ist die freie Glucose verbraucht, die Sauerstoffreserven sind schon in 10 Sekunden erschöpft. 10–12 Sekunden nach Unterbrechung der Blutzufuhr kommt es daher zur Bewusstlosigkeit,

nach 4–5 Minuten entstehen die ersten Nekrosen, zunächst selektiv an den empfindlichen Ganglienzellen. Mehr als 9 Minuten Kreislaufstillstand können vom Gehirn nicht überlebt werden, wobei diese Zeitangaben sowohl individuell als auch abhängig von der Umgebungstemperatur stark schwanken können.

Auch eine **Hypoglykämie** führt zu starken Beeinträchtigungen der Hirnfunktion. So treten bei Blutzuckerwerten unter 40 mg/dl Bewusstseinsstörungen auf; es kann zu Krampfanfällen, Lähmungserscheinungen und Sprachstörungen kommen.

Um eine ausreichende Versorgung zu gewährleisten, durchfließen 20 % des normalen Herzminutenvolumens das Gehirn – bei einem Anteil am Gesamtkörpergewicht von nur 2 %. Die Konstanz der Hirndurchblutung wird innerhalb eines systolischen Blutdruckbereichs von 70–180 mmHg durch die **Autoregulation** der Hirngefäße (Bayliss-Effekt, ☞ Kap. 4.1.2) gesichert. Ein Abfall des Blutdrucks führt zur Weitstellung der Hirngefäße, ein Blutdruckanstieg zur Engstellung, so dass der Blutfluss in beiden Fällen konstant bleibt. Außerdem führen pO_2-Abfall oder pCO_2-Anstieg (pH-Abfall) zur Erweiterung der Gefäße (Durchblutungssteigerung), während ein pO_2-Anstieg oder pCO_2-Abfall (pH-Anstieg) zur Gefäßengstellung (Durchblutungsreduktion) führt. Nervale Gefäßregulationen spielen hierbei keine Rolle.

> **Merke!**
> Die **Hirndurchblutung** ist konstant bei Blutdruckwerten zwischen 70 und 180 mmHg.

Regionale Hirndurchblutung

80 % der Hirndurchblutung werden für die graue Substanz benötigt, wo die Energie-verbrauchenden Ganglienzellen lokalisiert sind. Die weiße Substanz besteht vorwiegend aus weniger stoffwechselaktiven Leitungsbahnen.

In Ruhe ist das Frontalhirn wesentlich stärker durchblutet als andere Hirnanteile, während sich bei einem Schmerzreiz das Durchblutungsmaximum von frontal nach parietal zum primären sensorischen Areal hin verschiebt. Ebenso verschiebt sich das Durchblutungsmaximum bei motorischen Leistungen zu den motorischen Hirnrindenarealen. Die Durchblutung ist jeweils in dem Abschnitt am größten, der im Moment am stärksten beansprucht wird.

Mit radioaktiv markierter Glucose lässt sich feststellen, dass auch die Stoffwechselaktivität in den jeweils beanspruchten Hirnregionen am stärksten ist.

Darstellung von Hirnstoffwechsel und Hirndurchblutung

Xenon-Methode

Bei dieser klassischen Methode zur Messung der Hirndurchblutung wird radioaktiv markiertes Xenon[133] in die A. carotis appliziert und die Radioaktivität über den einzelnen Hirnregionen mit Geigerzählern registriert. Diese Informationen werden von einem Computer grafisch und numerisch aufbereitet, so dass sich „Durchblutungskarten" des Gehirns unter verschiedenen äußeren Bedingungen erstellen lassen.

Positronen-Emissions-Tomographie (PET)

Bei diesem Verfahren werden radioaktiv markierte Isotope biologisch wichtiger Atome verwendet, die sich anstelle der natürlichen Isotope in das Gewebe einlagern und dort Positronen abgeben. Diese Positronen reagieren mit den Elektronen im Gewebe, wobei γ-Strahlen entstehen, die wiederum von Detektoren eingefangen werden können. Mithilfe eines Computerprogramms wird ein Schnittbild erstellt, das vor allem Auskunft über die Stoffwechselaktivität der Gewebe gibt. Das Auflösungsvermögen der PET beträgt 4–8 mm. Aufgrund des hohen technischen, organisatorischen und finanziellen Aufwands ist das Verfahren nur in spezialisierten Zentren einsetzbar.

20.4 Lernen und Gedächtnis

Die Fähigkeit zu lernen ist eine der wichtigsten Voraussetzungen, um leben zu können. Nur durch Lerneffekte kann aus der Vielfalt der Möglichkeiten Nützliches gewählt und Schädliches gemieden werden. Gelerntes zu speichern und bei Bedarf wieder abzurufen, ist eine Funktion des Gedächtnisses. Grundlage von Lernen und Gedächtnis ist die Plastizität der neuronalen Strukturen des Gehirns, deren strukturelle, physiologische und biochemische Voraussetzungen nur zum Teil bekannt sind.

20.4.1 Lerntheorien

Aus der Fülle der uns umgebenden sensorischen Reize nehmen wir nur einen kleinen Teil bewusst wahr. Von diesen bewussten Wahrnehmungen kann die Speicherkapazität des Gedächtnisses nur etwa ein Prozent dauerhaft aufnehmen. Bei solchen Lernvorgängen lassen sich immer wiederkehrende, einfache Mechanismen abgrenzen, die es gestatten, einen ersten Zugang zu Lernprozessen zu gewinnen.

Habituation und Sensitivierung

Unter **Habituation** versteht man die Gewöhnung eines Organismus an einen wiederholten Reiz. Bei der ersten Reizwahrnehmung zeigt der Organismus noch ein Orientierungsverhalten: Hinblicken, Erhöhen der Herzfrequenz, EEG-Desynchronisation. Wird der Reiz wiederholt angeboten und ist er für den Organismus bedeutungslos, fallen die Orientierungsreaktionen weg: Reizhabituation. Habituation ist die häufigste Lernform. Sie gestattet es, unwichtige Reize zu ignorieren und wichtigere (neue) Reize entsprechend stärker zu beachten.

Von der Habituation als aktivem zentralnervösem Anpassungsvorgang ist die **Adaptation** eines Sinnesorganes, d. h. die Erhöhung seiner Reizschwelle bei kontinuierlicher Reizung zu unterscheiden.
Die **Sensitivierung** ist die Umkehrung der Habituation. Ein plötzliches Schreckereignis kann auch Reize, die aufgrund von Habituation zuvor nicht mehr wahrgenommen wurden, wieder erneut bewusst werden lassen.

Klassische Konditionierung

Über diesen Lernmechanismus werden Umweltreize mit bestimmten körperlichen Abläufen verknüpft. Die klassischen Untersuchungen hierzu stammen vom Verhaltensforscher Pawlow: Die natürliche Reaktion, d. h. der **unbedingte Reflex** eines Hundes auf angebotene Nahrung ist die Speichelsekretion. Im Rahmen einer Versuchsanordnung ertönt nun jedes Mal, wenn dem Hund die Nahrung präsentiert wird, gleichzeitig eine Glocke. Nach einiger Zeit setzt die Speichelsekretion schon beim bloßen Ertönen der Glocke, auch ohne Nahrungsangebot, ein. Der Hund hat den akustischen Reiz des Glockenklanges mit der gleichzeitig angebotenen Nahrung assoziiert. Aus dem unbedingten Reflex (Speichelsekretion bei Nahrungspräsentation) ist durch Lernvorgänge, durch Konditionierung, ein **bedingter Reflex** (Speichelsekretion bei Glockenklang) geworden.

Operante (instrumentelle) Konditionierung

Während die klassische Konditionierung ein rein passiver Vorgang ist, handelt es sich bei der operanten oder instrumentellen Konditionierung um einen aktiven Lernvorgang, bei dem die erwünschte Reaktion belohnt **(positive Verstärkung)** oder durch Reduzierung negativer Konsequenzen gefördert wird **(negative Verstärkung)**.
Die operante Konditionierung spielt eine Rolle beim Erlernen oder Verlernen von Verhaltensweisen (therapeutisch im sog. Verhaltenstraining), während die klassische Konditionierung vor allem beim Erlernen von vegetativen Reaktionen wirksam ist.
Klassische und operante Konditionierung werden auch als **assoziative Lernvorgänge** bezeichnet: Ein Reiz wird mit einem bestimmten Verhalten assoziiert. Assoziatives Lernen wird im **Verhaltensgedächtnis** gespeichert. Davon zu unterscheiden ist das nicht-assoziative, **kognitive Lernen**, das im **Wissensgedächtnis** abgelegt wird.

Explizites Gedächtnis

Das Gedächtnis für nicht-assoziative kognitive Lernvorgänge wird auch als **deklaratives (explizites) Gedächtnis** bezeichnet. Deklarativ gespeichert sind Fakten und Ereignisse. Das deklarative Gedächtnis ist auf die Intaktheit des **Hippocampus** angewiesen.

Implizites Gedächtnis

Unter dem Begriff **prozedurales (implizites) Gedächtnis** fasst man assoziatives Lernen (klassische und operante Konditionierung) und die beiden nicht-assoziativen Lernvorgänge von Habituation und Sensitivierung zusammen. Seine Inhalte sind dem bewussten „kognitiven" Zugriff entzogen. Lernvorgänge im prozedural-impliziten Gedächtnis (z. B. Erlernen von Fertigkeiten und Gewohnheiten) vollziehen sich ohne Beteiligung des Bewusstseins. So ist das prozedurale Gedächtnis auf eine intakte Funktion des Hippocampus nicht angewiesen; es wird vielmehr von **subkortikalen Hirngebieten** gesteuert.

> **Merke!**
> - **klassische Konditionierung:** „passives" Lernen durch Reizassoziation
> - **operante Konditionierung:** „aktives" Lernen durch Belohnung und Bestrafung
> - **explizites Gedächtnis:** „Fakten" (Hippocampus)
> - **implizites Gedächtnis:** „Fertigkeiten" (subkortikale Hirngebiete).

20.4.2 Gedächtnistheorien

Gedächtnistheorien versuchen, die Speicherung von Information und kognitiv Gelerntem im Wissensgedächtnis zu erklären. Dabei ist die alte Einteilung in Kurz- und Langzeitgedächtnis durch eine feinere Unterteilung ergänzt worden: Sensorisches und primäres Gedächtnis entsprechen dem Kurzzeitgedächtnis, sekundäres und tertiäres dem Langzeitgedächtnis (☞ Abb. 20.7, Tab. 20.4).

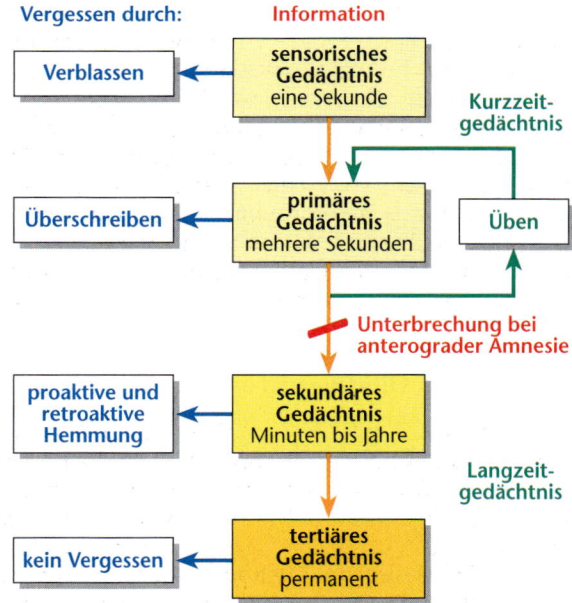

Abb. 20.7 Flussdiagramm des Gedächtnisses.

20.4 Lernen und Gedächtnis

Tab. 20.4 Sensorisches, primäres, sekundäres und tertiäres Gedächtnis

	sensorisches Gedächtnis	primäres Gedächtnis	sekundäres Gedächtnis	tertiäres Gedächtnis
Kapazität	entsprechend der vom Rezeptor übertragenen Information	gering	sehr groß	sehr groß
Verweildauer	eine Sekunde	mehrere Sekunden	Minuten bis Jahre	dauernd
Aufnahmebedingungen	automatisch mit der Wahrnehmung	Verbalisierung	Üben	häufiges Üben
Organisation	Abbild des Sinnesreizes	zeitliche Abfolge	nach Bedeutungen	?
Zugriffsgeschwindigkeit	nur durch die Geschwindigkeit der Ausgabe begrenzt	sehr schnell	langsam	sehr schnell
Informationsart	Sinnesreize	verbales Material	alle Formen	alle Formen
Mechanismus des Vergessens	Verblassen und aktives Auslöschen	neue Information überschreibt alte	proaktive und retroaktive Hemmung	kein Vergessen?

Sensorisches Gedächtnis

Die Aufenthaltszeit von Informationen im sensorischen Gedächtnis beträgt weniger als eine Sekunde. Alle Sinnesinformationen werden zuerst vom sensorischen Gedächtnis aufgenommen und dort so verarbeitet, dass sie evtl. vom primären Gedächtnis übernommen werden können.
Unmittelbares Vergessen nach der Aufnahme, Überschreiben durch nachfolgende Informationen oder aktives Auslöschen der Informationen sind typische Eigenschaften des sensorischen Gedächtnisses.

Primäres Gedächtnis

Nach verbaler Kodierung der Informationen des sensorischen Gedächtnisses können diese vom primären Gedächtnis aufgenommen werden, wo sie in zeitlicher Folge abgelegt sind. Nicht verbalisierte Information wird unmittelbar vom sensorischen Gedächtnis in das sekundäre Gedächtnis übertragen. Vom primären Gedächtnis aufgenommene Informationen bleiben einige Sekunden dort erhalten und werden dann vom sekundären Gedächtnis gespeichert. Das Eintreffen neuer Information bewirkt das Vergessen der zuvor im primären Gedächtnis gespeicherten Informationen, falls sie nicht schon ins sekundäre Gedächtnis gelangt sind. Üben erleichtert die Informationsübernahme vom primären ins sekundäre Gedächtnis.

Sekundäres Gedächtnis

Das sekundäre Gedächtnis hat eine wesentlich größere Speicherkapazität als das primäre Gedächtnis. Die gespeicherte Information ist auch nicht wie im primären Gedächtnis in zeitlicher Folge, unabhängig von der Wichtigkeit, sondern nach Bedeutungen abgelegt. Information, die hier gespeichert wurde, steht auch noch nach längerer Zeit zur Verfügung, die Zugriffszeit ist allerdings länger als im primären Gedächtnis.

Das sekundäre Gedächtnis vergisst nicht wie das primäre Gedächtnis durch Überschreiben von alter mit neuer Information, sondern durch Hemmung der zu speichernden Information durch schon vorhandene (**proaktive Hemmung**) oder durch nachfolgende Information (**retroaktive Hemmung**).

Tertiäres Gedächtnis

Im tertiären Gedächtnis sind Inhalte gespeichert, die durch ständige Übung praktisch nie mehr verloren gehen, wie z. B. der eigene Name. Die Zugriffszeiten sind hier sehr kurz.

20.4.3 Gedächtnisstörungen

Anterograde Amnesie

Unter anterograder Amnesie versteht man die Unfähigkeit, Informationen aus dem primären Gedächtnis ins sekundäre Gedächtnis zu übertragen. Die Betroffenen können sich neu erworbene Informationen nicht merken. Das sekundäre und das tertiäre Gedächtnis sind intakt, d. h., dass Informationen, die aus der Zeit vor der Schädigung stammen und dort gelagert sind, noch abrufbar sind. Für die Übertragung von Informationen aus dem primären in das sekundäre Gedächtnis scheint der **Hippocampus** verantwortlich zu sein, so dass es bei Schädigungen in diesem Bereich zu einer anterograden Amnesie kommt. Auch chronische Alkoholiker leiden häufig unter anterograder Amnesie.

Retrograde Amnesie

Zu einer retrograden Amnesie kommt es z. B. nach einer Gehirnerschütterung, einem Hirnschlag (Apoplex) oder einer Anästhesie. Die retrograde Amnesie ist die Unfähigkeit, sich an Dinge zu erinnern, die vor dem Schadensereignis passiert sind. Dabei sind sowohl das primäre Gedächtnis betroffen als auch, je nach Schadensmaß, das sekundäre. Die Information aus dem primären Gedächtnis bleibt verloren, wohingegen die Informationen des sekundären Gedächtnisses nach einer Erholungszeit vollständig wiederkehren können. Es ist noch unklar, welche Hirnstrukturen betroffen sind und wie es zu diesen Ausfällen kommt.

> **Merke!**
> - **anterograde Amnesie:** Neue Informationen werden nicht behalten.
> - **retrograde Amnesie:** Erinnerung an bereits Vergangenes ist gestört.

20.4.4 Neuronale Grundlagen

Durch Üben wird die Information aus dem primären in das sekundäre Gedächtnis überführt. Hierbei kommt es zur **Engrammbildung,** einer „Eingravierung" der wiederholten Lerninhalte. Jedes weitere Üben führt zu einer immer festeren Engrammbildung, zur Konsolidierung des Gedächtnisinhalts.

Potenzierung und Depression

Hebb-Synapsen

Solche Lernprozesse beruhen wahrscheinlich auf dem häufigen Gebrauch von bestimmten Synapsen. Dadurch entsteht ein Pfad, der bei Bedarf immer wieder gegangen werden kann. Solche lernfähigen Synapsen werden auch als Hebb-Synapsen bezeichnet. Über Hebb-Synapsen verbundene Neurone sind dadurch charakterisiert, dass ihre Aktionspotentialfrequenz, im Gegensatz zu den meisten anderen zentralen Neuronen, bei wiederholter Aktivierung steigt und nicht reduziert wird oder unverändert bleibt.

Posttetanische und Langzeitpotenzierungen

Elektrophysiologisches Korrelat der Lernprozesse sind die posttetanischen Potenzierungen (☞ Kap. 12.3.7), wie sie vor allem an Nervenzellen der Hippocampus-Region auftreten. An diesen Pyramidenzellen des Hippocampus werden auch Langzeitpotenzierungen (LTP) beobachtet, die durch die wiederholte Aktivierung von Synapsen entstehen. Hierdurch nimmt die Amplitude der exzitatorisch postsynaptischen Potentiale (EPSP, ☞ Kap. 12.3.5) zu. Die synaptische Übertragung an diesen Zellen wird anhaltend verbessert. Diese Langzeitpotenzierungen können Stunden bis Wochen anhalten.

Solche Langzeitpotenzierungen als neuronales Substrat von Lernvorgängen finden sich an **glutamatergen Synapsen.** Auch an der spinalen Schmerzverarbeitung sind glutamaterge Synapsen an nozizeptiven Neuronen des Hinterhorns beteiligt (☞ Kap. 16.5.2). An solchen Synapsen unterscheidet man zwei Typen von Glutamat-Rezeptoren, die nach den sie aktivierenden chemischen Verbindungen als **AMPA/Kainat-Rezeptoren** oder **NMDA-Rezeptoren** bezeichnet werden. Beide Rezeptortypen kontrollieren Ionenkanäle und sind am synaptischen Lernvorgang beteiligt, der nach dem folgenden Schema abläuft (☞ Abb. 20.8):

- Bei einzelnen an den Synapsen eintreffenden Impulsen kann das aus den synaptischen Vesikeln freigesetzte Glutamat nur die von den AMPA/Kainat-Rezeptoren kontrollierten Ionenkanäle öffnen. Die Na^+-K^+-Ca^{2+}-Kanäle der NMDA-Rezeptoren sind durch Mg^{2+}-Ionen blockiert. So baut sich an den Dendriten der postsynaptischen Zelle zunächst lediglich ein relativ niedriges EPSP von etwa 20 mV auf.
- Wiederholte Impulssalven führen dagegen zur stärkeren Depolarisation der Zielzelle. Hierdurch werden die Mg^{2+}-Ionen aus dem NMDA-Kanal verdrängt. Jetzt können Ca^{2+}-Ionen über diesen Kanal in die postsynaptische Zelle einströmen und intrazelluläre Enzymsysteme aktivieren.
- Die durch den Ca^{2+}-Anstieg enzymatisch vermittelte Zellaktivierung steigert die Empfindlichkeit der Zielzelle für weitere synaptisch vermittelte Impulse. Sie kann daher als molekulare Basis von Lernvorgängen aufgefasst werden.
- Zusätzlich wird in der Zielzelle vermehrt Stickstoffmonoxid (NO) gebildet, das an der präsynaptischen Endigung die Freisetzung von Glutamat stimulieren kann.

Langzeitdepressionen

Es ist jedoch nicht nur die Potenzierung, die zum Lernerfolg führt, sondern wahrscheinlich in ebenso großem Maß die Depression von (unwichtigen) synapti-

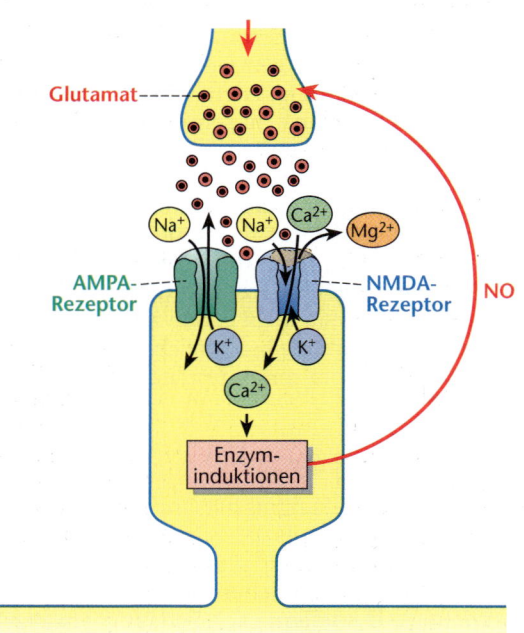

Abb. 20.8 Molekulare Mechanismen des Lernens an glutamatergen Synapsen (Erklärung siehe Text).

schen Verschaltungen. So hat auch das „aktive Vergessen" ein neuronales Korrelat: An Purkinje-Zellen des Kleinhirns beispielsweise können Langzeitdepressionen (LTD) registriert werden, die ebenfalls über Glutamatrezeptoren vermittelt werden. Durch solche LTD wird die neuronale Übertragung für Stunden gehemmt.

Strukturelle Engramme

Bei der Entstehung von Engrammen des Verhaltens- und des Wissensgedächtnisses sind aber auch komplexere Mechanismen als Potenzierung und Depression beteiligt. So finden sich im Wissensgedächtnis neben funktionellen Engrammen (Funktionsänderungen der Synapsen) auch strukturelle Engramme, d.h. morphologische Veränderungen an häufig aktivierten Synapsen. Bei der Entstehung der strukturellen Engramme des Wissensgedächtnisses spielen wahrscheinlich die sog. **kreisenden Erregungen** (= reverberatorischen Erregungen) von Informationen eine wichtige Rolle.

Die materielle Grundlage der Übertragung von Informationen aus dem Kurzzeit- ins Langzeitgedächtnis scheint eine erhöhte Proteinsynthese, insbesondere während der kritischen Konsolidierungsphase des Gedächtnisses zu sein. Eine Blockierung der Proteinsynthese führt im Tierversuch zu einer Verhinderung von dauerhaften Lerneffekten.

20.5 Wachen und Schlafen

Das Schlafen, dessen biologische Funktion immer noch nicht befriedigend erklärt werden kann, ist ein spezieller zirkadianer Rhythmus des Körpers, d.h. ein nach der Steuerung eines „inneren Zeitgebers" ablaufender körperlicher Vorgang. Deshalb soll vor einer Besprechung der Schlafvorgänge auf die allgemeinen Charakteristika zirkadianer Rhythmen eingegangen werden.

20.5.1 Zirkadiane Rhythmen

Unter einem zirkadianen Rhythmus versteht man regelmäßig wiederkehrende Abläufe, die sich in etwa (circa) der Länge eines Tages (dies) anpassen. Vor allem vegetative Prozesse (Temperaturregelung, Hormonausschüttung, Peristaltik etc.) sowie Wachen und Schlafen unterliegen einem solchen zirkadianen Rhythmus. Dachte man früher, die Rhythmen der Körperfunktionen seien an die zirkadiane Periodik der Umwelt fest gebunden, so weiß man heute aufgrund einer Vielzahl von Versuchen, dass es eine interne Rhythmik gibt, die von selbsterregenden Oszillatoren des Körpers vorgegeben wird.

Die biologische Funktion der zirkadianen Rhythmen liegt in der Vorbereitung des Organismus auf sich ändernde Umweltbedingungen. Auf diese Weise können Handlungen besser geplant und Kräfte ökonomischer ausgenutzt werden.

De- und Resynchronisation

Bei von allen Umwelteinflüssen (Sonne, Uhren, sonstige indirekte Zeitgeber) abgeschnittenen Versuchspersonen zeigte es sich, dass die interne Periodik „freilaufend", d.h. unabhängig von der Umwelt ist und durch äußere Zeitgeber nur synchronisiert wird. Dabei gibt es mehrere interne Oszillatoren, die ihre Rhythmen untereinander und mit der Umwelt synchronisieren. Diese können sich jedoch auch voneinander loskoppeln. Dann spricht man von **interner Desynchronisation.** So kann z.B. der Schlaf-Wach-Rhythmus unter Entzug von Umwelteinflüssen eine 48 h Periodik aufweisen, wohingegen die vegetativen Funktionen ihre eigene Periodik von etwas mehr als 24 h beibehalten. Wird der äußere Zeitgeber einmalig verschoben, z.B. bei einem Flug von Köln nach Hongkong, brauchen die internen Oszillatoren pro überflogener Zeiteinheit von einer Stunde einen Tag, um sich dem neuen äußeren Zeitgeber anzupassen (Jet-Lag). Man spricht in diesem Fall von **Resynchronisation.**

Steuerungszentren

Die Oszillatoren für die internen Rhythmen liegen in hypothalamischen Zentren, wie dem Nucleus suprachiasmaticus (Schlaf-Wach-Rhythmus) und dem Ventromedialkern des Hypothalamus (Temperaturrhythmik, Nahrungsaufnahmerhythmik, Glucose- und Cortisol-Blutspiegelrhythmik).

20.5.2 Schlafen

Schlafen ist ein vom Wachsein grundsätzlich verschiedener Zustand, nicht bloß ein „Erschöpftsein" oder ein „Ausruhen".

Schlafstadien

Mithilfe des EEGs können im Schlaf einzelne Phasen abgegrenzt werden, die der gesunde Mensch während des Schlafens durchläuft:
- Die im Zustand des entspannten Wachseins vorherrschenden α-Wellen im EEG beginnen sich im **ersten Schlafstadium A** (Übergangsphase vom Wachsein zum Einschlafen) langsam aufzulösen und in kleine ϑ-Wellen umzuformen.
- Das anschließende **Stadium B** (Übergangsphase vom Einschlafen zu leichtem Schlaf) ist durch reine ϑ-Wellen gekennzeichnet.
- Das dritte **Stadium C** (leichter Schlaf) beginnt mit den sog. Vertex-Zacken, hohen, scharfen, Zacken, die über der präzentralen Rinde registriert werden. Ein Kennzeichen für den leichten Schlaf des Stadiums C sind die sog. **Schlafspindeln** oder β-Spindeln und die **K-Komplexe**, beides charakteristische EEG-Veränderungen (☞ Abb. 20.9).
- Das vierte **Stadium D** (mitteltiefer Schlaf) weist hochfrequente δ-Wellen auf (3 Hz).
- Das fünfte **Stadium E** (Tiefschlaf) ist durch δ-Wellen gekennzeichnet, deren Frequenz mit 1 Hz ma-

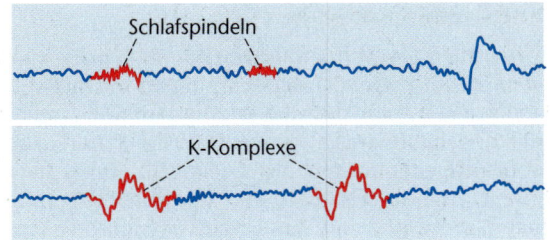

Abb. 20.9 Schlafspindeln und K-Komplexe bei leichtem Schlaf (Stadium C).

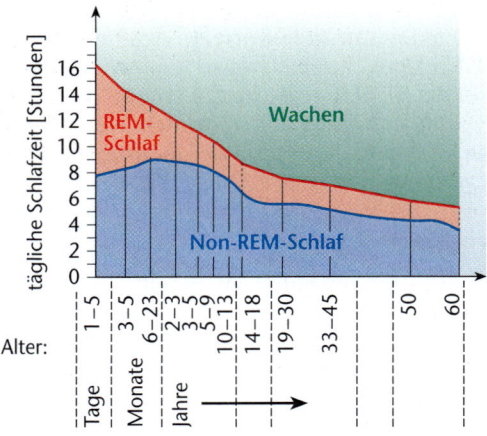

Abb. 20.11 Das Verhältnis von Wachzeiten, REM-Schlaf und Non-REM-Schlaf im Lauf des Lebens.

ximal verlangsamt ist. Zwischendurch werden auch im Stadium E kurze Einschübe von α-Wellen beobachtet.
Alle diese Schlafphasen werden pro Nacht drei- bis fünfmal durchlaufen. Die Schlaftiefe nimmt dabei gegen Morgen hin ab, das Stadium E wird dann nicht mehr oder nur noch für kurze Zeit erreicht (☞ Abb. 20.10).

REM-Schlaf

Etwa alle eineinhalb Stunden treten Schlafphasen auf, die wegen der charakteristischen schnellen Augenbewegungen REM-Phasen (**R**apid **E**ye **M**ovements) genannt werden. Es können Zuckungen der Finger- oder der Gesichtsmuskulatur beobachtet werden, die übrige Muskulatur ist in diesem Stadium jedoch atonisch. Atemfrequenz und Herzfrequenz sind im REM-Schlaf erhöht, beim Mann können Penis-Erektionen auftreten. Sprechen im Schlaf ist nicht typisch für den REM-Schlaf.

Während des REM-Schlafs ist der Proband genauso schwer zu wecken wie in der Tiefschlafphase, wobei das EEG aber die Charakteristika eines Wach- oder Einschlaf-EEGs zeigt. Deswegen spricht man auch von einem **paradoxen** oder **desynchronisierten Schlaf**. Der REM-Schlaf dauert im Durchschnitt 20 min, seine Länge nimmt zum Morgen hin zu. Herzfrequenz und Atemfrequenz sind im REM-Schlaf höher als im Tiefschlaf.

Der Anteil des REM-Schlafs am Gesamtschlaf wird im Laufe des Lebens kleiner. Nehmen REM-Phasen bei Neugeborenen noch 50 % der Gesamtschlafzeit in Anspruch, so schrumpft dieser Anteil auf ca. 25 % beim Fünfjährigen und auf 18–23 % beim Erwachsenen. Dieser REM-Schlaf-Anteil am Gesamtschlaf bleibt dann bis ins hohe Alter praktisch konstant (☞ Abb. 20.11).

Schlaf und Traum

Träume treten vor allem während der REM-Phasen auf. So erzählen Probanden, die in REM-Phasen aufgeweckt werden, viel häufiger von Träumen, als wenn sie in einer Non-REM-Phase geweckt werden. Charakteristisch für die Non-REM-Phasen sind dagegen Sprechen im Schlaf, Traumwandeln und der kindliche Pavor nocturnus (plötzliches nächtliches Aufwachen: „Nachtangst", nicht mit dem Albtraum zu verwechseln!).

Entzug von REM-Schlaf führt zum Nachholen dieses Schlafanteils in den folgenden Nächten und zu intensiveren Träumen. Anders als vermutet, traten in den

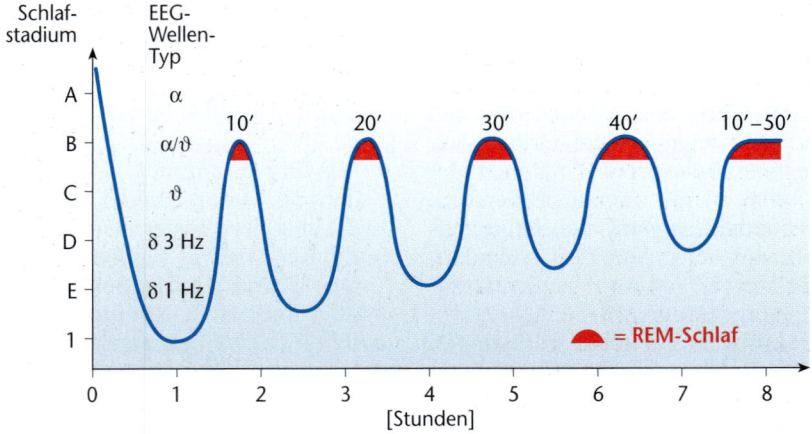

Abb. 20.10 Schlafstadien im Verlauf einer Nacht. Die Dauer des REM-Schlafes nimmt im Verlauf der Nacht zu.

Untersuchungen zum Entzug von REM-Schlaf selbst nach längerem Entzug keine physischen oder psychischen Schäden auf. Berichte von Träumen stammen meist aus den letzten REM-Phasen der frühen Morgenstunden. Dabei beträgt der Abstand zwischen REM-Phase und Bericht meistens weniger als fünf Minuten, da bei längerem Abstand der Trauminhalt zunehmend vergessen wird.

> **Merke!**
> **REM-Phase:**
> - Weckschwelle genauso hoch wie im Tiefschlaf
> - EEG wie im Wach- oder Einschlafzustand
> - Träume.

Schlaftheorien

Bis heute ist nicht geklärt, durch welche genauen Mechanismen das Verhältnis von Wachsein und Schlafen gesteuert wird. Es existieren im Wesentlichen vier theoretische Ansätze.

Deafferenzierungstheorie

Diese Theorie vermutet einen Zusammenhang zwischen Wachsein und einem Zustrom intensiver Reize zum Kortex. Zum Schlafen führt nach dieser Vorstellung ein nachlassender afferenter sensorischer Zustrom zur Hirnrinde, wobei dieser Zustrom über zentralnervöse Mechanismen gedrosselt wird.

Retikularistheorie

Hochfrequente Reizung der Formatio reticularis löst eine Weckreaktion (Arousal reaction) aus. Die aktivierenden Strukturen der Formatio reticularis, die Impulse an alle Hirnabschnitte mit Ausnahme des Kortex abgeben, werden auch als **aufsteigendes retikuläres aktivierendes System (ARAS)** zusammengefasst. Die Retikularistheorie postuliert, dass der Organismus bei einer Aktivierung des ARAS im Wachzustand ist, während eine Hemmung des ARAS zum Schlaf führt.

Serotonerge Schlaftheorie

Die im Hirnstamm liegenden Kerngebiete des Nucleus raphe und des Locus coeruleus enthalten als Neurotransmitter Serotonin bzw. Noradrenalin. Lange Zeit wurde vermutet, dass aus dem Raphekern freigesetztes Serotonin zu einer Hemmung des ARAS und damit zur Schlafeinleitung führe, während Noradrenalin aus dem Locus coeruleus den gegenteiligen Effekt hätte. Diese recht einfache Theorie ist heute nicht mehr zu halten, nachdem man festgestellt hat, dass die Serotoninausschüttung im Zusammenhang mit Weckreaktionen am größten ist. Serotonin könnte aber als „Schlafhormon" an der Ausschüttung von Substanzen beteiligt sein, die den Schlaf einleiten, den sog. Schlaffaktoren.

Theorie der endogenen Schlaffaktoren

Es gibt einige Hinweise auf das Vorhandensein dieser Schlaffaktoren, die während des Wachseins ausgeschüttet werden und kumulieren, bis schließlich der Schlaf einsetzt. So konnten im Tierversuch zwei Peptide isoliert werden, deren Injektion REM-Schlaf (Delta sleep inducing peptide, DSIP) oder Non-REM-Schlaf (Faktor S) auslöst.

20.6 Bewusstsein

Bewusstsein kann bis heute physiologisch nicht befriedigend definiert werden. Es lässt sich jedoch durch die folgenden Fähigkeiten charakterisieren:
- gerichtete Aufmerksamkeit
- Abstrahierungsfähigkeit
- die Fähigkeit, Vorgänge zu verbalisieren
- das Vermögen, aus Erfahrungswerten Pläne zu erstellen und neue Zusammenhänge zu sehen
- Selbsterkenntnis
- Wertvorstellungen.

Klar scheint, dass für die Entstehung von Bewusstsein kortikale und subkortikale Gebiete zusammenarbeiten müssen und dass ein mittleres Aktivierungsniveau Voraussetzung ist. Zu niedrige neuronale Aktivität (Schlaf, Narkose) und auch gesteigerte neuronale Aktivität (Krampfanfall) lassen Bewusstsein nicht zu.

Rechte und linke Hemisphäre

Aus Beobachtungen von Patienten, denen aus therapeutischen Gründen der Balken durchtrennt wurde (**Split-brain**, ☞ Abb. 20.12), kennt man die unterschiedliche Rolle, welche den einzelnen Hemisphären bei bewussten Wahrnehmungen zukommt.
- Die **linke Hemisphäre** ist dabei für die Verbalisation zuständig. Hält ein Split-brain-Patient einen Gegenstand in der linken Hand, wird er in die rechte Hemisphäre projiziert. Da der Balken durchtrennt ist, besteht keine Verbindung zur linken Hemisphäre, wo das Sprachzentrum liegt, so dass der Patient unfähig ist, den gehaltenen Gegenstand zu benennen.
- Mit der **rechten Hemisphäre** können Formen visuell und taktil erfasst werden, sie ist zuständig für das Abstraktionsvermögen und ein gewisses Maß an Sprachverständnis. So führt ein Split-brain-Patient gesprochene Befehle mit seiner über die rechte Hemisphäre gesteuerten linken Hand korrekt aus, ohne dass er jedoch seine Tätigkeit benennen könnte. Räumliches Vorstellungsvermögen, Musikalität und die Fähigkeit Gesichter zu erkennen, sind ebenfalls Funktionen der rechten Hemisphäre.

20 Integrative Leistungen des Zentralnervensystems

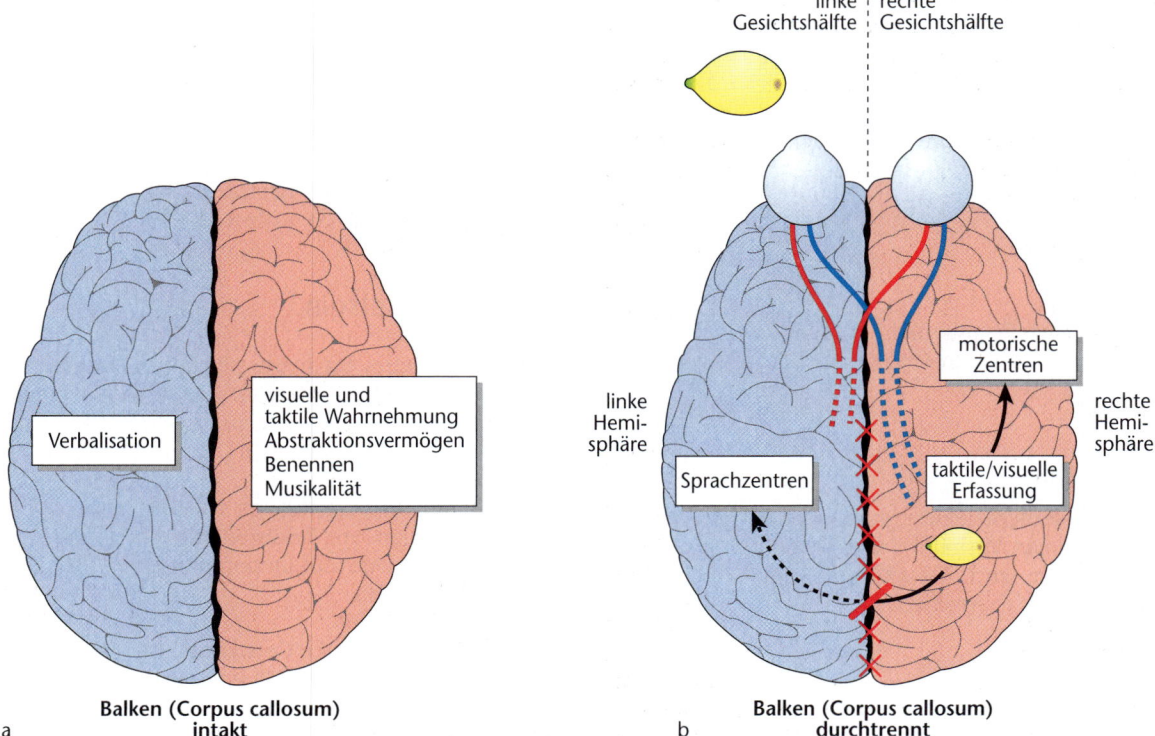

Abb. 20.12 a) Verteilung wichtiger Hirnfunktionen auf die beiden Hemisphären. b) Split-brain-Patient, typisches Antwortverhalten: „Nehmen Sie die Zitrone in Ihre rechte Hand!" → Patient nimmt Zitrone in seine rechte Hand. „Was halten Sie in Ihrer linken Hand?" → Der Patient gibt keine Antwort. „Lassen Sie die Zitrone los!" → Der Patient lässt die Zitrone wieder los.

20.7 Sprachregionen

Ein Großteil der sensorischen Erfahrungen wird sprachlich „übersetzt" und bewusst gemacht, bevor diese „benannten Erfahrungen" im sekundären Gedächtnis gespeichert werden können. Viele intellektuelle Leistungen wie Lesen, Schreiben, Rechnen und die Fähigkeit, logisch zu denken sind sprachlich gebunden. Dies erklärt die Wichtigkeit der spezialisierten Sprachregion im Gehirn, deren Zerstörung meist mit einer erheblichen Minderung der intellektuellen Leistungsfähigkeit einhergeht.

Es gibt mehrere Hirnrindenregionen, die für ein intaktes Sprachvermögen verantwortlich sind. Im **Broca-Sprachareal** wird vor allem die motorische Sprachbildung koordiniert, wohingegen das Sprachverständnis eine Leistung des **Wernicke-Areals** ist. Im sekundären motorischen Kortex, der auch als tertiäre Sprachregion bezeichnet wird, liegen Zentren für die Artikulation. Von dort werden die Gesichtsmuskeln, die Muskeln von Kiefer, Rachen, Gaumen und der Zunge kontrolliert (☞ Abb. 20.13).

Broca-Sprachregion

Das Broca-Sprachzentrum im unteren Teil der präfrontalen Hirnwindung (Brodmann-Areae 44 und 45) liegt vor dem motorischen Kortex in Höhe der Projektion der Artikulationsmuskulatur (Kehlkopf, Zunge, Kiefer, Lippen) auf dem motorischen Homunculus des Gyrus praecentralis. Bei einer Schädigung kann der Betreffende bis auf einzelne einfache Worte („Telegrammstil") fast nichts mehr sprechen: **motorische Aphasie.** Diese motorische Aphasie entsteht

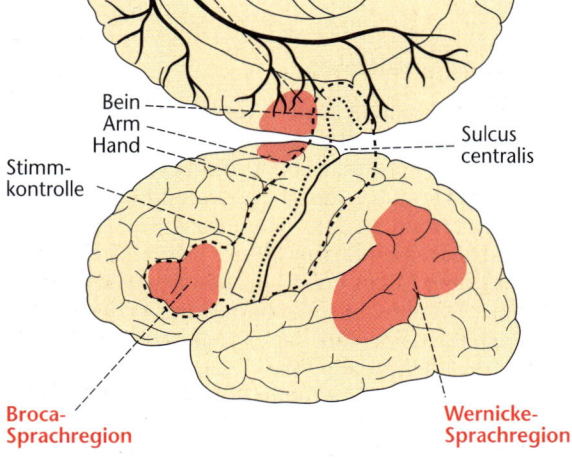

Abb. 20.13 Darstellung der Sprachregionen in der sprachdominanten Hemisphäre.

durch den Wegfall des von der Broca-Region erstellten Programms, das die an der Sprachbildung beteiligten Muskeln koordiniert. Eine Schädigung der Broca-Region beeinträchtigt jedoch nicht das Sprachverständnis.

Während die Schädigung des Broca-Areals gravierende Folgen hat, gilt dies nicht für eine **einseitige Schädigung** des motorischen Kortex (Gyrus praecentralis) in Höhe der zur Sprachbildung notwendigen Muskeln. Durch die Verbindung über den Balken zur Gegenseite kann diese Läsion kompensiert werden, da die Gesichts- und Schlundmuskulatur in beide Großhirnhälften gleichermaßen projiziert.

Wernicke-Sprachregion

Diese im hinteren Teil der ersten Schläfenwindung des Temporallappens an die Hörrinde angrenzende Hirnregion ist für das Sprachverständnis verantwortlich (Area 22). Bei einer Schädigung kommt es zur **sensorischen Aphasie.** Die betroffenen Patienten können zwar gelesene Worte noch verstehen, nicht aber gesprochene Worte. Das motorische Sprechvermögen (Broca-Region) ist noch vorhanden, die Wortfindung als Funktion des Wernicke-Areals ist jedoch gestört. Daher äußern die Patienten weitgehend unverständliche Sätze, die durch Wortneubildungen und auf eigentümliche Weise verwendete Wörter gekennzeichnet sind: „Jargon-Aphasie".

> **Merke!**
> - **Wernicke-Areal:**
>   – sensorisches Sprachzentrum, Sprachwahrnehmung
>   – Störung führt zur Wernicke-Aphasie: grammatisch falsche Sprache (Paragrammatismus), Neubildung von Worten (Neologismen), im Extremfall Jargonsprache (z. B. „Sitzbach" für „Notizbuch")
> - **Broca-Areal:**
>   – motorisches Sprachzentrum, Bewegungsmuster der Sprechmuskeln
>   – Störung führt zur Broca-Aphasie: reduzierte Spontansprache, Telegrammstil, stockende Sprechweise, Ersatz von Lauten (z. B. „Margen" für „Guten Morgen").

Hemisphärendominanz der Sprachregion

Die Wernicke- und Broca-Sprachregion sind bei 95 % der Menschen in der linken Hemisphäre lokalisiert, d. h. die linke ist die sprachlich dominante Hemisphäre. 5 % haben eine Sprachdominanz der rechten Seite oder eine Codominanz beider Seiten.
Während bei Rechtshändern praktisch immer die linke Hemisphäre sprachdominant ist, sind bei Linkshändern entweder ebenfalls die linke (am häufigsten), die rechte oder auch beide Hemisphären sprachdominant.

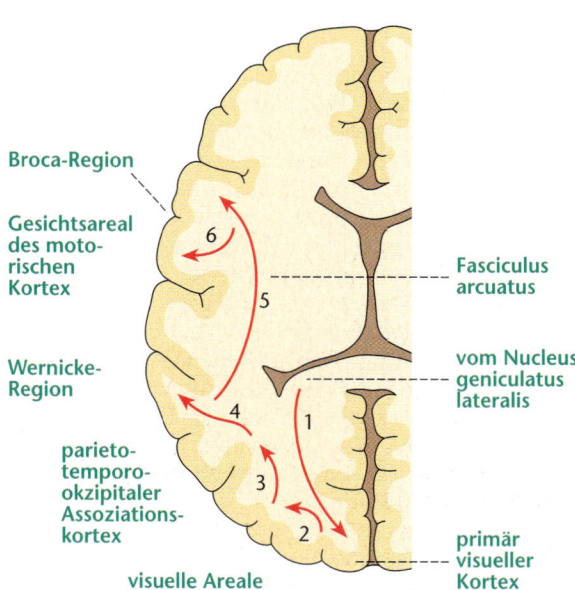

Abb. 20.14 Leitungswege beim Benennen eines gesehenen Gegenstandes. Die verschiedenen Schritte sind ihrer Reihenfolge nach nummeriert.

Benennen eines gesehenen Gegenstandes

Als Beispiel für die Vielzahl der beteiligten Zentren und Leitungsbahnen sei in der Folge der zentrale Erregungsweg zum Benennen eines mit den Augen wahrgenommenen Gegenstandes skizziert (☞ Abb. 20.14): Retina → Sehbahn → primäre Sehrinde → Assoziationskortex (Gestalterkennung) → Wernicke-Areal (Wortfindung) → Fasciculus arcuatus → Broca-Areal (Sprachgestaltung) → Motorkortex (Artikulation).

Auf diesem Weg können die verschiedensten Störungen auftreten:
- Eine Unterbrechung des Fasciculus arcuatus hat eine **Leitungsaphasie** zur Folge, deren Symptomatik einer sensorischen Aphasie (Ausfall des Wernicke-Zentrums) gleicht.
- Zu einer **globalen Aphasie** kommt es durch Läsionen beider Sprachregionen (Broca und Wernicke), z. B. nach einem Arteria-cerebri-media-Infarkt.
- Eine Störung im Bereich des parieto-temporalen Assoziationskortex führt zu einer **amnestischen Aphasie** mit überwiegenden Wortfindungsstörungen.

20.8 Triebverhalten, Motivation und Emotion

20.8.1 Hunger und Durst

Durst wird ebenso wie Hunger als Allgemeinempfindung bezeichnet, da beide nicht einem einzigen Organsystem oder Sinnesorgan zugeordnet werden können.

Durst

Der Organismus eines Erwachsenen besteht zu ca. 70 % aus Wasser. Bei einem Wasserverlust von 0,5 % des Körpergewichts (ca. 350 ml) wird die Durstschwelle überschritten und es entsteht in der Regel ein Durstgefühl. Das Durstgefühl kann auf einer erhöhten Osmolarität des Plasmas beruhen (**osmotischer Durst**) oder Folge eines Volumenmangels im Extrazellulärraum sein (**hypovolämischer Durst**).
Gleichzeitiger Anstieg der Osmolarität bei Abnahme des Extrazellulärvolumens hat einen additiven Effekt auf das Durstgefühl. Der entstehende Durst ist also größer als beim Vorliegen nur einer Veränderung.
Durch Resorption von getrunkener Flüssigkeit wird der Durst gestillt. Das Durstgefühl lässt aber bereits nach, bevor die Resorption abgeschlossen ist: **präresorptive Durststillung.**
Als Form der Durststillung unterscheidet man primäres und sekundäres Trinken:
- Primäres Trinken ist die Folge eines tatsächlichen Flüssigkeitsbedarfs aufgrund von Wassermangel.
- Sekundäres Trinken erfolgt meist ohne Durstgefühl und stellt die häufigere Form dar.

Hunger

Hunger zeigt einen Energiebedarf des Körpers an. Normalerweise nimmt der Organismus dann so viel Energie auf wie nötig ist, um die Energiebilanz im Gleichgewicht zu halten. Werden mehr als die benötigten Nährstoffe aufgenommen, lagert er den Überschuss in Fettdepots ab.
Die Entstehung von Hungergefühlen kann ebenso wenig wie die Entstehung von Durst nur durch einen einzigen Mechanismus erklärt werden.
Die früher als ursächlich für die Entstehung von Hunger angesehenen **Leerkontraktionen des Magens** treten zwar begleitend zum Hungergefühl auf, lösen den Hunger aber nicht aus.
- Die **glucostatische Theorie** vermutet, dass zu wenig frei verfügbare Glucose zu Hungerempfinden führt, wobei die Glucosekonzentration im Blut von spezifischen Rezeptorzellen gemessen wird.
- Die **thermostatische Theorie** macht den Rückgang der Wärmeproduktion im Körper für ein entstehendes Hungergefühl verantwortlich.
- Die **lipostatische Theorie** schließlich postuliert, dass Liporezeptoren Abweichungen vom Sollgewicht des Körpers registrieren und zu einer verminderten oder vermehrten Nahrungsaufnahme führen, wodurch die Fettdepots ab- oder aufgebaut werden können.

Letztlich sind alle drei Mechanismen an der Entstehung der Hungerempfindung beteiligt. Der lipostatische Mechanismus steuert hierbei die Langzeitregulation der Nahrungsaufnahme, d. h. den Ausgleich von länger bestehenden Defiziten oder Überschüssen nach Diätfehlern. So führt längeres Fasten mit nachfolgendem Gewichtsverlust unter die Sollgewichtsgrenze zu einer anschließenden verstärkten Nahrungsaufnahme, falls Nahrungsmittel vorhanden sind. Nach längerem Mästen von Tieren wurde in der Regel eine verminderte Nahrungsaufnahme bis zum Wiedererreichen des Sollgewichts beobachtet.
Die Kurzzeitregulierung der Nahrungsaufnahme wird vor allem vom glucostatischen Mechanismus kontrolliert. Der thermostatische Mechanismus ist wahrscheinlich bei Kurz- und Langzeitregulierung wirksam. Das Hungergefühl wird, wie andere vegetative Funktionen, zentral vom **Hypothalamus** gesteuert. Schädigungen der ventromedialen Hypothalamus-Regionen führen zu übermäßig gesteigerter Nahrungsaufnahme, eine Läsion lateral gelegener Gebiete hat eine verminderte Nahrungsaufnahme zur Folge.

20.8.2 Limbisches System

Aufbau des limbischen Systems

Als limbisches System fasst man eine Reihe von Hirnanteilen zusammen, deren Zusammenspiel wichtig für das Entstehen von Emotionen, Motivationen und Lernfähigkeit ist.
Zum limbischen System gehören die folgenden zwischen Hirnstamm, Hypothalamus und Isokortex „saumartig" (= limbisch) angeordneten Strukturen:
- Hippocampus
- Gyrus parahippocampalis
- Gyrus cinguli
- Bulbus olfactorius
- Corpus amygdaloideum
- Septumkerne
- Nucleus thalami anterior.

Auch der Hypothalamus wird manchmal zum limbischen System gerechnet, da er im Mittelpunkt der afferenten und efferenten Leitungsbahnen des limbischen Systems steht.
Über Temporal- und Frontalhirn ist das limbische System mit dem Neokortex verbunden. Über das Temporalhirn gelangen die visuellen, auditorischen und somatosensorischen Informationen der Großhirnrinde zum limbischen System. Das Frontalhirn ist die zentrale neokortikale Kontrollinstanz des limbischen Systems. Es hat als einziger neokortikaler Bereich direkte Verbindungen zum Hypothalamus.

> **Klinik!**
> Bei einer **Läsion des Frontalhirns** kommt es häufig zu einer tiefgreifenden Persönlichkeitsveränderung. Meist sind die Patienten stark antriebsgestört. Dies kann sich auf alle Bereiche erstrecken: Motorik, Mimik, Sprache usw. Bei Läsionen des orbitalen Frontalhirns können auch Symptome wie Witzelsucht hinzukommen.

Aufgaben des limbischen Systems

Über das limbische System werden Verhaltensweisen gesteuert, die beim Tier der Arterhaltung dienen (artspezifische Verhaltensweisen). Beim Menschen dient das limbische System vor allem der **Kontrolle von Emotionen**. Emotionen sind Signale an andere Menschen, die Warncharakter (Wut) oder Aufforderungscharakter (Freude, Sexualverhalten) haben können. Auf diese Weise werden über eine Modulation der Emotionen die Beziehungen zwischen Menschen ganz entscheidend mitgestaltet.

Störungen des limbischen Systems können je nach Ausmaß zu massiven Persönlichkeitsveränderungen führen, wobei Signale der Umwelt nicht mehr verstanden werden und Reaktionen auftreten, die nicht mehr einem an die Umwelt angepassten Verhalten entsprechen. So kommt es bei Affen nach Entfernung beider Schläfenlappen und somit von weiten Anteilen des limbischen Systems zum sog. **Klüver-Bucy-Syndrom**, das gekennzeichnet ist durch:

- psychische Blindheit: Unfähigkeit zu erkennen und zu verstehen, was man sieht. In der Folge kann z.B. Essbares von nicht Essbarem nicht mehr unterschieden werden.
- orale Tendenzen: Alle Gegenstände werden in den Mund genommen.
- abnorme Futtergelüste
- Hypersexualität
- Angstmangel
- Affektverarmung.

Man kann also zusammenfassend feststellen, dass – neben der Steuerung von Motivationslage, Wachheitsgrad und Lernfähigkeit – die Adaptation an äußere Gegebenheiten zu den lebenswichtigen Leistungen des limbischen Systems gehört.

20.8.3 Hypothalamische Verhaltensprogramme

Der Hypothalamus spielt eine integrierende Rolle für Verhaltensweisen, die der Selbsterhaltung und der Arterhaltung dienen. Dabei dient er als wichtigstes efferentes Schaltzentrum des limbischen Systems und koordiniert nutritives, sexuelles, thermoregulatorisches und Abwehrverhalten. Dabei werden vegetative Reaktionen mit somatomotorischen und hormonellen Komponenten verknüpft.

So werden beim Abwehrverhalten die Pupillen geweitet, Atem- und Herzfrequenz steigen, Blutdruck und Muskeldurchblutung nehmen zu, während Darmaktivität und -durchblutung abnehmen.

Funktionen der Kerngebiete des Hypothalamus

- **laterales Gebiet:**
  - Regio praeoptica: Motivation, Belohnung
  - laterale hypothalamische Kerne: Emotion (Wut), Esszentrum
- **periventrikuläres Gebiet:**
  - periventrikuläre Kerne: Steuerung der Hypophyse durch Releasing und Inhibiting Hormone
  - Nucleus suprachiasmaticus: zirkadiane Rhythmen
- **mediales Gebiet:**
  - Nucleus praeopticus medialis: Temperaturregulation
  - Nucleus dorsomedialis: Sexualverhalten und sexuelle Differenzierung; geschlechtsspezifisch unterschiedliche neuronale Struktur
  - Nuclei anteriores: Nahrungsaufnahme und -regulation; Sattheitszentrum
- **posteriores Gebiet:**
  - Nuclei posteriores: Kreislaufregulation
  - Nuclei supramamillares: Atmungsregulation
  - Corpora mamillaria: Temperaturregulation.

20.8.4 Monoaminerge Systeme

Verhalten, Stimmung und die Beziehung zur Umwelt werden auch vom monoaminergen System mit beeinflusst. Unter diesem Oberbegriff sind noradrenerge, dopaminerge und serotonerge Bahnen zusammengefasst, die ihren Ursprung im Hirnstamm haben und vielseitige Verbindungen zu allen Teilen des ZNS besitzen.

Die Neurone des monoaminergen Systems stammen aus den Kerngebieten von Medulla oblongata, Pons und Mesenzephalon. Sie ziehen vorwiegend im medialen Vorderhornbündel zu Kortex, limbischem System, Basalganglien, Kleinhirn, Thalamus und Hypothalamus. Die serotonergen und die noradrenergen Fasern projizieren auch in Richtung Rückenmark.

> **Klinik!**
>
> Die **Schizophrenie** scheint mit dem dopaminergen System verknüpft zu sein, wobei der genaue Mechanismus allerdings unbekannt ist. Gegen die psychotische Symptomatik der Schizophrenie eingesetzte Pharmaka aus der Klasse der Neuroleptika blockieren zentrale Dopaminrezeptoren. Umgekehrt können Pharmaka, welche die zentrale Dopaminausschüttung steigern (wie z.B. die Amphetamine), eine Schizophrenie-ähnliche Psychose hervorrufen. Die klassischen Präparate wie Haloperidol wirken vorwiegend über eine Blockade mesolimbischer D_2-Rezeptoren. Sie blockieren aber gleichzeitig auch die D_2-Rezeptoren im Striatum (☞ Kap. 15.3.2), so dass extrapyramidale Störungen, vor allem Dyskinesien, häufig sind, wie sie auch bei der Parkinsonerkrankung vorkommen. Das „atypische" Neuroleptikum Clozapin wirkt nur wenig auf D_2-Rezeptoren und hat dadurch kaum extrapyramidale Nebenwirkungen. Die schizophrenen Symptome beeinflusst es vorwiegend über eine Blockade von D_4-Rezeptoren.

Das monoaminerge System scheint eine entscheidende Rolle für Lust/Unlust, Annäherung/Vermeidung, Belohnung/Bestrafung zu spielen, wie in Tierexperimenten gezeigt werden konnte. Dabei wurden Bereiche identifiziert, deren Reizung zu einer lustbetonten positiven Verstärkung von Verhalten führen und solche, die bei Reizung unlustgetönte Vermeidungsreaktionen nach sich zogen.

Gebiete, deren Reizung positive Gefühle hervorruft, sind praktisch identisch mit den katecholaminerg versorgten Hirnarealen.

Die Beeinflussung der **Stimmungslage** durch monoaminerge Bahnsysteme wird besonders in der Psychopharmakologie deutlich: Pharmaka, die den Noradrenalin-Gehalt zentraler Neurone senken, führen häufig zu Depressionen. Umgekehrt steigern antidepressiv wirkende Pharmaka (Antidepressiva) die Wirkung des noradrenergen Systems durch Hemmung der Noradrenalin- und Serotonin-Aufnahme im Bereich zentraler Synapsen.

Register

A

Aγ-Fasern, Muskelspindeln 292
AB0-System 36–37
A-Bande 265
Abbildungsfehler 329
Abciximab (ReoPro®) 22
abdominale Atmung 111
Aberrationen 329
– chromatische 328–329
– sphärische 329
Absolutschwelle
– Empfindungen 260
– Hörbereich 354
Abstoßungsreaktionen, Transplantate 39
Abstraktionsvermögen
– Bewusstsein 379
– Hemisphäre, rechte 379
Abwehr
– spezifische 32–36
  – humorale, B-Lymphozyten 34
– unspezifische 28–31
Abwehrspannung, muskuläre, Schmerzen 320
Abwehrsystem, Blut 15
ACE (Angiotensin-Converting-Enzym) 87, 98, **217**
– Lungenfunktion 107
– Lungenkapillaren 107
ACE-Hemmer 217
– Herzinsuffizienz 70
– Hypertonie 98
  – arterielle 217
Acetazolamid 187
acetonämischer Atem, Diabetes mellitus 225
Acetylcholin 11, 69, 99, 251–252, **254**, 264, 286, 368
– Dünndarmperistaltik 153
– Haarzellrezeptoren, Empfindlichkeitseinstellung 352
– Muskulatur, glatte 276
– Neurone, postganglionäre 282
  – präganglionäre 282
– Nozizeptorenreizung 318

– Salzsäuresekretion 158
– Vorkommen/Wirkungsweise 254
Acetylcholin-Esterase 286
Acetylcholin-Esterase-Hemmer **253**, 283–284
Acetylcholinrezeptoren, muskarinerge 158
Acetyl-CoA 147
– Diabetes mellitus 224–225
Acetylsalicylsäure 22, 25, 228
– Cyclooxygenase, Inaktivierung 25
Achillessehnenreflex (ASR) 295
Achsenametropie 329
ACTH (adrenocorticotropes Hormon, Adrenocorticotropin) 204, **208–209**
– Bildung 208
– Freisetzung bei Muskeltätigkeit 140
– Funktion 208–209
– Glucocorticoide 219
– Rückkoppelungsmechanismen 209
– zirkadiane Rhythmik 208
Adams-Stokes-Anfall 59
Adaptation 374
– Geschmack 360
– Nozizeption 318–319
– Sinnesorgane 259
Adaptationsverhalten, langsames, Drucksensoren 315
Addison-Syndrom 88
Adenohypophyse s. Hypophysenvorderlappen
Adenosin 11
– Koronararterien, Vasodilatation 65
– Vasodilatation 99
Adenosindiphosphat s. ADP
Adenosinmonophosphat, cyclisches s. cAMP
Adenosintriphosphat s. ATP
Adenylatcyclase 10, 225, 240

– Daueraktivierung, Choleratoxin 10
ADH (antidiuretisches Hormon, Adiuretin bzw. Vasopressin) 11, 94, 204, **213–214**
– Alkohol 214
– Blutdruckregulation 87–88
– Freisetzung 214
– Mangel 213
– tubulärer Transport 185
– Überschuss 213–214
– Volumenbelastung 89
– Wasserhaushalt, Regulation 89
– Wasser(rück)resorption 194–195
– Wirkung an der Henle-Schleife 214
ADH-System, Blutdruckregulation 87–88
Adiadochokinese 308
Adiponektin 228
Adipositas 150
– Alkoholkonsum 171
– MC-R4, Mutation 209
– MSH 209
– Ventilationsstörungen, restriktive 119
Adiuretin s. ADH
Adrenalin 11, 98, 284, 286
– α-Rezeptoren 138
– Abbau 286
– Arbeit, dynamische 138
– Atmungsantrieb 127
– Blutdruckregulation 86–87
– Durchblutung, regionale 98
adrenerge Rezeptoren 284
– präsynaptische 286
adrenocorticotropes Hormon s. ACTH
Adrenocorticotropin s. ACTH
Adrenozeptoren 284–285
Adynamie, Glucocorticoide 219
AEP (akustisch evozierte Potentiale) 372
aerobe Energiegewinnung 130

aerobe Glykolyse 137
Afferenzen
- Basalganglien 303
- Hirnstamm 299
- Kleinhirn 305, 308
- Kortex 369
- Motorkortex 310
- Muskelspindeln 292
- somato-sensible 287
- viszero-sensible 287
Afterload (Nachlast) 64, 66
Ageusie 360
Agglomerine 19
Agglutination 36
Agglutinine, Immunglobuline 36
Agouti-related-Protein (AGRP) 209
agranulärer Kortex 369
AGRP (Agouti-related-Protein) 209
Akinese 304–305
- Parkinson-Syndrom 304–305
Akklimatisation 176
Akkommodation 327–328
- Atropin 328
- Neostigmin 328
- Parasympatholytika 328
- Parasympathomimetika 328
- pharmakologische Beeinflussung 328
Akkommodationsbreite 328
- Bestimmung 328
Akkommodationsreflex, Magen 152
Akkommodationsstrecke 328
Akne, Testosteron 232
Akren, Durchblutung 101
Akromegalie 211, 213
- Hypophysentumoren 213
- Wachstumshormon 210
Aktin 264
- Herzmuskel 64
Aktinfilamente 265
- Muskulatur, glatte 276
Aktinprotein 265
Aktionspotential
- Ablauf 248
- Alles-oder-Nichts-Verhalten 248
- antidrome Leitung 249
- Aufstrich 248
- Fortleitung 248–249
- Herzmuskel 42
  - Auffülleffekt 49

- Ionenströme 43
- Triggereffekt 49
- Muskulatur, glatte 276–277
- Nachpotentiale 248
- Nervenfasern 247–248
- Neurone, kortikale 370
- orthodrome Leitung 249
- Overshoot 248
- mit Plateau, Muskulatur, glatte 276
- Refraktarität 248
- Repolarisationsphase 248
Aktionspotentialfrequenz, Muskelkraft 269
aktiver Transport s. Transport
aktivierter Faktor V 23
Akupunktur, Schmerzen 321
Akute-Phase-Proteine 31
Albumin
- Elektrophoresekurve 20–21
- radioaktiv markiertes, Körperwasserbestand, Messung 178
- Siebungskoeffizient 185
Albuminmangel 20
Albuminpermeabilität, Kapillaren 95
Aldosteron 87–88, **217**
- Elektrolyt-Transport 195
- Kaliumhaushalt 180
- Kaliumresorption 167
- Natriumhaushalt 180
- Natrium-Pumpe 195
- tubulärer Transport 185
Aldosteron-Antagonisten 195
Aldosteronmangel 217
- Azidose, metabolische 195
Aldosteron-produzierendes Nebennierenadenom 217
Aldosteron-System, Blutdruckregulation 88
Alexie 341
Alkalose 20, 135
- intrazelluläre 195
- Kompensationsmechanismen 136
- metabolische 136, **199**
  - Bicarbonattransport 188
- respiratorische 135–136, 181, **199**
  - Hyperventilation 128
Alkohol
- ADH 214
- Brennwert 171
- Körpertemperatur 172

Alkoholabusus/-missbrauch
- Chronischer, Kleinhirn, Ausfälle 309
- Polyneuropathie 315
Alkylphosphate 253
- Wirkung an Synapsen 251
Allergien/allergische Reaktionen 38
- Granulozyten, basophile/eosinophile 29
- Typen 38
Alles-oder-Nichts-Verhalten, Aktionspotential 248
Allokortex 367
Alter(n) 238–242
- Bewegungsapparat 240
- Demographie 238–239
- Genregulationstheorie 239
- Herz-Kreislauf-System 240
- Muskulatur 240
- Nervensystem 241
- Nieren 241
- Organveränderungen 240–241
- Osteoporose 240
- Radikale, freie 239
- respiratorisches System 240
- Skelett 240
- Ursachen 239
- Verdauungssystem 240
Altersschwerhörigkeit 357
Altersweitsichtigkeit 241, 328
alveoläre Atemgasfraktionen 115–116
alveoläre Partialdrücke 115–116
alveoläre Ventilation 115
alveolärer Kohlendioxidpartialdruck 116
alveolärer Sauerstoffpartialdruck 116
Alveolarformeln 116
Alveolarmakrophagen 107, 116
Alveolen
- Kohlendioxidkonzentration 115
- Oberflächenspannung 111
- Sauerstoffkonzentration 115
Alveolitis 117
Alzheimer-Erkrankung 241
amakrine Zellen 336
Amaurose 340
Amboss (Incus) 350
Amenorrhoe
- DHEA 219
- Prolactin 212
- Prolactinom 212

Ametropie 329
Amine, biogene 204
amine precursor uptake and decarboxylation s. APUD-Zell-System
Aminhypothese, Depression 254
γ-Aminobuttersäure s. GABA
ε-Aminocapronsäure 27
Amino-Carbonsäuren 164
Aminosäuren 164
– basische 164
– Ernährung, parenterale 151
– essentielle 147
– Nahrungsresorption 164
– neutrale 164
– transportierte 164
Aminosäuren-Resorption, Tubulus, proximaler 189
Ammoniak 198
– Neurotoxizität 162
Ammoniakmechanismus, Säurenausscheidung 198
Ammonium 198
Amnesie
– anterograde 375
– retrograde 375–376
amnestische Aphasie 381
cAMP (cyclisches Adenosinmonophosphat) 10, 204
AMPA-Rezeptoren 255, 318–319, 352, 376
Amplitudenkodierung, Sensorpotential 258–259
Amputationsneurom 321
α-Amylase
– Kohlenhydratverdauung 162
– Pankreas 159
– Speichel 156, 162
anabole Wirkung
– Testosteron 233
– Wachstumshormon 211
Anabolikamissbrauch, Testosteron 234
Anämie 17–18, 132, 141
– Formen 18
– hämolytische 18
– Herzgeräusche, systolische 78
– hyperchrome, makrozytäre 148
– hypo-/hyperchrome 18
– Leukämie 28
– makrozytäre 18
 – im Alter 240
– mikrozytäre 18
– normochrome 18

– normozytäre, normochrome, Erythropoetin 226
– perniziöse 16, 148, 157
anämische Hypoxie 131
anaerobe Energiegewinnung 130
Anästhesie 320–321
Analgesie 320
Analgetika
– endogene 321
– narkotische 321
– nichtnarkotische 321
anaphylaktische Hypersensibilität 38
anaphylaktischer Schock 38, 91
Anaphylatoxine 31
Anastomosen, arteriovenöse 94
anatomischer Totraum 115
Androgen-bindendes Protein (ABP) 234
Androgene 217, **219**
– ACTH 208
– Nebenniere 219
Anelektrotonus 249
Angina pectoris 12
Angina-pectoris-Anfall 70
– EKG 56
– Schmerzen 2
– ST-Senkung 56
Angiogenese, Sauerstoffmangel 99
Angiotensin
– Herzinsuffizienz 70
– Muskulatur, glatte 276
Angiotensin I 87, 107, **217**
– Lungenkapillaren 107
Angiotensin II 11, 87, 183, 217
– Aldosteronfreisetzung 217
– Lungenkapillaren 107
Angiotensin-Aldosteron-System, Blutdruckregulation 88
Angiotensin-Converting-Enzym s. ACE
Anionen, Plasmakonzentration 19
Anisometrie 330
Anomaloskop 342
Anosmie, partielle 362
ANP (atrionatriuretisches Peptid, Atriopeptin) 178, **226–227**
– Blutdruckregulstion 88
– Natriumhaushalt 180
– tubulärer Transport 185
Ansatzrohr, Phonationsorgan 357
Anschlagskontraktion 272
Anschlagszuckung 272

Anspannungsphase, Herztätigkeit 60–61
Anspannungston 62
Antagonisten-Hemmung
– disynaptische, Muskeleigenreflexe 296
– Neurone 256
Antazida 158
antegrade Hemmung 256
anterograde Amnesie 375
Anti-A 37
Anti-Aging 239
Anti-B 37
Anticholinergika, Parkinson-Syndrom 305
α_1-Antichymotrypsin 31
Antidepressiva, trizyklische 255
– Depression 255
Anti-D-Globuline, Rhesusinkompatibilität 38
Antidiurese 195
antidiuretisches Hormon s. ADH
antidrome Leitung, Aktionspotential 249
Antigen-Antikörper-Komplexe
– hydrophobe Wechselwirkungen 33
– Hypersensibilität 38
– Komplementsystem, Aktivierung 30
– Massenwirkungsgesetz 33
– Phagozytose 29
– Wasserstoffbrückenbindungen 33
Antigen-bindende Fragmente (Fab) 35
Antigene 32–33
Antigenpräsentation 29–30
Antigen-präsentierende Zellen (APC) 29
antihämophiles Globulin 23
Antikörper 32–33
– monoklonale 34
 – B-Lymphozyten 34
– Vielfalt, genetische Basis 35
Anti-Müller-Hormon, sexuelle Differenzierung 238
Antioxidantien, Altern 239
antiperistaltische Phase, Erbrechen 153
α_2-Antiplasmin 27
Antiport (Gegentransportmechanismus), tubulärer Transport 187
Antiport-Mechanismen 6

Antiproteasen 31
Antiseren, Immunisierung, passive 33
Antithrombin III 26–27
– Mangel 26
α_1-Antitrypsin 26, 31
antizipatorische Vasodilatation 98
anulospiralige Endigungen, Muskelspindeln 292
Anurie 183
Aorta, Windkesselfunktion 83
Aortenbogen, Dehnungsrezeptoren/-sensoren 85
Aortendehnbarkeit, Abnahme 83
Aortendruck, diastolischer 64
Aortendruckkurve 60
– Inzisur 60–62
Aortenisthmusstenose 85, 218
Aortenklappen
  Auskultation 62
– Druckpuls 81
– Schluss 60
Aortenklappeninsuffizienz 71, 82
Aortenklappenstenose 71, 82
APC (Antigen-präsentierende Zellen) 29
Aphakie 330
Aphasie
– amnestische 381
– globale 381
– motorische 358, **380–381**
– sensorische 381
Aphonie, Rekurrensparese 358
Apnoe 127
Apoptosis 34
APUD-Zell-System 226
Aquaporine 195
Arachidonsäure, Prostaglandine 227
ARAS (aufsteigendes retikuläres aktivierendes System) 379
Arbeit 1
– Dauerleistungsgrenze 141
– dynamische 137
– statische 137
Arbeitsdiagramm, Herzmuskel 64
Arbeitsphysiologie 137–143
Arbeitsumsatz 170
Archizerebellum 306
Area 17, Sehbahn 339
Areale, visueller Kortex 340
Areflexie 290
– Querschnittslähmung 299

A-Rezeptoren/-Sensoren 86
– Herzmuskel 69
Aromatase, Testosteronmetabolisierung 233
arousal reaction 323
– Informationsverarbeitung, sensorische 323
Arrhythmie
– respiratorische 125
  – Pulsus irregularis 82
Arteria(-ae)
– carotis, Pulswelle 62
– cerebri media, Infarkt 381
– umbilicales 103
Arterialisierung, Blut 118
arterielle Hypoxie 131
arterielle Verschlusskrankheit, periphere (pAVK) 102
Arterien
– Druck, hydrostatischer 92
– Druckpuls 81
– elastische 74
– Strompuls 81
– Vasodilatation 99
– Volumen-Druck-Kurve 79
Arterienäste, terminale 74
Arteriolen 74, 94
Arteriosklerose 82
– Hypertonie 91
– Koronararterien 65
– Pulswellengeschwindigkeit 81
arteriovenöse Anastomosen 94
arteriovenöse Sauerstoffdifferenz (avDO$_2$) 123
arteriovenöser Wärmeaustausch 173
Artikulation 357–358
Ascorbinsäure 148
Asphyxie 127
Assoziationsfasern, Kortex 370
Assoziationsfelder 366
– Kortex 366
Assoziationskortex, Einzelleistungen, Verteilung 367
assoziative Lernvorgänge 374
Asthma bronchiale 112, 287–288
– allergisches 38
– Ventilationsstörungen, obstruktive 119
Astigmatismus 329, **330**
– irregulärer 330
– Kontaktlinsen 330
– Korrektur 330

– physiologischer 330
– Zylindergläser 330
Asynergie 308
Ataxie, zerebelläre 308
Atelektasen 114
Atemapparat
– Dynamik 111–114
– Gesamtwiderstand 110
– Schutzmechanismen 116
Atemarbeit 113–114
Atemdyspnoe s. Dyspnoe
Atemexkursion des Thorax, venöser Rückstrom 93
Atemfrequenz 114
– Neugeborene 115
Atemgase
– Diffusion ins Gewebe 130
– Partialdruck 116
– Transport im Blut 120–125
Atemgasfraktion, alveoläre 115–116
Atemgrenzwert 120
Atemhilfsmuskeln
– exspiratorische 111
– inspiratorische 111
Atemminutenvolumen
– bei Arbeit 139
– Dauerleistungsgrenze 141
Atemmuskeln, Wirkungsweise 111
Atemmuskulatur, Muskeleigenreflexe 126
Atemreflex 370
Atemreize 125–127
Atemrhythmus 125
Atemschleife 113
Atemstillstand 110
Atemtechnik 108–114
Atemwege
– IgA 107
– Reinigungsfunktion 106–107
– Resistance 112
– Schleimtransport 106–107
– Schutzreflexe 106
Atemwegswiderstände 112
– Druck-Stromstärke-Diagramm 112
– Druck-Volumen-Diagramm 113
– elastische 109–110
– Erhöhung 119
– nicht-elastische 112
Atemzeitvolumen 114
Atemzentrum 125–127
Atemzugvolumen 108–109, 111

- exspiratorisches 114
- kleines 116
- Kohlendioxidpartialdruck, Zunahme 116
- Sauerstoffpartialdruck, Abnahme 116

Atherosklerose 165
Athetose 304, **305**
Atmosphärenluft
- inspiratorische 126
- Zusammensetzung 107–108

Atmung 105–136, 139
- abdominale 111
- bei Arbeit 139–140
- flache 116
- Formen, normale 127
  - pathologische 127–128
- Höhenphysiologie/-umstellung 128
- Kontrolle, chemische 126
  - reflektorische 125–126
  - zentrale 125–126
- Muskelarbeit 141
- Saug-Druck-Pumpeneffekte 93
- unter speziellen Bedingungen 128–129
- Stimulation, Chemosensorenreflexe 86
- thorakale 111
- Volumenmessbedingungen 107

Atmungsantrieb 127
Atmungsregulation 125–128, 141
- H^+-Ionenkonzentration 126
- Kohlendioxidpartialdruck 126

ATP (Adenosintriphosphat) 10, 137
- Muskelkontraktion 267

ATPase 6
- protonengetriebene 7

ATPase-Aktivität, Muskelfasern 273
ATPS(Ambient Temperature, Pressure, Saturated)-Volumen, Lunge 107
ATP-Synthetase, mitochondriale 7
atrial booster effect 60
atrial-overdriving 58
atrionatriuretisches Peptid s. ANP
Atriopeptin s. ANP
atrioventrikulärer Block s. AV-Block
Atrioventrikularklappen s. AV-Klappen

Atropin
- Akkommodation 328
- Mydriasis 331

Audiometrie 356
- Impedanzanpassung 356

auditorisches System 350–357, 369
- Informationsverarbeitung 352–353

Auerbach-Plexus 153, 167, 288–289
Auffülleffekt, Aktionspotential, Herzmuskel 49
Aufmerksamkeit, Bewusstsein 379
Aufstrich, Aktionspotential 248

Auge 326–333
- Anatomie 326
- Brechkraft 327
- Brennpunkte 326
- Gesamtbrechkraft 327
- Hauptebenen 326
- Knotenpunkte 326
- optisches System 326–327
- reduziertes 326–327

Augenbewegungen
- Basalganglien, okulomotorische Funktionsschleife 303
- divergente 332
- Fixationsperioden 332
- konjugierte 332
- konvergente 332
- Messung 333
- reflektorische 300
- ruckartige 348
- Störungen, zentrale 333

Augenfolgebewegungen 332
- gleitende 332
- zentrale Steuerung 333

Augeninnendruck 331–332
- Erhöhung 331

Augenkammer, vordere/hintere 327
Augenmuskellähmungen, Doppelbilder 343
Augenspiegelung 332
- (in)direkte 332

Ausdauertraining 142
Auskultation, Herztöne 62
auskultatorische Lücke, Blutdruckmessung 84
Ausscheidung, fraktionelle 201

Außenwahrnehmung 259
Austauschgefäße 74
Austreibungsphase, Herztätigkeit 60–61
Autoimmunerkrankungen 39
- Granulozyten, eosinophile 29
- Immunsuppressiva 39

Autoimmunreaktion, Thrombozyten 21
Autoinhibition, Synapsen 252
autokrine Wirkungsweise, Gewebshormone 204

Autoregulation
- Blutdruck 80
- Gefäßdurchblutung 80

Autorezeptoren 250
auxotonische Kontraktion 272
- Herzmuskel 64

aV (augmented voltage) 54
AV-Block 59, 70
- I. Grades 59
- II. Grades, Typ Mobitz I (Typ Wenckebach) 59
  - Typ Mobitz II 59
- III. Grades 59
- kompletter/totaler 59, 69

AV-Dissoziation 59
$avDO_2$ (arteriovenöse Sauerstoffdifferenz) 123
AV-Klappen 60
AV-Knoten 46
- Erregungsausbreitung 47
- Parasympathikus 69

AV-Knotenrhythmus 46
axonaler Transport 8–9
- langsamer 9
- schneller 8
- retrograder 8–9

Axonhügel, Aktionspotential 248
A-Zellen, Pankreas 222
Azidose 135
- Kompensationsmechanismen 136
- metabolische 135–136, 140, **199**
  - Aldosteronmangel 195, 217
  - Diabetes mellitus 225
- respiratorische 135–136, **199**

B

Babinski-Zeichen, Querschnittslähmung 299
Bahnen
- propriospinale, Reflexe 299

- sensorische im Rückenmark, Informationsverarbeitung 321
Bahnung, Signalverarbeitung 255
Bainbridge-Reflex **70**, 86
bakterielle Infektionen, Abwehr, Komplementsystem 31
Bakteroides, Darmflora 161
Ballismus/ballistisches Syndrom 304–305
Bandscheibenvorfall, Schmerzen, projizierte 319
Barorezeptoren/-sensoren 214, 218, 259
Basalganglien 301–305
- Afferenzen 303
- Ausgänge 302
- Dopamin 304
- dopaminerge Fasern 304
- Efferenzen 303
- Eingänge 301
- funktionell bedeutsame Strukturen 302
- Funktionsschleifen 303
  - komplexe 303
  - okulomotorische 303
  - skelettomotorische 303
- GABA 303–304
- Glutamat 303
- nigrostriatale Fasern 304
- Pathophysiologie 304
- Transmitter 303
Basedow-Syndrom 39
Basen
- Defizit 134
- renale Ausscheidung 197–198
- Überschuss 134
Basensparmechanismus, Nieren 135
Basilarmembran 350
basophile Granulozyten 29
Bauchhautreflex 298
Baustoffwechsel 146
Bayliss-Effekt 80, 182
BE (base excess) 134
Beanspruchungsreaktionen, Leistungsdiagnostik 140
Beatmung, künstliche 114
Belastbarkeit, kardiopulmonale 141
Belastungs-EKG, Ischämiereaktionen 141
Belegzellen
- Magen 156
- Rezeptoren 158

Benennung von Gegenständen 366
Benzodiazepine 254
Bereitschaftspotential, Kortex 372
Bereitschaftsumsatz 169
Beri-Beri 148
Bernoulli-Schwingungen 357
Berührungsrezeptoren/-sensoren 314
- Altersveränderungen 241
Beschleunigungsarbeit, Herzmuskulatur 64–65
Beschleunigungskräfte, Bogengangsorgane 347
Beschleunigungssensoren 258
Betarezeptorenblocker 69–70
Betriebsstoffwechsel 146
Betz'sche Riesenpyramidenzellen 311
Bewegungen, komplexe 367
- Kontrolle, Basalganglien 301
Bewegungsantrieb/-entwurf 309
Bewegungsapparat, Altersveränderung 240
Bewegungsdekomposition, Asynergie 308
Bewegungskrankheit 349
Bewegungslosigkeit s. Akinese
Bewegungsimpulse
- Förderung, Pallidum 302
- Hemmung, Ncl. subthalamicus 302
Bewegungsprogramme/-ausführung 309
Bewegungssinn 318
Bewusstsein 368, 379–380
Bewusstseinslage 323
Bezold-Jarisch-Reflex 70
Bicarbonat
- Pankreassekret 159
- Plasmakonzentration 19
- Sekretion, Magen 156–157
Bicarbonat-Ionen, Resorption 167
Bicarbonat-Puffersystem 133
- Blut 133
Bicarbonat-Transport
- Maximum 187
- Tubulus, proximaler 187
Bicucullin 254
Bifidusbakterien, Darmflora 161
Bildinformation, binokulare Fusion 343
Bildweite 327
Bilirubin 160–161

Bilirubinsteine 162
Binnenwahrnehmung 259
binokulare Fusion, Bildinformation 343
binokulares räumliches Sehen 342–343
biogene Amine 204
biologische Proteine 146
biologischer Brennwert 170
Biot-Atmung 128
Biotin 148
Bipolarzellen, retinale Verarbeitung 336
bittere Geschmacksstoffe 360
Bizepssehnenreflex (BSR) 295
Blasenentleerungsreflex, Schock, spinaler 290
Blasengalle 160
Blausäurevergiftung 7
Blauviolettblindheit/-schwäche 342
Blickfeld 332
blinder Fleck 326
Blindheit, psychische 383
Blockbildungen, Erregungsleitung, Herz 59
Blut 15–41
- Abwehrsystem 15
- Arterialisierung 118
- Atemgastransport 120–125
- Bicarbonat-Puffersystem 133
- Kohlendioxidtransport 124–127
- pH-Wert 133, 187
  - Sauerstoffbindungskurve 122
- Puffersysteme 133
- Sauerstofftransport 121–124
- Transportmedium 15
Blutdepot, Venen 74
Blutdoping, Erythropoetin 226
Blutdruck
- arterieller, mittlerer 83
- Autoregulation 80
- diastolischer 83
- Fetus 103
- in-/exspiratorischer 84
- Körperkreislauf 75
- Lungenkreislauf 100
- Pulmonalarterien 101
- Schwankungen 84
- statischer, Venen 92
- Stress-Relaxation 87

- Sympathikus/Parasympathikus 85–86
- systolischer 83, 139
  - bei Belastung 139
Blutdruckabfall, Renin 89
Blutdruckamplitude 83
- Pressorezeptoren/-sensoren 85
Blutdruckmessung 84–85
- auskultatorische Lücke 84
- direkte, blutige 84
- indirekte nach Riva-Rocci 84
- Korotkow-Geräusche 84
Blutdruckreaktionen 370
Blutdruckregulation 13, 85–91
- ADH-System 87–88
- Adrenalin 86–87
- Aldosteron-System 88
- atriales natriuretisches Peptid (ANP) 88
- Blutverlust 90
- Dehnungs-/Spannungsrezeptoren/-sensoren, kardiale 86
- Einflüsse, äußere 88–90
- Erwartungs- oder Startreaktion 88
- Flüssigkeitsverschiebungen 90
- Gefäßwiderstand, peripherer 89
- Herzfrequenz 90
- Hitze-/Kältebelastung 90
- lang-/mittelfristige 87
- Motorkortex 88
- Nierendurchblutung 87
- Noradrenalin 86–87
- Orthostase-Reaktion 89
- Pathophysiologie 90–91
- Pressorezeptorenreflex 85–86
- reflektorische 288
- Renin-Angiotensin-System 87
- Vasokonstriktion 90
- Volumenbelastung 89
- zentrale 88
Blutdruckrhythmik 84
- zirkadiane, endogene 84
Blutdrucksteigerung, Chemosensorenreflexe 86
Blutdruckwellen, dikrote 81
Blutdruckwerte 84
Bluteiweißgehalt, Plasmozytom 35
Bluter 25
Bluterkrankheit 25
Blutfluss
- Blutviskosität 78
- renaler (RBF) 182, **200–201**

Blutgase, Löslichkeitsgesetze 120
Blutgerinnung 15, 21–27
- s.a. Hämostase
- extrinsisches System 23
- Fibrinbildung 23
- Gefäßkontraktion 22
- Granulozyten, neutrophile 28
- Hemmung 27
  - in vitro 27
- intrinsisches System 24
- Thrombozyten, Aktivierung 22
- Thrombozytenaggregation 22
- Vasokonstriktion 22
Blutgerinnungsfaktoren 23, 25
Blutgerinnungskaskade 23–24
Blutgerinnungsstörungen 26
- Vitamin-K-Mangel 147, 149
Blutgerinnungstests 25–26
Blutgerinnungszeit 25
Blutgruppen 36, 39
Blutgruppeneigenschaften
- genetische Determinierung 37
- Vererbung 37
Blut-Hirn-Schranke 95
Blutkörperchensenkungsgeschwindigkeit (BSG) 18
- erhöhte 19
Blutkreislauf 73–104
Blutplasma 15, **19–21**
- Berechnung 16
Blutreservoir, Lungenkreislauf 100
Blutspeicher
- Hautgefäße 101
- Lebergefäße 102
- Lungenkreislauf 100
Blutspende 149
Blutstillung 22
Blutströmung s. Strömung
Bluttransfusion 38
- Kreuzprobe 38
- Major-/Minor-Test 38
Blutungsneigung 21
Blutungstests 25
Blutungszeit 25
- verlängerte 25
Blutvergiftung s. Sepsis
Blutverlust
- akuter 80
- Blutdruckregulation 90
- Pulsfrequenz, postoperative 90
Blutviskosität 78
- Abnahme 78
- Blutfluss 78

- Mikrozirkulation 78
- relative 78
- Schubspannung/Schergrad 78
Blutvolumen
- Berechnung 16
- Körperkreislauf 76
- Lungenkreislauf 76
- Verteilung 75–76
Blutzuckerabfall, Wachstumshormon 210
Blutzuckeranstieg, Wachstumshormon 210
Blutzuckerspiegel, Insulin 222
B-Lymphozyten 29, **34**
- Abwehr, humorale 34
  - spezifische 34
- Antikörper, monoklonale 34
- Gedächtniszellen 34
- klonale Expansion 34
- Plasmazellen 34
BNP (Brain-natriuretisches Peptid) 227
Bodyplethysmographie 112
Bogengangsapparat/-organe 346–347
- Beschleunigungskräfte 347
- Drehbeschleunigung 348
- Kinozilien 347
- Sinnesepithel 347
Bohr-Effekt 123
- Kreislauf, fetaler 102
Bohr-Formel 115
bone remodelling 221
Botenstoffe, intrazelluläre 10
Botulinustoxin **253**
- Doppelbilder 343
- Wirkung an Synapsen 251
Bowman-Kapsel 182, 184
Bradykardie 46, 70, 253
Bradykinin 11, 98, 107
- Durchblutung, regionale 98
- Hautdurchblutung 101
- Lungenkapillaren 107
- Nozizeptorenreizung 318
- Schock, anaphylaktischer 91
Bradypnoe 127
Brain-natriuretisches Peptid s. BNP
Brechkraft, Auge 327
Brechreflex 153
Brechungsametropie 329
Brechungsindex 327
Brechzentrum 152
Brennpunkte 326
Brennweite 327

Brennwert
- biologischer 170
- physikalischer 170–171
B-Rezeptoren/-Sensoren 86
- Herzmuskel 69
Broca-Sprachzentrum 367, **380–381**
- Schädigung 358
Brodmann-Gliederung 367
- Motorkortex 309
Bronchien
- Nervensystem, vegetatives 288
- Parasympathikus 288
- Sympathikus 288
Bronchodilatation bei Arbeit 139
Bronchokonstriktion, Parasympathikus 288
Bronchospasmen 29, **253**
Brown-Séquard-Syndrom 320, **323**
Brunner-Drüsen 161
Brunner-Drüsensekrete
- pH-Wert 155
- Sekretion, tägliche 155
Brustwandableitungen, unipolare nach Wilson 54–55
BSG s. Blutkörperchensenkungsgeschwindigkeit
B-Symptomatik, Hodgkin-Lymphom 34
BTPS(Body Temperature, Pressure, Saturated)-Volumen, Lunge 107
Bürstensaumenzyme 163
Bulbärparalyse 358
Bulbogastron 158
Bulbus
- oculi 326
- olfactorius 361, 382
Bunsen'scher Löslichkeitskoeffizient 120
B-Zellen (Blut) s. B-Lymphozyten
B-Zellen (Pankreas) 222
- Insulinfreisetzung 223

C

C1-C9 30
C1q, Komplementsystem, Aktivierung 30
C3b, Komplementsystem, Aktivierung 30
Ca^{2+}-ATPasen s. Calcium-Pumpen
Cabrera-Kreis 55
Caisson-Krankheit, Tauchen 129
Calcitonin 11, **221–222**

Calcium 181
- Aufnahme aus dem Darm, Parathormon 221
- Blutgerinnung 23
- Homöostase 220
- Injektion, intravenöse, Warmsensoren 316
- Knochenumbau 221
- Konzentration, extrazelluläre 247
- Muskelkontraktion 268
- Plasmakonzentration 19
- Resorption 167
Calciumantagonisten 49
Calcium-ATPasen 6
Calciumeinstrom, Herzmuskel, Noradrenalin 68
Calcium-Haushalt 220–222
- Parathormon 221
Calciumkanäle
- Dihydropyridin-empfindliche 267
- Phosphorylierung 251
- Ryanodinrezeptor-Typ 267
Calcium-Natrium-Antiport 6
Calcium-Pumpen 6
Calcium-Resorption
- Parathormon 196
- Tubulus, proximaler 188
- Vitamin D_3 196
Calciumspeicher, Knochen 221
Calcium-Trigger-Einstrom, Skelettmuskulatur, Kontraktion 267
Calcium-Wiederaufnahme, Herzmuskel 49
Calmodulin 276
cAMP (cyclisches Adenosinmonophosphat) 10, 204
cAMP-Kaskade 10–11
Capsula interna 311
Carbamino-Hämoglobin 124
Carboanhydrase 124, 156
Carboanhydrase-Mechanismus, tubulärer Transport 187
Carboxypeptidasen A/B 159
cardiac output 63
Carrier-Proteine 5
- proximaler 189
- Tubulus 189
CBG (Cortisol-bindendes Globulin) 205
CCK s. Cholecystokinin (CCK)
CD4-Helferzellen, HIV-Infektion 35

CD8-Lymphozyten 34
CETP (Cholesterinester-Transferprotein) 165
Charcot-Trias, zerebelläre Symptome 309
Chemokine 32
Chemokin-Rezeptoren, Granulozyten, neutrophile 28
Chemoreptoren-Trigger-Zone, Erbrechen 153
Chemorezeptoren/-sensoren 257, **318**
- Glomus aorticum/caroticum 126
- Herz 70
Chemosensorenreflexe 86
- Glomus aorticum/caroticum 86
Chemotaxis, Leukozyten 28, 30
Chemotherapeutika, Krebstherapie 8
Chenodesoxycholsäure 160
Cheyne-Stokes-Atmung 128
Chiasma opticum 338
Chiasma-Läsion 340
Chlorid, Plasmakonzentration 19
Chlorid-Ionen, Resorption 167
Cholecalciferol 147
Cholecystokinin (CCK) 11, **159**, 368
- Funktion, Auslöser bzw. Bildungsort 167
- Gallefreisetzung 160
- Magenentleerung 152
- Ösophagussphinkter, unterer 151
Cholera 161
Choleratoxin 10
- Adenylatcyclase, Daueraktivierung 10
choleretische Wirkung, Gallensäuren 161
Cholesteatom, Schalleitungsstörung 356
Cholesterin 164–165
Cholesterinester 163–164
Cholesterinesterase 159
Cholesterinester-Transferprotein (CETP) 165
Cholesterinsteine 162
cholinerge Fasern, parasympathische, Durchblutung, regionale 98
cholinerge Rezeptoren 283
- präsynaptische 286

cholinerge Sympathikusfasern, Schwitzen 174
Cholinesterase-Hemmer 253, 286
– Wirkung an Synapsen 252
Cholinozeptoren
– muskarinerge (m-Cholinozeptoren) **283**, 285
– nikotinerge (n-Cholinozeptoren) **283**, 285
Cholsäure 160
Chorda tympani 360
Chorea 302, **305**
– Huntington 302, 305
Chorioidea 326
Choriongonadotropin
– humanes s. hCG
– Schwangerschaft 235–236
Christiansen-Douglas-Haldane-Effekt 125
Christmas-Faktor 23
Chrom 149
chromatische Aberration 328
chromosomales Geschlecht 237
Chronaxie 249, 274
Chronotropie
– negative, Parasympathikus 69
– positive, Sympathikus 68
Chylomikronen 164
– Lipidtransport 164
– Lymphkapillarpermeabilität 97
Chymotrypsin 159
Chymus 153
– Transitzeit 154
Cimetidin 158
C1-Inaktivator 26
Citrat, Puffersystem 198
C-Kinase 11
C3-Konvertase, Komplementsystem, Aktivierung 30
CO s. Kohlenmonoxid
CO_2 s. Kohlendioxid
Cobalamin 148
Cochlea (Schnecke) 350
– Funktion 351–352
– Rekrutierung 353
– Schallfrequenz, charakteristische 352
Colchicin, Gicht 8
Colliculi
– inferiores 353
– superiores 339, 353
Compliance
– Gefäße 79

– Lunge 110
– Ventilationsstörungen, restriktive 119
– statische, Bestimmung 111
– Lunge 110–111
– Thorax 110
Connecting-Peptid 224
Conn-Syndrom 88, 195, 217
Corpus(-ora)
– amygdaloideum 382
– geniculatum laterale 339, **340**, 369
– mediale 353, 369
– luteum 230
– mamillaria 383
– trapezoideum 353
Cortex cerebri s. Kortex
Corti-Organ 350
– Altersveränderung 241
Cotransmitter 250
Co-Transporte 6
Countertransporte 6
C-Peptid 224
C-reaktives Protein 28, **31**
CRH (Corticotropin-Releasing-Hormon) 204, 219
Crista ampullaris 346
CRP s. C-reaktives Protein
Cumarin-Derivate 27
Cupula 346
Cupulaauslenkung 347
Curare **252**, 283
– Wirkung an Synapsen 251
Cushing-Syndrom 205, **209**
– ACTH-Sekretion, vermehrte 209
– ektopes 226
– Hypercortisolismus 209, 226
Cyclooxygenase 25, 228
– Inaktivierung, Acetylsalicylsäure 25
C-Zell-Karzinom 226

D

Dämmerungssehen 334
Dale-Prinzip 250
Dalton-Gesetz 116
Dampfdruck
– Luft, umgebende 174
– Wasser auf der Haut 174
Darm, Elektrolytresorption 167
Darmflora 161
Darmnervensystem, intrinsisches/extrinsisches 167

Darmverschluss s. Ileus
Dauerdepolarisation
– Herzmuskel 46
– Kontraktur 269
– Succinylcholin 252
Dauerleistung 139
Dauerleistungsgrenze 139, 141
– Arbeit 141
Deafferenzierungstheorie, Schlafen 379
Defäkationsreflex 154, 289
– intrinsischer/parasympathischer 289
Defibrillation, Kammerflimmern 58
Dehnbarkeit, Gefäße 79
Dehnungsrezeptoren/-sensoren 214, 259, **318**
– Aortenbogen 85
– Carotissinus 85
– Harnblase 290
– Herzvorhöfe/Vena cava, Wasserhaushalt, Regulation 178
– kardiale 86
– Muskelspindeln 292–293
Dehydratation 85, **179**, 187, 195
– hyper-/hypo-/isotone 180
– Trinken von Meerwasser 194
Dehydroepiandrosteron (DHEA) 219
Deiters-Kern, Unterbrechung, Dezerebrationsstarre 322
Dejodierung, Hormonabbau 206
deklaratives (explizites) Gedächtnis 374
Dekompression(skrankheit) 129
– Tauchen 129
Dekontraktionshemmung, Myotonie 275
Dekrement 246
delayed compliance s. Stress-Relaxation
delta sleep inducing peptide (DSIP) 410
Demographie, Lebenserwartung, durchschnittliche 238–239
Demyelinisierung 249
Denervierung, Skelettmuskulatur 274–275
Depolarisation 245
– diastolische 45
– Haarzellen, innere 352

- Herzmuskel 42, **43**
  - Calcium-Ionen, Einstrom 43
  - Kaliumionen-Leitfähigkeit, erhöhte 43
  - L-Typ-Ca^{2+}-Kanäle 43
  - Natriumionen-Leitfähigkeit, erhöhte 43
  - Natrium-Kanäle, schnelle 43
  - Natrium-System, Inaktivierung 43
- langsame 247
- Nervenfasern 247
- Photorezeptoren/-sensoren 336
- reizbedingte 247
- Sensoren 258

Depolarisationsvektor, EKG 51
Depression 255
- Aminhypothese 253–254
- Antidepressiva, trizyklische 255
- Gedächtnis 376–377
- posttetanische 255
- tetanische 255

Dermatome 320
Desaminierung, Hormonabbau 206
Desensitierung, Synapsen 252
20,22-Desmolase, ACTH 209
Desoxyribonuklease 159
Desquamationsphase, Endometrium 232
Desynchronisation, interne, Schlaf-Wach-Rhythmus 377
deszendierende Hemmung, synaptische Übertragung 255
Detailwahrnehmung 338
Determinante, Antigene 32
Deuteranomalie 342
Deuteranopie 342
Dextran 20
Dezerebrationsstarre 301
Dezibel (dB) 354
DHT (5α-Dihydrotestosteron) 233
- sexuelle Differenzierung 238
DHT-Mangel 238
Diabetes insipidus 88, 195
- centralis 88
- renalis 88
Diabetes mellitus 189, **224–225**
- Azidose, metabolische 136
- Cushing-Syndrom 209
- insulinabhängiger (juveniler, IDDM) 224
- Ketonkörper 224–225

- nicht-insulinabhängiger (NIDDM) 224
- Polyneuropathie 315
- Retinopathie 100
- Typ I 39
- Wachstumshormon 211

diabetisches Koma 225
diabetogene Wirkung
- Wachstumshormon 211
- Zellzuwachs 211

Diacylglycerin (DG) 11
Diapedese, Leukozyten 28
Diarrhoe
- Lactasemangel 162
- sekretorische 10

Diastole 60
- Herzgeräusche 62

diastolische Depolarisation 45
diastolisches Potential, maximales (MDP) 45
Diazepam 254
dichromate Farbsinnstörungen 342

Dickdarm
- Massenbewegungen 154
- Transitzeit (Passagegeschwindigkeit) 154

Dickdarmmotorik 154
Dickdarmsekrete 161–162
- pH-Wert 155
- Sekretion, tägliche 155

Differentialblutbild
- Leukozyten 28
- Linksverschiebung 29

Differential-Fühler, reine 318
Differentialsensoren 258
Diffusion 3
- Atemgase 130
- einfache 3–4
- erleichterte 5
  - Sättigungscharakteristik 5
- fettlösliche Substanzen 95
- Ionenkanäle 4
- Kapillaren 95
- Lunge 116–117
- Substanzen, geladene 4
- substanzspezifische 5
- wasserlösliche Substanzen 95

Diffusionskapazität 140
- Bestimmung 117
- Kohlenmonoxid 117
- Lunge 117

Diffusionskoeffizient 4
Diffusionsleitfähigkeit, Lunge 117

Diffusions-Perfusions-Verhältnis 118
Diffusionsstörungen 118–119
Digitalisglykoside 70
5α-Dihydrotestosteron (DHT) 233
- Mangel 238
- sexuelle Differenzierung 238

1,25-Dihydroxycholecalciferol 222
- Calcium-Resorption 196

dikrote Blutdruckwellen 81
Dioptrien 327
dioptrischer Apparat 326–333
2,3-Diphosphoglycerol (2,3-DPG), Sauerstoffbindungskurve 122
Diplopie/Doppelbilder 343
- Myasthenia gravis 275

Disaccharide 146
Dishabituation, Reflexe 298
Disinhibition
- Purkinje-Zellen 308
- Reflexe 298

diskontinuierliche Kapillaren 95
Dissoziationskonstante K 133
dissoziierte Empfindungsstörung 323
Diurese, osmotische 224, **224**
Diuretika 89
- Hörminderung 351

Divergenz
- Erregung, neuronale 256
- Retina 336–337

Dominanzsäulen
- kortikale, visueller Kortex 367
- okuläre, visueller Kortex 340

L-Dopa 305
- Parkinson-Syndrom 305

Dopamin 11, 204, **255**, 368
- Basalganglien 304
- Prolactin-Sekretion 212
- Vorkommen/Wirkungsweise 254

dopaminerge Fasern, Basalganglien 304
dopaminerge Substantia-nigra-Neurone, Überaktivität, Chorea Huntington 305
Dopaminmangel, Parkinson-Syndrom 305
Dopaminrezeptoren, Neuroleptika 383
Doping
- Erythropoetin 226
- Testosteron 234

Doppelbilder 343
- Myasthenia gravis 275
Drehbeschleunigung 346
- Bogengangsorgane 348
Dreifarbentheorie, Farbensehen 342
Dromotropie
- negative, Parasympathikus 69
- positive, Sympathikus 68
Druck 1
- hydrostatischer 92, 184, 191, 193
  - Interstitium 191
  - Kapillaren 96, 191
  - Lungenperfusion 117
- intraalveolärer 101, 112
- intrakranieller, Überdruckbeatmung 114
- intraösophagealer 111
- intrapleuraler 101, 110
  - Veränderungen 112–113
- intrapulmonaler 110–111, **113**
  - Bestimmung 112
  - Veränderungen 112–113
- intraventrikulärer 64
- kolloidosmotischer 20
  - Kapillaren 96
- onkotischer **20**, 184, 191, 193
- osmotischer 2, **18–19**
- pulmonalarterieller 114
  - Überdruckbeatmung 114
- systemarterieller 83
- transmuraler, Kreislaufsystem 78–79
Druckanstiegsgeschwindigkeit, maximale, Ventrikel, linker 69
Druckbelastung, Herzmuskel 66–67
Druckdiurese 183
Druckpuls, Arterien 81
Druckpulskurve 82
- Gefäße 82
- Hochdrucksystem 82
- Inzisur 81
Druckrezeptoren/-sensoren 258, 315–316
- Nieren 179, 218
Druck-Stromstärke-Diagramm/-Kurve
- Atemwegswiderstände 112
- Gefäße 80
Druckumkehr, Kreislauf, fetaler, Umstellung, postpartale 103
Druck-Volumen-Arbeit 2

- Herzmuskulatur 64
Druck-Volumen-Diagramm
- Atemwegswiderstände 113
- Herzmuskel 63
Drüsenhormone 204
D-Sensoren 258
DSIP (delta sleep inducing peptide) 410
Ductus
- arteriosus (Botalli) 103–104
  - Verschluss 103
- cochlearis 350
- semicirculares 346
- thoracicus 165
- venosus 103
  - Verschluss 104
Dünndarm
- Fehlbesiedelung, bakterielle 153
- Motorik 153–154
- Transitzeit (Passagegeschwindigkeit) 153–154
Dünndarmperistaltik, propulsive/nicht-propulsive 153
Dünndarmsekrete 161–162
- pH-Wert 155
- Sekretion, tägliche 155
Dumpingsyndrom 152
- Gastrektomie 152
Dunkeladaptation 334–335
- Summation, räumliche/zeitliche 335
- Visus 341
- vollständige 334
duodenokolischer Reflex 154
Durchblutung(sregulation)
- cholinerge Fasern, parasympathische 98
- humorale 98
- Katecholamine 98
- Kinine 98
- metabolische 99
- myogene 98
- nervale 98
- Prostaglandine 99–100
- regionale 98–100
  - Langzeitregulation 99–100
  - Sauerstoffmangel 99
- vasokonstriktorische Fasern, sympathische, noradrenerge 98
Durst 179, **381–382**
- hypovolämischer 382
- osmotischer 382
- Stillung, präresorptive 382

dyamische Arbeit 137
dynamische Compliance, Lunge 110–111
Dynein 8
Dysästhesien 249
Dysdiadochokinese 308
Dysgeusie 360
Dysmetrie 308
Dyspnoe 113, 127
- Ventilationsstörungen, obstruktive 119
D-Zellen
- Pankreas 222
- Somatostatin 225

E

E605
- Miosis 331
- Wirkung an Synapsen 251
early receptor potential (ERP) 335
Edinger-Westphal-Kern 330–331, 339
- Miosis 330
EDRF (endothelial derived relaxing factor) 99
- aszendierende Vasodilatation 99
- Vasodilatation 99
EEG (Elektroenzephalogramm) 260, 371–372
- Ableitungen 371
- Krampfpotentiale 371
- α-Wellen 371
effektiver Filtrationsdruck 184
Effektorhormone 207
efferente Modifikation, Sensorik 323–324
Efferenzen
- Basalganglien 303
- Hirnstamm 299
- Kleinhirn 305–308
- Kortex 370
- kortikale, Hirnstamm 311
- Motorkortex 310–311
- Muskelspindeln 292
- Pyramidenbahn 311
EGF (epidermal growth factor) 32
Eicosanoide, Stoffwechsel 227
Eingeweidereflexe 288
Einheitsmembran 244
Einohrtheorie, Hörvorgang 351
Einthoven-Ableitung, EKG 53–54
Einthoven-Dreieck 53
Eisen 149–150

– Ausscheidung 149
– Bedarf, täglicher 149
– Stoffwechselstörung 149
Eisenmangelanämie 16, 18
Eiweiße s. Proteine
Eiweißelektrophorese 20
Ejakulation 235
EKG (Elektrokardiogramm) 49–59
– Ableitung(en) 53–55
  – nach Einthoven 53–54
  – nach Goldberger 54
  – nach Nehb 54–55
  – nach Wilson 54–55
– Depolarisationsvektor 51, 54
– Dipolvektor 54
– Extrasystolen, supraventrikuläre ventrikuläre 57
– Herz, Lagetypen 55–56
– Herzfrequenz 50
– Integralvektor 51
– Interpretation, vektorielle 52–53
– intrakardiales 50
– Kammerflattern/-flimmern 58
– Myokardinfarkt 56
– Nomenklatur/Normwerte 50, **54**
– pathologisches 56–59
– postextrasystolische Pause 57
– Repolarisationsvektor 51
– Strecken/Intervalle 50
– Vektortheorie 51
– Vorhofflattern/-flimmern 57–58
– vulnerable Phase, Elektrounfall 44
– Wilson-Brustwandableitungen, unipolare 54
Elastance (Steifheit), Atemapparat 110
Elastase 174
– Granulozyten, neutrophile 28
elastische Atemwegswiderstände 109–110
elastische Retraktionstendenz, Lunge 112
elektrische Phänomene, Zellen 12
elektrische Reizung 249–250
elektrische Synapsen 255
elektrischer Herzstillstand 46
elektrochemische Potentialdifferenz, Ionentransport 4

Elektroenzephalogramm s. EEG
elektrogene Ionenpumpe 245
elektrogene Pumpen 42
Elektrokardiogramm s. EKG
Elektrokortikogramm (ECoG) 371
Elektrolyte
– Nahrungsresorption 167
– Plasmakonzentration 19
Elektrolythaushalt 180–181
Elektrolytresorption 166–167
– Henle-Schleife 191
Elektrolyttransport, Aldosteron 195
elektromechanische Entkoppelung 49
elektromechanische Koppelung 48–49
– Mechanismus 48–49
– Skelettmuskulatur 267
– Verbesserung 68
Elektromyographie (EMG) 275, 295–296
– H-Antwort/-Reflexe 295
– M-Antwort/-Wellen 295
Elektroneurogramm (ENG) 249
Elektronystagmographie 333
Elektroolfaktogramm (EOG) 361
Elektrophorese, Plasmaproteine 20
Elektroretinogramm (ERG) 336
– a-, b-, c, d-Welle 336
Elektrostimulation, Schmerzen 321
Elektrotherapie 250
elektrotonische Erregung 246
– Übertragung 255
Elektrounfall
– EKG 44
– vulnerable Phase 44
Embryopathie, Vitamin-E-Mangel 147
EMG s. Elektromyographie
Emission 235
Emmetropie 329
Emotionen 370, 381–384
Empfindlichkeitseinstellung
– Haarzellen 352
– Haarzellrezeptoren 352
Empfindungen 259–261
– Absolutschwelle 260
– subjektive 261

– Unterschiedsschwelle 260
Empfindungsbereich, eigenmetrischer 277
Empfindungsmessungen 260–261
Empfindungsschwellen 315, 337
Empfindungsstörungen, dissoziierte 323
γ-Endnetze, Muskelspindeln 292
endogene Opioide 321
endokrines System, Altersveränderung 241
Endolymphe 346, **350**
Endolymphströmung, temperaturinduzierte, Nystagmus, kalorischer 349
Endometriose 232
Endometrium
– Desquamationsphase 232
– Proliferationsphase 231
– Sekretionsphase 231
– zyklische Veränderungen 230–232
Endopeptidasen 159
Endoperoxyde 25
endoplasmatisches Retikulum 9
– Lipidsynthese, intrazelluläre 164
– raues, vesikulärer Transport 8
– Verdauungssekrete, Sekretion 154
Endorphine 321
Endothelin 11
– Durchblutung, regionale 99
Endozytose 6
γ-Endplatten, Muskelspindeln 292
Endplattenpotential 264
Energetik 12–13
Energie 1
Energiebilanz
– negative/positive 150
Energiegewinnung, aerobe/anaerobe 130
Energiehaushalt 169–172
Energieumsatz
– Ermittlung 170–171
– Herz 66
– Indifferenztemperatur 170
– Körpertemperatur/Fieber 170
– Nahrung, Wirkung, spezifisch-dynamische 170
– Organismus 169–170
– Schilddrüsenhormone 215

– Zelle 169
Energieverbrauch, Muskulatur, glatte 277
Energieversorgung, Skelettmuskulatur 274
Engrammbildung
– Gedächtnis 376–377
– Synapsen, Langzeitpotenzierung 255
Enkephaline 321
Enteroglucagon 224
– Funktion, Auslöser bzw. Bildungsort 168
enterohepatischer Kreislauf 161
Enterokinase 159
Enterozeption 335
Entladungsmuster, Makulaorgane 347
Entspannungsphase
– Herztätigkeit 60–61
– isovolumetrische 60
Entzündung, Nozizeptorenreizung 318
Entzündungsparameter, α_2-Globulinfraktion 21
Entzugsblutung 232
Enzephalopathie, hepatische 162
Enzyme
– lipolytische 159
– nukleolytische 159
– Pankreassaft 159
– proteolytische 159
eosinophile Granulozyten 29
epidermal growth factor s. EGF
Epilepsie, EEG 371
EPO s. Erythropoetin
EPSP (exzitatorische postsynaptische Potentiale) 253
ERA (Evoked Response Audiometry) 356
Erbrechen 152–153
– antiperistaltische Phase 153
– Chemoreptoren-Trigger-Zone 153
Erektion
– bei der Frau 234
– beim Mann 235
ERG s. Elektroretinogramm
Ergometrie 140
ergotrope Zonen, Hypothalamus 88
Erhaltungsumsatz 169

Erholungspulssumme, Herzfrequenz 139
Erholungswärme, Skelettmuskulaur, Wirkungskraft 273
Ermüdung 139, 141–142
– physische 141–142
– psychische 142
Ermüdungsanstieg, Herzfrequenz 139
Ernährung 145–168
– Herz 65–66
– inadäquate 150
– parenterale 150–151
ERP (early receptor potential) 335
Erregbarkeit
– reduzierte, Nervenzellen 247
– Zellen, Calciumhaushalt 181
Erregung
– Divergenz 256
– elektrotonische 246
– Konvergenz 256
– kreisende, Gedächtnis 377
– neuronale Netzen 256–257
Erregungsausbreitung
– Herzmuskel 46–47
– Nervenfasern 246
Erregungsbildungs-/-leitungssystem
– ektopes 57
– Herzmuskel 46–47
– Hyperkaliämie 45–46
– Hypokaliämie 46
Erregungs-Kontraktions-Kopplung, Skelettmuskulatur 266–267
Erregungsleitung
– Blockbildungen 59
– Herzmuskel 46
  – vulnerable Phase 46
– Nervenfasern, markhaltige 249
– marklose 249
– saltatorische 249
Erregungsrückbildung, Herzmuskel 47–48
Erregungsübertragung
– elektrotonische 255
– motorische Endplatte 252, 269
– Skelettmuskulatur 264
Ersatzstimmbildung 358
Erwachsenenhämoglobin 120
Erwartungs- oder Startreaktion, Blutdruckregulation 88
Erythroblasten 17
Erythropoese 17
– Testosteron 233

Erythropoetin (EPO) 17, **226**
– Blutviskosität 78
– Doping 78
– Höhenakklimatisation 128
Erythrozyten 15, **16–19**
– Abbau 17
– Bildung und Regulation 17
– Lebensdauer (mittlere) 17
– osmotische Resistenz 18
– Rouleaux-/Geldrollenphänomen 78
– Sauerstoffpartialdruck 17
– Schwellung/Schrumpfung 18
– Stechapfelform 18
– Verformbarkeit 16
Erythrozytenzahl 17
– Blutviskosität 78
– Erythropoetin 226
Erythrozyturie 185
essentielle Aminosäuren 147
essentielle Fettsäuren 147
Essverhalten
– Leptin 228
– MSH 209
Esterasen, Monozyten 29
Euler-Liljestrand-Mechanismus 118
– Lungenkreislauf 101
Eupnoe 127
Euthyreose 216
Evans Blue
– Indikatorverdünnungsmethode 16
– Körperwasserbestand, Messung 178
Evoked Response Audiometry (ERA) 356
evozierte Potentiale 372
Exopeptidasen 159
Exozytose 6
– gastrointestinale Sekretion 154–155
explizites (deklaratives) Gedächtnis 374
Exspiration
– Atemhilfsmuskeln 111
– venöser Rückstrom 93
exspiratorisches Reservevolumen 108–109
Extensor-(Schutz-)Reflex
– gekreuzter 297–298
– Querschnittslähmung 299
Exterozeption 313
Extinktionsmessung 17

Extraktionsfaktor, renaler 200–201
extrapyramidale motorische Bahnen 311
Extrasystolen 69
– EKG, prognostische Einschätzung 57
– Pulsus irregularis 83
– supraventrikuläre, EKG 57
– ventrikuläre, EKG 57
Extrazellulärflüssigkeit 178
Extrazellulärvolumen, Zunahme, Aldosteron 195
Extremitätenableitungen nach Einthoven, EKG 53–54
extrinsisches System, Blutgerinnung 23

F
Fab (Antigen-bindende Fragmente) 35
Fåhraeus-Lindquist-Effekt 78
Fahrradergometrie 141
F-Aktin 8, 265
Faktor I 23
Faktor II 23
Faktor III 23
Faktor IV 23
Faktor V 22
– aktivierter 23
Faktor-V-Mutation/-Leiden 26
Faktor VII 22–23
Faktor VIII 23
Faktor IX 23
Faktor X 23
Faktor XI 23
Faktor XII 23–24
Faktor XIII 23, **25**
Faktor XIIIa 25
Faraday-Konstante 245
Farbenblindheit, totale 342
Farbensehen 342
– Dreifarbentheorie 342
– Gegenfarbentheorie 342
– trichromatisches 334
– Zapfen 334
– Zonentheorie 342
Farbsinnstörungen 342
– dichromate 342
– trichromate 342
Farbtüchtigkeit, Prüfung 342
Farbwahrnehmung 338
– kortikale 340
γ-Fasern, fusimotorische 293

Fassthorax, Lungenemphysem 108
Fazialislähmung, Hyperakusis 351
Fc-Fragment 35
Fechner-Gesetz 260
Feedback-Hemmung 256
– Reflexe 298
Feedforward-Hemmung 256
Feinmotorik, Schlaganfall 312
fenestrierte Kapillaren 95
Fernakkommodation 328
– Parasympatholytika 328
Fernsinne 259, 350
Ferritin 149
fetoplazentare Einheit 237
Fette (s. a. Lipide) 147
– Brennwert/kalorisches Äquivalent 171
– Verdauung 163
Fettemulsionen 163
– Ernährung, parenterale 151
Fettgewebe, braunes, Lipolyse, Wärmeproduktion 175
Fettgewebszellen, Hormone 228
Fettleber 150
fettlösliche Substanzen, Diffusion 95
fettlösliche Vitamine 147–149
Fettresorption 164, 167
Fettsäure-Derivate 204
Fettsäuren
– essentielle 147
– freie 163–164
– Hungerzustand 150
Fettsäuresynthese/-stoffwechsel
– Diabetes mellitus 224
– Insulin 223–224
– Schilddrüsenhormone 215
Fettstühle 153, 163
Fettsucht 150
Fettsucht-Gen 150
Fettverdauung 164
– Gallensäuren 160
Fettzufuhr, empfohlene 147
Fetus, Blutkreislauf 102–104
FEV_1 119
FGF (fibroblast growth factor) 22
Fibrillationen 274
Fibrin 23
– Spaltung 27
– vernetztes, unlösliches 25
Fibrinbildung, Blutgerinnung 23
Fibrinmonomere 25

Fibrinogen 23
– Mangel 26
Fibrinolyse 23, **27**
– Aktivierung 27–28
– Hemmung 27–28
Fibrinopetide A/B 25
Fibrin-stabilisierender Faktor 23
fibroblast growth factor s. FGF
Fibronektin 25
Fick'sches Diffusionsgesetz/-Prinzip 4, 116
– Bestimmung 63
– Herzzeitvolumen 63
Fieber 176
– Anstieg/Abfall 176
– Atmungsantrieb 127
– Energieumsatz 170
Fila olfactoria 361
Filamentgleitmechanismus
– Muskelkontraktion 267
– Muskulatur, glatte 277
Filamentsystem, Muskulatur, glatte 275–276
Filtration, Kapillaren 95–97
Filtrationsdruck, effektiver 184
– Kapillaren 96
Filtrationsfläche, Nieren 184
Filtrationsfraktion (FF) 201
Filtrationsgleichgewicht, Glomeruluskapillaren 184
Filtrationskoeffizient 184
Fixationsperioden, Augenbewegungen 332
Flexor-Reflex 294, 297, **298**
– Afferenzen (FRA) 294
– Querschnittslähmung 299
Flimmerverschmelzungsfrequenz, Zapfensehen 334
Flower-spray-Endigungen, Muskelspindeln 292
Flüssigkeit
– interstitielle 178
– intrazelluläre 178
– transzelluläre 178
Flüssigkeitsaustausch, Kapillaren 19–20, 95
Flüssigkeitsreabsorption, Kapillaren 97
Flüssigkeitsverschiebungen, Blutdruckregulation 90
Flüstersprache 358
Flush, Karzinoid 226
Folgeregler (Servoregler) 13

Follikelphase, Menstruationszyklus 230–231
follikelstimulierendes Hormon s. FSH
Follitropin s. FSH
Folsäure 148
Foramen ovale
– offenes 103
– Verschluss 103
Formanten, Vokale 357
Formatio reticularis 281, 299, 323
– Informationsverarbeitung, sensorische 323
– mesenzephale (MFR) 333
– paramediane, pontine (PPFR) 333
Fovea centralis 326, 332
Fowler-Test, Innenohrschädigung 357
FRA (Flexor-Reflex-Afferenzen) 294
fraktionelle Ausscheidung 201
Frank-Starling-Mechanismus 66, **67**, 92
– Herzgröße 70
Freizeitumsatz 170
Fremdreflexe 297
Fremdstoffe, Sekretion, Tubuls, proximaler 189
Frenzel-Brille 348
Frequenzdispersion 351
Frequenzinotropie 49
– Herzmuskel 49
Frequenzkodierung, Sensorpotential 259
Frequenzunterschiedsschwelle
– Hörbereich 355
– sukzessive 355
Freude 383
F_c-Rezeptoren 29
Frontalhirnläsion 382
Fructose 146, 164
– Nahrungsresorption 164
FSH (follikelstimulierendes Hormon, Follitropin) 11, 205, **210**, 229
Fühler, Regelkreise 13
Füllungsdruck
– enddiastolischer 64
– mittlerer, Venen 92
Füllungsphase, Herztätigkeit 60–61
Fundus-Korpus-Region, Magen 156

Funktionsproteine, phosphorylierende 11
Funny channels 45
Furosemid 191
fusimotorische γ-Fasern, Muskelspindeln 293
Fußvenen, Druck 92

G

GABA (γ-Aminobuttersäure) 251, **253**
– Basalganglien 303–304
– Kleinhirnrinde 308
– Kortex 368
– Vorkommen/Wirkungsweise 254
– Wirkung, inhibitorische 254
GABAerge Neurone 303
GABA-Rezeptor 254
G-Aktin 265
Galaktorrhoe, Prolactinom 213
Galaktose 164
– Nahrungsresorption 164
Galle 160–161
– Aufgaben 160
– Ausschüttung ins Duodenum 160–161
– Dünndarmperistaltik 153
– pH-Wert 155
– Sekretion, tägliche 155
Gallenblase 160
Gallenfarbstoff 160
Gallengangssystem 160
Gallensäuremangel 153
Gallensäuren 160
– choleretische Wirkung 161
– Fettverdauung 160
– Nahrungsfette 163
– Rückresorption 161
Gallensteine 162
Gammopathie, monoklonale 35
Ganglienblocker 69
Ganglienzellen
– Retina 337–338
 – Leitungsgeschwindigkeit 337
– retinale Verarbeitung 336
Ganglion
– geniculi 360
– spirale 351–353
Gap junctions 9, 255
– elektrische Synapsen 255
– Informationsübermittlung 9
– Single-Unit-Muskeltyp 275

Gasaustausch 114–116
– Gewebe 130–132
Gasbildung, gastrointestinale 162
Gasblasenbildung, Tauchen 129
Gase im Blut, Löslichkeitsgesetze 120
Gasgesetz, ideales 107
Gasgleichung, allgemeine 2
Gaskonstante, allgemeine 107
Gastrektomie, Dumpingsyndrom 152
Gastrin 157
– Funktion, Auslöser bzw. Bildungsort 167
– Magenentleerung 152
– Ösophagussphinkter, unterer 151
– Salzsäuresekretion 158
Gastrinom 157
Gastrinrezeptoren 158
Gastritis 158
– chronisch-atrophische 157
gastrointestinale Motilität, Spontandepolarisationen 151
gastrointestinale Sekretion 154–155
gastrointestinaler Transport, Nahrung 163–164
gastrokolische Reflexe 154, 290
Gauer-Henry-Reflex **70**, 86, 178
G-CSF (granulocyte colony stimulating factor) 32
GDP (Guanosindiphosphat) 10
Gebärmutterhals (Zervix) 232
Gedächtnis 373–377
– deklaratives (explizites) 374
– Depression 376–377
– Engrammbildung 376
– Engramme, strukturelle 377
– Erregungen, kreisende 377
– Hemmung, proaktive/retroaktive 375
– Langzeitdepressionen 376–377
– Langzeitpotenzierungen 376
– neuronale Grundlagen 376–377
– Potenzierung 376
 – posttetanische 376
– primäres 375
– prozedurales (implizites) 374
– sekundäres 375
– sensorisches 375
– tertiäres 375
Gedächtnisleistungen, Motivation 366

Gedächtnisstörungen 375–376
Gedächtnistheorien 374–375
Gedächtniszellen 33–34
– Bildung 33
– B-Lymphozyten 34
– T-Lymphozyten 33
Gedankengänge, längere, Entwicklung 367
Gefäßdurchblutung, Autoregulation 80
Gefäße
– Compliance 79
– Dehnbarkeit 79
– delayed compliance 80
– Druckpulskurve 82
– Druck-Stromstärke-Kurven 80
– Hämodynamik 76–81
– Stress-Relaxation 80
– Strömungswiderstand 76
– Stromstärke 77
– Volumendehnbarkeit 79
– Volumen-Druck-Kurve 79
Gefäßeigenschaften, Kreislaufsystem 78–81
Gefäßkontraktion
– Blutgerinnung 22
– druckreflektorische 98
Gefäßpermeabilität
– Erhöhung, Komplementsystem 31
– Granulozyten, neutrophile 28
Gefäßquerschnitt, Körperkreislauf 75
Gefäßsystem
– Abschnitte, funktionelle 74–76
– Innervation 98
– – vegetative 80
– Volumen-Druck-Kurve 79
Gefäßwiderstand 76
– peripherer, Blutdruckregulation 85, 89
Gegenfarbentheorie, Farbensehen 342
Gegenstände, Bennung 366
Gegenstandsweite 327
Gegenstromsystem, vaskuläres 183
Gegentransportmechanismus (Antiport)
– Henle-Schleife 191–193
– tubulärer Transport 187
– Vasa recta 193
– Ketonkörper Hirnstoffwechsel 146

Gehirn... s. Hirn...
Gehör 350–357
– Mechanorezeptoren 350
Gehörgang, Resonanzfrequenz 351
Gehörknöchelchen 350
Gehörorgan 350, 376
– Aufbau 350–351
Gehörsinn, Modalität/Qualität 260
Gelatine 20
Gelbkörper s. Corpus luteum
Gelenke, PD-Rezeptoren/-Sensoren 294
Gelenkrezeptoren/-sensoren 313
– Propriozeptoren 318
Genitale, äußeres, Differenzierung 238
Genitalreflexe
– bei der Frau 234
– beim Mann 235
genomische Wirkung, Hormone 205
Genregulationstheorie, Altern 239
Gerätetauchen 129
Geräusch 358
Gerinnungsfaktoren, Mangel 25
Gerinnung s. Blutgerinnung
Geruchsbahn 362
Geruchsempfindungen, Klassifizierung 361
Geruchshalluzination 362
Geruchsprofil 361
Geruchsqualität 361
Geruchsrezeptoren/-sensoren 361
Geruchssinn 361–363
– Modalität/Qualität 260
Geruchszellen 258
Gesamtkörperwasser 177
Gesamtnierendurchblutung 201
Gesamtpufferbasen 134
– Konzentration 134
Gesamtwiderstand, Atemapparat 110
Geschlecht
– chromosomales 237
– gonadales 237
– somatisches 237
– – Differenzierung 238
Geschmack, Adaptation 360
Geschmacksbahn 360
Geschmacksfasern, afferente 360
Geschmacksknospe 360

Geschmacksprofil 360
Geschmacksrezeptoren/-sensoren 360
– Altersveränderungen 241
– Erregung 360
– Sinneszellen, sekundäre 360
Geschmackssinn 359–361
– Modalität/Qualität 260
– Signaltransduktion 360
Geschmacksstoffe, süße, saure, salzige bzw. bittere 360
Geschwindigkeitssensoren 258
Gesichtsdermatitis 148
Gesichtsfeld 332
– Bestimmung 340
– kontralaterales 339
Gesichtsfeldausfälle 326, 340
Gesichtsmotorik, Basalganglien, skelettomotorische Funktionsschleife 303
Gesichtssinn, Modalität/Qualität 260
Gestaltergänzung 341
Gestaltwahrnehmung 341
Gewebe
– anoxische Schäden, irreversible/reversible 132
– Gasaustausch 130–132
– Kapillarisierung 131
– Kohlendioxidpartialdruck 130–131
– Sauerstoffpartialdruck 130
– Sauerstoffverbrauch 130
– Sauerstoffvorräte 130
Gewebeverletzung, Nozizeptorenreizung 318
Gewebewiderstand, Atemwege 112
Gewebsanoxie 131
Gewebsatmung 130–132
– Störungen 131–132
Gewebsdurchblutung 94–100
Gewebshormone 204
– autokrine/parakrine Wirkungsweise 204
Gewebshypoxie 131
– Lungenerkrankungen 131
– Shunt-Blut 131
– Ursachen 132
GH (growth hormon, Somatotropin bzw. Wachstumshormon) 154, 157, 205, **210–212**, 229
– anabole Wirkung 211
– diabetogene Wirkung 211

– Insulin-Antagonist 225
– Mangel 211
GH-Bindungsprotein (GHBP) 211
GH-Mangel 211
GH-Rezeptor 211
GHRH (Growth-hormone-RH) 204
Gibbs-Donnan-Gleichgewicht 185
Gicht 189
– Colchicin 8
GIP (gastric inhibitory peptide)
– Funktion, Auslöser bzw. Bildungsort 167
– Magenentleerung 152
– Ösophagussphinkter, unterer 151
GIP (glucose-dependent insulin releasing peptide) 224
glandotrope Hormone 206
– Regelkreise 207
Glandula
– parotis 155
– sublingualis 155
– submandibularis 155
glanduläre Hormone 204, 206
– Regelkreise 207
Glaskörper 327
Glaukom 331–332
Gleichgewichtspotential, Ruhemembranpotential 245
Gleichspannungspotentiale, Kortex 372
Gleichstrom, elektrische Reizung 249
Gliazellen 246
– Kortex 370
globale Aphasie 381
α_1-Globuline, Elektrophoresekurve 20–21
α_2-Globuline, Entzündungsparameter 20
Globus pallidus 301
– Pars interna, Überaktivität 305
glomeruläre Filtrationsrate (GFR) 183–185, **199–200**
– Siebungskoeffizient 185
Glomerulonephritis 185
glomerulotubuläre Balance 186
Glomerulus 182
– Kapillaren 182
– Perfusionsdruck 182
Glomerulusfilter 184–185
– Leitfähigkeit 184
– Schichten 184–185

Glomeruluskapillaren, Filtrationsgleichgewicht 184
Glomus
– aorticum/caroticum, Chemorezeptoren/-sensoren 126
– Chemosensorenreflexe 86
Glottis 357
GLP-1 (Glucagon-like peptide-1) 224
– Funktion, Auslöser bzw. Bildungsort 168
GLP-2 (Glucagon-like peptide-2), Funktion, Auslöser bzw. Bildungsort 168
Glucagon 11, 157, **225**
– Freisetzung bei Muskeltätigkeit 140
– Insulin-Antagonist 225
Glucocorticoide 217, **218–220**
– ACTH 208, 219
– immunsuppressive Wirkung 219
– Insulin-Antagonisten 225
– Regulation 219
Glucokinase 223
Gluconeogenese
– Diabetes mellitus 224
– Glucocorticoide 218
– Schilddrüsenhormone 215
Glucose 164
– Ernährung, parenterale 151
– filtrierte 188
– Nahrungsresorption 164
– Plasmakonzentration 19
– Siebungskoeffizient 185
– Zellpermeabilität 223
Glucose-Uniport-Carrier, aktiver 164
Glucose-Resorption 189
– Tubulus, proximaler 188
Glucose-Transporterproteine (GLUT) 223
Glucosurie, Diabetes mellitus 189
Glukoseaufnahme/-verwertung, Wachstumshormon 211
α-1,6-Glukosidase 162–163
glukostatische Theorie, Hunger 382
GLUT (Glucose-Transporterproteine) 223
– Insulin 224
Glutamat 11, 251, **253**, 352
– Basalganglien 303

– Vorkommen/Wirkungsweise 254
glutamaterge Synapsen 376
Glutamat-Rezeptoren 376
Glutaminase 198
Glycin 251, **253**
– Vorkommen/Wirkungsweise 254
glykämische Ladung 146
glykämischer Index 146
Glykogen 146
Glykogenolyse, Katecholamine 140
Glykogensynthese, Insulin 223
Glykolipide, Blutgruppenantigene 36
Glykolyse 130
– aerobe, Muskelstoffwechsel 137
– anaerobe 16
– Muskelstoffwechsel 137
– Insulin 222–223
Glykoproteine 204
– hypophysäre 210
– Immunglobuline 36
Glykosylierung 8
GnRH (Gonadotropin-Releasing-Hormon) 204
– Hemmung durch Prolactin 212
Goldberger-Ableitung, EKG 54
Golgi-Apparat 9
Golgi-Zellen, Kleinhirnrinde 307
gonadales Geschlecht 237
GP-Ia/IIa-Glykoproteinrezeptorkomplex, Thrombozyten 22
GP-Ib-Glykoproteinrezeptorkomplex 22
GP-IIb/IIIa-Rezeptor 22
GP-IIb/IIIa-Rezeptorantagonisten 22
G-Proteine 10, 336
– G_i-Proteine 10–11
– cAMP-vermittelte Wirkungen 11
– G_q-Proteine, überstimulierende 11
– G_s-Proteine 10
– hemmende (G_i-Proteine) 10–11
– stimulierende (G_s-Proteine) 10
granulärer Kortex 369
granulocyte colony stimulating factor s. G-CSF
Granulom, Histiozytenwall 30
Granulosazellen 230
Granulozyten 28–29

Register

- s.a. Leukozyten
- basophile 29
- eosinophile 29
  - zirkadiane Schwankungen 29
- neutrophile 28
- segment-/stabkernige 28

Grenzstrang 281
Grenzwert, Reizantwort 249
Grimassieren, Chorea Huntington 305
Growth-Hormone-Releasing s. GHRH
Grünblindheit 342
grüner Star 331–332
Grünschwäche 342
Grundgesetz der Psychophysik 260
Grundumsatz 169
- Kälteadaptation 176
- Schilddrüsenfunktionsstörungen 170
- Wärmebildung 170

G_s-Proteine, cAMP-vermittelte Wirkungen 11
GTP (Guanosintriphosphat) 10
Guanosintriphosphat s. GTP
Guanylatcyclase 205
Guillain-Barré-Syndrom 315
Gullstrand-Formel 327
Gyrus(-i)
- cinguli 382
- parahippocampalis 382
- postcentralis 310
- precentralis 310, 368
- temporales transversi 353, 369

G-Zellen, Magen 157

H

H^+ s. Wasserstoffionen
Haarausfall, Testosteron 232
Haare, graue im Alter 240
Haarfollikelrezeptoren/-sensoren 314, 319
Haarzellen
- äußere, Längenänderung 352
- Empfindlichkeitseinstellung 352
- innere, Depolarisation 352
- innere/äußere 351
- Mikrofonpotentiale 352
- Reiztransduktion 352
- Rezeptorpotential 352
- Schädigung 356
- Zilienauslenkung 352

Haarzellrezeptoren, Empfindlichkeitseinstellung 352
Habituation 373
- Reflexe 298
Hämatokrit 16, 201
- Anstieg, physiologischer 16
- Höhenaufenthalt 16
- körperliche Arbeit 16
Häm-Gruppe 120
- kooperativer Effekt 120
Hämiglobin 120, **124**
Hämodynamik 76–81
Hämoglobin 18
- Abbau, erhöhter 18
- Aufbau, funktioneller 120
- desoxygeniertes 125
- Eisen 149
- embryonales (HbE) 120
- fetales (HbF) 102, 120
- Höhenakklimatisation 128
- inaktiviertes 123
- mittleres korpuskuläres s. MCH
- oxidiertes 124–125
- Sauerstoffbindungskurve 121
- Siebungskoeffizient 185
- tetrameres, kooperativer Effekt 121
Hämoglobinkonzentration, mittlere korpuskuläre s. MCHC
Hämoglobinopathien 18, 132
Hämoglobin-Sauerstoff-Bindung 121
Hämolyse
- chronische, Bilirubinsteine 162
- Vitamin-E-Mangel 147
hämolytische Anämie 18
Hämophilie A/B 23, 25–26
Hämosiderin 149
Hämosiderose 149
Hämostase 21–27
- s.a. Blutgerinnung
- Aktivierungsphase 23–25
- Koagulationsphase 25
- primäre 22–23
- Retraktionsphase 25
- sekundäre 23
Hämozytoblasten 17
Hageman-Faktor 23
Hagen-Poiseuille-Gesetz 76–77, 80
Halbseitenlähmung 311–312

Haldane-Effekt 125
Halsreflexe, tonische 300
Hals-Stellreflex 300
Haltearbeit 142
- tonische, α-Motoneurone 294
Haltereflexe 300
Halteregler 13
Hamburger-Shift 124
Hammer (Malleus) 350
H_2-Antihistaminika 159
H-Antwort, Muskeleigenreflexe 295
Hapten, Antigene 32
Haptoglobin 20
Harn
- hyperosmolarer 193
- Osmolarität 193
Harnblase, Dehnungsrezeptoren 290
Harnkonzentrierung 193–194
Harnleiterkolik 278
Harnsäure 189
- Tubulus, proximaler 189
Harnsäurekristalle 8
- Gicht 8
Harnstoff
- Plasmakonzentration 19
- Siebungskoeffizient 185
Harnstoff-Ausscheidung, Hungerzustand 150
Harnstoff-Kreislauf 196
Harnstoff-Resorption, Tubulus
- distaler 196
- proximaler 196
Harnstoffzyklus 162
Hauptsprachbereich, Lautstärken 355
Hauptstrombahn 94
Hauptzellen, Magen 157
Haut
- Altersveränderungen 240
- Juckpunkte 319
- Mechanorezeptoren/-sensoren 321
Hautanhangsgebilde, Altersveränderungen 240
Hautdurchblutung 101, 139
- Kälte-/Wärmebelastung 101
- körperliche Belastung 90
- Vasokonstriktion bei Belastung 139
Hautgefäße, Blutdepot 101
Hautpigmentierung, MSH 209
Hautrezeptoren/-sensoren 294

402

Hb s. Hämoglobin
HbA 120
HbCO 123
HbE 120
HbF 102, 120
HbS 18, 120
hCG (humanes Choriongonadotropin), Schwangerschaft 235–236
HDL-Lipoproteine (high density lipoproteins) 165
Head-Zonen 288, 320
Hebb-Synapsen 376
Heiserkeit 358
Helicobacter-pylori-Infektion 159
Helicotrema 350
Helium-Einwaschmethode 109
– Totraumvolumen 115
Hell-Dunkel-Adaptation 334–335
Hell-Dunkel-Sehen 255
Hemeralopie 326, 335
– Vitamin-A-Mangel 335
Hemianopsie
– bitemporale 339–340
– homonyme 339–340
  – bitemporale 339
  – kontralaterale 339
– Perimetrie 340
Hemiballismus 305
Hemiplegie
– arm-/beinbetonte 312
– kapsuläre 311
Hemisphäre
– linke, Verbalisation 379
– rechte, Abstraktionsvermögen 379
Hemisphärendominanz, Sprachregion 381
Hemmbarkeit, Transportsystem 6
Hemmung
– antegrade 256
– autogene, Motoneurone 297
– deszendierende 256
– Erregung, neuronale 256
– kompetitive, Parasympatholytika 284
– laterale 257
– motorische, Parkinson-Syndrom 305
– neuronale 256
– postsynaptische 256
– präsynaptische 256
  – Reflexe 298
– proaktive/retroaktive, Gedächtnis 375

– rekurrente 256
– reziproke, disynaptische, Motoneurone 297
– Signalverarbeitung 256
Henderson-Hasselbalch-Gleichung 133
Henle-Schleife 181, **185–186**
– Elektrolyt-Resorption 191
– Gegenstrommechanismen 191–193
– Schenkel, ab-/aufsteigender 191–192
Henry-Dalton-Gesetz 120
Henry-Gauer-Reflex, Blutdruckregulation 87
Heparin 27
– anaphylaktische Hypersensibilität 38
– Granulozyten, basophile 29
Hepatosplenomegalie, Akromegalie 213
Hering-Breuer-Reflex 126
Herpesviren, axonaler Transport 9
Herz 41–71
– Arbeitsdiagramm 64
– Automatie, gesteigerte 58
– Chemorezeptoren/-sensoren 70
– EKG 55–56
– Elektrophysiologie 41–45, 50
– Energieumsatz 66
– Ernährung 65–66
– hämodynamische Anpassungen bei Belastung 138–139
– Lagetypen 55–56
– Pumpbelastung 78
– Sauerstoffausschöpfung 65
– Sauerstoffverbrauch 66
– Ventilebene 60
– Ventilebenenmechanismus 94
Herzachse
– elektrische 55
– Versteilerung, inspiratorische 56
Herzarbeit 65
– Druck-Volumen-Arbeit 65
– reduzierte 83
Herzdreieck, kleines, nach Nehb 55
Herzdynamik 62–64
Herzfrequenz 62
– Ausdauertraining 142
– Blutdruckregulation 90
– Dauerleistung 139
– Dauerleistungsgrenze 141

– EKG 50
– Erholungspulssumme 139
– Ermüdungsanstieg 139
– Fetus 103
– Pressorezeptoren/-sensoren 85
– Sympathikus 68, 138
Herzgeräusche
– diastolische 62
– systolische 62
  – Anämie 78
Herzglykoside 70
Herzgröße, Ausdauertraining 142
Herzinfarkt s. Myokardinfarkt
Herzinsuffizienz 70, 82
– s.a. Linksherzinsuffizienz
– s.a. Rechtsherzinsuffizienz
– ACE-Hemmer 70
– Angiotensin 70
– Herzgeräusche 62
– Renin 70
Herzklappenstenosen, Herzgeräusche 62
Herz-Kreislauf-System
– Altersveränderungen 240
– Muskelarbeit 141
Herzmechanik 60–65
– U-Kurve 64
– Unterstützungsmaxima 64
Herzminutenvolumen
– Ausdauertraining 142
– Dauerleistungsgrenze 141
– Ruhebedingungen 65
Herzmuskel
– A-/B-Rezeptoren/-Sensoren 69
– Aktin-Anordnung 64
– Aktionspotential 42, 45
  – Auffülleffekt 49
  – Ionenströme 43
  – Triggereffekt 49
– Arbeitsdiagramm 64
– Beschleunigungsarbeit 64–65
– Calciumeinstrom, Noradrenalin 68
– Calcium-Wiederaufnahme 49
– Dauerdepolarisation 46
– Depolarisation 42, **43**
– Druckbelastung 66
  – akute 67
– Druck-Volumen-Arbeit 64
– Druck-Volumen-Diagramm 63
– Erregungsausbreitung 46–47
– Erregungsbildung 46–47
– Erregungsbildungs-/-leitungssystem 45–47

- Erregungsleitung, vulnerable Phase 44
- Erregungsrückbildung 47–48
- Frequenzinotropie 49
- Hypertrophie 70
  - konzentrische 71
- inotroper Effekt, positiver 49
- Ionenleitfähigkeit 43
- Kollateralkreisläufe 66
- Kontraktion, auxotonische 64
  - Beeinflussung 49
  - Formen 63
  - isometrische 63
  - isotonische 63
  - isovolumetrische 63
  - Sympathikus-Aktivierung 138
- Maxima, isotonische/isovolumetrische 63–64
- metabolische Veränderungen, Koronardurchblutung 65
- Myofibrillen 64
- Myosinanordnung 64
- Natrium-Calcium-Pumpe 49
- Natrium-Kalium-Pumpe 42
- Nicht-Tetanisierbarkeit 48
- Plasmaelektrolyte 45
- Plateauphase 44
- Refraktärphase 43–44
- Repolarisation 42, **43**, 53
- Ruhedehnungskurve 63
- Ruhepotential 42
- Schrittmacher, primärer/sekundärer 46
- Schrittmacherzellen 45
- Synzytium, funktionelles 46, 48
- Tubulus-System, transversales 48
- Unterstützungskontraktion 63
- Volumenbelastung, akute 67

Herznerven 68
Herzrhythmusstörungen
- belastungsinduzierte 141
- Kaliumhaushalt, Störungen 181
- Pulsus irregularis 83

Herzschrittmacher
- bedarfsgesteuerte 59
- belastungsadaptierte 59
- externe 59
- künstliche 59
- sequentielle 59

Herzspitzenstoß 61
Herzstillstand
- elektrischer 46
- hyperdynamer 58
- mechanischer 66

Herzstoffwechsel, Substratumsatz 66
Herztätigkeit
- äußere Zeichen 61
- Anspannungsphase 60–61
- Austreibungsphase 60–61
- autorhythmische 45
- Entspannungsphase 60–61
- Füllungsphase 60
- Parasympathikus 69
- Pathophysiologie 70–71
- Phasen 60–61
- Steuerung, nervale 68
  - nervale und humorale 68–69
- Sympathikus 66, **68–69**
- Ventilebenenmechanismus 61

Herztöne 62
- Auskultation 62

Herzvolumen, Ausdauertraining 142

Herzzeitvolumen 62–63
- Blutdruckregulation 85
- Gehirndurchblutung 101
- Muskelarbeit 89–90
- Steigerung bei Belastung 138–139
- Sympathikus 87
- Überdruckbeatmung 114

Heschl-Windung 369
Heuschnupfen 38
H_2-Histaminrezeptoren 158
high mobility group (HMG-box) 237
Hill'sche Kraft-Geschwindigkeits-Relation 273
Hinterstrang 321
Hinterstrangkerne 310
Hinterstrangsystem 322
- Informationsverarbeitung, sensorische 322, **323**

Hippocampus 374–375, 382
- Pyramidenzellen 376

Hirn
- Hypoxietoleranz 132
- Lähmungszeit 132

Hirndruck, gesteigerter, Ischämiereaktion des ZNS 86
Hirndurchblutung 101, 372–373
- Herzzeitvolumen 101
- körperliche Belastung 90
- PET 101
- Xenon-Methode 373

Hirngefäße, Autoregulation 373
Hirninfarkt, Atherosklerose 165
Hirnkreislauf 101
Hirnödem, Höhenkrankheit 129
Hirnrinde s. Kortex
Hirnstamm 310
- Afferenzen 299
- Anatomie, funktionelle 299
- Aufgaben 299
- Efferenzen 299
  - kortikale 311
- Läsionen 333
- motorische Funktionen 300–301
- Pathophysiologie 301

Hirnstamm-Motorik 299–301
Hirnstoffwechsel 372–373
- Darstellung 373
- Hypoglykämie 373
- Ketonkörper 146

Hirntod, Nulllinien-EEG 372
Hirschsprung-Krankheit 154
Hirsutismus 219
His-Bündel, Erregungsausbreitung 47
Histamin 11, 99, 204, **226**
- anaphylaktische Hypersensibilität 38
- Durchblutung, regionale 99
- Granulozyten, basophile 29
- Kapillarpermeabilität, gesteigerte 97
- Muskulatur, glatte 276
- Nozizeptorenreizung 318
- Salzsäuresekretion 158
- Schock, anaphylaktischer 91
- Vasodilatation 98

Histiozyten 29
Histiozytenwall, Granulom 30
Histokompatibilitätsantigene 9, 29
- Autoimmunerkrankungen 39

Hitze, Leistungsfähigkeit 141
Hitzeadaptation 176
Hitzebelastung, Blutdruckregulation 90
Hitzekollaps 175
Hitzeschmerz 316
Hitzschlag 175
HIV-Infektion, CD4-Helferzellen 35
H^+-K^+-ATPase 6
- Salzsäureproduktion 155

HLA-Antigene s. Histokompatibilitätsantigene

HMG-box (high mobility group) 237
Hochdrucksystem 74, 81–91
– Strömungswiderstand 81
hochfrequenter Wechselstrom, thermische Schädigungen 250
Hochfrequenzkauterisation 250
Hochtonverlust 356
Hodenfunktion 232–234
Hodgkin-Lymphom 34
Höhenakklimatisation 128
Höhenkrankheit 129
Höhenphysiologie, Atmung 128
Höhenumstellung, Atmung 128
Hörbahn 353
Hörbereich
– Absolutschwelle 354
– Frequenzunterschiedsschwelle 355
– Intensitätsunterschiedsschwelle 354–355
– Schmerzschwelle 355
– Unterschiedsschwellen 354
Hören
– Pathophysiologie 356–357
– Psychophysik 353–355
– räumliches, Ohrmuschel 355
Hörfeld 355
Hörfläche 355
Hörleistung, Impedanzanpassung 351
Hörminderung, Diuretika 351
Hörnerv 351
– Reizübertragung 352–353
– Schallkodierung 352–353
Hörorientierung, Altersveränderungen 241
Hörprüfungen 355–356
Hörreize 351
Hörrinde, primäre 353
Hörschädigung, retrocochleäre 357
Hörsystem, Informationsverarbeitung 352–353
Hörvorgang
– Einohrtheorie 351
– Wanderwellentheorie 351
Hörwahrnehmung 351, 355
– schmerzhafte 351
Holzknecht-Bewegungen 154
Homöostase 15
Homoiothermie 172, 317
Homunculus, motorischer 310

horizontales System, retinale Verarbeitung 336
Horizontalzellen, retinale Verarbeitung 336
hormonale Regulation 203–228
Hormone
– Abbau 206
– Calcium-Haushalt 220–222
– Einteilung 204
  – nach ihrer chemischen Struktur 204
– Feedback 206
– Fettgewebszellen 228
– freie, Wirkung 205
– gastrointestinale 167–168
– genomische Wirkung 205
– glandotrope 206
  – Regelkreise 207
– glanduläre 204, 206–207
  – Regelkreise 207
– hypophysäre 205, 208–215
– Hypophysenhinterlappen 213–215
– hypothalamische 204, 206–208
– Nebenniere 216–220
– Nebennierenrinde 217–220
– Plazenta 236–237
– Regelkreise 206
– Transportproteine 205
– Zellantwort 204
Hormonrezeptoren 204
– Konformation 10
Horner-Trias 331
Horopterkreis 342
hPL (humanes Plazentalactogen) 236
H-Reflexe 295
H_2-Rezeptorenblocker 158
5-HT_3-Rezeptoren, Erbrechen 152
Hüfner-Zahl 121
humanes plazentares Laktogen s. hPL
Hunger 150, 303, **381–382**
– glukostatische Theorie 382
– Hypothalamus 382
– lipostatische Theorie 382
– thermostatische Theorie 382
– Vitaminmangelerscheinungen 150
Hungerödeme 97
– Hypoproteinämie 150
Hustenreflex 106, 301, 370

Hydrolasen
– Granulozyten, neutrophile 28
– Lysosomen 9
– Pankreassekret 159
Hydrolyse, intrazelluläre 165
hydrophobe Wechselwirkungen, Antigen-Antikörper-Komplexe 33
hydrostatische Indifferenzebene 92
hydrostatischer Druck 92, 184, 191, 193
– Kapillaren 96
Hydroxyethylstärke 20
1α-Hydroxylase, Parathormon 221
Hypalgesie 320
Hyperämie, reaktive 99, 102
Hyperästhesie 288, 320
Hyperakusis, Fazialislähmung 351
Hyperaldosteronismus 88, 195
– Hypokaliämie 195
Hyperalgesie 320
Hypercalcämie 188, 220
Hypercalciurie 196
Hypercholesterinämie, erbliche 166
Hypercortisolismus, Cushing-Syndrom 209, 226
Hyperglykämie, Insulin 223
Hyperhydratation **179**, 195
– hypertone 180
– hypotone 179, 213
– isotone 179–180
Hyperhydrose, fokale 282
Hyperkaliämie
– Aldosteronmangel 217
– Erregungsbildungs-/-leitungssystem 45–46
– Insulin 223
Hypermetropie 329
Hypernatriämie, Aldosteronwirkung, vermehrte 217
Hyperopie 329
– Korrektur 330
– Plusgläser/Sammellinsen 330
Hyperosmolarität 193
Hyperoxie 132
Hyperpnoe 127
Hyperpolarisation 245, 247
– Photorezeptoren/-sensoren 336
– Synapsen 253
Hyperprolaktinämie 230
Hyperproteinämie 21

Hypersensibilität
- anaphylaktische/zytotoxische 38
- Immunkomplexbildung 38
Hyperthermie 175
- maligne 49
Hyperthyreose 215
- Grundumsatz 170
hypertone Dehydratation 180
hypertone Hyperhydratation 180
Hypertonie 91
- ACE-Hemmer 98, 217
- Aldosteron 195
- Aldosteronwirkung, vermehrte 217
- arterielle 66, 90, 217
  - ACE-Hemmer 217
- Arteriosklerose 91
- Cushing-Syndrom 209
- essentielle 90
- Klassifikation 91
- Natriumkonsum 180
- Nierenarterienstenose 90
- renale 87, 91
Hyperurikämie 189
Hyperventilation 127, 136
- Alkalose, respiratorische 128
- Höhenumstellung 128
- Progesteron-induzierte, Schwangerschaft 102
Hyperventilationstetanie, Calciumhaushalt, Störungen 181
Hypervolämie, Aldosteronwirkung, vermehrte 217
Hypoaldosteronismus 88
Hypogeusie 360
Hypoglykämie 229
- Hirnstoffwechsel 373
- Wachstumshormon 210
Hypogonadismus 213
- Hypophysentumoren 213
Hypokaliämie
- Aldosteronwirkung, vermehrte 217
- Erregungsbildungs-/-leitungssystem 46
- Hyperaldosteronismus 195
- Schleifendiuretika 195
Hypokapnie 127
Hyponatriämie 213
- Aldosteronmangel 217
Hypoparathyreoidismus, Calciumhaushalt, Störungen 181
Hypophyse
- Hormone 205, 208-215

- Pfortadersystem 208
- Tumoren 213
Hypophysenadenom, Prolactin-produzierendes 212
Hypophysenhinterlappen, Hormone 213-215
Hypophysenvorderlappen, Hormone 208-213
hypophysiotrope Zone, Hypothalamus 208
Hypopnoe 127
Hypoproteinämie 21
- Hungerödeme 150
Hyposmie 362
hypothalamisch-hypophysäres System 206-208
- Vernetzung, zentrale 207-208
Hypothalamus
- Afferenzen/Efferenzen 281
- Hormone 204, **206-208**
- Hunger 382
- hypophysiotrope Zone 208
- Körpertemperatur 175
- Kreislaufregulation 88
- Releasing-Hormone 206
- Schlaf-Wach-Rhythmus 377
- Verhaltensprogramme 383
Hypothalamuskerne 383
- laterale 383
- mediale 383
- periventrikuläre 383
- posteriore 383
hypotherme Kälteadaptation 176
Hypothermie 175
Hypothermie, Atmungsantrieb 127
- Energieumsatz 170
Hypothyreose 215
- Grundumsatz 170
- Hypophysentumoren 213
- primäre 212, 230
hypotone Dehydratation 180
hypotone Hyperhydratation 179, 213
Hypotonie 91
- Muskulatur 309
- orthostatische 89
Hypoventilation 127
- alveoläre 131
Hypovolämie 20
- Aldosteronmangel 217
hypovolämischer Durst 382
hypovolämischer Schock 91

Hypoxie
- anämische 131
- arterielle 131
- Erythropoetin 226
- Höhenkrankheit 129
- ischämische 131
- Koronardurchblutung 66
- Vasokonstriktion 118
Hypoxietoleranz 132
- Gehirn 132
Hypoxieschwelle, Tauchen 129
H-Zone 265

I
I-Bande 265
IDL-Lipoproteine (intermediate density lipoproteins) 165
IFN2 33
IFNα 32
IFNβ 32
Ig... s. a. Immunglobuline
IgA 36, 116
- Atemwege 107
IgD 36
IgE 36
IGF-I (Insulin-like growth factor I) 211
IgG 36
IgM 36-37
Ikterus 162
IL... s.a. Interleukine
IL-1 32
IL-2 32
- NK-Lymphozyten 35
IL-6 32
IL-8 32
IL-10 32
IL-12 32
Ileozökalklappe 154
Ileus 154
- funktioneller/paralytischer 154
- mechanischer 154
Iminosäuren 164
Immunantwort, sekundäre, T-Lymphozyten 33
Immunelektrophorese 20
Immunglobuline 34, **35-37**
- s.a. Ig...
- Agglutinine 36
- Glykoproteine 36
- Grundstruktur 35
- H-Ketten 35
- Klassen 35-36
- L-Ketten 35

– Speichel 156
– variable Regionen 35
Immunisierung, aktive/passive 33
Immunität
– erworbene 33
– zelluläre 35
Immunkomplexbildung, Hypersensibilität 38
immunologisches Gedächtnis 27, **33**
Immunsuppression/-suppressiva
– Autoimmunerkrankungen 39
– Organtransplantation 33
Immuntoleranz 33
– T-Suppressor-Zellen 34
Impedanzanpassung
– Audiometrie 356
– Hörleistung 351
Impfung **33**, 35
implizites (prozedurales) Gedächtnis 374
Incus (Amboss) 350
Indifferenzebene, hydrostatische 92
Indifferenztemperatur 175, 317
– Einflussfaktoren 175
– Energieumsatz 170
Indikatorverdünnungsmethode 16
Indolenz, Schmerzen 319
Inertgasnarkose 129
Infektanfälligleit, Leukämie 28
Infertilität, Prolactinom 212
Informationsübermittlung 9
– Gap junctions 9
– Nervenfasern 9
Informationsverarbeitung
– auditorisches System 352–353
– Bahnen, sensorische, im Rückenmark 321
– Hörsystem 352–353
– interkortikale 368
– sensorische 321–324
– – Hinterstrangsystem 322–323
– – Reizweiterleitung 321
– vestibuläres System 348
– visueller Kortex 341
– visuelles System 340–341
– Vorderstrangsystem 323
Inhibiting-Hormone 208
Initialsegment (= Axonhügel), Aktionspotential 248
Initialwärme, Skelettmuskulaur, Wirkungskraft 273

Innenohr 350–351
– Mikrofonpotentiale 352
Innenohrschädigung, Fowler-Test 357
Inositoltriphosphat (IP_3) 10–11
Inotropie
– negative/positive 49, 66
INR-Wert 26
Inspiration
– Atemhilfsmuskeln 111
– venöser Rückstrom 93
inspiratorisches Reservevolumen 108–109
instrumentelle (operante) Konditionierung 374
insulärer Kortex 360
Insulin 12, 157, **222–225**
– Freisetzung bei Muskeltätigkeit 140
– Regulation 223–224
– Resistenz 224
– Sensitivität, Adiponektin 228
insulin-like growth factor I s. IGF-I
Insulin-Antagonisten 226
– Glucagon 225
– Glucocorticoide 225
– Katecholamine 225
– Schilddrüsenhormone 225
– Wachstumshormon 211, 225
Integralvektor, EKG 51
Intensitätsdektoren 315–316
Intensitätssensoren 258
Intensitätsunterschiedsschwelle, Hörbereich 354–355
Intentionstremor **309**
Interferone (IFN) 28, 32
– Monozyten 29
Interleukine (IL) 32
– s.a. IL...
– Granulozyten, neutrophile 28
– Monozyten 29
Interneurone, inhibitorische, retinale Verarbeitung 336
Internodien 246
intersegmentale Reflexe 298–299
interstielle Flüssigkeit 178
interstielle Ödeme 20
Interstitium, Druck, hydrostatischer 191
intraalveolärer Druck 101, 112
intrakranieller Druck, Überdruckbeatmung 114–120
intraösophagealer Druck 111
intrapleuraler Druck 101, 110

intrapulmonaler Druck 110–111
– Bestimmung 112
intrazelluläre Flüssigkeit 178
Intrinsic-Faktor (Magen) 157
– Mangel 157
intrinsisches System, Blutgerinnung 24
Inulin, Siebungskoeffizient 185
Inulin-Clearance, GFR 199
Inzisur, Aortendruckkurve 60–62
Ionenkanäle 3, 244
– Diffusion 4
– ligandengesteuerte 251
– Membranproteine 4
Ionenkonzentration
– intra-/extrazelluläre 5
– Nervenzellen 244
Ionenleitfähigkeit, Herzmuskel 43
Ionenpumpe 244
– elektrogene 245
Ionenströme, Aktionspotential, Herzmuskel 43
Ionentransport, elektrochemische Potentialdifferenz 4
ionotrope Rezeptoren 251
IP_3 (Inositoltriphosphat) 10–11
IP_3-Kaskade 10–12
IPSP (inhibitorische postsynaptische Potentiale) 253
Iridozyklitis 356
Iris 327
Irritation, Reflexe 298
Ischämie, Koronardurchblutung 66
Ischämiereaktionen
– Belastungs-EKG 141
– Herz, 86
– ZNS 86
ischämische Hypoxie 131
Ishihara-Farbtafeln 342
Isodynamie, Nährstoffe 146
Isohämagglutinine 36
isokinetisches Krafttraining 143
Isokortex 368
isometrische Kontraktion 270–271
– Herzmuskel 63
isoosmotische Resorption 186
Isophone 354
isotone Dehydratation 180
isotone Hyperhydratation 179–180
isotone Kochsalzlösung 19
isotone Lösungen 3

isotonische Kontraktion 271
– Herzmuskel 63
isotonisches (dynamisches) Krafttraining 143
isovolumetrische Entspannungsphase 60
isovolumetrische Kontraktion, Herzmuskel 63
Istwert 13

J

Jendrassik-Handgriff, Reflexbahnung 295
Jod 149
Jodination 216
Jodisation 216
Jodmangel, Struma 216
Joule (J) 1
Juckpunkte, Haut 319
juxtaglomeruläre Mediazellen 182

K

Kälte, Hypoxietoleranz 132
Kälteadaptation 176
– hypotherme 176
– metabolische 176
Kältebelastung 175
– Blutdruckregulation 90
Kältesensoren 175
Kältezittern 173, 176
Kainat-Rezeptoren 255, 376
Kalium 180–181
– Aldosteronfreisetzung 217
– extrazelluläres, Insulin 223
– Gleichgewichtspotential 245
– Membranleitfähigkeit, Erhöhung 69
– Plasmakonzentration 19
– Resorption 167
– Rezirkulation 197
Kaliumcyanid 7
Kaliumkanäle, Ruhemembranpotential 245
Kalium-Konzentration, Wasserstoffionenkonzentration, Anstieg 136
Kallidin, Durchblutung, regionale 98
Kallikrein 27
Kallikrein-Kinin-System 98
– Durchblutung, regionale 98
kalorigene Wirkung, Schilddrüsenhormone 215

Kalorimetrie 171–172
– direkte/indirekte 171–172
kalorische Prüfung, Nystagmus 349
kalorischer Nystagmus 349
kalorisches Äquivalent 171
Kaltpunkte 316
Kaltrezeptoren/-sensoren 316
Kaltsinn 316
Kaltspülungen, Nystagmus, kalorischer 349
Kammerersatzrhythmus 46
Kammerflattern, EKG 58
Kammerflimmern
– Defibrillation 58
– EKG 58
Kammermyokard, Refraktärphase 45
Kammerschrittmacher 59
Kammerwasser 331
Kapazitätsgefäße 74–75
Kapillaren 74
– Albuminpermeabilität 95
– Diffusion 95
– diskontinuierliche 95
– Druck, hydrostatischer 191
– Druckwerte 96
– Durchmesser 94
– fenestrierte 95
– Filtration 95–97
– Filtrationsdruck 96
– Flüssigkeitsaustausch 19
– Flüssigkeitsreabsorption 97
– Glomerulus 182
– kontinuierliche 94–95
– peritubuläre 182
  – Reabsorbataufnahme 190–191
– Reabsorption 96
– Resorptionsdruck 96
  – effektiver 96
– Stoff- und Flüssigkeitsaustausch 95–96
– Wandstruktur 94
Kapillarisierung, Gewebe 131
Kapillarpermeabilität
– Bradykinin 98
– gesteigerte, Ödeme 97
Kardia-Region (Magen) 156
kardiogener Schock 91
kardioinhibitorisches Zentrum, Nucleus ambiguus 88

Kardiomyopathie 58, 70
kardioplege Lösungen 46
kardiopulmonale Belastbarkeit 141
Karotispuls 62
– Pulswellenlaufzeit, zentrale 62
Karotissinus, Dehnungsrezeptoren/-sensoren 85
Karzinoid, Wachstumshormon 210
Karzinoid-Syndrom 226
katabole Wirkung, Glucocorticoide 219
Katalase
– Granulozyten, eosinophile 29
– Peroxisomen 9
Katecholamine 98, 215, 219, 287
– Arbeit, dynamische 138
– Bronchien 288
– Durchblutung, regionale 98
– Glykogenolyse/Lipolyse 140
– Insulin-Antagonisten 225
– Stress-Reaktion 287
– Wirkungen 287
  – am Herzmuskel 68
Katechol-O-Methyl-Transferase 305
Katelektrotonus 249
Kationen, Plasmakonzentration 19
Kauen 151
Kaureflexe 301
Kauvorgang 301
Keratomalazie 326
Kernkettenfasern, Muskelspindeln 292
Kernsackfasern, Muskelspindeln 292
α-Ketoglutarsäure 198
Ketonkörper 136
– Diabetes mellitus 224–225
– Gehirnstoffwechsel 146
– Glucagon 225
– Hungerzustand 150
killer cell inhibitory receptors (KIR) 35
Kinasen, Durchblutung, regionale 98
Kinetosen 349
Kinine 98
– Durchblutung, regionale 98
Kininogen, Durchblutung, regionale 98
Kinozilien, Bogengangsorgane 347

KIR (killer cell inhibitory receptors) 35
Kirchhoff-Gesetze 76
Kitzelempfindung 314
K-Komplexe, Schlaf 378
Klang 358
Klappenfehler 71
Klappenton 62
Klasse-Ib-Fasern, Muskelspindeln 292–293
Klasse-II-Fasern, Muskelspindeln 293
Kleinhirn 305–310
– Afferenzen 305, 308
– Anatomie, funktionelle 305–306
– Aufgaben 305, 308
– Ausfälle, Alkoholmissbrauch, chronischer 309
– Bahnen 305–306
– Efferenzen 305–306, 308
– Pathophysiologie 308–309
– Purkinje-Zellen 377
Kleinhirnhemisphären 306
– Zielmotorik 308
Kleinhirnrinde
– Aufbau 306–307
– GABA 308
– Golgi-Zellen 307
– Kletterfasern 307
– Körnerschicht/-zellen 307
– Molekularschicht 306
– Moosfasern 307
– Neurone 307
– Purkinje-Zellen 307
– synaptische Verschaltungen 307–308
Kleinhirnseitenstrangbahn 322
Kletterfasern, Kleinhirnrinde 307
klonale Expansion
– B-Lymphozyten 34
– T-Lymphozyten 33
klonale Selektion 36
Klüver-Bucy-Syndrom 383
Knalltrauma 356
Knochen, Calciumspeicher 221
Knochenleitung 351
Knochenumbau, Calcium 221
Knochenwachstum
– apophysäres 211
– periostales 211
Knotenpunkte, Auge 326
α-γ-Koaktivierung, Motoneurone 297

Kobalt 149
Kochsalzlösung
– isotone 19
– physiologische 3
KOD s. Druck, kolloidosmotischer
Körnerschicht/-zellen
– äußere/innere, Kortex 368
– Kleinhirnrinde 307
Körperbewegungen, Kontrolle 366
Körperkern, Temperatur 172
Körperkreislauf 74
– Blutdruck 75
– Blutvolumen 76
– Gefäßquerschnitt 75
– Strömungsgeschwindigkeit 75
körperliche Arbeit/Tätigkeit
– Arbeitsumsatz 170
– Körpertemperatur 172
Körperschale, Temperatur 172
Körpertemperatur 172
– Energieumsatz 170
– Mess- und Regelsystem 174
– Regelgröße 174
– Rhythmik, tageszeitliche 172
– Stellgrößen 174
Körperwasserbestand, Messung 178
kognitive Leistungen, Basalganglien, komplexe Funktionsschleife 303
kognitives Lernen 374
Kohabitation 234–235
– neurovegetative Begleitreaktionen 235
Kohlendioxid
– alveoläre Konzentration 115
– Ausscheidung, Lunge 134
– chemische Bindung an Hämoglobin 124
– chemische Umsetzung 124–125
– Löslichkeitskoeffizient 124
– physikalische Lösung 124
– Transportformen 124
Kohlendioxidbindungskurve
– Beeinflussung 124–125
– effektive 124–125
– Linksverschiebung 124
Kohlendioxidpartialdruck 116
– alveolärer 116
– bei Arbeit 139
– Atmungsregulation 126
– Chemosensorenreflexe 86

– Gewebe 130–131
– Vasodilatation 99
– Zunahme, Atemzugvolumina 116
Kohlendioxidtransport, Blut 124–127
Kohlenhydratbedarf 146
Kohlenhydrate 146
– Brennwert/kalorisches Äquivalent 171
– Verdauung 162
– Vorrat 146
Kohlenhydratstoffwechsel, Schilddrüsenhormone 215
Kohlenmonoxid 123
– Diffusionskapazität 117
Kohlenmonoxidvergiftung 123–124
Kohlrausch-Knick 334
Kollateralkreisläufe, Herzmuskel 66
kolloidosmotischer Druck 20
– Kapillaren 96
koloniestimulierende Faktoren 32
Kolumnen, visueller Kortex 340
Koma, diabetisches 225
Kommissurenfasern, Kortex 370
Kompartimentierung, funktionelle 9
Kompensationsmechanismen, Azidose/Alkalose 136
kompetitive Hemmung, Parasympatholytika 284
Komplementsystem 28, **30–31**
– Aktivierung, klassische/alternative 30–31
– Aufgaben 30
– Granulozyten, neutrophile 28
– Lektinaktivierungsweg 30
– Leukozyten, Aktivierung 30
– Chemotaxis 30
– Nebenwirkungen 30–31
– Opsonierung 30
– Plasmaproteine C1–C9 30
– Pore, künstliche 30–31
– Zielzellen, Lyse 30
komplexe Zellen, visueller Kortex 340
Konditionierung
– klassische 374
– operante (instrumentelle) 374
– Reflexe 298
Konduktion
– Körpertemperatur 172

– Wärmeabgabe 173
Konduktorinnen, Bluterkrankheit 25
Konformation, Hormonrezeptor 10
konsensuelle Lichtreaktion 330
Konsonanten 357
Kontaktallergien 39
Kontaktlinsen, Astigmatismus 330
kontinuierliche Kapillaren 94–95
Kontinuitätsgesetz 76
Kontraktion
– ATP 267
– auxotonische 272
– Herzmuskel 64
– Calciumkonzentration 268
– Energie 267
– Filamentgleitmechanismus 267
– isometrische 270–271
– isotonische 271
– Muskulatur, glatte 276–277
– Filamentgleitmechanismus 277
– repetitive, Myotonie 275
– Skelettmuskulatur 267–269
– tetanische 269
Kontraktionskraft
– aktive 270
– Sarkomerlänge 271
– Steuerung 269
Kontraktionsspannung, maximale 269
Kontraktur 269
Kontrastverstärkung, Sehen 338
Kontrazeption 232
– hormonelle 232
– Methoden, Pearl-Index 232
Konvektion 3
– Körpertemperatur 172
– Wärmeabgabe 173
Konvergenz
– Erregung, neuronale 256
– Retina 336–337
Konzentration
– molale 2
– molare 2
kooperativer Effekt
– Eisen-Atom 120
– Häm-Gruppe 120
– Hämoglobin, tetrameres 121
Kopfbewegungen, reflektorische 300
Kopfstellung, Makulaorgane 347
Korbzellen, Kleinhirnrinde 306

Kornea 326–327
Kornealreflex 301
Koronarangioplastie 77
Koronararterien 65
– Arteriosklerose 65
– Kompression, systolische 65
– Perfusionsdruck 65
– Vasodilatation, Adenosin 65
Koronararterienstenose 77
Koronardurchblutung 66
– bei Belastung 139
– Hypoxie/Ischämie 66
– körperliche Belastung 90
– Koronarreserve 66
– metabolische Veränderungen 65
– Regulation 65
– Steigerung 65
– Sympathikus 66, 68
koronare Herzerkrankung 58, 66, 70
– Atherosklerose 165
Koronargefäße, Untersuchungen, radiologische 77
Koronarreserve 66
Koronarspasmen 66
Korotkow-Geräusche, Blutdruckmessung 84
korpuskuläres Volumen, mittleres s. MCV
Kortex
– Afferenzen 369
– agranulärer 369
– Areale, somatosensorische 322
– Assoziationsfasern 370
– Assoziationsfelder 366
– Bereitschaftspotential 372
– Brodmann-Gliederung 367
– Efferenzen 370
– Eingänge und Ausgänge 369–370
– Elektrophysiologie 370–372
– funktionelle Einteilung 366–367
– Gleichspannungspotentiale 372
– Gliazellen 370
– granulärer 369
– heterotyper 369
– homotyper 369
– Informationsverarbeitung 370
– insulärer 360
– Körnerschicht, äußere 368
– Kommissurenfasern 370
– Kreislaufregulation 88
– limbischer 366

– Molekularschicht 368
– motorischer 309–312, 368
– primärer/sekundärer 310
– Motorpotential 372
– parieto-temporo-okzipitaler 366
– Potentiale, elektrische 370
– präfrontaler 367
– Projektionsfasern 370
– Pyramidenschicht, äußere/innere 368
– Schaltkreise, Bauelemente 367–369
– sensorischer 310, 369
– Spindelzellschicht 368
– supplementär-motorischer 372
– Transmittersubstanzen 368
– zytoarchitektonische Einteilung 367
kortikale Dominanzsäulen, visueller Kortex 367
kortikale Module, funktionelle 368–369
kortikale Säulen 368
kortiko-thalamische Bahnen 368
Kortikotropin-RH s. CRH
Krämpfe, tetanische, Calciumhaushalt, Störungen 181
Kraftentwicklung, totale 270
Kraftsinn 318
Krafttraining 142
– isokinetisches 143
– isometrisches 142
– isotonisches (dynamisches) 143
Krampfadern 94
Krampfpotentiale, EEG 371
Kreatinin, Plasmakonzentration 19
Kreatinin-Clearance 199–200
Kreatinphosphat 137
Krebstherapie, Chemotherapeutika 8
Kreislauf
– enterohepatischer 161
– fetaler 102–103
– Umstellung, postpartale 103–104
– hämodynamische Anpassungen bei Belastung 138–139
– plazentarer 102–103
Kreislaufregulation
– Hypothalamus 88
– Kortex 88
Kreislaufschock s. Schock

Kreislaufsystem, Gefäßeigenschaften 78–81
Kreislaufzentren, Medulla oblongata 85, 88, 138
Kremasterreflex 298
Kreuzprobe, Bluttransfusion 38
Krogh'scher Diffusionskoeffizient 127
Krokodilstränenphänomen 360
Kropf, Jodmangel 216
Kugelzellanämie 18
Kupfer 149
Kurskorrektur, Kleinhirn, Pars intermedia 308
Kurve der Unterstützungsmaxima 272
Kurzschlussgefäße s. Shunt-Gefäße
Kurzsichtigkeit 329
Kurzzeitgedächtnis 374
Kurzzeitleistungen 141
Kussmaul-Atmung 128
Kussmundstellung, Calciumhaushalt, Störungen 181
kuti-viszerale Reflexe 288
Kwashiorkor 150

L
Labyrinth
– cochleärer Anteil 371
– häutiges 345
– knöchernes 345
– vestibulärer Anteil 345
Labyrinthausfall 349–350
– chronischer, einseitiger 349
Labyrinthreflexe, tonische 300
Labyrinth-Stellreflex 300
Lactase 162–163
– Mangel 162
Lactat
– aerobe/anaerobe Schwelle 142
– Freisetzung bei Muskeltätigkeit 140
– Herzstoffwechsel 66
Lactose 146
Ladungsaustausch, vektorieller, EKG 51
Lähmung
– schlaffe 312
– spastische 312
Lähmungszeit 132
Längenänderung, Haarzellen, äußere 352
Längswiderstand, Nervenfasern 246

Lärmschädigung 356
Lagerungsschwindel, paroxysmaler 350
Lakrimation 332
Laktation 237
– Oxytocin 237
– Prolactin 212, 237
laminare Strömung 76–77
Landkartenzunge 148
Landolt-Ring 341
Langerhans-Inseln, Pankreas 222
Langerhans-Zellen 30
– Altersveränderungen 240
Langzeitdepressionen, Gedächtnis 376–377
Langzeitgedächtnis 374
Langzeitleistungen 141
Langzeitpotenzierung
– Gedächtnis 376
– Synapsen 255
Laplace-Gesetz 71, **79**
Last, Verkürzungsgeschwindigkeit 273
Latch-Mechanismus, Muskulatur, glatte 277
late receptor potential (LRP) 336
laterale Hemmung 257
Laufbandergometrie 141
Laut 358
Lautheitsausgleich 357
Lautheitsempfindung
– Bestimmung 354
– Phonskala 354
Lautstärke, physiologisch-subjektive 354
LCAT (Lecithin-Cholesterin-Acyltransferase) 165
LDL-Lipoproteine (low density lipoproteins) 165
Leber 160–161
– Durchblutung 102
Lebergalle 160
Leberschädigung, Ödeme 97
Leberzirrhose 162
Lecithin 163–164
Lecithin-Cholesterin-Acyltransferase (LCAT) 165
Leistung 2
Leistungsdiagnostik 140–141
Leistungsfähigkeit, Grenzen 140–141
Leistungsphysiologie 137–143
Leitungsaphasie 381

Leitungsgeschwindigkeit, Ganglienzellen, Retina 337
Leitungszeit, Reflexe 295
Lektinaktivierungsweg, Komplementsystem 30
Lemniscus
– lateralis 353
– medialis, Informationsverarbeitung, sensorische 322
lemniskales System 347
Leptin 150, **228**
Leptin-Gen 228
Leptin-Resistenz 228
Leptin-Rezeptoren 228
Lernen 373–377
– kognitives 374
– Verstärkung, negative/positive 374
Lerntheorien 373–374
Lernverhalten 368
Lernvorgänge, assoziative 374
Leukämie 28–29
Leukopenie 28
Leukotriene 29
– Granulozyten, neutrophile 28
– Monozyten 29
Leukozyten 15, **28**
– s.a. Granulozyten
– Aktivierung, Komplementsystem 30
– Chemotaxis 28
– Komplementsystem 30
– Diapedese 28
– Differentialblutbild 28
– Margination 28
– Phagozytose 28
Leukozytose 28
Leydig-Zellen 232
LH (luteinisierendes Hormon, Lutropin) 205, **210**, 229
LHRH (luteinisierendes Hormon-Releasing-Hormon) 224
Lichtreaktion
– direkte 330
– konsensuelle 330
– Pupille 330
Lichtreize, Retina 337
Lichtsinn, Entwicklung 343
Lidlähmung, Myasthenia gravis 275
Lieberkühn-Krypten 161
Liftreaktion 300
ligandengesteuerte Kanäle 251
limbischer Kortex 366
limbisches System 382–383

Register

- Aufgaben 382–383
- Funktion 383
- Nervensystem, vegetatives 281

Linearbeschleunigung 346
- Makulaorgane 348

Lingua geographica 148
Linksherzhypertrophie 71
Linksherzinsuffizienz 70
- s.a. Herzinsuffizienz
- dekompensierte 70

Links-Rechts-Shunt 104
Linksverschiebung
- Differentialblutbild 29
- Kohlendioxidbindungskurve 124
- Sauerstoffbindungskurve 122

Linolsäure 147
Linse 327
Linsenlosigkeit 330
Lipasen 159
- Fettverdauung 163
- wasserlösliche 163

Lipiddoppelschicht
- Membranen 3
- Vesikel 7

Lipide (s.a. Fette)
- hydrophile Kopfgruppe 3
- lipophile Kopfgruppe 3
- Nahrungsresorption 164–167
- Verdauung 163

Lipidsynthese, intrazelluläre 164
Lipolyse 160
- Fettgewebe, braunes, Wärmeproduktion 175
- Glucocorticoide 219
- Insulin 223
- Katecholamine 140
- Schilddrüsenhormone 215

lipolytische Enzyme 159
Lipoproteine
- Bildung 164–165
- Stoffwechselweg 165

lipostatische Theorie, Hunger 382
lipostatischer Mechanismus 150
Lobus-anterior-Syndrom 309
Locus coeruleus 379
Löslichkeitsgesetze, Gase im Blut 120
Löslichkeitskoeffizient, Kohlendioxid 124
Lösungen, isotone 3
Lokalanästhetika, Natrium-System, schnelles 247
Lokalzeichen, Reflexe 298

Lokomotion, spinale 299
Lokomotionsreflex 297
longitudinales System, Skelettmuskulatur 265–266
LRP (late receptor potential) 336
L-Typ-Ca^{2+}-Kanäle, Depolarisation, Herzmuskel 43
Luft, atmosphärische, Zusammensetzung 107–108
Luftleitung 351
Lugarozellen, Kleinhirnrinde 306
Lunge
- Compliance 110–111
  - dynamische 110–111
- Diffusion 116–117
- Diffusionskapazität 117
- Kohlendioxidausscheidung 134
- Reservekapillaren 117
- Retraktionstendenz, elastische 112
- Ruhedehnungskurve 110

Lungendruck s. Druck, intrapulmonaler
Lungendurchblutung
- Kontrolle 101
- Steigerung, belastungsinduzierte 117

Lungenemphysem 108
Lungenerkrankungen
- chronisch-obstruktive 127
- Gewebshypoxie 131

Lungenfibrose 4, 111, 131
- Ventilationsstörungen, restriktive 119

Lungenfunktionen
- metabolische 107
- nicht-respiratorische 106–107

Lungenfunktionsdiagnostik, Ventilationsstörungen 119
Lungenfunktionsstörungen 141
Lungengefäße, Druck und Strömung 100
Lungenkapillaren 100
- ACE 107
- Angiotensin I 107
- Angiotensin II 107

Lungenkreislauf 74, 100–101
- Blutdruck 100
- Blutvolumen 76
- Euler-Liljestrand-Mechanismus 101

Lungenödem 70
- Höhenkrankheit 129
- Sauerstofftherapie 132

Lungenperfusion 114, 117–118
- Druck, hydrostatischer 117
- Verteilung 117

Lungenüberblähung, Ventilationsstörungen, obstruktive 119
Lungenüberdehnung, Tauchen 129
Lungenvenen 100
Lungenvolumina 108
- Bestimmung 108–109

Lutealphase
- Körpertemperatur 172
- Menstruationszyklus 230–231

luteinisierendes Hormon s. LH
luteinisierendes Hormon-Releasing-Hormon s. LHRH
Lutropin s. LH
lymphatische Organe, sekundäre 28–29
lymphatisches System 97
Lymphgefäße/-kapillaren 97
- Morphologie 97
- Transportmechanismen 97

Lymphkapillarpermeabilität
- Chylomikronen 97
- Wände 97

Lymphödem 97
Lymphozyten 29
Lymphozytenprägung 29
Lymphpumpe 97
Lyse, Zielzellen, Komplementsystem 30
Lysolecithin 164
Lysosomen 9
Lysozym 28, **31**
- Granulozyten, neutrophile 28
- Speichel 156

M

macrophage chemotactic protein s. MCP-1
macrophage colony stimulating factor s. M-CSF
macrophage inflammatory protein 1α s. MIP-1α
Macula densa 182
Magen 156–159
- Akkommodationsreflex 152
- Anatomie, funktionelle 156
- Belegzellen 156
- Bicarbonat-Sekretion 156–157
- G-Zellen 157
- Hauptzellen 157
- Intrinsic-Faktor 157

- Leerkontraktion, Hunger 382
- Nebenzellen 156–157
- Salzsäuresekretion 156
- Schleimhautdurchblutung 158

Magen-Darm-Motorik 151–154, 167–168
- Grundtypen 151
- Steuerung, humorale 167–168
- integrative 167–168
- nervale 167

Magen-Darm-Trakt, Dauerkontraktionen, tonische 151
Magenentleerung 152
Magenfundus 152
Magengeschwür 158
Magenmotorik 152
Magenpförtner s. Pylorus
Magensaft
- pH-Wert 155
Magensaftsekretion 157
- gastrale Phase 158
- intestinale Phase 158
- Steuerung 157
- tägliche 155
- zephalische Phase 157
Magenschleimhaut
- Mukosabarriere 158
- Schutzmechanismen 158
Magnesium 181
- Plasmakonzentration 19
- Resorption 197
Major-Test, Bluttransfusion 38
α_2-Makroglobulin 26, 31
Makrophagen 29
- TNFα/β 32
Makrozytose 16
Makulaorgane 346
- Entladungsmuster 347
- Kopfstellung 347
- Linearbeschleunigung 348
- Sinnesepithel 347
Malleus (Hammer) 350
Maltase 162–163
Mangan 149
M-Antwort, Muskeleigenreflexe 295
Margination, Leukozyten 28
Markscheiden 245
Maschinengeräusch, Ductus arteriosus, offener 104
Maßeinheiten, physiologische 1–2
Massenbewegungen
- Dickdarm 154
- Schlaganfall 312
Massenkonzentration 2
Massenwirkungsgesetz, Antigen-Antikörper-Komplexe 33
maximales diastolisches Potential (MDP) 45
Mayer-Wellen 84
MCH (mittleres korpuskuläres Hämoglobin) 17
MCHC (mittlere korpuskuläre Hämoglobinkonzentration) 17
m-Cholinozeptoren 283, 285
MCP-1 (macrophage chemotactic protein) 32
MC-R3 210
MC-R4, Mutation, Adipositas 209
M-CSF (macrophage colony stimulating factor) 32
MCV (mittleres korpuskuläres Volumen) 18
MDP (maximales diastolisches Potential) 45
Mechanorezeptoren/-sensoren 257
- Aktionspotential 321
- Gehör 350
- Haut 294
- Informationsverarbeitung, sensorische 321
- vestibuläres System 346
Medikamente, Trägerproteine 20
Medikamentenunverträglichkeit, Schock 91
Medulla oblongata 299, 310, 321, 383
- Atmungsregulation 125
- chemosensible Areale 125
- Informationsverarbeitung, sensorische 322
- Kreislaufzentren 85, 138
Megakaryozyten 21
Megakolon, Hirschsprung-Krankheit 154
Mehrventilation 127
Meißner-Körperchen 314, 319
Meißner-Plexus 167, 288–289
Melanocortin-Rezeptoren (MC-R) 209–210
Melanotropin s. MSH
melanozytenstimulierendes Hormon s. MSH
Melatonin 11, **228**
Membrane attack complex (MAC) 30–31

Membranen
- Lipiddoppelschicht 3
- Stofftransport 3–7
Membrankapazität, Nervenfasern 246
Membranlängskonstante 246
Membranproteine, Ionenkanäle 4
Membranruhepotential 12
Membranwiderstand, Nervenfasern 246
Menarche 230
Menière-Syndrom 349–350
Menopause 241
Menstruation 230
Menstruationszyklus 230–232
- Follikelphase 230–231
- Lutealphase 230–231
- Schleimhautveränderungen 230–231
- Sekretveränderungen 232
Menthol-Applikation, Kaltrezeptoren/-sensoren 316
Merkel-Tastscheiben 319
Merkel-Zellen 314
Mesenzephalon 299, 383
mesopisches Sehen 334
metabolische Alkalose 136, **199**
metabolische Azidose 135–136, **199**
metabolische Wirkung, Wachstumshormon 211
metabotrope Rezeptoren 251
Metarhodopsin II 335
Metarteriolen 94
Methämoglobin 120, **124**
Methämoglobinreduktase, NADH-abhängige 124
Methämoglobinreduktase bildende Substanzen, Nitrat/Nitrit 124
α-Methyldopa, Wirkung an Synapsen 252
MHC-Antigene 9, 29
MHC-Moleküle 29
- Klasse II 29
Michaelis-Menten-Kinetik 5
Migräne 99
migrierender myoelektrischer Komplex s. MMC
Mikrofilamente 8
Mikrofonpotentiale 352
- Haarzellen, Innenohr 352
Mikrotubuli 8
Mikrozirkulation 94–97
- Blutviskosität 78

Register

Mikrozytose 16
Miktionsreflex 255, 290
Milchausfluss-Reflexbogen 215
Milcheinschuss, Prolactin 212
Milchejektion, Oxytocin 215
Milchproduktion, Prolactin 212
Milchsäure, Herzstoffwechsel 66
mimische Starre, Parkinson-Syndrom 305
Mineralisation, enchondrale 211
Mineralocorticoide 217–218
– ACTH 208
– Regulation 217–218
Miniaturendplattenpotentiale 264
Minor-Test, Bluttransfusion 38
Minusgläser, Myopie 329
Minutenvolumenhochdruck 90
Miosis 330–331
– ACE-Hemmer 252
MIP-1α (macrophage inflammatory protein 1α) 32
Misoprostol 159
Mitochondrien 9
– ATP-Synthetase 7
– Sauerstoffpartialdruck, kritischer 130
– Stofftransport 7
Mitochondrienmembran, Protonengradienten 7
Mitralklappe, Auskultation 62
Mitralzellen 361
Mittelohr 350
– Resonanzfrequenz 351
Mittelohrmuskeln 351
Mittelzeitleistungen 141
Mizellen 160, 163–164
M-Linie 265
MMC (migrierender myoelektrischer Komplex) 153
Mobitz-Block 59
Mol 2
molale Konzentration 2
molare Konzentration 2
Molekularschicht
– Kleinhirnrinde 306
– Kortex 368
Molybdän 149
monoaminerge Systeme 383–384
Monoaminoxidase 305
Monochromasie 342
Monoglyzeride 163
monokulares räumliches Sehen 343

Monosaccharide 146
– Nahrungsresorption 164
monosynaptische Reflexe 295
monozytäres Phagozytensystem 29
Monozyten 29
Moosfasern, Kleinhirnrinde 307
Morbus
– s.a. unter den Eigennamen bzw. Eponymen
– Basedow 39
– Cushing 209
– haemolyticus neonatorum 37–38
– Hirschsprung 154
– Menière 349–350
– Parkinson 305–306
Morula 235
Motilin
– Funktion, Auslöser bzw. Bildungsort 168
– MMC (migrierender myoelektrischer Komplex) 153
Motivation 381–384
– Basalganglien, komplexe Funktionsschleife 303
– Gedächtnisleistungen 366
Motoneurone 264, 294–295, 298
– α-Motoneurone 294
– γ-Motoneurone 294
– – Empfindlichkeit, differentielle/proportionale 297
– – Muskelfasern, intrafusale 294
– γ-Spindelschleife 297
– antagonistische 296
– Hemmung, direkte 296
– – disynaptische 296
– – reziproke 297
– α-γ-Koaktivierung 297
– phasische 294, 314
– Servounterstützung 297
Motorik 291–312
– Hemmung, Striatum 302
– Hirnstamm 299–301
– spinale 292–299
motorische Aphasie 358, **380–381**
motorische Areale, Großhirn 310
motorische Bahnen, extrapyramidale 311
motorische Einheit 264, **295**
– Rekrutierung 269
motorische Endplatte, Erregungsübertragung 252–253

motorische Endstrecke, gemeinsame, α-Motoneurone 294
motorische Hemmung, Parkinson-Syndrom 305
motorische Leistungen, Hirndurchblutung 373
motorische Reflexe 348
motorischer Homunculus 310
motorischer Kortex 368
motorisches Sprachzentrum 367
Motorkortex 309–312
– Afferenzen 310
– Areale 309–310
– Blutdruckregulation 88
– Efferenzen 310–311
– multiple Repräsentation 310
– somatotropische Organisation 310
– zytoarchitektonische Gliederung von Brodmann 309
Motorpotential, Kortex 372
moto-sensorischer Kortex 310
M-Rezeptoren 10
mRNA 9
MSH (melanozytenstimulierendes Hormon, Melanotropin) 205, **209**
Müller-Gang 238
Mukosabarriere, Magenschleimhaut 158
Mukoviszidose 160
multiple Sklerose 249
multiples Myelom 35
Multi-Unit-Muskeltyp, Muskulatur, glatte 275
Mundmotorik, Basalganglien, skelettomotorische Funktionsschleife 303
Mundwinkelrhagaden 148
Musculus cricothyreoideus posterior 357
Muskarin 283
muskarinerg-cholinerge Rezeptoren 286
muskarinerge Cholinozeptoren (m-Cholinozeptoren) **283**, 285
muskarinerge Rezeptoren 10, 12, **283**, 285
Muskelarbeit
– Energieträger 137
– Herzzeitvolumen 89–90
– statische 138
Muskelbewegungen, willkürliche, Wärmebildung 173

Muskeldehnungsreflex 295
Muskeldurchblutung 137–138
Muskeleigenreflexe 295
– Antagonisten-Hemmung, disynaptische 296
– Atemmuskulatur 126
– gesteigerte 296
– H-Antwort 295
– M-Antwort 295
– M-Wellen 295
– silent period 296
Muskelfasern
– ATPase-Aktivität 273
– Energieversorgung 274
– Haltefunktion 273
– Hypertrophie/Hyperplasie 274
– intrafusale 293, 297
  – γ-Motoneurone 294
– Leistungsanpassung 274
– phasische 273
– tonische 273
– weiße/rote 273–274
Muskelkater 142
Muskelkontraktion s. Kontraktion
Muskelkoordination, gestörte, Kleinhirnfunktionsstörungen 308
Muskelkraft 269
– Aktionspotentialfrequenz 269
– Superposition 269
Muskellähmung s. Lähmung
Muskelleistung 273
– Wirkungsgrad 273–274
Muskelmechanik 269–274
Muskelphysiologie 263–278
Muskelrelaxantien 252
Muskelschwäche, Glucocorticoide 219
Muskelspindeln 292–293
– Aγ-Fasern 292
– Afferenzen 321
– Afferenzen/Efferenzen 292
– anulospiralige Endigungen 292
– Dehnungsgeschwindigkeit 293
– Dehnungsrezeptoren 292–293
– γ-Endnetze 292
– γ-Endplatten 292
– γ-Fasern, fusimotorische 293
– Flower-spray-Endigungen 292
– Informationsverarbeitung, sensorische 321
– Innervation 292
– Kernketten- bzw. Kernsackfasern 292

– Klasse-Ib-Fasern 292–293
– Klasse-II-Fasern 293
– γ-Motoneurone 294
– PD-Rezeptoren/-Sensoren 293
– Propriozeptoren 318
Muskelstoffwechsel 137–138
Muskeltätigkeit
– gesteigerte, Umstellungsreaktionen 137–140
– Veränderungen 141
Muskel-Venen-Pumpe 92–93
Muskelzittern, Fieberanstieg 176
Muskulatur
– Altersveränderungen 240
– glatte 275–278
  – Aktinfilamente 276
  – Aktionspotentiale 276–277
  – Dehnung 277
  – Energieverbrauch 277
  – Feinbau 275–276
  – Filamentgleitmechanismus 277
  – Filamentsystem 275–276
  – Innervation 276
  – Kontraktion 276–277
  – Kontraktionsreiz 277
  – Latch-Mechanismus 277
  – Multi-Unit-Muskeltyp 275
  – Plastizität 277
  – Single-Unit-Muskeltyp 275
  – Slow-wave-Potentiale 277
  – Spike-Potentiale 276
  – Stress-Relaxation 277
  – Varikositäten 276
– Hypotonie 309
– quergestreifte 263–275
M-Wellen/-Antwort, Muskeleigenreflexe 295
Myasthenia gravis 39, 275
– Doppelbilder 343
Mydriasis 331
Myeloblasten 29
Myelom, multiples 35
Myeloperoxidase, Granulozyten, neutrophile 28
myeloproliferative Erkrankung 29
myoelektrischer Komplex, migrierender (MMC) 153
Myofibrillen 264–265
– Herzmuskel 64
Myofilamente 264–265
myogene Autoregulation, Durchblutung 98

Myoglobin 121, 130
– Eisen 149
– Sauerstoffbindungskurve 121
– Siebungskoeffizient 185
Myokard s. Herzmuskel
Myokardinfarkt 12
– Atherosklerose 165
– EKG 56
– Schock, kardiogener 91
– ST-Hebung, EKG 60
– Wiederbelebungszeit 66
Myopie 329
– Minusgläser/Zerstreuungslinsen 329
Myosin(filamente) 8, **264–265**
– Herzmuskel 64
Myotome 320
Myotonie 275
M-Zellen, Retina 337

N

Nachbilder 338
Nachlast (Afterload) 64, 66
Nachpotentiale, Nervenfasern 249
Nachtblindheit 147, 326, 335
Nachtsehen 334–335
– Stäbchen 334
Nährstoffe, Isodynamie 146
Nagel-Anomaloskop 342
Nahakkommodation 327–328
– Parasympathomimetika 328
– Pupille 330
Naheinstellungsreaktion s. Nahakkommodation
Nahpunkt, Akkommodation 328
Nahrung
– Aufschluss 162–163
– Energieumsatz 170
– gastrointestinaler Transport 163–164, 166, 168
– Zusammensetzung 146
Nahrungsaufnahme
– Kurzzeitregulation 382
– Langzeitregulation 382
Nahrungsaufnahmereflexe 300–301
Nahrungsfette 163
Nahrungsmittel 146–150
Nahrungsresorption 163–167
– aktiv transzelluläre 163
– Aminosäuren 164
– Elektrolyte 166–167
– Lipide 164–167
– Monosaccharide 164

- Oligopeptide 164
- passiv parazelluläre 163
- Wasser 166–167
Nahrungsverwertung, MSH 209
Nahsinne 259
narkotische Analgetika 321
Natrium 180
- Ausscheidung 180
- Plasmakonzentration 19
Natrium-Aminosäuren-Symporter 189
Natrium-Calcium-Pumpe, Herzmuskel 49
Natrium-Dunkelstrom, Photorezeptoren 336
Natrium-Gleichgewichtspotential 245
Natrium-Glucose-Symport 6, 164, 188
Natrium-Jodid-Symporter 216
Natrium-Kalium-ATPase/-Pumpe 5–6, 186, **244**
- Herzmuskel 42
- Schilddrüsenhormone 215
- Speichel 155
Natrium-Kanäle 245
Natriumrückresorption 166–167, 195, 217
- Tubulus, proximaler 186
Natrium-Symport 164
Natrium-System, schnelles 247–248
- Aktionspotential, Nervenzellen 247
- Aktivierung 248
- Inaktivierung 248
natural killer cells s. NK-Lymphozyten
n-Cholinozeptoren **283**, 285
Nebenniere 216–220
Nebennierenadenom, Aldosteronproduzierendes 217
Nebennierenmark 268
- Nervensystem, vegetatives 286–287
Nebennierenrinde, Hormone 217–220
Nebenschilddrüsentumoren 219
- Parathormon 196
Nebenzellen, Magen 156–157
negative Rückkopplung, Transmitter 250

negativer Feedbackmechanismus, Hormone 206
Nehb-Ableitung, bipolare, EKG 54–55
Neokortex 367
- Aufbau 368
- Funktionen 369
Neostigmin 253
- Akkommodation 328
- Wirkung an Synapsen 251–252
Neozerebellum 306
Nernst-Gleichung 42, **245**
nerve growth factor s. NGF
Nerven, Elektrostimulation 321
Nervenfasern
- Aktionspotential 247
- Depolarisation 247
- elektrische Eigenschaften, passive 246–247
- Erregungsausbreitung 246
- Informationsübermittlung 9
- Längswiderstand 246
- markhaltige/marklose, Erregungsleitung 249
- Membrankapazität 246
- Membranwiderstand 246
Nervenleitgeschwindigkeit (NLG), periphere 249
Nervenschmerz 320
Nervensystem
- Altersveränderung 240–241
- parasympathisches 282
- Signalverarbeitung 255–257
- vegetatives 279–290
  - Bronchien 288
  - Miktionsreflex 290
  - Rückkoppelungsregulation 286
  - Signalübertragung 282–287
  - Transmitterfreisetzung, Kontrolle 286
  - Verdauungstrakt 288–290
- zentrales s. Zentralnervensystem
Nervenzellen
- Ionenkonzentration 244
- Ruhemembranpotential 244–250
- Transportmechanismen 244
Nervus
- cochlearis 351
- facialis (VII) 282, 332
- glossopharyngeus (IX) 300, 360
- intermedius 332

- oculomotorius (III) 300
- opticus (II) 326, 338
- pelvicus 289
- trigeminus (V), Niesreflex 106
- vagus (X) 289, 300
  - s.a. Parasympathikus
  - Hustenreflex 106
Netto-Kapillarfiltration 97
Netzhautablösung 333
Neugeborene
- Atemfrequenz 115
- Temperaturregulation 176
Neuralgie 320
neurogener Schock 91, **98**
Neurohypophyse s. Hypophysenhinterlappen
Neuroleptika, Dopaminrezeptoren 383
neuromuskuläre Reizbarkeit, erhöhte 20
neuronale Hemmung 256
- Antagonisten-Hemmung 256
- Divergenz 256
- Hemmung 256
  - laterale 257
- Konvergenz 256
- Rückwärtshemmung 256–257
- Vorwärtshemmung 256
neuronale Strukturen, Plastizität 373
neuronale Verarbeitung, Retina 336–338
Neurone
- Erregungsvorgänge 256–257
- GABAerge 303
- Kleinhirnrinde 307
- kortikale, Aktionspotentiale 370
- postganglionäre, Acetylcholin 282
  - Noradrenalin 282
  - Parasympathikus 282
  - Sympathikus 282
- präganglionäre, Acetylcholin 282
  - Parasympathikus 282
  - Sympathikus 281–282
- respiratorische, ventrale/dorsale 125
Neuropeptid γ 11
Neurophysine 213
Neurotransmitter 207
- Abbau 286
- Basalganglien 303

– Freisetzung 286
  – Autoinhibition 252
  – Desensitierung 252
  – Synapsen 250–252
– Kortex 368
– Wirkmechanismen 254
neutrophile Granulozyten 28
Newton (N) 1
newtonsche Flüssigkeiten 78
NGF (nerve growth factor) 32
Niacin 148
Nichtelektrolyte, Plasmakonzentration 19
nichtnarkotische Analgetika 321
nicht-newtonsche Flüssigkeit, inhomogene 78
Nicht-Tetanisierbarkeit, Herzmuskel 48
Nickel 149
Nicotinsäure 148
Nidation 251
Niederdrucksystem 74, 91–94
Nieren 177, 181–201
– Altersveränderung 240
– Basensparmechanismus 135
– Bau 181–182
– Blutdruckregulation 87
– Druckrezeptoren/-sensoren 179
– Funktion 177, 181–201
– Wasserstoffionenausscheidung 135
Nierenarterienstenose 218
– Hypertonie 90
Nierendurchblutung 182
– Blutdruckregulation 87
– Regulation 182
Nierenflussrate 183
Nierenfunktion 196
– Beurteilung 199–201
– Clearance 199
Nierenmark, Durchblutung 183, 193
Nierensteine 219
Nierenversagen, akutes 183
Niesreflex 106, 370
nigrostriatale Fasern, Basalganglien 304
nikotinerge Cholinozeptoren (n-Cholinozeptoren) **283**, 285
Nitrat/Nitrit, Methämoglobinreduktase bildende Substanzen 124
NK-Lymphozyten (natural killer cells) 34–35

NMDA-Rezeptoren 251, 255, 318–319, 376
NO s. Stickstoffmonoxid
Non-REM-Schlaf 379
Noradrenalin 11, 98, 251, **254**, 282, 284, 286, 301, 368
– Abbau 286
– Blutdruckregulation 86–87
– Calciumeinstrom, Herzmuskel 68
– Durchblutung, regionale 98
– Nebennierenmark 286
– Neurone, postganglionäre 282
– Vorkommen/Wirkungsweise 254
Normalsichtigkeit 329
Normoblasten 17
Normotonie 83
NO-Synthase 12
Nozizeption 313, 318–321
– Adaptation 318–319
Nozizeptoren/-sensoren 321
– Haut 294
– Informationsverarbeitung, sensorische 321
– polymodale 318
Nucleus(-i)
– anteriores thalami 383
– caudatus 301
– cochlearis dorsalis/ventralis 353
– dentatus 306
– dorsomedialis thalami 383
– fastigii 306
– interpositus 306
– olivaris superior 353
– paracentrales 339
– posteriores thalami 383
– praeopticus medialis 383
– ruber 299
  – Unterbrechung, Dezerebrationsstarre 301
– subthalamicus 301, **302–303**
  – Schädigung 305
– suprachiasmaticus 383
– supramamillares 383
– thalami anterior 382
– tractus solitarii 360
– ventralis posterolateralis/posteromedialis 369
Nüchternzustand 150
nukleolytische Enzyme 159
Nulllinien-EEG 372
Null-Zellen 34–35
Nutritionsreflex 297

Nystagmus 333
– Formen 349
– kalorische Prüfung 349
– kalorischer 349
– optokinetischer 333, 348–349
– pathologischer 309
– postrotatorischer 349
– rotatorischer 348–349
– vestibulärer 348–349

O

O_2 s. Sauerstoff
Oberflächen-EKG 49
Oberflächenschmerz 319
Oberflächenspannung, Alveolen 111
Objektagnosie 341
obstruktive Ventilationsstörungen 119
Ödeme 97
– interstitielle 20
– Kapillarpermeabilität, gesteigerte 97
– periphere 70
Ösophagussphinkter
– oberer 151
– unterer 151
  – Verschlussstörungen 152
Ösophagussprache 358
Östradiol 13
– Testosteronmetabolisierung 233
Östrogene 229
– Feedbackmechanismus, positiver 206, 230
– Menopause 241
– Plazenta 237
– Prolactin-Sekretion 212
– Wirkungen 230
Off-Zentrum-Ganglienzellen, Retina 337
Ohm-Gesetz 76–77, 112
Ohnmacht s. Synkope, orthostatische
Ohr, äußeres 350
Ohrmuschel, Hören, räumliches 355
Okklusion, Signalverarbeitung 256
okuläre Dominanzsäulen, visueller Kortex 340–341
Okulomotorik 332–333
okulomotorische Funktionsschleifen, Basalganglien 303

Oligopeptide 204
- Nahrungsresorption 164
Oligosaccharidasen, Verdauung 162
Oligosaccharide 146
Oligurie 183
Olive, untere 307
olivocochleäres Bündel 352
onkotischer Druck **20**, 184, 191, 193
On-Off-Ganglienzellen, Retina 337
On-Zentrum-Ganglienzellen, Retina 337
operante (instrumentelle) Konditionierung 374
Ophthalmometer 330
Opiatrezeptoren 321
Opioide 11
- endogene 321
Opsonierung, Komplementsystem 30
optische Achse 326
optokinetischer Nystagmus 333, 348–349
Ora serrata 326
Organfunktionen, vegetative Steuerung 288–290
organische Säuren, Plasmakonzentration 19
Organismus, Energieumsatz 169–170
Organkreisläufe 100–103, 111
Organtransplantation, Immunsuppression 33
Organveränderungen, Altern 240
Orgasmus 234
orgastische Manschette 234
orthodrome Leitung, Aktionspotential 249
Orthopnoe 127
Orthostase/orthostatische Hypotonie 89
- Blutdruckregulation 89
orthostatische Hypotonie/Synkope 89
Ortsprinzip, Schallimpuls, Kodierung 352
Osmolalität 2, 3
- Speichel 156
Osmolarität 2, 3
- Harn 193

Osmorezeptoren/-sensoren 179, 214, **318**
- Wasserhaushalt, Regulation 179
Osmose 2
osmotische Diurese 224
osmotische Resistenz
- Erythrozyten 18
- maximale 18
osmotischer Druck 2, **18–19**
osmotischer Durst 382
Osteoblasten, Knochenumbau 221
Osteoklasten
- Calcitonin 222
- Knochenumbau 221
- Parathormon 221
Osteomalazie 222
Osteoporose
- Glucocorticoide 219
- senile 240
Otitis media, Schallleitungsstörung 356
Otosklerose, Schallleitungsstörung 356
Ouabain 244
ovales Fenster 350
Ovarialfunktion, zyklische Veränderungen 230–231
Overshoot, Aktionspotential 248
Ovulation 230
- Feststellung des Zeitpunktes 232
Oxidationswasser 178
oxidiertes Hämoglobin 124
Oxygenierung, Sauerstoff 120
Oxytocin 11, 204, 213, **215**
- Laktation 237
- Milchejektion 215
- Muskulatur, glatte 276
- Wehentätigkeit 215

P

$PaCO_2$ s. Kohlendioxidpartialdruck, alveolärer
PAH-Clearance 200
Paläozerebellum 306
Pallidum 302
Pankreas 159–160
- endokrines 222–225
Pankreasenzyme 159
Pankreasinsuffizienz, exokrine 160
Pankreaslipase 163
Pankreassaft/-sekret
- alkalisches 159

- Enzyme 159
- pH-Wert 155
- Zusammensetzung 159
Pankreassekretion
- Steuerung 159–160
- tägliche 155
Pankreatitis, chronische 160
Pantothensäure 148
PaO_2 s. Sauerstoffpartialdruck, alveolärer
Papillae
- foliatae 360
- fungiformes 360
- vallatae 360
Paraaminohippursäure/-Clearance 200
paradoxer Schlaf 378
Parästhesien 249
parakrine Wirkungsweise, Gewebshormone 204
Parallelfasern, Kleinhirnrinde 307
Parasympathikus 279–282
- Blutdruck 85–86
- Bronchien 288
- Bronchokonstriktion 288
- Chronotropie/Dromotropie, negative 69
- Defäkationsreflex 289
- Dickdarmmotorik 154
- Herztätigkeit 69
- Magenentleerung 152
- Neurone, postganglionäre 282
- – präganglionäre 282
- peripherer Anteil 281
- Pressorezeptoren/-sensoren 86
- Speicheldrüsensekretion 155
- vegetativ innervierte Organe, Antwortverhalten 285
- Verdauungstrakt 289
- zentraler Anteil 279–280
Parasympatholytika 283–284
- Akkommodation 328
- Mydriasis 331
Parasympathomimetika 283, 286
- Akkommodation 328
- Miosis 331
Parathormon
- Calcium-Haushalt 221
- Calcium-Resorption 188, 196
- tubulärer Transport 185
parazelluläre Shunts, tubulärer Transport 187
Paresen 249

parieto-temporo-okzipitaler Kortex 366
Parkinson-Syndrom 89, 302, **304–305**, 341
– Anticholinergika 305
– Dopaminmangel 305
– L-Dopa 305
Parosmie 362
Pars intermedia (Kleinhirn) 306
– Kurskorrektur 308
Partialdrücke
– s.a. Kohlendioxid- bzw. Sauerstoffpartialdruck
– alveoläre 115–116
– Differenzen 116
Pascal (Pa) 1, 354
passiver Transport s. Transport
Patellarsehnenreflex 295
Paukenhöhle 350
PDE-5-Hemmer 235
PDGF (platelet derived growth factor) 22
PD-Rezeptoren/-Sensoren 85, 258, 294, **317**
– Gelenke 294
– Muskelspindeln 293
– Nozizeption 318
– Pressorezeptoren/-sensoren 85
peak bone mass, Parathormon 221
Pearl-Index, Kontrazeptionsmethoden 232
Pellagra 148
Penis-Erektion, REM-Schlaf 378
Pepsin 157
– Proteinverdauung 163
Pepsinogen 157
– Sekretion 157
Peptide, gastrointestinale 167–168
Peptidhormone 10, **204–205**
– cAMP-Kaskade 9
Peptid-Resorption, Tubulus, proximaler 189
Perforin 34
Perfusion(sdruck)
– Koronararterien 65
– Lunge 117
– Nieren 182
Perfusionsstörungen 118–119, 131
Perilymphe 350
Perimetrie 340
Peristaltik 289
– nicht-propulsive 151

– primäre 151
– propulsive 151
peritoneo-intestinale Reflexe 289
permanent threshold shift (PTS) 356
Permeabilität 4
Peroxidasen, Granulozyten, eosinophile 29
Peroxisomen 9
Perspiratio
– insensibilis 174, 178
– sensibilis 174
Pertussistoxin 10
PET (Positronen-Emissions-Tomographie), Hirndurchblutung 101
Petechien 21, 25
– Schleimhaut 22
Pfötchenstellung, Calciumhaushalt, Störungen 181
Pfortaderblut 161
Pfortadersystem, Hypophyse 208
PGA_1/PGA_2 227
PGD_2 227
PGE_1 227
PGE_2 99, 227
$PGF_{2\alpha}$ 99, 227
PGI_2 99, 227
Phänotyp, weiblicher 237
Phäochromozytom 91
Phagozytensystem, monozytäres 29
Phagozytose
– Antigen-Antikörper-Komplexe 29
– Leukozyten 28
– Monozyten 29
Phantomschmerz 321
Phantosmie 362
phasische Motoneurone, große/kleine 294
phasische Muskelfasern 273
phasische Sensoren/Sinnesrezeptoren 259
Phon 354
Phonation 357
Phonationsorgane 357
– Ansatzrohr 357
– Windraum 357
Phonokardiographie 62
Phonskala 354
Phosphat
– Plasmakonzentration 19
– Resorption, Tubulus, proximaler 188

Phosphatausscheidung 196
Phosphat-Puffersysteme 133–134, 198
Phosphodiesterase 10
– Typ 5, Erektion beim Mann 235
– Hemmer 235
Phospholamban, Calcium-Wiederaufnahme, Herzmuskel 49
Phospholipase A 159
Phospholipase C 11
Phospholipide 163
Phosphorsäureester, organische 253
photoelektrische Transduktion 335
photopisches Sehen 334
Photorezeptoren/-sensoren 257, 333
– Depolarisation 336
– Hyperpolarisation 336
– Natrium-Dunkelstrom 336
– Reiztransduktion 335–336
– Rezeptorpotentiale 336
– Stevens-Potenzfunktion 333
pH-Wert
– Blut 122, 133, 187
– Pufferung 133
– Regulation 134
– Speichel 156
Phyllochinon 147
physikalischer Brennwert 170–171
physiologischer Totraum 115
Physostigmin 253
– Wirkung an Synapsen 251
PIF (Prolactin inhibiting factor) 212
Pigmentationsstörungen im Alter 240
Pilocarpin, Miosis 331
Pinkus-Iggo-Tastscheiben 314
Pinozytose 164
Pirenzepin 158
Plättchenfaktor 3 (PF 3) 25
Plasma 15, **19–20**, 22
Plasma thromboplastin antecedent (PTA) 23
Plasmaelektrolyte, Herzmuskel 45
Plasmaersatzlösungen 20
Plasmafluss, renaler 201
Plasma-Kreatin-Spiegel 200
Plasmaproteine 19–20
– Elektrophorese 20
– Energiespeicher 19

– Nährfunktion 19
– Pufferfunktion 20
– Trägerfunktion 20
Plasmavolumen 16, 213
– Hitzeadaptation 176
– körperliche Arbeit 140
– Wasserbestand 178
Plasmin 27
Plasminogen 27
Plasmozytom 35
Plastizität
– Muskulatur, glatte 277
– neuronale Strukturen 373
– synaptische 255
Plateau-Phase
– Aktionspotential, Herzmuskel 42
– Herzmuskel 44
– Purkinje-Fasern 44–45
platelet derived growth factor s. PDGF
Plazenta, Hormone 236–237
Plazentakreislauf 102–103
Plazentalactogen, humanes s. hPL
Plethysmogramm 82
Pleuradruck s. Druck, intrapleuraler
Plexus
– myentericus (Auerbach) 153, 167, 288–289
– submucosus (Meißner) 167, 288–289
Plusgläser, Hyperopie 330
Pneumotachygraphie 108
Pneumothorax 113
Podozyten 184
Poikilothermie 172
Poliomyelitisviren, axonaler Transport 9
Polydipsie 213
– ADH-Mangel 213
– Diabetes mellitus 189, 224
Polyneuropathie 157, 249
– Alkoholabusus 315
– Diabetes mellitus 315
– metabolisch-toxische 320
Polypeptide 20, 204
Polysaccharide 20, 146
polysynaptische Reflexe 287, **297–299**
Polyurie 183, 213
– ADH-Mangel 213
– Diabetes mellitus 189, 224
POMC (Pro-Opiomelanocortin) **208–209**, 321

Pons 299, 310, 383
Pontozerebellum 306
Pore, künstliche, Komplementsystem 30–31
positiv chronotrope Wirkung, Sympathikus 68
positiv dromotrope Wirkung, Sympathikus 68
positiv inotrope Wirkung 49
– Sympathikus 68–69
positiver Feedbackmechanismus, Hormone 206
Positronen-Emissions-Tomographie (PET) 373
Posteoporose 240
postextrasystolische Pause, EKG 57
postganglionäre Neurone
– Acetylcholin 282
– Noradrenalin 282
– Parasympathikus 282
– Sympathikus 282
Postikus 357
– Parese 358
Postmenopause 241
postsynaptische Hemmung 256
postsynaptische Potentiale 253–254
– exzitatorische (EPSP) 253
– inhibitorische (IPSP) 253
– Summation 253
postsynaptische Zone 250
posttetanische Depression 255
posttetanische Potenzierung 255
Potentialdifferenzen, Tubulussystem 197
Potentiale
– elektrische, Kortex 370
– endocochleäre 352
– postsynaptische s. postsynaptische Potentiale
– transepitheliale, lumennegative/-positive 197
– Tubulussystem 197
Potentialschwankungen, Kortex 372
Potenzierung
– Gedächtnis 376
– posttetanische 255
  – Gedächtnis 376
– Synapsen 255
– tetanische 255
Potenzstörungen 212
PQ-Strecke (EKG) 50, **52**
Präerythroblasten 17

präfrontaler Kortex 367
präganglionäre Neurone
– Acetylcholin 282
– Parasympathikus 282
– Sympathikus 281–282
präkapilläre Sphinkteren 94
prämotorische Rindenfelder, Enthemmung 305
Präprovasopressin 213
präsynaptische adrenerge/cholinerge Rezeptoren 286
präsynaptische Hemmung 256
Preload (Vorlast) 64, 66
Presbyakusis 357
Presbyopie 241, 328
Pressluftatmung 129
Pressorezeptoren/-sensoren 318
– Aortenbogen/Karotissinus 85
– Parasympathikus 86
– Proportional-Differential-Fühler 85
– Reflex 69
– Sympathikus 86
– Vagusreiz 85
Pressorezeptorenreflex 13
– Blutdruckregulation 85–86
P-Rezeptoren, Sehnenorgane 294
Price-Jones-Kurve 16
Prick-Test, Allergien 99
primär visueller Kortex 339
primäres sensorisches Rindenfeld 339
Primärharn 185, 194
Primärspeichel 155
PRL s. Prolactin
Proaccelerin 23
Proaktivatoren, Fibrinolyse 27
Progesteron 230
– Atmungsantrieb 127
– Körpertemperatur 172
– Lutealphase 230
– Ösophagussphinkter, unterer 151
– Plazenta 237
– Wirkungen 230
Proinsulin 224
Projektionsfasern, Kortex 370
projizierte Schmerzen 319
Prokonvertin 23
Prolactin 205, **212–213**
– Laktation 237

Prolactinom 212–213
Prolactin-produzierendes Hypophysenadenom 212–213
Proliferationsphase, Endometrium 231
Promyelozyten 29
Pro-Opiomelanocortin (POMC) **208–209**, 321
Proportional-Differentialsensoren bzw. -fühler s. PD-Rezeptoren/-Sensoren
propriospinale Bahnen, Reflexe 299
Propriozeption 313
Propriozeptoren 318
Prostaglandine 25, 98–99, 107, 204, **227–228**
– Durchblutung, regionale 98–99
– Granulozyten, neutrophile 28
– Lungenkapillaren 107
– Nozizeptorenreizung 318
Prostaglandinsynthesehemmer 25
Prostaglandin-Synthetase 228
Protaminsulfat 27
Protanomalie 342
Protanopie 342
Proteasen, Granulozyten, eosinophile 29
Protein C 26
– aktiviertes (APC) 26
– Mangel 26
Protein S, Mangel 26
Proteinat-Puffersysteme 134
Proteine 146–147
– Brennwert/kalorisches Äquivalent 171
– Maldigestion 163
– pflanzliche/tierische 146
– Plasmakonzentration 19
– Verdauung 163
– Wertigkeit, biologische 146
Proteinkatabolismus, Glucagon 225
Proteinkinase A 10–11
Proteinmangelsyndrom 150
Proteinmenge, minimal erforderliche 146
Proteinstoffwechsel
– Insulin 223
– Schilddrüsenhormone 215
Proteinurie 185
Proteinvorrat, Körper 147
Proteolyse, Nüchternzustand 150
proteolytische Enzyme 159

Prothrombin 23, **25**
Prothrombinaktivator 23
Protonengradienten, Mitochondrienmembran 7
Protonenpumpen 6
– s.a. H^+-K^+-ATPase
Protonenpumpenblocker 156, 158
Protonen-Transport, Tubulus, proximaler 187
Provasopressin 213
Provitamin D 222
prozedurales (implizites) Gedächtnis 374
P-Sensoren 258
Pseudopodien, Thrombozyten 22
Psychophysik 260
psychophysikalische Messungen 260
Psychose, Schizophrenie-ähnliche 383
PTA (plasma thromboplastin antecedent) 23
PTS (permanent threshold shift) 356
Ptyalin 162
Pubertät, Testosteron 232
Pufferbasen, Konzentration 134
Pufferfunktion/-system
– Blut 133
– Plasmaproteine 20
Pufferkapazität 133
Pufferung 133–136
– Wasserstoffionenkonzentration 133
pulmonalarterieller Druck, Überdruckbeatmung 114
Pulmonalarterien, Blutdruck 101
Pulmonalklappen,
– Auskultation 62
– Schluss 60
Pulsfrequenz, postoperative, Blutverlust 90
Pulsus
– celer 82
– et magnus 71
– frequens 82
– irregularis 82
– magnus 82
– et celer 82
– parvus 82
– rarus 82
– regularis 82

– tardus 82
– et parvus 71
Pulswelle, A. carotis 62
Pulswellengeschwindigkeit (PWG) 81
Pulswellenlaufzeit, zentrale, Karotispuls 62
Pumpbelastung, Herz 78
Pumpversagen, Herz 70
Pupille 327, 330–331
– Engstellung 330–331
– Lichtreaktion 330
– Nahakkommodation 330
– Naheinstellungsreaktion 330
– Weitstellung 331
Pupillendilatation 281
Pupillenmotorik 338
Pupillennahreflex 330
Pupillenreflex 339
Pupillenstarre, reflektorische 331
Pupillenweitstellung, Dunkeladaptation 334
Purinstoffwechselstörung 189
Purkinje-Fasern 42, 47
– Erregungsausbreitung 47
– Plateau-Phase 44–45
Purkinje-Phänomen 335
Purkinje-Zellen
– Disinhibition 308
– Kleinhirn 377
– Kleinhirnrinde 307
Purpura, thrombozytopenische, idiopathische 21
Putamen 301
P-Welle (EKG) 50, **52**
PWG s. Pulswellengeschwindigkeit
Pylorus 152, 156
Pyloruspumpe 152
Pyramidenbahn 311
– Aufbau 311
– Efferenzen 311
Pyramidenschicht, äußere/innere, Kortex 368
Pyramidenzellen
– große 368
– Hippocampus 376
Pyridoxin 148

Q

QRS-Komplex (EKG) 50, **52–53**
QT-Intervall (EKG) 50
Querbrückenbildung
– Myosinfilamente 265
– Skelettmuskulatur 265, **267**

Querschnittslähmung 299
– vegetative Folgen 290
Quick-Test/-Wert 25–26
Q-Zacke (EKG) 50, **52**

R
Rachitis 147, 222
Radiatio
– acustica 353
– optica 339
Radikale, freie, Altern 239
räumliches Sehen 342–343
Ramus interventriculus anterior (RIVA), Stenose 77
Ranvier-Schnürringe 246
Rapid Eye Movements s. REM
rapidly adapting receptors s. RA-Rezeptoren/-Sensoren
RA-Rezeptoren/-Sensoren 259, 314
Raumschwelle
– simultane/sukzessive 315
– Tastpunkte 315
RBF (renaler Blutfluss) 182, **200–201**
Reabsorbataufnahme, Kapillaren, peritubuläre 190
Reabsorption, Kapillaren 96
reaktive Hyperämie 102
Rechtsherzinsuffizienz 70, 92
– s.a. Herzinsuffizienz
– Beinödeme 97
– dekompensierte 70
Rechtsverschiebung, Sauerstoffbindungskurve 121–122
– Höhenakklimatisation 128
Recruitment, Fowler-Test 357
5α-Reduktase 233
Reentry-Mechanismus 44
– Refraktärzeit, verkürzte 58
– Vorhofflattern/-flimmern 58
reflektorische Pupillenstarre 331
Reflexbahnung 295
Reflexblase 290
Reflexbogen
– Aufbau 295
– vegetativer, spinaler 281
Reflexe 288, 292, **295–299**
– Bahnen, propriospinale 299
– bedingte 301, 374
– Dishabituation 298
– Disinhibition 298
– duodenokolische 154
– gastrokolische 154, 290

– gemischte 288
– Habituation 298
– Hemmung, präsynaptische 298
– intersegmentale 298–299
– Irridation 298
– kardiale 68, **69–70**
– Konditionierung 298
– kuti-viszerale 288
– Leitungszeit 295
– lineare 12
– Lokalzeichen 298
– monosynaptische 294–295
– motorische 348
– pathologische, Schlaganfall 312
– peritoneo-intestinale 289
– polysynaptische 287, **297–299**
– Summation 298
– reno-intestinale 289
– Rückenmarksautomatismen 299
– Rückwärtshemmung 298
– Sehnenorganafferenz 297
– Sensitivierung 298
– statische 300
– statokinetische 300
– unbedingte 301, 374
– vegetative 280, 287–289
– vesiko-intestinale 289
– viszero-kutane 288
– viszero-somatische 288
– viszero-viszerale 288
Reflexhemmung 298
Reflexionskoeffizient 3
Reflexmotorik 368
Reflexschleife, spinale 297
Reflexzeit 295
Refluxösophagitis 152
Refraktärität 248
– Nervenfasern 248
Refraktärphase/-zeit
– absolute 248
– Herzmuskel 43–44
– Kammermyokard 45
– relative 248
– Herzmuskel 43–44
– verkürzte, Reentry-Mechanismus 58
– Vorhofmyokard 45
Refraktionsanomalien 329
Refraktometrie 330
Regelgröße 13
Regelkreise 12
– Hormone 206
– Reizung 12
– Releasing-Hormone 207

Regelstrecke 13
Regelziel 13
Regenbogenhaut 327
Regio
– olfactoria 361
– preoptica 383
Regler 13
Reissner-Membran 350
Reizantwort, Grenzwert 249
Reize
– adäquate, Sensoren/Sinnesrezeptoren 257
– noziceptive 318–319
Reizintensität 261
Reizstärke, objektive/subjektive 261
Reiztransduktion/-weiterleitung 321
– Haarzellen 352
– Informationsverarbeitung, sensorische 321
– Photorezeptoren/-sensoren 335–336
– Sensoren/Sinnesrezeptoren 257, 259
– Vestibularapparat 347
Reizübertragung, Hörnerv 352–353
Reizzuwachs, relativer, Sinneswahrnehmung 260
Rekrutierung
– Cochlea 353
– motorische Einheit 269
Rekurrensparese
– Aphonie 358
– partielle 358
rekurrente Hemmung 256
Releasing-Hormone 206, **207–208**
– Regelkreise 207
REM-Schlaf 378
renale Ausscheidung, Säuren/Basen 197–198
renaler Blutfluss s. RBF
Renin 87, 183
– Blutdruckabfall 89
– Herzinsuffizienz 70
– Sekretionsregulation 218
Renin-Angiotensin-(Aldosteron-)System 183, **217–218**
– Blutdruckregulation 87
reno-intestinale Reflexe 289
Renshaw-Hemmung 257

Register

Renshaw-Zellen 298
Repolarisation
– Aktionspotential 248
– Herzmuskel 42, **43**, 53
Repolarisationsvektor, EKG 51
Repräsentation, Motorkortex 310
Reserpin, Wirkung an Synapsen 252
Reservekapillaren, Lunge 117
Reservevolumen, in-/exspiratorisches 108–109
Residualkapazität
– funktionelle 108, 115
– Helium-Einwaschmethode 109
Residualvolumen 108
Resistance
– Atemwege 112
– Bestimmung 112
– Lunge, Ventilationsstörungen, obstruktive 119
Resistin 228
Resonanzfrequenz
– Gehörgang 351
– Mittelohr 351
Resorption, isoosmotische 186
Resorptionsdruck
– effektiver, Kapillaren 96
– Kapillaren 96
Resorptionsstörungen, Hunger 150
respiratorische Alkalose 135–136, 181, **199**
respiratorische Arrhythmie 82, 125
respiratorische Azidose 135–136, **199**
respiratorische Neurone, ventrale/ dorsale 125
respiratorische Sinusarrhythmie 46
respiratorischer Quotient 171
respiratorisches Epithel 106
respiratorisches System, Altersveränderung 240
restriktive Ventilationsstörungen 119
Restvolumen, Herz 61
Resynchronisation, Schlaf-Wach-Rhythmus 377
Retikularistheorie, Schlafen 379
Retikulozyten 17

Retina 326
– s.a. Netzhaut...
– Antwort auf Lichtreize 337
– Areale, korrespondierende 342
– Divergenz 336–337
– Ganglienzellen 337–338
    – Leitungsgeschwindigkeit 337
– Konvergenz 336–337
– neuronale Verarbeitung 336–338
– Off-Zentrum-Ganglienzellen 337
– On-Off-Ganglienzellen 337
– On-Zentrum-Ganglienzellen 337
– rezeptive Felder 337
– Rezeptoren 333–334
– Sehbahn 338–340
– Signaldivergenz 337
– Signalkonvergenz 336
– Signalverarbeitung 333–338
– α-Zellen 337
– β-Zellen 338
11-cis-Retinal 334
retinale Verarbeitung
– horizontales System 336
– Interneurone, inhibitorische 336
– Sehen 336–338
– vertikales System 336
Retinol 147
Retinopathia pigmentosa 335
Retinopathie, Neugeborene, Sauerstofftherapie 132
Retinotopie 338
Retraktionstendenz, elastische, Lunge 112
retrograde Amnesie 375–376
Reuptake-Hemmer 284
Reynold-Zahl/-Wert 78
rezeptive Felder 259
– primäre 259
– Retina 337
– zentrale 259
Rezeptoren
– α-Rezeptoren 87, 98, 138, **284**, 285–286, 304
    – Durchblutung, regionale 98
– β-Rezeptoren 98, 140, **284**, 285
    – Durchblutung, regionale 989
– $β_1$-Rezeptoren 304
    – Sympathikus 68
– $β_2$-Rezeptoren 304
– adrenerge 284
    – präsynaptische 286

– Autoinhibition 252
– Belegzellen 158
– cholinerge 283
    – präsynaptische 286
– m-Cholinozeptoren 283, 285
– n-Cholinozeptoren 283
– Desensitierung 252
– ionotrope 251
– metabotrope 251
– muskarinerg-cholinerge 286
– muskarinerge 10, 12, **283**
– nikotinerge 251, 283, 285
– parasympathische 304
– pharmakologische Beeinflussung 284
– präsynaptische 249
– Retina 333–334
– sympathische 285
– Typen 282–285
– V_2-Rezeptoren 195
– Wirkungen, zelluläre 285, 304
β-Rezeptorenblocker, Wirkung an Synapsen 252
Rezeptorpotentiale
– Haarzellen 352
– Photorezeptoren/-sensoren 361
Rhabdomyolyse, Hyperthermie, maligne 49
Rheobase 249
Rhesusinkompatibilität 37–38
Rhesus(Rh)-System 37
rheumatische Erkrankungen 39
Rh-negative Mutter 37
Rhodopsin 334
Rhodopsinkonzentration, Dunkeladaptation 334
Rh-positives Kind 37
Riboflavin 148
– Darmflora 161
Ribonuklease 174
Ribosomen 9
Richtungshören 355
– Intensitätsdifferenzen 355
– Lautdifferenzen 355
Riechbahn 361–362
Riechepithel 361
Riechhärchen 361
Rigor 304
Rindenblindheit 341
Rindenfelder, senso-motorische 310
Rinne-Versuch 355
– negativer/positiver 355

Riva-Rocci-Methode, Blutdruckmessung 84
Röntgenkontrastmittel, Warmsensoren 316
Rohrzucker 146
Rorschach-Test 341
Rosenkranz-Thorax, Rachitis 222
rotatorischer Nystagmus 348–349
Rotblindheit 342
Rotschwäche 342
RPF (renaler Plasmafluss) 201
R-Protein 157
RR-Intervall (EKG) 50
Rückenmark, sensorische Bahnen 321
Rückenmarksautomatismen, Reflexe 299
Rückenmarksdurchtrennung, Defäkationsreflex 289
Rückkopplung
– negative 13, 286
　– Transmitter 250
– positive 13, 286
– Regulation, Nervensystem, vegetatives 286
Rückkopplungsschleifen 13
Rückresorption, Tubulus, proximaler 185
Rückstellsakkade 333
– Nystagmus 333
Rückwärtshemmung
– neuronale Erregung 256–257
– Reflexe 298
Rückwärtsversagen 70
Ruffini-Endkörperchen 314
Ruheatmung, normale 128
Ruhedehnungskurve
– Herzmuskel 63
– Lunge 110
– Skelettmuskulatur 270
– Thorax 110
– ventilatorisches System 109–110
　– Bestimmung 110
Ruhemembranpotential 245
– als Gleichgewichtspotential 245
– Nervenzellen 244–250
Ruhepotential
– Herzmuskel 42
　– Netto-Auswärtsstrom, positiver 42
Ruhetremor 305
– Parkinson-Syndrom 304

Ruheumsatz 169
R-Zacke (EKG) 53

S

SA-Block 59
Saccharose 146
Sacculus 346
Sättigung
– Diffusion, erleichterte 5
– Transportsystem 6
Säure-Basen-Gleichgewicht/-Haushalt 133–136
– Statusdiagnostik 136
– Störungen 198–199
Säure-Basen-Status, Diagnostik 136
Säuren
– organische, Plasmakonzentration 19
– Plasmakonzentration 19
– renale Ausscheidung 197–198
– titrierbare, Wasserstoffionenausscheidung 198
Säurenausscheidung, Ammoniakmechanismus 198
Sakkaden 332–333, 348
Salivation 360
saltatorische Erregungsleitung 249
salzige Geschmacksstoffe 360
Salzsäuresekretion
– gesteigerte/verminderte 158
– Magen 156
Sammellinsen, Hyperopie 330
Sammelrohre 193–197
– tubulärer Transport 193–194
– Wasserrückresorption 194
SA-Rezeptoren/-Sensoren 259
Sarkolemm 264
Sarkomer, Skelettmuskulatur 264
Sarkomerlänge, Kontraktionskraft 271
Sarkopenie 240
Sarkoplasma 264
sarkoplasmatisches Retikulum 9, **264–266**
– Zisternen, terminale 266
Sarkosomen 264
SA-Sensoren 314–316
Sauerstoff, Oxygenierung 120
Sauerstoffangebot, Gewebe 130
Sauerstoffatmung, reine, Gerätetauchen 129

Sauerstoffaufnahme, Dauerleistungsgrenze 141
Sauerstoffausschöpfung 123
– Herz 65
Sauerstoffbindungskurve
– Beeinflussung 122
– 2,3-Diphosphoglycerol (2,3-DPG) 122
– Hämoglobin 121
– Linksverschiebung 122
– Myoglobin 121
– Rechtsverschiebung 121–122
　– Höhenakklimatisation 128
– Verlauf 122
– Zwischenbindungshypothese 121
Sauerstoffdefizit bei Arbeit 139
Sauerstoffdifferenz, arterio-venöse ($avDO_2$) 123
Sauerstoff-Halbsättigungsdruck 122
Sauerstoffkonzentration, Alveolen 115
Sauerstoffmangel
– Angiogenese 99
– Durchblutung, regionale 99
Sauerstoffpartialdruck 17, 116, 121, 134
– Abnahme, Atemzugvolumina 116
– alveolärer 116
– Chemosensorenreflexe 86
– Erythrozyten 17
– Gewebe 130
– Kreislauf, fetaler 102
– kritischer, Mitochondrien 130
– Vasodilatation 99
Sauerstoffradikale 31
Sauerstoffsättigung 121, 134
Sauerstoffschuld
– Dauerleistungsgrenze 141
– Gewebe 130
Sauerstofftherapie 132
Sauerstofftransport
– Blut 121–124
– Störungen 132
Sauerstoffutilisation/-verbrauch 142
– Gewebe 130
– Herz 66
Sauerstoffvergiftung
– Gerätetauchen 129
– Sauerstofftherapie 132
Sauerstoffversorgung, unzureichende 131

Sauerstoffverwertungsstörungen 132
Sauerstoffvorräte, Gewebe 130
Saug-Druck-Pumpeneffekte 93
Saugreflex 300
saure Geschmacksstoffe 360
Scala
– tympani 350
– vestibuli 350
Schalldruck 354
– physikalischer 354
Schalldruckpegel 353, 355
Schallempfindungsstörungen 355–356
Schallfrequenz 353
– charakteristische, Cochlea 352
Schallimpuls, Kodierung, Ortsprinzip 352
Schallkodierung, Hörnerv 352–353
Schallleitung 351
Schallleitungsstörungen 355–356
Schallschutz 351
Schallwellenimpedanzen 351
Schaltkreise, kortikale, Bauelemente 367–369
Schergrad, Blutviskosität 78
Scheuklappenblindheit 339
Schiefhals, Botulinustoxin 253
Schielamblyopie 343
Schielen 343
Schilddrüse 215–216
Schilddrüsenfollikel 216
Schilddrüsenfunktion, Regulation 216
Schilddrüsenhormone 205, **215–216**
– Insulin-Antagonisten 225
– Synthese/Transport 216
Schilddrüsenüberfunktion s. Hyperthyreose
Schilddrüsenunterfunktion s. Hypothyreose
Schizophrenie 383
Schlaf/Schlafen 377–379
– Deafferenzierungstheorie 379
– desynchronisierter 378
– Faktoren, endogene 379
– paradoxer 378
– Retikularistheorie 379
– Stadien 377
– zirkadiane Rhythmen 377

Schlafhormon 379
Schlafrhythmus, Melatonin 228
Schlafspindeln 378
Schlaftheorie(n) 379
– serotonerge 379
Schlaf-Wach-Rhythmus 323, 370
– Desynchronisation, interne 377
– Hypothalamus 377
– Resynchronisation 377
Schlaganfall 296, 311
– Feinmotorik 312
– Halbseitenlähmung 311
– Massenbewegungen 312
Schlagvolumen 60–61, **62–63**
– bei Belastung 138
– Erhöhung 67
– systolisches 64
Schleifenbahn 353
Schleifendiuretika, Hypokaliämie 195
Schleimhautblutungen, petechiale 22
Schleimhautveränderungen, Menstruationszyklus 230–231
Schlemm-Kanal 331
Schluckakt 151–152
– ösophageale Phase 151–152
– orale Phase 151
– pharyngeale Phase 151
Schluckbeschwerden im Alter 240
Schluckreflex 151, 301, 370
Schluckvorgang 301
Schmerzausschaltung 321
Schmerzbewertung 319
Schmerzempfindung 318
– Ausfälle, erworbene 320
– bewusste 323, 347
– Störungen 320
Schmerzen
– Abwehrspannung, muskuläre 320
– Akupunktur 321
– Atmungsantrieb 127
– Ausstrahlung 319
– Begleitphänomene 319
– Chronifizierung 255
– Elektrostimulation 321
– Formen 319–320
– Indolenz 319
– projizierte 319
– Qualitäten 319
– somatische 319
– übertragene 288, 320
– viszerale 319

– zentrale 321
Schmerzpunkte 318
Schmerzreize 318
Schmerzrezeptoren/-sensoren 257, 259
Schmerzschwelle, Hörbereich 355
Schmerztherapie 321
Schmerzunempfindlichkeit, kongenitale 320
Schmerzwahrnehmung 321
Schnecke (Cochlea) 350
Schock **91**, 131
– anaphylaktischer 38, 91
– hypovolämischer 91
– kardiogener 91
– Medikamentenunverträglichkeit 91
– neurogener 91, **98**
– septischer 91
– spinaler 299
– Blasenentleerungsreflex 290
Schocklunge 91
Schockniere 91
Schockorgane 91
Schreitreflex 299
Schrittmacher
– künstlicher s. Herzschrittmacher
– sekundärer, AV-Knoten 46
– Ventrikelmyokard 46
Schrittmacherfrequenz 45
Schrittmacherzellen 42
– Herzmuskel 45
Schrittmacherzentren, ektope 45
Schubspannung, Blutviskosität 78
Schüttelfrost, Fieber 176
Schutzreflexe 297, 301, 370
– Atemwege 106, 116
Schwangerschaft 235–237
– Choriongonadotropin 235–236
– Hyperventilation, Progesteron-induzierte 102
– Sodbrennen 151
– Verhütung 232
Schwangerschaftstest 236
– hCG-Bestimmung im Urin 236
Schwann-Zellen 245
Schwarz-Weiß-Sehen, Stäbchen 334
Schweißdrüsensekretion
– Wärmeabgabe 175
Schwellenaudiometrie 356
Schwellenpotential, Herzmuskel 45

Schwellenwiderstand 351
Schwerkraft, Venendruck 92
Schwitzen 174
second messenger 10, 204
Segmentkernige 28
Sehbahn 338–340
– Area 17, 339
Sehen
– Kontrastverstärkung 338
– mesopisches 334
– photopisches 334
– räumliches 342–343
 – binokulares 342
 – monokulares 343
– retinale Verarbeitung 336–338
– Simultankontrast 338
– skotopisches 334
– Sukzessivkontrast 338
Sehnenorganafferenz, Reflexe 297
Sehnenorgane 293–294
– P-Rezeptoren 294
Sehnenreflexe 295
Sehnenrezeptoren, Propriozeptoren 318
Sehnerv 326
Sehnervenkreuzung 338
Sehpigmente 333–334
Sehschärfe 341
Sehstrahlung 339
– Schädigung 340
Seitendifferenzen, Schlaganfall 296
Sekretin 11, **159**
– Funktion, Auslöser bzw. Bildungsort 167
– intestinale Phase 158
– Magenentleerung 152
Sekretion, gastrointestinale 154–162
Sekretionsphase, Endometrium 231
Sekretvesikel 8
Sektion, klonale 36
Sekundärbehaarung, Testosteron 232
Sekundenkapazität 119
Selbsterkenntnis, Bewusstsein 379
Selen 149
Semilunarklappen 60–61
Sensibilität, somatoviszerale 313–323, 340–341
Sensitivierung 374
– Reflexe 298

Sensoren/Sinnesrezeptoren 257–261
– Depolarisation 258
– Haut 258
– phasische 259
– Reiz, adäquater 257
– Reiztransduktion/-weiterleitung 257, 259
– Signalweiterleitung 258–259
– tonische 259
– Transduktion 258–259
– Typen 258
Sensorik
– efferente Modifikation 323–324
– viszerale 318
sensorische Aphasie 381
sensorische Bahnen, Rückenmark 321
sensorische Informationsverarbeitung 321–324
sensorische Rindenfelder 310
sensorischer Kortex 369
sensorisches Gedächtnis 375
sensorisches Rindenfeld, primäres 339
Sensorpotential
– Amplitudenkodierung 258–259
– Frequenzkodierung 259
– primäres, Photorezeptoren/-sensoren 335
SEP (somatisch evozierte Potentiale) 372
Sepsis 31
septischer Schock 91
Septumkerne 382
serotonerge Schlaftheorie 379
Serotonin 11, 107, 204, **226**
– Blutgerinnung 22
– Durchblutung, regionale 99
– Erbrechen 152
– Lungenkapillaren 107
– Muskulatur, glatte 276
– Nozizeptorenreizung 318
– Schlaf/Schlafen 379
– Schock, anaphylaktischer 91
– Vasodilatation 106
– Vorkommen/Wirkungsweise 254
Serotonin-Agonisten, Migräne 99
Serotonin-Reuptake-Hemmer, selektive (SSRI) 255
Serotonin-Rezeptoren 152
Serum 15

Serumkrankheit 38
Serum-Proteinkonzentration, Calciumhaushalt, Störungen 181
Servounterstützung, Motoneurone 297
sex determinating region Y (SRY) 237
Sexflush 235
Sexualentwicklung 229–242
Sexualhormon-bindendes Globulin (SHBG) 238
Sexualhormone, weibliche 229
Sexualität 303
sexuelle Differenzierung 237–238
– ab der 7. Woche 237
SHBG (Sexualhormon-bindendes Globulin) 205, 238
Shunt-Blut 118
– Gewebshypoxie 131
Shunt-Gefäße 75
Shunts, parazelluläre, tubulärer Transport 187
Sichelzellanämie 18–19, 120
Siebungskoeffizient 185
– GFR 185
Signaldivergenz, Retina 337
Signalkonvergenz, Retina 336
Signalproteine, intrazelluläre 32
Signaltransduktion/-weiterleitung
– Geschmackssinn 360
– Sensoren/Sinnesrezeptoren 258–259
– Zytokine 31–32
Signalübertragung
– Insulin 224
– Nervensystem, vegetatives 282–287
– in Zellen 245–250
– zwischen Zellen 250–255
Signalverarbeitung
– Bahnung 255
– Elementarmechanismen 255–256
– Hemmung 256–257
– Nervensystem 255–257
– Okklusion 256
– Retina 333–338
– Summation 255
Sildenafil (Viagra®) 235
silent period, Muskeleigenreflexe 296
simple cells (einfache Zellen), visueller Kortex 340

Register

simultane Raumschwelle 315
Simultankontrast, Sehen 338
Single-Unit-Muskeltyp, Muskulatur, glatte 275
Sinnesepithel
– Bogengangsapparat 347
– Makulaorgane 346–347
Sinnesmodalitäten 259
Sinnesorgane
– Adaptation 259
– Altersveränderung 241
Sinnesqualitäten, Tastsinn 315
Sinneswahrnehmung 259–260
– Extensität 260
– Intensität 260
– Qualität 260
Sinneszellen
– Geschmacksrezeptoren 360
– primäre/sekundäre 258
sinuatrialer Block 59
Sinus urogenitalis, Differenzierung 238
Sinusarrhythmie, respiratorische 46
Sinusknoten 46
– Erregungsausbreitung 47
– Parasympathikus 69
– Schrittmacherzellen 46
Sinusknoten-Syndrom 46
Sinusrhythmus 46
Skelett, Altersveränderungen 240
Skelettmuskulatur 263–275
– Degeneration, absteigende 274
– Denervierung 274–275
– Durchblutung 101–102
– elastische Strukturen 270
– elektromechanische Koppelung 267
– Erregungs-Kontraktions-Koppelung 266–267
– Erregungsübertragung 264
– Feinbau 263–266
– Initial-/Erholungswärme 273–274
– Innervation 263–264, 274
– Kontraktion 267–269
– Formen 270–272
– longitudinales System 265–266
– Pathophysiologie 274–275
– Querbrückenbildung 265, **267**
– Ruhedehnungskurve 270
– transversales System 266
– Typen und Trophik 273–274

– Verkürzungsgeschwindigkeit 273
– Wirkungsgrad 273–274
– zellulärer Aufbau 264
skelettomotorische Funktionsschleifen, Basalganglien 303
Skiaskopie 330
Sklera/Skleren 326
– Gelbfärbung 162
Skorbut 148
skotopisches Sehen 334
slowly adapting receptors s. SA-Rezeptoren
Slow-wave-Potentiale, Muskulatur, glatte 277
SM-S (Somatostatin) 204
SNAP-25 253
Sodbrennen 152
– Schwangerschaft 151
Sofortreaktionen, Allergien 38
Sofortschmerz 319
Sollwert 13
solvent drag 3, 187
– tubulärer Transport 187
somatische Schmerzen 319
somatisches Geschlecht 237
– Differenzierung 238
Somatomedin C s. IGF-1 (Insulin-like growth factor)
somato-sensible Afferenzen 287
somatosensorische Kortexareale 322
Somatostatin 11, 157, 204, **210–211**, 225
– Funktion, Auslöser bzw. Bildungsort 167
somatotropes Hormon/Somatotropin s. Wachstumshormon
somatotropische Organisation, Motorkortex 310
somatoviszerale Sensibilität 313–323, 3240
Sonnenstich 175
Spätreaktion, Überempfindlichkeitsreaktion 38
Spannungsrezeptoren/-sensoren, kardiale 86
Spastik, Schlaganfall 312
Speichel 155
– α-Amylase 162
– Osmolalität 156
– pH-Wert 155–156
– Produktion, Transportprozesse 155

– Sekretion, reflektorische 300–301
– tägliche 155
Speichelbildung 360
Speicheldrüsen 155–156
Spektralphotometrie 17
Spermatogenese 234
Spermien 232
– Produktion 234
sphärische Aberrationen 329
Sphärozyten 18
Sphinkteren, präkapilläre 94
Sphinktergefäße 74
Sphymogramm 82
Spike-Potentiale, Muskulatur, glatte 276
spinale Lokomotion 299
Spinalisation s. Querschnittslähmung
Spinalmotorik 292–299, 317
γ-Spindelschleife, Motoneurone 297
Spindelzellschicht, Kortex 368
Spinnbarkeit, Zervixsekret 232
spino-oliväre Bahnen 308
Spinozerebellum 306
Spirometrie 109
Splanchnikusgefäße, Durchblutung 102
Split-Brain 379
Spontandepolarisationen, gastrointestinale Motilität 151
Spontannystagmus 348
Sprachaudiometrie 356
Sprache 357–358, 380
– Benennen eines gesehenen Gegenstandes 381
– kloßige 358
– skandierende 309
Spracherkenntnis 366
Sprachregion 380
– Hemisphärendominanz 381
Sprachverständnis 41
– visuelles 366
Sprachzentrum
– motorisches 367
– sensorisches 366
Sprechstimme, Grundfrequenz 357
Spurenelemente 146, 149
– Plasmaspiegel 149
SRY (sex determinating region Y) 237
Stabilisationsblocker 252

Stabkernige 28
Stabsichtigkeit 330
Stäbchen 333, **334**
– Nachtsehen 334
– Schwarz-Weiß-Sehen 334
Stärke 146
Stammfettsucht, Cushing-Syndrom 209
Stammzellen, hämatopoetische, pluripotente 28
Standard-Bicarbonat 134
Stapes (Steigbügel) 375
Starling-Filtrationsformel 96
statische Arbeit 137
statische Compliance, Lunge 110–111
statische Muskelarbeit 138
statische Reflexe 300
statokinetische Reflexe 300
Statolithenapparat 346
Statolithenmembran 346
STATs (signal transducers and activators of transcription) 32
Steady-state-Niveau, Dauerleistungsgrenze 139
Steatorrhö 153, 163
Stechapfelform, Erythrozyten 18
Steifheit (Elastance), Atemapparat 110
Steigbügel (Stapes) 350
Stelle des schärfsten Sehens 332
Stellreflexe 300
Stellungssinn 317–318
Stereoagnosie 323
Sterkobilin 161–162
Sternzellen 368
– Kleinhirnrinde 306
Steroidhormone 12, 204, **205**
Steuerungshormone 207
Stevens-Gesetz 260
Stevens-Potenzfunktion, Photorezeptoren/-sensoren 333
STH (somatotropes Hormon/ Wachstumshormon) 210–211
ST-Hebung, EKG 56
Stickstoffbilanz
– Glucocorticoide 219
– negative, Glucagon 225
– positive 215
Stickstoffmonoxid (NO) 12
– Erektion beim Mann 235
– Vasodilatation 99
Stickstoffzufuhr/-abgabe, Proteine 146

Stiernacken, Cushing-Syndrom 209
Stillamenorrhoe 237
Stimmbänder 357
Stimmbildung 357
Stimmbruch 232
Stimme 357–358
Stimmritze 357
Stimmungslage 384
Störgrößen/-glieder 13
Stoffaustausch, Kapillaren 95
Stoffmenge 2
Stoffmengenkonzentration 2
Stofftransport 3–9
– s.a. Transport
– in Gasen und Flüssigkeiten 3
– Membranen 3–7
– Zellen 7–9
Stoffwechsel, Veränderungen bei Belastung 140
STPD(Standard Temperature Pressure, Dry)-Volumen, Lunge 107
Strabismus 343
Strahlung, Wärmeabgabe 174
Streptokinase 27
Stress-Reaktion, Katecholamine 287
Stress-Relaxation
– Blutdruck 87
– Gefäßsystem 80
– Muskulatur, glatte 277
Stria vascularis 351
Striatum 301, **302**
Strömung
– laminare 76–77
– turbulente 77–78
Strömungsgeschwindigkeit, Körperkreislauf 75
Strömungswiderstand 76
– Atemwege 112
– Gefäße 76
– Hochdrucksystem 81
– Lunge 109
Strombahn, terminale 94
Strompuls, Arterien 81
Stromstärke
– Blutkreislauf 76
– Gefäße 77
Strophanthin 244
Strukturspezifität, Transportsystem 6
Struma 216
– Jodmangel 216

Strychnin 254
– Wirkung an Synapsen 251
ST-Strecke (EKG) 50, **53**
– Senkung 56
  – Koronarsklerose 65
– Veränderungen 56–57
Stuart-Prower-Faktor 23
Stützmotorik, Vermis 308
Stuhl
– Geruch/Gewicht 162
– Zusammensetzung 162
Subclavian-steal-Syndrom 85
Substantia
– granulofilamentosa 17
– nigra 301
Substantia-nigra-Neurone, dopaminerge, Überaktivität, Chorea Huntington 305
Substanz P
– Funktion, Auslöser bzw. Bildungsort 168
– Nozizeptorenreizung 318
– Ösophagussphinkter, unterer 151
Substratumsatz, Herzstoffwechsel 66
subsynaptische Membran 250
Succinylcholin 253
– Natrium-System, schnelles 247
– Wirkung an Synapsen 251
Sucrase 162–163
süße Geschacksstoffe 360
sukzessive Raumschwelle 315
Sukzessivkontrast, Sehen 338
Sulfat, Plasmakonzentration 19
Sumatriptan, Migräne 99
Summation
– postsynaptische Potentiale 253
– räumliche 255
– räumliche/zeitliche, Dunkeladaptation 335
– Reflexe, polysynaptische 298
– Signalverarbeitung 255
– zeitliche 255
Superposition, Muskelkraft 269
Surfactant-Faktor 111
Suxamethonium s. Succinylcholin
Sympathikus 279–282
– Arbeit, dynamische 138
– Blutdruck 85–86
– Bronchien 279, 288
– Chronotropie/Dromotropie, positive 68
– Erektion beim Mann 235

– Herzfrequenz 138
– Herztätigkeit 66, **68–69**
– Herzzeitvolumen 87
– Koronardurchblutung 66
– Magenentleerung 152
– Neurone, postganglionäre 282
 – präganglionäre 281–282
– peripherer Anteil 281
– positiv chronotrope Wirkung 68
– positiv dromotrope Wirkung 68
– positiv inotrope Wirkung 68–69
– Pressorezeptoren/-sensoren 86
– Speicheldrüsensekretion 155
– vasokonstriktorische Fasern 87
– vegetativ innervierte Organe, Antwortverhalten 285
– Verdauungstrakt 289
– Wärmeabgabe 173
– zentraler Anteil 279–280
Sympathikusfasern, cholinerge, Schwitzen 174
Sympatholytika 69, 284
Sympathomimetika 69, 284
– direkte/indirekte 284
– Mydriasis 331
Symport-Mechanismen, Transport 6
Synapsen 243, 250
– Autoinhibition 252
– axo-axonale 250
– axo-dendritische 250
– axo-somatische 250
– dendro-dendritische 250
– Desensitierung 252
– elektrische **255**, 275
– glutamaterge 376
– hemmende 368
– Hemmung, deszendierende 256
– Hyperpolarisation 253
– Langzeitpotenzierung 255
– pharmakologische Beeinflussung 251–252
– Pharmakon- und Giftwirkungen 251
– Potenzierung 255
– Struktur 250
– Transmitterfreisetzung 250–251
– Transmitterwirkung 251–252
– Ventilfunktion 250
synaptische Latenz 250
synaptische Plastizität 255

synaptische Übertragung 251–255
– Nervensystem, vegetatives 282
– prä- und postganglionäre 282
synaptische Verschaltungen, Kleinhirnrinde 307–308
synaptischer Spalt, Muskulatur, glatte 276
Synaptobrevin 253
Synaptotagmin 253
Synchronisierung, Erregung/Refraktärzeit bei Vorhofflattern/-flimmern 58
Synkope
– orthostatische 89
– Valsalva-Versuch 93
Syntaxin 253
Synzytium, funktionelles, Herzmuskel 46, 48
Systole 60
– Herzgeräusche 62
S-Zacke (EKG) 53

T
van't-Hoff-Gleichung 3
Tachykardie 69
Tachypnoe 127
Tadalafil 235
Tätigkeitsumsatz 169
Tageslichtsehen 334
Taschenklappen 60
Tastpunkte 315
– Unterschiedsschwellen, räumliche 315
Tastsinn 313–315
– Sinnesqualitäten 315
Tauchen mit Schorchel 129
Tauchphysiologie 129, 141
TBG (thyroxinbindendes Globulin) 205
Telomere, Altern 239
Temperaturmethode, Kontrazeption 232
Temperaturregulation 174–176
– Neugeborene 176
Temperatursinn 315–317
Temperturrezeptoren/-sensoren 315–317
temporary threshold shift (TTS) 356
terminale Strombahn 94
Testosteron 232–234
– anabole Wirkung 233
– Mangel 212

– Produktion und Regulation 234
– sexuelle Differenzierung 238
– Spiegel im Alter 242
tetanische Depression 255
tetanische Kontraktion 269
tetanische Potenzierung 255
Tetanus 269
Tetanustoxin 254
– axonaler Transport 9
– Wirkung an Synapsen 251
Tetrodotoxin (TTX) 253
– Natrium-System, schnelles 247
TGF (tubuloglomeruläres Feedback) 183
thalamokortikale Bahnen 369
thalamokortikale Verbindungen, Zerstörung, Informationsverarbeitung, sensorische 323, 333
thalamokortikales System 369
– unspezifisches 370
Thalamus 310
– Informationsverarbeitung, sensorische 323
– Schmerzen 321
– Ventrobasalkern 347, 369
Thalamuskerne 310
– Informationsverarbeitung, sensorische 322
– somatosensorische 369
– unspezifische 370
β-Thalassämie 120
Thekazellen 230
T-Helfer-Zellen **29**, 34
– Aktivierung 30
thermische Neutralzone 175
Thermorezeptoren/-sensoren 175, 257, 321
– Informationsverarbeitung, sensorische 321
thermostatische Theorie, Hunger 382
Thiamin 148
– Darmflora 161
thorakale Atmung 111
Thorax
– Compliance 110
– Ruhedehnungskurve 110
Thoraxdeformitäten, Ventilationsstörungen, restriktive 119
Thrombin 23, **25**
Thrombinzeit (TT) 26
Thrombokinase 23

429

Thrombomodulin 26
Thrombophilie 26
Thromboplastin 23
Thromboplastinzeit 25
– partielle (PTT) 26
Thrombopoetin 21
Thrombose
– Blutviskosität 78
– Virchow-Trias 27
Thrombospondin 22
Thrombosthenin 25
Thromboxan 29
– A_2 25, 99
    – Blutgerinnung 22
    – Durchblutung, regionale 99
    – Wirkungen 227
– Granulozyten, neutrophile 28
Thrombozyten 15, 21
– Aktivierung, Blugerinnung 22
– Autoimmunreaktion 21
– GP-Ia/IIa-Glykoproteinrezeptorkomplex 22
– Pseudopodien 22
– sphärische Form 22
Thrombozytenaggregation
– Blutgerinnung 22
– Hemmung, NO-Synthase 12
Thrombozytenthrombus 22
Thrombozythämie, essentielle 21
Thrombozytopenie 21, 25
Thrombus
– roter 23
– weißer 22
Thymus, T-Lymphozyten 33
Thyreoglobulin (Thyroxin-bindendes Globulin, TGB) 216
Thyreotropin s. TSH
Thyreotropin-RH 11, **204**
Thyreozyten-Peroxidase 216
Thyroxin (T_4) 12, 205, **215–216**
Thyroxin-bindendes Globulin (TGB, Thyreoglobulin) 216
Tic-artige Muskelzuckungen, Chorea Huntington 305
Tiefenrausch 129
Tiefenschmerz 319
Tiefensensibilität **317–318**, 321
Tiefenwahrnehmung 343
Tiefschlafphase, EEG 371
Tiffeneau-Test 119
Tip-links, Vestibularapparat, Reiztransduktion 347
T-Killerzellen 29, **33–34**, 35
– Aktivierung 30

T-Lymphozyten 29, **33**
– Oberflächeneigenschaften 34
– T4/8-Helfer-Zellen 34
– T4/8-Lymphozyten 34
– zytotoxische 33, **34**
TNFα 32
TNFβ 32
Tocopherol 147
Tollwutvirus, axonaler Transport 9
Ton 357
Tonaudiometrie 356
tonische Dauerkontraktionen, Magen-Darm-Trakt 151
tonische Halsreflexe 300
tonische Haltearbeit, α-Motoneurone 294
tonische Labyrinthreflexe 300
tonische Muskelfasern 273
tonische Sensoren/Sinnesrezeptoren 259
Tonometrie, Augeninnendruck, Messung 331
Torticollis spasticus, Botulinustoxin 253
Totalkapazität 108
Totenstarre 267
Totraum 115
– physiologischer/anatomischer 115
Totraumventilation 115
Totraumvolumen
– Bestimmung 115
– Helium-Einwaschmethode 115
tPA 26
TPR (total peripheral resistance) 74
Tractus
– corticoreticularis 311
– corticorubralis 311
– corticospinalis **311**, 368
– geniculotectalis 339
– olfactorius 361
– opticus 339
    – Schädigung 340
– reticulospinalis lateralis/medialis 300
– rubrospinalis 299
– spinoreticularis 347
– spinothalamicus 347
– vestibulospinalis 299
Trägerproteine, Medikamente 20
Trägheitswiderstand, Atemwege 112
Tränenflüssigkeit 332

Träume 378–379
Training 142–143
Transduktion
– photoelektrische 335
– Sensoren/Sinnesrezeptoren 258–259
Transferrin 20, 149
Transfusionszwischenfall 38
Transitzeit (Passagegeschwindigkeit)
– Dickdarm 154
– Dünndarm 153–154
Translationsbeschleunigungen 346
Transmitter s. Neurotransmitter
Transmitter-Quanten 250
Transmitterwirkung, Synapsen 251–252
transmuraler Druck, Kreislaufsystem 78–79
Transplantationsantigene 9
Transport
– s.a. Stofftransport
– aktiver 5–8
– axonaler 8–9
    – langsamer 9
    – schneller 8
    – retrograder 8–9
– intrazellulärer, Vesikel 7–8
– linearer 4
– passiver 3–4
– primär-aktiver 6–7
– sekundär-aktiver 6
– Symport-Mechanismen 6
– tertiär-aktiver 6
– tubulärer 185–186
– Zytoskelett 8
Transportmechanismen, Nervenzellen 244
Transportmedium, Blut 15
Transportproteine, Hormone 205
Transportsystem
– Hemmbarkeit 6
– Sättigung 6
– Strukturspezifität 6
Transportvesikel 8
Transsudation 234
transversales System, Skelettmuskulatur 266
transzelluläre Flüssigkeit 178
T-Reflexe 295
Tremor 304
– Parkinson-Syndrom 304
TRH (Thyreotropin-RH) 11, **204**

trichromate Farbsinnstörungen 342
trichromatisches Farbensehen 334
Triebverhalten 381–384
Trigeminus-Neuralgie 320
Triggereffekt, Aktionspotential, Herzmuskel 49
Triglyzeride 163
– mittel- und kurzkettige 165
– Nüchternzustand 150
Trijodthyronin (T$_3$) 215–216
Trikuspidalklappe, Auskultation 62
Trinken, primäres/sekundäres 382
Tritanomalie 342
Tritanopie 342
Tritium 178
Trizepssehnenreflex (TSR) 295
Trommelfell 350
Trommelfelleinriss, Tauchen 129
Trommelfellperforation, Schallleitungsstörung 356
trophotrope Zonen, Hypothalamus 88
Tropomyosin 265
Troponin A/C/P 265–266
Trypsin 159
TSH (Thyreoidea-stimulierendes Hormon, Thyreotropin) 11, 204, **210**, 216
T-Suppressor-Zellen 34
– Funktion, mangelnde 39
– Immuntoleranz 34
TTS (temporary threshold shift) 356
Tuba auditiva 350
Tuberkulin-Hautreaktion 39
d-Tubocurarin s. Curare
tubulärer Transport 185–189, 191–197
– Aminosäuren-Resorption 189
– Bicarbonat-Transport 187
– Bicarbonat-Transportmaximum 187
– Calcium-Resorption 188
– Carboanhydrase-Mechanismus 187
– Carrier-Proteine 189
– Elektrolyt-Resorption 191
– Fremdstoffe, Sekretion 189
– Glucose-Resorption 188–189
– Harnsäure 189
– Magnesium-Resorption 197
– Natrium-Resorption 186–187
– parazelluläre Shunts 187
– Peptid-Resorption 189
– Phosphat-Resorption 188
– Protronen-Transport 187
– Reabsorbataufnahme in die peritubulären Kapillaren 190
– Shunts, parazelluläre 187
– solvent drag 187
tubuloglomeruläres Feedback (TGF) 183
Tubulus(system)
– distaler 181, 185, **193–196**
 – Harnstoffresorption 196
– Niere 181
– Potentialdifferenzen 197
– proximaler 181, 185, **186–189**, 191
 – Carrier-Proteine 189
 – Harnstoffresorption 196
 – Wasserrückresorption 194
– transepitheliales Potential, lumennegatives/-positives 197
– transversales, Herzmuskel 48–49
Tumor-Nekrose-Faktoren 32
turbulente Strömung 77–78
T-Welle (EKG) 50
– Konkordanz 50
Tympanometrie 356
Typ-II-Alveolar-Epithelzellen, Surfactant-Faktor 111
Typ-I/II-Diabetes 224
T$_C$-Zellen 29
T-Zellen s. T-Lymphozyten

U

Überdruckbeatmung 114
– Herzzeitvolumen 114
Überempfindlichkeitsreaktion 38
– vom verzögerten Typ 38–39
übertragene Schmerzen 320
Überwässerung s. Hyperhydratation
U-Kurve, Herzmechanik 64
Ulcus ventriculi 158
Ultrafiltrat 185
Umfeld-Hemmung 257
Uniport 5
Unterdruckatmung 114
Unterernährung 150
Unterschiedsschwelle
– Empfindungen 260
– Hörbereich 354
– räumliche, Tastpunkte 315
– sukzessive 315
Unterstützungskontraktion 271–272
– Kurve der Maxima 272
Unterstützungsmaxima, Herzmechanik 64
Urat, Puffersystem 198
Urat-Kristalle, Gicht 189
Urobilin 161
Urobilinogen 161
Urokinase 27
Utriculus 346
U-Welle (EKG) 50

V

Vagus s. Parasympathikus
Vagusreiz, Pressorezeptoren/-sensoren 85
Val 2
Valsalva-Versuch 93
– Synkope 93
Vanadium 149
Vardenafil 235
Varicosis 94
Varikositäten, Muskulatur, glatte 276
Vasa recta (Nieren) 182
– Gegenstrommechanismus 193
vaskuläres Gegenstromsystem 183
vasoaktive Substanzen, Komplementsystem 31
vasoaktives intestinales Polypeptid s. VIP
Vasodilatation 12, 98, 100
– Adenosin 99
– antizipatorische 98
– Arterien, größere 99
– aszendierende 99
– Bradykinin 98
– direkte 99
– EDRF (endothelial derived relaxing factor) 99
– Histamin 98
– Hitzeadaptation 176
– Kohlendioxidpartialdruck 99
– Komplementsystem 31
– Prostaglandine 98
– Sauerstoffpartialdruck 99
– sekundäre 99

- Stickstoffmonoxid (NO) 99
- Wärmeabgabe 175
Vasodilatator-Zentrum 88
Vasokongestion, Erektion beim Mann 235
Vasokonstriktion 98, 100
- Arbeit, dynamische 138
- Blutdruckregulation 90
- Blutgerinnung 22
- Fieberanstieg 176
- Hautdurchblutung bei Belastung 139
- Hypoxie 118
vasokonstriktorische Fasern
- Sympathikus 87
- sympathische, noradrenerge, Durchblutung, regionale 98
Vasomotoren-Zentrum 88
Vasopressin s. ADH
Vater-Pacini-Körperchen 258–259, 314–315
vegetative Reflexe 280, 287–289
- polysynaptische 287
vegetative Steuerung, Organfunktionen 288–290
vektorieller Ladungsaustausch, EKG 51
Vektorkardiographie 53
Vektortheorie, EKG 51–52
Vena umbilicalis 103
Venen 74
- Druckverhältnisse 91
- Füllungsdruck, mittlerer 92
- Volumen-Druck-Kurve 79
Venendruck
- Schwerkraft 92
- zentraler 91–92
Venenklappen 92
- Schädigung, Varicosis 94
Venenklappeninsuffizienz 94
Venenpuls(kurve) 91–92
- a-Welle 91
- c-Welle 91
- v-Welle 92
- x-Welle 91
- y-Welle 92
venöser Rückstrom 92
- Steuerung 92
Venolen 94
- postkapilläre 74
Ventilation 114–116
- alveoläre 115
Ventilations-Perfusions-Verhältnis 118

Ventilationsstörungen 118–119
- Lungenfunktionsdiagnostik 119
- obstruktive 119, 131
- restriktive 119–120
ventilatorisches System, Ruhedehnungskurve 109–110
Ventilebene, Herz 60
Ventilebenenmechanismus, Herztätigkeit 61, 94
Ventilfunktion, Synapsen 250
Ventrikel
- Ausgangsfüllung 64
- linker, Druckanstiegsgeschwindigkeit, maximale 69
Ventrikelerschlaffung 60
Ventrikelkontraktion 60–61
Ventrikelmyokard, Schrittmacher 46
Ventrobasalkern
- Thalamus 347, 369
VEP (visuell evozierte Potentiale) 372
Verbalisation, Hemisphäre, linke 379
Verdauung
- Fette/Lipide 163
- Kohlenhydrate 162
- Proteine 163
Verdauungssäfte/-sekrete
- pH-Wert 155
- Sekretion, endoplasmatisches Retikulum 154
- tägliche 155
Verdauungstrakt
- Altersveränderung 240
- Nervensystem, vegetatives 288–290
- Parasympathikus 289
- Sympathikus 289
Verdunstung, Wärmeabgabe 174
Verhaltensgedächtnis 374
Verhaltensprogramme, Hypothalamus 383
Verhaltensweisen, artspezifische 383
Verkürzungsgeschwindigkeit, Last 273
Vermis 306
- Stützmotorik 308
Verschlussdruck, kritischer 81
Verschlussikterus 149, 162

Verstärkung
- negative/positive, Lernen 374
Verteilungsräume, Wasser 177–178
Verteilungsstörungen 131
Verteilungsvolumen 178
vertikales System, retinale Verarbeitung 336
Vesikel 6
- Lipiddoppelschichten 7
- Transport 7
  - intrazellulärer 7–8
vesiko-intestinale Reflexe 289
vestibulärer Nystagmus 348–349
vestibuläres System 345–350
- Funktionsprüfungen 348
- Informationsverarbeitung 348
Vestibularapparat 345–350
- Aufbau und Funktion 346–348
- Ausfall 349
- Reiztransduktion 347
Vestibulariskerne 299
Vestibulozerebellum 306
Viagra® (Sildenafil) 235
Vibrationsrezeptoren/-sensoren 314–315
Vibrationswahrnehmung, Altersveränderungen 241
Vibrio cholerae 161
Vierhügelplatte 353
VIP (vasoaktives intestinales Polypeptid) 11, 368
- Dünndarmperistaltik 153
- Funktion, Auslöser bzw. Bildungsort 168
Virchow-Trias, Thrombose 27
Virilisierung, Testosteron 232, 234
visueller Kortex 340–341
- Areale 340
- Dominanzsäulen, kortikale 367
  - okuläre 340
- Informationsverarbeitung 340–341
- Kolumnen 340
- kortikale Säulen 340
- primärer 339
- Zelltypen 340
visuelles Sprachverständnis 366
visuelles System 325–343
- Informationsverarbeitung 340–341

Register

Visus 341
- cum/sine correctione 341
- Dunkeladaptation 341
viszerale Schmerzen 319
viszerale Sensorik 318
viszero-kutane Reflexe 288
viszero-sensible Afferenzen 287
viszero-somatische Reflexe 288
viszero-viszerale Reflexe 288
Vitalkapazität 108
- Verminderung, Ventilationsstörungen, restriktive 119
Vitamin A 147
Vitamin-A-Mangel 326
- Hemeralopie 335
- Xerophthalmie 326
Vitamin B_1 148
Vitamin B_2 148
Vitamin B_6 148
Vitamin B_{12} 148
- Darmflora 161
Vitamin-B_{12}-Mangel 16, 156–157
- im Alter 240
Vitamin C 148
Vitamin D 147
- tubulärer Transport 185
Vitamin D_3 196, **222**
Vitamin-D-Mangel, Calciumhaushalt, Störungen 181
Vitamin E 147
Vitamin K 147, 149
- Darmflora 161
Vitamin-K-Antagonisten 27
Vitamin-K-Mangel 147
Vitamine 146–149
- fettlösliche 147–149
- wasserlösliche 148–149
VLDL-Lipoproteine (very low density lipoproteins) 165
VLDL-Remnants 165
V_2-Neurone 340
- visueller Kortex 340
Vokale 357
Volleiprotein 146
Vollmondgesicht, Cushing-Syndrom 209
Volumenbelastung
- akute, Herzmuskel 67
- Blutdruckregulation 89
Volumendehnbarkeit, Gefäße 79
Volumen-Druck-Kurve, Gefäßsystem 79
Volumenelastizitätskoeffizient 79

Volumenelastizitätsmodul K 81
Volumenhochdruck, reversibler 180
Volumenmangel, Bicarbonattransport 188
Volumenmessbedingungen, Atmung 107
Volumenrezeptoren/-sensoren 214, **318**
Volumenverschiebungen, transkapilläre 87
Vorderseitenstrang(system) 322, 347
- Informationsverarbeitung, sensorische 323
Vorhof, Kontraktion 60
Vorhofdehnungsreflex **69**, 86, 178
Vorhofebene, Autonomie, gesteigerte 58
Vorhofflattern/-flimmern, EKG 57–58
- Embolien/Thromben 58
Vorhofmyokard, Refraktärphase 45
Vorlast (Preload) 64, 66
Vorwärtshemmung, neuronale Erregung 256
Vorwärtsversagen 70
V_2-Rezeptoren 195
vulnerable Phase, Erregungsleitung, Herzmuskel 44

W

Wachen 377–379
Wachstumsfaktoren 32
Wachstumshormon (GH, Somatotroin) 154, 157, 205, **210–212**, 229
- anabole Wirkung 211
- diabetogene Wirkung 211
- Insulin-Antagonist 225
- Mangel 211
Wärmeabgabe 173–175
- Energieumsatz 170
- Konduktion 173
- Konvektion 173
- Schweißdrüsensekretion 175
- Strahlung 174
- Vasodilatation 175
- Verdunstung 174
Wärmeaustausch, arteriovenöser 173

Wärmebelastung 175
Wärmebildung 173
- Grundumsatz 170
- zitterfreie 173
Wärmedurchgangswiderstand 173
Wärmehaushalt 172–176
Wärmeleitung 173
- Gewebe 172
Wärmemenge 2
Wärmeproduktion 175
- zitterfreie 175
Wärmetransport, Blutweg 172
Wahrnehmung 259–261
- räumliche, binokulare 343
Wanderwellentheorie, Hörvorgang 351
Warm-Kalt-Empfindung 192
Warmpunkte 316
Warmrezeptoren/-sensoren 316
Warmsinn 316
Warmspülungen, Nystagmus, kalorischer 349
Wasser
- präformiertes 178
- schweres (D_2O) 178
- Siebungskoeffizient 185
Wasseraufnahme 178
- Regulation 178–179
Wasserausscheidung
- Regulation 178–179
- renale 179
Wasserbestand 177–178
- Körper, Messung 178
- Verteilungsräume 177–178
Wasserdiurese 195–196
Wasserhammerpuls 71
Wasserhaushalt 177–181
- Störungen 179–180
wasserlösliche Substanzen, Diffusion 95
wasserlösliche Vitamine 148–149
Wassermangel s. Dehydratation
Wasserpermeabilität 213–214
Wasser(rück)resorption 166–167, 178, 194–195
- ADH 194–195, 213
Wasserstoffbrückenbindungen, Antigen-Antikörper-Komplexe 33
Wasserstoffionen, Nozizeptorenreizung 318
Wasserstoffionenausscheidung 198

433

- Nieren 135
- Säuren, titrierbare 198

Wasserstoffionenkonzentration
- Anstieg, Kalium-Konzentration 136
- Pufferung 133

Wasserverlust 178
Wasserzufuhr 178
Watt (W) 2
Weber-Regel 260
Weber-Versuch 355–356
- Seitendifferenz 355
Wechseldruckbeatmung 114
Wechselstrom, hochfrequenter 250
Wehentätigkeit, Oxytocin 215
weiblicher Phänotyp 237
Weitsichtigkeit 329
Wenckebach-Periodik 59
Wernicke-Sprachzentrum 353, 366, **381**
Wertvorstellungen, Bewusstsein 379
Westergren-Methode, BSG-Bestimmung 18
Widerstandsgefäße 74
Widerstandshochdruck 90
Wiederaufnahme-Hemmer, Wirkung an Synapsen 252
Wiederbelebungszeit 132
- Myokardischämie 66
von-Willebrand-Faktor, Blutgerinnung 22
von-Willebrand-Jürgens-Syndrom 22
Willkürmotorik 368
Wilson-Brustwandableitungen, unipolare 54–55
Windkesselfunktion
- Aorta 83
- Wegfall 65
Windkesselgefäße 74
Windraum, Phonationsorgan 357
Winkelbeschleunigung 346–347
Wissensgedächtnis 374, 377
Witzelsucht 382
Wolff-Gang 238
Wortfindungsstörungen 381
Wut 383

X

Xenon-Methode, Hirndurchblutung 373
Xerophthalmie 147, 326
- Vitamin-A-Mangel 326

Z

Zahnradphänomen 304
- Parkinson-Syndrom 304
Zapfen 333, **334**
- Farbsehen 334
Zapfen-Opsin 334
Zellantwort, Hormone 204
Zellen
- amakrine 336
- elektrische Phänomene 12
- Energieumsatz 169
- (hyper)komplexe, visueller Kortex 340
- Signalübertragung 245–255
- Stofftransport 6–9
- α/β-Zellen, Retina 337
Zellorganisation 9–12
Zellpermeabilität
- für Glucose 223
- Insulin 223
Zellulose 146
zentrale Schmerzen 321
Zentralnervensystem
- Ischämie-Reaktion 86
- Leistungen, integrative 365–384
Zentralskotom 338, 340
zerebelläre Ataxie 308
zerebelläre Symptome, Charcot-Trias 309
Zerebralparese, infantile, Botulinustoxin 253
Zerebralsklerose, Atherosklerose 165
Zerstreuungslinsen, Myopie 329
Zervixsekret, Spinnbarkeit 232
Zielmotorik
- Kleinhirnhemisphären 308
- schnelle 308
Ziliarmuskeln 355
Zilienauslenkung, Haarzellen 352
Zink 149
Zirbeldrüse (Corpus pineale), Melatonin 228
Zisternen, terminale, sarkoplasmatisches Retikulum 266
ZNS s. Zentralnervensystem
Zollinger-Ellison-Syndrom 157
Zonentheorie, Farbensehen 342
Z-Scheiben-/-Streifen 264–265
Zuckererkrankung s. Diabetes mellitus
ZVD (zentraler Venendruck) 91–92
Zwergwuchs, hypophysärer 211
Zwischenbindungshypothese, Sauerstoffbindungskurve 121
Zyklooxygenase s. Cyclooxygenase
Zyklusstörungen, DHEA 219
Zylindergläser, Astigmatismus 330
Zytokine 31–32
- Signalübermitlung 31–32
- wachstumsfördernde Effekte 211
- zytotoxische 34
Zytoskelett 8
- Transport 8
Zytosol, Stofftransport in den Zellen 7
zytotoxische Hypersensibilität 38
zytotoxische T-Zellen 33–34
zytotoxische Zytokine 34